U0850592

小儿机械通气

主　编　喻文亮　钱素云　陶建平

上海科学技术出版社

图书在版编目（CIP）数据

小儿机械通气 / 喻文亮，钱素云，陶建平主编．—上海：上海科学技术出版社，2012.1（2023.3 重印）

ISBN 978-7-5478-1004-0

Ⅰ.①小… Ⅱ.①喻… ②钱… ③陶… Ⅲ.①小儿疾病－呼吸器－治疗 Ⅳ.① R720.5

中国版本图书馆 CIP 数据核字（2011）第 219248 号

小儿机械通气

主编　喻文亮　钱素云　陶建平

上海世纪出版（集团）有限公司
上 海 科 学 技 术 出 版 社　出版、发行
（上海市闵行区号景路 159 弄 A 座 9F-10F）
邮政编码 201101　www.sstp.cn
浙江新华印刷技术有限公司印刷
开本 787×1092　1/16　印张 52.25
字数：1000 千字
2012 年 1 月第 1 版　2023 年 3 月第 11 次印刷
ISBN 978-7-5478-1004-0/R·338
定价：180.00 元

本书如有缺页、错装或坏损等严重质量问题，
请向工厂联系调换

内 容 提 要

本书是我国第一本涵盖所有儿科人群的机械通气专著，全书共 4 篇 33 章，100 多万字。力求全方位介绍小儿机械通气的相关知识，包括小儿机械通气相关的解剖、生理及肺力学特征、呼吸机结构与性能，小儿机械通气的各种模式、参数选择与调节、呼吸机波形分析、常见并发症与处理原则等，同时注意反映当代呼吸机的进展，如高级气道管理、NAVA 通气、高频通气、PEEP 应用与研究等。在临床应用方面，本书分系统地对小儿内科、新生儿科、小儿外科、小儿先天性心脏病术后等常见危重疾病的临床与机械通气特点进行了专门介绍，其中包括我国近年出现的一些新发感染性疾病，如 SARS、禽流感、甲型流感、手足口病等。此外，本书收录了一些国际机械通气相关指南并加以编译和解读。期望它能对我国儿科机械通气的规范化治疗有促进作用，为从事机械通气研究人员与急诊医学专业、重症医学专业、呼吸治疗专业的大中专学生及研究生提供参考。

作者名单

主　　编　喻文亮　钱素云　陶建平

编　　者（以姓氏笔画为序）

王　旭　北京阜外医院
王　波　广东省妇幼保健院
王　荃　首都医科大学附属北京儿童医院
王　莹　上海交通大学附属上海儿童医学中心
韦　丹　广西医科大学第一附属医院
石文静　复旦大学附属儿科医院
匡凤梧　重庆医科大学附属儿童医院
吕　勇　安徽省立医院
朱友荣　江西省儿童医院
朱荻绮　上海交通大学附属上海儿童医学中心
朱晓东　上海交通大学附属新华医院
任晓旭　首都儿科研究所附属儿童医院
刘　政　山西省儿童医院
刘春峰　中国医科大学附属盛京医院
许　峰　重庆医科大学附属儿童医院
孙中厚　潍坊医学院附属医院
孙眉月　浙江大学医学院附属儿童医院
孙继民　武汉市儿童医院
李　梅　哈尔滨市儿童医院

肖　岳	南京医科大学附属南京儿童医院
何颜霞	深圳儿童医院
邱银平	宁夏医学院附属医院
张国英	成都市儿童医院
张育才	上海交通大学附属上海儿童医院
张晨美	浙江大学医学院附属儿童医院
陆国平	复旦大学附属儿科医院
陈　超	复旦大学附属儿科医院
陈观涛	南通大学
陈克正	广州市儿童医院
陈爱勇	大连市儿童医院
周晓光	南京医科大学附属南京儿童医院
赵德育	南京医科大学附属南京儿童医院
侯新光	郑州市儿童医院
祝益民	湖南省儿童医院
钱素云	首都医科大学附属北京儿童医院
高恒淼	首都医科大学附属北京儿童医院
谈林华	浙江大学医学院附属儿童医院
陶建平	广州市儿童医院
黄敬孚	天津儿童医院
常文毅	西安市儿童医院
喻文亮	南京医科大学附属南京儿童医院
曾健生	首都医科大学附属北京儿童医院

谢敏慧　苏州大学附属儿童医院
蔡　榕　南京医科大学附属南京儿童医院
缪红军　南京医科大学附属南京儿童医院
樊寻梅　首都医科大学附属北京儿童医院

美国呼吸治疗协会临床实践指南编译、解读兼秘书(以姓氏笔画为序)

吕　勇　安徽省立医院
李　灼　南京医科大学附属南京儿童医院
张　琴　南京医科大学附属南京儿童医院
陈　俊　南京医科大学附属南京儿童医院
陈冬梅　南京医科大学附属南京儿童医院
胡晓晨　南京医科大学附属南京儿童医院
赵劭懂　南京医科大学附属南京儿童医院
葛许华　南京医科大学附属南京儿童医院
程　锐　南京医科大学附属南京儿童医院

前　言

机械通气一直是儿科急重症医学的基石。随着儿科重症监护病房(PICU)、新生儿重症监护病房(NICU)、小儿心脏重症监护病房(CCU)、小儿外科重症监护病房(SICU)在我国逐步建立,从事儿科急重症医学的医务工作者迫切需要一本能反应儿科特点的机械通气书籍,但迄今为止,尚无一本小儿机械通气方面的专著。我国儿科界医务工作者获得关于机械通气方面的知识与技能只能来源于成人书籍、临床摸索经验及零星的论文和综述,这样离系统、完整地掌握机械通气相关理论与技术相距甚远。

南京医科大学附属南京儿童医院急诊科顺应了这种需求连续举办了三届"全国小儿机械通气学习班",邀请全国小儿机械通气方面专家学者前来为学员授课,力求系统全面地讲述小儿机械通气方面的知识,开班之后即受到空前欢迎,每届学员均在200人以上,所印讲义每年均供不应求。学员们由衷地期望能有一本更为详尽的、系统地介绍小儿机械通气理论与技术的书籍。

基于这种现实需求,我们邀请了全国几乎所有的大型儿童医院及著名的三级甲等综合医院PICU、NICU、CCU富有较高理论水平及临床实战经验的专家、学者及主任医师,历时两年,在原先全国小儿机械通气学习班讲义的基础上,写成了这本书。

本书的目的在于全面、系统、完整地介绍具有儿科特点的呼吸机相关理论与技术,让初学者看图学习怎么使用呼吸机,让有实战经验者获得系统化的理论提升。著书的难点是,目前国内外尚无可予参考的儿科机械通气书籍,需要著作者在现有文献及临床经验的基础上,将儿科机械通气的相关点滴知识总结、提炼、升华为理论,因而我们在选择编著者时,力求选择本专题国内第一流的专家来撰写相应章节,以确保本书的质量。在把握稿件时，我们一方面力求尊重各位著作者的著书风格与学术争鸣，允许对同一问题的不同观点在书中原貌留存供读者研习取舍；另一方面在先进性与实用性方面从严要求，有些稿件数易其稿，有些稿件另请专家重写、合写或补写，直到满意为止。

今天捧出的这本书，凝聚着众多专家、学者的智慧和心血，从整体上说，基本达到了我们编写此书的目的。很明显，无论经过我们多少次的讨论、推敲与修改，她肯定还不成熟，还有许多需要完善甚至是错误的地方，我们非常期望广大读者在阅读这本书时能给我们提出宝贵意见，以帮助我们再版时完善。

我们在此需要特别感谢的是南京医科大学附属南京儿童医院急诊科李灼等年轻医师，他们为本书做了大量的秘书与校样工作；南京医科大学附属南京儿童医院摄影室的高级摄影师王玉启先生，为本书的绝大多数插图进行了初期制作与描绘，在此表示感谢！

我们期望这本书能为我国小儿机械通气技术的发展与提高助一臂之力。

主编

2011年10月26日

序

近10年，是儿科急重症医学面临最大挑战的10年。SARS、人禽流感、甲型流感、手足口病等梯次增强的公共卫生突发事件，无一不都在挑战儿科急重症工作者救治能力的极限。罹患这些疾病的危重患儿存活与否，与是否能够进行机械通气及掌握机械通气的熟练程度密切相关。虽然小儿急重症医学经过近30年的发展，取得了长足的进步，但机械通气在许多地方仍做得不是最好，在许多县级医院、地市级医院及少数三级医院的儿科，机械通气还是空白，边远地区尤其如此；还有一些地方，购买了呼吸机，但由于患儿少，真正使用起来不熟练、不敢用，或甚至干脆空置。这几年，由于政府的投入力度加大及许多医院对儿科急重症救治重要性认识的加深，不少医院都购置了呼吸机，因此呼吸机知识的普及与提高显得尤其重要。

喻文亮、钱素云、陶建平等30多位医师参照国内外相关文献，结合自身临床经验，耗时两年，写出了《小儿机械通气》一书。我仔细阅读了这本书，觉得这本书有几个非常显著的特点。

首先这本书的作者绝大多数均是目前活跃在我国小儿急重症医学第一线的临床医师，他们中间既有负有盛名的临床老专家，又有崭露头角的年轻一代，其中有近一半的作者是我国省市级儿童医院及大型三级甲等医院PICU、SICU、NICU及CCU的现任科主任，这样的作者队伍有效地保证了该书的先进性、实用性。其次，这本书对呼吸机相关知识的阐述全面系统、细致清楚，许多知识点让人耳目一新，非常便于临床实际操作应用，其对小儿危重症常见疾病的呼吸机应用做了逐一分析，具有很强的临床操作性。再次，该书关注呼吸机的最新进展，如对NAVA通气、高级气道管理、肺保护性通气策略、机械通气的血流动力学监测等都做了很好的阐述，同时该书还提供了美国呼吸机相关指南的解读，对我国小儿机械通气的规范发展起到很好的作用。

本书是我国第一本涉及整个儿科人群的机械通气专著，不仅适于青年医师学习使用，对高年资专业医务人员也有重要的参考价值。她的面世，必将有助于我国小儿机械通气技术的发展与提高，造福于广大危重症患儿。我愿意向广大读者推荐这本书。

首都儿科研究所附属儿童医院
中华儿科学会急救学组组长　宋国维

2011 年 10 月 28 日

目　录

第一篇　总　　论

第二篇　机械通气概论

第三篇　机械通气各论

第四篇　美国机械通气技术

第一篇　总　论

第一章　小儿呼吸解剖生理与肺力学

第一节　呼吸系统发育

呼吸系统发育包括解剖和功能发育，解剖发育是呼吸系统功能发育的基础，多种因素影响呼吸系统发育。

一、上呼吸道发育

（一）鼻和鼻窦发育

婴儿鼻黏膜下缺乏海绵组织，此后逐渐发育，青春期后较为发达，所以婴幼儿较少发生鼻出血，青春期后才较为常见。鼻窦在新生儿期尚未发育，婴幼儿鼻窦发育较差，故虽易患上呼吸道感染，但鼻窦炎较少；上颌窦孔相对较大，儿童期鼻炎时易造成上颌窦炎。鼻窦至青春期后才发育完善。

（二）咽部发育

咽扁桃体（腺样体）生后6～12个月开始发育，位于咽顶部与后壁交界处，肥大时可堵塞后鼻孔，影响呼吸，严重咽扁桃体肥大是小儿阻塞性睡眠呼吸暂停综合征的重要原因。腭扁桃体是咽部最大的淋巴组织，位于两腭弓之间，新生儿期不发育，1岁左右随全身淋巴组织发育而增生，4～10岁达高峰，14～15岁逐渐退化，咽扁桃体炎主要见于学龄儿童。扁桃体淋巴组织表面覆盖扁平上皮细胞，有许多腺窝深入呈网状排列，上皮层内的巨噬细胞、树突状细胞通过吞噬等作用将病原传入淋巴滤泡内，加上丰富的微血管网络，局部免疫反应易导致扁桃体局部及周围组织炎症，如咽炎、扁桃体炎、喉炎、会厌炎等。小儿上呼吸道淋巴组织丰富，咽后壁淋巴结出生即有，1岁后缩小，2～3岁后逐渐萎缩，7岁完全消失。故咽部急性感染波及咽后壁淋巴结形成咽后脓肿主要见于3个月至3岁婴幼儿，特别是1岁以内婴儿，年长儿童少见。

（三）喉的发育

新生儿喉的位置较高，声门相当于第3～4颈椎水平，而成人相当于第5～6颈椎水平。此后发育中不断下降，6 岁时降至第 5 颈椎水平。

二、气管、支气管发育

气管和支气管属传导气道，发育始于胚胎 4～16 周，此后发育主要是长度和管径的增长。2 岁前远端小气道发育晚于近端大气道，因此该年龄段外周气道阻力较大。新生儿气管长度 3.5～5.0 cm，横径约 6 mm，前后径 3～4 mm，2 岁内增长较快。成人气管直径为新生儿的 3～4 倍，达 18～25 mm，长度平均为 10～13 cm。支气管黏膜纤毛细胞生后即存在，但杯状细胞生后数月才出现。

三、肺发育

肺内支气管树及腺体源于内胚层，软骨、结缔组织、血管、淋巴管、胸膜、肌肉源于间充质。胚胎第 3 周开始形成原始肺芽，第 5 周开始形成左右支气管，右支气管分出 3 支 2 级支气管芽，左支气管分出 2 支 2 级支气管芽，因此右肺 3 叶，左肺 2 叶。胚胎第 7 周，2 级支气管发生 3 级分支，右肺 10 支，左肺 8～9 支。肺芽反复分支，形成支气管树。胚胎 24 周，支气管分支达 17 级，出现终末细支气管、呼吸性细支气管、原始肺泡。一直到出生后，肺不断发育，支气管分支直至肺泡达 23 级，逐步分化发育形成呼吸性细支气管、肺泡管、肺泡囊及肺泡，功能不断完善。

（一）肺胚胎发育

胎儿期肺组织发育分为 5 个阶段。

1. 胚胎期(embryonic period)　呼吸系统源于内胚层和中胚层，胚胎 26～28 日在内胚层出现原始气道，并分为左右总支气管(肺芽)，肺段支气管在胚胎 5～6 周出现。

2. 假腺期(pseudoglandular period)　胚胎 5～17 周，肺组织切片与腺体相似。此期所有气管、支气管分支已形成，其中 70%的分支形成于胚胎第 10～14 周，显微镜下肺形态类似腺体，组织增生活跃，管壁由高柱状细胞构成。至胚胎 17 周，肺通气系统逐步建立，但气体交换系统尚未发育，肺无气体交换功能。肺内支气管逐步分级，末端膨大成终蕾，间充质增殖较支气管树快，将发育中的支气管树分成许多小叶，小叶内间充质除血管外，以终蕾结构为主，终蕾由未分化高柱状上皮细胞围成，中心有小腔，类似腺泡结构。支气管发育迅速，由假复层柱状上皮所衬。妊娠 15 周胚胎肺内支气管上皮由 3 种细胞组成：柱状细胞、纤毛细胞、克拉拉(Clara)细胞。

3. 小管期(canalicular period)　胚胎 13～25 周肺组织。支气管分支继续延长形成呼吸管道，毛细血管和肺气体交换部分生长发育为本期特点。此期支气管树进一步发育完善，管腔变大，外膜软骨片明显，黏膜下层形成混合腺体，上皮为假复层纤毛柱状上皮，夹有杯状细胞，细支气管外围有平滑肌。胚胎 19 周，细支气管上皮有 4 种细胞：纤毛柱状细胞、分化中的柱状细胞、Clara 细胞、神经内分泌细胞。肺组织血液供应丰富，呼吸部发育较快，结缔组织生长缓慢，分叶状态逐步消失，小叶内终蕾减少。胚胎 22～24 周，腺泡为扁平上皮，形态上能辨认出Ⅱ型细胞。第 24 周，终末细支气管长出 2 个以上呼吸性细支气管，上皮细胞较间质增殖快，其盲端形成终末囊泡。呼吸性细支气管和原始肺泡内皮为未分化立方上皮。间质出现毛细血管，逐渐增多，向囊泡接近，形成原始气体交换单位。

此期基本具备呼吸的可能。

4. 原始肺泡期(primitive alveolar period)　24周胎儿至新生儿期，毛细血管快速增殖，突向原始肺泡内。原始肺泡部分上皮分化为扁平Ⅰ型上皮细胞，与毛细血管内皮细胞间有基膜，形成肺泡Ⅰ型上皮细胞-基膜-毛细血管内皮细胞三者构成的气血屏障。原始肺泡有分化中的Ⅱ型细胞，其内质网扩张成大小不等的泡状结构。胚胎24～33周，肺泡气血交换能力及表面活性物质不足，但肺泡囊逐渐成熟，间质减少，毛细血管增加。胚胎第34～36周，肺表面活性物质快速增加。生后原始肺泡继续发育增加，形成更多的典型肺泡。

5. 肺泡期(alveolar period)　胚胎36周至生后3～8岁。出现有完整毛细血管结构的肺泡，肺泡表面扩大，是其能进行气体交换的解剖形态学基础。胎肺虽无呼吸功能，但必须充分发育，才能满足生后进行呼吸的需要。出生前，呼吸性细支气管与终末囊泡壁上有未成熟囊泡突出，生后空气进入肺内，使肺泡轻度扩张。肺泡总体积增加主要是由原始肺泡数量增加及体积增大产生的，肺泡发育主要在出生后。

胎儿期任何占据胸腔的异物或任何对肺的压迫均影响肺的发育，如先天性膈疝等。

(二) 肺生后发育

出生时原始肺泡有2 400万～2 500万个，为成人的8%左右，肺泡直径100～150 μm。生后不同年龄阶段肺发育有不同特点，出生至生后18个月，肺泡发育迅速，肺泡大小、数量不断增加，气体交换面积和体积快速增长，毛细血管容积增长更快于肺容积增长，不但有新肺泡间隔出现、产生新肺泡，而且伴有肺泡结构的发育完善。肺泡数量和结构发育基本在3岁前完成，此后肺脏所有组分均衡生长，虽仍有新肺泡出现，但主要是肺泡体积增加。8岁左右接近成人水平，肺泡数达3亿左右，肺泡直径300 μm，较出生时增加2倍。肺泡面积初生时2.8 m^2，8岁时32 m^2，成人期平均75 m^2。成人肺泡间隔有Kohn孔，气道梗阻时起侧支作用，儿童2岁后出现Kohn孔，故新生儿和婴儿无侧支通气。小儿肺叶及各肺叶间界限与成人大致相同，2岁内小儿肺叶间裂隙常不明显，有时仅为肺表面浅沟，婴幼儿期肺上、中叶往往尚未分开。从出生到成人，肺容量增加达20倍。

新生儿期和婴儿早期若肺受到较为广泛、严重的损伤，将影响肺发育，如严重病毒感染、长时间呼吸机应用等。

四、肺液及其作用

肺发育过程中，胎儿肺从小管期开始充有液体，为20～30 ml/kg，足月时为30～35 ml/kg，与功能残气量大致相当，占肺总量的40%，并不断进行更新。肺液为肺泡细胞主动转运分泌的结果，含有表面活性物质，由于肺液存在，胎肺处于非萎陷状态，一定程度利于出生时肺膨胀。

(一) 肺液成分及作用

肺液渗透压与肺间质液和血浆基本相同，但高于羊水，肺液渗透压为294 mOsm/L，羊水渗透压为265 mOsm/L。肺液pH为6.27，H^+为540 mmol/L，Na^+为150 mmol/L，K^+为6.4 mmol/L，Cl^-为157 mmol/L，HCO_3^-为2.8 mmol/L，葡萄糖为6.3 mmol/L，蛋白质为0.3 g/L。与血浆比较，蛋白质含量低，H^+含量高，pH低，呈酸性。

肺液主要生理功能：①胚胎期利于肺发育。②利于生后呼吸建立，肺液使肺泡充盈、内径增大，降低肺泡膨胀所需压力，使肺易于扩张，防止肺不张。③肺液利于功能残气量形成及正常呼吸的维持。

（二）肺液分泌与清除

肺液主要是由于肺泡上皮细胞主动转运 Cl^- 进入肺泡，同时 Na^+ 随着移动进入肺泡，使液体在肺泡腔集聚形成。肺泡上皮细胞离子转运机制取决于基侧膜 Na^+，K^+－ATP 酶和顶膜的 Cl^-、Na^+ 通道的活性。实验证实胎肺上皮细胞分泌液体与 Cl^- 转运有关。

胎肺需在生后极短时间内清除肺液并进行有效气体交换，约 1/3 肺液在胎儿经产道时，由于胸廓受压经口鼻挤出；余 2/3 由毛细血管吸收，肺淋巴管引出。分娩启动时，肺泡上皮细胞儿茶酚胺分泌剧增，抑制了 Cl^- 泵活性，使肺液分泌停止。同时儿茶酚胺分泌增加使 Na^+，K^+－ATP 酶活性升高，肺泡细胞内 Na^+ 主动转运至肺间质，肺液进入肺上皮细胞内并不断进入间质并吸收入毛细血管。肺泡壁微孔扩张 3～6 倍，加之肺液与肺间质液间有约 20 mmHg(2.7 kPa)的胶体渗透压，促使肺液吸收到间质、毛细血管和淋巴管。肺液吸收后，肺泡壁微孔缩至较胎儿期略大状态。损伤肺泡上皮细胞使肺泡屏障完整性受破坏，离子转运通道活性下调，减少了肺液重吸收，导致肺水肿和呼吸窘迫。

（三）肺液分泌、吸收调节机制

出生前后肺神经内分泌参与肺液清除，肾上腺素兴奋肾上腺素受体促进肺液重吸收。乙酰胆碱通过激活毒蕈碱样受体使肺液重吸收并使肺组织内儿茶酚胺释放，儿茶酚胺作用于 α 受体，激活神经控制肺液重吸收机制。此外肺血管内一氧化氮可使肺液生成减少，其机制与肺血管阻力降低有关。胎儿近足月时鸟苷酸环化酶(cGMPase)可使肺液生成减少，使肺血流增加。磷酸二酯酶抑制剂能增强一氧化氮减少肺液分泌的作用。5－羟色胺、多巴胺、精氨酸加压素、血管升压素(抗利尿激素)等均减少肺液产生并促进肺液重吸收。

五、肺表面活性物质

肺表面活性物质(pulmonary surfactant，PS)是二棕榈酰磷脂为主的磷脂蛋白混合物，分布于肺泡表面，可降低肺泡表面张力，PS 主要由肺泡Ⅱ型细胞合成、分泌。胚胎 22～24 周肺泡Ⅱ型细胞已可产生 PS，胚胎 35 周后肺泡表面 PS 迅速增多。肾上腺皮质激素、甲状腺素释放激素、甲状腺素、催乳素可促进胎儿肺发育并增加 PS 合成，其中肾上腺皮质激素作用最为重要。

（一）肺泡表面活性物质成分

PS 为复合磷脂，含 85%～90%磷脂、8%～10%蛋白质、5%中性脂肪及少量无机盐。磷脂中卵磷脂含量最多，主要为二棕榈酸卵磷脂，其他有磷脂酰甘油、磷脂酰肌醇、磷脂酰丝氨酸、磷脂酰乙醇胺及鞘磷脂。PS 有 A、B、C、D 4 种蛋白质，小分子蛋白质占 1%～2%，与表面活性有关，称之为肺表面活性物质相关蛋白(surfactant protein，SP)。SP－B、SP－C 为疏水蛋白，分子量分别为 6～8 kDa、3～5 kDa；SP－A、SP－D 为亲水蛋白，分子量分别为 28～36 kDa、43 kDa。SP 可加强 PS 功能，使其避免失活。

（二）肺泡表面活性物质代谢

PS 在肺泡Ⅱ型细胞内以板层小体形式存储在细胞质内，小体成熟后脱离细胞，沿细胞壁间隙进入肺泡。板层小体分泌到肺泡表面液体后，转化成网络样结构，即管状髓磷脂(大聚合体)，其进一步分解，吸附于肺泡液体表面形成单分子层，起降低肺泡表面张力作用。随着呼吸运动，部分磷脂离开表层形成无表面活性功能的磷脂小泡(小聚合体)。大部分磷脂小泡再进入肺泡Ⅱ型细胞内，成为合成板层小体的原料。呼吸过程中 PS 代谢消耗后的产物，无用部分被巨噬细胞吞噬，小部分经呼吸道直接排出，大部分有用物质由肺泡再吸收，在肺组织内与脂肪酸、胆碱、肌醇结合，进入肺泡Ⅱ型细胞，经内质网-高尔基体-板层小体并不断成熟，此循环代谢过程主要在肺内进行。PS 半衰期为12～20 h。胎儿发育过程中，有表面活性作用的卵磷脂合成途径主要有两条，其一为经磷脂胆碱转换酶合成，在新生儿开始呼吸后起作用；其二通过甲基转换酶合成，在胚胎 22～23 周开始起作用，随胎龄增加而加强，早产儿主要靠此途径合成 PS。

（三）肺泡表面活性物质生理功能

1. 降低肺泡表面张力 液体表面张力是由其分子间吸引力产生的，是液体表面分子特有的现象。液体内部，分子间互相吸引，相互作用互相抵消；在液体表面，其上的气体对其产生向上拉力的分子较少，主要是表面下分子吸引力起作用，产生向下（向内）的表面张力。不同液体在不同温度下表面张力不同，水 20 ℃时，表面张力为 72 dyn/cm（1 dyn/cm＝1 mN/m）。肺泡液主要来源于血浆，不含 PS 情况下近似于血浆表面张力，为60 dyn/cm。含 PS 时，其肺泡表面张力随液膜面积变化而变化，当液膜面积变化在 20％～100％时，肺泡表面张力变化于 2～45 dyn/cm，可见 PS 可明显降低肺泡表面张力。按 Laplace（拉普拉斯）定律：$P=2T/r$，P 为肺泡回缩力，T 为肺泡表面张力，r 为肺泡半径；即肺泡内压力（回缩力）与肺泡表面张力成正比，与肺泡半径成反比。吸气末肺泡表面积最大，半径最长，肺泡表面 PS 浓度最低，肺泡表面张力最大，使肺泡趋于回缩，开始呼气；至呼气末，肺泡面积最小，半径最短，肺泡表面 PS 浓度最高，表面张力最小，肺泡易于再度扩张，留有残气。肺泡如此一张、一缩，完成换气功能。

2. 保持肺泡稳定性 两个大小不一液泡相通时，相同表面张力下，半径小者产生的回缩力大，将泡内气体挤向大液泡，自身趋于萎缩。肺泡的情况类似，如果无 PS，处于相同表面张力下，小肺泡更小，大肺泡进一步扩大。但由于 PS 的存在，半径小的肺泡，表面张力小，半径大的肺泡，表面张力大，不同半径肺泡的向心压力基本相同。消除大小肺泡间压力差，肺泡保持稳定对肺气体交换有重要意义。

3. 减少液体向肺泡渗出 肺泡表面张力大时，肺泡趋于回缩而产生抽吸作用，增加肺毛细血管滤过量，生成肺泡液，严重时产生肺水肿。肺不张也是促使肺毛细血管内液外渗的拉力。PS 可降低肺泡表面张力，减少液体外渗倾向，减少肺泡液生成，进而防止肺水肿发生。

4. 防御功能 近来研究显示，PS 对防御各种微生物病原如细菌、病毒、支原体等肺部感染起重要作用，SP－A、SP－D 能增强呼吸道抵抗能力，防止微生物侵袭。有研究认为 SP－D 主要起防御作用，表面活性作用不大。

5. 降低毛细支气管末端压力 与肺泡相连的毛细支气管末端有 PS 存在。主要来自肺泡，能降低该处表面张力，利于该处毛细支气管保持开放状态。如果该处 PS 缺乏，此处毛细支气管可能发生闭塞。

六、呼吸肌及胸廓发育

婴儿胸廓前后径约等于横径，2 岁内逐渐发育，胸廓成椭圆形。初生时肋骨主要为软骨，随年龄增长逐渐钙化。

第二节 小儿呼吸系统解剖和功能特点

呼吸系统可划分为5个主要功能区。①呼吸道：由富于弹性、不塌陷的管道组成，气体由此进出体内，主要起传导气体作用。②肺泡囊和肺泡：呼吸道末端与之相连的气囊，有气体交换功能，为呼吸膜的肺泡侧。③肺血液循环：肺动脉、肺静脉终末分支构成密集毛细血管网包绕肺泡周围，构成呼吸膜的血液侧。④呼吸肌：主要为胸部肌肉和膈肌，呼吸肌的运动产生呼吸运动，是肺通气的动力。呼吸肌对呼吸的作用，与心脏对循环的“泵”的作用类似。⑤呼吸中枢：位于脑干和大脑皮质，可感知机体机械性、化学性等各种信息，调节呼吸运动强度，适于机体代谢需要，维持内环境稳定。呼吸系统除呼吸功能外，还有重要的防御功能、内分泌功能、生物活性物质代谢功能。此外鼻腔有嗅觉感受器，喉是发音器官。

一、小儿呼吸道解剖和功能特点

呼吸道包括鼻、咽、喉、气管和各级支气管。通常以喉环状软骨下缘为界，其上为上呼吸道，以下为下呼吸道。上呼吸道由鼻、咽、喉组成，是气体进入的门户，除传导气体功能外，还有加温、湿化、净化空气和吞咽、嗅觉、发音等功能。下呼吸道气管至肺泡是一系列连续且不断分支的管道，呼吸性细支气管至肺泡具有气体交换功能，成为呼吸部；鼻至肺内终末细支气管无气体交换功能，起传导气体作用，称导气部。

（一）鼻解剖和功能特点

是呼吸道的起始部位，由外鼻、鼻腔、鼻窦组成，也是嗅觉器官。鼻腔分为鼻前庭和固有鼻腔，鼻前庭表面覆有皮肤和皮下组织，与软骨紧密相连。鼻前庭有鼻毛和皮脂腺，对尘埃和异物有一定防御作用。

固有鼻腔也称为鼻腔，成人容积有20 ml，内有3个突出鼻甲，以位置分别成为上、中、下鼻甲。3个鼻甲上曲折的黏膜使鼻腔表面积明显增加，达160 cm^2，能使吸入气体与鼻黏膜充分接触，利于加湿、加温；鼻腔黏膜下有丰富静脉丛构成的海绵状组织，易于扩张和收缩，是调节吸入气体温度、湿度的重要结构。吸入气体经呼吸道后，温度接近体温，相对湿度达80%。中鼻甲下缘以下黏膜为假复层柱状纤毛上皮，纤毛运动由前向后朝鼻咽部，黏膜含丰富黏液腺、浆液腺、混合型腺体及杯状细胞，产生大量黏液，使黏膜表面有一层黏液毯，随纤毛不断移动；鼻腔内还有鼻毛；他们共同阻止异物及尘埃吸入。鼻腔内狭窄而凹凸不平的特点也使气体进入鼻腔后形成湍流，增加异物、尘埃沉落机会。95%～98%的直径15 μm以上微粒可在鼻腔内清除。

新生儿后鼻孔由于面骨较小而相对狭小，仅为鼻孔的1/7～1/6，而成人后鼻孔超过鼻孔的一半。如出现双侧后鼻孔狭窄可出现严重呼吸困难。新生儿鼻气道阻力约为成人的10倍，几乎占气道阻力的50%。新生儿、婴幼儿鼻腔相对狭小但黏膜柔嫩，富有血管和淋巴管，受各种刺激及炎症时易于充血、水肿，使本就狭小的鼻腔更为狭窄，因此易出现呼吸困难。婴幼儿鼻前庭无鼻毛，鼻腔相对较短，腺体发育不完善，清除异物、尘埃能力差，易受感染。

（二）咽的解剖和功能特点

咽是呼吸道、消化道共同通道，分为口咽部、鼻咽部和喉咽部。鼻咽部经咽鼓管与左右中耳相连；口咽部是呼吸道和消化道共同入口。分隔气体和食物进入呼吸道和消化道的重要结构是会厌。会厌软骨上缘至环状软骨下缘为喉咽部。

小儿咽部富于淋巴组织，或聚集成团，或分散成簇；在黏膜下有淋巴管相连，是咽部感染的防御屏障，易于产生局部炎症。咽扁桃体、腭扁桃体增生是儿童期特有解剖状态，过度增生或炎症时可产生上气道梗阻及呼吸困难。婴幼儿耳咽管宽、短而直，呈水平位，易发生中耳炎。

（三）喉的解剖和功能特点

喉是呼吸、发音重要器官，位于颈前中部，成人相当于第5～6颈椎水平，咽部下方。喉由软骨、韧带、喉肌、黏膜构成，成人喉基本为柱状。喉主要包括3部分，声门上区：与喉咽部相通，呈三角形喉口；声门区：两声带之间的空隙，成人声门为一等腰三角形，是喉室中最狭窄处，是产生气道阻力的主要部位；声门下区：声带下缘至环状软骨下缘间的喉腔。

与成人相比，儿童特别是婴儿气道直径小得多，舌头相对较大，喉位置高，相当于第3～4颈椎水平，6岁时降至第5颈椎以下。喉腔狭小，软骨软弱，声门靠前，会厌长、松软、窄，与气管长轴成倾斜角度，声带附着点前部位置偏低，10岁以下儿童气道最狭窄处位于声门下不能扩展的环状软骨水平，喉呈漏斗状。而成人气道最狭窄处位于声门入口处，喉呈柱状。黏膜内血管及淋巴管丰富，黏膜下组织松弛。婴幼儿声门下气管软骨未发育好，顺应性大。上述解剖特点导致一系列重要的临床后果：局部黏膜组织易水肿，轻微的气道黏膜水肿及分泌物附着可使原本相对狭小的气道更狭小，明显增加气道阻力，增加呼吸功，引起呼吸困难。舌后坠可引起严重气道梗阻，舌体相对较大，加之会厌和喉位置特点，气管插管较成人困难，气管插管的大小，应按环状软骨大小而不是声门大小选择。喉及气管软骨发育未完善，支撑力弱，易受压力变化影响而塌陷变形。

喉的主要功能包括发音、呼吸通道、咳嗽。喉发音功能是通过气流振动声带产生，通过调节声带长度而改变音调高低；通过调节声门气流量控制声音大小。喉是维持呼吸功能的重要器官，声门活动度直接影响通气，吸气时声门开放，呼气时声门缩小，因此呼气气道阻力大于吸气气道阻力。喉是上气道最狭窄处，当喉部炎症、水肿等病变使声门更狭窄时，气流不能顺利通过，可出现严重呼吸困难，甚至危及生命。

（四）下呼吸道的解剖和功能特点

下呼吸道由气管、支气管、气管树组成。

1. 气管 位于食管前颈正中部，上接环状软骨，下进入胸腔。成人在胸骨上、中1/3处或相当于第5、6胸椎之间分为左右支气管。成人气管平均长10～13 cm，直径18～25 mm。气管由前侧的软骨部和背侧的膜部组成，软骨部由16～20个人股环构成，呈马蹄形，开口向背面，由富有弹力纤维的结缔组织连接；气管背侧膜部含平滑肌纤维，连接软骨两端使其成为管状。气管的结构有利于保持气道开放，吸气、呼气、咳嗽时，能通过平滑肌活动，调节管径大小。

2. 支气管 气管分为左右支气管，支气管进入肺处称为肺门，由支气管、血管、神经、淋巴管组成。支气管结构与气管类似，由软骨和膜部组成。①右主支气管：相对短粗陡直，平均1～2.5 cm长，与气管中轴延长线夹角一般为20°～30°，于第5胸椎水平经右肺门进入右肺。右支气管几乎是气管的自然延伸，管径粗、夹角小，一方面异物易进入右支气管，气管插管过深易进入右支气管，吸入病变也以右侧高发；另一方面右支气管引流较好，分泌物易排出，机械通气效果较好。②左主支气管：较右支气管细长，成人平均约5 cm，与气管中轴延长线夹角一般为40°～50°，约在第5胸椎水平经左肺门进入左肺。左支气管细长，与气管近于垂直，通气差、引流不佳，易发生阻塞和感染，特别是术后和机械通气患者。

3. **气管树**　左右直气管进入肺内后反复分支，分别为叶、段、亚段、细支气管、终末细支气管、呼吸性细支气管、肺泡管，直至肺泡，从气管开始共23级。终末细支气管以上为传导气道，不参与气体交换；呼吸性细支气管以下为呼吸部，为气体交换的主要场所。传导性气道与呼吸性气道转换是一渐变过程，并非全或无的状态。右上叶支气管呈垂直分叉，周围淋巴结较多，易因炎症等因素发生管腔狭窄或闭塞，造成通气不足、肺不张。右中叶、左上叶、左下叶也有类似情况（图1-1、图1-2）。

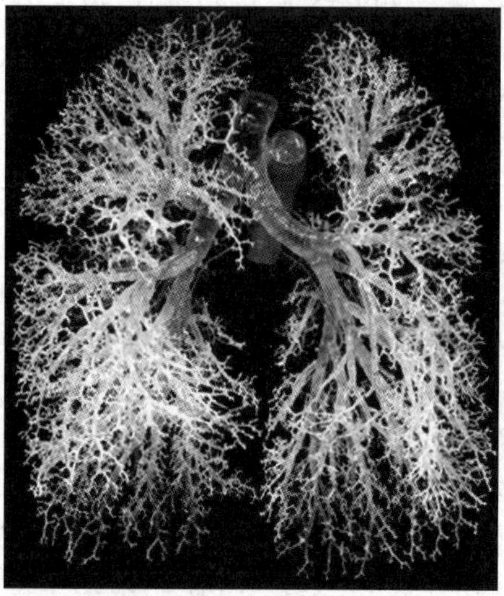

图1-1　支气管树

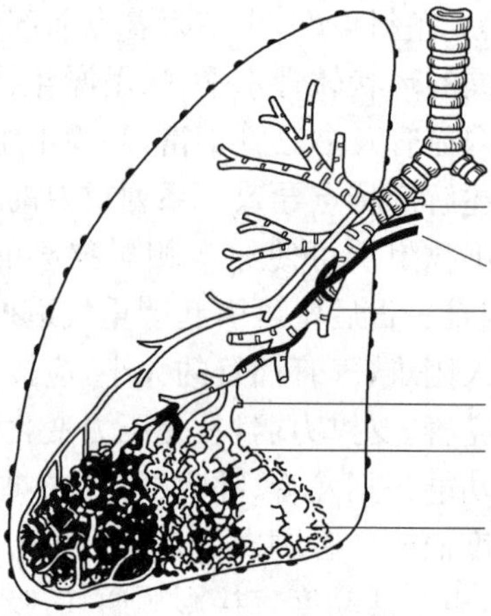

图1-2　支气管树

4. **下呼吸道组织结构**　气管、支气管由黏膜、黏膜下层、外膜组成。①黏膜：由假复层柱状纤毛上皮构成，其间散布分泌黏液的杯状细胞。气管分支越细，杯状细胞越少。黏膜上可见纵形皱襞，其厚度由支气管平滑肌张力决定。②黏膜下层：为疏松结缔组织，靠近上皮基底膜处有毛细血管网，有丰富黏液腺、浆液腺，沿支气管黏膜皱襞分布纵行弹力纤维束，与黏膜及纤维软骨层的软骨及环形弹力纤维相连，在细支气管中，与肺泡弹力纤维相连，形成弹力纤维网。较大气道有软骨支架，而弹力纤维网是维持小气道结构的重要成分，一旦破环，产生小气道不完全甚至完全梗阻。③外膜：由透明软骨和纤维组织构成。气管软骨为马蹄形，缺口向背侧，由平滑肌束和结缔组织连接，构成膜壁。平滑肌束以横行纤维为主，也有大量斜、纵行纤维。4～5级以下小支气管中软骨由不规则软骨片构成。

支气管树越向边缘，其中的软骨片越小，到达细支气管，壁内软骨消失。软骨消失是细支气管的标志，其外膜平滑肌渐呈纵行螺旋状，平滑肌收缩，支气管变细变短。与支气管壁比较，细支气管平滑肌纤维最多，易受内外因素刺激收缩。中小支气管水肿、平滑肌痉挛是导致阻塞性通气功能障碍的主要原因。

5. **支气管树的结构和功能特点** 支气管树的结构逐渐变化，其功能随之逐渐演变。较大支气管行走于结缔组织包膜中，不直接受外力牵拉，有完整软骨支架支撑，可保持持续开放。12 级后细支气管及呼吸性细支气管无结缔组织包膜，行走于肺实质间，直接受肺实质弹性回位的牵拉，肺泡弹性回位是维持这些小气道开放的重要因素。支气管至终末细支气管，管径逐级减小，数目成倍增加，气道总截面积不断增加。呼吸性支气管后的分支，管径无明显减小，但分支数目仍倍增，因此截面积迅速增大。

6. **小气道特性** 成人吸气状态下气道直径<2 mm 者称为小气道。特性：管壁菲薄，炎症易波及气道全层；管腔纤细，易因水肿、分泌物等因素阻塞；纤毛减少或消失，微生物等不易清除；总截面积非常大，使气流阻力明显减小，小气道阻力仅占整个气道阻力的20%，气流缓慢，层流为主，利于气体肺内均匀分布；软骨缺如，平滑肌相对丰富，通过神经、体液调控平滑肌舒缩，改变小气道口径，控制出入肺泡气流量，利于通气/血流比例协调。弹力纤维参与小气道结构和内径的维持，对小气道功能正常起重要作用。

7. **气管、支气管上皮细胞** ①纤毛柱状上皮细胞(ciliated cell)：分布于整个气道，高柱状，每个细胞有纤毛约 300 余根，发自细胞顶部胞质内，纤毛长 7～10 μm，每秒向外摆动 1 000～1 500 次，推动黏液层向外运动。纤毛对环境变化非常敏感，感染、温度变化、湿度改变均可使纤毛功能受到影响。②杯状细胞(goblet cell)：夹在纤毛柱状上皮之间，支气管越细，杯状细胞越少。其功能是与黏液腺、浆液腺分泌物一道调节气道表面液体量。③基底细胞：位于上皮基膜上，锥形或多角形，细胞核大，位于中央部，胞质线粒体较少。可分化为纤毛柱状上皮细胞或黏液细胞。④K 细胞：也称嗜银细胞，存在于气管、各级支气管。参与肺循环及支气管平滑肌张力调节，也是化学感受器。⑤Clara 细胞：柱状或立方形，分布于细支气管以下，合成、分泌 PS，维持末梢气道的稳定性。⑥神经上皮小体由 15～50 个细胞组成，呈菱形或卵圆形，多位于细支气管分叉处。细胞内含 5-羟色胺等，有调节支气管及肺血管平滑肌使其口径大小变化的作用。小体为具内分泌功能的神经感受器，可能受中枢神经的调节，是肺内感受氧分压变化的化学感受器。

8. **呼吸道黏膜及黏液纤毛转运系统** 呼吸道黏膜特点：上皮细胞有纤毛；含有多种分泌细胞。气管、支气管由假复层纤毛柱状上皮细胞覆盖，间有杯状细胞，纤毛细胞与杯状细胞比例约 5∶1。黏膜层下有许多浆液腺和黏液腺，腺管开口于黏膜上皮游离面。小气道黏膜由柱状上皮逐渐移行为立方上皮，也有纤毛，但杯状细胞和黏膜下腺体消失，代之以 Clara 细胞。黏液纤毛系统包括上皮细胞纤毛、黏液细胞、黏膜下腺体、覆盖上皮表面的黏液层。气道内黏液主要由杯状细胞和黏液腺分泌，连续覆盖在上皮表面形成黏液毯。吸入气中直径>10 μm 颗粒被阻于鼻腔，直径<0.3 μm 颗粒悬浮于气体中可被再呼出；介于两者间的颗粒沉积于各级气管、支气管表面黏液毯上，随纤毛运动至大气道，咳嗽排出体外。相邻细胞纤毛协同性摆动，频率约 17 Hz，黏液毯移动速度可达 20 mm/min，纤毛前后摆动时间比为 1∶3，前者主动，后者被动。

9. **肺呼吸部** 包括呼吸性细支气管、肺泡管、肺泡囊、肺泡，能进行气体交换。①呼吸性细支气管：是导气部向呼吸部过度管道，成人管道内径<0.5 mm，管壁因肺泡开口而不完整，由单层柱状纤毛上皮细胞及 Clara 细胞覆盖，近肺泡处变为单层立方上皮细胞与肺泡上皮延续。②肺泡管：呼吸性细支气管的分支，每个呼吸性细支气管可分为2～11个肺泡管，平均内径0.1 mm左右，管壁为单层立方上皮，密布肺泡囊或肺泡，上皮下方有薄层结缔组织和少许平滑肌，是肺内最后有平滑肌的气道。③肺泡囊：肺泡管常分成2～3个肺泡囊，其是多个肺泡的共同开口，管壁无平滑肌，由单层扁平上皮细胞覆盖，上皮下少量结缔组织。④肺泡：支气管树终末部分，开口于肺泡囊、肺泡管、呼吸性细支气管。

二、小儿肺解剖和功能特点

肺是有弹性、海绵状的器官，类圆锥形，上为肺尖，下为肺底，内为纵隔面，外称肋面。

(一) 终末呼吸单位及肺泡

1. **终末呼吸单位及肺泡** 为终末细支气管以下单位，每一终末呼吸单位包括2根呼吸性细支气管及其分级3次形成的肺泡管、肺泡囊、肺泡，是气体交换场所。肺泡为圆形、多边形囊泡，肺泡舒缩面积变化很大，深呼气时总面积仅为30 m^2，深吸气时面积可达100 m^2。肺泡是进行气体交换的主要结构，壁薄，衬以单层上皮细胞。相邻肺泡间为肺泡隔，每一肺泡有1～2个肺泡孔与相邻肺泡相通，远端细支气管与肺泡间、相邻终末细支气管间有通道相连，起侧支通气作用。因此无论平静呼吸、用力呼吸、机械通气，肺泡间压力易于平衡，不易发生肺泡破裂。

2. **Ⅰ型肺泡上皮细胞** 占肺泡上皮细胞总数的25%左右，但覆盖97%的肺泡表面积。为扁平细胞，胞质扁薄，是气血屏障主要部分。Ⅰ型肺泡上皮细胞间连接紧密，使肺泡间质液体和蛋白质不易渗入肺泡腔，也防止肺泡腔内液体等进入肺间质。Ⅰ型肺泡上皮细胞受损后，主要由Ⅱ型肺泡上皮细胞增殖、分化进行补充，Ⅰ型肺泡上皮细胞本身无增生、分化能力。

3. **Ⅱ型肺泡上皮细胞** 又称分泌细胞，分布于Ⅰ型肺泡上皮细胞间，占肺泡上皮细胞总数的绝大部分，但仅覆盖3%的肺泡表面。为立方形细胞，核圆形，位于细胞中央，胞质着色浅，有空泡。电镜下见胞质内线粒体丰富，粗面内质网、游离核蛋白体、高尔基复合体较发达；还可见嗜锇板层小体和多泡体，前者含表面活性物质。Ⅱ型肺泡上皮细胞在粗面内质网上合成蛋白质前体，在高尔基复合体中糖基化成为糖蛋白；经多泡体，最终在板层小体与脂质结合成 PS。板层小体在微丝作用下逐渐移近游离面，其界膜逐渐与细胞膜融合，PS 以胞吐方式排出，在Ⅰ型肺泡上皮细胞表面形成一层薄膜。

(二) 肺泡-毛细血管膜

包括5层结构：肺泡上皮、上皮基底膜、基质层、毛细血管基底膜及毛细血管内皮。毛细血管内皮及其基膜为连续型，内皮非常薄，细胞间紧密连接，内皮下基膜完整。毛细血管紧贴肺泡上皮，其内皮基膜与肺泡上皮基膜融合，形成厚0.1～0.2 μm 的肺泡毛细血管膜，少数部位两层基膜间有少量结缔组织。肺泡-毛细血管间结构是气体交换的界面，组织学成为气-血屏障，厚度为0.2～0.5 μm(图1-3)。

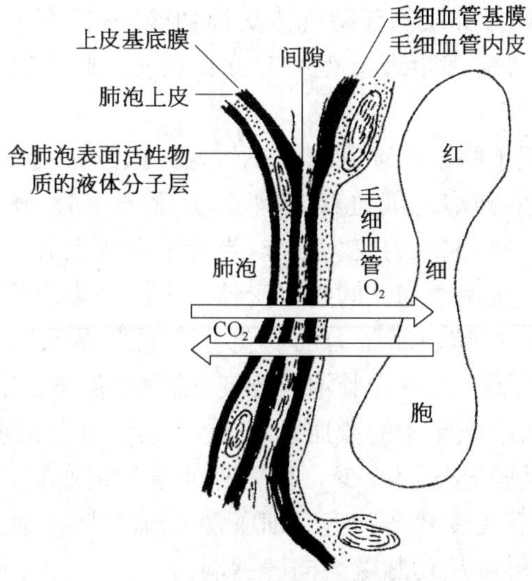

图 1-3　肺泡-毛细血管膜结构

(三) 肺间质

相邻肺泡间结构称为肺泡隔，肺泡隔毛细血管网间的结缔组织为肺间质，含胶原纤维、网状纤维、弹性纤维。这些纤维网状或薄板状排列，是肺泡和毛细血管的支架。肺间质结缔组织内含有成纤维细胞、巨噬细胞、肥大细胞等。肺泡隔内无毛细淋巴管，肺毛细淋巴管在细支气管及其血管周围的结缔组织鞘(小叶间隙)内，肺间质液体沿纤维束流至小叶间毛细淋巴管，经淋巴系统回流至静脉。肺间质水肿，早期细支气管及其血管周围结缔组织鞘变宽，随后间质水肿变宽，最后随压力不断升高，液体进入肺泡。

(四) 肺巨噬细胞

存在于呼吸道、肺泡、肺间质内，主要作用是清除侵入的细菌、粉尘、衰老细胞、失活PS等。肺巨噬细胞寿命1～5周，血液中单核细胞进入肺部，细胞内溶酶体增多，胞体变大，吞噬能力增强，成为巨噬细胞。吞噬异物后的巨噬细胞移至呼吸道后随黏液清除体外。巨噬细胞接触异物后，通过入胞或胞饮过程将异物吞入胞质，巨噬细胞溶酶体含多种酶，能分解吞噬的病原体。巨噬细胞还有免疫功能，产生氧自由基，杀伤入侵的病原体。激活的巨噬细胞产生多种活性代谢产物参与炎症反应，主要包括白介素、血管紧张素转换酶、前列腺素等。

三、肺血液循环

肺有两套供血系统，其一为体循环中的支气管血管系统，包括支气管动脉、毛细血管及静脉，是肺、气道、胸膜的营养血管。其二是肺循环，由肺动脉及分支、肺毛细血管网、肺静脉组成，肺循环接受全身静脉血，在肺内完成血液气体交换功能。

(一) 肺循环

肺循环主要由肺动脉、肺静脉、两者间毛细血管网组成，主要功能是在低压下将血液从右心室运输到肺毛细血管进行气体交换。肺循环独特结构非常适于这一生理功能。肺微循环提供了50～70 m^2 的巨大气体交换面积，微血管及肺泡间气体弥散厚度仅为其他组织气血扩散距离的 1/10。肺微循环除气体交换功能外,还有平衡肺血管内外液体的作用,在肺水肿及炎症渗出等病理生理过程中有重要意义。肺血管内皮细胞还有重要的代谢功能。

肺循环突出特点体现于肺微循环:血管丰富、截面积巨大、血流速度缓慢,利于气体交换。肺毛细血管分为 3 型:肺泡毛细血管、肺泡交界毛细血管、肺泡外毛细血管。肺泡毛细血管位于肺泡间隔,易受肺泡压力变化影响,当肺泡内压上升大于胸内压时,血管受压,血流减少;反之血管扩张,血流增加。同时也受肺泡表面张力影响。肺泡毛细血管血流状态取决于肺容量、血管压力、肺表面张力的变化。肺泡交界毛细血管位于三个肺泡交界处,部分血管走行于上皮皱襞中,不受肺泡压力变化影响,但数量有限,作用也有限。肺泡外毛细血管为包绕于结缔组织鞘中的微血管,不受肺泡压力变化影响,但受肺间质压力变化影响。肺泡间质压力随肺充气而减少。吸气时肺泡毛细血管内径缩小,肺泡外毛细血管开放,肺泡交界毛细血管无变化。肺泡毛细血管血流减少时,血流仍可通过肺泡交界毛细血管、肺泡外毛细血管继续从动脉端流向静脉端。

肺泡毛细血管约一半的内皮细胞基底膜与肺泡上皮细胞基底膜融合,形成肺泡毛细血管膜,也称薄部,为气体交换提供了巨大的面积和最短的扩散距离。另一些毛细血管内皮基底膜-肺泡上皮基底膜间相互分开,之间有少许胶原纤维、弹性蛋白、蛋白聚糖等,称为厚部,是肺液体和溶质跨毛细血管转运的主要部位。

(二) 支气管循环

支气管动脉起源部位及数量变异较大,一般起源于主动脉弓远端或胸主动脉腹侧。支气管动脉在肺门附近进入肺内,走行于支气管鞘内,内径明显小于伴行的支气管及肺动脉。其毛细血管丛分布于大、小气道壁内,向支气管至呼吸性细支气管供血,呼吸性细支气管以下部位组织血供由肺循环完成。支气管静脉分布于支气管黏膜固有层和外膜中,与肺静脉有大量吻合支。支气管小静脉在肺门附近汇合成支气管静脉,经奇静脉、半奇静脉或左无名静脉回流入右心。支气管循环正常情况下血流量仅占心排血量的 1%~2%。

四、胸廓和胸腔

胸廓由 12 个胸椎、12 对肋骨、1 对锁骨和 1 个胸骨构成,成人为椭圆形,横径大于前后径。胸腔是一封闭腔体,由胸廓、横膈、肋间组织等围成。上界为胸廓上口,与颈部相通;下界为横膈,与腹腔分隔;中部为纵隔,两侧为左右肺。胸膜分别覆盖于左右肺脏、胸壁内表面、纵隔侧面及横膈上面的浆膜;覆盖于肺表面的称为脏层胸膜,覆盖其他部位的称为壁层胸膜。脏层与壁层胸膜间只在支气管和肺血管进入肺内处相连续,在左右两肺分别形成完全封闭的胸膜腔。胸膜腔内压较大气压低,称为胸膜腔负压,其能有效保持肺扩张,对肺通气起重要作用。胸膜腔内仅有一薄层浆液将两层胸膜隔开,并减少呼吸时摩擦。由于胸膜腔负压及液体的吸附作用,脏、壁胸膜紧密相贴,胸膜腔实际上是两个潜在腔隙。

纵隔是左右纵隔胸膜间的全部组织器官的总称。一般以胸骨角平面(第 4 胸椎体下缘)为界,将纵隔分为上纵隔和下纵隔。下纵隔以心包为界,分为前纵隔、中纵隔、后纵隔;上纵隔主要包括胸腺、左右头臂静脉和上腔静脉、左右膈神经、迷走神经、喉返神经、主动脉及其3个主要分支、食管、气管、胸导管等。前纵隔有胸腺下部、淋巴结和结缔组织；中纵隔包括心包、心脏及大血管、奇静脉弓、膈神经、心包膈血管等；后纵隔有主支气管、食管、胸主动脉、胸导管、奇静脉、半奇静脉、迷走神经、胸交感干、淋巴结。

婴儿胸廓呈桶状，前后径与横径基本相同，肋骨与脊柱几乎成直角，吸气时不能通过抬高肋骨而增加潮气量。婴儿胸部呼吸肌不发达，主要靠膈肌呼吸，易受腹胀等因素影响出现呼吸困难；婴儿膈呈横位，倾斜度小，同时肋骨柔软，收缩时易将下部肋骨拉向内，胸廓内陷，呼吸效率下降。婴儿由于胸壁柔软，用力呼吸时，肋间、胸骨上下及肋骨下缘均可产生内陷，肺扩张在一定程度上受限。呼吸肌中耐疲劳肌纤维早产儿不到10%，足月儿占30%，1岁时接近成人水平达50%～60%。新生儿和小婴儿呼吸肌易于疲劳，并可因此导致呼吸衰竭。小儿胸膜较薄，纵隔相对较大，周围组织柔软而疏松，胸膜腔有较大量液体时，易产生纵隔移位。

第三节 肺容量和呼吸力学

一、肺容量

肺容量是肺内气体交换总容量，随胸廓扩张、回缩而变化，肺容量周期性变化是实现气体交换的前提。平静呼吸时肺扩张和回缩幅度相对较小，肺容量变化及气体交换量相对较小；深呼吸时胸廓运动幅度加大，肺容量变化和气体交换量也随之加大。肺组织结构及功能发生变化，肺容量也会发生改变。

（一）肺容量概念及测定方法

肺容量一般指肺的含气量。呼吸运动幅度变化导致肺容量发生相应改变，肺容量概念上有4种基础肺容积（basal lung volume）和4种基础肺容量（basal lung capacity）。容积指安静状态下，一次呼吸具有的呼吸气量变化，不受时间限制，理论上具有静态解剖学意义。基础肺容积包括潮气量（tidal volume，V_T）、补吸气量（inspiratory reserve volume，IRV）、补呼气量（expiratory reserve volume，ERV）、残气量（residual volume，RV）。容量是由2个或2个以上基础肺容积组成，包括深吸气量（inspiratory capacity，IC）、肺活量（vital capacity，VC）、功能残气量（function residual capacity，FRC）、肺总量（total lung capacity，TLC）。

平静呼吸时每次吸入或呼出气量称为潮气量（V_T）；平静呼气末再用力呼气所能呼出的最大气量称为补呼气量（ERV）；平静吸气末再尽力吸气所能吸入的最大气量称为补吸气量（IRV）。平静呼吸末用力吸气能吸入的最大气量称为深吸气量（IC），$IC=V_T+IRV$；尽力深吸气后深呼气所能呼出的最大气量称为肺活量（VC），$VC=IC+ERV=V_T+IRV+ERV$。平静呼吸时，每次呼气末肺内残留气量相对稳定，称为功能残气量（FRC）；用力呼气末肺内残留气量称为残气量（RV）；深吸气末肺内存有的气体总量称为肺总量（TLC）（图1-4）。

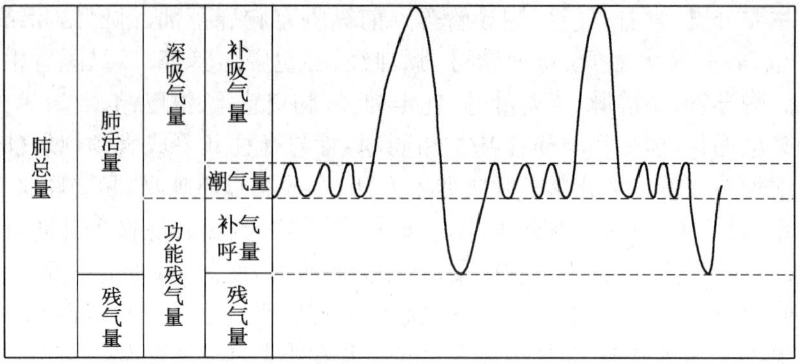

图 1-4　肺容量

临床可通过肺量计或流速描记仪直接测定 V_T、IRV、IC、ERV。传统上用肺量计测定，人工计算得出，水封式肺量计最常用。现代肺功能仪通过流速仪测定肺容量，流速对时间的积分就是容积，通过电脑计算后得出测定结果。FRC、RV、TLC 不能直接用肺量计测定，需以间接方法测定。RV＝FRC－ERV，TLC＝RV＋VC；因此，上述三者中只要测定其中一种，就可借助直接测定肺容量进行换算。通常测定功能残气量，测定方法主要有气体分析法和体积描记法。常用的标记气体有氮气和氦气，其特点是可均匀分布在肺内，不参与气体交换，化学性质稳定，不发生气体代谢和化学反应，可反映肺容积变化。氮气是肺内含量最多气体，与肺容积呈线性关系，呼出气氮气含量高则肺容积大，根据呼出气氮气浓度变化可测出 RV、FRC、TLC 及其变化。氦气是稳定的惰性气体，大气和肺内含量几乎为零，给患者吸入一定量氦气，肺容积大者呼出氦气少，呼出气氦气浓度与肺容积呈负相关，根据呼出气氦气浓度变化也可准确测定肺容积及其变化。

(二) 肺容量临床意义

不同指标反映不同呼吸生理学特点和临床意义，联合应用更有价值。

1. V_T　安静状态下 V_T 比较稳定，每间隔一定时间会有一次不由自主的叹气样深吸气，通气量约为 V_T 的 2 倍，呼吸机设置中的叹气呼吸即由此而来。阻塞性通气障碍患者，为降低气流阻力，减少呼吸功，采用深慢呼吸形式，V_T 较大；严重通气功能障碍者，气流阻力增加，同时功能残气量明显增加，胸、肺组织弹性回缩力增加，出现限制性通气及内源性呼气末正压通气(PEEPi)，此时机体无法代偿，呼吸浅而快，V_T 减少，动脉血二氧化碳分压($PaCO_2$)增高。限制性通气障碍患者，为克服肺组织阻力，采用浅而快的呼吸，V_T 减少。急性肺组织病变，如急性肺损伤、急性肺水肿，机械性和化学性感受器兴奋，呼吸频率明显增快，V_T 较大，通气量显著增加，$PaCO_2$ 下降。

2. VC　易于测量，重复性良好，是评价肺功能最常用指标之一。影响 VC 的生理因素包括年龄、体重、身高、运动等。儿童及青少年期，随生长发育 VC 增加；男性 VC 高于女性；身材高者肺容积较大，VC 相应增大；身高确定，一般情况下体重对肺活量影响几乎可以忽略，但明显肥胖可能限制肺扩张，导致 VC 下降。经常运动、体育锻炼者 VC 显著增加。因此评估 VC 预计值时应将年龄、性别、身高、体重考虑在内。实测值占预计值百分比用来评估 VC 是否降低。影响 VC 的病理因素包括：呼吸肌力量降低、肺及胸廓弹性改变、气道阻力增加。与上述病理因素相关的临床病变包括：肺外疾病使肺扩张或回缩受限，如神经-肌肉病变导致呼吸肌无力、膈肌麻痹、胸廓畸形及外伤、胸腔积液、胸膜肥厚粘连、气胸、胸内占位病变、大量腹水、上腹部手术等；肺内病变导致肺扩张或回缩受限，如较大的肺内占位性病变、肺大疱、多发肺囊肿等；肺组织病变使肺扩张或回缩受限，如弥漫性肺间质纤维化、急性肺损伤及急性呼吸窘迫综合征（ARDS）、各种原因肺水肿等；其他还包括肺部分切除等。

肺活量的临床应用主要包括：限制性肺疾患评估，VC 是判断限制性通气障碍的主要指标，通常小于预期值 80%为轻度限制性通气功能障碍，小于预期值 40%为重度，两者之间为中度。阻塞性肺疾患评估，VC 曲线形态可反映阻塞性通气障碍程度，正常或限制性通气障碍 VC 曲线线迹陡直，阻塞性通气障碍则线迹弯曲，阻塞严重，甚至接近反抛物线。严重阻塞性通气障碍，缓慢呼吸也不能代偿，常出现 VC 下降，并出现 PEEPi。

3. ERV 波动较大，与体位有关，卧位时 ERV 下降。一般 ERV 占 VC 的 1/3 左右，严重阻塞性通气障碍及部分限制性通气障碍如腹水、肥胖时 ERV 下降。临床应用不多。

4. IC 占 VC 的 2/3，限制性通气障碍 IC 下降；阻塞性通气障碍 IC 下降不明显。

5. FRC FRC 有重要生理意义，其维持肺泡气成分在呼吸周期中相对稳定，保持动脉氧分压（PaO_2）稳定。若无 FRC 存在，呼气末肺泡将萎陷，肺毛细血管网失去气体交换机会，造成肺内静-动脉分流；肺泡内余留气体氧分压将与静脉血氧分压持平。吸气时新鲜空气进入肺泡，肺泡气接近于空气氧分压，结果动脉血氧分压随呼吸发生较大波动，处于不稳定状态。临床上可见于急性肺损伤及肺水肿陷闭肺泡区。FRC 大小取决于肺的弹性回缩力、气道阻力及呼气时间。FRC 增大表示肺过度充气，此时小气道阻力明显增加，肺弹性降低；FRC 降低提示肺容积减少，如肺水肿、ARDS、肺纤维化等，此时肺弹性增加，顺应性降低。气胸、胸腔积液、胸廓畸形导致肺容量减少，FRC 也相应减少。

（三）影响肺容量因素

1. 性别 青春期前男女差别不大，青春期后一般男性 VC、TLC 大于女性，但 RV 差别不大。

2. 年龄 小儿随年龄增长，肺容积增大，气道内径增大，青春期肺容量明显增大，20 岁左右达高峰。

3. 体重 与肺容量间无直接关系，过度肥胖或消瘦均可使肺容量下降，在考虑身高情况下，体重不作为预测肺功能的指标。

4. 运动 经常运动锻炼者，VC 增大，气道阻力减小，残气量/肺总量比例变小。

5. 膈肌张力 主要影响 RV、FRC 等容量指标。膈肌松弛，如麻醉或机械通气时使用镇静、肌松剂时，FRC 明显增加。

6. 体位 各种体位对肺容量影响不同，体位变化主要影响 ERV、FRC，RV 变化不大。一般站位、坐位变化不大，仰卧位时由于重力影响改变，腹腔器官的位置变化，推压膈肌上移，ERV、FRC 明显减少，RV 略有下降，VC 和 TLC 也有下降。

二、呼吸系统弹性阻力与顺应性

呼吸系统的弹性阻力也称为静态阻力，在气流停止状态下仍然存在，主要包括肺弹性阻力和胸廓弹性阻力，是平静呼吸时的主要阻力，占呼吸系统阻力的 2/3。通常气道弹性阻力可忽略不计。

（一）呼吸运动相关的压力概念

呼吸运动过程中，胸膜腔、肺泡、呼吸道产生周期性压力变化，以克服呼吸阻力，进行通气。了解与呼吸运动相关的压力概念及意义、掌握呼吸力学知识，是进行阻力测定的基础。

1. **胸内压** 也称胸腔内压，为负压，约-5 cmH_2O(-0.5 kPa)。胸内压直接受呼吸肌运动影响，吸气时加大，呼气时减少。由于重力作用，直立时胸内负压从肺尖到肺底逐渐减小，至肺底近于零。胸内压直接测量较困难，胸内食管壁顺应性良好，食管内压能较好反映胸内压，故常用测量食管内压方法来测量胸内压。

2. **肺泡内压** 为胸腔内压与肺弹性回缩压之差。吸气时，胸内负压增加超过肺弹性回缩压，使肺泡内压低于大气压，气体进入肺内，至肺泡内压与大气压平衡，吸气停止。呼气时，胸内负压减少低于肺弹性回缩压，产生呼气，至肺泡内压与大气压平衡，呼气停止。

3. **气道内压** 吸气或呼气末，气流停止，肺泡到气道各处及鼻、口腔压力相等。吸气时鼻、口腔至肺泡压力递减；呼气时递增。呼吸运动中，气道内任意两点压力差取决于两点间的气道阻力、气流速度、气流形态。

4. **跨肺压** 肺泡内压与胸内压之差，是肺扩张、收缩的主要压力。肺顺应性降低，扩张或收缩同体积肺容量需要的跨肺压增大。

5. **跨胸壁压** 胸内压与胸廓外大气压差，是扩张或收缩胸廓的主要压力，大小与胸壁顺应性有关。

6. **跨胸压** 肺泡与胸廓外大气压差，是扩张或收缩胸廓及肺的总压力。

7. **跨气道压** 气道内外压力差，静息状态下，胸内气道跨气道压为胸内压与气道内压之差。机械通气时，增加呼气末压力可增加呼气时气道内压，减少跨气道压，防止气道陷闭。

（二）弹性阻力和顺应性

呼吸系统重要特点是组织的弹性，弹性组织在外力作用下变形时，有对抗变形和回位的倾向，称为弹性。弹性阻力(elastance, E)为外力作用下组织变形及回位力的大小。同样外力作用下，弹性阻力大者，变形程度小；弹性阻力小者，变形程度大。通常用顺应性(compliance, C)来表示弹性阻力，顺应性是弹性阻力的倒数，弹性阻力(E)＝1/顺应性(C)。顺应性是临床常用概念，代表组织的易扩张性，表示为单位压力变化(ΔP)引起的容积变化(ΔV)，即$C=\Delta V/\Delta P$(L/cmH_2O)。肺顺应性(C_L)＝肺容积变化(ΔV)/跨肺压变化(ΔP)；胸廓顺应性(C_{CW})＝胸廓容积变化(ΔV)/跨胸壁压变化(ΔP)；胸肺总顺应性(C_{RS})＝肺容积变化(ΔV)/跨胸壁压变化(ΔP)。顺应性的测定方法多种，原理相似。根据上述顺应公式，只要测出肺容积和相应跨肺或跨壁压力变化，即可得到顺应性值。肺容积测定较简单，可用肺量仪或流速仪；跨壁或跨肺压测量较复杂，需要 2 个部位压力，如肺顺应性测定需要肺泡内压和胸内压，目前多采用压力传感器。

（三）肺弹性阻力与顺应性

肺弹性阻力是吸气阻力，用肺顺应性表示：肺顺应性(C_L)＝肺容积变化(ΔV)/跨肺压变化(ΔP)。

1. **肺静态顺应性**(static compliance, Cs)　在无呼吸运动、气流停止状态下测定肺容积和肺内压、胸内压(食管压),后两者之差为跨肺压,计算出的顺应性为肺静态顺应性,代表肺弹性阻力,测定操作繁复、难度较大。测定时需分步吸气或呼气,每步吸气、呼气后屏气,放松呼吸肌,测定肺容积变化和相应的胸内压,绘制 $P-V$ 曲线,测得肺顺应性。吸气和呼气状态同步测量压力和容积变化,可绘制 $P-V$ 曲线环。

2. **肺动态顺应性**(dynamic compliance, Cdyn)　静态肺顺应性测定要了解跨肺压,还需阻断气流,较为复杂。因此动态顺应性(不阻断气流)临床应用更多。同时测定肺容积和胸内压,分别取呼气末和吸气末数值计算两者变化值,可得出肺动态顺应性。其原理是呼气和吸气末气流为零,气道阻力为零,尽管不阻断气流,但测得的压力变化也可反映静态特征,体现肺组织弹性变化。由于在连续呼吸时不阻断气流而直接测定,称为动态肺顺应性。测定时食管气囊应放置在食管中部或下 1/3,食管气囊下放距离应从鼻孔至气囊末端计算,主要取决于受试者坐高,儿童参考计算公式:身高/5+9(cm)。测量时同步记录食管压力和肺容积改变,$\Delta V/\Delta P$ 得出动态顺应性。

3. **肺压力-容积曲线及肺顺应性特点**　肺弹性阻力主要来自两方面,其一,肺泡表面张力;其二,肺弹性纤维回缩力。肺组织呼吸时的弹性变化,表现为 $P-V$ 曲线。肺顺应性特点包括:①可变性,快速吸气与缓慢吸气不同,吸气和呼气不同。呼气与吸气 $P-V$ 曲线不重合,有滞后性,与肺泡表面张力和肺组织黏性有关。②$P-V$ 曲线呈 S 形,中间段陡直,斜率(顺应性)最大,相当于肺容积在 FRC 至高位拐点(upper inflexion point, UIP)之间,其变化与弹性纤维扩张性、表面张力和表面活性物质相互作用有关。上段平坦,斜率(顺应性)小,与胶原纤维对弹性纤维的扩展性限制有关。高位平坦段与陡直段交点称 UIP,相当于 TLC 85%～90%,在该点自主呼吸(危重哮喘发作)或机械通气(PEEPi 或 PEEP 过高),呼吸阻力明显增加,易发生气压伤,对循环的负性影响增加。此状态进行面罩无创机械通气,易出现漏气和胃胀气,应避免在该位置进行自主或机械通气。肺容量占 TLC 67%位点,胸廓处于零弹性状态,超过该位点呼吸阻力明显增加,也应避免在此位置进行呼吸。$P-V$ 曲线下段也较为平坦,称低位平坦段,斜率(顺应性)小,与此时肺容积缩小、小气道及肺泡闭陷、表面张力增大有关。低位平坦段与陡直段交点称低位拐点(lower inflexion point, LIP)。正常人平静呼吸时,呼气末在 FRC 位置,FRC 占 TLC 的 40%,此时胸廓弹性扩张力和肺组织弹性回缩力处于平衡状态,吸气需要的力量最小,呼气靠肺组织弹性回缩完成,呼吸做功最小;肺毛细血管阻力最低,是呼吸的最佳位点。当肺静态顺应性下降(ARDS、肺纤维化、神经-肌肉病变、全身麻醉等),FRC 缩小,弹性阻力增加,剪切力上升,肺循环阻力增大;呼吸功增加,易发生肺损伤。此时机械通气治疗尽可能增加 FRC,力争恢复至正常位点。支气管哮喘、肺过度充气时 FRC 增大,机械通气平台压超过 UIP 时,弹性阻力、肺循环阻力明显增加,呼吸功加大,此时应尽量降低 FRC,尽可能恢复至正常水平(图 1-5、图 1-6)。

4. **比顺应性**　肺顺应性受 TLC 影响,成人 TLC 大,顺应性较大;小儿 TLC 小,顺应性较小;比较时必须标准化以除外 TLC 个体差异的影响。单位容积下的顺应性为比顺应性,消除了肺容积的个体差异对顺应性的影响。比顺应性(specific compliance)=实测顺应性 $C_L(L/cmH_2O)/TLC(L)$。

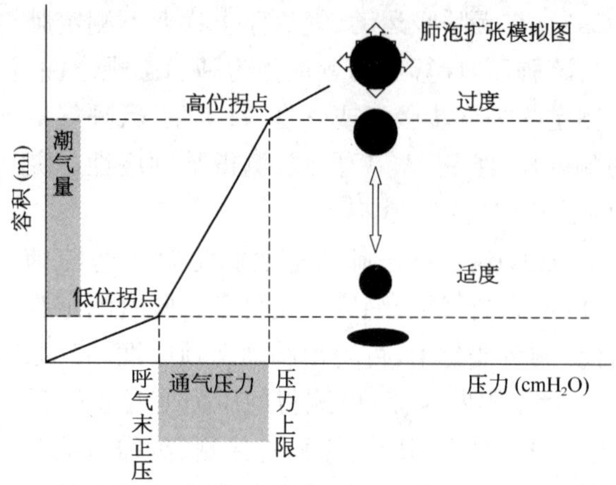

图 1-5 肺压力-容积曲线

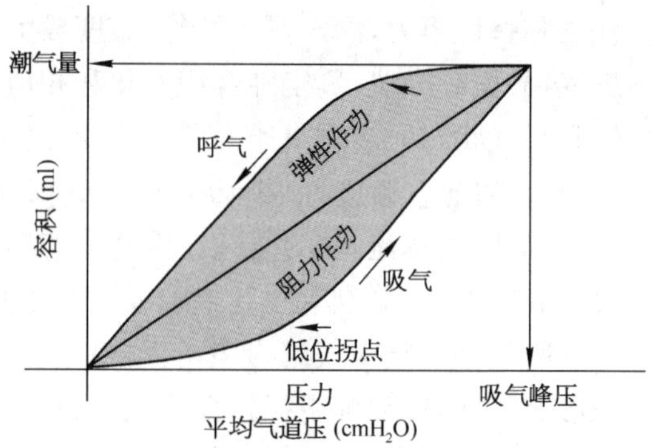

图 1-6 肺压力-容积曲线

(四) 胸廓弹性阻力与顺应性

胸廓具有弹性，呼吸时产生弹性阻力，胸廓弹性阻力增加导致肺通气障碍较少见。胸廓处于自然位置时肺容量占 TLC 的 67%左右，此时胸廓无变形，不表现出弹性回缩力；肺容量＜TLC 67%时，胸廓弹性回缩力向外，为吸气动力、呼气阻力；肺容量＞TLC 67%时，胸廓弹性回缩力向内，成为吸气阻力、呼气动力。胸廓弹性回缩力的作用随胸廓位置变化而不同，而肺弹性回缩力总是吸气阻力、呼气动力。胸廓顺应性(C_{CW})＝胸廓容积变化(ΔV)/跨胸壁压变化(ΔP)。胸廓与肺脏紧贴，同步运动，正常情况下胸廓顺应性与肺顺应性基本相同。胸廓顺应性在肥胖、畸形、胸膜增厚、腹内压增高时降低；气胸、胸腔积液、肺不张时升高。胸廓与肺运动程度不同，顺应性出现变化。

(五) 肺和胸廓总顺应性

肺与胸廓弹性阻力呈串联排列，总弹性阻力是两者弹性阻力之和，顺应性为其倒数：$E_{RS}=E_L+E_C$，$1/C_{RS}=1/C_L+1/C_{CW}$。

(六) 顺应性影响因素及正常值

主要影响因素包括：肺容量、性别、年龄、身高、体重、体位、滞后现象、麻醉、运动等。总体上肺静态顺应性(Cs)正常值约为 0.2 L/cmH$_2$O(2 L/kPa)；胸廓顺应性正常值与肺顺应性基本相同，为 0.2 L/cmH$_2$O；总顺应性为 0.1 L/cmH$_2$O；比顺应性(C/FRC)正常值约为 0.08 cmH$_2$O^{-1}；动态顺应性与静态顺应性接近，Cdyn/Cs＞0.8。

(七) 顺应性测定临床应用

顺应性变化反映肺部病变的不同特征，静态顺应性，包括肺组织静态顺应性和总顺应性，反映的是肺组织特性；动态顺应性变化，同时还反映的是小气道功能。胸廓顺应性测定临床极少应用。下面以 FRC 变化分析顺应性变化。

1. FRC 增加 儿科主要为支气管哮喘。哮喘的主要病理改变是支气管黏膜充血、水肿及平滑肌痉挛；气道基本结构完整，肺组织结构正常，因此通常静态顺应性正常。由于小气道不完全梗阻，呼气阻力加大，气体滞留于肺内，肺组织处于扩张状态，黏性降低，同样压力条件下，肺容积较大，出现 P-V 曲线平行上移。部分支气管哮喘患者可出现静态顺应性降低，与部分小气道因炎症充血水肿严重及黏液堵塞而完全闭塞，相应肺单位失去功能有关；治疗后小气道重新开放，肺单位功能恢复，顺应性恢复正常。由于气道梗阻，

RC 增加，动态顺应性有频率依赖性增加。

2. **FRC 减少** 主要见于肺组织部分减少及肺组织病变，前者包括肺切除、肺不张等，静态顺应性降低，剩余肺组织结构正常，则比顺应性和动态顺应性均正常。后者包括弥漫性肺间质纤维化、肺水肿、肺组织损伤、肺炎等，肺组织弹性增加，气道阻力正常，静态顺应性和比顺应性均降低，动态顺应性也降低，但无频率依赖性。静态 $P-V$ 曲线陡直段缩短。

（八）机械通气时顺应性测定的应用

机械通气时由呼吸机直接测定顺应性，一般为吸气相的总顺应性，而非呼气相的肺顺应性。通过呼吸机参数变化测定 $P-V$ 曲线，找到 LIP 和 UIP，指导机械通气。

1. **机械通气时 LIP、UIP 的确定** 目前临床常用的呼吸机多能自动监测 $P-V$ 曲线，可连续动态监测，简单方便，但为动态 $P-V$ 曲线，变异度大，对确定 LIP、UIP 价值有限。可采用估算方法：PEEP 为零，测定平台压；增大 PEEP，平台压升高≤PEEP 增加幅度，为低位平坦段，平台压或其增幅突然下降，为 LIP；之后平台压升幅约等于 PEEP 增加幅度，为陡直段，一定程度后，平台压升高幅度明显增大，交点为 UIP，不符合上述规律者，可能无 LIP。也可根据临床疾病特点进行推测，严重阻塞性肺疾病患者，气道阻力和 PEEPi 对肺泡有一定正压扩张作用，无 LIP；急性肺损伤和 ARDS 患者，肺泡闭陷，存在 LIP，水平 8～12 cmH_2O；慢性肺组织病变，如肺间质纤维化，肺泡闭陷减少，LIP 不明显。还可根据潮气量、平台压、PEEP 依公式推算出顺应性，调整 PEEP 水平，根据顺应性变化特征找出 LIP。尚有其他方法判定 LIP、UIP，但都有一定局限性。

2. **在机械通气中的应用** 机械通气的 $P-V$ 曲线是以 FRC 为基点，肺泡压力变化为横坐标，肺容量变化为纵坐标的关系曲线。在曲线陡直段，压力和容量变化呈线性关系，较小的压力差可引起较大潮气量变化，是机械通气的适宜部位，可保障最佳力学关系、最小呼吸做功和正常动脉血气。在 $P-V$ 曲线高位平坦段，较小的容量变化导致压力明显上升，增加肺气压伤机会，加剧对循环功能的负性影响。因此 UIP 是机械通气肺损伤发生的转折点。机械通气时高压应低于 UIP。UIP 一般相当于 TLC 的 85%～90%、跨肺压 35～50 cmH_2O 位置，对常规机械通气，压力水平相当于 35 cmH_2O 平台压，因此通常说机械通气时平台压应<35 cmH_2O。辅助性机械通气时，由于自主呼吸存在，35 cmH_2O平台压反映的跨肺压将超过 UIP，因此平台压以≤30 cmH_2O 为宜。

肺组织病变的代表性疾病是 ARDS，其 $P-V$ 曲线出现低位平坦段和 LIP，FRC 和 TLC 下降，中间陡直段明显缩短。上述改变与 ARDS 的病理变化有关，ARDS 病变有重力依赖性，高位正常肺区约 30%，中间陷闭肺区 20%～30%，低位实变肺区 40%～50%。肺泡内压较低时，仅正常肺区肺泡扩张，肺顺应性较低，出现低位平坦段；肺泡内压进一步升高，陷闭肺区内肺泡开放，肺顺应性增加，LIP 出现；随肺泡内压进一步增加，正常肺组织、开放的陷闭肺组织容积增加，出现陡直段；超过一定限度，与正常肺组织相似。也会出现 UIP 和高位平坦段。若 PEEP 水平恰使陷闭肺泡扩张，可使含气肺泡增加 20%以上，从而使含气肺组织超过 50%，消除部分分流，减轻肺损伤，改善或不影响肺循环，称之为"最佳 PEEP"，相当于 LIP 水平，经验设置为 8～12 cmH_2O 或 10～15 cmH_2O。因此 ARDS 患者机械通气时，不仅强调控制高压，也应注重选择适宜的低压，是典型的定压通气方式。若病情减轻或慢性化，常伴陷闭区减少，应适当降低 PEEP 水平。PEEP 对

ARDS患者肺循环和体循环影响不同步。低于最佳PEEP时，随PEEP增加，肺循环阻力增加，一旦达到最佳PEEP水平，随陷闭肺泡重新扩张及肺血管舒张，肺循环阻力下降；此时随肺顺应性改善，压力向胸膜腔传导增加，使静脉回流量减少。继续增加PEEP，对肺循环和体循环的抑制作用增加，但以增加肺循环阻力为主；若PEEP的增加使平台压超过UIP，则出现肺循环阻力和中心静脉压明显升高，心排血量降低。

小儿气道阻塞性病变的代表性疾病是支气管哮喘，呼出气流受限，FRC增大，PEEPi存在，$P-V$曲线基点上移，陡直段缩短。哮喘患者应用PEEP的目的是对抗PEEPi。但哮喘患者肺组织基础顺应性基本不变，吸气末和呼气末肺容积增加是发生气压伤的关键，哮喘严重急性发作时，FRC至UIP容积明显缩小，限制肺过度充气是机械通气的核心，此时PEEP一般不应超过3 cmH_2O，缩短吸气时间，降低潮气量。

三、呼吸系统的非弹性阻力

呼吸系统的非弹性阻力包括惯性阻力和黏性阻力，前者为压力差/加速度[(cmH_2O·s^2)/L]，后者为压力差/流量[(cmH_2O·s)/L]，而前面提到的弹性阻力为压力差与容量变化之比。惯性阻力是气流发动、变速、换向时气流与组织惯性所产生的阻止气流运动的因素，包括气道、肺组织、胸廓的惯性阻力三部分。正常情况下，气道接近于刚性管道，呼吸时变化不大，几乎无惯性阻力；肺为含气组织，胸廓为中空结构、密度低、惯性阻力非常小；平静呼吸时，相关组织移位小，惯性阻力可忽略不计。但在ARDS、肺水肿、肺间质纤维化时，肺组织密度增加；肥胖、胸腔积液、胸膜肥厚时，胸廓密度增大；同时病变也使呼吸增快、增强，肺和胸廓移位增大，此时惯性阻力增加，其对呼吸的影响常常被忽视。黏性阻力是气体流经呼吸道时气体分子间及气体分子与气道管壁间的摩擦阻力，以及呼吸时组织相对移位产生的摩擦阻力。前者称为气道阻力，是呼吸系统非弹性阻力的主要部分，占80%～90%。气道阻力增加是临床通气功能障碍最常见原因，肺组织及胸廓病变，其黏性阻力也会增加，但与气道阻力相比，对通气功能的影响相对较小。

(一) 气道阻力

气道阻力(airway resistance, Raw)指气道的摩擦阻力，以单位时间内推动一定量气体(V)流经呼吸道所需的压力差(肺内压与口腔压之差，P)来表示。正常成人每秒推动1 L气体进出呼吸道需1～3 cmH_2O的压力差，因此气道阻力为1～3(cmH_2O·s)/L。气流形态不同，产生的阻力不同，气流形态主要有层流、湍流两种，正常情况下，湍流主要发生在大、中气道；层流主要存在于中、小气道内。两种气流状态的气道阻力不同。

1. 层流特性及其气道阻力 理想的层流形态表现为在无分叉圆形直管中以一系列的“圆锥体”向前平缓流动，圆柱体间相互滑动，中央部位流速最大，周围部位流速渐小，气流与管壁接触部位气流静止，流速为零。在吸入气量(潮气量)小于管道容积(气道死腔)时，层流前端的新鲜气体已达肺泡，潮气量小于解剖死腔时，已能产生肺泡通气量，有通气效应。高频通气时，无有效潮气量，单纯层流状态不能有效冲洗死腔，必须有湍流存在，才能产生良好通气效应。理论上层流时，贴壁气流是静止的，管壁与气流间摩擦力是零，实际上也非常小，可忽略不计。层流阻力主要来自流体间互相摩擦，由管道半径、长度、气体本身黏滞性决定，特定管道的层流阻力是恒定的，不随流速变化而变化。层流气体阻力主要受管道半径影响，与气道半径的4次方成反比，即R(气道阻力)$\propto$1/半径^4。气道半径减小可使气道阻力成指数级猛增，气道直径 4 mm 的小儿与气道直径 8 mm 的成人相比，同样因炎症使气道黏膜产生环周 1 mm 的水肿，前者为气道直径变为 2 mm，后者气道直径变为 6 mm。安静层流情况下前者的气道阻力由原来的 $1/2^4$（1/16）变为 $1/1^4$（1）增加了 16 倍，后者的气道阻力由原来的 $1/4^4$（1/256）变为 $1/3^4$（1/81）增加了 3 倍；前者的气道截面积由原来的 12 mm^2 变为 3 mm^2，减少了 75%，后者气道截面积由原来的 50 mm^2 变为 28 mm^2，减少了 44%。同样的病变程度，由于小儿气道直径较成人小得多，气道阻力增加比成人严重得多，在哭闹等涡流情况下呼吸困难将更为严重。因此扩张痉挛的气道、减少气道黏膜水肿和分泌物附着对减少气道阻力非常重要。气体密度对阻力的影响很小，与管道半径的影响相比可忽略不计。层流阻力可通过测定气流两端压力差而得，也可通过测定气道半径和长度计算阻力。

2. 湍流特性及其气道阻力 湍流气体流动呈不规则性，出现在高速气流、管道分叉、管腔内径变化、管道转角情况下。湍流呈方形，吸入气量（潮气量）等于、大于管道容量（死腔）时，才会产生肺泡通气，管道末端测定的气体浓度能实际反映管道中央气体浓度。湍流阻力不仅来源于气体间摩擦，也源于气体与气道壁间的摩擦。湍流阻力可变，随流速增大呈指数增加，所需驱动压也明显增加。湍流阻力与气体密度成正比，驱动压变化也与密度成正比，而与气体黏滞性关系不大。氦氧混合气体可降低湍流强度，减少湍流阻力，可用于哮喘的治疗。湍流阻力与管径 5 次方成反比，管道半径减少 1/2，阻力增加 32 倍，所需的驱动压也明显增加，因此改善气流形态并增加气道内径（两者相互影响）才会显著降低气道阻力。

3. 气道阻力特点及影响因素 气道阻力是摩擦阻力，小气道阻力所占比例很小，绝大部分为 8 级支气管以上气道产生的阻力。较大支气管行走在结缔组织包膜中，不直接受外力牵拉，主要靠软骨环保持气道开放，阻力大小与肺容积变化关系不大。12 级之后细支气管和呼吸性细支气管行走在肺实质内，无结缔组织包膜，直接受肺泡弹性回缩的牵拉，口径和阻力受肺容积影响。肺泡弹性回位是维持小气道开放的主要因素，肺泡弹性减退导致小气道阻力明显增加。从气管至终末细支气管，直径逐级缩小，管道数目成倍增多，气道总截面积逐级增大。气道内实际气流形态非常复杂，多是不同比例层流和湍流混合而成。较大气道由于不断分支及逐级管径变化，在 11 级支气管前几乎不存在层流；呼吸性细支气管及以后分支，直径缩小不明显，但分支数目仍然倍增，截面积明显增加，气道阻力显著下降，流速很慢，气流基本为层流。气道内层流和湍流不断变化的混合比例使呼吸周期中气道阻力随时变化。平静呼吸时气道阻力主要来源于层流，气道半径起主要作用，气体黏滞性对阻力的实际影响不大。湍流时，驱动压成倍增加时，气流速度仅增加 0.4 倍，压力非常高时，气流速度增加幅度更低，此时改善气流形态，减少湍流对改善通气更有效。低密度气体可明显改善湍流，降低阻力。

影响气道阻力的因素主要包括：气流形态、气道管径、气流速度、肺容积及身高、年龄。①气流形态：主要有层流和湍流，前者阻力是常数，压力消耗小；同样流量湍流，阻力明显增加，湍流阻力随流速增加呈指数增加，压力消耗明显增大。减少湍流应及时清除呼吸道分泌物，减轻黏膜水肿，减少呼吸机通气频率有利于减少湍流。②气道管径：是影响气道阻力的重要因素，气道阻力与气道半径的 4 次方（层流）或 5 次方（湍流）成反比，气道阻力随气道半径减小而成 16 倍或 32 倍增加，因此气道狭窄可产生非常严重呼吸困难。③气流速度(流量):层流时对阻力影响不大;湍流时气流速度增加,阻力也明显增加,延长吸气时间、减慢吸气流速、选择递减流量波有利于降低气流速度。④肺容积:呼吸周期中肺容积不断变化,主要影响小气道阻力。大气道行走在结缔组织包膜中,有软骨环支撑,不直接受外力牵拉,气道阻力大小与肺容积变化关系不大。12 级以后的细支气管,无结缔组织包膜和软骨支持,行走在肺实质内,受外力影响,气道越小,结构越薄软,越易塌陷。肺扩张可牵拉小气道使其口径扩大;肺扩张还降低胸内压,加大小气道跨壁压,使气道口径扩大,降低阻力,呼气时作用相反。正常成人肺在肺总量位置阻力最小,随肺容积减小(呼气),气道内径相应减小,但变化幅度较小,阻力增加不明显;到残气位,气道被挤压,内径显著缩小,阻力迅速增加。在呼吸过程中,小气道阻力呈周期性变化,气道阻力与肺容积呈非线性关系,在 FRC 与 TLC 之间,阻力变化不大,接近 RV 时,气道阻力显著增大。气道阻力的倒数称为气道的通导性,简称气导,气导与肺容积呈线性关系。⑤身高与年龄:身材与肺容积相关,身材越高,肺容积越大,气道口径越大。评估气道阻力时,为排除身材(肺容积)影响,常用气导/肺容积表示,称为比气导。气道与肺容积呈线性关系,比气导为常数,不受肺容积影响,能较好反映气道阻力。

气道阻力分布特点:正常情况下,气道阻力 50%位于鼻腔和口腔,25%在声门产生,15%位于气管-支气管,10 级后小气道阻力只占 15%。10 级后小气道管径递减不明显,而分支倍增,总截面积明显扩大,气道阻力明显下降。气流通过总截面积小的大气道,气体分子线速度很快,摩擦阻力大;周边小气道,截面积明显增大,气流缓慢,摩擦阻力非常小,除非有严重而广泛小气道功能改变,测定总气道阻力很难发现小气道功能异常。

4. 气道陷闭 正常情况下小气道开放程度取决于肺容积,肺容积显著缩小(缓慢用力呼吸)可导致小气道陷闭,称容量依赖性陷闭;肺容积快速缩小(快速用力呼吸)可导致小气道大量陷闭,称流速依赖性陷闭。闭合容量(closing capacity, CC)指平静呼气过程中小气道开始关闭时的肺容量。闭合气量(closing volume, CV)为闭合容量与残气量的差值。当小气道病变及肺组织弹性降低时,低容积时小气道口径明显变小,呼气过程中提前关闭,CV 加大;小气道病变越重或肺组织弹性减退越明显,CV 增加也越明显,主要见于气道阻塞性疾病。生理情况下,小气道闭合与呼气流速有关,不同呼气流速影响闭合气量大小。小气道病变患者,如 COPD 患者,常通过改变呼吸形式改善气道陷闭,降低闭合气量。主要形式包括深慢呼吸和缩唇呼气,前者降低流速而减少气道阻力,降低呼气用力而减低小气道外压力,改善气道跨壁压;后者通过增加下游气道压力而增加气道跨壁压,对抗气道陷闭,降低 CV。阻塞性肺疾病患者还可通过增加 RV 和 FRC 改善气道陷闭,肺容积增加可使气道扩张,降低气道阻力。临床治疗常通过应用 CPAP 或 PEEP 增加下游气道压力,改善跨壁压,降低 CV。

(二) 呼吸功

呼吸功指呼吸运动时克服通气阻力所消耗的能量,正常情况下,平静呼吸时,呼吸肌收缩所做的功用于吸气,主要是克服肺弹性阻力和气道阻力;呼气时肺弹性回缩力足够克服通气阻力,不需再有额外做功。物理定律:功=力×距离,应用于呼吸力学,则呼吸功=胸腔压力变化(ΔP)×肺容积变化(ΔV),单位是焦耳。

1. 病理状态下呼吸功的变化 限制性和阻塞性肺疾病时呼吸功均增加,限制性肺疾病时克服弹性阻力做功增加,阻塞性肺疾病时克服气道阻力做功增加。存在明显气流阻塞和 PEEPi 时，吸气初期压力变化不能产生容量变化，但消耗呼吸功，此时采用压力时间乘积呼吸功更能反映实际情况，即呼吸功＝胸腔压力变化（ΔP）×吸气时间（Ti）。呼吸功也可用氧耗量表示，哮喘患者发作时，平静状态下呼吸肌氧耗量是正常人的 4～10 倍，占总氧耗量比例可达 25%（正常 5%以下），通气量进一步增加时，呼吸肌氧耗量明显增加，因此哮喘患者运动耐受性差。阻塞和限制性通气障碍者，呼吸做功效率降低，同样的做功氧耗增加，耐受需要增加活动的能力明显下降。

2. **呼吸形式与呼吸功** 呼吸形式与呼吸功之间有直接关系，在一定范围内，人体能自动选择适宜的呼吸方式以提高呼吸效率，降低呼吸功能量消耗。当肺弹性阻力增加，如肺纤维化时，呼吸变得浅而快，使因弹性阻力增加而增加的呼吸功的增加控制在最小范围内。气道阻力增加时，如气道阻塞，呼吸变得深而慢，气流速度减慢，这样可减少因克服气道阻力增加而消耗的功。气道阻力随呼吸频率增加而加大，弹性阻力随呼吸深度降低而减少。

第四节　肺部气体交换

肺主要功能是进行气体交换，包括肺通气和换气过程。肺通气是肺通气动力和通气阻力的综合状态的反映，主要功能是从外界摄入氧气、排出二氧化碳；肺换气是肺泡内氧弥散入血和血中二氧化碳弥散入肺泡排出体外的过程。

一、肺通气功能

（一）肺通气功能主要概念及指标

1. **每分通气量**（minute ventilation volume, V_E） 指静息状态下每分钟所呼出的气量，是呼气潮气量（V_T）×呼吸频率；每分吸气通气量（V_Ei）指静息状态下每分钟吸入气量，是吸气潮气量×呼吸频率。V_E 的变化包括 V_T 和呼吸频率两项因素的变化，呼吸频率变化与多种因素有关。①感受器兴奋性增强：机械感受器兴奋性增强见于肺容积明显减少或增加，肺水肿，气道阻力增加；化学感受器兴奋性增强见于低氧、呼吸性酸中毒和代谢性酸中毒。②呼吸中枢兴奋性增强：见于各种中枢神经系统病变。③呼吸肌运动及肌力异常：见于各种病变引起的呼吸肌麻痹、肌力降低，呼吸肌疲劳，呼吸肌强直，如感染性神经根炎、新生儿破伤风等。④其他：包括各种应激状态、感染、高热导致的代谢增强。⑤呼吸中枢抑制及损伤导致呼吸频率降低。V_T 变化与肺部病变有关，一般情况下病变加重，呼吸频率增快，V_T 降低；反之呼吸减慢，V_T 加大。V_T 增加同时呼吸增快，提示肺组织损伤或肺水肿加重，V_T 加大但呼吸频率不快的深慢呼吸，提示外周气道阻塞性病变。

2. **肺泡通气量**（alveolar ventilation, V_A） 吸气肺泡通气量：到达肺泡进行气体交换的气量；肺泡通气量：在肺泡进行气体交换后呼出的气量。生理状态下每分通气量和肺泡通气量一般指呼气量，但机械通气时应注意区分吸气和呼气每分通气量的标记。

3. **死腔**(dead space, V_D)　气体在吸气末停留在气道内未进行气体交换部分称为解剖死腔;进入肺泡气体也可因为局部通气血流比例不适宜等因素不能进行气体交换,称为肺泡死腔;解剖死腔与肺泡死腔之和为生理死腔。进入肺泡气量与呼吸频率乘积为肺泡通气量;生理死腔与呼吸频率乘积为死腔通气量;每分通气量＝肺泡通气量＋死腔通气量。正常情况下肺泡死腔接近于零,解剖死腔和生理死腔基本一致,生理死腔明显增加或明显大于解剖死腔反映肺组织病变和换气功能异常。死腔测定可以反映通气频率并指导临床机械通气形式的选择,V_D/V_T 反映通气效率,降低反映通气效率升高,增加说明通气效率降低。V_D/V_T 增加不仅与解剖和肺泡死腔增加有关,也与呼吸形式改变有关,呼吸道解剖结构固定,解剖死腔变化不大,肺泡死腔与终末细支气管、肺泡、肺间质病变直接相关,是临床导致 V_D/V_T 增加的主要原因,反映小气道和肺组织气体分布异常和通气/血流比例失调,结果是 V_A 减少,通气效率降低,可伴 $PaCO_2$ 升高。在急性病变期,患者机械感受器兴奋性增强,V_E 增高,呼吸功增加,$PaCO_2$ 可正常,甚至降低,患者以浅快形式呼吸,由于 V_T 减小,尽管 V_E 不变,但 V_D/V_T 增加,不利于肺换气。适当深慢呼吸,肺泡通气量较大,有利于肺部气体交换,特别是小气道阻塞患者,但在严重呼吸衰竭时,过深呼吸加大肺容积,使其处于 $P-V$ 曲线平坦段,呼气弹性阻力加大,呼吸功增加,小潮气量通气和允许性高碳酸血症是更有利于整体情况的通气治疗策略。

4. **用力肺活量和时间肺活量**　是反映肺通气能力的主要指标,用力肺活量也称用力呼气容积(forced vital capacity, FVC),是深吸气至肺总量(TLC)位置,最大力量、最快速度呼气至残气量(RV)所呼出的气量。单位时间内呼出的气量称时间肺活量,呼气至 1 s 时呼出的气量称 1 秒用力呼气容积(forced expiratory volume in one second, FEV1. 0),临床常用其占预计值(FEV1. 0pred)百分比表示,即 FEV1. 0%pred。FEV1. 0 与 FVC 比值称为 1 秒率,常用来判断气道阻塞。FVC 与 VC 不同,后者不受时间限制,为静态容量指标,主要反映肺容量改变;FVC 因要求最大力量、最快速度呼气,有明显时间因素影响,为动态肺功能指标,反映通气功能改变。正常或限制性肺通气者,气道阻力正常,呼出气量基本不受时间影响,FVC＝VC;阻塞性肺疾患,VC 可缓慢呼出,基本正常,但用力呼气时由于气道闭陷,不能完全呼出,FVC＜VC。

5. **最大通气量**(maximal ventilatory volume, MVV)　指 1 min 内最大通气量。一般实际仅测 12 s 或 15 s 最大潮气量、最快呼吸频率的通气量,然后乘 5 或 4,算出 MVV。被测者由于快速、最大潮气量呼吸,出现过度通气、呼吸性碱血症,进而反射性抑制呼吸,难以实测 1 min。MVV 也为动态通气指标,综合反映受试者通气能力。

6. **流速-容积曲线**　呼吸时,吸入或呼出气体流量随肺容量变化的关系曲线为流速-容积($v-V$)曲线,临床常用的为最大呼气流速-容积(maximal expiratory flow-volume, MEFV)曲线。该曲线在不同肺容积有相对应流速值,临床常用指标主要包括:峰值呼气流速(v_{max}),用力肺容积 75%、50%、25%时的最大呼气流速(v_{75}、v_{50}、v_{25})。MEFV 曲线形态及上述指标变化主要取决于呼气力量、胸肺弹性、肺容积、气道阻力等因素对呼气流速的影响,不同肺容积的最大呼气流速其临床意义不同,目前测定 MEFV 曲线多采用复合肺功能仪,通过开放的管路同步测量流量和容量,主要是通过各种形式流量转换器间接测定流量,计算机计算出肺容量变化,并进行描记(图 1-7、图 1-8)。

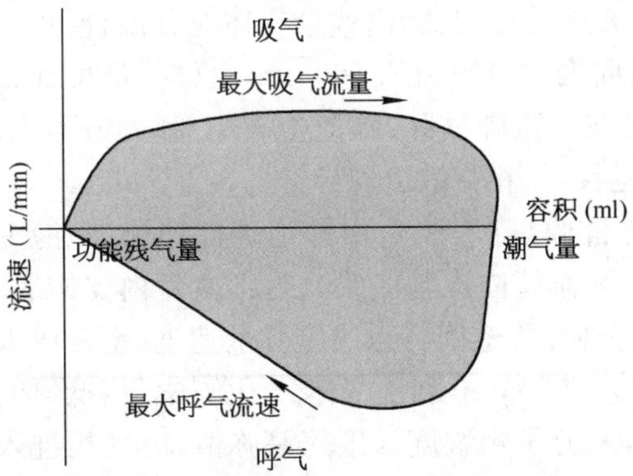

图 1-7　流速-容积曲线

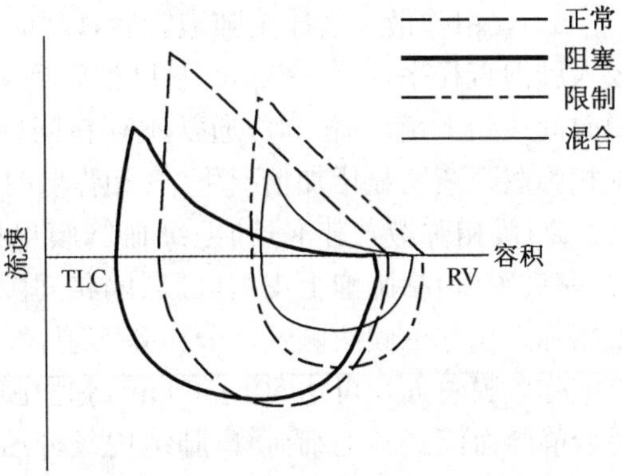

图 1-8　病理生理条件下流速-容积曲线

(二) 病理生理条件下通气功能改变

1. 阻塞性通气功能障碍　①小气道病变或肺组织弹性功能减退：轻度病变主要表现为用力快速呼气中后期呼气流速受限，MEFV 中低容量形态和流速轻度改变，FEV1.0、FEV1.0%、MVV 轻度下降，肺容积维持正常水平。中度病变时用力快速呼气时整个呼气流速受限，MEFV 中低容量形态和流速改变明显，FEV1.0、FEV1.0%、MVV 中度下降，RV、FRC、TLC 等容量指标轻度升高，但缓慢呼气可呼出全部气体，VC 正常。重度病变时整个呼气流速明显受限，FEV1.0、FEV1.0%、MVV 重度下降，由于小气道明显阻塞，随着肺容积下降，出现大量气体陷闭，FVC 明显小于 VC，肺容量指标明显升高，VC 下降。②中气道阻塞：由于中气道截面积小、阻力大，呼气初期即处于明显阻塞状态，FEV1.0、FEV1.0%、MVV 明显下降，常合并中重度小气道阻塞。③大气道阻塞：由于大气道截面积非常小，轻度阻塞即可导致流速明显下降，FEV1.0、FEV1.0%、MVV 明显下降。

2. 限制性通气功能障碍　主要见于肥胖、胸廓或胸腔病变、肺间质或肺泡病变，肺大疱和肺囊肿因其不参与气体交换，也表现为限制性通气障碍。表现为 FVC、FEV1.0%正常或增加，VC 下降，肺容量指标下降。

3. 混合性通气功能障碍　气流阻塞和胸、肺病变同时存在，通气特点是存在阻塞性改变同时，FVC、VC 下降较单纯阻塞性肺病变明显，或存在限制性病变特点，但气流阻塞性指标也存在较明显改变。

二、肺换气功能——肺内气体交换

肺换气功能主要概念及指标如下。

(一) 气体弥散

气体弥散(gas diffusion)指气体分子由高分压区向低分压区转移过程，混合气体中每一种气体分子均从其高分压部位弥散到低分压部位，直到动态平衡。肺内气体主要是氧气和二氧化碳弥散，氧气进入肺内气体交换区域后，从肺泡内弥散到毛细血管内红细胞，与血红蛋白结合，为氧在肺内弥散；二氧化碳弥散则为血浆、红细胞内碳酸氢根和血红蛋白释放二氧化碳进入肺泡的过程。肺内气体弥散包括气相弥散、膜相弥散、血相弥散 3 个连续过程。

1. 气相弥散 气体至肺泡管后，以弥散方式运动，能与肺内残余气体充分混合，正常成人肺泡直径平均为 200 μm，从肺泡管到肺泡周围弥散距离约 500 μm，气体弥散可在很短时间达到平衡，气相弥散通常不存在问题，仅在严重肺气肿、肺泡壁破坏、肺大疱形成、气相弥散距离明显增加情况下，气相弥散时间延长，气相弥散出现异常。

2. 膜相弥散 肺泡-肺毛细血管膜也称弥散膜(呼吸膜)，由肺泡表面液层、肺泡上皮、基底膜(包括肺泡上皮基底膜、隔状间隙、毛细血管内皮基底膜)、毛细血管内皮构成。膜相弥散靠弥散膜两侧气体分压差实现，气体特性和弥散膜特点决定弥散速度，正常成人肺泡弥散膜总面积可达 50～100 m^2，弥散膜厚度<0.5 μm，利于气体分子弥散。当低氧的混合静脉血流经肺毛细血管，肺泡内氧分压高，氧分子顺浓度梯度跨膜弥散，由气相进入液相，混合静脉血中二氧化碳分压较高，弥散方向相反，由液相进入气相。肺泡气与肺毛细血管血液间氧和二氧化碳分子互相弥散，不断被肺泡气排出或经血液循环运送至周边组织器官，使肺换气过程持续不断进行，满足机体代谢需求。进入液相的气体量与其分压和在该液体中的溶解度成正比，气体分子膜弥散的速率受气体溶解度的影响。膜弥散是影响氧和二氧化碳弥散量的主要环节。

3. 血相弥散 氧分子进入血浆后，以与血红蛋白结合的形式进行输送，因此氧分子必须通过红细胞膜、胞质后与血红蛋白结合，形成氧合血红蛋白。氧与血红蛋白结合非常迅速，红细胞内游离氧很少，随着血液循环，肺泡、血浆、红细胞之间氧分压梯度得以维持，氧分子不断依分压梯度弥散，二氧化碳从血液到肺泡也是如此。血相弥散速率受肺血流量影响，血流量增加可以增加血红蛋白与氧的结合，从而加速血相弥散，相反，血相弥散减慢。

4. 氧和二氧化碳弥散特征 血流经过肺毛细血管时间很短，成人平均 0.75 s，小儿更短，新生儿平均为 0.4～0.5 s，在肺毛细血管中，氧弥散达到平衡的时间约 0.3 s，成人弥散时间占血流时间的 40%左右，有较大的弥散储备能力，弥散限制表现为灌流限制。不同年龄儿童心率平均水平差异较大，年龄越小，心率相对越快，血流经过肺毛细血管时间越短，弥散时间占血流时间的比例越高，弥散储备能力越低。氧弥散储备能力由肺毛细血管灌流限制特性所决定。正常生理情况下，二氧化碳弥散在 0.4 s 达动态平衡，为灌流限制；病理情况下，特别是严重肺部疾患，二氧化碳在血流经肺毛细血管时间内不能达到弥散平衡，出现弥散限制。

(二) 影响肺内气体弥散的因素

1. 气体物理特性 组织、血液中气体浓度以气体分压形式表示，气体分压水平取决于该气体的溶解度(S)，溶解度为单位分压下溶解于单位溶液中的气体量，一般以 1 大气压下，38 ℃时，100 ml 液体中溶解的气体毫升数表示。气体弥散能力与该气体溶解度成正比，与气体分子量(MW)平方根成反比，即为 $S/\sqrt{MW}$。$S/\sqrt{MW}$ 称为弥散系数，反映气体物理特性，二氧化碳的分子量(44)大于氧气(32)，但其在液体中的溶解度远高于氧气，二氧化碳溶解系数为 0.567，氧气溶解系数为 0.023 9，二氧化碳的弥散系数是氧气的 20 倍，其弥散能力比氧气大 20 倍。但正常情况下肺血流与肺泡间气体分压差(即弥散驱动压)氧气为 60 mmHg(1 mmHg=0.133 kPa)，二氧化碳为 6 mmHg，二氧化碳弥散驱动压仅为氧气的 1/10，因此实际正常肺部二氧化碳弥散量比氧气大 2 倍。

2. 弥散膜厚度和面积 弥散膜厚度增加，弥散需要时间延长，单位时间弥散量下降，弥散速率与弥散距离成反比；弥散面积增大，单位时间弥散分子数量增加，弥散速率与弥散膜面积呈正比；弥散膜厚度增加或弥散面积缩小，使弥散量下降。氧气弥散，还受红细胞壁厚度和血红蛋白的影响，严重贫血和红细胞功能异常可导致氧弥散量下降。肺组织有巨大气体交换面积及代偿能力，临床上弥散膜病变达到相当程度，才会出现低氧血症。

3. 气体分布 肺气肿时，如肺泡壁破坏，肺大疱形成，弥散距离增加，气体弥散速率降低，气体分布不均会导致通气/血流比值失调，是导致低氧血症的主要原因。

4. 气体与血液接触时间 正常成人红细胞流经肺血管时间为 0.75 s，血红蛋白氧合时间为 0.3～0.35 s，临床因血流加快导致低氧血症非常少见，但血流加快可加重通气/血流比值失调对氧合的影响。

5. 通气/血流比值(ventilation perfusion ratio, $\dot{V}/Q$) 肺内气体分布和血流分布的匹配称为通气/血流比值，正常情况下，吸入气和血液均匀分布到每个肺泡及其周围毛细血管网，静息状态下，成人每分通气量 4 L，肺循环血量 5 L，通气/血流比值为 0.8。通气、血流分布均匀，两者比值接近0.8，则弥散量正常；通气/血流比值失调主要包括两种常见情况，其一为死腔样通气，其二为肺内静脉动脉分流。肺组织病变导致低氧血症的主要机制是通气/血流比值失调。

6. 血红蛋白浓度 氧在血液中主要与血红蛋白(hemoglobin，Hb)结合，血红蛋白既影响组织氧合，也影响氧的弥散。没有血红蛋白情况下，肺泡和毛细血管氧分压可迅速达到平衡，弥散过程完成；在血红蛋白充足情况下，弥散入血的氧与血红蛋白结合，保持了肺泡-毛细血管间氧浓度梯度差，使氧弥散持续进行。一定范围内，血红蛋白越高、与氧结合速度越快、量越多，氧的弥散量越高。低氧血症患者应适当纠正贫血。血红蛋白也影响二氧化碳的弥散。

7. 弥散膜两侧压力差 弥散膜两侧浓度差或压力差越大，弥散量越大；呼吸治疗过程中改善通气，在适当范围内提高气道压力或呼吸末正压水平，提高吸入气氧浓度，是治疗呼吸衰竭的重要手段。由此也可看到通气功能和换气功能的密切关系及相互影响。

8. 温度 理论上气体弥散速率与温度成正比，但人体温度较为恒定，温度变化对肺内气体弥散的影响非常小。

(三) 通气/血流比值

肺内气体交换发生在肺泡及其周围毛细血管网构成的肺单位内，肺泡通气量($\dot{V}$)与肺毛细血管灌注量(Q)是实现肺内气体交换的必要条件。正常情况下，吸入气体和相应的血液均匀分布至每个肺泡，正常肺换气功能有赖于肺泡气体与血液分布的比例适宜。$\dot{V}/Q$失调主要包括：$\dot{V}/Q$增加，死腔样通气；$\dot{V}/Q$降低，静动脉血分流样效应，最严重情况为死腔通气和静动脉血分流。

1. 正常($\dot{V}/Q$)比值 静息状态下，成人每分通气量 4 L，肺循环血量5 L，$\dot{V}/Q$为0.8。受重力作用，相对而言，肺上部气体较多，血流分布较少；肺下部气体较少，血流分布较多；因此上肺部$\dot{V}/Q>0.8$，下肺部<0.8。同时$\dot{V}/Q$还受小气道阻力、肺内压变化等多种因素影响，但通过自身调节，全肺$\dot{V}/Q$维持在 0.8 左右。$\dot{V}/Q$正常前提下，肺毛细血管内静脉血得到充分动脉化，氧分压从40 mmHg 升至 100 mmHg，二氧化碳分压从46 mmHg降至40 mmHg。

2. 死腔样通气 由于某些病理情况，导致肺病变部位血流灌注减少，如肺血管痉挛、肺栓塞等，若病变局部肺泡通气基本正常，则$\dot{V}/Q>0.8$，进入肺泡的气体不能充分与血液接触，得不到充分气体交换，结果使肺泡无效腔增加，称为“死腔样通气”，完全无血流，则为死腔通气。肺泡死腔＋解剖死腔称为生理死腔，生理死腔越大，肺泡通气量越小。通常情况下解剖死腔相对恒定，肺部病变主要导致肺泡死腔增加。

3. **静动脉血分流样效应**　在气道部分或完全阻塞、肺不张或膨胀不全、肺泡萎陷或受压情况下，肺泡通气不足，若病变部位血流基本正常，则$\dot{V}/Q<0.8$，流经肺泡的静脉血不能充分进行气体交换，直接进入动脉与动脉血混流，称为静动脉血分流效应，产生的临床后果与静动脉分流一样。

4. **$\dot{V}/Q$失调对气体交换的影响及临床后果**　临床上$\dot{V}/Q$失调主要表现为缺氧。动脉血氧分压为 100 mmHg，混合静脉血氧分压为 40 mmHg，两者相差 60 mmHg；而动脉血二氧化碳分压为 40 mmHg，混合静脉血二氧化碳分压为 46 mmHg，两者相差6 mmHg。当$\dot{V}/Q$失调时，不论是死腔样通气或静动脉分流效应，结果是未充分氧合的静脉血进入动脉，因动静脉氧分压差远大于静动脉二氧化碳分压差，其对氧分压的影响远大于二氧化碳。严重$\dot{V}/Q$失调，通气量代偿性增加，但此代偿作用只能在正常肺泡或$\dot{V}/Q$大于正常肺泡发挥作用。二氧化碳解离曲线为线性，氧解离曲线为 S 形，$\dot{V}/Q$失调时肺通气量代偿性增加，能排除较多二氧化碳，但不能摄取更多的氧气，因为在肺部氧解离曲线处于平坦段，即使肺泡氧分压>100 mmHg，动脉血氧饱和度增加也很少。因此$\dot{V}/Q$失调主要引起缺氧，同时肺泡-动脉血氧分压差(P_{A-a})增大，动脉血二氧化碳分压基本维持正常或降低。

（任晓旭）

参考文献

[1] 董声焕. 现代儿科危重症医学[M]. 北京：人民军医出版社，1999：117－133.

[2] 周晓光，肖昕，农绍汉. 新生儿机械通气治疗学[M]. 北京：人民卫生出版社，2004：3－87.

[3] 朱蕾，刘又宁，钮善福. 临床呼吸生理学[M]. 北京：人民卫生出版社，2008.

[4] Nichols DG. Rogers' textbook of pediatric intensive care [M]. 4th ed. Philadelphia: Lippincott Williams & Wilkins, 2008: 631－685.

[5] WEST JB. Respiratory physiology: the essentials [M]. 8th ed. New York: Lippincott Williams & Wilkins, 2008.

第二章　小儿氧气的运送与代谢

人体所有的细胞都需要有氧代谢来维持其正常功能，健康成人每分钟耗氧 200 ml，每日耗氧约 300 ml。正常人每分钟有效通气量 5 L，空气中氧气含量为 21%，故每分钟吸入氧约 1 L。氧在体内的储存量极少，人体如呼吸停止数分钟，将会造成不可逆的脑损害甚至死亡。

氧从大气到器官细胞的运输过程遵循气体运动物理学，包括对流、弥散以及与血红蛋白的结合。在吸气过程中，氧通过对流的方式进入到肺泡，在肺泡内通过弥散方式进入血液，然后快速并可逆地和红细胞内的血红蛋白结合（氧摄取）。结合到血红蛋白的氧再通过血液流动（心血管系统）的方式运输到组织。在组织内，氧从血红蛋白上解离，并顺其浓度差进入到细胞，最终到达线粒体。绝大多数氧分子（约 90%）在线粒体内被消耗。概括起来，氧运送的机制包括对流（在大气和肺泡之间及肺泡与组织之间）、弥散（肺泡和血液之间以及血液和组织之间）及化学反应（氧和血红蛋白之间）。

上述人体摄入和利用氧的过程包括从肺通气到肺换气，从肺循环到体循环，进入组织细胞，最后由组织呼吸供给细胞代谢的复杂过程。其中呼吸系统的通气换气功能和动脉血氧的运输对氧代谢至关重要。影响动脉血氧含量的因素包括：动脉氧分压、血红蛋白含量、血红蛋白氧亲和力即氧解离曲线；组织血流量如心排血量、区域性分布；组织因素如血管床、弥散性；细胞内机制。

一、与氧运送和代谢有关的概念

（一）动脉血氧分压

动脉血氧分压（PaO_2）反映呼吸器官所吸入的氧气，是通过肺泡-毛细血管膜（呼吸膜）进入血液中的氧所产生的压力。正常值为 80～100 mmHg。

（二）氧的运送

氧通过肺泡-毛细血管膜后，以物理溶解和化学结合两种形式存在于血液中。

1. 氧的物理溶解　氧在血液中的物理溶解，遵循气体在溶液中溶解的规律，其溶解量与其分压和溶解度成正比，与血液温度成反比。当体温为 38 ℃时，氧的溶解系数（α）为 0.003，即当 PaO_2 为 100 mmHg 时，每 100 ml 血液有 0.3 ml 氧溶解于血浆中。尽管氧在血浆中的物理溶解量很少，但很重要，因为先有溶解才能发生化学结合。

2. 氧的化学结合　血液中氧的主要运输形式是化学结合。血红蛋白是输送氧的主要工具。血红蛋白结合的氧量取决于血红蛋白的质与量，以及动脉氧分压。正常血红蛋白饱和氧后，所携带氧量占全血氧量的98%以上。氧与血红蛋白的结合是可逆的，反应迅速，不需要酶催化，反应的方向取决于氧分压的高低，当血液流经氧分压高的肺部时，血红蛋白与氧结合，形成氧合血红蛋白；当血液流经氧分压低的组织时，氧合血红蛋白迅速解离，释放出氧，成为去氧血红蛋白。每一血红蛋白分子含4个血红素，每个血红素含有一个能与氧结合的 Fe^{2+}。因此，1分子血红蛋白可结合4分子氧，即1 mmol血红蛋白能结合4 mmol氧。根据理想气体的摩尔容积为22.4 L，成人血红蛋白的分子量为64 458，可以计算出在100%氧饱和的状态下，1 g血红蛋白可以结合的最大氧量为1.39 ml（即22.4 L×1 000×4÷64 458＝1.39）。但在正常情况下，红细胞中含有少量不能结合氧的高铁血红蛋白或碳氧血红蛋白，通常1 g血红蛋白实际结合的氧量按1.34 ml计算。按正常血红蛋白为150g/L计算，则每100 ml血液中的血红蛋白可结合氧约20.1 ml。

3. 血红蛋白氧容量、血红蛋白氧含量、血红蛋白氧饱和度及动脉氧运送量 100 ml血液中的血红蛋白所能结合的最大氧量称为血红蛋白氧容量，血红蛋白实际结合的氧量称为血红蛋白氧含量，血红蛋白的氧含量与氧容量之比用百分数表示，称为血红蛋白氧饱和度。血浆中溶解的氧极少，可忽略不计，则血红蛋白的氧容量、氧含量及氧饱和度可分别视为血液的氧容量、氧含量及氧饱和度，临床上用动脉氧含量（oxygen content of arterial blood，CaO_2）表示血液中氧的实际含量，包括物理溶解和化学结合的总氧量。当动脉氧饱和度（SaO_2）为98%，PaO_2 为100 mmHg时，CaO_2 可由下列公式计算得出。

$CaO_2 = SaO_2 \times Hb(g/L) \times 1.34 + PaO_2 \times 0.003 = 98\% \times 150\ g/L \times 1.34 + 0.3 \approx$ 200 ml/L血液。

动脉血氧运送量（oxygen delivery，DO_2）与 CaO_2 和心排血量（cardiac output，CO）呈函数关系。即 $DO_2(ml/min) = CaO_2 \times CO$。

成人 CaO_2 为200 ml/L，CO为5 L/min，$DO_2 = 200\ ml/L \times 5\ L/min = 1\,000\ ml/min$。

一般情况下，人安静时体内氧耗量保持不变，CaO_2 恒定时，心排血量下降，将使静脉内氧含量和氧分压下降，所以可用混合静脉血氧含量或混合静脉血氧分压（$P\bar{v}O_2$）判断组织氧合状态。

4. 血红蛋白氧解离曲线及其影响因素 以横坐标为血液的氧分压，纵坐标为血红蛋白氧饱和度，按血液氧分压与血红蛋白氧饱和度的关系绘制的曲线，称为血红蛋白氧解离曲线。血红蛋白饱和氧能力与动脉血氧分压间并非呈直线性关系，而呈S形曲线（图2-1）。该S形曲线所反映的是在不同氧分压下氧与血红蛋白的结合或解离的情况。血红蛋白氧解离曲线呈S形是由血红蛋白的构型决定的。血红蛋白有两种构型：去氧血红蛋白为紧密型（tense form，T型），氧合血红蛋白为疏松型（relaxed form，R型）。R型血红蛋白对氧的亲和力高，约为T型的500倍。在氧与血红蛋白的结合或解离过程中，血红蛋白会发生变构使得构型发生相互转换。血红蛋白的一个亚单位与氧结合后，由于变构效应使得其他亚单位更易与氧结合，反之，当血红蛋白的一个亚单位释放氧后，其他亚单位更易释放氧。血红蛋白的这个特点决定了氧解离曲线呈特殊的S形。

5. 血红蛋白氧解离曲线 P_{50} 通常用血红蛋白氧饱和度为50%时血液的氧分压表示血红蛋白对氧的亲和力，称为 P_{50}，正常值为26.5 mmHg。P_{50} 增大表示血红蛋白对氧的亲和力降低，即需要更高的氧分压才能使血红蛋白氧饱和度达到50%，表现为氧解离曲线右移；P_{50}降低表示血红蛋白对氧的亲和力增加，血红蛋白氧饱和度达到50%所需的氧分压降低，氧解离曲线左移。血红蛋白与氧的结合或解离可受多种因素影响，使氧解离曲线的位置或P_{50}发生偏移，亦即血红蛋白对氧的亲和力发生变化，从而影响血红蛋白的运氧功能。低体温（hypothermia）、碱中毒（alkalosis）、一氧化碳（CO）中毒时，氧解离曲线左移，血红蛋白对氧的亲和力增强，氧释放减少；高体温（hyperthermia）、酸中毒（acidosis）、高碳酸血症（hypercabia）、2,3-二磷酸甘油酸（2,3-DPG）增加时，氧解离曲线右移，血红蛋白与氧的亲和力减弱，氧释放增加（图2-1）。

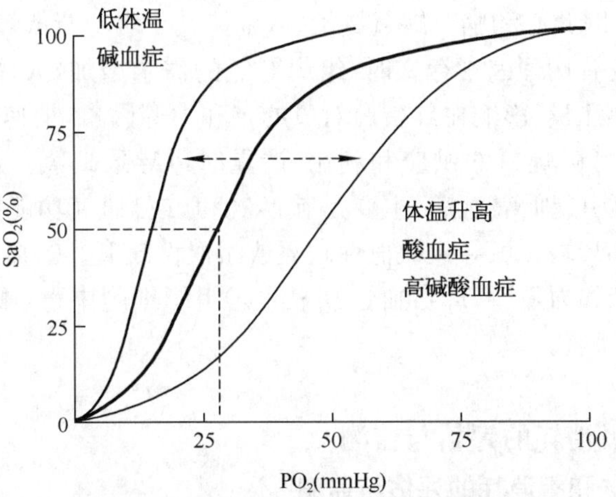

图2-1 血红蛋白氧解离曲线及其影响因素

摘自Chest，2005，128(5 suppl)：S555。

（三）氧弥散

氧从肺泡进入血液或从血液进入组织，与弥散介质（K）、弥散表面积（S）及弥散屏障之间的压力差（ΔP）成正比，与弥散的距离（τ）成反比。用公式表示为：氧弥散$=K\times S/\tau\times \Delta P$。在肺泡内弥散屏障即是肺泡毛细血管膜，肺泡端$PO_2$大约为100 mmHg，在毛细血管端$PO_2$大约为90 mmHg，氧弥散的压力差为10 mmHg。在其他器官和组织，毛细血管壁为基本的弥散屏障，细胞间和细胞内的距离也是影响氧进入线粒体的因素。毛细血管动脉端PO_2为90 mmHg，到接近线粒体的部位，氧弥散压力差仅约为1 mmHg。

（四）氧消耗

氧消耗是指单位时间内组织所消耗氧的总量（VO_2），VO_2(ml/min)$=CO\times(CaO_2-CvO_2)$。

CvO_2为混合静脉氧含量，CvO_2(ml/min)$=1.34\times Hb(g/L)\times SvO_2+0.003\times PvO_2$，$SvO_2$为混合静脉氧饱和度，$PvO_2$为混合静脉氧分压。在正常成人，如果心排血量为5 L/min，氧消耗大约为250 ml/min。因此，正常静息状态下，组织摄取的氧为氧运送的25%，VO_2/DO_2称为氧摄取比值（oxygen extraction ratio，OER），在运动、充血性心力衰竭、严重贫血时OER增加，导致CvO_2降低。在DO_2正常或增高时，VO_2不依赖于DO_2。当DO_2降低时，如心脏或呼吸功能不全，或血红蛋白降低，组织摄取氧增加，以维持VO_2

正常。但当 DO_2 降低到一定程度时，组织氧摄取的增加不足以代偿 DO_2 的减少，VO_2 也随之减少，使得 VO_2 变得不依赖 DO_2 减少而变化。DO_2 危险值在不同种属、不同器官和生理状态下是不同的。目前尚不清楚正常人 DO_2 与 VO_2 变化关系的数据。麻醉状态的狗，在贫血或低氧时，DO_2 危险值约为 10 ml/(kg·min)，人冠状动脉搭桥术前麻醉状态下 DO_2 危险值为 8.2 ml/(kg·min)。急性疾病状态下 DO_2 危险值随疾病不同而不同。DO_2 与 VO_2 变化关系非常复杂，与在动物试验中所呈现的简单线性关系不同。在某些疾病时，如 ARDS、严重脓毒症或低血容量休克，组织摄取氧的能力受损，可能发生病理性 VO_2 依赖 DO_2，DO_2 危险值增高，可达到 21 ml/(kg·min)，意味着尽管 DO_2 不低，也存在组织缺氧。在不同器官，由于其代谢特性不同，OER 也不同，心脏和脑的 OER 明显高于其他器官的 OER，因此心和脑对缺氧更敏感，维持其正常功能依赖于足够的氧运送。

人体剧烈运动或有病理因素存在时，组织对氧的需求增加，人体将通过呼吸调节、增加心排血量和组织灌注量、影响血红蛋白对氧的亲和力等因素，加速氧的供应。若上述任何环节发生障碍，都可影响氧的供应和利用，严重时可导致缺氧。常见缺氧原因归纳如下：①PaO_2 下降。可引起低氧血症，主要是肺换气和(或)通气功能障碍的结果。②心排血量下降或外周循环衰竭。可导致缺血性缺氧或淤血性缺氧。③血红蛋白量减少或血红蛋白变性可致血氧亲和力障碍，即贫血性缺氧。④组织细胞中毒，不能摄取氧，造成组织缺氧，即细胞性组织缺氧。

二、氧运送和氧消耗的评估与监测

(一) 全身氧运送和氧消耗的评估与监测

提示全身氧 DO_2 不足的临床征象包括心率增快，血压下降，尿量减少，皮肤温度降低，这些参数在机体代偿阶段发生变化缓慢，异常值出现在 DO_2 减少的晚期阶段，因此缺乏敏感性和特异性。

DO_2 和 VO_2 值可通过动脉和静脉氧含量、心排血量，利用前述公式计算得出。混合静脉血从肺动脉导管获取，估算心排血量常用的方法是热稀释技术。这种通过计算得到的 DO_2 和 VO_2 代表全身氧代谢，不能反映局部器官氧代谢，在极低和极高值时易出现偏差，尤其在危重患者更易出现偏差。

在 DO_2 充足状态下，细胞代谢所需能量 ATP 通过三羧酸循环产生，在 DO_2 不足状态下，ATP 只能通过无氧酵解生成，丙酮酸不能进入三羧酸循环而转变成乳酸，进而发生乳酸堆积，导致乳酸性酸中毒，故血乳酸水平的增高可提示 DO_2 的减少。然而，血乳酸的清除与分布也影响血乳酸水平。肝脏是清除乳酸的主要器官，当肝功能障碍时，乳酸清除减少，可出现血乳酸水平增高，但并非乳酸性酸中毒。相反，有时尽管存在乳酸性酸中毒，但血乳酸并无升高，这种情况可发生在某器官血供完全阻断时(如肢体缺血)。血乳酸暂时性增高也可发生在缺血组织再灌注后。因此，通过血乳酸水平评估 DO_2，观察血乳酸动态变化比观察其单次绝对值更有意义。

PvO_2 或 SvO_2 也可作为全身 DO_2 监测指标。在 DO_2 减少(如低心排、低氧、严重贫血)或 VO_2 增加(如发热、剧烈运动、甲状腺功能亢进)时 SvO_2 降低。在脓毒症或细胞性组织缺氧时 SvO_2 可增加。目前可通过在肺动脉放置特殊的血管内传感器持续监测 SvO_2。SvO_2 的降低是患者临床状况恶化的早期指标。

(二) 局部氧运送的评估与监测

胃二氧化碳张力(PCO_2)和胃黏膜内 pH(pHi)监测，是间接评估局部组织 DO_2 的指标，但无法做到连续性，对临床预后的预测价值尚未明了。近红外光谱技术(near-infrared spectroscopy, NIRS)是近年来尝试用于临床监测局部组织氧合的手段，其优势在于能无创、实时、连续性获得局部组织 DO_2 的信息，可能有很好的临床应用前景。正电子发射计算机断层显像(positron emission tomography, PET)技术利用正电子发射体的核素，标记一些生理需要的化合物或代谢底物如葡萄糖、脂肪酸、氨基酸、受体的配体及水等，引入体内后，应用正电子扫描机而获得的体内化学影像，能显示脏器或组织的代谢活性及受体的功能与分布，使无创伤性的、动态的、定量评价活体组织或器官在生理状态下及疾病过程中细胞代谢活动的生理、生化改变及获得分子水平的信息成为可能，也特别适合于判断脑或心脏是否存在早期缺血、缺氧等代谢功能方面的异常变化，在发达国家已广泛应用于临床。

三、临床增加氧运输的手段

综上所述，保证足够氧运输的条件是有正常的呼吸功能、血红蛋白和心排血量。因此，临床增加氧运输的手段包括氧疗、呼吸支持、维持适宜的血红蛋白、保证心排血量。关于呼吸功能需要考虑到肺的通气和换气功能、通气/血流比，临床可用的手段包括氧疗、无创或有创呼吸支持、肺保护性通气策略等。维持适合的血红蛋白可采用输注红细胞或使用促红细胞生成素。目前对于输血的血红蛋白阈值和目标值尚无统一标准，对于输注红细胞是否改善预后也无定论。临床常用增加心排血量的手段包括补充液体，保证有效血容量及血管活性药物使用。总之需要权衡与氧运送有关的各个因素，维持其最适宜状态。同时减少额外不必要的氧消耗也是增加氧运送、改善组织缺氧的重要方面。

(何颜霞)

参考文献

[1] 姚泰. 生理学[M]. 北京：人民卫生出版社，2005：247-251.

[2] Calderon-Arnulphi M, Alaraj A, Slavin KV. Near infrared technology in neuroscience: past, present and future [J]. Neurol Res, 2009,31:605-614.

[3] Chioléro R, Flatt JP, Revelly JP, et al. Effects of catecholamines on oxygen consumption and oxygen delivery in critically ill patients [J]. Chest, 1991,100:1676-1684.

[4] Hameed SM, Aird WC, Cohn SM. Oxygen delivery [J]. Crit Care Med, 2003,31:S658-S667.

[5] Hameed SM, Cohn SM. Gastric tonometry: the role of mucosal pH measurement in the management of trauma[J]. Chest,2003 (suppl),123:S475-S481.

[6] Huang YC. Monitoring oxygen delivery in the critically ill [J]. Chest,2005,128:S554-S560.

[7] Levy MM. Pathophysiology of oxygen delivery in respiratory failure [J]. Chest, 2005,128:S547 - S553.
[8] McKinley BA, Marvin RG, Cocanour CS, et al. Tissue hemoglobin O_2 saturation during resuscitation of traumatic shock monitored using near infrared spectrometry [J]. J Trauma, 2000,48:637 - 642.
[9] Mutoh T, Kobayashi S, Tamakawa N, et al. Multichannel near-infrared spectroscopy as a tool for assisting intra-arterial fasudil therapy for diffuse vasospasm after subarachnoid hemorrhage [J]. Surg Neurol Int, 2011,2:68.
[10] Porenta G, Cherry S, Czernin J, et al. Noninvasive determination of myocardial blood flow, oxygen consumption and efficiency in normal humans by carbon - 11 acetate positron emission tomography imaging [J]. Eur J Nucl Med, 1999,26:1465 - 1474.
[11] Wijbenga R G, Lemmers P, van Bel F. Cerebral oxygenation during thefirst days of life in preterm and term neonates: differences between different brain regions [J]. Pediatr Res, 2011,11. [Epub ahead of print].

第三章　急性呼吸衰竭

呼吸衰竭是ICU中最常见的器官衰竭，它是一种潜在的致命性综合征。小儿由于呼吸中枢发育不完善，呼吸肌和软骨发育不全，呼吸运动调节差，气道内径相对狭长，弹力组织发育差，且由于呼吸储备能力差，当缺氧时其代偿呼吸量最多不超过2.5倍，成人则可达10倍，故小儿可因多种病因易发生呼吸衰竭。

一、定义

无论是原发性疾患还是继发性病变，任何原因累及呼吸中枢或呼吸器官，引起通气和(或)换气障碍，出现缺氧和(或)二氧化碳潴留，在海平面、静息状态吸入空气时，动脉血氧分压(PaO_2)≤60 mmHg和(或)动脉二氧化碳分压($PaCO_2$)≥50 mmHg称为呼吸衰竭。新生儿为PaO_2≤50 mmHg。

呼吸衰竭临床上可分为急性与慢性两类。小儿呼吸衰竭多起病急骤，称为急性呼吸衰竭，需及时诊断治疗。若小儿患慢性呼吸道疾病，同时伴Ⅰ型或Ⅱ型呼吸衰竭，由于机体的代偿作用，病情可相对稳定，但这些患儿的病情，可因一个新的呼吸道感染而恶化，出现严重的急性呼吸衰竭。

二、分型

1. 按病理生理分型　可分为换气障碍型呼吸衰竭、通气障碍型呼吸衰竭、混合型呼吸衰竭。

2. 按血气分析分型　可分为Ⅰ型呼吸衰竭和Ⅱ型呼吸衰竭。①Ⅰ型呼吸衰竭：有低氧血症而无高碳酸血症，以换气功能障碍为主。PaO_2≤60 mmHg，$PaCO_2$正常或降低。②Ⅱ型呼吸衰竭：为低氧血症和高碳酸血症同时存在，概念上以通气障碍为主，从病生理角度包括通气障碍型呼吸衰竭和混合型呼吸衰竭。

3. 按功能部位分型　可分为肺衰竭和呼吸泵衰竭。肺衰竭是由于气道、肺泡等疾患所致。呼吸泵衰竭与中枢神经系统疾患、神经肌肉疾患、呼吸肌功能不全或呼吸肌疲劳有关，最终导致通气不足、肺泡通气量下降和高碳酸血症。

4. 按病因部位分型　可分为中枢性呼吸衰竭和周围性呼吸衰竭。周围性呼吸衰竭包括呼吸器官障碍性呼吸衰竭、呼吸肌麻痹性呼吸衰竭和呼吸窘迫综合征。呼吸窘迫综合征包括新生儿肺透明膜病(RDS)和ARDS。

三、病因

呼吸衰竭按病因可分为中枢性呼吸衰竭和周围性呼吸衰竭。

中枢性呼吸衰竭与呼吸中枢受累有关，常见病因有：①中枢神经系统感染性疾病，包括化脓性脑膜炎、流行性脑脊髓膜炎、结核性脑膜炎、病毒性脑炎等。②中枢神经系统非感染性疾病，包括颅内出血(新生儿颅内出血、晚发性维生素 K 依赖因子缺乏出血、外伤性颅内出血、脑血管畸型合并颅内出血和先天性凝血机制障碍致颅内出血等)、颅内肿瘤、药物中毒、农药中毒、灭鼠药(氟乙酰胺类中毒等)、脑病(瑞氏综合征、缺氧性脑病、中毒性脑病等)等。

周围性呼吸衰竭包括呼吸器官障碍、呼吸肌麻痹和呼吸窘迫综合征三个方面的原因。①引起呼吸器官障碍的病因：鼻后孔闭锁、咽后壁脓肿、咽部囊肿、舌根后坠、喉蹼、喉头水肿、喉痉挛、急性喉炎、先天性气管狭窄、血管环(重复主动脉弓)致气管狭窄、肺动脉吊带致气管狭窄、气管食管瘘、气管异物、肿瘤或肿大淋巴压迫气管、先天大叶性肺气肿、重症肺炎、肺出血、哮喘持续状态、支气管肺发育不全、气胸、血胸、膈疝等。②引起呼吸肌麻痹的病因：包括吉兰-巴雷综合征(感染性多发性神经根炎)、脊髓炎、重症肌无力、脊髓损伤、严重低血钾等。③呼吸窘迫综合征：包括 RDS 和 ARDS。各种严重肺损伤均伴有肺泡Ⅱ型上皮细胞的损伤，同时炎症渗出的蛋白质对肺泡表面活性物质有抑制作用，缺氧和酸中毒也影响肺泡Ⅱ型上皮细胞表面活性物质的合成与分泌。RDS 常见于早产儿及窒息者。引起 ARDS 的病因主要有休克、脓毒症、重症肺炎(细菌性、病毒性、真菌性、卡氏肺囊虫肺炎等)、严重创伤、溺水、误吸、吸入有害气体(如氯气)、氧中毒、DIC、羊水栓塞、肺脂肪栓塞、体外循环及器官移植等。

四、病理生理

(一) 发生机制

缺氧和 CO_2 潴留是呼吸衰竭的基本病理生理变化。小儿呼吸系统正处于发育阶段，代偿能力较差，在疾病影响下，易产生通气及换气功能障碍，严重时可导致呼吸衰竭。

1. **通气障碍**　肺泡与外界气体交换不足为通气障碍。肺泡通气量不足既可以导致缺氧又可以造成二氧化碳潴留。$PaCO_2$ 是反映肺泡通气量的最佳指标，其升高必有肺泡通气量不足。肺泡通气量不足主要因肺扩张受限制或气道阻力增加而引起。

(1) 限制性通气障碍：指肺和胸廓的扩张与收缩受限，引起肺通气量减少；正常肺扩张有赖于呼吸中枢驱动、神经传导、吸气肌收缩、横膈下降、胸廓扩大及肺泡的扩张。上述任何一个环节的障碍如呼吸中枢受抑制或其他神经肌肉疾病，可使呼吸节律不齐或呼吸幅度减小，肺扩张受限，造成通气量下降，可导致限制性肺泡通气不足。如脑炎、脑水肿、颅内出血等引起的呼吸中枢损害，神经根炎、脊髓灰质炎、重症肌无力、有机磷中毒、胸腔积液、胸廓或脊柱病变畸形影响到胸廓的扩张、肺间质广泛纤维化影响到肺顺应性降低等。

(2) 阻塞性通气障碍：比较常见，特点是气道阻力增大而肺和胸廓的顺应性变化不大；主要因气道阻力增加引起。重症肺炎、支气管哮喘、毛细支气管炎、舌根后坠、气管支气管畸型、软化、管外压迫(血管环、肺动脉吊带、肿物等)等都可导致阻塞性通气障碍。

2. 换气障碍

(1) 通气/血流比值($\dot{V}/Q$)失调:正常肺内$\dot{V}/Q$平均为0.8,在疾病影响下,肺内各处的$\dot{V}/Q$可发生不同变化。①$\dot{V}/Q$过高:肺内病变部位血管受压、肺动脉压下降、毛细血管床减少时,可引起局部血流量减少,若通气量不变,$\dot{V}/Q$增大,部分气体无机会参加气体交换,成为死腔通气。若死腔通气量过大,可影响二氧化碳有效排出,如肺栓塞。②$\dot{V}/Q$过低:因气道痉挛或阻塞,局部通气不足,而流经受累区的血量减少不多,形成血多气少,部分血液不能进行气体交换,结果流经病变区的血液内氧分压比正常动脉血明显降低,二氧化碳分压也略有升高。主要见于肺水肿、肺炎、肺不张等。

(2) 肺内分流:肺病变引起$\dot{V}/Q$减低时,毛细血管血氧合不足,可引起不同程度的动静脉血混合,即肺内分流样改变。若病变部位通气完全停止,而血流继续,则形成真正的肺内病理性分流。肺内分流是严重的换气障碍,结果使血氧分压严重下降。

(3) 弥散障碍:肺炎实变、肺不张、肺气肿、肺大疱形成,使肺泡弥散面积减小;肺泡内渗液、间质水肿、增生、肺泡膜增厚,使气体弥散距离增加,两者均对气体的弥散有影响。由于二氧化碳弥散比氧快,弥散障碍多引起血氧分压下降,较少引起 $PaCO_2$ 升高。并且,在静息状态下,弥散功能有很大的贮备余力,所以弥散障碍很少成为缺氧的主要原因。

单纯换气障碍致血气变化的特点:①仅有 PaO_2 下降,$PaCO_2$ 正常或降低。②PaO_2/FiO_2 值明显减低。

3. 氧耗量增加 发热、呼吸困难、抽搐等均可增加氧耗量,是加重缺氧的重要原因。

(二) 缺氧和二氧化碳潴留对机体的影响

呼吸衰竭时发生的缺氧和二氧化碳潴留,可影响全身各系统的代谢与功能。

1. 低氧血症 在代偿不全的情况下,可引起器官组织缺氧。

(1) 对中枢神经的影响:脑是新陈代谢最旺盛的器官之一,脑的耗氧占全身总耗氧量的20%。缺氧时脑细胞膜通透性改变,可引起脑水肿、颅内压升高。严重时脑组织出现不可逆性病理改变。$PaO_2<20$ mmHg,脑细胞死亡。

(2) 对呼吸影响:缺氧对呼吸中枢的直接作用是抑制,但可刺激外周化学感受器,反射性引起呼吸加深加快。严重缺氧时,这种反射变得迟钝。

(3) 对心血管影响:早期可反射性引起心率、心排血量增加,血压升高;晚期,缺氧直接损害心肌,造成心率变慢,心排血量下降,血压降低,并可引起心力衰竭和各种心律紊乱。缺氧引起的肺小动脉收缩,肺血流阻力增大,肺动脉压力增高,是右心负荷加重,以至右心衰竭的重要原因。新生儿由于肺动脉导管及卵圆孔未闭,缺氧(如重症胎粪吸入综合征)引起的肺动脉高压,可使血右向左分流,形成持续胎儿循环,此类患儿常有严重发绀。

(4) 对肾脏的影响:缺氧时肾血管收缩,可引起肾组织缺血、缺氧,严重时导致肾小管损伤、肾功能障碍。新生儿、小婴儿肾脏对缺氧尤为敏感。

(5) 对胃肠道及肝脏影响:可引起胃肠道出血及肝功能异常,严重时出现肝细胞坏死。

(6) 对代谢的影响:严重缺氧,氧化还原酶系统活性降低,三羧酸循环受阻,氧化过程受抑,酵解增强,乳酸及酮体增多,引起代谢性酸中毒。由于 H^+ 和 Na^+ 进入细胞内,而 K^+ 向细胞外移动,可使血 K^+ 升高,进一步加重电解质紊乱。

2. **高碳酸血症**

(1) 对中枢神经影响：开始时抑制大脑皮质，使之兴奋性降低。二氧化碳进一步蓄积，对皮质下刺激加强，间接引起皮质兴奋。晚期皮质下亦受到抑制，脑血流量增加，脑血管扩张，加重脑水肿，且引起脑组织内细胞代谢障碍和酸中毒。当 $PaCO_2>90$ mmHg 时，可出现昏迷和呼吸严重抑制，即所谓“二氧化碳麻醉”，其发生亦与 $PaCO_2$ 增高的速度有关。二氧化碳潴留时，脑血管扩张，血流量增多，颅内压升高。$PaCO_2$ 轻度增高可兴奋呼吸中枢，但 $PaCO_2$ 增高超过一定程度，呼吸中枢反而抑制。呼吸中枢兴奋/抑制临界点对临床比较重要，也是一些疾病患者应用人工呼吸机的参考指征之一。此临界点生理上 $PaCO_2$ 为 70 mmHg，但有个体差异及耐受性不同。

(2) 对呼吸的影响：$PaCO_2$ 升高，刺激中枢及外周化学感受器，反射性引起通气量增加，可比正常通气量增高数倍，但 $PaCO_2$ 过高时，通气量反而下降，这预示病情极端严重。

(3) 对心血管的影响：$PaCO_2$ 升高兴奋交感神经系统，使心率加快，心排血量增加，血压上升，脉压加大。二氧化碳潴留可引起外周血管扩张，以静脉及毛细血管为著。

(4) 对酸碱平衡的影响：$PaCO_2$ 升高使 HCO_3^-/H_2CO_3 比值下降，血 pH 降低，产生呼吸性酸中毒。$PaCO_2$ 升高与 $PaCO_2$ 下降，往往同时存在，互相影响，甚至形成恶性循环，对机体产生极为严重的影响。

五、临床表现

除原发病的特殊表现外，呼吸衰竭因有相似的病理生理基础，临床表现有许多共同之处。

1. **呼吸系统表现**

(1) 中枢性呼吸衰竭：主要表现为呼吸节律不整。早期多为潮式呼吸，晚期出现抽泣样呼吸、叹息样呼吸、比奥呼吸、呼吸暂停及下颌运动等。

(2) 呼吸器官障碍性呼吸衰竭：主要表现为辅助呼吸肌补偿活动增强，并表现出三凹征。上气道(指气道进入胸廓以上部分)有阻塞时表现为以吸气困难为主，下气道(指气道进入胸廓以内部分)阻塞时表现为以呼气困难为主。

(3) 呼吸肌麻痹：表现为受累肌群活动减弱、呼吸幅度减小甚至消失。

(4) 呼吸窘迫综合征：主要表现为进行性呼吸困难、呼吸窘迫症状，即呼吸费力但呼吸频率加快，缺氧明显。

2. **心血管系统表现** 心率快，血压升高或降低，心率减慢，甚至心搏骤停。发绀，一般 $PaO_2<50$ mmHg 或 $SaO_2<85\%$时出现发绀。但严重贫血时不易表现出发绀。

3. **神经系统表现** 烦躁不安，易激惹，头痛，意识模糊，视神经乳头水肿，惊厥及昏迷。

4. **消化系统表现** 可有消化道出血，亦可有肝功能损害及丙氨酸转氨酶(ALT)增高。

5. **泌尿系统表现** 尿中出现蛋白质、白细胞及管型，少尿或无尿。严重缺氧可引起肾小管坏死、肾功能衰竭。

6. **电解质平衡紊乱表现** 血钾、血钠都可能受影响而变化。由于缺氧，细胞膜通透性增加、钠泵功能失调、钾向细胞外弥散，可引起高血钾。高碳酸血症时细胞内外离子交换增多也是高血钾的原因之一。饥饿、摄入量减少，脱水剂与利尿剂的应用，可引起低血钾、低血钠。

六、实验室检查

1. 血气分析 动脉血气分析是最重要的实验室检查，可为急性呼吸衰竭的诊断提供客观依据。最好直接取动脉血进行检查，也可用动脉化毛细血管血标本（如取适当热敷后的耳垂或足跟血），后者操作方便，但外周循环不良及皮肤水肿时，氧分压测值准确性受一定影响。

2. 血氧饱和度测定 脉搏血氧计可监测患儿血氧饱和度，测得的血氧饱和度与动脉血实际氧饱和度值高度相关，可准确反映后者高低。但应注意，PaO_2 与血氧饱和度间不呈直线关系，特别在氧饱和度>90%时，即使 PaO_2 有较大幅度的变化，氧饱和度值也只能在较小的范围内升高或降低。

3. 呼出气二氧化碳测定 常用红外二氧化碳分析仪测定呼出气中二氧化碳浓度。根据呼气末二氧化碳的浓度可算出相应的二氧化碳分压，与 $PaCO_2$ 密切相关。因此，连续监测患儿呼出气二氧化碳，可及时发现体内二氧化碳潴留。

4. 经皮血气监测 包括经皮氧与二氧化碳监测。常温下皮肤表面氧和二氧化碳分压值很低，与 PaO_2 及 $PaCO_2$ 相差很大，对其进行监测无临床意义。但皮肤经过一定程度的加温后，皮肤表面的氧和二氧化碳分压值明显升高，并与相应的 PaO_2 及 $PaCO_2$ 值密切相关。此时连续监测经皮氧与二氧化碳分压可动态反映血气值的变化，有一定价值。但经皮血气监测，需特殊设备，操作较复杂，临床已较少使用。

5. 其他检查 呼吸衰竭时，全身脏器均可受到损害，必要时应进行肝、肾功能、心电图及电解质等方面检查以及与原发病相关的检验、检查。

七、诊断

呼吸衰竭的诊断主要依据临床表现及血气分析。其诊断标准有以下 3 条。

1. 有引起呼吸衰竭的病因存在 即无论是原发病还是继发病变，使呼吸中枢或呼吸器官受累。有时虽然临床不能立刻诊断出具体受累的部位和病因，但病因是客观存在的。这是诊断呼吸衰竭的前提条件。

2. 有符合呼吸衰竭中呼吸改变的临床表现 如中枢呼吸衰竭的呼吸节律不整，呼吸器官障碍时的呼吸表现：辅助呼吸肌活动增强、上气道病变以吸气困难为主、下气道病变以呼气困难为主。呼吸窘迫综合征（ARDS 或 RDS）时的呼吸费力，呼吸增快表现及呼吸肌麻痹时的受累呼吸肌呼吸幅度减弱或消失等呼吸改变的症状。

3. 血气分析、PaO_2/FiO_2 符合呼吸衰竭标准 不吸氧时 $PaO_2 \leqslant 60$ mmHg 和（或）$PaCO_2 \geqslant 50$ mmHg，新生儿为 $PaO_2 \leqslant 50$ mmHg。但临床上不可能停止患儿吸氧再做血气分析，所以吸氧时的判断应以 PaO_2/FiO_2 为标准，此比值<300 mmHg 时诊断呼吸衰竭。吸氧时的 PaO_2 只反映氧疗的效果，但其意义甚至大于对呼吸衰竭的诊断意义。

如果患儿已应用 CPAP/PEEP 纠正低氧血症，此时测定的 PaO_2 或 SaO_2、$TcSO_2$ 反映的是 CPAP/PEEP 应用的效果，反映呼气末正压值是否足够合适，反映氧疗的综合效果。CPAP/PEEP需要值的大小反映呼吸衰竭(主要是Ⅰ型呼吸衰竭)的严重程度。此时无法用 PaO_2 或 PaO_2/FiO_2 值来诊断或评估呼吸衰竭的程度。当然,此时 PaO_2 测定或 $TcSO_2$ 监测所反映的CPAP/PEEP治疗情况下患儿状态比评估呼吸衰竭意义更大。

$PaCO_2$ 的测定一般不受吸氧的影响,但如果面罩或头罩吸氧时,气体流量小而相对面罩或头匣较密闭时可造成二氧化碳潴留,人为造成或加重呼吸性酸中毒。另外 $PaCO_2$ 增加的速度比 $PaCO_2$ 测定值的意义更大。

呼吸衰竭的诊断中有两点值得注意:①呼吸衰竭是临床综合征,均继发于其他疾病,一定要注意寻找原发病。②在诊断呼吸衰竭时,既要重视临床表现,又要及时进行血气分析。要重视呼吸衰竭的早期诊断,仅凭临床表现估计低氧血症及高碳酸血症是不可靠的。有时呼吸衰竭的表现不十分明确,而呼吸衰竭的某些临床表现并非是特异的,其他疾病也可引起,怀疑时要及时做血气分析。在重症患儿,对血气进行连续无创监测,有助于掌握病情和及时发现呼吸衰竭。

八、治疗

(一) 病因治疗

病因治疗是呼吸衰竭治疗的根本。治疗必须针对不同的原发病治疗以改善呼吸功能。首先分析有无产生呼吸衰竭的紧急情况,并应该立即进行急救。如张力性气胸或大量胸腔积液,应立即进行胸腔抽气或排液;肺炎可突然发生痰液阻塞呼吸道,应立即清除;神经系统病变所致颅内压急剧升高所致的呼吸衰竭,应快速用脱水剂或颅骨钻孔等措施,以降低颅内压,使呼吸衰竭得到缓解。如为细菌感染,则应针对病原菌使用有效的抗生素控制感染。

(二) 针对缺氧和二氧化碳潴留的治疗

虽然引起呼吸衰竭的病因多样,但呼吸衰竭本身直接威胁生命,因此必须采取迅速有效的措施,缓解缺氧及二氧化碳潴留,为原发病的治疗争取时间。

1. **氧气疗法** 人体的一切正常生理活动离不开氧。机体几乎没有贮存氧的能力,缺氧下器官的存活时间短暂。缺氧所致的细胞代谢紊乱和器官功能障碍随时威胁生命。避免机体处于低氧状态,是氧疗的主要目的。不恰当地给氧也会带来危害。因此,在氧浓度的各种监测下(包括吸氧浓度和血氧浓度)给予正确、有效的氧疗,使血氧随时保持在合理范围是极为重要的。

氧疗主要有鼻导管、鼻塞、面罩、头匣等方法。但应用面罩和头罩时,氧气流量一定要>5 L/min,否则会造成二氧化碳潴留。持续气道正压给氧(continue positive airway pressure, CPAP)为特殊的氧疗方式,其本质是在自主呼吸前提下给予呼气末正压。主要用于治疗严重的Ⅰ型呼吸衰竭,即严重的换气障碍型呼吸衰竭。它可以防止呼气末肺泡萎陷,减少肺内分流,纠正严重的低氧血症。当严重的低氧血症用普通的吸氧方式,吸氧浓度>60%(即 $FiO_2>0.6$)时,PaO_2 仍低于60 mmHg或血氧饱和度(SaO_2 或 $TcSO_2$)仍低于90%时,应该应用CPAP,前提是没有明显的通气障碍,不需要通气支持。同时有严重通气障碍时则应该同时应用机械呼吸IMV及PEEP。

呼吸性缺氧氧疗时,由于病因不同,给氧效果各异。通气不足引起的低氧血症比较容易被给氧纠正。而换气障碍的患儿往往需要提高吸氧浓度。当病变严重,通气/血流比例严重失调、肺内分流致严重低氧血症时，即便提高吸氧浓度，吸入高浓度氧也常常难以纠正低氧血症，此时需要 CPAP 或 PEEP 方式吸氧，通过改善肺内分流来纠正低氧血症。

氧疗的目标：临床上发绀消失、面色好转、安静、呼吸情况有改善。但呼吸情况的完全改善取决于病因的治疗结果。氧疗时应达到的血气目标一般 PaO_2 在 60～85 mmHg，SaO_2 或 $TcSO_2$ 在 90%以上。早产儿避免由于吸氧使 PaO_2 超过 100 mmHg。但心肺复苏时不受上述条件限制。

呼吸衰竭时的氧疗目标之所以定在一定范围有如下原因：①由于氧解离曲线的特点，此范围满足了机体对氧的需要。②尽量减少高浓度氧带来氧中毒的潜在危害。

2. 二氧化碳潴留时的治疗

（1）保持呼吸道通畅：呼吸道通畅在保证通气方面非常重要。临床常由于黏膜肿胀、痰液阻塞、支气管痉挛及舌根后坠等继发原因造成或加重通气障碍。痰液阻塞应给予良好充足的湿化，以保证纤毛的摆动，使痰液容易排出气道，同时应加强翻身拍背、吸痰清理呼吸道。还可用超声雾化器或喷射雾化器进行雾化吸入。解除支气管痉挛时可在雾化液中加用肾上腺皮质激素如布地奈德、支气管解痉剂如特布他林、沙丁胺醇、异丙托溴铵等，效果不佳者可用导管定期给患儿吸痰。

（2）人工呼吸机的使用：多种病因导致的通气障碍造成二氧化碳潴留，为保证和维持通气，避免二氧化碳潴留造成的呼吸性酸中毒对机体的危害，严重通气障碍时最有效的方法是应用人工呼吸机维持通气。

3. 气管插管机械呼吸 缺氧严重，呼吸功能明显减退时，应及时气管插管，给予人工呼吸机支持呼吸。紧急情况下经口气管插管，长时间应用呼吸机时可经鼻气管插管。

4. 纠正电解质紊乱 常规监测血钠、血钾、血氯，给予相应处理，若发现低钾、低氯血症等，应及时纠正。小儿液量一般每日 60～80 ml/kg，有腹泻、发热等情况时，可酌情加量。有脑水肿时，液量应减为 30～60 ml/kg。纠正呼吸性酸中毒的主要方法是改善通气，当合并代谢性酸中毒时，可在设法改善通气的同时，使用碱性药物。

5. 呼吸兴奋剂应用 肺部病变严重、呼吸肌疲劳、气道阻塞或分泌物潴留患儿使用呼吸兴奋剂无效。心跳骤停引起的呼吸抑制，呼吸兴奋剂可加重脑缺氧，不宜使用。呼吸兴奋剂作用时间较短，剂量过大可引起惊厥等不良反应。随着呼吸机的普遍应用，呼吸兴奋剂已较少使用，仅作为辅助治疗手段。

6. 其他药物治疗

（1）强心剂及血管活性药物的应用：并发心力衰竭时，可用地高辛等强心剂。心肌缺氧时，洋地黄易产生毒性反应，用量宜偏小。血管活性药物可解除肺小动脉及微小动脉痉挛，改善微循环，减轻肺动脉高压及肺水肿。常用酚妥拉明每次 0.3～0.5 mg/kg，一次量不超过 10 mg 加入 5%葡萄糖液中滴注，根据病情每次 1～6 h。

（2）肾上腺皮质激素：可减少炎症渗出，缓解支气管痉挛改善通气，可降低脑血管通透性，减轻脑水肿。

（3）利尿剂及脱水剂：心力衰竭或肾功能不全时，可选用快速利尿剂，如呋塞米静脉推注。脑水肿时可用甘露醇。

7. 并发症的防治 呼吸衰竭可并发消化道出血、心功能不全、肝肾功能障碍等，应积极防治。人工气道机械通气下呼吸衰竭容易合并呼吸道感染，特别是耐药菌引起的呼吸机相关性肺炎更应引起高度重视。应在呼吸道分泌物引流通畅的前提下，根据痰细菌培养和药物敏感试验结果，合理选择有效的抗生素。

8. 营养支持 呼吸衰竭患儿因摄入热量不足、呼吸功增加、发热等因素，机体处于负代谢，易出现低蛋白血症，造成机体免疫力低下，感染不易控制，呼吸肌疲劳不易恢复，并造成拔管困难。应注意鼻饲给予高蛋白质饮食，必要时给予静脉白蛋白和静脉高营养。

9. 肺表面活性物质(PS) PS 由肺泡Ⅱ型上皮细胞合成及分泌，其主要功能是减低肺泡表面张力，以防止肺泡在低容量时塌陷。另外，PS 也具有抗感染及抗微生物的活性。实验研究和临床研究均显示除 RDS 外，肺炎以及各种原因所导致的急性肺损伤(ALI)、ARDS 也存在 PS 的生成及功能障碍。近年国内外均有将 PS 应用于 ALI、肺炎等患者的临床报道，显示出 PS 具有改善患儿氧合、降低吸氧浓度的效果，这些研究为 PS 的临床应用开辟了新的前景。

10. 吸入一氧化氮(NO) NO 能快速选择性作用于肺部血管，使血管平滑肌松弛，降低肺血管阻力和肺动脉压，增加肺血流，改善肺通气/血流比值，可提高血氧水平，阻止分流，改善心肺功能。吸入 NO 一般会在 10 min 内起效，如果吸入 30 min 以上未能将 PaO_2 提高 20%以上则认为效果欠佳，可考虑停止使用。尽管吸入 NO 可改善患儿的氧合，但目前尚没有证据表明其可最终提高患儿的存活率，因此在小儿呼吸衰竭人群中，其还不是常规的治疗手段。

11. 体外膜肺(ECMO) ECMO 本质是一种改良的人工心肺机，最核心的设备是膜肺(氧合器)和血泵，分别起人工肺和心的作用。ECMO 运转时，血液从静脉引出，通过膜肺吸收氧，排出二氧化碳。特殊病例在人工呼吸机应用同时，用 ECMO 维持机体的气体交换，给原发病治疗创造机会。虽然膜肺治疗儿童呼吸衰竭，取得了长足的进展，目前国际上已广泛使用，国内成人亦得到推广，但限于血管置管的制约及经济因素，国内儿科仍处于零星报道阶段。该疗法应是心肺功能衰竭的终极救治手段。

(黄敬孚　赵德育)

参考文献

[1] 胡亚美，江载芳. 诸福棠实用儿科学[M]. 第 7 版. 北京：人民卫生出版社，2010：2531 - 2543.
[2] 陆慰萱. 呼吸系疾病诊断与诊断评析[M]. 上海：上海科学技术出版社，2004：636 - 643.
[3] 赵祥文. 儿科急诊医学[M]. 第 3 版. 北京：人民卫生出版社，2010：149 - 152，911 - 914.
[4] Kliegman RM, Behrman RE, Jenson HB, et al. Nelson textbook of pediatrics [M]. 18th ed. Saunders: Elsevier Inc, 2007:421 - 424.

第四章　高级气道管理

对小儿生命支持来说，首先也是最重要的就是维持患儿气道开放。每一个危重患儿都应精确评估其气道状况并给予相应的处理以确保气道开放。本篇所涉及内容为高级气道管理，主要为小儿气道的解剖生理特点、气管内插管、困难气管插管及插管失败时开放气道的补救措施等。

应当指出，高级气道管理一般只适宜于在院前转运及医院系统内进行，这些区域应有持续质量提升的能力，有完整的高级气道管理的操作指南，应由接受过专业培训且具有临床经验的医护人员实施，应能时刻监测到并发症的发生率，且具备完备的补救措施。

第一节　小儿气道的解剖与生理特点

小儿喉部由 9 块软骨组成，包括甲状软骨、环状软骨、会厌软骨、角状骨、楔状骨及杓状软骨等。这些软骨表面覆以黏膜皱襞、结缔组织及肌肉等；喉组织皱襞延伸构成了声门。喉部神经支配由喉上、喉下及喉返神经支配。声门上感觉由喉上神经支配，声门下感觉由喉下神经支配。除了甲状环肌的运动由喉上神经支配外，喉返神经支配着喉部的绝大多数运动。气道表面由纤毛及鳞状上皮细胞覆盖，富含血管及淋巴管网。

一、小儿气道发育特点

小儿气道直到 8～14 岁才发育成熟至成人水平，故此年龄前小儿气道与成人气道存在不同。小儿与成人的主要不同点在大小、形状及在颈部的位置。气管直径与长度随年龄而增长。过去靠尸解证实的各年龄小儿气道直径业已经磁共振(MRI)所证实(表 4－1)。小儿气管直径本来就小，由于各种原因只要再稍有减小即可显著增加气流阻力及呼吸功。在静态呼吸时，在气流为层流时，气流阻力与气道半径的四次方成反比，而当气流为湍流时，气流阻力与气道半径的五次方成反比。故当存有呼吸窘迫时，应力图让小儿尽可能安静，以减少激惹，进而减少湍流发生，降低气道阻力及呼吸功。

表4-1 小儿各年龄气管直径(mm)

年龄（岁）	气管直径	上气道长度	下气道长度	总气道长度
0～1	4.91±0.88	27.94±5.75	16.74±7.78	44.68
1～2	6.68±3.37	30.54±5.74	20.11±10.01	50.65
2～4	6.38±1.86	31.87±5.92	26.36±5.91	58.23
4～6	8.40±0.98	35.88±14.03	27.84±11.98	63.72
6～8	8.88±1.51	35.45±11.34	29.43±10.80	64.88
8～10	9.35±1.70	39.53±6.95	35.48±9.19	75.00
10～12	9.55±1.14	38.53±6.97	34.03±7.31	72.56
12～14	10.46±2.32	41.81±9.28	40.19±12.99	82.00
≥14	12.99±1.35	47.21±13.56	44.30±17.14	91.51

注:①数据均为均数+标准差。②源自 Arch Otolaryngol Head Neck Surg，1996,122(6):605-608.

婴儿的舌头相对较大，更靠近上腭，容易阻塞气道。在婴儿及儿童行喉镜检查亦较成人更难。儿童的声门下气道较成人更小也更软，其支撑的软骨发育尚未成熟。故喉炎、会厌炎及异物所致的上气道梗阻易产生气管塌陷及喘鸣。

小儿会厌体积在口腔中的比例比成人要大，连接于舌根与会厌间的舌骨会厌韧带亦相对于成人较松软。这些差异在小儿气管插管时可指导喉镜镜片的选择(直镜或弯镜)。小儿喉部黏膜大多与黏膜下组织连接松散，但在声带及会厌处连接紧密。声门下炎症即在此水平以下，此处几乎没有任何空间容纳即使是轻度的炎症肿胀，当该处发生炎症时即可导致该处组织表面及解剖位置发生扭曲。

小儿声门开口位于第2或第3颈椎水平，而青少年及成人则位于第3或第4颈椎水平。声门开口位于舌根处，如前所述小儿舌头在口腔中占很大部分(图4-1)。小儿声门的这一位置相对于成人来说更为“前倾”，在喉镜下，气道似乎“隐藏”在“巨大的”舌头后面。

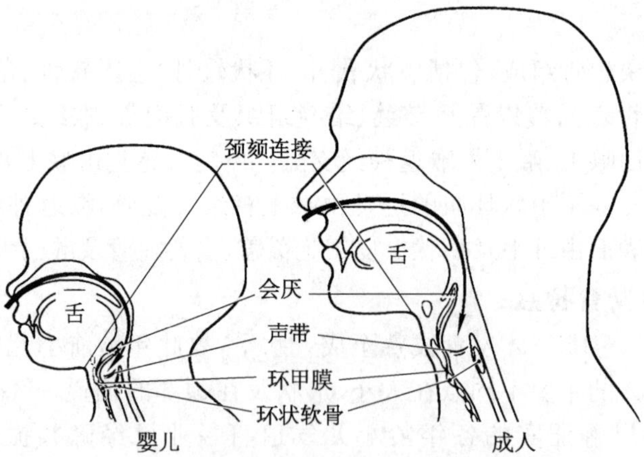

图4-1 小儿解剖差异

①声门开口位置高、更靠前[注意声带与下颏(颈)连接关系]。②婴儿舌相对更大。③小儿会厌相对大而松软。④环状软骨是小儿气道最狭窄处，而成人声带处最狭窄。⑤婴儿环甲膜位置与大小。⑥经鼻盲探气管内插管角度更难。⑦婴儿枕部相对大。源自 Luten RC，Kissoon NJ，Wallis R，et al. Manual of emergency airway management [M]. 2nd ed. Philadelphia：Lippincott Williams & Wilkins，2004:217.

与成人相比，小儿气道实际上更“靠上”(更高或更靠近头部)和“前倾”。小儿 MRI 研究证实这种前倾在胸骨切迹处成角(与垂直面成将近 15°角)。

基于尸解研究结果，喉部两侧呈圆筒结构，而前后横断面或前后径呈圆锥结构，圆锥尖端在环状软骨水平。小儿 MRI 研究也证实呈锥形结构。有学者用 MRI 研究经麻醉但有自主呼吸的儿童，发现喉部内径最小处紧邻声带下，而非环状软骨处。但由于声带处及声门下组织可扩张扩大，坚硬的环状软骨环处就成了婴儿气道功能上的最狭窄处。随着小儿长至成年，喉部在整体形状上更像圆筒状，其最狭窄段为声带水平(图 4-1，表 4-2)。这些解剖变异使得小儿气管内插管要比成人困难，要求插管者具有更高的专业知识与技能，要求精确选择气管插管的内径。若气管插管内径过大，可致声门下组织压迫，至缺血坏死及声门下狭窄。

表 4-2　小儿气道与成人的解剖差异

解　剖	临床意义
舌头占据了口腔的更大部分(与成人相比)	声门开口与成人相比更高、更前
气道开口高(相对于颈椎)：婴儿在第 1 颈椎，7 岁小儿在第 3～4 颈椎，成人在第 4～5 颈椎	应用喉镜时直镜比弯镜更易将组织挑开以看到喉部
小儿枕部大，易使气道弯折，且小儿仰卧时“大”舌掉向咽后壁，阻塞气道	应用“嗅物位(sniffing position)”开放气道。需伸颈，因枕部大，建议在小婴儿用毛巾垫高肩部
环状软骨处为小儿气道最狭窄处	可选无套囊气管插管给小儿插管，可获得较好的密封性
声带为成人气道最狭窄处	气管插管内径过大会产生气道黏膜损伤
小儿气道随年龄增长而变化，不受体型、关节炎及慢性疾病影响	年龄相关变化：<2 岁，气道开口高、前倾；2～8 岁，过渡；>8 岁，小成人，形态与成人相同
扁桃体大，易出血。会厌与咽部开口间呈锐角，插管困难	不推荐在小儿行经鼻盲探气管插管，经鼻气管插管易失败
环甲膜小	针式环甲膜穿刺术困难，婴儿及低龄小儿行环甲膜切开术几乎不可能

注：源自 Luten RC，Kissoon NJ. Approach to the pediatric airway [M]// Walls R. Manual of emergency airway management. 2nd ed. Philadelphia：Lippincott Williams & Wilkins，2004.

直接喉镜下的经口插管要求从口部到声带间构建一条可视直线，术者可直接看到声带即声门开口。这条可视直线要求将三个轴线调成一条线：即口腔轴线、咽腔轴线、喉腔轴线。生理状态下，喉腔轴线与口腔轴线垂直，与咽腔轴线形成 45°。术者需将患儿体位调整至这三条轴线成一线以开放气道、利于插管成功。

对较大小儿或成人，要使三条轴线在一条线上，施救者应在其枕部垫毛巾或其他支撑物使颈部倾斜向前，且抬其下颏以伸颈。对小龄儿童则将置于“溴物位”(sniffing)。因小龄儿童(<2 岁)枕部相对大，无需将毛巾或其他支撑物置于枕下以伸直颈部。因枕部大，只要仰卧颈部即自然发生倾斜向前。施救者只需抬下颏即产生颈部轻度伸展效果且使三轴近一线。术者应避免婴儿颈部过伸，因其可致气道阻塞。事实上，对小婴儿，为平衡枕部过大，可用毛巾垫于颈部。对所有年龄小儿，若外耳道恰在肩前缘的前部，其三轴线亦正好近一线，可行经口插管(图 4-2)。

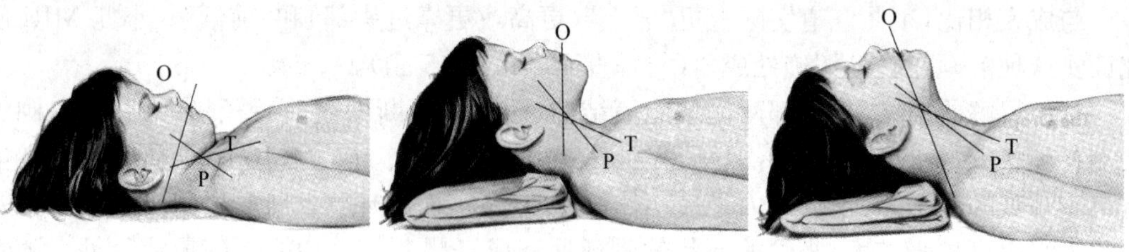

图 4-2 2 岁以上患儿气管插管时体位

O:口腔轴线;P:咽腔轴线;T:喉腔轴线

A. 休息体位;B. 头部前伸体位;C. 气管插管体位,头前伸,颈拉伸,三轴近一线。插管时应让患儿处于"嗅物位",尽量使三轴线成一"直线"。2 岁以下小儿,因枕部突出,其仰卧时,头部自动前伸,2 岁以上小儿,宜用小毛巾将其枕部垫住如 B、C

二、小儿气道的生理特点

小年龄儿童具有更高的基础氧耗率,其功能残气量较小。结果是能耐受呼吸暂停的时间远低于成人。6 月龄以下的健康婴儿,在预先给氧再缺氧其氧饱和度下降至 90%的时间约为 90 s,明显短于青少年及成人的 6 min。另外,小年龄儿童在受到咽部刺激时更易致心动过缓及喉痉挛,显著增加了气管插管的难度。

第二节 小儿气管内插管

长期以来人们一直认为气管内插管是最佳的高级气道,但院前急救的研究认为在转送患者时间不长的时候,气管内插管与球囊面囊通气相比并无存活率方面的优势。此外,当插管者缺乏适当的训练与经验时,诸如未认识到误插至食管这类的并发症发生率很高。在小儿气管插管的替代选择有球囊面罩及喉罩(LMA)等。

在儿科重症监护中,没有任何数据可以支持应当常规使用哪种特定的高级气道(气管内插管、LMA、Combitube 等)。高级气道置入的最佳技术受临床条件的制约,如患儿状况、手边的器械、操作者的能力等。操作者须权衡高级气道的潜在益处及该操作的潜在风险,且在高级气道置入后、患儿运动后或出现临床恶化时,应当能立刻证实高级气道是否依然在位且发挥作用。

在心肺复苏时置入高级气道亦需权衡潜在的益处及风险。如在心肺复苏时,插管需打断一些救治操作如心脏按压,可导致低氧、反流及吸入,此时气管插管若插进食管或插不进,结果则可能是致命的。故心肺复苏时,救治者须权衡利弊。心肺复苏时高级气道置入的好处在于当置好后,心脏按压无需中断,可持续进行。插管者此时应有备用技术,以防首次插管失败。球囊面罩通气可作为备用手段。

一、目的与适应证

1. 目的 建立人工呼吸,解除通气障碍,保护危重患儿气道,无法获得静脉通道需行气管内导入生命救治药物如肾上腺素等。

2. 适应证 ①呼吸衰竭或临界呼吸衰竭。②呼吸频率<12 次/min 或>60 次/min 且无意识或对疼痛刺激无反应。③心肺功能衰竭。④休克者有助于降低其呼吸功。⑤需急诊给予下列药物但无法建立静脉通道时：利多卡因、肾上腺素、阿托品、吗啡、地西泮。⑥神经学复苏——小儿 GCS(格拉斯哥评分)<8 分或当患儿神志差且 GCS<12 分；需过度通气维持 $PaCO_2$ 至 30～35 mmHg。⑦保护气道。⑧各种原因致下呼吸道分泌物潴留，需经人工气道吸引或行气管、支气管冲洗。

二、气管插管所必需的器械

插管前准备工作非常重要，许多“困难气道”是一般气道插管技术所不能做到的。在应用气囊及面罩给予患儿充分有效的给氧及通气的同时，操作者应进行快速的基本气道评估，包括口能张开的程度、寰枕关节伸展度及下颌骨有无发育不良及肿胀，这些可有助于判断患儿是否存在“困难气道”。在确认患儿可以进行气管插管时，操作者应作好必要的设备、人员准备，同时行心电监护。气管插管所必需的器械见表 4-3。

表4-3 气管内插管前需准备器械用具一览

气管内插管常用设备器械
监护设备(只要可能，插管前即须配上)
心电监护仪(包括监测血压)；脉氧饱和仪
身长复苏尺，以评估气管内导管内径大小及长短
吸引设备
大口径吸引管以吸引咽部；气管插管内吸引用吸痰管；低压吸引器，可产生负压－80～－120 mmHg (可首选产生－300 mmHg 的墙壁式吸引装置)
球囊-面罩
检查其大小是否合适及氧气连接是否在位；配以贮氧囊(可提供 100%氧气)，连接到高流量氧气源
药物
抗胆碱能药(阿托品)；镇静药；肌松药；静脉用药相关器械、注射器等
插管设备
导引丝；所需内径的带套囊及不带套囊气管内导管、较所需内径大 0.5 mm 及小 0.5 mm 的带囊及不带囊气管内导管；喉镜(弯镜及直镜)，保证足够亮度，另备电池及灯泡；用于充气囊的注射器(若有可能)；用于垫患儿的毛巾、垫子等
检测装置
呼出气二氧化碳监测探头(体重<15 kg 者用小儿尺寸；体重>15 kg 者用成人尺寸)；食管检测仪(体重>20 kg，有血管搏动者应用，以检测气管内导管是否在食管内)
固定气管内导管用具
胶布；商用固定装置

(一) 喉镜

分为镜柄、镜片两部分。镜片有直、弯两种，直镜片直接挑起会厌，弯镜片在会厌及舌根交界部将会厌挑起。年长儿一般选用弯镜片。婴幼儿由于喉头位置较高，再加上舌体较大、头大、颈短、肩背薄等因素，用弯镜片显露声门时，口、咽及喉三条轴线往往不容易被重叠成一线，会厌常会挡住观察声门裂的视线，采用直镜片则显露效果较好。

(二) 气管导管

1. 气管导管应具备的条件

(1) 导管材料应对喉头、气管无毒性，无刺激性，不引起变态(过敏)反应。

(2) 导管内外壁光滑，以保证不损伤声带和气管黏膜，不增加气流阻力。

(3) 导管质地柔软，又有良好的弹性和硬度，管壁薄，内径大，能保持一定弯度，又有可塑性，不易被折屈或压扁。

2. 导管的材料 常用的有橡胶、硅橡胶、聚乙烯、聚氯乙烯，还有以细金属丝、粗丝线或尼龙丝构成螺旋形支架的乳胶管。橡胶由于组织反应大，较硬，现在基本不用。

3. 套囊 导管有带套囊和无套囊之分。套囊分高压低容量型及低压高容量型。成人及年长儿选用带套囊的导管，婴幼儿一般选择无套囊导管。

4. 导管的标号 目前多采用两种。

(1) 导管内径(ID)标号，每号相差 0.5 mm。

(2) 法制 F 标号：F=导管外径(mm)×3.14，即为导管的外周径值，每号相差 2F(14、16、18……)。

两者的换算为：ID=F/4。

5. 小儿气管导管的选择 导管的粗细一般根据年龄选择(表 4-4)，2 岁以上可用年龄(岁)/4+4，亦可以小指大小作为导管内径大小的选择依据。根据患儿身长计算导管的大小更加可靠，身长复苏尺对体重在 35 kg 以下的患儿有帮助，国内鲜见。但5.5 mm以下一般选用不带套囊的导管，其优点：

(1) 与带套囊导管相比，内径相对较大，可以减少气道阻力。

(2) 气道压力升高时可漏气，作用于气道的压力小，减少拔管后黏膜水肿的危险性。

表4-4 小儿气管插管用具型号的选择

年龄	体重(kg)	镜片大小(号)	镜片直弯	插管内径(mm)	插管长度(cm 唇边)	插管套囊	导引丝(F)
0～3 个月	3～5	0～1	直	2.5～3.5*	10.0～10.5	无套囊	6
3～6 个月	6～7	1	直	3.5	10.0～10.5	无套囊	6
7～10 个月	8～9	1	直	3.5～4.0	10.5～12.0	无套囊	6
11～18 个月	10～11	1	直	4.0	11.0～12.0	无套囊	6
19～35 个月	12～14	2	直	4.5	12.5～13.5	无套囊	6
3～4 岁	15～18	2	直或弯	5.0	14.0～15.0	无套囊	6
5～6 岁	19～22	2	直或弯	5.5	15.5～16.5	无套囊	14
7～9 岁	24～30	2～3	直或弯	6.0	17.0～18.0	带套囊	14
10～12 岁	32～40	3	直或弯	6.5	18.5～19.5	带套囊	14

注：*早产儿用 2.5 mm，足月儿 3.0～3.5 mm。

根据上表选择好导管后，再准备两根±0.5 mm 的导管。

6. 某些特殊类型的气管内导管

(1) Rae 气管导管：主要用于外科手术患儿及面部畸形患儿，以便呼吸机管道避开手术区域。在成形时即将其弯成不同形状，插管后便于将其偏向一边。

(2) 强化气管插管：主要用于经口插管，为防止患儿咬住气管插管引起窒息，该种类型插管在气管插管壁沿管壁螺旋形嵌入钢丝，使得即使患儿咬住气管插管，也不会导致气管插管闭合，引起窒息。

(3) Hi-Lo Evac气管插管：这类气管插管均带有气囊，在管壁上嵌入吸痰管，吸痰管开口在气囊近端，以方便将气囊以上积聚的分泌物吸净，不让其流入气囊以下，进入下呼吸道。

(4) Endotrol气管插管：这类气管插管管壁上嵌入可活动的拉丝，尖端在气管插管尖端，尾端从气管插管中上部出来，且有一拉环，只要拉动拉环，气管的弯曲度立即发生变化，以方便气管插管的插入。

(5) 双腔气管插管：该类气管插管有两个腔，可方便机械通气的同时行纤维支气管镜检查，亦可便于行分离机械通气，即左右两肺通气参数不一样(图4-3)。

(三) 面罩及简易呼吸器

用于辅助呼吸。形状有圆形、椭圆形、三角形，质地有橡胶制(不透明)、塑料制(透明)之分，透明的面罩具有可及时发现呕吐的优点。无论选择哪一种面罩，都应与小儿的脸完全相适应(图4-4)，以便能进行充分的辅助呼吸。注意球囊-面罩手法为C-E手法(图4-5)。

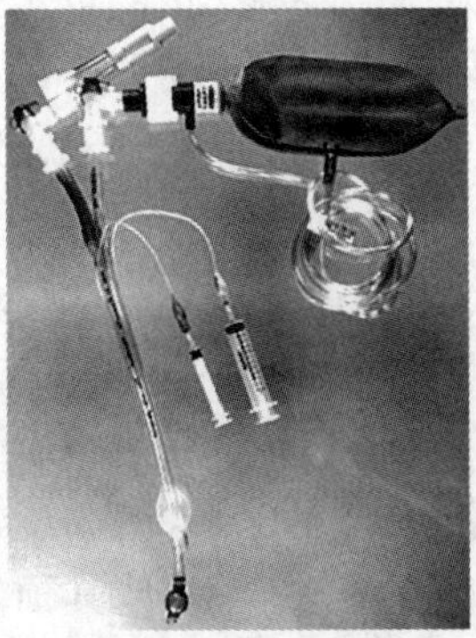

图4-3 双腔气管插管

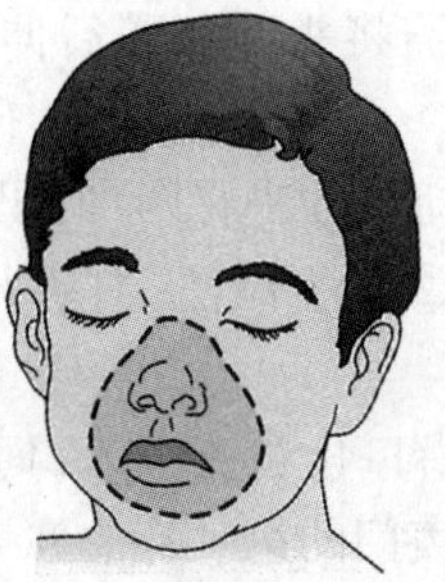

图4-4 面罩大小的选择

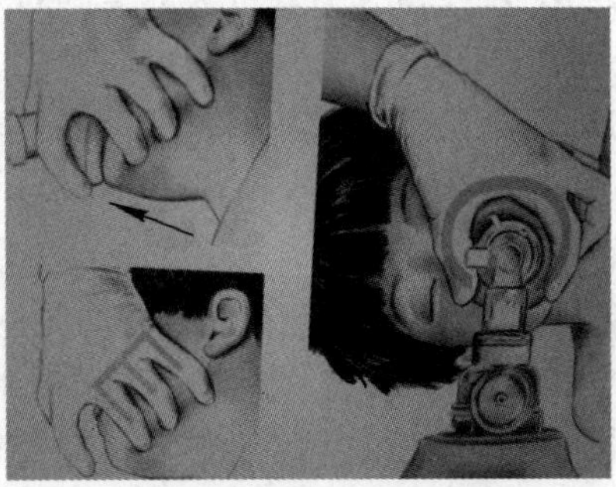

图4-5 C-E手法

(四) 滑润剂

以溶有表面麻醉药的水溶性滑胶最为适用。在导管前端均匀涂上少许，可防止插管时声门、气管黏膜擦伤。

(五) 插管钳

用于经鼻腔插管时将气管导管送入声门，小儿可用14 cm或16 cm弯血管钳替代。

(六) 牙垫

用于经口腔插管时防止咬瘪气管导管，常用较硬的橡胶及硬塑料制成。

(七) 导引丝(管芯)

用于经鼻插管时引导气管导管顺利通过鼻腔，减少损伤。

(八) 吸引装置

用于清除口腔、咽喉部分泌物及残留的呕吐物，便于暴露声门。

(九) 阿托品

婴幼儿插管易碰到迷走神经引起心跳骤停，故在插管前宜给予阿托品兴奋迷走神经，<5 kg者给予0.1 mg静脉注射，>5 kg者按每千克0.02 mg静脉注射，以免发生意外。

三、气管插管的方法

（一）经口腔插管

1. 优点 操作简单、迅速，常用于急救复苏术及不适于经鼻插管的患儿。

2. 缺点 导管活动度大，不易固定，易脱管；对喉、气管的压迫及摩擦较大；清醒患儿较难耐受；易咬合导管，影响通气；影响吞咽及口腔护理，口腔分泌物较多。

3. 安置头位 插管前安置一定的头位，使上呼吸道三条轴线重叠成一条直线，具体有两种头位。

（1）经典式喉镜头位：又称“悬挂式喉镜头位”，此头位的安置较费时、复杂，且门齿损伤机会多，现很少应用。

（2）修正式喉镜头位：肩部贴手术台或床面，头垫高 10 cm，呈“嗅物位”，这样可使颈椎呈伸直位，颈部肌肉松弛，门齿与声门之间距离缩短，咽轴线与喉轴线成一线。在此基础上再使环枕关节部处于后伸位，利用弯型喉镜将舌根上提，即可使三条轴线重叠成一线而显露声门。此头位安置较简单，轴线重叠较理想，喉镜着力点在舌根会厌之间的脂肪组织，无需用门齿作支点，故较为通用。

以上头位适用于成人与年长儿，与此相比，婴幼儿有以下特点：①3 岁以下婴幼儿头比躯干大，因此，不必将头部垫高，仅使环枕关节部处于后伸位，即可使三条轴线重叠。垫高头部往往难以看到声门。②新生儿只需将头部稍稍后伸即可，若过度后伸可使未成熟的气管拉长、损伤，并招致气道闭塞。

4. 明视插管法 首先用右手开启口腔，方法有两种：①双指交叉法：用右手拇指与示指从右嘴角交叉分开患儿的上下齿列。②推下颌法：右手掌固定在患儿前额部，用中、小指向下推开下鄂，主要用于婴幼儿。

5. 显露声门 张口后，左手持喉镜沿口角右侧置入口腔，将舌体向左推开，使喉镜片移至正中位，此时可见到腭垂（此为显露声门的第一标志）。继续慢慢推进喉镜，使其顶端抵达舌根，稍上提喉镜，可见到会厌的边缘（此为显露声门的第二标志）。继续推进喉镜片，使其顶端抵达舌根与会厌交界处，然后上提喉镜，以挑起会厌而显露声门。也可以左手开启口腔，右手持喉镜置入口腔后，再交予左手。

如果用直型喉镜片，应使喉镜片顶端越过会厌的喉侧面，然后上提喉镜，挑起会厌显露声门。

6. 插入导管 右手以握毛笔式手势持气管导管，斜口端对准声门裂，轻柔地插过声门，进入气管。若遇有阻力，不要强行插入，应换小一号气管导管插入。如果患者自主呼吸未消失，应在患者吸气末（声带外展最大位）顺势将导管插入。

（二）经鼻腔插管

1. 优点 导管弯度较大，固定牢靠，活动度小，不易扭折，减少对喉、气管的压迫，摩擦损伤及意外脱管的发生率低，可避免咬扁导管所致的气道阻塞。留置时间长达 7～14 日，主要用于需长期人工呼吸患者。清醒患儿较易耐受，吞咽动作好，不影响口腔护理。

2. 缺点 操作相对复杂，需时较长，操作不当易致鼻道及咽后壁损伤。

3. 方法 基本上与经口腔插管相同，有以下几点不同之处。

（1）选用的气管导管应比经口腔插管时细一号。

（2）清除口、咽、鼻腔内分泌物，选择鼻腔通畅的一侧鼻孔，滴入儿滴麻黄素，清醒者应用表面麻醉。

(3) 将引导管穿入气管导管，前端超过气管导管 10 cm 左右。

(4) 先将引导管插入鼻腔，沿鼻底部出鼻后孔至咽腔，然后将导管顺着引导管的方向插入，注意导管必须以与面部垂直的方向插入，切忌向头顶方向推进，否则极易引起严重出血。切记导管插入鼻腔的手法为“向下向内向后”，“向下”最为重要。

(5) 鼻翼至耳垂的距离相当于前鼻孔至咽喉腔的距离，当导管推进至上述距离后(导管出后鼻孔时有一落空感)，拔除引导管，然后用喉镜经口腔显露声门，用右手继续推进导管进入声门。如有困难，可稍微转动患者头部，使导管前端靠近声门，或用弯钳夹持导管前端，送入声门。

四、判断、确定气管导管的位置及导管的固定

(一) 导管位置的判断

导管插入气管的合适位置为导管开口位于气管中部。气管插管时应将气管插管尖端的标志线置于声带处，有些气管插管有三处有标志线，可将远端或中间标志线置于声带处。若为带囊气管内导管，则气囊刚好完全过声带。若过浅容易脱出，过深则进入支气管(尤易进入右支气管)，造成单侧肺通气，或直对隆突，气流刺激易发生呛咳等反应。另外，气管导管极易误入食管，若不及时判断和纠正，则发生严重后果。正确判断方法如下。

1. 插管前应听诊两肺呼吸音情况 以便和插管后对比。有时误吸或痰已阻塞了支气管或肺段支气管使该叶呼吸音减弱或消失，若插管前不了解清楚，易引起判断失误。

2. 在明视插管时直视导管进入气管的深度 一般成人为 5 cm，小儿为 2～3 cm(插至导管前端黑线部位即可)。

3. 观察气管导管插入的深度 1 岁以下小儿的气管长度(声门至气管分叉部)为 5～10 cm。

(1) 经鼻插管：新生儿鼻孔至声门的距离约 6.86 cm，至隆突部约为 11.57 cm。估计公式：

新生儿：鼻孔至气管中段的距离(mm)＝24.4＋1.06×足部的尺寸，或插入导管的深度(cm)＝鼻至耳屏的距离或胸骨长度＋2。

小儿的插入深度(cm)＝10.5＋体重(kg)/2。

(2) 经口腔插管：新生儿上牙槽突前正中处至声门距离约为 5.67 cm，至隆突的距离为 10.22 cm，适当的插入深度应＜10 cm，亦可根据鼻至耳屏的距离或胸骨长度＋1 估计；3 个月至 1 岁小儿，气管导管插入 10 cm(自门齿部位算起)；2 岁小儿一般插入 12 cm；2 岁以上小儿合适的插管深度按以下公式计算。

$$\text{插管深度(cm)}=\frac{\text{年龄(岁)}}{2}+12\text{ 或 }\frac{\text{体重(kg)}}{5}+12\text{ 或 }\frac{\text{身长(cm)}}{10}+5$$，或插管深度(cm)＝气管插管内径×3。

4. 插管后接简易呼吸器正压通气 可以观察到：呼气时透明导管内有雾气出现，吸气时消失；两侧胸廓上下运动良好，左右对称；听诊两肺(两肺尖及腋中线高位)呼吸音对称(和插管前比较)；听诊胃部无气过水声，且胃肠无膨胀。

5. 不易判断正确深度时 可将导管先送入较深使左侧呼吸音减弱或消失，然后边听

诊左肺,边缓慢后退导管至隆突(左肺出现呼吸音),再后退 1～2 cm 即可。

6. 若有呼气末二氧化碳监护仪时可接在导管末端 观察呼气时无波形出现,说明导管不在气管内应拔出导管,面罩供氧后再插,此方法比临床判断方法更为迅速。有人将二氧化碳指示器连接于导管末端,插管后人工呼吸 1～3 次,指示剂由红色变为蓝色,表示气管内插管;不变色者表示食管内插管。

注意呼气末二氧化碳监测有时呈假阴性,主要见于下列情况:①监测器被胃内容物或酸性药物污染(如气道内给予肾上腺素)。②静脉推注肾上腺素后短暂减少肺血流量以及呼气末二氧化碳浓度。③严重的气道梗阻(如哮喘持续状态)和肺水肿妨碍二氧化碳排除。

7. 摄床旁胸片 一般导管内都含有钡丝,导管末端在气管隆突上 1～2 cm 或第 3 胸椎为宜。

(二) 导管粗细的判断

选用不带套囊的气管导管时,当气道内压达 15～20 cmH_2O,出现漏气则导管粗细适宜;若不出现漏气,则导管太粗;若气道内压低于 10 cmH_2O,出现漏气,则导管太细,都应予以更换,也可于小儿病情稳定后予以更换。

(三) 导管的固定

经口腔气管导管插入后,应立即放置牙垫,以防咬瘪导管。经判断导管确在气管内,且导管粗细、深度适当后,先以一根胶布在鼻与上唇之间交叉固定导管,然后再用另一根胶布固定导管、牙垫于下颌。刚出生的新生儿皮肤上有胎脂,不易固定,应将胎脂擦去,在皮肤上涂安息香酸酊,以增加黏度。

经鼻插管除不需牙垫外,其余相同。

五、气管插管操作中的注意事项

(1) 气管插管宜两人配合,助手负责送器械,并注意患儿面色、心电图及经皮氧饱和度的变化。

(2) 插管前应先用简易呼吸器加压给氧,改善全身缺氧状况,以提高机体对插管时缺氧的耐受力。

(3) 遇声门运动活跃者,可用 1%丁卡因(地卡因)喷雾局部麻醉。但对新生儿和婴幼儿不要喷雾过多,以免引起局麻药中毒。

(4) 若声门暴露困难,助手可用手指轻压患儿环状软骨处或减少患儿头后仰程度。

(5) 若声带紧闭,可做人工呼吸,即助手用手掌在患儿胸骨下 1/3 处按压,使其下陷 2 cm,促使声带开放。

(6) 小儿环状软骨处是上气道最狭窄部位,导管进声门后若阻力较大,不可硬性推进,否则造成声门下气管损伤,应换细一号导管。

(7) 导管插入后迅速与简易呼吸器连接,加压给氧,以期改善缺氧及确定插管位置。

(8) 插管过程中若患儿缺氧、心率明显减慢,应停止操作,气囊加压给氧,待缺氧改善、心率恢复后再行操作,并争取 30 s 内完成。若应用高频通气下插管,整个插管过程均在持续供氧和人工通气下进行,氧分压、氧饱和度上升,对初学插管者或估计插管困难者尤其适用。

六、气管内插管的并发症及防治

（一）机械性损伤

1. 喉损伤 最为常见，其中多为喉水肿，表现为声音嘶哑、吸气性呼吸困难、犬吠样咳嗽，一般于拔管后 3 日逐渐恢复。治疗：地塞米松每日 0.5～1.0 mg/kg 或氢化可的松每日 8～10 mg/kg，静脉滴注 1～3 日；注射用水 20 ml、地塞米松 1 mg 及庆大霉素 2 万U，局部雾化，4～6 h 1 次，每次 20 min，至症状消失。如喉梗阻严重，需再次插管时，应选细一号的导管，继续应用肾上腺皮质激素，争取 24～48 h 内拔管。喉损伤与操作动作粗暴、导管过粗、患儿躁动、导管活动度大、导管材料性质、留置时间及感染（原有上呼吸道感染或导管消毒不严）有关。应选用聚氯乙烯导管，在小儿可留置 2～3 周。

2. 气管损伤 与导管过粗、插入位置过深、导管活动度过大、气囊充气过度及吸痰管过硬、负压过大等因素有关。局部若有瘢痕形成可致狭窄。

3. 气管或食管穿孔 少见，但后果严重，可引起纵隔气肿、气胸，若不及时发现、及时处理，可导致死亡。穿孔原因往往是初学者、动作粗糙所致。在气管插管过程中，若发现皮下气肿、心脏听诊闻及 Hamman 征，即可诊断为纵隔气肿合并气胸，应立即行胸腔闭式引流及颈部纵隔切开引流术。

4. 杓状软骨脱位 少见。表现为拔管后咽喉痛、声嘶、发音困难，婴儿哭闹，有呛咳。原因有以下几方面。

（1）患者自身条件。颈短，肥胖，增加插管困难。

（2）PICU 或麻醉医师的操作水平。插管时操作不正规，喉镜片尖端置入过深或偏向会厌角的一侧，当用力向上提起显露声门时，使一侧杓状软骨受到牵拉而脱位；反复操作、粗暴造成钝性损伤。

（3）导引管芯使用不当。导管口对准声门方向后应拔除管芯。

（4）助手或本人用力下压环甲软骨，其力作用于环杓关节处，造成脱位。

杓状软骨脱位的主要治疗手段是加强术后随诊，早发现、早复位，在明视下钝性器械复位，成功率很高；延误时间致使环杓关节固定粘连则复位不易成功，可行环杓关节固定术。

5. 其他 鼻翼、鼻中隔受压造成糜烂、坏死；使用喉镜用力方法不当，损伤牙齿、咽、喉，引起出血；插管时引起呼吸心跳骤停、喉痉挛、呕吐等。

（二）堵管

常见原因为痰堵，其他见于导管与呼吸器连接处扭曲、打折；经口插管时牙垫固定不当，导管被咬；套囊脱落等。此时患儿呼吸困难及缺氧加重、烦躁、两肺呼吸音减低甚至消失。完全堵管及套囊脱落，应及时拔出导管，更换新管。加强吸入气湿化、人工鼻的应用及定时拍背吸痰，可防止痰堵。

（三）脱管

小儿气管较短，导管在气管内留置相对更短，若导管固定不牢，加之患儿躁动，则导管易滑出。若进入食管，形成"内脱管"，常不易被发现。有时患儿手未加束缚，可自行将导管拔出。脱落后若原发病仍较严重，应重新插管。病情好转者，可按拔管处理，但需密切观察。

（四）继发下呼吸道感染

气管插管后，上呼吸道对吸入气体的加温、加湿、"净化"作用消失，下呼吸道分泌物黏稠，纤毛运动减弱，加之吸痰时无菌操作不严格、呼吸器管道消毒不彻底等因素，极易引起下呼吸道感染。除选用强有力的抗生素外,注意无菌操作及呼吸道管理、痰培养以了解病原菌及指导用药。

(五)肺不张

分泌物堵塞为常见原因。另外,导管插入过深,如进入右主支气管可引起左侧肺及右上肺不张。插管期间加强拍背、吸痰、体位引流及吸入气湿化可避免痰液堵塞。

七、气管拔管注意事项

(一)拔管指征

(1)上呼吸道梗阻解除或基本解除。

(2)下呼吸道分泌物已充分引流、冲洗,痰液量明显减少,感染已得到控制,患儿咳嗽有力。

(3)自主呼吸规则,有足够通气量,断离氧无明显呼吸困难及发绀。

(4)患儿循环及中枢神经系统功能稳定。

(5)满足其他撤离呼吸机条件。

(二)拔管及拔管后的处理

(1)拔管前4 h内不进食,并抽出胃内容物。

(2)拔管前1～2 h静脉给予地塞米松0.5 mg/kg或氢化可的松5 mg/kg。

(3)拔管前应作好再次插管的准备。

(4)充分拍背,吸净口、鼻、咽腔及气管内分泌物后,边手控加压,边将导管拔出。

(5)拔管后立即吸氧,吸氧浓度较原吸氧浓度高5%～10%,同时听诊双肺呼吸音,了解通气情况,如出现缺氧,应分析原因,及时处理,直至再次插管。

(6)拔管后根据情况禁食8～12 h,如有喉头水肿等并发症,应鼻饲喂养,至症状消失。摄入不足可由静脉补充部分液量及热量。

(7)拔管后3日内定时为患儿做超声雾化、翻身、拍背、吸痰、变换体位。吸痰管不宜插入过深,以免加重局部水肿及引起喉痉挛。

(8)避免应用有呼吸抑制作用的镇静药或减少其用量。早产儿如出现呼吸暂停或呼吸表浅,可静脉缓慢滴注氨茶碱,负荷量5 mg/kg,此后1～2 mg/kg,8～12 h 1次。

(9)拔管后24 h内适当控制液体入量。

(10)拔管后加强监护,1～2 h后复查血气。

第三节　快速诱导插管

快速诱导插管(rapid sequence intubation, RSI)是用镇静及麻醉手段以达到快速插管的目的,目前麻醉科使用的多为快速诱导插管,我国PICU亦逐渐开始实施快速诱导插管,由于其逐步在各类ICU中普及,本文对该插管方法作一较为详尽的介绍。

一、一般原则

(1)应用SAMPLE法进行气道的基本评估:S,症状及体征(signs and symptoms);

A，过敏因素（allergies）；M，药物（medications）；P，过去史（past history）；L，最近一次进餐（last meal）；E，导致插管的事件或原因（events leading to intubation）。其主要目的在于评估其是否可应用麻醉与肌松药。

（2）做好人员、插管器械及监护仪准备。

（3）预先吸纯氧 2～3 min，可通过面罩给予，以备呼吸暂停时能维持氧合。

（4）静脉给予麻醉、镇静、镇痛，同时给予肌松剂。

（5）一旦患儿深部镇静，用手压迫环状软骨，以免胃反流。

（6）完全肌松，患儿短暂呼吸暂停。

（7）气管插管。

（8）确认气管插管在位且若有套囊将套囊内注气，停止压迫环状软骨。

RSI 在小儿特别具有挑战性，因其需打断呼吸后，造成人为的短暂呼吸暂停，但正常小儿在短暂呼吸暂停时间内氧饱和度往往下降很快。如果操作之前即存在缺氧，下降更快。需特别注意某些需要紧急插管的患儿（如颅高压或肺高压）根本耐受不了短暂呼吸暂停所致的高碳酸血症。

基于上述理由，在重症患儿目前采用改良的 RSI 技术。在接好监护仪后，给予球囊面罩通气同时压迫环状软骨以减少胃食管反流。这样应能避免或推迟低氧血症及高碳酸血症的发生。

在启动 RSI 之前，操作者需清楚知道该患儿是否能够耐受该技术。患儿正常插管时，由于保留自主呼吸，其脆弱的气道可通过自主呼吸获得部分氧合，但若给予镇静剂及肌松剂后将打断这种自主呼吸，这种情形下，若操作者不能维持患儿的气道开放（气管插管或不插管下维持正常通气），会迅速出现进行性低氧及高碳酸血症。像气道梗阻、面外伤、先天性颅面畸形均可能因 RSI 导致有效的气道通气无法建立。

二、药物

在 RSI 时应用几类药物见表 4－5。用什么药、哪几种药是最佳组合并不绝对，操作者应根据自己的经验及患者的状况选择用药。并非每个患儿都非得麻醉才插管，但绝大多数患儿都需要不同程度的镇静来方便插管，同时降低其对插管及肌松的反应度。RSI 气管插管时可致心动过缓，RSI 时所用某些药物亦可致心动过缓。心动过缓可显著减少氧输送，尤其是患儿本身心排血量减少时。

美国心肺复苏指南建议对下列患儿进行 RSI 操作时应预防性使用阿托品以防止发生心动过缓：①对所有＜1 岁患儿。②对 RSI 时应用琥珀酰胆碱的 1～5 岁患儿。③对 RSI 需要第 2 次应用琥珀酰胆碱的青少年。

但阿托品在预防心动过缓上并不一定有效。阿托品可减少口咽部分泌物，改善插管时视野，但需 15～30 min 才会起作用，耗时太长。RSI 时用的许多镇静、镇痛、致遗忘剂常相互作用。虽然大剂量地西泮也可以达到麻醉效果，如咪达唑仑（咪唑安定）、劳拉西泮等，但这些药最常用的还是用来帮助插管而非麻醉，如果患者仅需镇静、致遗忘，可以用这些药，或者在其他麻醉药如氯胺酮、芬太尼效果不足可用其作为补充用药。这类药无镇痛作用，且能钝化内源性儿茶酚胺作用，对血液动力学具有副作用且可产生呼吸抑制，在与其他类药物如鸦片类药物合用时尤其如此。

表4-5 快速诱导插管用药及剂量

药物	剂量及途径	作用时间	评价
心血管药物			
阿托品	静脉用药：0.01～0.02 mg/kg，最小 0.1 mg，最大 1 mg	30 min	阻止低氧所致心动过缓；可致心动过速；可致瞳孔扩大
格隆溴铵	静脉用药：0.005～0.01 mg/kg，最大 0.2 mg	30 min	阻止低氧所致心动过缓，可致心动过速
镇静催眠(镇痛)药			
地西泮	0.1～0.2 mg/kg，最大 4 mg	30～90 min	可导致呼吸抑制，可增强巴比妥类及麻醉药的抑制作用
劳拉西泮	0.05～0.1 mg/kg，最大 4 mg	4～6 h	
咪达唑仑	静脉用药：0.1～0.3 mg/kg，最大 4 mg	1～2 h	可致低血压，轻微的心脏抑制，偶尔的呼吸抑制，不具备止痛效果
芬太尼柠檬酸盐	静脉用药，肌内注射：2～4 μg/kg	静脉用药 30～60 min，肌内注射 1～2 h	可致呼吸抑制、低血压，大剂量时(>5 μg/kg)可致胸壁僵硬，可致颅内压增高
麻醉药			
硫贲妥钠	静脉用药：2～5 mg/kg	5～10 min	具负性肌力作用，可致低血压，降低脑代谢率及颅内压，可激发巴比妥类及麻醉药品的呼吸抑制作用，无镇痛效果
依托咪酯	静脉用药：0.2～0.4 mg/kg	5～15 min	降低脑代谢率及颅内压，可致呼吸抑制，轻微心血管副作用，可致肌阵挛样发作，可降低惊厥发作阈值，可抑制皮质醇释放；对内源性皮质醇有依赖者禁用，无镇痛效果
利多卡因	静脉用药：1～2 mg/kg	30 min	大剂量可致心肌及神经系统抑制，可降低颅内压，低血压不常见
氯胺酮	静脉用药：1～2 mg/kg；肌内注射：3～5 mg/kg	30～60 min	可升高血压、心率及心排血量，可致分泌物增多，喉痉挛，可致一定程度的呼吸抑制，支气管扩张剂可致幻觉急性反应
异丙酚	静脉用药：2 mg/kg (小年儿童可至 3 mg/kg)	3～5 min	可致低血压(尤其血容量不足患儿)，注射痛，高度脂溶性，气道反应较巴比妥类轻
神经肌肉阻滞剂			
琥珀酰胆碱	婴儿静脉用药：2 mg/kg，儿童静脉用药：1～1.5 mg/kg；肌内注射：静脉剂量的 2 倍	3～5 min	去极化肌肉弛缓剂，可致肌束纤颤，可致 ICP、眼球内压及胃内压增高，可致血钾增高，可致高血压，肾功能衰竭、烧伤、挤压伤、高血钾时避免使用
阿曲库铵	静脉用药：0.5 mg/kg	30～40 min	通过血浆水解代谢，可致组胺释放
顺式-阿曲库铵	静脉用药：0.1 mg/kg，然后 1～5 mg/(kg · min)	20～35 min	通过血浆水解代谢，可致组胺释放
罗库溴铵	静脉用药：0.6～1.2 mg/kg	30～60 min	几乎无心血管副作用
万可松	静脉用药：0.1～0.2 mg/kg	30～60 min	几乎无心血管副作用

大剂量的鸦片类药物可起麻醉作用，但均有血液动力学的副作用，如低血压。芬太尼是一种人工合成的鸦片类药物，在 RSI 中普遍应用。它小剂量时（2～4 μg/kg，静脉用药）麻醉作用即起效迅速，但需在喉镜插入前 5 min 给予，目的在于弱化血液动力学的副作用，如心率及血压的变化。由于芬太尼的镇静、致遗忘作用有限，通常与苯二氮草类药物合用。大剂量的芬太尼（＞5 μg/kg）导致突发性胸壁僵硬，这种副作用可为同时给予的肌松剂所拮抗。

RSI 时麻醉药包括氯胺酮、异丙酚、硫贲妥钠及依托咪酯。氯胺酮是一种兼具镇痛及致遗忘的分离麻醉剂。它可增加心率、全身血压及心排血量，因而当患儿存有急性血液动力学失稳态时用它非常合适。虽在理论上氯胺酮在儿茶酚胺剥夺的患儿可产生低血压（慢性充血性心力衰竭），它依然是心肌抑制患儿或肺高压患儿的常用麻醉药。在患儿因支气管痉挛插管时，此时用氯胺酮是有益的，因其具有支气管扩张效应。

长期以来，人们认为，氯胺酮可增加颅内血流及加重颅高压。但如果在插管前给予足够的有效通气以避免出现高碳酸血症，应用氯胺酮则不会出现颅内压增高，相反可致颅内压下降。急性谵妄及幻觉倒是较常见（尤其是青春期），可联用地西泮对抗。由于氯胺酮可增加气道分泌物，只要时间允许，可预先给予阿托品或格隆溴铵。

异丙酚是一种非巴比妥类麻醉药，起效迅速，作用时间短暂。它是一种有效的麻醉药。副作用包括低血压。该药无镇痛作用。

硫贲妥钠起效快、作用时间短暂，属于巴比妥类麻醉药及致遗忘剂。它可降低脑代谢及脑血流，进而有效降低颅内压，但亦可致重度血管扩张、负性肌力及低血压，故对心血管功能基本正常的患儿应限制使用。

依托咪酯是一种短效催眠药，具有麻醉作用，可维持血液动力学及脑灌注的稳定，同时不抬高颅内压。故其可用于头颅外伤患儿。可引起呼吸抑制作用且无镇痛效果。成人有限的数据示插管时用它可致急性肾功能不全、致血液动力学失衡，其副作用可延至使用该药后 24 h。此外，依托咪酯可降低惊厥阈值，导致肌阵挛、咳嗽或呃逆。

其他可选用的 RSI 药物包括利多卡因及神经肌肉阻断剂。利多卡因静脉或气管插管内应用的主要目的在于抑制自主反射及气道对喉部的反应（尤其是在颅内压增高时），但这方面儿科文献不多。

神经肌肉阻滞剂可帮助操作者看清插管视野和气管插管操作，增加插管成功率。麻醉有效且恰当的指征包括无自主活动，无呼吸运动，无眨眼反射，无下颌反射即可无阻力地打开患儿嘴巴。

神经肌肉阻滞剂可根据其对神经肌肉接头处作用分两大类：去极化药及非去极化药。

去极化神经肌肉阻滞剂与神经肌肉接头的突触后受体结合，引起突触后膜的非同步去极化，肌肉出现暂时性细颤，继之麻痹，琥珀酰胆碱即属此类药。这类药优点是起效快，作用时间短。但不同年龄小儿药动学及用药剂量不同。小儿并发症发生率为 0.3%～1%，包括急性高血钾、恶性高热、咀嚼肌痉挛及其引起的气道梗阻。正常情况下，该药可致血钾增高（一般增高 0.5～1 mmol/L），但在高风险患儿可产生明显的高钾血症，如烧伤（血钾高低与烧伤程度成正比）、周围神经损伤、肾功能衰竭、神经肌肉疾病、创伤合并横纹肌溶解综合征。

琥珀酰胆碱曾导致美国一名有神经肌肉疾病但未诊断出来的小儿出现急性高钾血症。美国食品药品监督管理局就此发出警告要求将使用琥珀酰胆碱作为小儿插管的禁忌，指出“除非急诊插管或需要紧急保护气道的患儿”。高钾血症的副作用可为非去极化类药物所拮抗，但会明显增加琥珀酰胆碱的用量。从理论上讲眼外伤及颅内压增高是琥珀酰胆碱的禁忌证，但相关文献很少。

非去极化类神经肌肉阻滞剂（如罗库溴铵和阿曲库铵）可与神经肌肉接头突触后受体相结合，不产生去极化及神经传导。文献资料证实大剂量应用该类药麻醉效果好，能创造极佳的插管条件，起效快与琥珀酰胆碱类似。若在插管前 3～5 min 就给予“诱导剂量”，则插管时给予该药其起效更快，但先给诱导剂量的做法会延长肌肉松弛的时间，因有些患儿在给予诱导剂量时即出现明显的肌力减弱，操作者须在应用诱导剂量时预先作好保护气道及给予有效通气准备。

罗库溴铵，是万可松的衍生产品，几无心血管副作用。1 mg/kg 的罗库溴铵其效果与应用琥珀酰胆碱后 1 min 内的效果相似，但罗库溴铵的效果持续时间更长。

其他非去极化神经肌肉阻滞剂，均有各自的药理学特征及优缺点。阿曲库铵及顺-阿曲库铵均经 Hoffman 效应清除，因而不受肝肾功能状况影响，且具有潜在的组胺释放效应。

第四节 困难气道管理

所谓困难气道定义为经常规训练、具有临床经验的 ICU 医师或麻醉师难以对患儿进行面罩通气或难以对患儿进行气管插管，此类气道称之为困难气道。困难气道是患者本身条件、临床机构条件及操作者本身水平交互作用的结果。同一患儿，对某一医院某一医师可能是困难气道，但对另一医院另一医师可能就不是困难气道。

一、评估

如果插管者在给予有效球囊面罩通气或气管插管时遇到困难，即为困难气道。小儿困难气道管理的最好方式不是靠大胆操作及应用不常用的技术，而是靠准确的估计及周密的计划。仔细询问病史及重点体格检查可帮助插管者进行风险评估及作出气道管理决定。

应询问家长并查找过去病历以搞清患儿既往有无插管及插管是否困难。既往有急性或慢性上气道梗阻，包括喘鸣、打鼾、睡眠呼吸暂停等，这些均说明患儿可能为潜在的困难气道。患儿若存有肥胖、下颏及颈部活动受限、面部创伤、喉部畸形，亦说明患儿可能存在困难气道。颅面部异常伴困难气道可能是独立疾病亦可能是某种综合征，还有可能伴有其他器官功能不全，这些均使气管插管变得困难。如前所述，任何使口轴线、咽轴线及喉轴线三条线不成一线的状况均影响插管；插管时应使患儿外耳道与肩前缘成一条线。腭垂（悬雍垂）、扁桃体及咽后壁进行可视度评估及在直视下评估有助于困难气道的诊断。但这些方法在小儿不一定有效，尤其是当小儿危重且不合作时做起来更为困难。

Mallampati 提出了一个简单的气道评估法，经其他学者修改后，目前获得广泛应用（图 4－6）。患儿哭闹或用力张口到最大限度，根据医师所能看到的咽部结构分类为：

Ⅰ级,可见软腭、咽腭弓、腭垂;Ⅱ级,可见软腭、咽腭弓、部分腭垂;Ⅲ级,仅见软腭;Ⅳ级,看不见软腭。用喉镜检查评估困难气道的程度与该分级相同。分级越高,插管越难。Ⅲ级、Ⅳ级属困难气道。

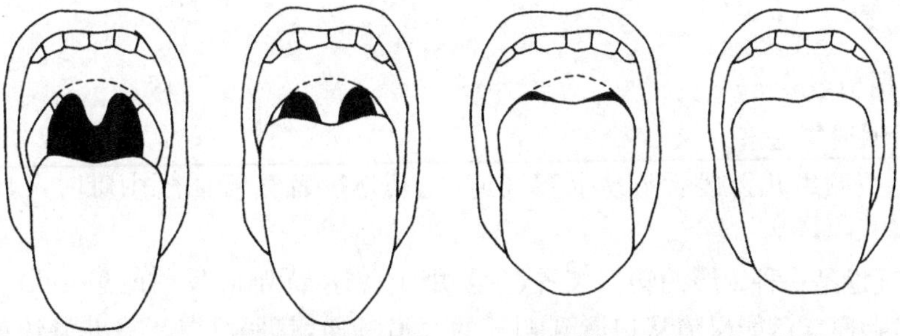

图 4-6　Mallampati 气道分级

亦可用下颚前伸的能力来评估。如患儿下门齿前伸能超过上门齿,通常气管插管是容易的。若前伸时不能使上下门齿对齐,则存在插管困难,亦即困难气道。下颚前伸幅度越大,喉部显露越容易,下颚前伸幅度小,易发生前位喉(喉头高)而致气管插管困难。

二、管理

困难气道管理中最难的是能预见到困难气道且制定合适可行的计划。缺氧及气道阻塞在低年龄儿童可发展得非常快。决定用常规插管或采用高级技术往往很为难。

困难气道器械包应随手可取,器械包包括不同型号和尺寸的喉镜、镜片、气管内导管、喉罩、插管钳、管芯等,针式环甲膜穿刺术(气管切开术)器械包,插管用纤维支气管镜等。若估计要建立外科气道,应通知熟练掌握急诊环甲膜切开术及气管切开术的人员,若需行镇静,应优先考虑短效和(或)可逆的药物,但应确保气道安全。

若首次插管失败,应更换喉镜镜片,以改善声门区域的视野清晰度。同时改变患儿体位以维持口咽喉三轴线成一线,同时行体外喉手推法(向后、向上、向右推——backward, upward, and rightward push, BURP)。若首次插管不成功,应思考是否更改气道管理策略,而不是不断地重复着不成功的插管操作且可能产生进一步的气道外伤。若患儿难以插管,退出插管时应注意置一管道于声门处供通气,如鼻咽通气道或口咽通气道。

困难气道包括两类,第一类为气管插管插不进,但可以进行有效通气;第二类为气管插管插不进,也不能进行有效通气。

1. **不能插管,能通气**　应首先确认所有的以下努力均已进行才能算作这类型的困难气道:操作者为富有经验的操作者;已经在给予了肌松剂且达到最好效果的情形下插管;已经应用了嗅物位插管;插管时在喉部施加了压力;采用了不同喉镜镜片进行插管;在上述措施都进行时,患儿能应用气囊面罩手动通气。

该类患儿能通气,可采用以下手段:如试用不同类型的喉镜镜片;应用发光的导引管芯;应用树胶弹性探针;光纤引导插管;快速喉镜;逆行插管;清醒经鼻盲探插管。若上述方法均告失败,可行清醒状态下插管或外科气管切开。下文选几种作一介绍。

2. **不能插管,不能通气**　此类状况为紧急状况,首先需启动应急系统,呼叫其他人员到达现场;可两人操作行球囊面罩通气,使用球囊面罩通气时可合并使用口咽通气道或鼻咽通气道;可使用喉罩及食管气道组合导管,但这两者均不能解除声门梗阻或声门下梗阻;若为声门或声门下梗阻,可试行经皮环甲膜穿刺术、气管切开术。

现就国内 ICU 可用的一些方法作一介绍。

三、常用方法

(一) 口咽通气道

昏迷、小下颌患儿舌根后坠易阻塞气道,尤其是后者气管插管困难时,口咽通气道可解除气道梗阻。

口咽通气道是一种 J 形的塑料装置,主要用于昏迷、无呕吐反射的患儿(图 4-7),只要放置正确,口咽通气道能保障从口唇到咽部的气道畅通,其柄可置于患儿唇边或牙齿处,其末端在舌根到喉部之间,可有效防止舌根后坠阻塞气道。空气经过口咽通气道直达喉部。

1. 应用指征 ①无反应患儿无需插管者维持气道开放。②无反应亦无呕吐反射患儿用球囊面囊通气时。③经口气管插管或经口插胃管时置入防止咬坏气管插管或胃管。④小下颌、口不能张无法在喉镜直视下插管患儿维持气道开放。

2. 禁忌证 ①有完整呕吐反射的患儿。②口咽通气道的优点在于可以将舌根前推,让其远离咽后壁且易于放置;缺点是无法保护或避免胃食管反流、吸入异物侵犯下气道;若用于有反应或反应不强的患儿,可致呕吐。③口咽通气道的大小尺寸以从柄到气道尖端的长度来区分。目前有各种大小及内径的口咽通气道。④决定患儿所用口咽通气道型号的方法为,将口咽通气道贴住患儿一侧面颊,选用的口咽通气道,其长度恰好等于口角到耳垂的距离(图 4-8)。

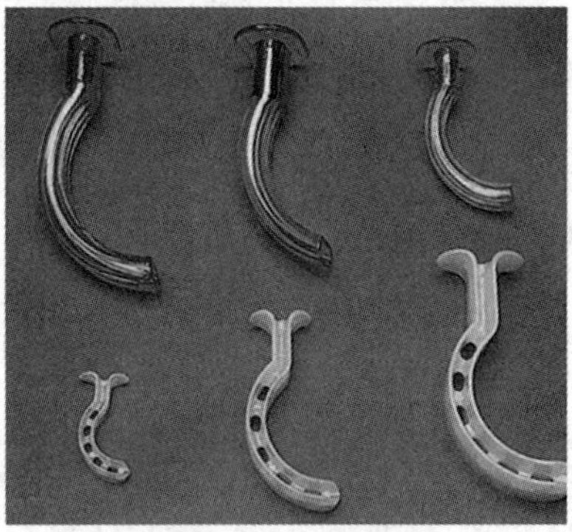

图 4-7 口咽通气道

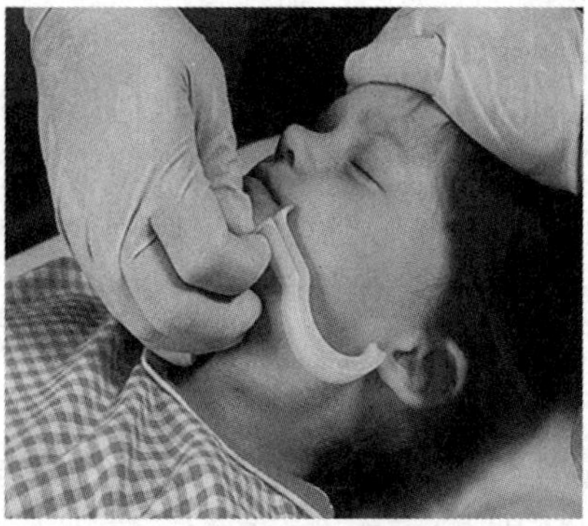

图 4-8 选择口咽通气道

3. 操作步骤 在插入口咽通气道之前,做好个人防护,打开患儿气道,确保口咽部无分泌物、无血液及呕吐物。在选好合适大小的口咽通气道后,用拇指压下患儿下巴打开嘴巴。用压舌板压住舌头,轻轻地插入口咽通气道,注意插入时弯头朝上,待到插入后将弯头旋转 180°,变成弯头朝下,弯头正好托住舌根(图 4-9)。此时通气道柄恰好顶在患儿口唇处。

注意:尽管用了口咽通气道,患儿仍需保证在气道开放的合适体位;若口咽通气道放置不正确,反而会堵塞气道;若口咽通气道太长,会压住会厌,正好让会厌盖住气道入口,引起气道完全梗阻(图 4－10)；若口咽通气道太短，舌体被口咽通气道尖端压住后推，舌根更加贴近咽后壁(图 4－11)，亦可导致气道阻塞，或整个口咽通气道滑出口外。

(二) 鼻咽通气道

鼻咽通气道为一松软、无套囊橡胶或塑料软管，与口咽通气道一样，其目的在于将舌根与咽后壁分离开以保障气道通畅。将鼻咽通气道从一侧鼻孔内插入，直至其尖端位于咽后壁处、舌根后方，其柄在鼻孔处(图 4－12)。

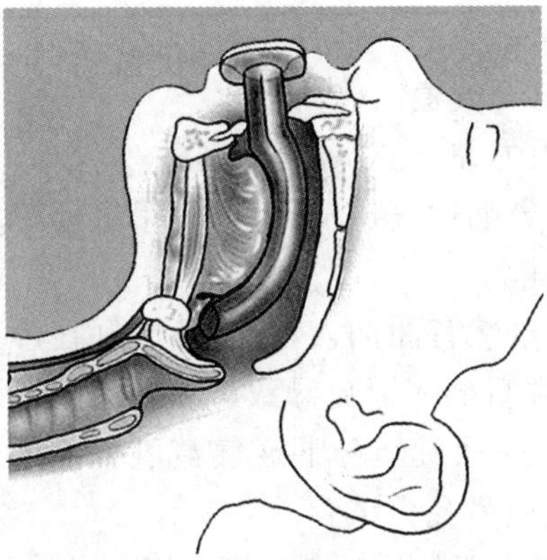

图 4－9　口咽通气道大小合适

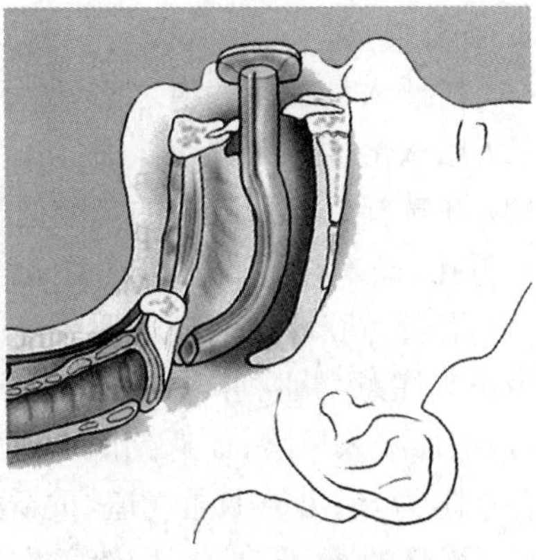

图 4－10　口咽通气道太长

口咽通气道太长，会压住会厌，正好让会厌盖住气道入口，引起气道完全梗阻

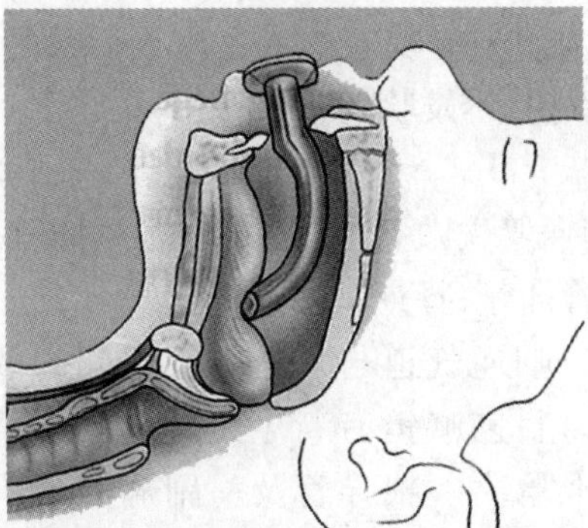

图 4－11　口咽通气道太短

口咽通气道太短，舌体被口咽通气道尖端压住后推，舌根更加贴近咽后壁，亦可导致气道阻塞

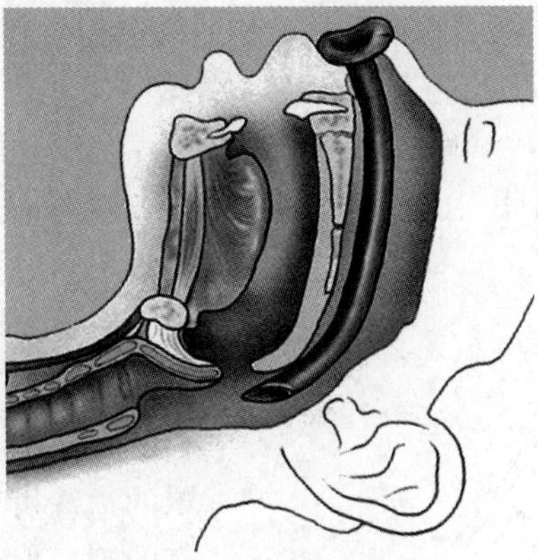

图 4－12　鼻咽通气道

1. 应用指征　①当禁忌应用或无法应用口咽通气道时维持气道开放，如牙关紧闭患儿、抽搐患儿、牙齿咬合、下颌关节活动受限等。②患儿需频繁吸痰时。③口或牙外伤时。

2. 禁忌证　患儿不能耐受；鼻腔梗阻；明显的面中部受伤；存在脑脊液漏，从鼻腔漏出；中重度头颅外伤；颅骨基底部骨折。

鼻咽通气道的优点是可提供气道开放；有反应的患儿能够耐受；不需张嘴；不像口咽通气道那样易引起呕吐反射及导致呕吐。

鼻咽通气道的缺点是应用不恰当可致严重出血；由此引起的鼻出血难以控制。不能防止胃食管反流、吸入异物损伤下气道；内径较小的鼻咽通气道虽适合小儿但可能会致气流不通畅。

决定患儿所用鼻咽通气道型号的方法与口咽通气道类似，将鼻咽通气道紧贴患儿一侧面颊，选择总长等于从鼻孔到耳垂长度的鼻咽通气道。鼻咽通气道太长可刺激呕吐反射或容易插入食管，导致胃扩张及低通气。鼻咽通气道太短可致插入深度不够，达不到将舌根后部与咽后壁分开以通畅气道的目的。

3. 操作步骤

（1）在插入鼻咽通气道之前，做好个人防护，打开气道。

（2）用水溶性润滑剂涂抹通气道尖端以降低阻力、减轻对鼻道的刺激。

（3）在选择好合适大小的鼻咽通气道后，手持鼻咽通气道柄部，以执铅笔姿势缓慢插入患儿鼻孔，插入时鼻咽通气道尖部斜面对着鼻中隔。

（4）沿着鼻腔坡面插入鼻咽通气道，顺着鼻道自然弯曲插入，直至柄恰好在鼻孔外进不去为止。注意：鼻腔富含血管。在插管时，不要强行插入以免导致鼻黏膜磨损撕裂产生大出血，增加吸入风险；如遇到阻力，用手指轻轻地来回旋转鼻咽通气道可利于插入。若依然存在阻力，退出鼻咽通气道，重新润滑，换另一侧鼻孔再试。

（5）当鼻咽通气道位置正确时，它正好从患儿鼻部延伸至咽部。柄刚好在鼻孔外，而尖端在舌根基底部与喉背侧之间，有效防止舌头阻塞气道。空气经由鼻咽通气道进入喉部。

4. 提醒 ①鼻咽通气道不能防止胃食管反流及吸入。②应用鼻咽通气道，仍需保证气道开放的合适体位。③小管径鼻咽通气道容易堵管。④需定时吸引，以保证鼻咽通气道开放，但吸引管要通过鼻咽通气道相对较难。⑤虽然大多数有反应的或反应不活跃的患儿能耐受鼻咽通气道，但对一些敏感患儿仍可出现呕吐反射，诱发咳嗽、咽部痉挛及呕吐。

（三）喉罩

喉罩应用指征：气管插管失败且通气困难；需要插管但医务人员不会喉镜直视下气管插管；择期手术患儿。

喉罩是功能上介于口咽通气道与气管插管之间的装置，喉罩无需喉镜直视下插入。目前喉镜有新生儿、婴儿、小龄儿童、大龄儿童等各种型号。喉罩由一根导管及一副椭圆形罩组成，罩的边缘可充气，导管开口在椭圆形罩的中央，开口处有几个垂直的裂口保证会厌尖掉入导管开口时不会堵塞管腔(图 4－13)。操作时从嘴巴插入喉罩至咽部，手持喉罩往里插，至感觉到阻力时停下，注意用右手示指将喉罩推过硬腭。然后充气，将环绕喉周及舌根部的面罩密封，再将喉罩连接上通气装置如球囊面罩或呼吸机等。

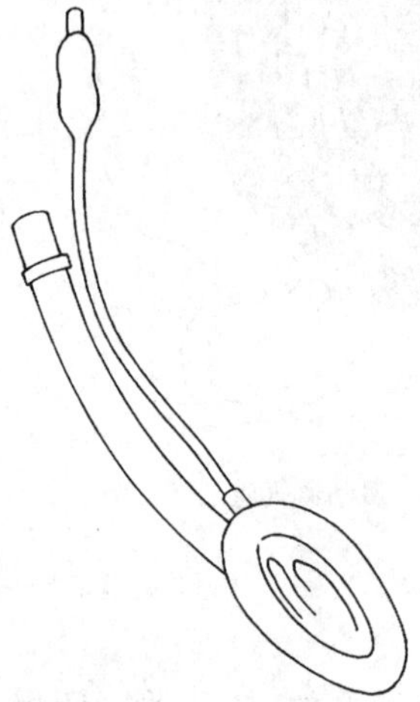

图 4－13 喉罩

注意喉罩不能确保密封，不能防止胃食管反流；放错位可致胃胀气。

（四）食管气管组合导管

食管气管组合导管(esophageal-tracheal combination tube，ETC)，英文多称为 combitute，是复苏时可选用的一种导管类型。它是一种双腔气道，组合以两个套囊，设计思想为即使盲插入食管，也能提供有效的通气和氧合，如果插入气道，同样可提供有效通气及氧合。该气道有 2 个管腔，近端管腔末端于两气囊之间沿壁有许多小孔，远端管腔末端在第 2 个气囊之外。因而当 ETC 插入食管时，可将远端气囊充气以防止胃食管反流，患者可通过近端管腔通气（图 4－14）。如果 ETC 插入气管，则直接通过远端管腔通气，置好气囊，此时与传统气管插管一样（图 4－15）。

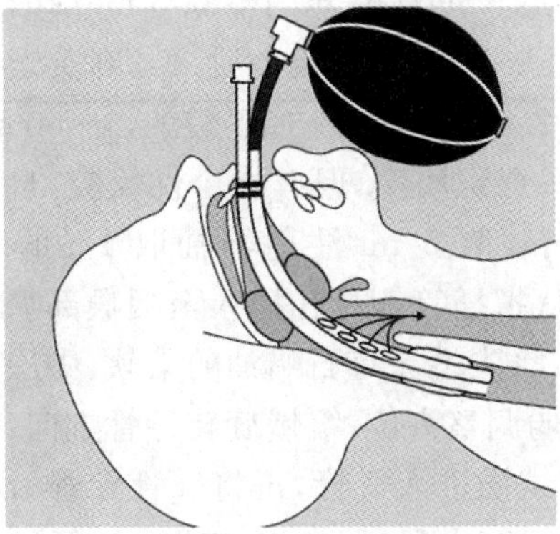

图 4－14　ETC 插入食管

可将远端气囊充气以防止胃食管反流，患者可通过近端管腔通气

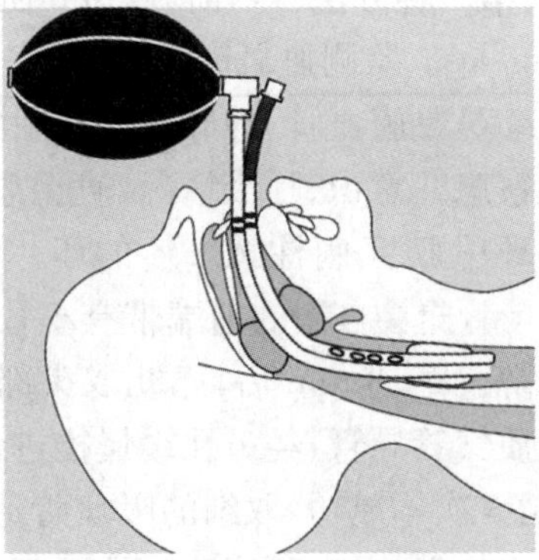

图 4－15　ETC 插入气管

直接通过远端管腔通气，置好气囊

如何判断用哪一个管腔通气，主要是通过临床评估、二氧化碳检测仪检测，或两者结合使用。有研究证实 ETC 对那些不能通气亦不能插管者很有效。有研究证实 ETC 对常规插管失败或使用喉罩失败的 18 例成人患者使用 ETC，首次置管成功者即超过 75%，100%患者均未超过 2 次即置管成功。在成功通气后，18 例患者均赢得时间进行了标准气管插管或气管切开。

ETC 最重要的并发症是损伤气道，但其发生率很低，为 4%～10%。另外，目前尚无儿童尺寸的 ETC，相信不久的将来会在儿童 ETC 上有所突破。

（五）发光管芯

亦称为光棒，是一硬质导丝，顶端有一光纤灯。小儿型号小至 2.0 mm，可穿过气管内导管。其优点是可携带、相对便宜、与喉镜相比损伤小，气道损伤很少。

发光管芯可当传统管芯使用，即放在气管导管内通过喉镜进行气管插管，如果因患儿颈部受限或口不能完全张开，无法使用直接喉镜进行气管插管，此时发光管芯可取代喉镜。发光管芯亦可用于存在大量血液或分泌物时，除非分泌物太稠厚隔断光线。应用发光管芯气管插管失败的原因有声门下狭窄、声带关闭、管芯尖端卡在会厌谷或杓会厌皱襞。应用发光管芯操作要求气道在中线位置，若声门偏向一侧影响发光管芯，在颈前部看不到光源也同样影响管芯。

发光管芯需要一定时间才能插入，低氧血症患儿可能耐受不了。因而对那些既不能插管，又不能通气的患儿是相对禁忌证。发光管芯的操作要求气道位于颈部中线位置，故当声门偏离或喉部存在病变时，不适宜用发光管。当患儿颈前存在大面积损伤、瘢痕、明显水肿及肥胖时，可能会干扰使用发光管芯。

（六）经鼻盲探气管内插管

有些患儿，由于各种原因口不能张开，喉镜无法进入，无法在直视下行气管插管术。

如颞颌关节强直或挛缩，张口受限；颈椎强直、骨折、脱位或肿瘤影响致头不能后仰；面部、舌及口腔肿瘤手术；先天性下颌短小；可能合并颈段脊髓损伤的面部及颅底创伤等。在此简单介绍一种插管方法，经鼻盲探气管内插管(blind nasotracheal intubation, BNTI)。该法 1930 年由 Magill 发明，现已获得很大进展，有各种方法，但原理相同，现参照国内文献介绍两种操作方法。

1. 第一种方法 术前 30 min 肌内注射哌替啶 1 mg/kg，异丙嗪 0.5 mg/kg，阿托品 0.01 mg/kg。监测血氧饱和度、心率、心电图、血压。建立静脉通道后，1%麻黄素溶液滴鼻以收缩鼻黏膜血管，静脉缓慢注射氯胺酮 1.5～2.0 mg/kg，γ-羟丁酸钠40～60 mg/kg。密切观察患儿意识、呼吸情况，直至患儿安静入睡、意识淡漠，但有指令性反应，自主呼吸存在。环甲膜穿刺注入 1%的丁卡因 0.5～1 ml，取 5 ml 注射器抽取 1%的丁卡因 0.5～1 ml，连接自制的前端带有小孔的细塑料管从拟插管侧鼻孔插入至咽喉部喷雾进行表面麻醉。2～3 min 后，患儿取头部轻度后仰位，将尖端涂有石蜡油的柔软、中层有金属丝的优质气管导管，经鼻孔缓慢推进，根据气流强弱调整头位，缓慢旋转导管方向，插入气管，试插 3 次不成功，取细的吸痰管通过导管缓慢试插进入气管，再将气管导管沿吸痰管缓慢插入气管，退出吸痰管。术中间断静注异丙酚、芬太尼、肌松药和吸入安氟醚或异氟醚维持麻醉。

2. 第二种方法(喉部手法操作法) 麻醉前 30 min 肌内注射哌替啶 1～2 mg/kg、异丙嗪 0.5 mg/kg、阿托品 0.01 mg/kg。患儿开放静脉通道，接好监护仪，选择合适气管导管，前 1/3 外涂石蜡油备用。选择左侧鼻腔(易接近声门)用沾有 3%麻黄碱的棉签放入鼻后孔并留置，以收缩血管，减少鼻黏膜出血。患儿去枕平卧保持头正中位，面罩给氧，静脉缓慢注射咪达唑仑 0.03～0.05 mg/kg，以患儿入睡并能唤醒合作为宜。保留自主呼吸。给药 3 min 后，采用喉麻管用 1%丁卡因(脂类麻药过敏者改用 2%利多卡因)行鼻咽腔表面麻醉。操作者位于患者头侧，右手持气管导管，若患儿为大龄儿童可嘱患儿闭嘴用鼻孔深慢呼吸。经鼻腔插入气管导管并徐缓推进(推进过程中导管不得旋转)，同时将细吸氧管置入气管导管内以 1～2 L/min 氧流量供氧。导管内可见呼吸气流(白雾)，待稍有阻力消失感为导管通过鼻后孔到达咽腔的标志，于呼吸气流最强时缓慢轻柔推进导管即可进入气管。推进过程中如遇阻挡同时呼吸气流中断，提示导管前端已触及梨状窝或误入食管或进入舌根会厌间隙，此时操作者位于患者右头侧，左手触摸患者喉部以感知气管尖端位置，右手持气管导管稍退出导管，左手调整喉头位置(若进入梨状窝向左平移气管待气流最强时插入，若进入食管则下压喉头后再试插)。如气管导管进入气管则外口可闻及清晰呼吸音，连接呼吸机后可见储气囊随呼吸运动，听诊双肺呼吸音确定导管深度。

3. 目前相关进展

(1) 导管的选择和改进：鼻腔是上窄下宽很不规则的腔隙，表面为丰富的血管黏膜所覆盖，同时，临床上相当一部分患者合并有鼻中隔偏歪，一旦损伤，出血难免。因此，选用 BNTI 的导管管径应大小合适，以柔软而富有弹性为宜。从前鼻孔至后鼻孔略成弧形，后鼻孔至咽后壁的坡度较陡，插管时，往往由于导管的弯度不够而误入食管。而导管的弯度一般是规定的，美国的标准规格学会(ANSI)规定，气管导管的屈曲半径为(14±1.4) cm，导管前斜面的角度经口导管约 45°，经鼻导管约 30°，气管导管内径在 6 mm 以下的经鼻导管约 45°。为了使盲探插管时导管前弯度增大，而插入气管内以后导管以能恢复正常弯度，Mallinckrodt 公司制造了 Endotrol 导管，这种导管在导管前端通过导管壁附有系带，此系带能调整导管前端的屈曲度，使导管前端抬起，有利于使导管前端对准声门，插管成功以后，再将系带切断，导管即回复正常弯度，以免导管过于屈曲造成导管斜面与气管壁贴附，导致导管阻塞及气管黏膜损伤。该公司的 Deane 导管为带侧管的气管导管，在气管导管的侧孔上连有细导管，可通过侧管注入气管内清洗液或监测气管内压及气体分压，也可通过侧管施行高频通气，用于 BNTI 甚为实用。该公司的鼻腔 RAE 导管(Nasal Rae Endotracheal)是可屈曲导管，气管插管后与麻醉回路的连接点可灵活调节，避免影响手术野。Yoshio 报道的半螺旋导管，这种导管分成两部分，即远端传统的 Magill 型管和近端较小的螺纹管，这种半螺纹导管能顺利地应用于 BNTI。近年来，由于光导纤维镜引导经鼻腔气管插管技术的发展，导管的改进进展不大。

(2) 操作技术及辅助手段：完善的插管径路表面麻醉是经鼻盲探气管内插管(BNTI)的第一步，目的是充分麻醉鼻腔黏膜表面特别是鼻腔深部，收缩血管扩大鼻腔，减少 BNTI 时出血的机会，临床上常混合使用止痛剂和血管收缩剂达到此目的。国内常用质量浓度为 1%的地卡因和麻黄碱混合液，但这种配方毒性较大，血管收缩时间较短。国外一般采用质量浓度为 4%的可卡因与 0.5%新福林或质量浓度为 4%的利多卡因与 0.5%新福林混合液。总的看来，插管表面径路麻醉以选择利多卡因和新福林混合液为宜，麻醉方法除了使用喷雾器喷雾法外，还有棉棒法和导管法等。

BNTI 时操作动作要十分轻巧，不能粗暴，否则，可因用力过猛或因导管弯度不够，导致鼻黏膜血管破裂出血或导管误入咽后间隙，损伤筛后血管引起大出血。经鼻腔气管内插管时导管在鼻咽部受阻，主要见于第 1 颈椎异常或咽扁桃体肥大患者，学龄儿童有咽扁桃体肥大者占 30%～40%，此时可将导管作逆时针旋转，使导管前端斜面向咽后壁滑过，或者采用引导线或金属导线增加导管的弯度，有助于导管离开咽后部而进入口咽部。气管导管进入口咽部以后，需依靠导管内的呼吸气流的强弱或有无来判断导管斜口端与声门之间的距离，导管口越正对声门，气流音越响；反之，越偏离声门，声音越小或全无。如何将导管前端抬起，正对声门，是成功的关键。但如果导管前端抬得过高，往往又落在喉前联合上，无法插管。使用 Endotrol 导管，通过对系带的调节，使导管弯度增大，对准声门插管，可提高插管的成功率。

(七) 经皮环甲膜穿刺术

在小儿气道管理中，经皮环甲膜穿刺从来都是最后的救治手段。虽然关于这一操作法的文献及临床经验报道少之又少，但每一位从事小儿急救的临床医师都必须熟练掌握这一操作法及所需相关设备和指征。

经皮环甲膜穿刺术是一紧急救命术，它的应用指征是患儿声门开口的近端出现阻塞，出现或逐步进展至无法插管亦无法通气的状态；会厌炎用球囊面罩通气及气管插管均失败；面部外伤及血管性水肿等。

注意当患儿吸入异物时，如果直接喉镜看不到异物，则很可能阻塞在环甲膜水平远端，此时应用经皮环甲膜穿刺术多无效。在哮吼性喉炎，因用小号气管插管常能插过声门下狭窄部位，此时应用经皮环甲膜穿刺术效果多不显著。

1. 设备 用常见的工具如静脉导管及气囊。气囊导管通气可提供有效的氧合但不能提供有效的通气。某些方法如喷射通气，具有很高的潜在并发症。有条件时预先准备好一个经皮环甲膜穿刺包，将其密封在一个透明袋里，放在一个随手可及的地方。操作尤其是经导管人工通气应反复演练。最简单的适合于婴儿的设备是1根十四号导管、1个3.0 mm气管插管接头、1支5 ml注射器。

应备好几根常规的静脉导管，1根喷射通气导管。

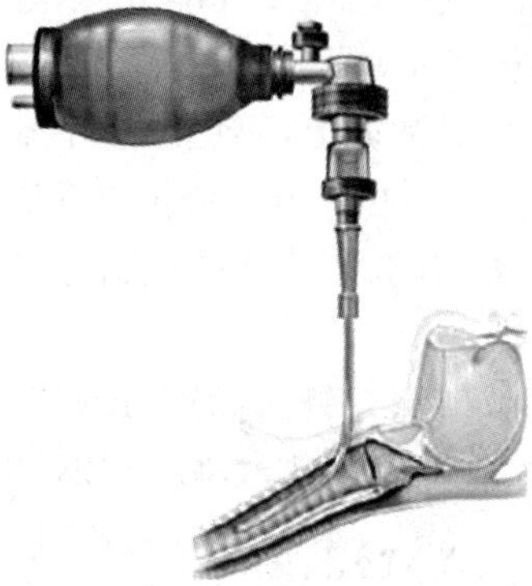

图4-16 经环甲膜穿刺术

2. **操作步骤** 患儿仰卧位，以毛巾垫于肩部以促使颈过伸，使得气管前倾易于手指触摸及固定。理想的穿刺点是环甲膜，在婴儿很难判断，但若穿到临近组织不太可能会引起致命并发症。上气道可被看作一个巨大的静脉，可以定位和置管，可用一导管以小角度进入。本操作术名即由此而来。它的优点在于可迅速建立气道、给予吸氧。当导管置好后，可接上3.0 mm气管导管接头，同时接上气囊给氧，给予气囊导管通气(图4-16)。可通过胸廓抬举、听呼吸音来判断导管是否在位，因导管太小，该方法判断有点困难，亦可通过呼气末二氧化碳监测。导管小，通气阻力大系正常现象，容易误认为是导管放错位置或肺顺应性差或出现气胸。其所吸气压力一定超过气囊限压阀的最高限压，因而操作时应揿住限压阀使其失效，以便允许高压通气。

若操作者有经验且患儿年龄>5岁，可试行喷射通气。若气囊导管通气能提供合适的氧合，就不要用喷射通气。若已用喷射通气，操作者应从低压起步，逐步滴定抬高以获得较好的胸廓抬举及氧合。特别要注意的是一定要注意避免给予过多的气流及由此导致的气胸。

(喻文亮)

第二篇 机械通气概论

第五章 机械通气历史

人类从未停止过探索人体自身奥秘的活动，为了挽救更多人的生命，经过一代代医师、科学家的不懈努力、不断探索，终于形成了今天的现代医学，对肺、对机械通气的探索也经历了漫漫千年的历史。

一、早期研究

公元 161 年，希腊著名医师 Galen 应用活体解剖发现用芦苇向死去的动物吹气，动物的气管内充气且肺部极度膨胀。但他无法清楚这些气体怎么到达心脏。当他进行活体解剖时发现打开胸腔，动物因气胸肺塌陷而死亡。公元 2 世纪前后，中医已将人工呼吸作为一种急救技术应用。《金匮要略》文载“救自缢死”者，方法为“手按胸上数动之……摩捋臂胫屈伸之……如此一炊顷，气从口出，呼吸眼开……”1543 年 Vesalius 发现当活体解剖出现气胸在动物心脏即将停跳时只要用芦苇扎在气管上向气管内吹气维持肺扩张，心跳可以恢复。16 世纪的 Vesalius 和 17 世纪的 Hooke 分别对猪和狗进行气管切开并置入气管导管成功，证实通过气管导管施以正压能使动物的肺膨胀。

1740 年巴黎科学院强烈推荐对溺水患者进行口对口人工呼吸，1744 年 Tossach 首次应用人工呼吸救活 1 例患者。1760 年在荷兰阿姆斯特丹成立了拯救溺水者协会，提供各种实用抢救技术如人工呼吸技术等，接着其他海滨城市纷纷成立该组织，如 1767 年在威尼斯和米兰、1771 年在伦敦、1774 年在巴黎、1780 年在费城均成立了该组织。1774 年英国成立了英国皇家慈善协会，许多医师均参与进来完善救治技术。1776 年英国医师 Hunter 应用两个风箱对狗进行人工通气，第一个风箱将新鲜气体吹入肺，第二个风箱将废气抽出体外。Hunter 还建议应用纯氧进行复苏。同样在 1776 年 Cullen 建议用气管插管加风箱通气救治濒死的溺水患者。皇家人道协会鼓励医师进行创新与探索，协会举行比赛设立奖金。1792 年，Curry 首次在人身上成功进行了气管内插管，用于人类疾病的抢救。1796 年他还发明了经喉管道，该管道可经鼻腔、口腔置于气管内。

当气管插管技术发展到一定程度且广泛传播时，人们开始关注风箱通气。Leroy 在 1827～1828 年经过一系列实验发现风箱通气可致动物气胸。很快，法兰西科学院即指责该项技术，英国皇家慈善协会亦宣称放弃使用气管插管及风箱通气技术，明令禁止正压通气。

二、负压通气

由于正压通气没有出路，作为替代，临床医师开展设计以负压为基础的通气机。1832年苏格兰医师Dalziel设计了一个箱式通气机，其由一个密封的盒子、风箱、活塞拉杆、单向阀组成，患者在盒子里，头颈在外面，以负压引导呼吸。1864年，Jones设计了一个与Dalziel类似的箱式通气机并在美国申请了首个专利，该通气机用于救治支气管炎，但他声称亦可治疗瘫痪、神经痛、风湿病、精子活动减弱、消化不良。19世纪70年代，von Hauke设计了一系列胸甲式及箱式呼吸机用于救治呼吸系统疾病。由此之后的50年是负压呼吸机大发展的50年，在这50年间，Breuillard医师发明了蒸汽驱动的箱式呼吸机并在巴黎申请了专利；Bell医师为新生儿发明了真空夹克式呼吸机以救治早产儿呼吸窘迫综合征；Braun亦设计了一个针对小儿呼吸窘迫综合征的负压复苏箱。还有些医师发明了无需将全身放入箱中的负压呼吸机，如仅将从颈部到耻骨，甚至从颈部到腹部放入箱内的负压呼吸机。有些医师发明了腹甲式呼吸机。由全身置入箱内发展为部分躯体置入箱内，其主要好处是方便护理。有些箱式呼吸机要求患者站着，严重妨碍了临床应用。

1893年，美国纽约Niagara大学的生理学教授Fell设计了一个由手驱动的风箱，可以使患者肺充气或自主呼气。

1907年，Drager设计了一个自动供氧人工呼吸器，用于心肺复苏。

人类历史上首次应用呼吸机成功救治病危患者发生在1928年。1926年，Drinker受其作为生理学家的弟弟Cecil和同事Shaw进行动物实验时所用的体积描记仪的启发，将一只注射箭毒的猫放于体积描记箱内，发现呼吸肌麻痹的猫可通过体积描记仪内压力的变化而通气。于是Drinker与Shaw决定制造一个人体大小的箱式通气机。该通气机由金属制成。直径0.56 m，长1.68 m。患者卧于其内，头位于箱外，颈部以橡胶颈圈密封，箱底板由一电动泵驱动，随箱内压力变化而产生呼吸。Drinker和Shaw同时也成为接受这一通气机治疗的首批实验者。1928年10月13日下午4时，一个因脊髓灰质炎呼吸衰竭而昏迷的8岁女孩，首次接受箱式通气机的治疗，数分钟后患儿神志恢复，这使当时在场亲眼目睹这一奇迹的人激动得热泪盈眶。1929年5月18日美国医学会杂志(JAMA)报道了这一成果。一位不知名的记者将这一装置形象地称为“铁肺”，很快，箱式体外负压通气机便以“铁肺”的名字传遍了全世界。

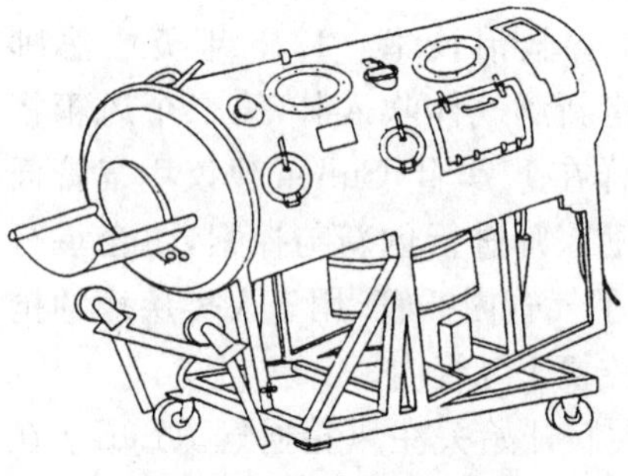

图5-1　负压呼吸机机械图

该呼吸机的箱为一圆桶形(图5-1)，整个躯体需在箱内，头颈伸出在外，故不利于护理，尽管如此，在脊髓灰质炎流行期间，“铁肺”挽救了许多生命。纽约开始大量生产“铁肺”，“铁肺”迅速在全世界得到推广。1931年，脊髓灰质炎大流行期间，Emerson在“铁肺”的基础上设计了一个简化的、改进的箱式呼吸机，由于其价廉、易用、技术先进，立刻成为治疗脊髓灰质炎的主流呼吸机，一直延续到20世纪50年代重新引入正压呼吸机为止。

20世纪30～40年代欧美脊髓灰质炎大流行时，铁肺、双人铁肺、胸甲式和带式等负压通气机大量应用于临床，尽管取得了一些效果，但其固有的缺陷暴露无遗：疗效极低，其治疗呼吸衰竭的总病死率高达 80%；气道管理困难，气道分泌物难于排出；不能应用于外科手术麻醉中。

三、正压通气

自从 19 世纪 20 年代以后，正压通气在临床上虽因易致气胸被放弃应用，但在实验室仍在不断丰富和发展。在 19 世纪中后叶，生理学家们在实验室发展了更为精密高端的正压通气，在动物实验中越来越依赖正压通气。1868 年 Hering 在动物实验中应用正压通气研究肺容积改变如何刺激迷走神经。1878 年 Bert 在研究血氧容量及血二氧化碳容量时，应用箭毒诱导动物完全瘫痪，再气管切开，通过导管给予正压通气，其正压通气的风箱加了一个可渐渐调节的把手，可有效调节潮气量，其通气效果很好。有学者开始在动物实验中应用气囊导管。1879 年哈佛大学 Bowditch 发表一份简单实用的动物实验容量切换通气操作流程，标志此时正压呼吸机已成为大多动物实验不可缺少的实验仪器。

19 世纪，虽然正压通气不为政府所允许，但仍有学者在临床上对正压通气作了零星探索，但始终未得到重视。

将正压通气再次引入临床应在 20 世纪初叶，主要用于手术室。胸外科手术需要正压通气，由于没有正压通气，19 世纪胸外科手术仅能做肺脓肿、支气管扩张、结核空洞引流术，且手术例数极少。肺切除术在动物曾做过，但死亡率很高，这种情形促使外科医师认识到必须在肺内与肺外之间形成压力差防止肺泡萎陷才能施行手术，由此正压通气得到发展。

正压通气的前提是气管内导管的发展，经过近千年的演变，气管内导管由古代的“芦苇”发展到 19 世纪中后叶至 20 世纪的气管内注气及到第二次世界大战左右定型为气管内导管。同时气管切开术亦已在该阶段得到长足发展，这一系列基础技术的发展，有利于气道通气及气道分泌物的有效清除，为正压通气的实施提供了必要条件。

由于正在接受外科手术的患者无法接受铁肺的机械通气治疗，且因其气道管理困难而无法保证麻醉的安全性，在 20 世纪 20～40 年代，基本上形成了麻醉学与外科学领域研究和应用正压通气，内科学与流行病学领域研究和应用负压通气技术的格局。30 年代以后，在麻醉期间通过手动间歇挤压麻醉气囊给手术患者施以正压间歇通气的方法渐得以推广。1940 年，Crafoord 设计了一气动、压力限制型吸入麻醉机（spiropulsator）并首先用于胸外科手术患者。

随着第二次世界大战的爆发，怎样才能保证潜水艇人员长期安全地在海底活动、如何使飞行员的身体适应长时间的高空飞行以及大批战地伤员所产生的呼吸问题迫切需要解决，从而促进了呼吸生理学和医学机械工程技术的发展。Brewer 等人首次应用便携式麻醉机对现代被称之为急性呼吸窘迫综合征的“湿肺”患者进行了成功的机械通气治疗。1946 年 Bennett 研制成功最早的 Bennett 型间歇正压呼吸机。该呼吸机已初步具备了现代呼吸机的基本结构。

1948 年，美国发生脊髓灰质炎大流行，“铁肺”被大量用于并发呼吸肌麻痹患者的抢救。这使得体外负压通气的缺点得以充分暴露。首先，“铁肺”的疗效较低，使用“铁肺”治疗的呼吸衰竭患者的病死率甚至高达 80%。其次，应用铁肺时，气道管理困难，因呼吸肌麻痹而无法排出的气道分泌物难以由体外负压通气装置所清除。1949 年，Bennett 给“铁肺”增添了一个由马达驱动的风箱，这样铁肺与间歇正压通气同步，不仅可以通过使箱内产生负压，而且也可同时通过气管切开施以正压通气，从而大大提高了机械通气的疗效，使病死率降至12%。这一事实表明正压通气的疗效优于体外负压通气。

1952年哥本哈根脊髓灰质炎大流行给正压通气带来了突飞猛进的发展。在20世纪30～40年代，脊髓灰质炎不断流行，横扫整个欧洲及美国，那时候，呼吸肌麻痹虽然可怕但不常见。当时一旦有呼吸肌麻痹出现，即使用最好的负压呼吸机"铁肺"或"胸甲"式呼吸机，其病死率亦可达到85%。到了1952年晚夏，脊髓灰质炎开始袭击哥本哈根，哥本哈根的传染病医院Blegdams医院，在其收治的31例合并呼吸肌麻痹的患者中，最初3日内死去27人。作为该院的主任医师和流行病学家，Lassen医师在毫无办法之中邀请自由职业麻醉师Ibsen会诊。在仔细研究医疗病史及尸检结果后，Ibsen得出了两个惊人的结论：①在死者肺部并无足够的肺不张使之完全不能通气。②患儿血中二氧化碳水平增高，并不是人们通常认为的代谢性碱中毒代偿所致，是呼吸性酸中毒。作为麻醉学家，Ibsen关于呼吸性酸中毒的结论，来自他自身在手术室的研究，他发现外科手术中患者二氧化碳水平发生波动，如果给予积极的气囊通气，二氧化碳水平即恢复正常；更加重要的是，当术中呼出气二氧化碳水平增高时，患者皮肤湿冷、血压增高，这一点与瘫痪性脊髓灰质炎患者临死前表现相似。基于这些观察，Ibsen认为不恰当的通气是脊髓灰质炎患者的死亡原因，建议给患者气管切开，施行正压通气。Lassen并不认可Ibsen的建议，他认为"铁肺"和"胸甲"式呼吸机能够提供足够的通气，如果已证实该病是脑干广泛受损，正压通气不大能挽救脊髓灰质炎患者的生命。

作为对Lassen质疑的回答，Ibsen引证了一些美国20世纪40年代应用正压通气救治脊髓灰质炎患者的例子，最终Lassen同意按Ibsen的方法进行试验。他们选择了Blegdams医院住院的第32例患者进行试验。该患者是一个12岁的女孩，当她病情恶化时，Ibsen请外科医师给她进行了气管切开术，并插入一根气管导管。在操作过程中，女孩开始昏迷。Ibsen起初无法给予有效的正压通气，他判断可能由于分泌物所致，于是给予吸痰清除分泌物，此时女孩进一步恶化，在旁观看试验的内科医师纷纷开始失望离去，认为患儿必死无疑。在这紧急关头，Ibsen决定给予患儿肌松剂，患儿即刻松软，于是Ibsen能够给予患儿有效适当的正压通气，患儿病情立刻好转。最终结果亦证实了Ibsen的观点，呼吸性酸中毒是脊髓灰质炎患者的死因，而正压通气可以显著降低脊髓灰质炎患者的病死率。当时面临的问题是患者多，设备严重缺乏，唯一可行的办法是应用气囊正压通气挽救患者，于是在这一年流行期间，总共征用1 500名医学生及牙医24 h不间断给脊髓灰质炎患者提供气囊正压通气，取得很好效果，病死率由87%降到25%。

20世纪50～60年代，以斯堪的那维亚半岛为代表的医学群体率先探索了正压通气在肺水肿、慢性阻塞性肺疾病、呼吸衰竭、外伤等疾病中的应用，并将其推广到医学的各个领域。

四、现代呼吸机的发展

1940年，Crafoord设计了第一台气动压力限制型吸入麻醉机并首先用于胸外科手术和战伤急性呼吸窘迫综合征的抢救中获得成功；第二次世界大战期间，丹麦的Morch发明了临床上第一台容量型呼吸机，主要应用在手术室；1946年，Bennett生产的第一台间歇正压呼吸机应用于临床，此类气控-气动压力限制呼吸机成了这一时期的主流。有效的潮气量不能得到很好的保证是这类正压呼吸机存在的主要不足；此时，这些呼吸机主要应用于麻醉科。

由于在脊髓灰质炎救治中的成功，斯堪的那维亚半岛理所当然成了现代呼吸机发明、设计、生产和应用最为广泛的地区。

1950年，瑞典Engstrom研制出世界上第一台容量控制型呼吸机，使正压通气技术达到一个新的水平；1952年，丹麦Bang发明了一台正压呼吸机，在脊髓灰质炎流行期间大显身手；1953年，第一台单变量闭环控制呼吸机由Saxton和Myer研制成功，在呼吸机的控制史上迈出了重要的一步；1954年，欧洲发明了一系列自动化的正压呼吸机，此时美国仍在以负压呼吸机为主，后来才逐步传入美国。

20世纪70年代科学技术的发展突飞猛进，许多尖端技术(尤其是电子技术)被引进到呼吸机的设计中，一大批新型呼吸机相继面世。

1987年Fleur Tehriani发明了第一台多变量反馈的闭环呼吸机，使呼吸机的可靠性及通气效率大大提高。

1980年以后功能齐全、性能先进、可靠性高、集定压定容于一体的新型呼吸机大量出现，这是人们对呼吸生理深入研究的结果、结晶，更是对临床需要的响应。

现代呼吸机的发展见表5-1。

表5-1 现代呼吸机发展一览

时间	品牌与型号	时间	品牌与型号
1948年	Bennett TV 2p	1974年	Searle VVA
1950年	Engstrom 150	1974年	Ohio 550
1954年	Drager Poliomat	1975年	Bourns Bear 1
1954年	Thompson Portable Respirator	1976年	Forrger 210
1955年	Morch"piston"	1978年	Puritan Bennett MA-II. 2-2
1955年	Bird Mark 7	1980年	Engstrom Erica
1955年	Emerson High-Frequency Ventilator	1982年	Siemens Servo 900C
1958年	Emerson Assistor/Controller	1983年	Biomed IC 5
1963年	Air-Shields 1000	1984年	Puritan Bennett 7200
1963年	Puritan Bennett PR 2	1984年	Sechrist Adult 2200B
1964年	Emerson "Post-Op" 3-PV	1985年	Bear Medical Bear 5
1964年	Bounrns LS-104-150	1985年	Ohmeda CPU
1967年	Puritan Bennett MA 1	1986年	Hamilton Volar
1968年	Ohio/Monaghan 560	1986年	Bird 6400 ST
1968年	Drager Spiromat	1986年	Infrasonics Infant Star
1968年	Loos Co. Amsterdam	1988年	Bear 3
1968年	Engstrom 300	1988年	Hamilton Amadeus
1970年	Veriflo CV 2000	1988年	Siemens E
1970年	Hamilton Standard PAD 1	1988年	Bird 8400ST
1972年	Monaghan 225, 225-SIMV	1989年	Bunnell Life Pulse
1972年	Bird-Baby Bird	1989年	PPG(Drager) IRISA
1972年	Bird-IMV Bird	1989年	Bird VIP
1972年	Siemens Servo 900/900B	1989年	Infrasonics Adult Star
1973年	Chemtron Gill 1	1991年	Siemens Servo 300
1974年	Emerson IMV	1993年	Bear 1000

(喻文亮)

参考文献

[1] 席修明. 机械通气的历史演变[J]. 中国危重症急救杂志，2009，21(4)：193.
[2] 张劭夫，刘又宁. 机械通气简史[J]. 中华医史杂志，1998，28(4).
[3] Tobin MJ. The principles and practice of mechanical ventilation [M]. 2nd ed. New York：McGraw Hill，2006.

第六章　呼吸机的结构和工作原理

第一节　人工通气的原理

外呼吸包括通气和换气两部分，准确说来呼吸机应该只是通气机（ventilator），但是按照习惯下文仍以呼吸机称谓。在正常状态下，通气的过程大概如下：吸气时，呼吸中枢发出指令→呼吸肌肉收缩→胸廓容积扩大→胸膜腔内形成负压→肺泡膨胀→从外界环境吸入空气；呼气时，呼吸中枢发出指令→呼吸肌肉松弛→肺泡弹性回缩→肺内压力增大→向外界环境呼出气体。

由此可知，由于肺泡的膨胀和回缩与环境大气之间形成的压力差是实施通气的动力。呼吸机的基本原理就是通过机械的方法建立这一压力差，从而实现强制人工通气的过程。

一、强制人工通气的两种方法

1. **负压通气**　把患者的胸廓或除头部以外整个身体密闭放在一个硬质容器内，以电泵使容器内交替形成负压，带动胸廓-肺泡交替扩张、回缩，从而达至通气过程。负压通气的呼吸机包括“铁肺”（图 6－1）、“胸甲”式（图 6－2），理论上该通气方式模拟自然呼吸，更符合生理状态。但是，此类呼吸机耗能高，体积庞大，十分笨重，通气效果不理想，而且不能保证上呼吸道通畅，临床上操作、护理困难。因此，负压通气式呼吸机只在 20 世纪 30～60 年代用于临床，目前已完全让位于正压通气式呼吸机。但国外仍有人致力此类呼吸机的改进。

2. **正压通气**　就是通过面罩、鼻罩、鼻塞（无创通气）或人工气道连接呼吸机和患者，开放患者的气道，机器周期性泵气-放气，使患者的胸廓-肺泡交替扩张、回缩，从而达到通气过程。该通气方式违反自然生理状态，有造成肺损伤的风险，而且对循环有干扰。正压通气式呼吸机目前处于主导地位，没有特别说明的话，一般所说的呼吸机均指此类呼吸机。

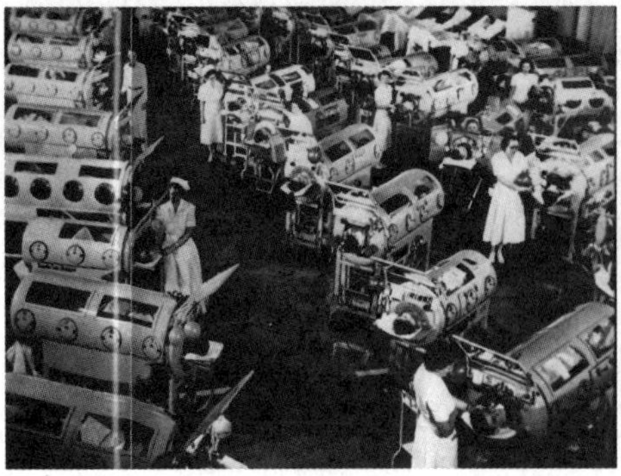

A

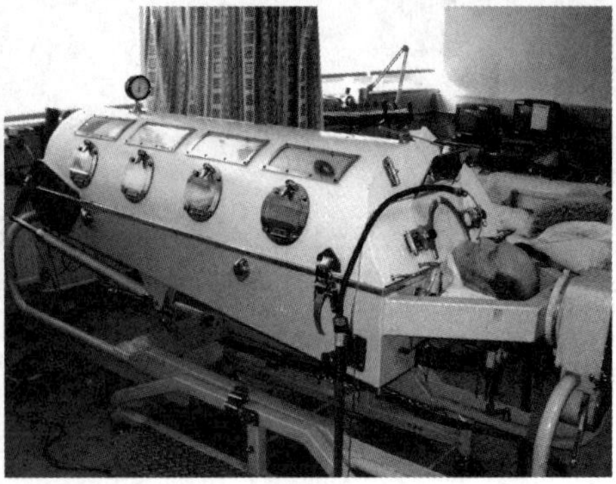

B

图 6-1 “铁肺”

A. 20 世纪 50 年代斯堪的纳维亚半岛脊髓灰质炎流行，当时广泛使用“铁肺”救治合并中枢性呼吸衰竭的患者。B. 正在应用“铁肺”的通气患者，图中可见该机器如此庞大、笨重

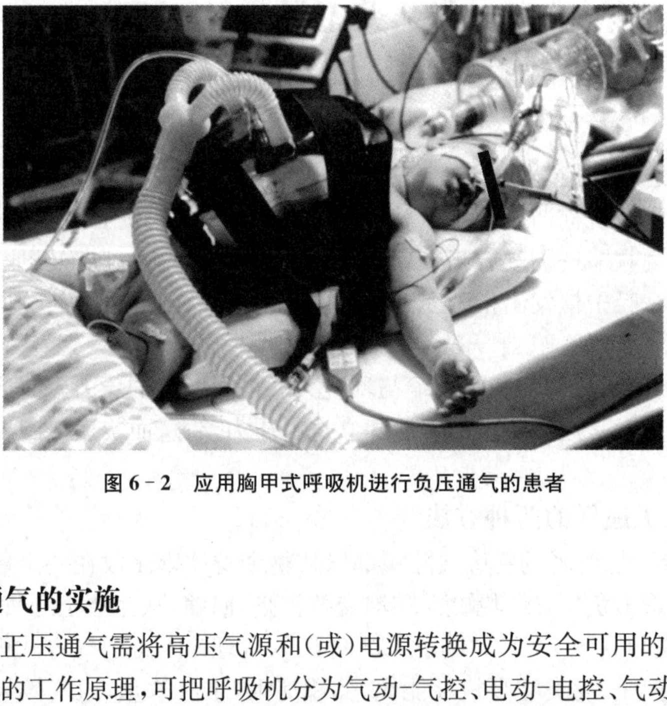

图 6-2　应用胸甲式呼吸机进行负压通气的患者

二、正压通气的实施

呼吸机实施正压通气需将高压气源和(或)电源转换成为安全可用的驱动力。根据产生驱动力和控制的工作原理，可把呼吸机分为气动-气控、电动-电控、气动-电控三大类。

1. 气动-气控型　气动-气控型呼吸机的气源和控制系统均只以氧气为动力源，不需外接电源，内部没有电子元件，主机由节拍发生器、各类气阀等气动元件组成。节拍发生器在气体压力的作用下发生周期性的气控信号，控制开、关阀按照一定频率和开关比进行开启与闭合，从而输出预设的频率和潮气量。调节频率阀可控制通气频率，调节潮气量阀则可控制输出潮气量的大小。利用文丘里原理使氧气与周围空气混合从而降低吸入氧浓度。

这类呼吸机的优点主要有：①重量轻、体积小，结构简单，方便携带。②不需电源，只需有气源即可工作，适用于院前、院外急救；没有电源或限制使用电源的特殊场所，如高压氧舱、飞机和矿井内等易燃、易爆环境；对电磁干扰要求严格的环境如磁共振检查室等。

③价格低廉、操作简单、易于掌握。

但是此种类型的呼吸机也存在明显的不足：①通气模式单一，通常只有IPPV控制通气模式。②呼吸机的调节不如电控呼吸机那样直观，潮气量、呼吸频率、吸气和呼气时间的控制不够准确。③除了呼吸道压力的监测外，没有别的通气监测和报警功能。④呼吸机的可使用时间受限于气瓶的容量。

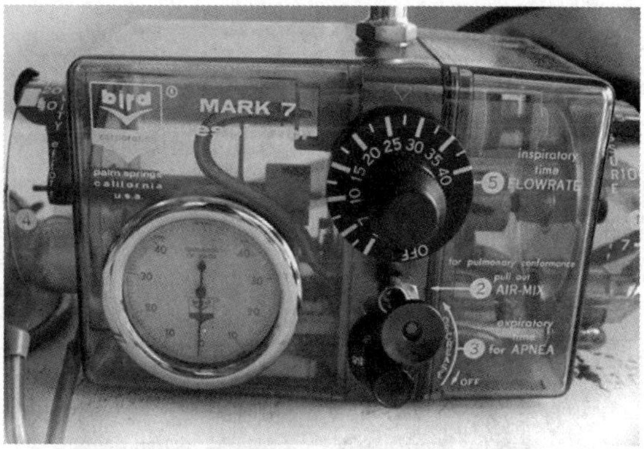

图 6-3　鸟牌(Bird) Mark 7 气动-气控型呼吸机

20 世纪 80 年代临床常用的鸟牌(Bird)Mark 7(图 6-3)和 Mark 8 就是典型的气动气控型呼吸机。由于其固有的缺点，目前仅有个别用于急救、转运的便携式呼吸机采用此工作原理。

2. **电动-电控型**　电动-电控型呼吸机的气源和控制系统均以电源为动力，不需要压缩气体驱动，氧气源只是用于调控吸入氧浓度，可以无需氧源(即仅以空气，$FiO_2=21\%$)进行通气。电动-电控呼吸机的原理是利用内部的电动装置代替压缩高压空气将气体增压送入人体实现在常压下对患者的通气，因此无需额外压缩空气，适用于缺少或没有气源的场合，例如野外、没有中央供气系统的中小型医院以及家用睡眠呼吸机等。此类呼吸机移动灵活，尤其适用于危重患者的转送、院前急救和家庭通气。

早期的电动-电控型呼吸机由于内部电动装置的受折叠囊的弹性形变、气缸活塞的摩擦阻力等机械因素的影响，精确度和灵敏度较差，气源稳定性和流速不能满足现代多种呼吸模式的需要，只能实现简单的通气方式。20 世纪 90 年代末至 21 世纪初出现了应用微涡轮技术的电动呼吸机，此类电动呼吸机采用基于微涡轮的气源供应系统，提高了驱动气的流量、压力和稳定性，系统响应时间短，持续气流大，体积小，不需压缩空气就能以较高水平的通气模式进行通气。

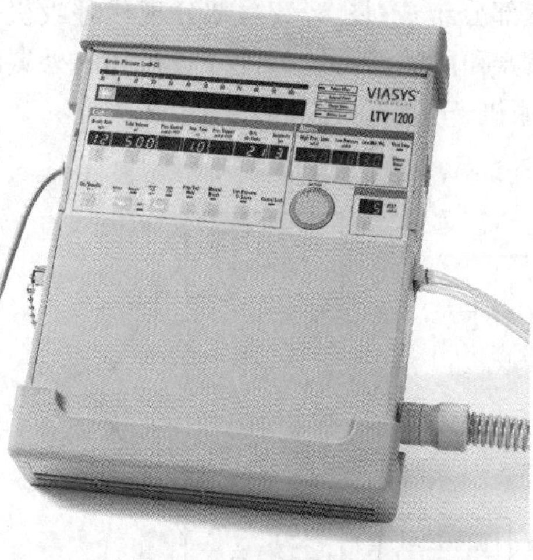

图 6-4　LTV 系列便携式电动-电控型呼吸机

涡轮增压技术早已在汽车废气涡轮增压系统和飞机涡轮喷气发动机得到广泛应用，微涡轮的增压原理就是利用涡轮的高速旋转产生的压差，一端把空气吸入涡壳，另一端输出一定压力和流量的稳定气源，作为呼吸机的驱动气源，带动呼吸机工作。输出流量的大小依靠电机调速或伺服阀来实现。

应用微涡轮技术的呼吸机目前主要有LTV 系列便携式呼吸机(现美国 CareFusion 公司)(图 6-4)、BP 760(美国 Covidien 公司)(图 6-5)和雷鸟 TBird 系列呼吸机(现美国 CareFusion 公司)(图 6-6)。

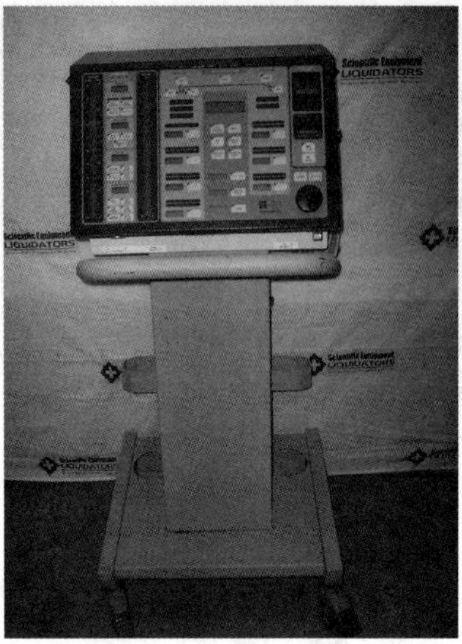

图 6-5 BP 760 呼吸机

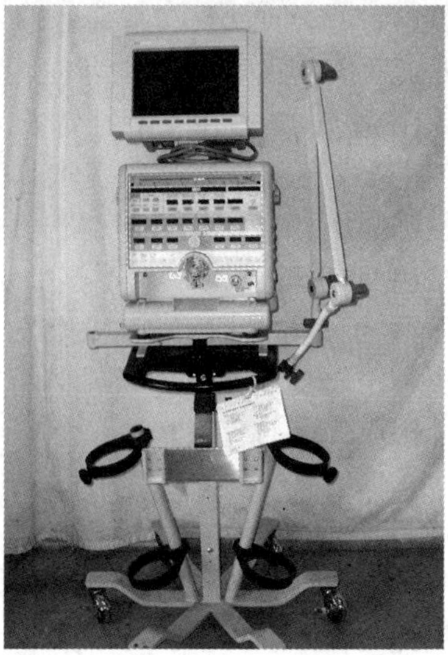

图 6-6 雷鸟 TBird 呼吸机

3. 气动-电控型呼吸机 通气源以空气(氧气)为驱动力,控制系统以电源为动力。是现代医院内使用呼吸机的主流,高档呼吸机均采用此驱动调节形式。气动-电控型呼吸机具有通气模式丰富、参数控制精确、监护报警功能齐全等优点。比较具有代表性的产品包括 Dräeger Evita 系列(德国德尔格公司)、BP 840(美国 Covidien 公司)和 Maquet Servo *i*(瑞典 GETINGE 公司)等。以下两节所描述的呼吸机如无特别说明均指此类型的呼吸机。

第二节 呼吸机的主要结构

呼吸机主要由电子控制组件和气路组件两大部分组成(图 6-7),部分现代呼吸机采用模块化设计,电路与气路完全分离,方便维护保养和清洁消毒。另外呼吸机还有外置组件,包括温湿化器、呼吸管路、雾化组件和空气压缩机、车架、吊臂等。

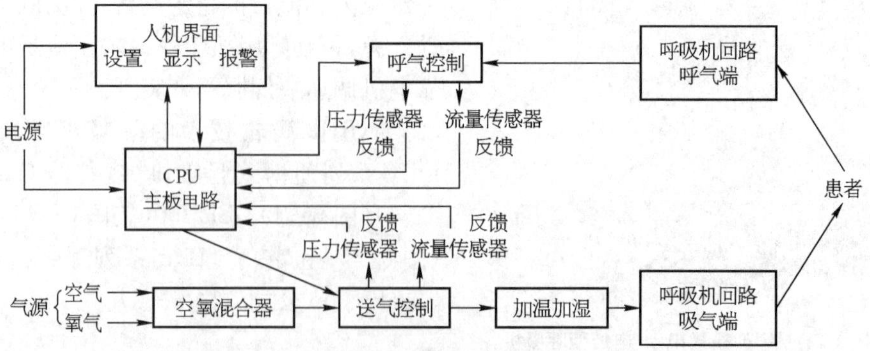

图 6-7 呼吸机的结构示意图

一、电子组件

电子组件一般由各种芯片、电路板和人工界面组成，它通过人机界面接收各种临床预设参数，并从各传感器反馈信息，通过控制气路组件周期性送气、呼气而使患者完成通气的过程，同时把各种患者的通气信息通过人机界面显示给临床工作人员，并提醒、警示危险值。

人工界面就是联结呼吸机和临床工作人员的桥梁，早年的呼吸机人工界面满布机械旋钮及仅有少得可怜的发光二极管(light-emitting diode, LED)以显示有限的监测数据(图 6-8)。随着科学技术发展，机械的部件越来越少，电子的部件越来越多(图 6-9)，并出现以显示屏为人工界面的高性能呼吸机，其上可显示各种数字及图形数据(图 6-10)。部分更采用触摸屏技术，显示屏上不但用于显示数据，同时也是输入通气参数的界面，个别更采用大尺寸或双显示屏(图 6-11)。部分生产早期型号呼吸机的厂家近年也加装显

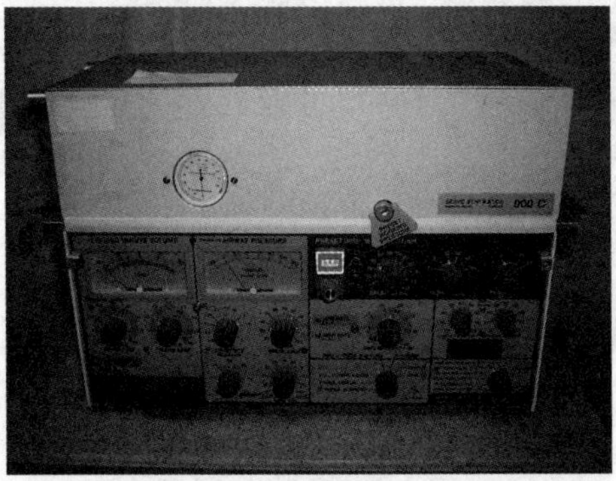

图 6-8　经典名机——Siemens 900C 呼吸机(原瑞典 Siemens 公司)

呼吸机上满布机械旋钮，仅有少量 LED 显示有限的监测数据

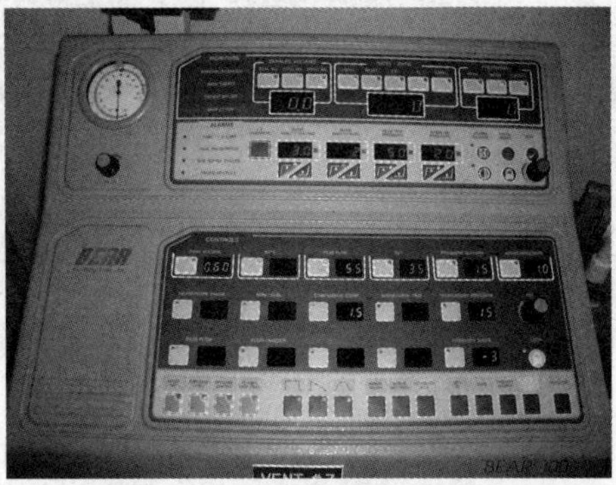

图 6-9　Bear 1000 呼吸机(现美国 CareFusion 公司)

呼吸机上满布触摸键及 LED 显示

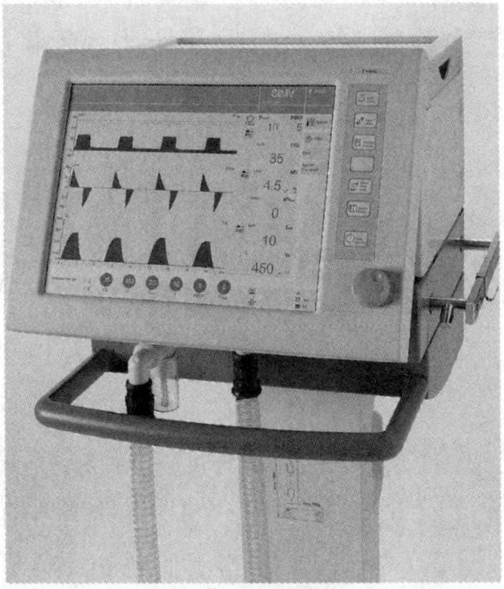

图 6-10　Evita XL 呼吸机的人机界面

可根据菜单选择显示各通气参数、波形及设定通气参数

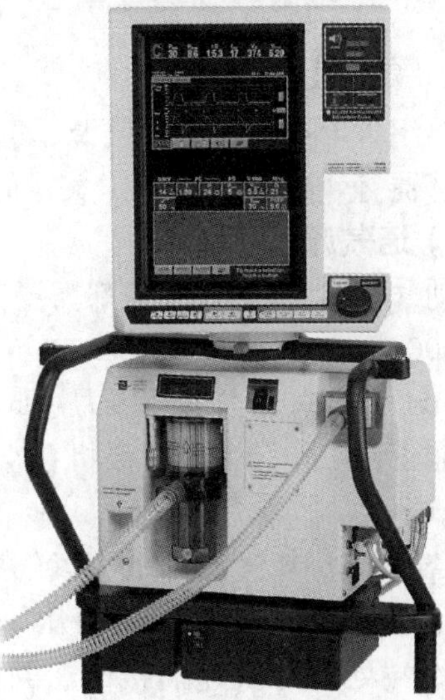

图 6-11　BP 840 呼吸机的人机界面

为一大触摸显示屏(双屏)，上半屏显示各通气参数及各种通气波形，下半屏可用于设置通气参数

示屏后作升级产品继续生产投放市场，或早期型号呼吸机的显示屏过小而加装大尺寸显示屏以显示更丰富的数字和图形数据(图 6－12)。也有部分新型号的呼吸机生产厂家根据用户要求选择是否配置显示屏(图 6－13)。但此类显示屏上通常仅有显示数据的功能而不具设置通气参数的功能。

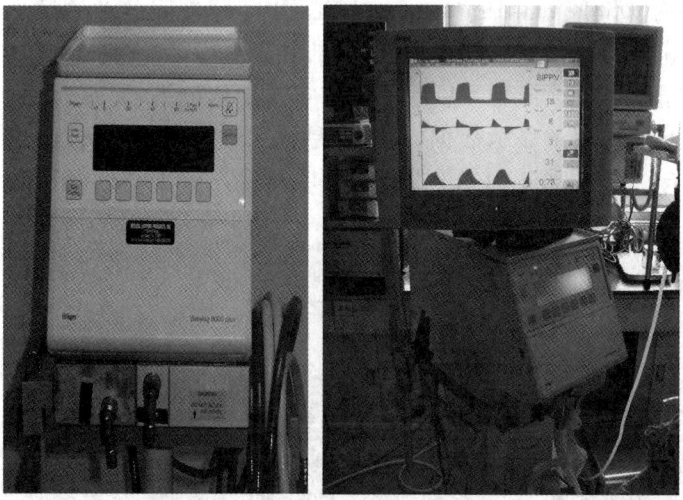

A　　　　　　　　　　B

图 6－12　Babylog 8000 呼吸机

A. 早期型号的显示屏过小；B. 加装了大尺寸显示屏后可以显示更丰富的数字和图形数据

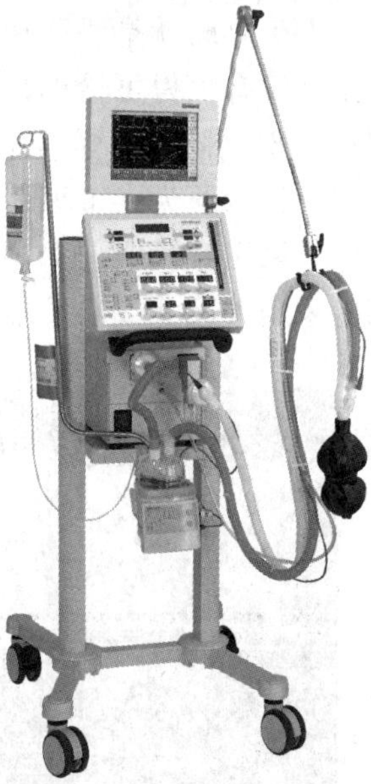

图 6－13　E 500 呼吸机

显示屏可根据用户要求而选择配置与否。显示屏上仅能显示通气数据及图形，而不能用于设置通气参数

二、气路组件

气路组件部分包括高压气源、气体混合器、气体传输系统、各种阀门和压力、流量及氧浓度传感器等，参见图 6－14。关键的有气体混合器、送气阀和呼气阀三大组件。

(一) 通气源

气动-电控类型的呼吸机都需要高压气源，包括氧气或空气，一般呼吸机供气压力要求在 2 000～6 000 cmH_2O(0.2～0.6 MPa，2～6 bar，29～86 psi)，通常供气压力设定在 4 000 cmH_2O左右。当供气压力过低或过高时，呼吸机会发出供气压力过低或过高报警，甚至不能正常工作。大多呼吸机在空气接入处有过滤器，部分呼吸机在空气接入口处有压力调节开关。

1. 氧气源　氧气源可采用氧气瓶供给或由中心供氧系统供给。中心供氧系统是将氧气气源集中于一处，气源的高压氧气经减压后，通过管道输送到各个用气终端，在各个用气终端处设有快速插接的密封插座，插上用气设备(氧气湿化器、呼吸机等)即可供气。中心供氧系统主要用于医院病房、ICU、急救室、观察室和手术室等处的氧气供给。

中心供氧系统由气源、控制装置、供氧管道、用氧终端和报警装置等部分组成。

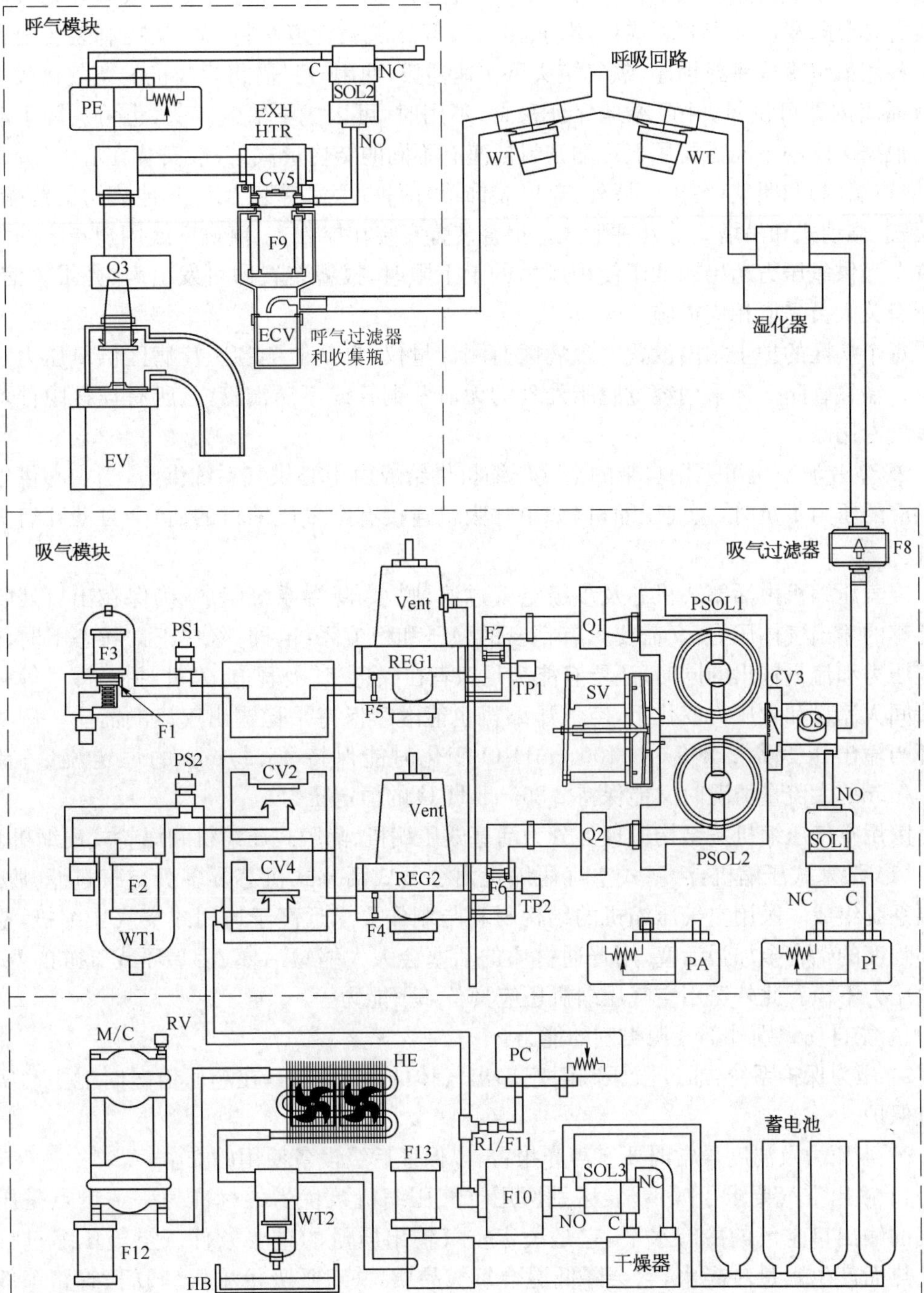

图 6-14 BP 840 呼吸机的气路图

气源可以是液态氧，也可以是高压氧气瓶。当气源是高压氧气瓶时，可根据用气需要选用2～20个氧气瓶。氧气瓶分为两组，一组供氧，另一组作备用。控制装置包括气源切换装置，减压、稳压装置和相应的阀门、压力表等。供氧管道是将氧气从控制装置出口输送至各用氧终端式密封插座，氧气接头可快速插拔，使用时只需将呼吸机的氧气接头插入密封插座内即可供氧，并可靠地保证密封；不用时，可以拔下氧气接头，也可关闭手动阀门。根据医院的不同需要用氧终端密封插座有不同的结构形式：一般安装在墙上，分暗装(镶嵌在墙内)和明装(突出于墙外，盖以装饰罩)两种；手术室和ICU其他病房的终端，有壁装式、移动式和吊塔式等几种形式。报警装置安装在控制室、值班室或用户指定的其他位置。当供氧压力超出或低于使用压力的上下限时，报警装置即可发出声、光报警信号，提醒有关人员采取相应措施。

每个病区的护士站内设置一台病区监测计量仪，自动监测各医疗病区供氧压力及用氧量。输氧管路全部采用经过脱脂处理的无氧紫铜管或不锈铜管，且所有连接附件均采用氧气专用品。

2. 空气源 也可采用自带的空气压缩机供给或由中心供气系统供给，当中心供气系统供应的压力不足时，空气压缩机(如果呼吸机连接有空气压缩机的话)会自动开启进行供气。

空气压缩机由活塞式机芯及多级空气过滤、脱水、降温系统组成，确保在出口处既要有足够的输出气体压力；又需要具有精密的稳压和稳流系统，即：除在正常状态下时保证稳定压力和流量输出的同时，还要有能满足患者在叹息、呼吸窘迫、人机对抗、漏气等引起的瞬间大流量和大压力变化下，空气压缩机也能继续保持平稳输出气流的需要。例如应保证当输出压力为2 800～3 100 cmH_2O变化时能保持45 L/min的恒定流量；及在45 L/min的大流量情况时又能保持2 800 cmH_2O的恒定压力。

医用空气压缩机按结构原理可分为活塞式压缩机、隔膜式压缩机和涡轮式压缩机。

(1) 活塞式压缩机：活塞式空气压缩机由往复式活塞式机芯及多级空气过滤、脱水、降温系统组成。医用空气压缩机的结构材料与制作要求远高于通用式空气压缩机，要采用高强度的铝合金加强活塞，用普通材质的活塞会大大缩短活塞、活塞环或气缸的寿命，导致压力不稳。此外医用空气压缩机还应具备如下能力。

1) 能自动识别外部气源类别的能力。

2) 压力保护系统：通过限压阀限定输出气体的最大压力，在超压情况时能主动实现停机保护。

3) 当压力及温度异常时要有声光报警，以保证后级设备使用的安全。

4) 输出空气要求干燥清洁：区别医用空气压缩机泵优劣的标准另一关键点是压缩空气的输出口空气的冷却水平，它是决定空气输出质量的重要条件。空气压缩过程中因发热而产生大量冷凝水，它会降低混合氧气品质，并对呼吸机主机、阀门、管路等部件造成锈蚀、堵塞甚至损坏设备。所以必须对压缩空气加以配套清净系统，包括：在进气口要有为滤去进入空气中杂质的过滤装置(如多孔海绵滤片，需经常清洗，保持清洁与干燥)。进气口还要设置为泵散热的吹风机以降低进口空气的温度。特别是在空气输出口应装有为降低输出气体露点的多级滤水装置和降温系统，保证输出空气的干燥和洁净。

5) 为了让压缩空气的冷凝水减到最小，采用的冷却方式很多。如：①使用半导体制冷的缓冲罐。②压缩空气通道使用弯弯曲曲的长铜管，利用翅式冷却方式进行冷却。③气体通道进行空间分割，防止前一级冷却的散热影响到后一级的冷却效果(防止热对流)。好的空气压缩机甚至装置了两级以上的冷却器。④医用空气压缩机的内部结构中，都会给泵设置一个专门的近乎密闭的空间，这个空间只留一个进气口和一个出气口，进气口设置了轴流风机，用于给泵散热，出气口兼起排水作用。密闭空间的作用有二：一是隔音，二是隔热，防止泵工作产生的热传递给所输出的压缩空气。⑤不同层级的冷却系统间，压缩空气传输的部分衔接管道，要采用不良导体材料，防止热的传导。只有整机散热效果好了，才能保证减少压缩空气的冷凝水减到最小。

6) 输出空气要求严格无油：通用型活塞式空气压缩机比较简单，它具有转数低、加工精度要求不高、维护简单、成本和维护费用较低等优点。但经压缩后的气体中含有大量的油分，不能满足医用气体纯净的要求。医用无油活塞式空气压缩机的活塞环必须改成自润滑材料(如聚四氟乙烯)，使空气压缩机工作时不需要润滑油，经压缩后的气体中也不再含有附加油分子。为了确保全无油活塞式空气压缩机处于良好的工作状态，全无油空气压缩机没有油润滑和冷却，对各种零部件都有很高的要求，进排气门应采用强度、韧性很好的不锈钢材质。

7) 最大限度降低噪声，减少对环境的声污染。机箱箱壁采用高效的吸音降噪材料隔离层，如三聚氰胺树脂材料。泵的固定多采用弹簧悬挂方式，以减小空气压缩机的振动，降低噪声的形成。整机工作噪声在 1 m 距离处应低于 50 dB(分贝)。

8) 安全措施：要求当输出压力＞2 400 cmH_2O 时自动暂停休眠功能；在压力＜2 000 cmH_2O 时有低压警报；压力上升达到 2 200 cmH_2O 时能自动再启动功能；当机器内部温度＞75 ℃的有超热报警；温度＞85 ℃具有过热停机保护功能和手动复位功能。报警音量应＞65 dB；具有足够的高温报警、高温停机、低气压报警和保护功能方能给予本机及后级设备安全可靠的保护。

9) 能最大限度地减少流量变化对系统压力的影响，在保持稳定的高流量输出同时，还要能够满足当患者瞬间大流量的需要。所以，医用空气压缩机的压缩空气输出口要有 1～2 个高效的稳压缓冲罐装置，以减小急速变化气压的冲击。

(2) 隔膜式空气压缩机(图 6-15)：隔膜式压缩机的工作原理是新鲜空气分别从进气

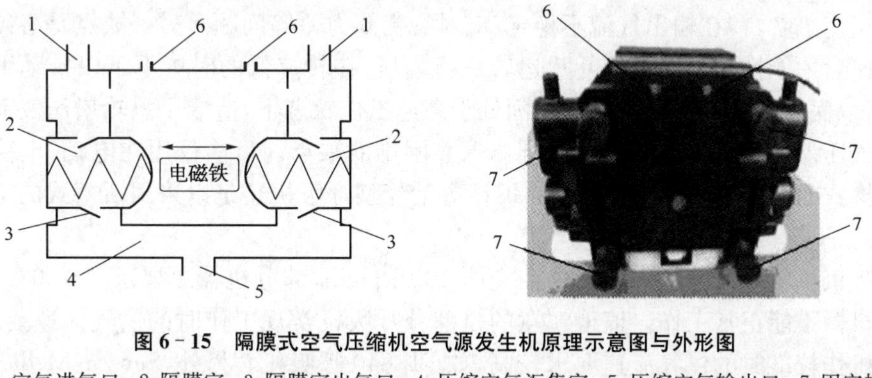

图 6-15　隔膜式空气压缩机空气源发生机原理示意图与外形图

1、6：空气进气口；2：隔膜室；3：隔膜室出气口；4：压缩空气汇集室；5：压缩空气输出口；7：固定螺丝

口 1、6 的左右两个端口吸入，交替进入到对称结构的两个工作室 2。机内中间的电磁锤左右摆动，压迫隔膜室 2 内的隔膜左右摆动，在单向阀 3 的作用下，空气被不断向压缩空气储气室 4 集结。累积的压缩空气最后从输出口 5 输出。实现小容量、小压力输入，较大容量和大压力输出的目的。

隔膜式压缩机的优点：体积小，可内置。缺点：输出气体的流量和压力都受限，且不可调节，稳定性差。仅用于小流量、小容量、小压力的新生儿 CPAP 中。

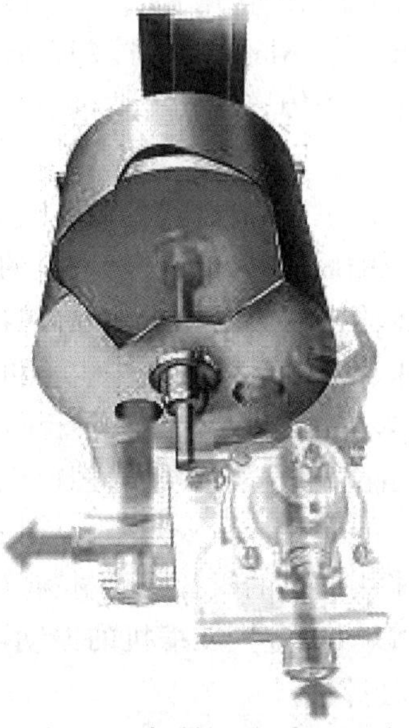

图 6-16　涡轮压缩机内芯

(3) 涡轮式压缩机：涡轮式压缩机又分机械式和电子式两类。

1) 机械式涡轮压缩机：是一种受电驱动在涡壳中高速旋转的同轴多叶片涡轮，根据流体力学原理。由于离心力的作用，在叶轮中心形成一定的真空度，使得叶轮中心的压力低于四周空气，利用汽缸内产生的负压力，跟人类吸取空气一样，将外部空气吸入，空气源源不断地流入涡壳气道形成压缩空气，利用前级压缩空气去推动后级涡轮叶片的进气量，从而带动后级进气涡轮叶片，提高了更多的空气动力，增大了次级涡轮风叶的空气压力和密度，次级鼓风风叶的废气压力再去推动同轴的下一级涡轮风叶，依次提高下个涡轮的转速。经过数次叠加后，最后末级的输出功率大为增加，这样的组合式涡轮增压装置，能使小功率输入压力却有大输出发动机压力的优点，见图 6-16。所以，涡轮机空气压缩机其实就是由一台小功率鼓风机与数级增压涡轮组成。

2) 电子式涡轮压缩机：是通过电子传感器持续检测患者呼吸状态的流速和压力变化，通过计算机去控制涡轮压缩机马达的转子输出线圈的电流，进而改变涡轮压缩机马达转子速度和频率，最终达到控制为患者所需要的输出压力和流量平衡的目的。

涡轮压缩机具有体积小、可内置、操作方便、便携移动、价格低等优点。但存在的主要问题是“滞后响应”，即由于惯性作用对患者要求瞬间压力和流速变化的反应迟缓，即使经过改良后，滞后反应时间至少也要 1.7 s，对于呼吸频率变化较快、流量突变情况较多的呼吸系统疾病患者，存在输出气流不稳定、应对突变能力差等问题。另一缺点是必须在达到一定转速后才能推动次级涡轮叶片运转进行增压，在转速低的时候不足以推动下级排气涡轮，所以涡轮增压发动机必须长时间处于高速工作状态下，造成了涡轮增压发动机比活塞式空气压缩机的噪声大、热量大、维修保养困难的缺点。目前仅用在电动-电控式呼吸机和便携式的鼻塞 CPAP 装置上，在 ICU 等治疗型呼吸机还是以采用活塞式的空气压缩机为主。

呼吸机供气气流速度一般要求在 60～100 L/min，部分机器更要求达 200 L/min，低于此值机器不能正常工作。值得注意的是部分呼吸机常规工作时的供气流速要求较低，而呼吸机作校准时的供气流速要求较高，如 BP 840 呼吸机。另外，Sensor Medics 3100A 高频振荡呼吸机(现美国 CareFusion 公司)的空气源除了用于驱动呼吸机外，还用于冷却电线圈，故需要的空气流量较大(图 6－17)。如果空气流量不足可导致线圈过热，若线圈温度超过 190 ℃系统就会自动关闭机器停止工作。

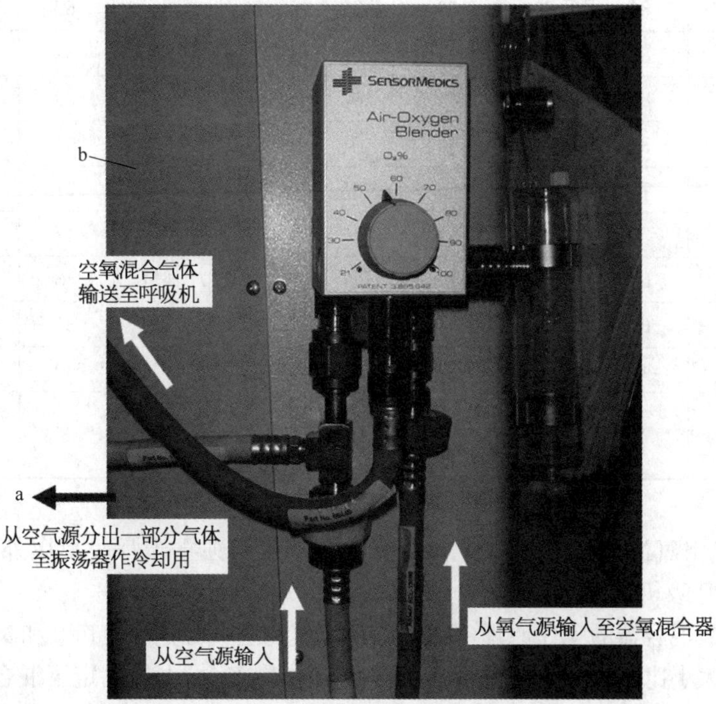

图 6－17 Sensor Medics 3100A 高频振荡呼吸机

a：各气体的输送方向与用途；b：空氧混合器

(二) 气体混合器

混合器作为呼吸机中控制空气和氧气混合比例的部件，其功能是按照预设的吸入氧浓度把空气和氧气混合，通过呼吸机输送到患者肺内。空氧混合器的调节范围为 21%(室内空气)～100%(纯氧)。按原理可分有浮标式空氧混合器、机械膜式混合器和电子比例混合器 3 种。

1. 浮标式空氧混合器 浮标式空氧混合器由两个独立的氧气流量浮标计和空气流量浮标计组成(图 6－18)，两种气体混合后输出的氧浓度则从附表里读出。横坐标对应的是空气流量(L/min)，纵坐标对应的是氧流量(L/min)，两流量读数的交叉点即为输出的氧浓度百分数，见表6－1。浮标式空氧混合器结构简单，价格低廉，但氧浓度不能直观读出，精度较差，也没有氧浓度超阈报警装置。

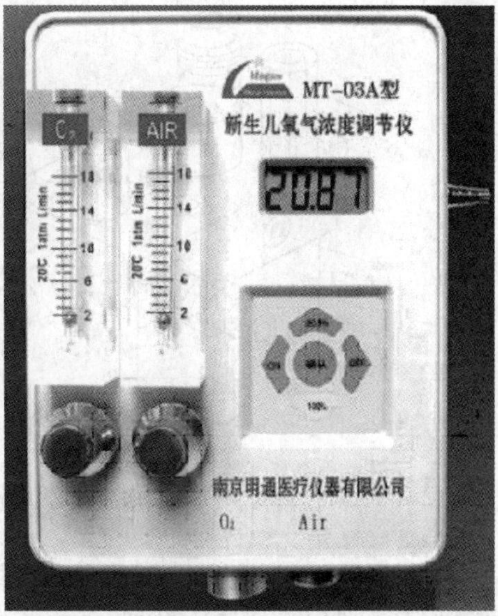

图 6－18 浮标式空氧混合器

表6-1 浮标式空氧混合器的氧浓度调节对照表

10	93	87	82	77	74	70	67	65	63	61
9	92	86	80	76	72	68	65	63	61	58
8	91	84	78	74	70	66	63	61	58	56
7	90	82	76	71	67	64	61	58	56	54
6	89	80	74	68	64	61	57	55	53	51
5	87	77	70	65	61	57	54	51	49	47
4	84	74	66	61	56	53	50	47	45	44
3	80	68	61	55	51	47	45	43	41	39
2	74	61	51	47	44	41	39	37	35	34
1	61	47	41	37	34	32	31	30	29	28
氧气/空气	1	2	3	4	5	6	7	8	9	10

2. 机械式空氧混合器 机械式空氧混合器一般是独立于呼吸机以外的气动部件或一体化安装在呼吸机主机上，见图6-17b。

机械式空氧混合器的工作原理(图6-19)：氧气与空气分别从接口2和3进入混合室5，两混合室空间大小比例决定了进入混合室1的气体量多少，也就决定了混合气体输出端5的氧浓度比例。这一切均通过调节钮4推动弹簧的位置决定了混合腔室空间大小。当旋钮4逆时针旋到左限位装置时，阀3关闭，阀2全开，这时混合气室间里全为空气，含氧量仅21%。当旋钮1顺时钟旋到右限位装置时，阀2关闭，阀3全开，这时混合气室间里全为氧气，输出氧浓度为100%。当某一压力超压，簧片式哨音发生器9发出鸣叫报警。

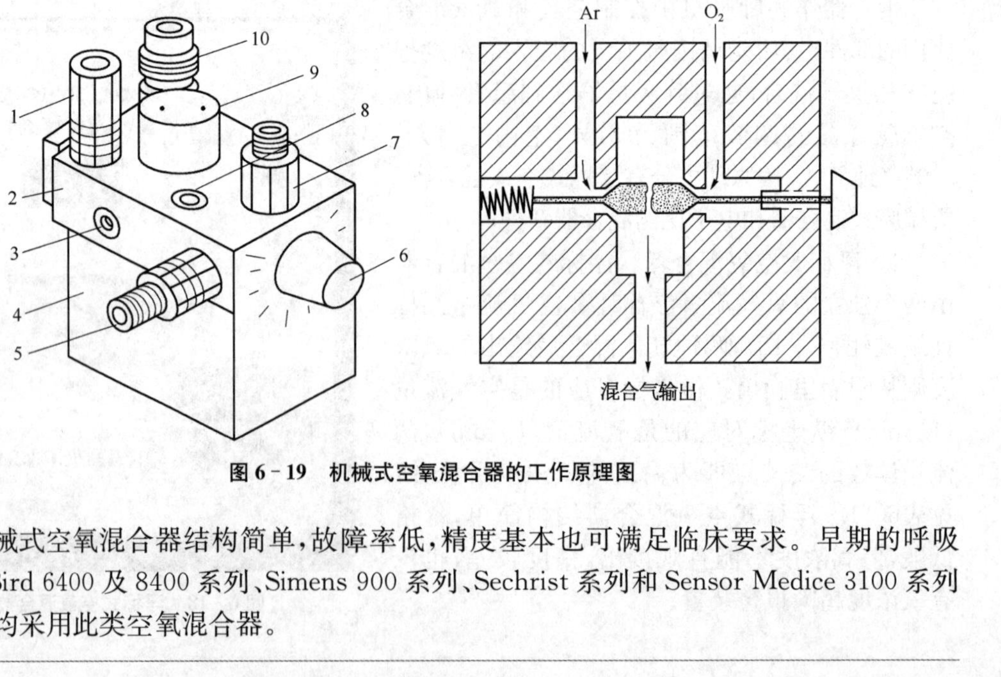

图6-19 机械式空氧混合器的工作原理图

机械式空氧混合器结构简单，故障率低，精度基本也可满足临床要求。早期的呼吸机，如Bird 6400及8400系列、Simens 900系列、Sechrist系列和Sensor Medice 3100系列呼吸机均采用此类空氧混合器。

3. **电子控制式**　比例电磁空氧混合器由两个并联的控制氧气接口和压缩空气接口组成多孔电磁比例阀入口，根据操作者设定的氧浓度，分别对在氧气和空气两个并列的气路中流过的气流进行测量，软件对测量到的实际气流与目标气流进行比较，计算出驱动比例电磁阀所需的电流，然后将此电流提供给比例电磁阀，控制其打开，让预定的气流通过。通过调节阀门线圈的电流改变控制阀门开启的大小，改变进入空氧混合器阀体里面的空气或氧气流量的多少，实现改变混合气输出端处的氧浓度比例和流量大小。在吸气过程中，控制电流流经高压伺服阀内的线圈，将阀球从阀座拉起，使阀球与阀座之间形成一个环形沟，让气体通过该环形沟空隙从阀体里流过，供应给患者，控制空隙大小就决定了混合气体浓度的流量和比例。在呼气过程中，供应的气体存留在高压伺服阀和压力传感器中，阀球被压进阀座里，使阀关闭。混合腔内装有混合瓣不断搅动气流使空气、氧气充分混合。电磁空氧比例阀灵敏度和精度高，调节方便。电磁比例空氧混合器在形式上一般采用其与呼吸机流量阀一体化设计。

通常呼吸机的气体混合器只能把空气和氧气混合，但个别呼吸机还可混合第 3 种气体，如 Siemens 300、Maquet Servo i 呼吸机可混合一氧化氮（nitric oxide, NO）；Viaysis Avea、Maquet Servo i 呼吸机可混合氦气（helium）等。

（三）通气流量控制组件（流量阀）

流量阀是控制通气流量的组件，流量阀为实现吸气时间的执行机构，通过软、硬件的设置可把通气气流波形控制为方波、减速或更复杂的形式，同时也是直接实现呼吸机各通气模式的关键部件之一。

不同的呼吸机采用不同的流量阀，主要有活塞控制、普通电磁阀开关配合调节阀控制、涡轮直接控制、比例电磁阀控制和高速步进调节阀控制等形式。

活塞控制是由简单的风箱式发展而来的，活塞也由摩擦式发展为无摩擦式。其原理是通过电动机控制杆或螺杆推动活塞运动从而向患者送气。

普通电磁阀配合调节阀式控制组件，则为普通电磁阀与调节阀组合后，一个用于控制吸气开关和时间，实现频率的控制；另一个用于调节吸气流量。该方式在婴儿呼吸机中使用较多，缺点是不能进行流量波形的控制。

比例电磁阀控制组件和涡轮直接控制前文已作介绍。

高速步进调节阀控制组件，则由步进电动机、光电计数器、流量阀体和多个传感器组成。其控制信号既可以由呼吸机设置参数，也可由患者自主吸气控制。在流量阀进出口同样有压差传感器检测压力和流量，微处理器在综合各种信号的需求后，通过驱动控制步进电动机调节流量及控制压力。Siemens 300 呼吸机采用的步进剪刀阀就属于此类型，见图 6－20。它的原理就是由步进电动机的轴带动剪刀臂的移动，挤压控制硅胶管，每一步进

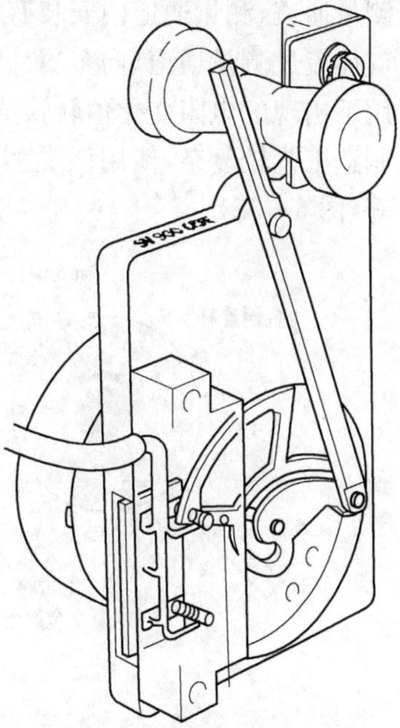

图 6－20　步进剪刀阀结构图

控制增减约10%的流量，剪刀阀上下有光电检测，以确认硅胶管的关闭和完全打开。

（四）流量传感器

流量传感器是呼吸机的关键部件之一，顾名思义流量传感器是用以监测气流速度参数，反馈给机器的电子部分以控制呼吸机精确通气。流量传感器不仅获得气流速度的信息，通过时间积分还可计算出通气量（图6-21），结合压力数据可计算出阻力和顺应性等数据。而且流量传感器也是流量触发的关键之一（见下节）。呼吸机进步的标志因素之一就是流量传感器技术的发展，理想的流量传感器应该是精确、可靠、价廉、耐用。现代呼吸机流量传感器每秒可以测量100～1 000个气流速度数据，由此可见除了传感器本身的技术外还需要强大的电子技术包括软件及硬件技术的支持。

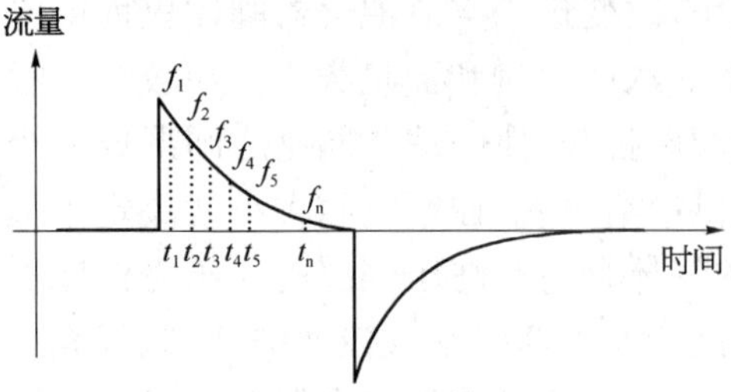

图6-21　通气量的计算

可计算通过流量、时间积分得出通气量，表达为

$$\sum V_T = (f_1 \times t_1 + f_2 \times t_2 + f_3 \times t_3 + f_4 \times t_4 + \cdots + f_n \times t_n)$$

呼吸机的生产厂家不同，呼吸机的结构和工作原理存在一定的差异，流量传感器的构造、安装部位、数量有所不同，相应的工作原理也不同。传感器在呼吸机中的位置既有安装在机内气路系统减压之前的，也有安装在流量阀之后的，还有安装在机外呼吸管道系统的远端或近端的。根据工作原理，目前流量传感器主要有测压式、热丝式（晶体热膜式）和超声式等几种。

1. 测压式流量传感器

（1）压力感应式（应变片式）流量传感器：此类传感器在主气路旁并行有一条很小的测量通道，测量通道内安装有一个薄金属片，金属片由薄连杆支撑，连杆另一头固定。当气体流过测量通道，向金属片施加力量而使之发生弯曲，通过测量电桥将应变片在气流作用下出现的电阻变化值转换成桥路的不平衡电信号输出从而测量流速。这种流量传感器制造工艺较复杂，使用该类型流量传感器的呼吸机有Siemens 900C、Siemens 300/300A等（图6-22）。

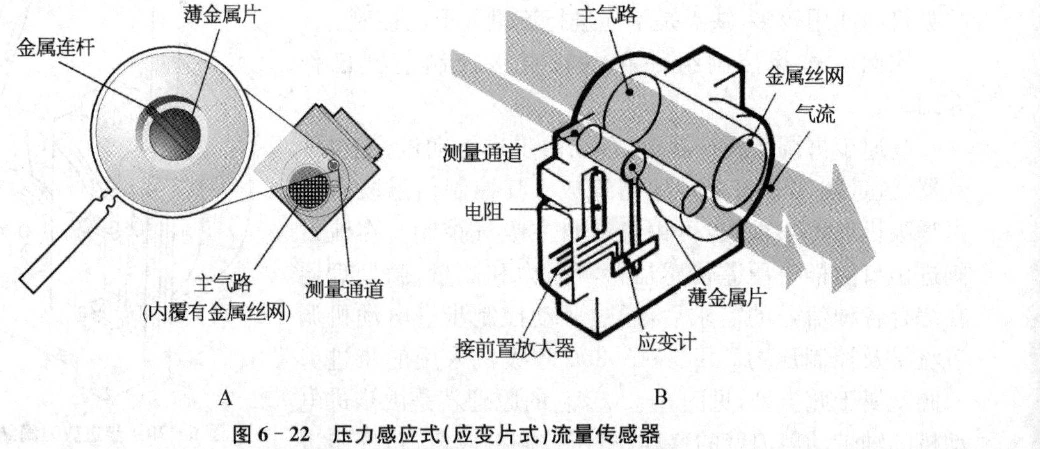

图6-22　压力感应式（应变片式）流量传感器

A. 流量传感器外观；B. 流量传感器结构示意图

(2) 压差式流量传感器：压差式流量传感器为测量管，其内有一阻挡块，在阻挡块两侧各有一个测压孔，分别测取气流上、下游两端的压力，压力直接或通过软管传递给压力计。通气时气流经过阻挡块，由于其节流作用，使流速加大，并在其两端形成一定的压力差，上游端压力大于下游端压力，依据贝努利定律和质量守恒原理换算出流量。在一定范围内压差的大小与气体流速成线性关系，即流速越快，压降越大，则产生压差电信号越强。但是在流量很低时（如应用于婴幼儿通气）压差的大小与气体流速曲线呈非线性，需配置软件校正，才能提高使用范围。

压差式流量传感器具有尺寸小、重量轻、结构简单、价格较便宜（尤其是一人次性使用的）等优点。

此类传感器有安装在呼吸机外部的和安装在呼吸机内部的吸入压差式流量传感器两大类。安装在呼吸机外部的又有患者的近端和患者的远端两种形式之分。近端型一般采用有机材料制造，多为一人次使用，工艺简单。但传感器安装在呼吸机回路与人工气道之间，因靠近患者的气道，容易被分泌物及冷凝水堵塞。另外，虽然压差信号取样点靠近患者，理论上更为准确，但实际上是通过一段长长的软管把压差信号传回呼吸机内部的压力计才能换算出流量，因此经过一段较长距离的传输后压力信号会衰减而失真，尤其是低龄、低体重的儿科患者本身的压差信号就很微弱（低流量、低潮气量），这可导致呼吸机无法准确监测通气量，甚至监测失败。远端型的安装在呼吸机回路的呼气端，一般采用铝合金或有机材料制造，为重复使用的，可以配置过滤器保护，但压差信号取样点离患者较远，同样存在信号衰减的问题。

该类流量传感器在呼吸机上受到广泛使用，如 Bird 8400、Bear 1000、Hamilton 系列的 Raphael、Galileo、E-vent inspiration 等，前两者的为远端型，后两者的为近端型（图 6-23）。

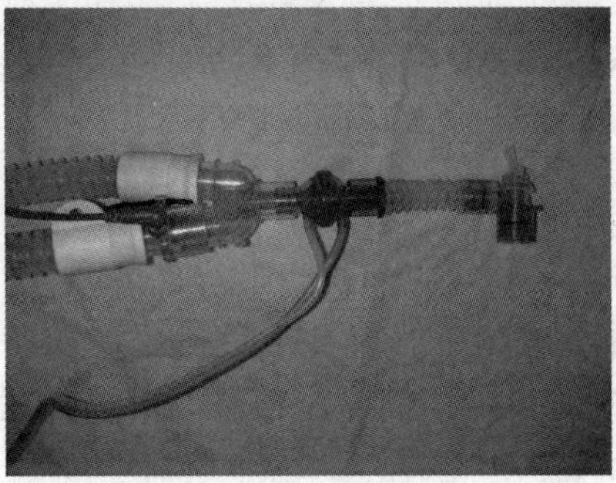

A

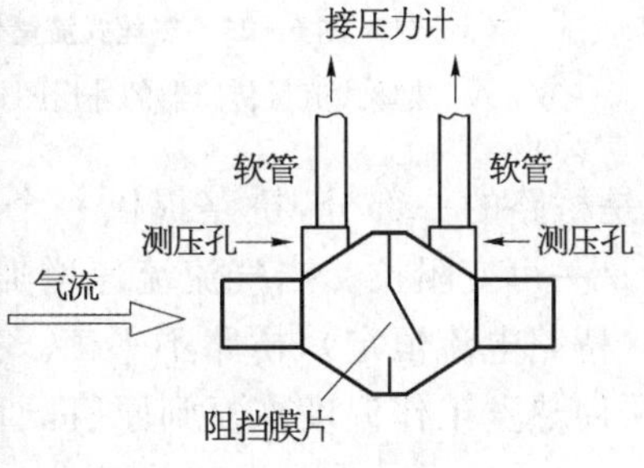

B

图 6-23　压差式流量传感器

A. 流量传感器的外形图；B. 流量传感器的结构示意图

2. 热丝式流量传感器与热膜式流量传感器　两者的工作原理基本相同，都是基于热平衡原理和惠斯通电桥进行检测的。测量通道中的热丝或热膜为惠斯通电桥的一个桥臂（图 6-24），桥路提供一个恒定的驱动电流，无气流流经时，各段的阻抗相等，电桥达到平衡状态。当气流流过热丝（热膜）时，由于热交换的原因，热丝（热膜）温度会改变，使电桥偏离平衡，并且输出信号，经放大后由反馈回路自动调节热丝（热膜）电流，使

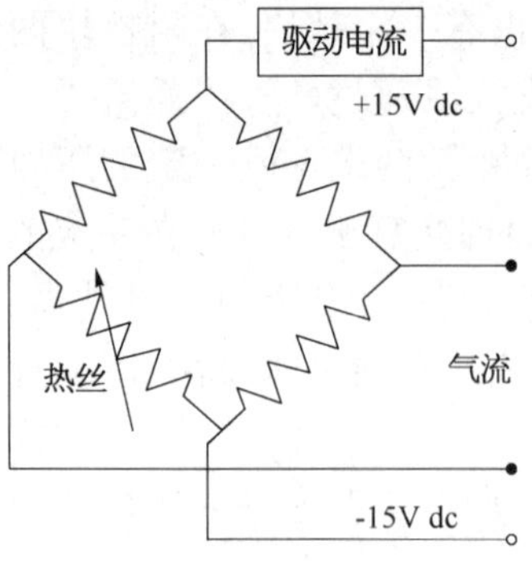

图 6-24　热丝式流量传感器的工作原理

热丝(热膜)工作温度恢复到原值,也就是电桥又重新恢复到平衡状态。通过测量反馈的电压信号就可以测量出气体的流量。

Babylog 8000、Savina 和 Evita 系列(Dräger 公司)的呼吸机采用的是热丝式流量传感器,结构示意图见图 6-25A。

PB 840 呼吸机的流量传感器采用的是晶体热膜式流量传感器,示意图见图 6-24B。它是将桥路电阻、驱动电路、运算放大和信号处理电路等制作在一印刷电路板上,和流量测量管组件一体组成流量传感器。

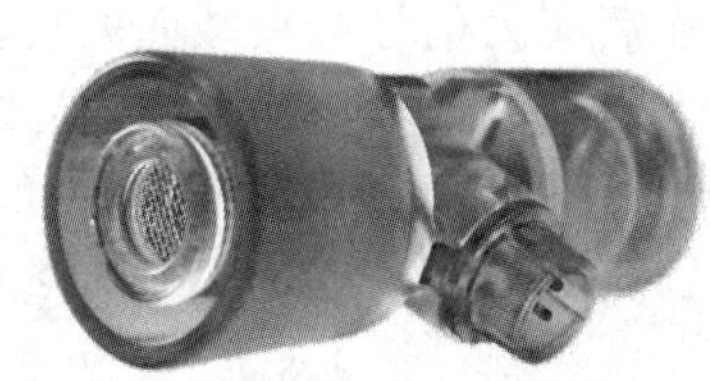

A

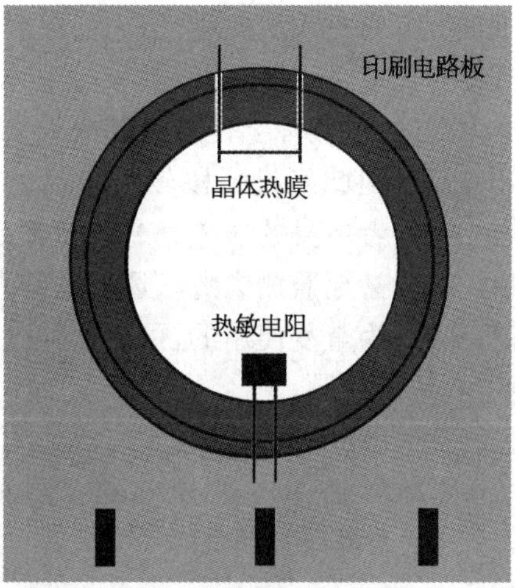

B

图 6-25　热丝式流量传感器和热膜式流量传感器

A. 热丝式流量传感器的外形图；B. 热膜式流量传感器的结构示意图

热丝是桥路的一部分,桥路提供一个恒定的驱动电流。无气流时,各段的阻抗相等。热丝是一可变阻抗。当气流流速增加时,热丝温度下降,阻抗也下降,通过热丝的电流增加(桥路电流恒定),桥路不平衡。并且输出信号经放大后由反馈回路自动调节热丝电流,使热丝工作温度恢复到原值,通过测量反馈的电压信号就可以测量出气体的流量。

热丝(热膜)式流量传感器同样有外置和内置两种形式,内置型安装在呼吸机内部的呼气回路末端,可以配置过滤器保护,一般为耐用型的有机材料制造。也有个别呼吸机吸入流量传感器使用热丝式,配置在呼吸机内部送气口附近。外置型也同样有近端和远端两种形式之分。采用有机材料制作,有一人次性使用和反复耐用两种。近端安装的位置靠近患者人工气道处,精确性更高,但同样容易受分泌物影响。而远端安装位置也同样存在监测取样点离患者较远、流量信号衰减的问题。

此类流量传感器主要优点有:准确度高、反应时间速度快,几乎不因测量而导致压力损失。

目前多种高端儿科专用呼吸机均采用近端安装热丝式流量传感器，如 Babylog 8000 plus（德国 Dräger 公司）（图 6－12）、SLE 500（英国 SLE 公司）（图 6－26）和 Stephanie（德国 Stephan 公司）等呼吸机。部分采用该流量传感器的呼吸机用于新生儿、小婴儿通气时把流量传感器安装在患者的近端；用于普通患者通气时则把流量传感器安装在患者的远端，以减少流量传感器的耗损，如 Evita 4、XL 呼吸机（德国 Dräger 公司）（图 6－27）。采用热膜式流量传感器的有 BP 840 呼吸机（图 6－11）。

此类流量传感器主要缺点是热丝容易玷污，使热敏电阻感应到气体带走的热量变小，从而影响检测的灵敏度，或无法感应到气体的流速，甚至烧灼、损坏而报废（图 6－28）。

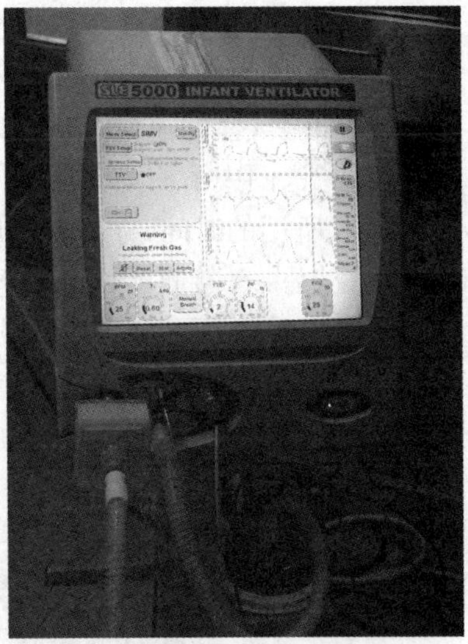

图 6－26　SLE 儿科专用呼吸机

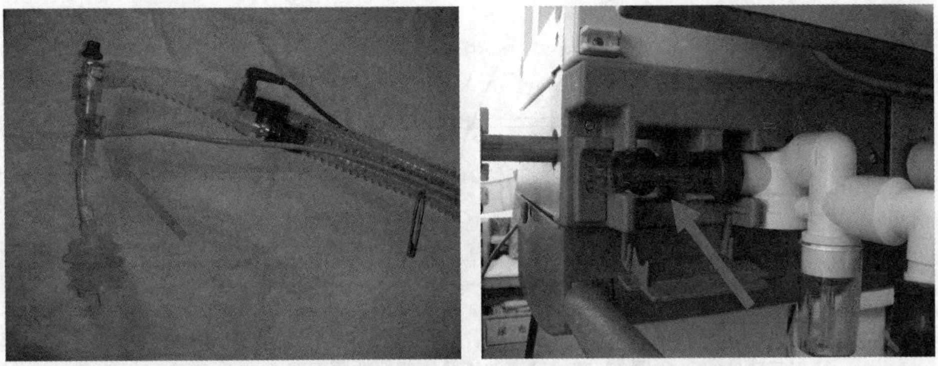

A　　　　B

图 6－27　应用热丝式流量传感器的 Evita 4 呼吸机（德国 Dräger 公司）

A. 用于新生儿、小婴儿通气时把流量传感器安装在近患者端；
B. 用于普通患者通气时把流量传感器安装在呼吸回路呼气端

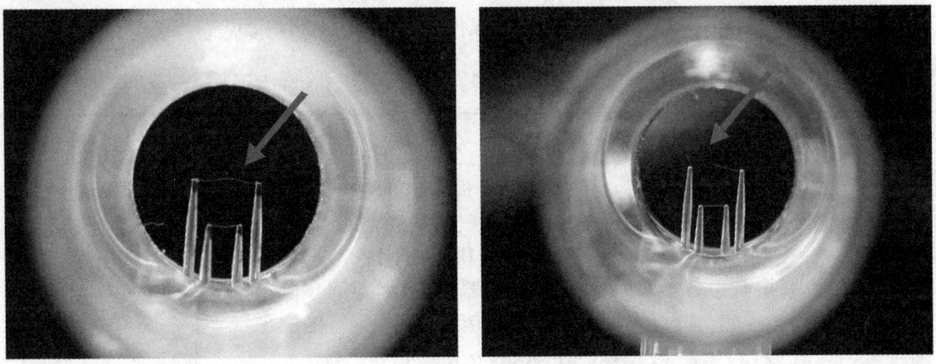

A　　　　B

图 6－28　损坏的热丝式流量传感器

A. 变形；B. 烧灼

3. **超声波流量传感器** 超声波流量传感器的原理主要是根据超声波在气体中的传播速度与气体的流动速度有关，利用这一特点可以计算出气体的速度，再根据管道的截面积，便可知道气体的流量。该传感器使用两个超声探头(如图 6－29 所示，A 和 B 代表两个超声探头，图中箭头为气流方向)，机器首先测量超声从探头 A 发射经气道壁反射至探头 B 接收所用的时间，称为顺流时间(downstream time)；然后测量从探头 B 发射经气道壁反射至探头 A 接收所用的时间，称为逆流时间(upstream time)。两者的时间差与气体流量呈对应关系，同时内置温度探头进行温差校正。

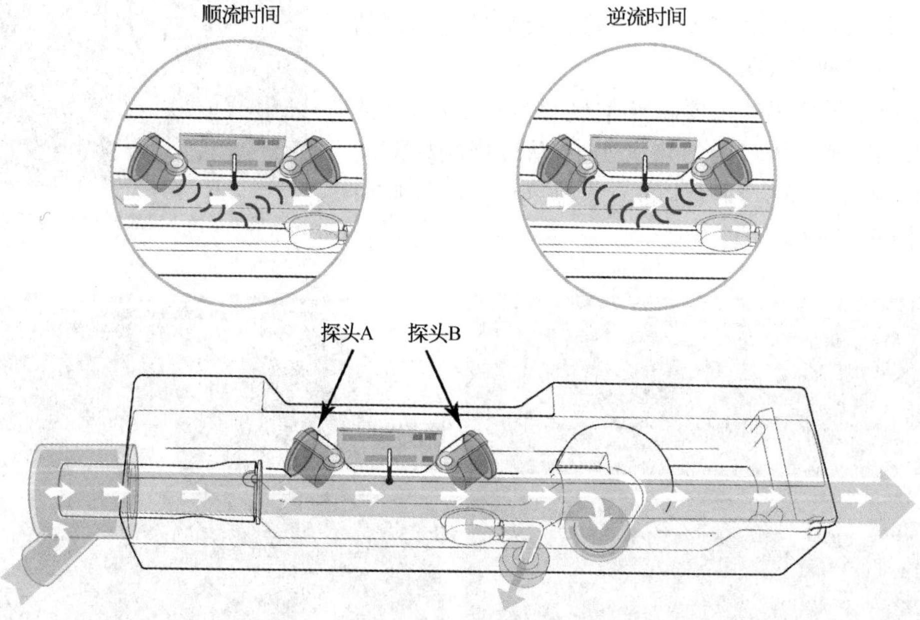

图 6－29 超声波流量传感器的原理图

箭头为气流方向

该传感器的优点是不会影响管路内气体的运动，主要缺点是造价成本较高。目前只有 Maquet Servo i 呼吸机(瑞典 GETINGE 公司)应用超声流量传感器。

三种流量传感器优缺点和安放不同位置优缺点的比较分别见表 6－2、表 6－3。

表6－2 不同工作原理流量传感器的比较

要点	压差式	热丝式	超声波式
流量传感器的安装位置	位于 Y 形管与气管导管之间(近患者端)或呼吸机管道的呼气端(远患者端)	位于呼吸机管道的呼气端或位于 Y 形管与气管导管之间 个别呼吸机同时配置两个位置的流量传感器，可根据不同年龄组的患者来选用	位于呼吸机管道的呼气端
敏感性	较差	较佳	较佳
易损性	不容易损坏，容易受气道分泌物干扰	容易损坏	介于前两者之间
费用	便宜	昂贵	十分昂贵

表6-3　不同位置流量传感器的比较

位于呼吸机管道的呼气端(远患者端)	位于Y形管与人工气道之间(近患者端)
敏感性较差	较灵敏,监测的参数更准确,更符合儿科的要求;工作环境恶劣:潮湿、热,容易受气道分泌物的干扰
不容易损坏	容易损坏

(五) 呼气阀

呼气阀是正压通气的重要部件,主要作用是在吸气时封闭呼气回路,保证气体能输送给患者;而呼气时阀门打开,同时维护PEEP/CPAP压力。它是吸-呼气切换的基础。根据工作原理呼气阀有气囊活瓣气控式、电磁机械控制式、气流封闭限制式和主动电磁阀式等。

气囊活瓣气控式的原理是直接将电磁阀打开,由通气主气路放出一路气体,驱动控制呼气活瓣膨胀,在吸气相时封闭回路,以保证潮气量/压力的控制。

气流封闭限制式主要用于新生儿呼吸机,在吸气相时呼气阀驱动释放反向气流而起到封闭活瓣的作用,达到封闭回路的目的,能够保证呼气回路气体不被重复吸入。

电磁机械控制式、主动电磁阀方式的工作原理与同类之吸气流量阀类似。

(六) 氧浓度传感器(氧电池)

氧浓度传感器(oxygen sensor)(图6-30A)装在呼吸机的空氧混合器与患者送气端之间,用于测量输给患者的混合气体的氧浓度是否与设定值一致。氧浓度测量范围为0～100%,目前氧浓度的工作原理是基于原电池的基本原理(图6-30B),故常称作氧电池(oxygen cell)。具体就是监测的气体样本通过扩散隔膜进入到传感器内的电解液中,电解液内有两电极——阳极即工作电极(金电极)和阴极(铅电极)。监测气体样本中的氧气在工作电极上还原反应:

$$O_2 + 2H_2O + 4e^- \longrightarrow 4OH^-\text{;同时阴极被氧化:}2Pb \longrightarrow 2Pb^{2+} + 4e^-\text{。}$$

总反应:$2Pb + O_2 = 2PbO$。

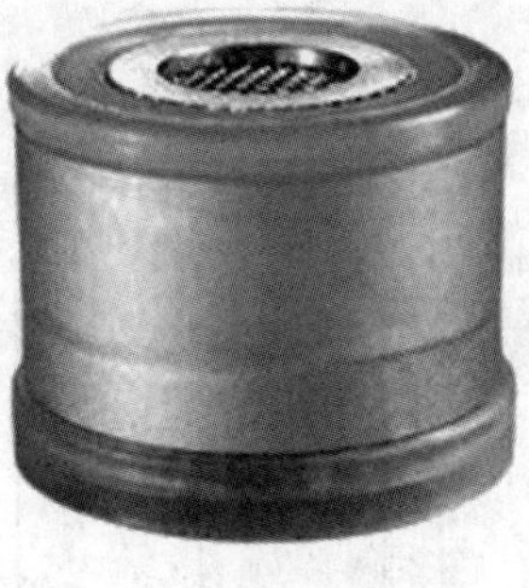

A

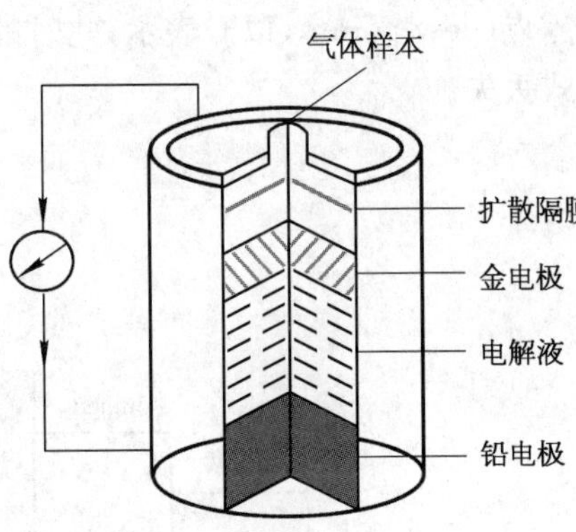

B

图6-30　氧浓度传感器

A. 氧浓度传感器外观;B. 氧浓度传感器结构原理图

在阴(阳)极形成的电路中产生一个与氧耗速度成比例的电流,氧气到达电极的速度受扩散隔膜的影响,电池电流是这个速度的一个正函数,那么电池电流实质上是气体样本中氧气浓度的正函数:输出的电流(μA)=K log(1/1−C),K 为一个常数,C 是气体样本中的氧分压。

因此,测量电池的电流值则可监测样本中的氧浓度。

一般氧电池的工作寿命通常只有 1~2 年,主要随实际操作环境而有所变化,如在高氧浓度或高温状况下其使用寿命将可能会缩短。

三、呼吸机外置组件

呼吸机的外置组件包括温湿化器、呼吸管路、雾化组件和空气压缩机、车架、吊臂等。

(一) 湿化器

生理状态下气道把吸入的气体进行加温、加湿,达到体温 37 ℃并被水蒸气饱和(等温饱和界面,isothermal saturation boundary, ISB),水分是以水蒸气的形式进入呼吸道。大部分加温、加湿过程在鼻咽和口咽中进行,剩下的在气管和初级支气管分支中进行。呼气时,气体中少部分的热量和水分在气道表面形成冷凝水被回收,而大部分则都被呼出了体外。在等温饱和界面下,肺部的气体温度为体温,并被水蒸气饱和,使黏液纤毛转运系统功能处于最佳状态。而建立气管插管或气管切管等人工气道后,身体的自然生理湿化系统被绕过,吸入的气体虽被加温但没有加湿,与正常生理气道相比,人工气道会使肺部丧失更多的水分,身体的自然生理防御机制如咳嗽反射等受抑制;另外,黏液纤毛转运系统从下气道转运出来的黏液积聚在气管插管的末端,当这些黏液接触到相对湿度低的气体时也会被脱水,以上几点均增加了气道堵塞的危险。所以机械通气时的温湿化是气道管理的重要环节之一。

下面说明一下湿度的几个概念,湿度就是气体中所含的水蒸气,其中绝对湿度(AH)指每升气体中含有水蒸气的量,一般以 mg/L 表示;相对湿度(RH)指的是气体中含有水蒸气的量与其最大水蒸气容量的比值,以%表示。提高气体的温度可增加其水蒸气的最大容量,降低气体温度则减少其水蒸气的容量,见图 6-31。气体为 100%相对湿度时的温度称为结露点(dew point),以℃表示,此时的气体叫饱和气体,低于该温度时水蒸气以冷凝水的形式丢失。

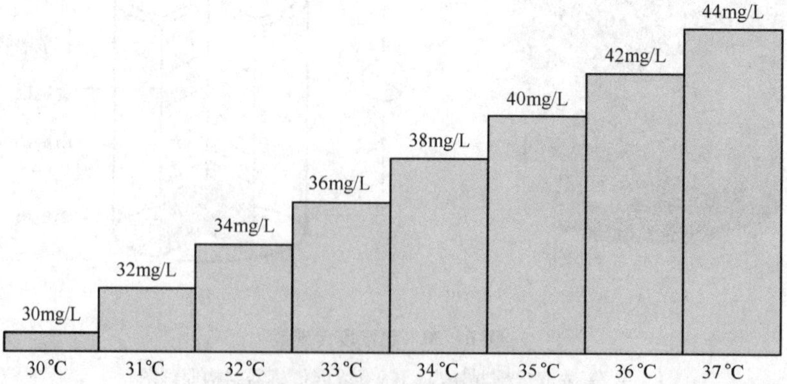

图 6-31　温度与水蒸气容量间的关系

1. **热湿交换器(人工鼻)** 人工鼻,是仿生骆驼的鼻子制作而成,其核心结构为包含有化学吸附剂的数层不同材料组成的细孔纱网,呼气时能吸附呼出气中的部分热量和水分;吸气时,它能将所吸附的热量和水分用于加温湿化吸入气体。临床试验表明:人工鼻能加热低于体温 5~6 ℃的吸入气体,即使在高通气状态下也能减少体热的丢失,用于有自主呼吸长期气管切开的患者,能改善痰液的性状和分泌物的颜色,防止新的细菌感染,与加热湿化器相比不增加堵管发生率,并可保持远端呼吸机管路的清洁。它集中了各种湿化方法的优点,能保证体温,使用方便、简单。但人工鼻只能利用患者呼出的气体来加温湿化吸入气体,并不能额外提供热量和水分,因此对那些原本就存在脱水、低温或肺部疾病引起分泌物潴留的患者及因呼吸中枢发育不完善导致自主呼吸微弱或没有自主呼吸的早产儿使用人工鼻并不理想。同时人工鼻能增加气道阻力、死腔容积及吸气做功,不推荐在慢性呼吸衰竭患者尤其是撤机困难的患者应用。

2. **加温湿化器** 除个别配用自有的品牌外,目前国内的呼吸机绝大部分均配用 MR 系列(新西兰 Fisher & Paykel Healthcare 公司)加温湿化器。MR 系列包括 MR 410、MR 810、MR 730 和 MR 850 等型号。

MR 410 是早期的普及型湿化器,它只能给湿化水罐加热而不能加热呼吸回路,因此加热了的气体会在输送给患者的过程中冷却而析出冷凝水,加温、加湿效果较差,呼吸回路的吸气端与呼气端均需配备集水杯以收集冷凝水。进入患者气道时气体的温、湿度受呼吸的模式、气体的流量、呼吸管路的长度和室内环境温度所影响。据厂家资料显示,即使把湿化器的温度档设置在最高的 8、9 档,由 MR 410 输送到患者气道的气体温度也只到 30~32 ℃,绝对湿度为 32 mg/L 左右。

MR 810 是新一代普及型呼吸湿化器,虽然不是伺服控制,但有两套加热系统。在加热丝模式时可以与加热呼吸回路一起使用,在温度、湿度输出和冷凝水的控制方面有一定改善。据厂家资料显示,在湿度档设置在最高档(三只指示灯全亮)时输出到患者气道的温度可达 32~35 ℃,绝对湿度为 36 mg/L。而在非加热丝模式时温度、湿度输出与 MR 410 一样。

MR 730 与 MR 850 湿化器为伺服型加温,均有两个系统分别控制从湿化水罐中输出气体的温度和在呼吸回路中加热的温度,见图 6-32、图6-33。

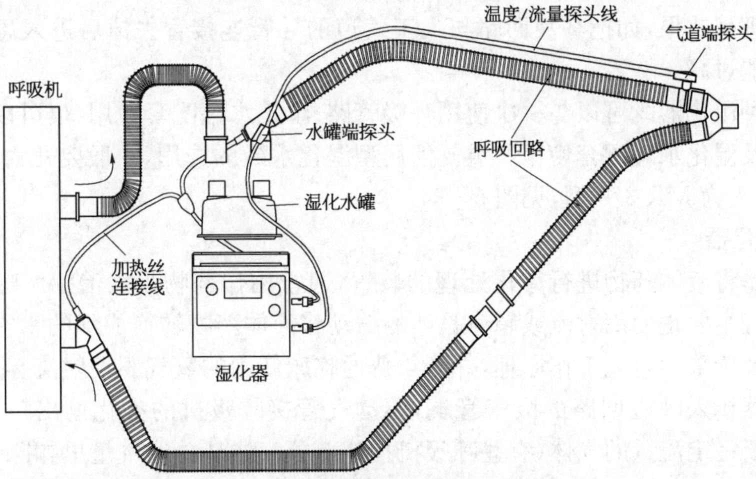

图 6-32 伺服型加温湿化器结构简图

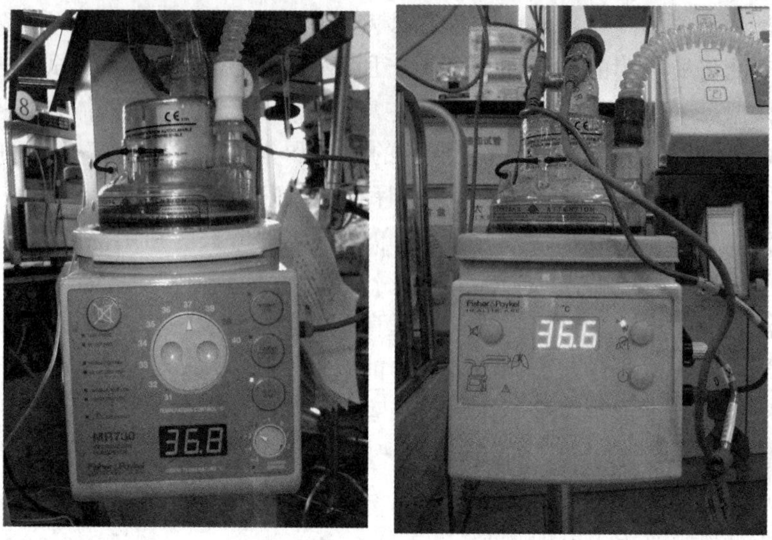

A B

图 6-33 伺服型加温湿化器

A. MR 730 湿化器；B. MR 850 湿化器

MR 730 湿化器与 MR 850 湿化器分别在 1992 年、1999 年投入市场，现后者逐步取代前者。MR 730 湿化器可以允许使用者在一个较宽的范围内分别设定气道端温度和湿化水罐端温度；而 MR 850 则只有系统默认值，控制离开湿化水罐的气体加热至 37 ℃，气体通过加热的呼吸回路时气体继续被加热，到达气道端温度探头的温度自动控制为 40 ℃，经过 Y 形管和导管连接管温度又下降 3 ℃，当进入患者气道的温度就正好是 37 ℃，湿度仍是 44 mg/L。

伺服控制型湿化器理论上既能输送最佳湿度的气体，同时又能最大限度地减少呼吸回路的冷凝水。但实际应用中两者有不同的特点，临床工作者应注意：MR 730 可分别设定气道端温度和湿化水罐端温度，因此必须正确设置各温度值，方能保证机械通气患者得到最佳湿化；而 MR 850 各温度为默认值，不可调节，如果使用非原厂提供的呼吸回路则可能达不到理想效果，如把呼吸回路与人工气道的导管连接管去掉后进入患者呼吸道的气体温度可能过高。

以上几种湿化器既可以与一次使用呼吸管路-湿化水罐配套使用，也可以与重复使用的呼吸管路及湿化水罐配套使用。重复使用型湿化水罐的选用，一般婴儿为 MR 340 型，较大儿童、成人为 MR 370 型，见图 6-34。

（二）雾化器

雾化器是将液体药物进行雾化处理的装置，通常用作药物吸入治疗。呼吸机用雾化器的工作原理主要是使用射流或超声晶体的振动将液体药物转换成细的水雾。大多数呼吸机的雾化装置采用射流工作原理，外形与普通临床使用的氧气驱动射流雾化器相似，使用时把雾化器接入呼吸回路的吸气管端，驱动气管接呼吸机的雾化输出口，见图6-35。由于射流需要一定流量的气体（有些呼吸机把这部分气体从总通气量里扣除，而另一些呼吸机则是额外的），因此此类雾化器工作时对患者的通气量可能有不同程度的影响，尤其

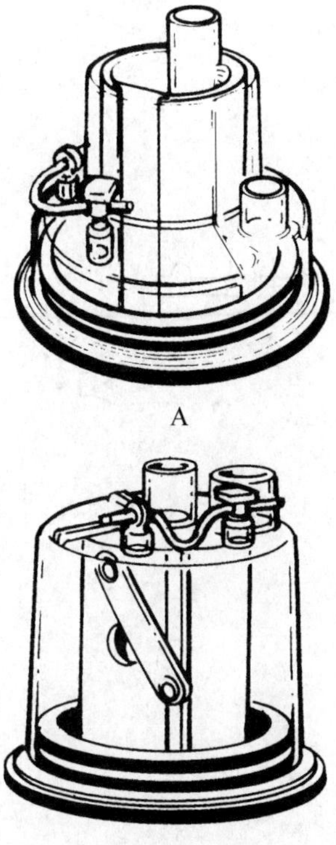

A

B

图 6-34　重复使用型湿化水罐

A. MR 340；B. MR 370

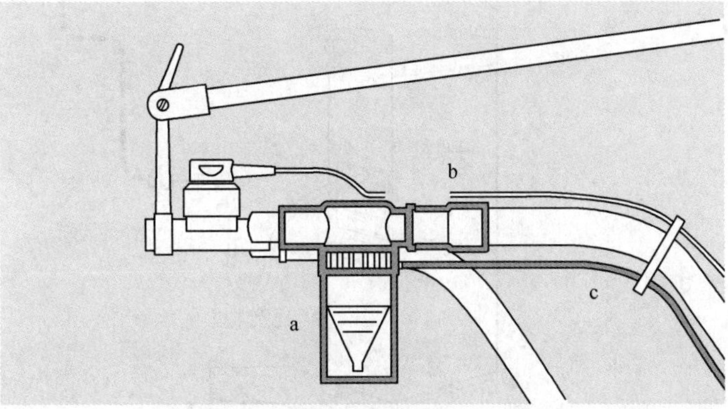

图 6-35　氧气驱动射流雾化器的连接方式

a：雾化器；b：呼吸回路吸气端；c：雾化器管道

是儿科患者。超声雾化器则对通气量没有影响，可安全地用于儿科患者，但此类雾化器为呼吸机专用的，价格较昂贵且容易损坏。Siemens 300/MAQUET Servo i 系列呼吸机均采用此类雾化器，但作为选配件，见图 6-36。其他厂家也有生产超声雾化器并可适用于各品牌呼吸机。

呼吸机通气应用雾化吸入应注意药物可随气流呼出至呼吸回路的呼气端，沉积在呼气阀、流量传感器等处而损坏上述设备。因此需要安装呼气端过滤器，或把流量传感器暂时卸下（这可影响呼吸机的监测）。

（三）呼吸回路（呼吸机外部管道）

呼吸回路是指呼吸机至患者人工气道之间输送气体的元件，包括吸气端过滤器、吸气管、Y 形接头、呼气管、集水杯和呼气端过滤器。呼吸回路的作用是将经过湿化或雾化的气体提供给患者，同时将患者呼出的气体通过呼吸活瓣直接排出。

目前临床使用的呼吸回路有一次性使用的及可复用的，前者一般用 EVA（聚乙烯醋酸乙烯）等材料制作，后者一般用 silicone（硅橡胶）或 Hytrel（热塑性聚酯弹性体）等材料制作。儿科患者应选刚度好、不易折曲的呼吸管道以免影响通气效果。而 Hytrel 具有橡胶的弹性、塑料的强度，以之制作的呼吸管道较为合适，但价格较昂贵。各年龄组患者不同尺寸呼吸管道的选择可参考表 6-4、表 6-5。需注意各厂家因产品线不同而略有差异，表 6-4 为 Hamilton 提供的资料，表 6-5 为 Fisher & Paykel Healthcare 提供的资料。

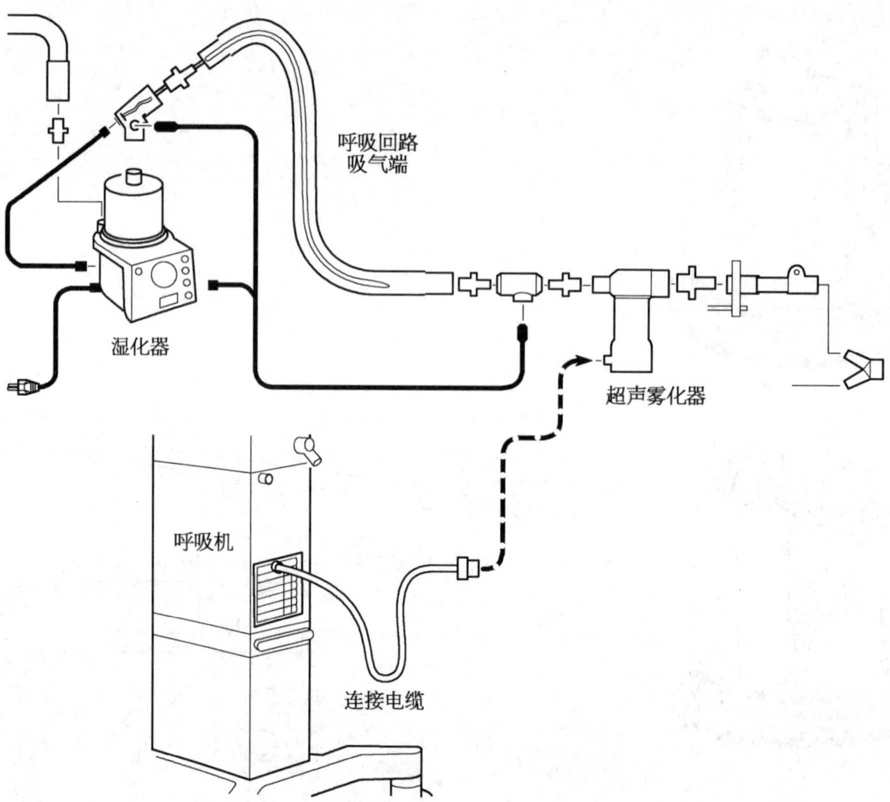

图 6-36　超声雾化器接入呼吸回路吸气端

通过电缆连接呼吸机处

表 6-4　呼吸机管道之尺寸与患者年龄的关系(Hamilton 资料)

患者体重(kg)	**患者年龄段**	**呼吸机管道之直径**(mm)
≤10	婴幼儿	10
10～30	儿童	15
30～200	较大儿(成人)	22

表 6-5　呼吸机管道之尺寸与患者年龄(潮气量)的关系(Fisher & Paykel Healthcare 资料)

患者体重(kg)	**潮气量**(ml)	**呼吸机管道之直径**(mm)
≤12～15	≤120	10
>12～15	>120	22

吸气端过滤器可保证输送到患者的气体干净、无菌。而呼气端过滤器主要是去除患者呼气中细菌及水分，以避免污染呼吸机和周围环境，保护呼气管端的呼吸机组件如呼气阀、流量传感器。无论吸气端、呼气端过滤器，使用一段时间则效率下降，临床上需注意观察，避免阻塞而导致气道阻力增加，影响通气效果。

集水杯用以收集呼吸回路内的冷凝水，采用非伺服型温湿化器的呼吸回路一般在吸气管端和呼气管端均有集水杯，既可避免冷凝水流入患者的气道，又可以保护呼气阀组件免受呼出气流中水汽的影响和破坏；而采用伺服型温湿化器的呼吸回路一般仅在呼气管端有集水杯。这是因为吸气管端装有加热丝而不出现冷凝水，但这常不可靠的，尤其是儿科患者，需加强气道管理，以避免冷凝水流入患者的气道及冷凝水在呼吸回路内抖动而导致误触发的发生。目前也有成人的一次性呼吸回路之吸气管、呼气管内均有加热丝而不带集水杯。

第三节　机械通气各时相

呼吸机正压通气时的一个周期可分为 4 个时相(图 6-37)。

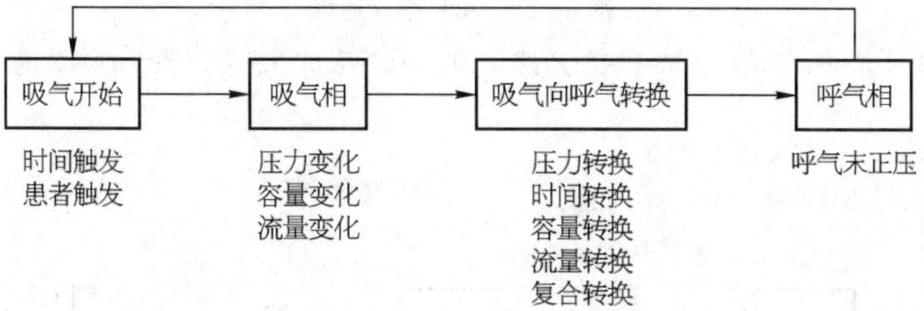

图 6-37　机械通气的 4 个时相

一、吸气开始

1. 时间触发(time triggering)　以正压通气模式通气时，如果患者没有自主呼吸，达到每一呼吸周期末呼吸机即开始输送气体给患者(吸气开始)，见图 6-38。呼吸周期(total cycle time, TCT)与吸气时间(inspiratory time, T_I)、呼气时间(expiratory time, T_E)和呼吸频率(ventilatory frequency, f)的关系如下式表达：$TCT=T_I+T_E=60\div f$。

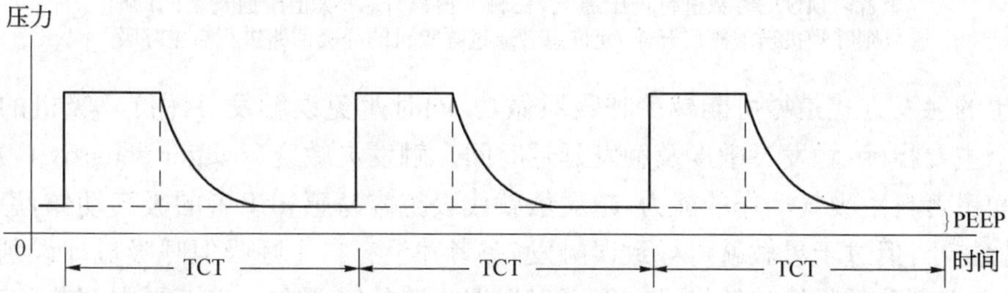

图 6-38　压力时间曲线

正压通气时，如果患者没有自主呼吸，达到每一呼吸周期末呼吸机即开始输送气体给患者

2. 患者触发(patient triggering)　患者触发即所谓的同步，就是由患者的自主吸气来启动正压通气。临床工作中经常有人以为 SIMV 模式下才具有同步的功能，其实这是误解，目前高端呼吸机只要设置合理，所有模式下均具同步功能。只是 A/C 等模式通气时，当患者出现自主的吸气动作且被呼吸机所感知，则启动呼吸机给患者以预设的参数进

行正压通气，见图 6－39；而以 SIMV 模式通气时，在触发窗时段内患者出现自主吸气动作且被呼吸机感知，则启动呼吸机给患者以预设的参数进行正压通气，在触发窗以外、两次正压通气之间的时段则呼吸机送气阀门开放，允许患者通过呼吸机的呼吸回路进行自主呼吸，见图 6－40。也就是说 A/C 模式下通气，患者接受的正压通气频率≥预设的通气频率；SIMV 模式下通气，患者接受的正压通气频率＝预设的通气频率。

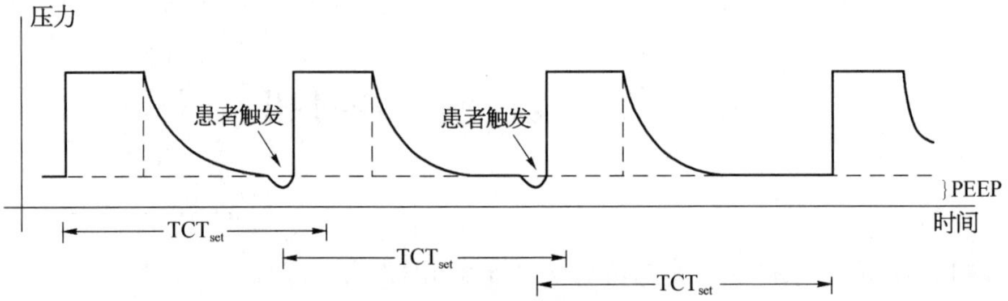

图 6－39　A/C 模式通气

当患者出现自主的吸气动作且被呼吸机所感知，则启动呼吸机给患者以预设的参数进行正压通气

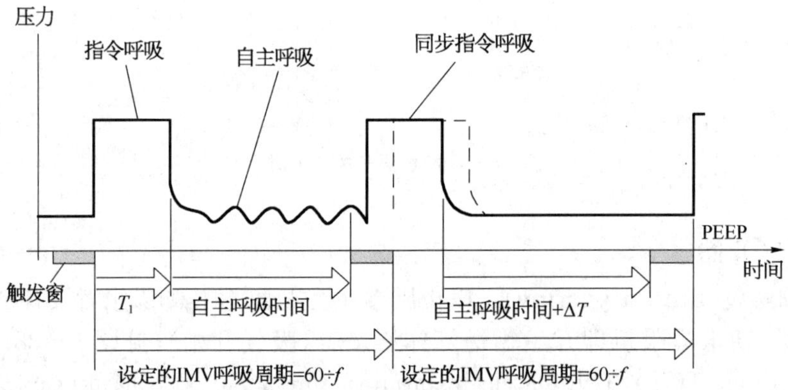

图 6－40　SIMV 模式通气

在触发窗时段内患者出现自主吸气动作且被呼吸机感知，则启动呼吸机给患者以预设的参数进行正压通气，在触发窗以外、两次正压通气之间的时段则呼吸机送气阀门开放，允许患者通过呼吸机的呼吸回路进行自主呼吸

理想的触发方式是尽可能减少呼吸肌做功，同时避免误触发。评价呼吸机的同步功能有两个主要指标：触发灵敏度及触发延迟时间。触发灵敏度（trigger sensitivity）就是呼吸机感知患者自主吸气动作的能力，越灵敏就代表越容易感知患者的吸气动作，患者的呼吸做功就越小，但过于灵敏就可导致误触发（患者并没有自主呼吸但呼吸机却误判为有自主呼吸）。大部分呼吸机的触发灵敏度可以根据临床的需要在一定范围内调节，工作中一般设置为患者不费力地吸气即能触发呼吸机送气但又不会出现误触发。触发延迟时间（trigger delay time）是指呼吸机从感知患者自主吸气至开始给患者送气的时间，见图 6－41。延迟时间为呼吸机的固有特性，该值越小呼吸机性能越好。儿科使用的呼吸机要求触发灵敏度要高、触发延迟时间要短。

部分早期设计的呼吸机由于技术条件的限制，灵敏度及延迟时间不能满足患者，尤其是不能满足小婴儿、新生儿同步通气的需要，而采用持续气流（continuous flow）系统，例

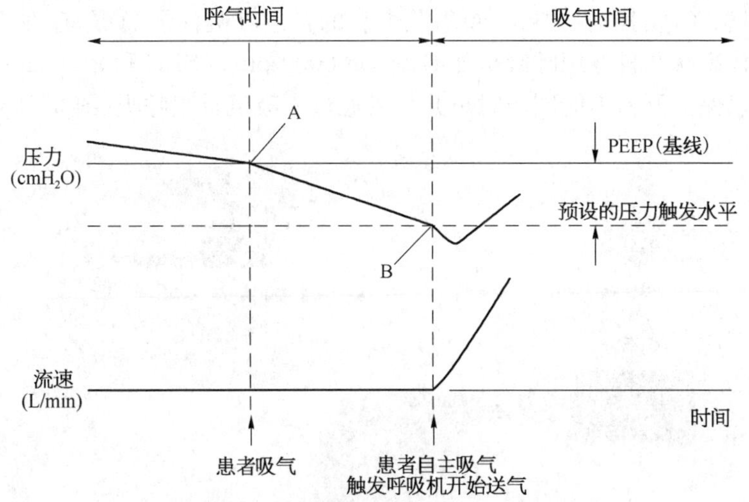

图 6－41　触发延迟时间(A 点至 B 点的时间)

如 Infant Star、Sechrist IV 100B 和 Newport 100、Newport 150 系列呼吸机等。Newport 100 系列呼吸机的持续气流系统有两个平行的内部回路，一个回路供患者自主呼吸，另一回路供正压通气。当患者自主吸气而无法触发呼吸机时，患者可经单向阀从自主呼吸回路内和贮气袋呼吸。当时间触发时，单向阀关闭，呼吸机正压输气给患者。自主呼吸回路内和储气囊内过多的气体通过泄气阀逸出(图 6－42)。采用该类系统的呼吸机技术要求较低，可不需要昂贵的传感器及电子元件，因此价格相对较便宜。

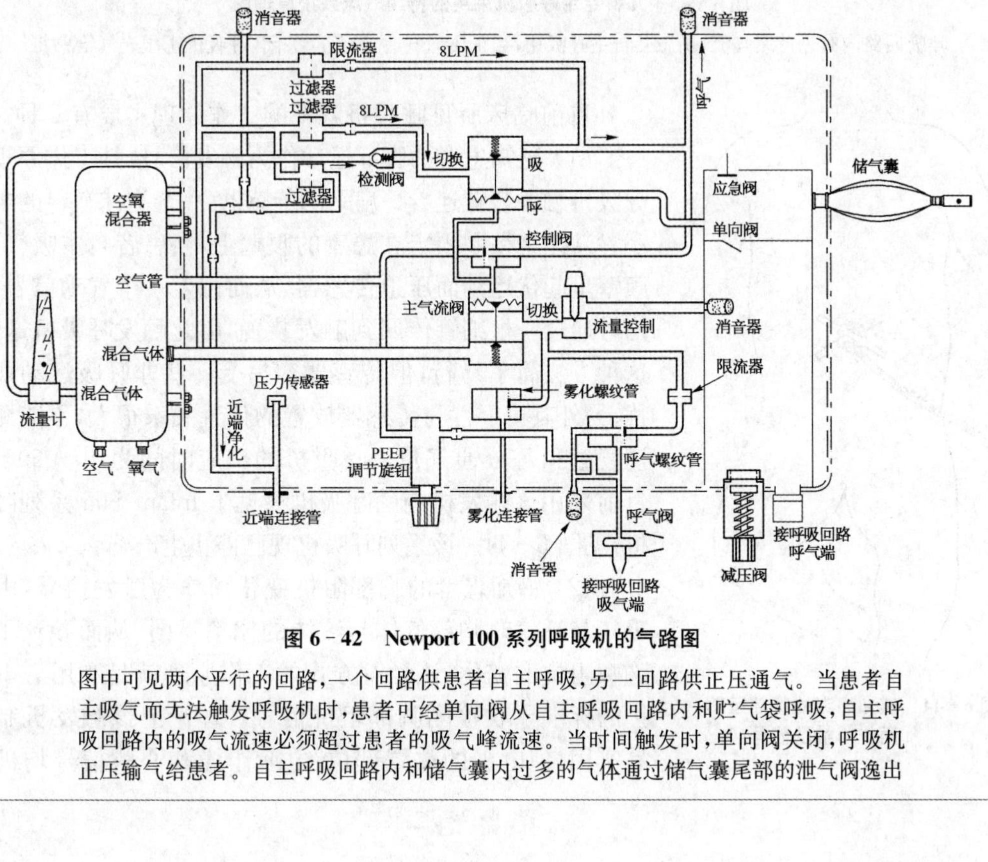

图 6－42　Newport 100 系列呼吸机的气路图

图中可见两个平行的回路，一个回路供患者自主呼吸，另一回路供正压通气。当患者自主吸气而无法触发呼吸机时，患者可经单向阀从自主呼吸回路内和贮气袋呼吸，自主呼吸回路内的吸气流速必须超过患者的吸气峰流速。当时间触发时，单向阀关闭，呼吸机正压输气给患者。自主呼吸回路内和储气囊内过多的气体通过储气囊尾部的泄气阀逸出

由于儿科患者，尤其是小婴儿、新生儿患者的自主呼吸浅弱急促，存在不能同步通气的风险，故现代高端儿科专用呼吸机如 Babylog 8000 plus、SLE 和 Stephanie 等仍采用持续气流系统，以保证万一不能同步时患儿仍可通过呼吸机自主呼吸(图 6-43)。

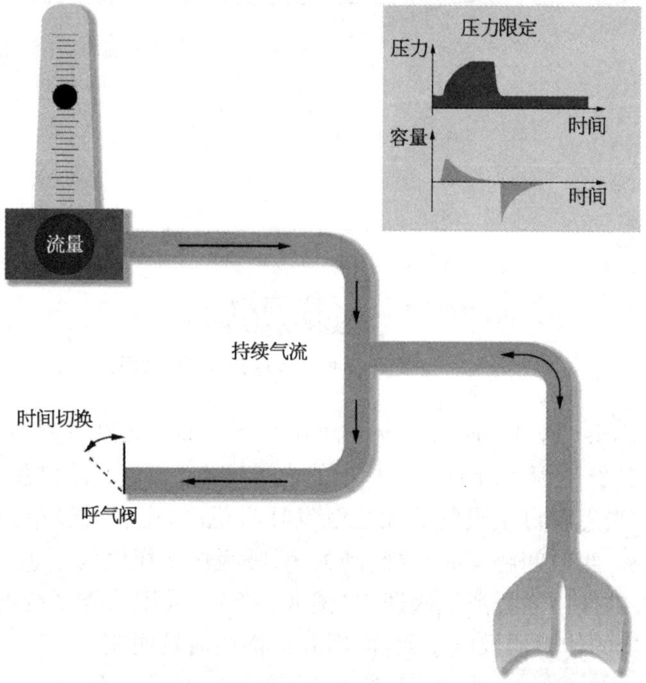

图 6-43　儿科专用呼吸机采用的持续气流系统原理图

呼吸回路内有一持续气流，供患儿自主呼吸用，当正压通气时，呼气阀关闭，呼吸机正压送气给患儿

目前临床所见呼吸机触发的工作原理主要有 5 种。

(1) 感知患者的腹部运动作为触发信号：其工作原理是呼吸机触发装置连着一扁平的传感器(一个泡沫塑料的柔软小囊)，把之粘贴固定在患者的腹壁上，当患者自主吸气，则腹壁呈起伏运动而压迫传感器，从而产生一个气动信号，该信号通过一根细管传回到触发装置，由此触发呼吸机送气。这种方法简单易行，但传感器容易受一些非呼吸运动所干扰；另外其可靠性与传感器放置的位置关系很大，不能测定潮气量和每分通气量。呼吸机的反应时间为 40～60 ms。目前采用该触发机制的呼吸机只见于 Infant Star 系列呼吸机，见图 6-44。该系列呼吸机现已停止生产。

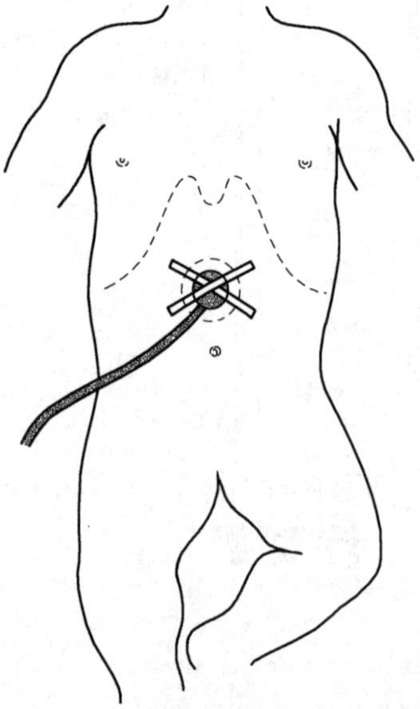

图 6-44　感知患者的腹部运动而作为触发信号

(2) 感知患者的胸部阻抗变化而作为触发信号：由于吸气与呼气时胸部气体与液体的比率不同，从而导致了经胸廓阻抗的变化，该触发方式的工作原理就是利用心电监护的标准导联检测胸部阻抗信号。理论上该触发机制简易实用，但电极的放置部位、电胶干燥和心跳信号均极易

影响胸廓阻抗信号的产生，另外需要联用特定品牌的心电监护仪也是其缺点。该触发机制的反应时间为 40～80 ms。患儿的主动呼气也可产生信号，触发呼吸机终止送气，因此可达到吸气和呼气完全同步，但不能测定潮气量。目前采用该触发机制的呼吸机只见于 Sechrist Ⅳ 200 呼吸机，该呼吸机现已停止生产。

(3) 压力触发：其工作原理是通过呼吸机内部的压力传感器检测患者自主吸气时气道压力的变化，如气道压力下降至所设定的触发敏感水平时则呼吸机送气(图 6－45)。采用该触发机制的呼吸机反应时间一般为 40～100 ms。目前大多数呼吸机均有采用该触发机制。但该触发机制的呼吸机用于新生儿、婴幼儿存在一定问题，因为大多此类型呼吸机的触发阈值较高，触发的最敏感值为－1 cmH_2O，且每一调节级数大多为1 cmH_2O，不是所有患儿的自主吸气都能达到此值，如新生儿的自主吸气负压可能仅为－0.3～－0.5 cmH_2O。因此该触发不够敏感；也有部分呼吸机能满足上述触发阈值达－0.1 cmH_2O，且每一调节级数为 0.1 cmH_2O，但此时触发阈值可能已过分敏感，只要呼吸机管道稍有抖动则触发呼吸机正压送气(误触发)，即出现所谓的自动触发(autotrigger)。新生儿、婴幼儿机械通气不宜采用该触发机制。

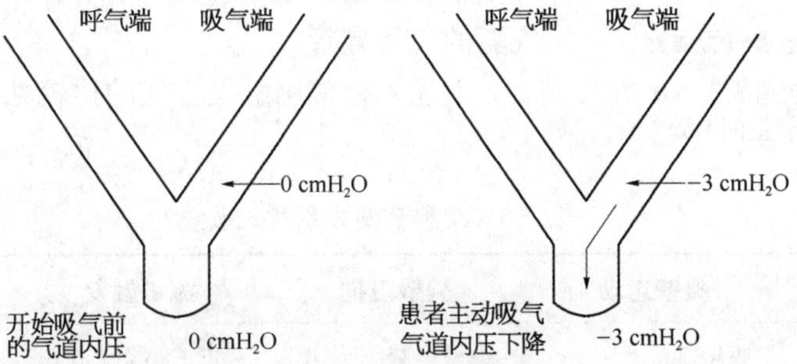

图 6－45　压力触发的原理图

(4) 流量触发：典型的流量触发原理是：呼吸机回路内持续输出一基础气流，也有称之为偏流(bias flow)，此气流量较小，不是为满足患者自主呼吸的，而是作为探测患者自主呼吸的哨兵。在患者自主呼吸前，由于呼吸机输出的气流量与返回到呼吸机流量传感器的气流量相等，因此流量触发不起作用；而当患者开始吸气，一部分气流被患者吸入，因此返回到呼吸机流量传感器的气流量少于输出的，当达到预设的触发值时则触发呼吸机送气，见图 6－46。部分呼吸机的偏流是可以调节的。

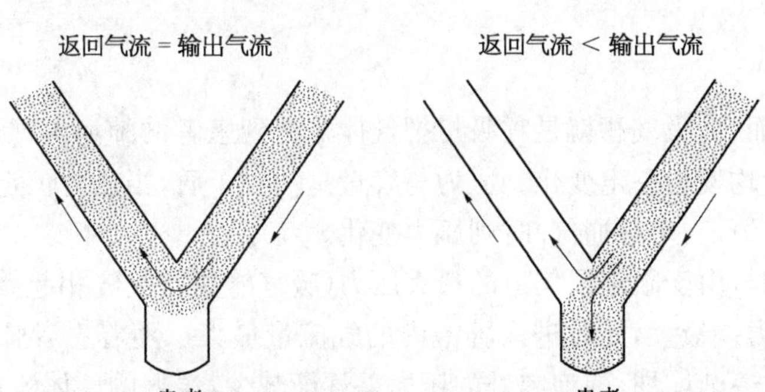

图 6－46　典型流量触发的工作原理

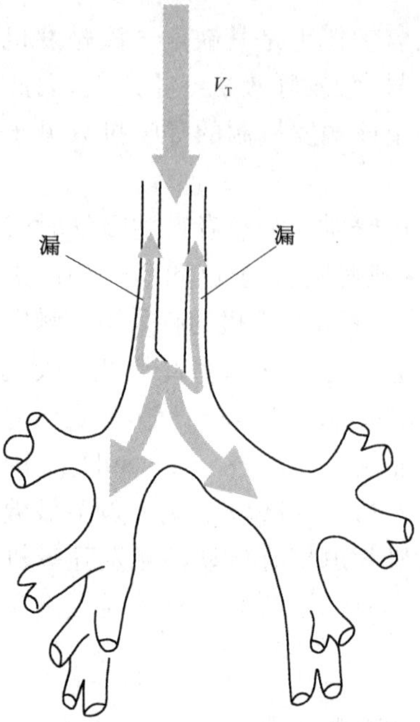

图 6-47 儿科患者气管插管

一般不带套囊，会造成气体从气管插管与患者气管壁间泄漏

流量触发比较灵敏，目前高端呼吸机均配有该触发方式，新生儿、婴幼儿机械通气宜采用该触发方式。但需注意，当某些原因导致呼吸机输出的气流量与返回到呼吸机流量传感器的气流量不等时，可导致呼吸机误触发，如不及时发现患者可因严重的过度通气而出现严重的呼吸性碱中毒。上述原因主要有：①流量传感器未校准或故障。②呼吸机-人工气道-患者的呼吸系统之间漏气，包括气胸施行了闭式引流术后。由于新生儿、婴幼儿的气管插管通常不带气囊（图 6-47），因此尤应注意。另外，呼吸机回路有冷凝水流动时也可产生伪信号而导致误触发。防止误触发首先要理解呼吸机的触发原理，其次要严密监测呼吸机-人工气道-患者。当出现上述情况时，可重新校准流量传感器，有故障的予以更换；适当调整流量触发的灵敏度；如气管插管漏气明显可重新放置大一号（或以上）的气管导管，或更换为带有气囊的气管导管。

上述 4 种常用触发方式的比较见表 6-6。

表6-6 几种触发方式的比较

触发方式	腹壁运动	胸壁阻抗	流量触发	负压触发
探头位置	腹壁	胸壁电极	近、远端气道	近、远端气道
感应方式	压力变化	阻抗	流量	负压
反应时间(ms)	40～60	40～100	25～50	40～100
特点	反应较灵敏	反应较灵敏	反应灵敏，可监测潮气量	触发方法简单，可防止误触发
缺点	受体位改变影响	电极需定时更换	感应器成本高	V_T 小不易触发

(5) 神经电活动辅助通气(neurally adjusted ventilatory assist，NAVA)：参见第八章相关专题。

二、吸气相

对于呼吸机而言，吸气相就是呼吸机把气体输送到患者的肺泡内，此时患者气道内的压力、容量和流量均发生一定变化。压力与容量是一对矛盾，当压力恒定（定压通气）时则容量变化；当容量恒定（定容通气）时则压力变化。

当定压通气时，由于限定了气道的最大压力（吸气峰压），吸气相起始时呼吸机管道与患者肺泡内的压力差最大，此时进入肺泡内的气流量最大。随着患者肺泡内气体量的增加，肺泡内压变化逐渐增加，肺泡内外的压力差逐渐减少，送入的气体流速逐渐减慢，如设置的吸气时间足够，最后则呼吸机管道内与肺泡内的压力差为零，气流停止进入肺泡，气流量降为零(图 6-48)。因此,采用压力切换模式通气时流量波形天然为减速波(指数递减)。

当容量恒定(定容通气)时,流量一般为恒定的(图 6-49),但现代呼吸机输出的气流可有多种形式供选择(图 6-50),不过实用的只有恒流和减速气流两种。

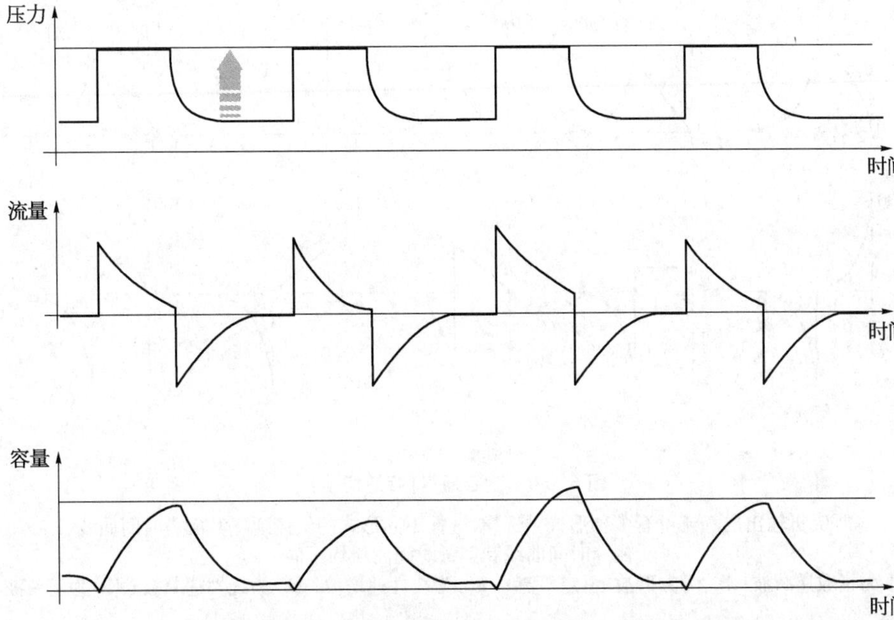

图 6-48　定压通气时压力、流量和容量与时间的关系

上一曲线为压力时间曲线,中间一曲线为流量时间曲线,下一曲线为容量时间曲线

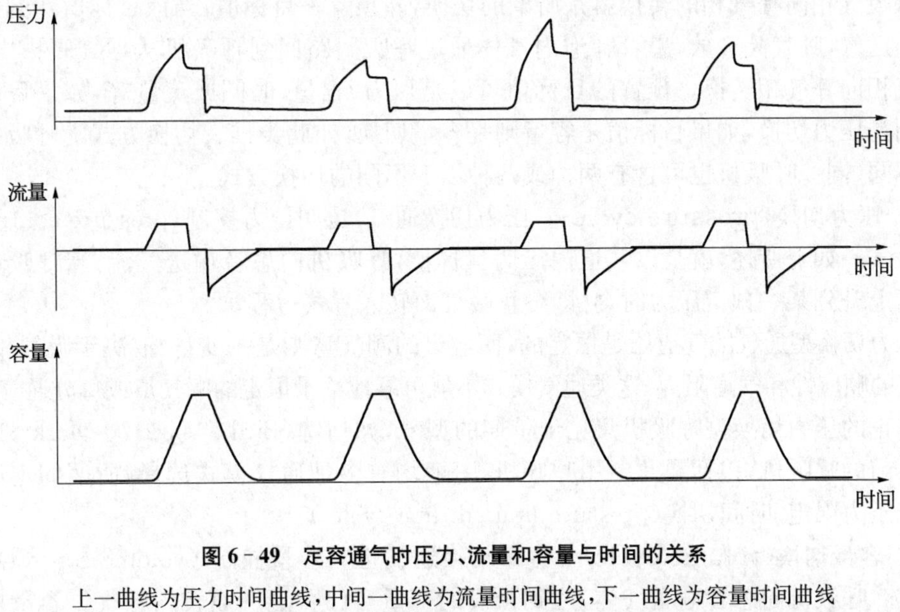

图 6-49　定容通气时压力、流量和容量与时间的关系

上一曲线为压力时间曲线,中间一曲线为流量时间曲线,下一曲线为容量时间曲线

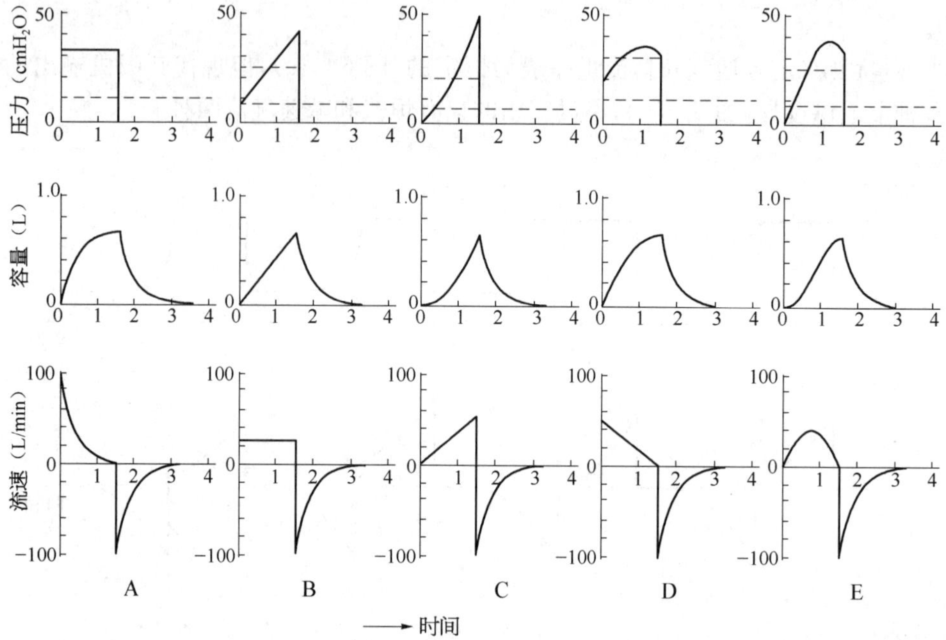

图 6 - 50　定容通气(容量切换)

呼吸机输出的气流可有多种形式供选择，选择不同形式的气流通气其压力时间曲线、流速时间曲线和容量时间曲线均不同

A. 为指数递减波；B. 为方形波(恒定气流)；C. 为线性递增波；D. 为线性递减波；E. 为正弦波

正压通气时压力、流速和容量与时间的关系还可参见表 6 - 9。

三、吸气向呼气转换

从吸气相向呼气相的转换就是所谓的切换，即预置一目标值，当该目标值达到则呼吸机停止送气，呼气阀开放，患者肺泡内气体通过呼吸回路回到呼吸机从呼气阀排出，呼吸由吸气相向呼气相转换。预置的目标值可以是压力、容量、时间或流量等，如果目标值是压力则是压力切换，如果目标值是容量则是容量切换，如此类推。切换方式随呼吸机的种类而不同，同一呼吸机也可含有两种或两种以上不同的切换方式。

1. **压力切换**(pressure cycle)　压力切换通气，也叫压力控制(pressure control)、定压型通气。如上所述，就是以气道内压为目标值，呼吸机向患者输送气流，当呼吸道内压力逐渐上升到某一预定压力时，立即终止吸气而转入呼气过程。

压力切换型通气的气道压是恒定的，而输出的潮气量则是一变量，取决于吸气相时间、胸肺部的顺应性和气道阻力，这类通气模式不能可靠地给予恒定的潮气量或每分通气量。

真正的压力切换型呼吸机只见于早期的型号，如鸟牌(Bird) Mark 7、Mark 8(图 6 - 1)。目前的呼吸机，包括婴儿专用呼吸机，一般均有多种通气模式选择，所谓的定压模式多属于压力限定-时间切换(pressure-limited time cycle)。

2. **容量切换**(volume cycle)　容量切换通气也叫容量控制 (volume control)、定容型通气。呼吸机向患者输送气体，达到预设的容量后停止送气而转入呼气。容量切换通气的通气容量(潮气量)是恒定的，而气道压是一变量：当气道阻力增加、肺顺应性下降则气道压增加；当气道阻力下降、肺顺应性增加则气道压下降。

对于 10 kg 以下的儿科患者一般不适合应用传统的定容型通气呼吸机或通气模式，尤其新生儿、早产儿。主要原因：①气管插管不带套囊会造成泄漏（图 6-47）。②新生儿及婴幼儿的潮气量小，而回路漏气和呼吸机管道内可压缩容量大，特别是采用的呼吸机管道强度不够，更容易致气体在管道内耗损（管道弹性伸长、扩张）（图 6-51）。

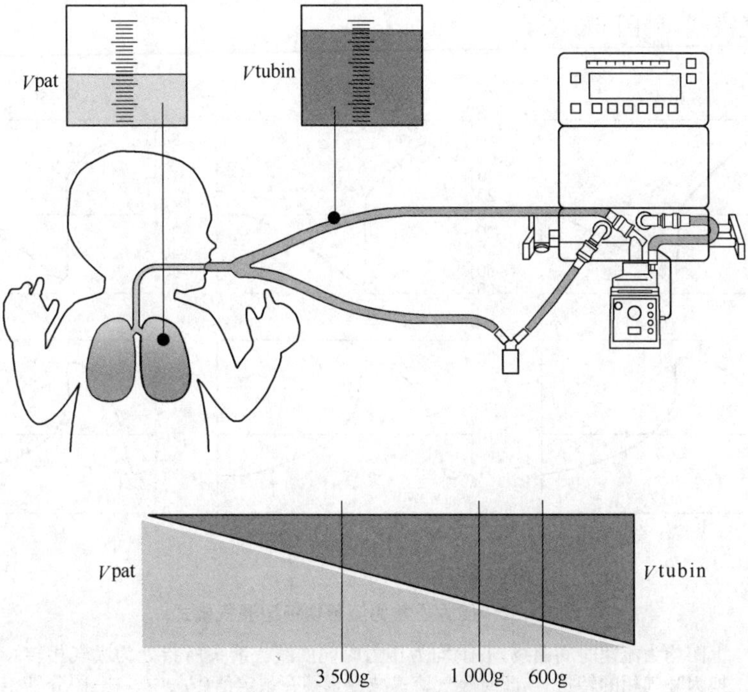

图 6-51　气体在呼吸机管道内的耗损

Vpat 为从呼吸机输送到达患者肺部的那部分气体；Vtubin 为从呼吸机输送到达呼吸机管道而没有参与气体交换的那部分气体。图中可见体重越轻 Vpat 占的比例越小，Vtubin 占的比例越大。3 500 g 代表该体重的患儿通气时 Vpat、Vtubin 两者所占的比例，余此类推

压力切换和容量切换为正压通气的两大基本类型，两者的优、缺点比较见表 6-7。

表 6-7　正压通气模式的两大基本类型

压力切换型通气	容量切换型通气
潮气量随肺顺应性和气道阻力而改变，通气效果不保证	潮气量恒定
气道压力不超过预置水平，防止肺泡压过高所致的肺损伤	肺胸顺应性改变或气道阻力增加时，可产生过高气道压，易致肺损伤
天然为减速气流，符合生理，对存在有自主呼吸的患者感觉较舒适	一般吸气气流为恒定气流，但目前部分呼吸机也有减速气流供选择
肺泡在吸气早期即充盈，有利肺内气体分布均匀，改善 V/Q 比值	采用恒定气流时，肺泡在吸气中后期才完全开放

3. 时间切换(time cycle) 时间切换通气也叫时间控制(time control)、定时型通气。呼吸机向患者供气,由机内电子定时装置限定吸气时间,时间到达即由吸气相转换为呼气相。

4. 流量切换(flow cycle) 吸气相刚开始时患者肺泡内部压力最低,此时送入气体流速最快。吸气过程中内部压力逐渐升高,内外压力差逐渐减小,流速逐渐减慢。当气体流速低于预定值时,吸气相就转换为呼气相。压力支持(pressure support, PS)就是一流量切换型通气模式,见图 6-52。

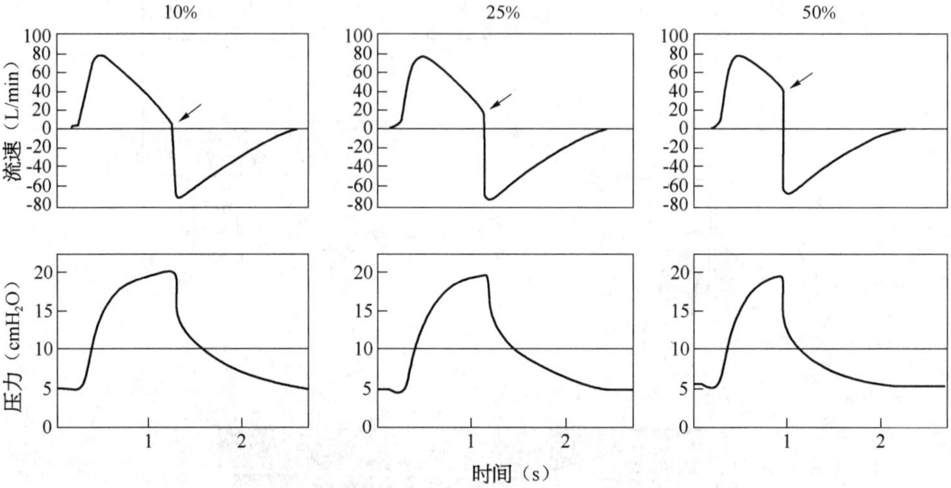

图 6-52 压力支持为流量切换型通气模式

上图均为流速时间曲线,下图均为压力时间曲线。箭头所指处为吸气相转换为呼气相的转折点,此时吸气流速减慢至某一预定值(左、中、右三图分别为峰值气流的 10%、25%和 50%)。由图可见三者的吸气时间均有不同

5. 复合切换 其实,目前呼吸机的通气模式大多都采用复合切换,如压力-时间切换、容量-时间切换。但是一般是特指压力-容量切换(双重控制、dual control)。目前很多呼吸机均有此切换模式,但是由于商业竞争、专利和销售许可等原因,采用类似或基本相同原理的在不同呼吸机品牌上,甚至同一品牌不同型号的呼吸机上采用不同的名称(表 6-8)。

表 6-8 不同品牌呼吸机定容、定压双重控制的通气模式

模式名称	中文名称	呼吸机型号	生产厂家
Pressure augmented ventilation, PA	压力扩增通气	Bear 1000	CareFusion
Pressure regulated volume control ventilation, PRVC	压力调节容量控制通气	300、Servo i; Vela	MAQUET/Siemens; CareFusion/Viasys
Adaptive pressure ventilation, APV	适应性压力通气模式	Galileo	Hamilton

（续　表）

模式名称	中文名称	呼吸机型号	生产厂家
Volume guarantee, VG	容量保证	Babylog8000puls	Dräger
AutoFlow	自动气流	Evita 2、4、XL	Dräger
VC+		Bennett 840	Covidien/Puritan
Volume target pressure control, VTPC	容量目标压力控制	e500、e360	Newport

双重控制的实施是基于闭环控制理论，物质基础是高性能的微电脑与精确的传感器系统。所谓的闭环控制(closed-loop control)，又称反馈控制(feedback control)，具体就是以压力切换型通气的方式工作，持续监测潮气量及肺顺应性等参数(其实主要是通过传感器监测气体流量计算而得)并反馈回呼吸机，不足气量以容量切换型通气来补充，或在一定范围内自动调节吸气压力来达到预设的潮气量，见图 6－53。双重控制模式又可分为对每次呼吸均进行双重控制(图 6－54A)和通过连续多次呼吸进行双重控制(图 6－54B)两种形式。

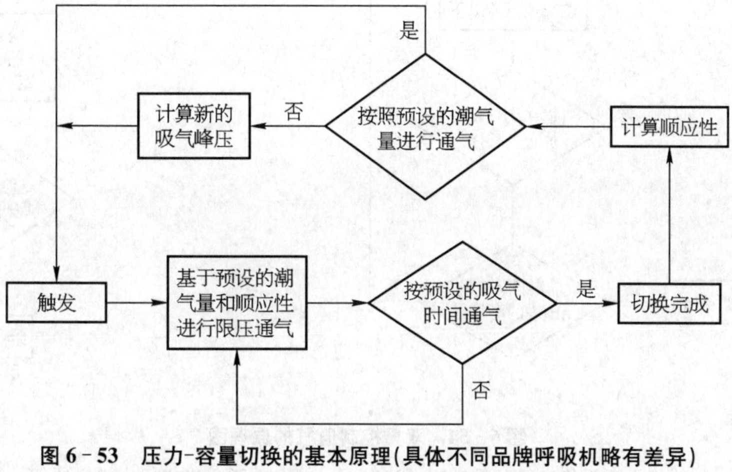

图 6－53　压力-容量切换的基本原理(具体不同品牌呼吸机略有差异)

双重切换结合了容量切换型通气和压力切换型通气的优点，同时在一定程度上避免它们的缺点。双重控制通气模式的优点是能按照患者肺功能的监测指标自动调整呼吸机参数(吸气峰值压力)，自动限制过高的肺泡压和过大潮气量，改善人机协调性，以最低的气道压来满足适当的潮气量，有利于预防机械通气并发症。主要缺点是：①容量的补充或压力的调整都取决于潮气量的测定，其测定的任何误差均会导致呼吸机自动调控上的失误。因此流量传感器的作用突显重要。②如果患者因病情恶化而增加了自主呼吸的吸气用力，呼吸机监测的潮气量达到预设值，由于闭环控制通气是负反馈，因此呼吸机自动降低通气压力水平，而患者实际上此时是非常需要增加通气压力水平的，也就是呼吸机的判断与患者的实际情况刚好相反，如此恶性循环最后导致通气失败。

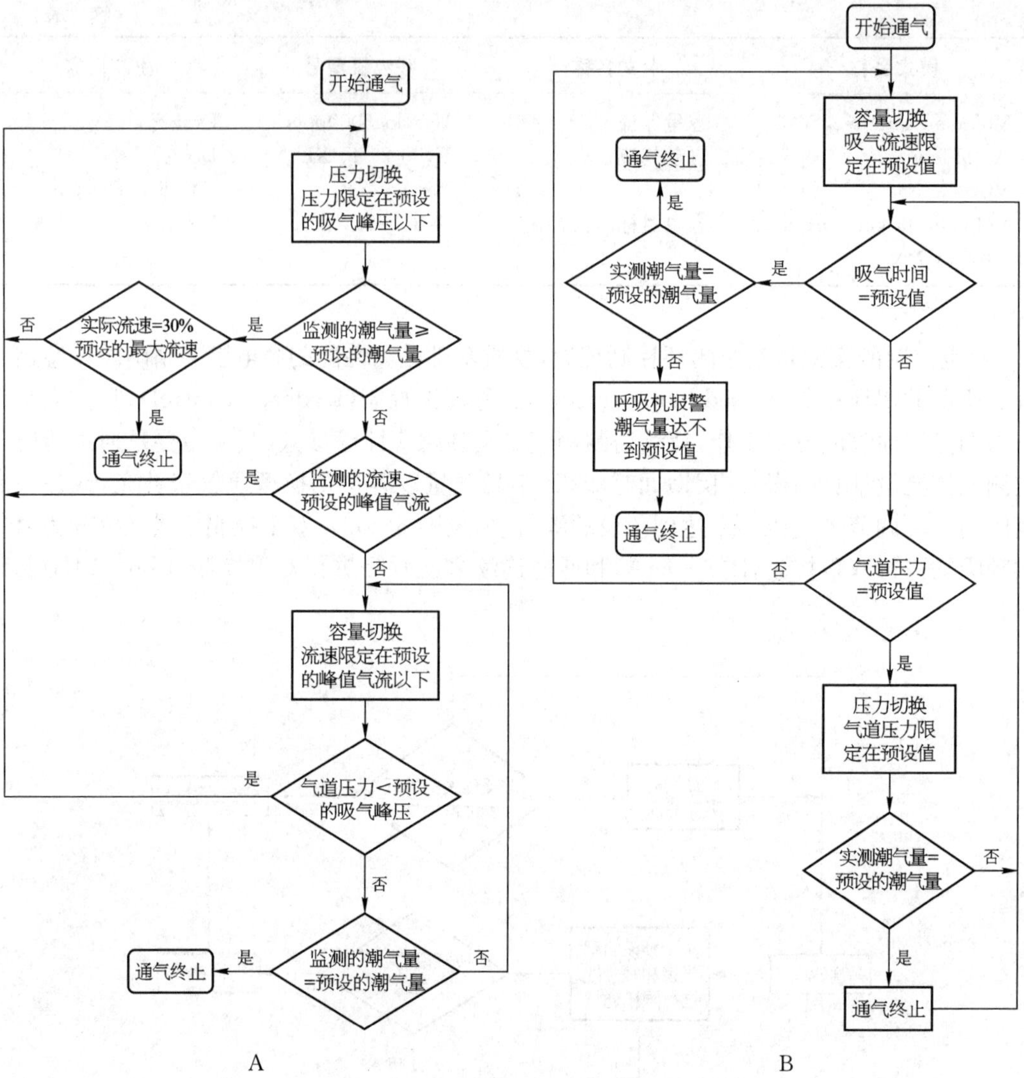

图 6-54　双重控制通气的原理图

A. 对每次呼吸均进行双重控制，代表为 Bear 1000 呼吸机之压力扩增通气；
B. 连续多次呼吸进行双重控制，代表为 Evita 系列呼吸机

四、呼气相

呼气相肺泡依靠胸廓弹性回缩力被动呼气，气道压力和肺泡压力系从属变化，其变化值参见表 6-9。

表 6-9　机械通气时压力、容量和流量与时间变量的表达公式

	压力控制通气	容量控制通气
吸气相		
压力	$\Delta P\text{aw} = \text{PIP} - \text{PEEP}$	$P\text{aw} = \left(\frac{V_T}{C}\right) + (R)(\dot{V})$

（续 表）

	压力控制通气	容量控制通气
吸气相		
压力	$\overline{P}aw \approx (PIP - \int PEEP)\left(\frac{I}{I+E}\right) + PEEP$	$\overline{P}aw \approx (0.5)(PIP - PEEP)\left(\frac{I}{I+E}\right) + PEEP$
	$P_A \approx (\Delta Paw)(1 - e^{-t/\tau})$	$P_A = \left(\frac{V_T}{C}\right)$
容量	$V_T = (\Delta Paw)(C)(1 - e^{-t/\tau})$	$V_T = \int_{t=0}^{t=T_I} \dot{V}dt$（适用于所有波形的气流）
		$V_T = (\dot{V})(T_I)$（仅适用于恒流型的气流）
流量	$\dot{V} = \left(\frac{\Delta P}{R}\right)(e^{-t/\tau})$	$\dot{V}$ = 恒定值
呼气相		
压力	$P_A = \left(\frac{V_T}{C}\right)(e^{-t/\tau})$	$P_A = \left(\frac{V_T}{C}\right)(e^{-t/\tau})$
容量	$V_A = (V_T)(e^{-t/\tau})$	$V_A = (V_T)(e^{-t/\tau})$
流量	$\dot{V} = -\left(\frac{P_A}{R}\right)(e^{-t/\tau})$	$\dot{V} = -\left(\frac{P_A}{R}\right)(e^{-t/\tau})$
适用于所有机械通气模式的其他公式		
$\dot{V}_E = (f)(V_T)$		
$T_I = \frac{(I)(60)}{(I+E)(f)}$		
$T_E = \frac{(E)(60)}{(I+E)(f)}$		
$I:E = \frac{T_I}{T_E}$		
$f = \frac{(I)(60)}{(I+E)(T_I)} = \frac{(E)(60)}{(I+E)(T_E)}$		
呼吸周期 $= \frac{f}{60} = T_I + T_E$		

注：式中 Paw 为气道压；$\overline{P}aw$ 为平均气道压；V_T 为潮气量；$\dot{V}$为流量；$\dot{V}_E$ 为每分通气量；R 为呼吸道系统的阻力；C 为呼吸系统顺应性；t 为吸气开始后的时间；τ 为呼吸道系统的时间常数；f 为呼吸频率（次/min）；T_I 为吸气时间；T_E 为呼气时间；$I:E$ 为吸呼气时间比；e 为自然对数，e≈2.72；PIP 为吸气峰压；PEEP 为呼气末正压；ΔP 为压力梯度（吸气峰压－呼气末正压）。

（陶建平　陈观涛）

参考文献

[1] 刘妙芳，杨东，黄平坚. 呼吸机分类新论及关键气路组件综合技术分析[J]. 医疗卫生装备，2008，29(3)：35－38.

[2] 王保国. 周建新. 实用呼吸机治疗学[M]. 北京：人民卫生出版社，2005：51－91.

[3] 王义辉，何金环. 呼吸机流量传感器的原理和应用[J]. 医疗卫生装备，2010，31(06)：98－102.

[4] 杨东，刘妙芳. 医用流量传感器的技术特点以及在呼吸机中的应用[J]. 中国医学装备，2004，1(01)：42－43.

[5] Donn SM，Sinha SK. Controversies in patient-triggered Ventilation [J]. Clin Perinatol，1998，25：49－61.

[6] Greenough A，Milner A. Patient triggered ventilation using flow or pressure sensors [J]. Semin Neonatol，1997，2：99－104.

[7] Martin JT. Principles and practice of mechanical ventilation [M]. 2nd ed. New York：McGraw-Hill，2006：37－92.

[8] McGettigan Mc，Adolph VR，Ginsberg JH，et al. New ways to ventilate newborn in acute respiratory failure [J]. Pediatr Clin North Am，1998，45：475－509.

[9] Nikischin W，Gerhardt T，Everett R，et al. Patient triggered ventilation：a comparison of tidal volume and chestwall and abdominal motion as trigger signals [J]. Pediatr Pulmonl，1996，22：28－34.

[10] Robert LC. Mechanical ventilation [M]. 2nd ed. OhiO：Mandu Press Ltd，2004：86－87.

[11] Ryan SN，Rankin N，Meyer E，et al. Energy balance in the intubated human airway is an indicator of optimal gas conditioning [J]. Crit Care Med，2002，30：355－361.

[12] Sinderby C，Navalesi P，Beck J，et al. Neural control of mechanical ventilation in respiratory failure [J]. Nat Med，1999，5：1433－1436.

[13] Visveshwara N，Freeman B，Peck M，et al. Patient triggered synchronized assisted ventilation of newborn：report of a preliminary study and three years' experience [J]. J Perinatol，1991，4：347－354.

第七章　机械通气常用概念、术语与适应证

为了帮助初学者学习机械通气的相关知识，并对本书中出现的常见术语能充分理解，本章节特专文对机械通气相关的术语、概念作概述。应清楚的是，机械通气的许多术语可有一种或两种以上不同称呼，其基本原理与实际功能一致，期待读者在阅读中或文献查找中注意识别。在本章的后半部分，我们对机械通气的适应证作了简单的探讨。

第一节　机械通气相关生理学术语与基本概念

一、自主呼吸中的一些术语与基本概念

（一）通气与呼吸

自主呼吸或自主通气是指气体进入和排出肺。通气是指将新鲜空气带进肺同时允许含二氧化碳的气体排出。呼吸是指气体分子通过膜的运动。氧气从肺进入血流，二氧化碳从血流进入肺泡，称之为外呼吸。在细胞水平上，氧气从血液中进入细胞，二氧化碳从细胞中排入血液，称之为内呼吸。

正常吸气时吸气肌收缩、胸廓扩张。吸气肌收缩时，横膈下移，胸腔前后径增大、肋间外肌收缩、肋骨轻轻抬起，胸廓周长增加。这些肌肉活动称之为吸气"功"。

正常人呼气是被动的，不需要消耗呼吸功。呼气时，肌肉松弛，横膈上移恢复到静息位置，肋骨亦回到正常位置。胸腔容量降低，气体呼出。

（二）通气时的气流与压力

通气中一个重要基本概念务必切记。气体通过管道从一端流向另一端时，气体总是从压力高的一端流向压力低的另一端（压力阶差）。

压力变化可引起气体流动进而导致肺容量发生变化。传导性气道从口鼻开始，到邻近肺泡的小气道结束。当肺泡压低于口鼻时，气体进入肺，相反当肺泡内压力高于口鼻时，气体排出肺。当肺泡压与口鼻压相等时，无气体流动，如呼气末或吸气末。

（三）压力单位

通气压力常用 cmH_2O 来表示。这些均相对于大气压而言，大气压常设为零。尽管我

们平时知道，海平面大气压为1 034 cmH_2O或760 mmHg（1 mmHg=1.36 cmH_2O），我们还是人为地将大气压设为0，例如，机械通气时气道压为+20 cmH_2O时，实际上压力为1 034+20=1 054 cmH_2O。目前更为常用的压力单位是千帕（kPa），1 kPa=7.5 mmHg。千帕为目前国际通用压力单位。

（四）肺中压力及压力差

气道开口压（*P*awo）或口腔压（P_M），常称为气道压（*P*aw），如图7-1示。气道压或口腔压是本书中最常用的压力术语，这一压力亦可称为上气道压、面罩压或近端气道压。除非有外加压力应用于口鼻，*P*aw等于零（大气压）。

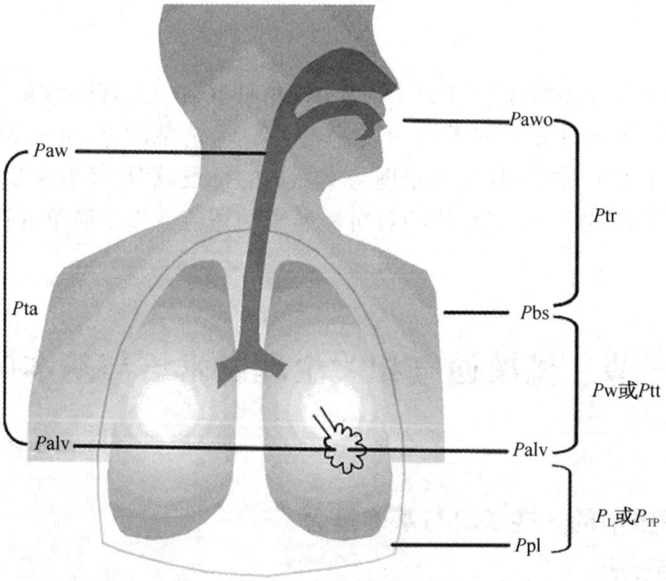

图7-1　各种压力与压力阶差

*P*awo为口腔或气道开口压；*P*alv为肺泡压；*P*pl为胸膜腔内压；*P*bs为体表压；*P*aw为气道压（=*P*awo）；P_L或P_{TP}为跨肺压（P_L=*P*alv−*P*pl）；P_W或*P*tt为跨胸腔压（*P*alv−*P*bs）；*P*ta为跨气道压（*P*aw−*P*alv）；*P*tr为跨呼吸压（*P*awo−*P*bs）

同理，除非体表有外加正压（高压氧舱）或负压（负压呼吸机，铁肺），身体表面的压力即体表压（*P*bs）亦为零。

胸膜腔内压（*P*pl）指胸膜壁层与脏层之间潜在空腔的压力。正常人自主呼吸时呼气末约为−5 cmH_2O，吸气末约为−10 cmH_2O。要测量一个患儿的胸膜腔内压很难，常用食管压（P_{ES}）代替。将一气球置于食管，气球压的变化及数值反应了胸膜腔的压力及压力变化。

肺泡压力（P_A或*P*alv）亦是本书或机械通气中常用的压力指标。肺泡压亦称为肺内压或肺压。肺泡压随胸膜腔的压力变化而变化。自主呼吸时吸气末肺泡压常为−1 cmH_2O，呼气时肺泡内压常为+1 cmH_2O。

有4个基本的压力差用于描述正常时情形，跨气道压、跨胸腔压、跨肺压、跨呼吸压。如图7-1所示。

1. **跨气道压**(transairway pressure, Pta) 指气道开口与肺泡间的压力差。Pta=Pawo−Palv。Pta 是构成气体在传导性气道中流动的动力。它亦反映了气流阻力在气道中消耗的压力。

2. **跨胸腔压**(transthoracic pressure, P_W) 指肺泡与体表间压力差。$P_W=P$alv−Pbs。P_W 反映了肺和胸壁收缩及扩张所需的压力。有些文献亦用 Ptt 或 P_{TT} 指称。

3. **跨肺压**(transpulmonary pressure, P_L 或 P_{TP}) 或称跨肺泡压,指胸膜腔与肺泡间的压力差。$P_L=P$alv−Ppl。P_L 是维持肺泡扩张的压力,有时又称肺泡伸张压。任何形式的通气若需增加 P_L,通过降低 Ppl(负压呼吸机),或者通过增加上气道压力以增加肺泡内压(正压呼吸机)。有时跨肺泡压等同于 P_L。跨膜压(transmural pressure)用于定义胸膜腔压减去体表压。在呼吸机上,我们用 Pplateau 替代肺泡内压。因在呼吸机上,肺泡内压常用吸气末停顿来测量肺泡内压,且能在压力表上读出读数,在呼吸机上我们将之称为平台压即 Pplateau。

负压通气时,体表压力为负值,这一压力传递到胸膜腔,P_L 增加。正压通气时,体表压力为大气压力,但在上气道压力(Pawo)及传导气道压力(Paw)增加为正值,肺泡压增加,P_L 增加。

特别提出来需要注意的是,在有些文献中及教科书中,有些作者将 P_L 定义为气道压与胸膜腔压力之间的差值。这一定义中其气道压含义是指肺内压,即吸气末停顿时的气道压,亦是平台压=肺泡内压=Pplateau。

4. **跨呼吸压**(transrespiratory pressure, P_{TR} 或 Ptr) 是气道开口压与体表压之间的差值。Ptr=Pawo−Pbs。Ptr 是正压通气时肺和气道扩张时需要的压力。正压通气时体表压是大气压设为 0,Pawo 即呼吸机压力表中读出的读数。

Ptr 有两个组成部分:P_W(克服弹性阻力所需的压力)和 Pta(克服气流阻力所需的压力)。这样该方程应作如下描述,Ptr=P_W+Pta,故 Pawo−Pbs=(Palv−Pbs)+(Paw−Palv)。

正常情形下,自主呼吸时,当胸腔内容量增加时,胸膜腔内压力负值更大。在温度不变时,随着容量增加,压力降低。胸膜腔负压从呼气末的 −5 cmH_2O 到吸气末的 −10 cmH_2O(图 7-2)。胸膜腔负压传递到肺泡。肺内或肺泡内的压力亦更负,跨肺压增大。因而在自主吸气时肺泡压力为负值。

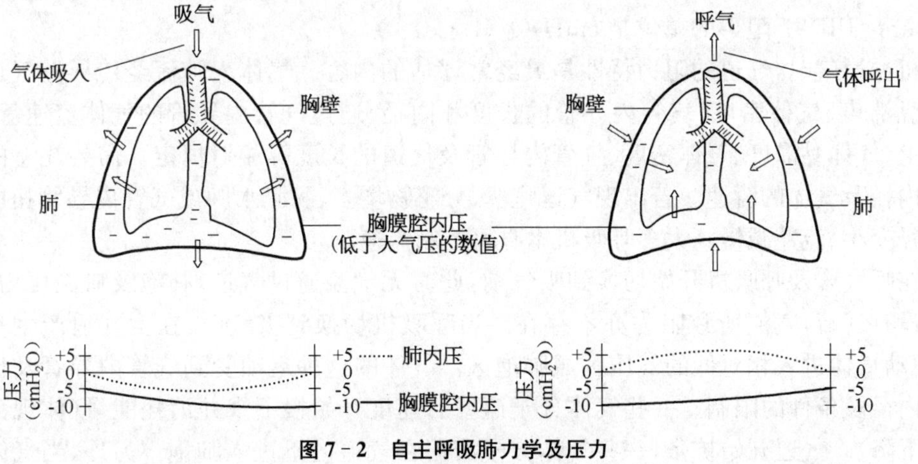

图 7-2 自主呼吸肺力学及压力

口腔及体表压力始终是大气压。这样在口腔与肺泡间出现一个压力阶差，为－5～－3 cmH_2O。跨气道压阶差为 0～－5 cmH_2O 或者 5 cmH_2O。气流从口腔到达肺泡，肺泡扩张。随着容量进入肺泡，肺泡内压上升到零，气流停止，吸气结束，此时口腔与肺泡的压力均为零。

呼气时肌肉松弛，胸廓容量降低到静息水平，胸膜腔压力回到－5 cmH_2O。肺泡内压力上升，变为＋5 cmH_2O，此时口腔内压力低于肺泡内压，跨气道压差驱动气体排出肺，肺泡内压与口腔内压相等时，呼气停止。

二、肺力学特性

肺最重要的两个肺力学特性是顺应性及气道阻力，在机械通气时这两者均可通过呼吸机监护仪及人工进行评估。

我们在第一章讨论了肺力学、顺应性及阻力，本文扼要讨论机械通气下肺顺应性及气道阻力的计算，详述时间常数。

（一）机械通气时肺顺应性及气道阻力的计算

1. 肺顺应性　从原理上讲，顺应性（compliance，C）＝$\Delta V/\Delta P$。呼吸系统顺应性为肺顺应性及胸廓顺应性之和，呼吸机上测定的顺应性实际上为呼吸系统顺应性，但通常均称为肺顺应性。

机械通气中监测顺应性的变化可及时评估患儿的情况。在患儿无气流进出肺时测定顺应性，称为静态顺应性或有效静态顺应性。如果肺及胸壁的状况发生改变，则呼吸系统顺应性会发生改变。如急性呼吸窘迫综合征时，肺顺应性会下降，肺气肿时顺应性会上升。

对机械通气患者，用在静态、无气流进出、呼气末等条件下测得的平台压计算静态顺应性，潮气量用呼吸机上的呼出潮气量计算，而且该潮气量应在 Y 形接口处测得。C＝呼出潮气量/（平台压－基线压）＝V_T/（Pplateau－EEP）。理论上讲这一顺应性包括肺和胸廓。但机械通气患儿胸廓顺应性很少发生变化。

需要注意的是，当测平台压时患儿发生主动吸气或呼气，顺应性不准。

2. 气道阻力计算　机械通气过程中气道阻力（resistance of airway，Raw）计算如下。Raw＝（PIP－Pplateau）/流速，或 Raw＝Pta/流速。PIP 为气道峰压（peak inspiratory pressure，PIP）。阻力的单位是 cmH_2O/（L・s）。

机械通气时，气道的阻力特性是最经常评估的内容。气体入肺流经传导性气道受到气体黏滞度、气体密度、气管内导管的长度和内径、通过气管内导管的气体流速等影响。临床上，气体黏滞度、气体密度、气管内导管及气道的长度等相对恒定。需要注意的是气道的内径及气体的流速。若出现气道痉挛、分泌物增多、黏膜水肿或气管内导管扭曲时气道内径变小、流速减慢。大多呼吸机本身可控制流速。

在呼气末及呼吸机开始切换到吸气前，此时无气流通过气道，肺泡及口腔压力相等。因为没有气流，气流所致阻力亦不存在。当呼吸机切换到吸气时，在上气道产生一个正压，驱动气体进入相对低的气压区域肺泡区。气体的这种运动受到气管内导管及传导性气道内径及条件的限制。一些气体分子碰壁后速度开始慢下来并消耗能量（体现为气道压力下降）。气道开始扩张，一些气体分子滞留在气道内不进入肺泡。另外，当气体分子流经气道时，层流相互作用，产生气流阻力，称之为黏性阻力。

无气管插管的患者在气流速度为 0.5 L/s 的情形下，其气道阻力一般为 0.6～2.4 $cmH_2O/(L \cdot s)$，有气管插管患者的气道阻力大约为 6 cmH_2O。

当有气管内导管时，气道阻力将明显增加。管径越小，气道阻力增加越明显，为 5～7 $cmH_2O/(L \cdot s)$。气道疾病亦可增加气道阻力。清醒、未插管患者，气道阻力可达 18 $cmH_2O/(L \cdot s)$。严重阻塞性肺疾病气道阻力会更高。

高气道阻力的副作用是明显的。当气道阻力高时，呼吸气时消耗在气道中的压力增加，应用在肺泡中的压力相应减少，参与气体交换的气体减少。另外，高气道阻力可能要动员辅助呼吸机参与呼吸，导致胸膜腔负压增加，产生更高的气道胸膜腔压力差以完成气体运送。同样在机械通气时，呼吸机亦需要更高的压力将气体“吹”入狭窄的气道或气管内导管。

如何测量气道阻力。气道阻力不易测得，但跨气道压可通过计算获得。$P\text{ta}=\text{PIP}-P\text{alv}$。这就可以知道有多少压力消耗在气道上，有多少压力消耗在肺泡上。

设机械通气时气道峰压为 25 cmH_2O，平台压是 20 cmH_2O，克服气道阻力消耗的压力是 5 cmH_2O，事实上，只要气管内导管选择合理适当，消耗在气道的压力一般为5 cmH_2O。如果气道峰压是 40 cmH_2O，平台压是 25 cmH_2O，则克服气道阻力所消耗的压力为 40－25＝15 cmH_2O(Pta)。这个数值就明显偏高，说明气道阻力增加。

一般的呼吸机均有一旋钮用于设定流速，且实际流速可从呼吸机监护屏上读出。有了流速数值，我们即可计算出气道阻力。这种计算都是假定气流是恒定流速的。前例若流速为 60 L/min，前述计算 Pta(15 cmH_2O)。计算时首先流速进行转换，60 L/min＝60 L/60 s＝1 L/s，再将这些值代入气道阻力方程。Raw＝(PIP－Pplateau)/流速＝(40－25)/1＝15 $cmH_2O/(L \cdot s)$。

对气管插管患者来说，15 $cmH_2O/(L \cdot s)$明显偏高，偏高原因可能有分泌物增多、黏膜水肿、支气管痉挛或气管内导管过小。

目前一些新型呼吸机可以测定并计算气道阻力，但在哪儿测定并计算亦比较重要。如在呼吸机里进行测定并计算就不够精确，若在气道开口处测定应更精确。如果一台呼吸机在呼气阀门处测定吸气流速和压力，测出的值一定含有呼吸机管道的流速阻力，而不仅仅是患者的气道阻力，其计算出的值肯定不够精确。因而临床医师在解读呼吸机测出的气道阻力时应知道呼吸机是在哪里测出的气道阻力。

(二) 时间常数

肺的每一个单元其顺应性及阻力都存在着差异。一个腺泡(肺单位)的顺应性与另一个腺泡可能完全不一致，所以肺是非均一性的。在同一个肺内，有的肺泡可能是正常的，而另一些肺泡则可能存在阻力增高、顺应性下降或两者均有。肺的病理生理状况影响着这些肺力学特性。

肺顺应性(C)及阻力(Raw)的不同决定了肺单位气体充盈及排空的速度。每一个肺单元均可图解为一个小的可充气气球连着一根麦秆管。设其他因素不变，气球的容量取决于它自身的顺应性及阻力。

正常肺单位在正常的时间和正常容量下完成气体充盈(图 7－3A)。如果肺单位顺应

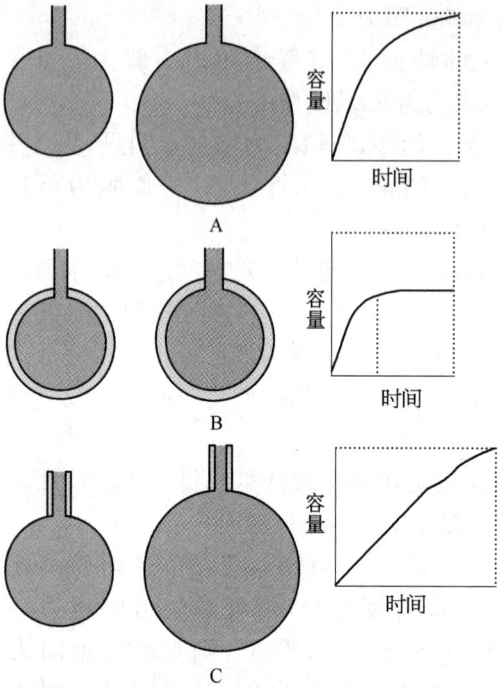

图 7-3　肺顺应性与吸气时间、容量的关系

A. 正常肺；B. 顺应性降低，充气速度快但容量低；C. 阻力增高，若吸气时间与 A 相同，则容量降低

性较差，相对较硬，其充盈很快（图 7-3B）。例如，当一个崭新的玩具气球第一次充气时，需很大的压力开始充气。即需一个很高的压力去克服关键的开放压以使气球开始充气。当气球最终扩张时，它充气非常快，当然泄气也快。当我们用与正常肺同样的时间去对僵硬肺施加相同压力时，最终获得的容积很小（顺应性=V/P）。

若气球（肺单位）正常但麦秆管（气道）很窄（高气道阻力），气球（肺单位）充盈很慢。气体需要花去很长时间通过狭窄的气道以到达气球（腺泡）。如用于正常肺泡相同的时间去充盈气球，则容量减少（图 7-3C）。

肺单位充盈与排空的时间可通过计算获得。顺应性乘以阻力称为时间常数。无论 C 及 R 多少，时间常数总是等于肺单位充盈或排空到一定百分比所需的时间。图 7-3A、B、C 所示当一个肺单位其顺应性为 0.1 L/cmH_2O、阻力为 1 cmH_2O/(L·s) 时，一个时间常数 $=C\times R=0.1$ s。

一个时间常数（time constant，TC）可以呼出或吸入 68% 的气体；2 个时间常数可以呼出或吸入 86% 的气体，3 个时间常数可以呼出或吸入 95% 的气体，4 个时间常数可以呼出或吸入 98% 的气体（图 7-4）。在上例中，时间常数为 0.1 s，若需有 95% 的气体从肺单位中排空，则需 3 个时间常数，为 0.3 s。

在 5 个时间常数后，可认为肺可排空 100% 的潮气量或可吸入 100% 的潮气量。上例中即为 0.5 s。

计算时间常数对设定呼吸机的吸气时间及呼气时间特别重要，吸气时间若小于 3 个时间常数可致吸入潮气量不足。延长吸气时间可保证吸入足够的潮气量，维持气体分布均匀，应将吸气时间设定为 5 个时间常数，在压力通气中尤应如此。若吸气时间太长，呼吸频率可能过低，无法满足足够的每分通气量。

呼气时间若小于 3 个时间常数可能会导致肺排空不足，导致功能残气量增加，引起气体陷闭。一些临床医

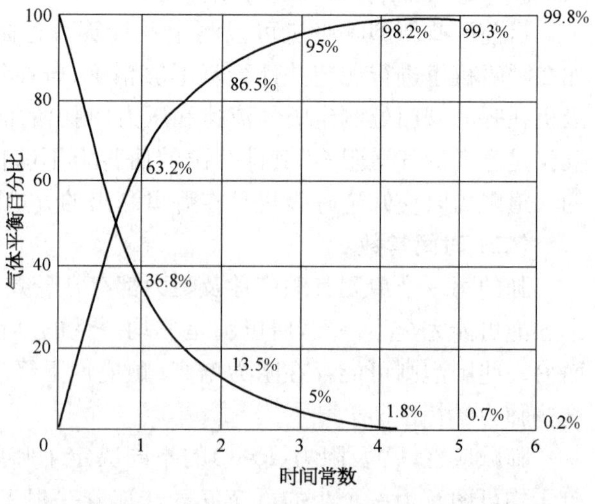

图 7-4　时间常数

该图表明时间常数的个数与肺泡呼气与吸气完成的百分比

师认为若使用 95%或 98%的肺排空水平(3～4 个时间常数)是合适的呼气水平。精确的呼吸机呼气时间设置需要观察患儿情况并测量呼气末时间以判断多长时间更合适。

可将肺单位分为快肺单位及慢肺单位。快肺单位时间常数短。正常肺、阻力低的肺或顺应性低的肺其时间常数短,如间质性肺纤维化患者。快肺单位肺充盈及排空时间短,但若要达到正常容量则需更高压力。慢肺单位时间常数长,阻力增加、顺应性增加或两者均增加的肺其时间常数长,如肺气肿患者,其肺充盈及排空时间均长。

应时刻记住的是,肺不是均匀一致的,有的肺单位充盈及排空快,有的肺单位充盈及排空慢,临床医师应根据绝大多数肺单位的肺力学特性及患儿的反应来决定并设置呼吸机参数。

(喻文亮)

第二节　机械通气常用术语

一、机械通气类型

机械通气主要是通过模仿或替代人体呼吸来实现通气,目前主要有 3 种类型:负压通气、正压通气及高频通气。

(一) 负压通气

负压通气在第五章及第六章均有述及,其主要是模仿人体生理呼吸的过程,通过负压吸气,被动呼气来实现通气。其原理方法前文均已叙述较为详细,不再重复。

负压通气的优点在于,不需要气管插管或气管切开;比正压通气更符合人体生理特征。缺点是其可能致血液明显集中于腹部(腹部亦有负压),静脉回流到心脏减少;不易护理,尤其是洗澡及翻身。

负压呼吸机在 20 世纪 70～80 年代初时应用直线下降,现已罕见应用。20 世纪 90 年代有用胸甲式负压呼吸机的,但均已为正压呼吸机所替代。

(二) 正压通气

正压通气是指呼吸机通过气管内导管或面罩将气体送入患者的肺内。如正压通气时口腔及上气道压力为 15 cmH_2O,肺泡压力为零(呼气末),其口腔与肺泡间的压力差即跨气道压为 $P\text{ta}=P\text{awo}-P_A=15-0=15$ cmH_2O。因而气体顺着压力差由呼吸机从口腔进入肺内。

在吸气相的任何时间点,近端气道的压力都是克服肺和胸廓顺应性所需压力和克服气道阻力所需压力之和。吸气时肺泡中压力为正值且逐步增高,同时肺泡的正压传递到脏层胸膜,故胸膜腔压力在吸气末可能为正值。

吸气末,呼吸机停止送气,亦无正压。口腔压力回归大气压(0/大气压)。肺泡压力此时依然为正压,这样肺泡压力大于口腔压,气体从肺泡中呼出。

（三）高频通气

高频通气主要是应用超过正常人呼吸频率的频率及低于正常人潮气量水平的潮气量进行机械通气，具体介绍可见本书相关章节。

高频通气有 3 个基本模式：高频正压通气（high-frequency positive pressure ventilation，HFPPV），呼吸频率在 60～100 次/min；高频喷射通气（high-frequency jet ventilation，HFJV），频率在 100～600 次/min；高频振荡通气（high-frequency oscillatory ventilation，HFOV），频率更高，可一直达 4 000 次/min。这只是大概范围，具体数值依赖于呼吸机的不同而不同。

HFPPV 应用常规正压呼吸机即可实施，将频率调高同时将潮气量调低即可，在 20 世纪 70 年代及 80 年代用得较多，现已不常用。HFJV 呼吸机应用一个喷嘴或一个喷射器，在狭窄的管径中将气流以高压直接喷到肺中。HFOV 呼吸机应用一活塞或者一个类似扩音器的设备，通过不断的来回运动送气抽气，吸气时主动送气，呼气时主动抽气。HFOV 起初用于有呼吸窘迫的小婴儿及有开放性气漏如支气管胸膜漏的婴儿及成人。

二、正压通气中的压力术语

在机械通气时，呼吸周期中的每一个时点的压力数值，临床医师都可以通过呼吸机上的压力表或压力计实时动态读出其读数（显示屏），这种压力值有些是在近端气道测出，有些是在呼吸中测出的。呼吸周期中每个时点的压力值在呼吸机上可能通过压力时间曲线描述出来。

（一）基线压

基线压（baseline pressure）是指基线状态下的压力，如图 7－5 示，基线压为零（或大气压），说明在呼气相或吸气开始前，没有额外的压力施加在气道开口处。

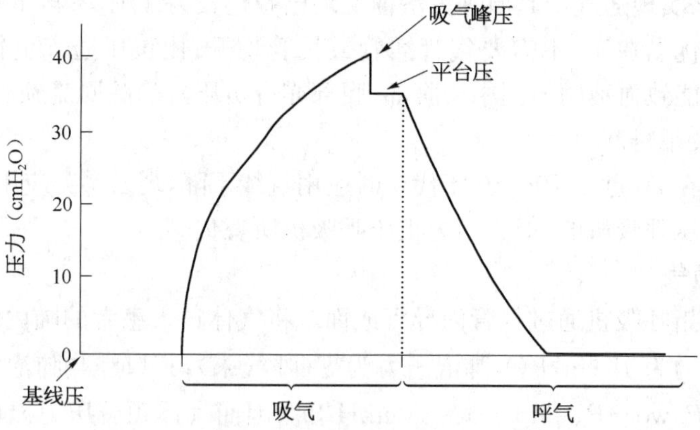

图 7－5　正压通气时的压力
吸气时上升，吸气末停顿，呼气

有时基线大于零，如临床医师在呼气相选择了一个大于零的正压，即呼气末正压（positive end expiratory pressure，PEEP），见图 7－6。当临床医师设定了 PEEP 后，呼吸机在呼气时不让患儿的压力回到零（大气压水平），PEEP 使得呼气末停留在肺泡中的气体增多，也就是说 PEEP 增加患儿的功能残气量。由操作者即临床医师或呼吸治疗师设置的 PEEP，我们称之为外源性 PEEP(extrinsic PEEP)，而通常文献所指的 auto－PEEP 或内源性 PEEP(intrinsic PEEP，PEEPi)是机械通气的一种并发症，是指在机械通气过程中，呼气末仍有额外的气体滞留于肺中并产生压力，常因患儿呼气时间设置过短。

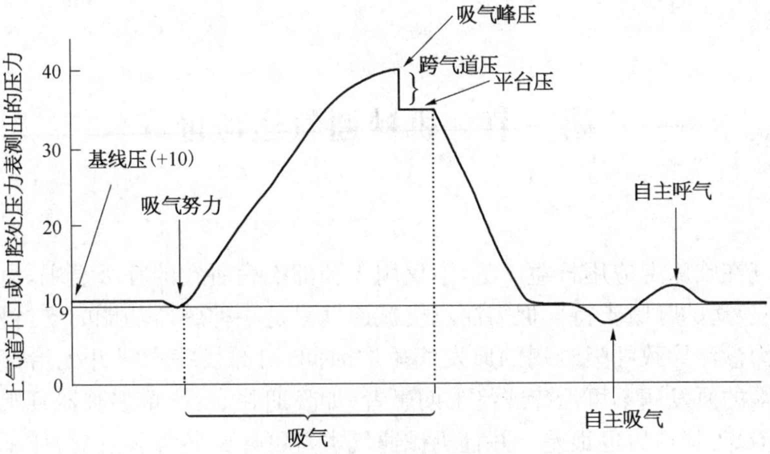

图 7－6　正压通气及自主呼吸

呼气末正压 10 cmH_2O，辅助呼吸触发时，压力下降 1 cmH_2O

(二) 峰压

正压通气时，在每个呼吸周期内，压力表显示总会达到一个最高值，称为峰压(peak pressure，*P*peak)，亦称为吸气峰压(peak inspiratory pressure，PIP)或气道峰压(peak airway pressure，PAP)。

测得的 PIP 是两部分压力的总和。第一部分是气体克服气道阻力所需要的压力(*P*ta)；第二部分是肺泡内气体的压力。PIP＝Pta＋P_A(吸气末)。值得注意的是吸气相的任一时点，压力表的任一压力都等于 Pta＋P_A。

(三) 平台压

机械通气中另一个比较重要的压力指标是平台压(plateau pressure，*P*plateau)。平台压是在上一次吸气结束后，紧接着的呼气开始前测量的。测量时呼气已遏止了一个短暂的时间，为 0.5～1.5 s，也就是说，在吸气末屏气一定时间。若要测量平台压，呼吸机操作者需在呼吸机面板上选择"吸气末停顿"或"吸气末暂停"按钮。

平台压测定就等于在吸气末屏住呼吸。在屏住呼吸时，肺泡内与口腔内压力迅速平衡、相等，此时无气流通过。与此同时，呼吸肌放松、肺部弹性回缩力共同构成对已扩张肺的力量并产生正压，同时压力表上显示出压力读数。由于该压力是在呼吸停顿时测得的，其读数相对稳定，在压力时间曲线上显示出同一个压力接近不变，形似一个"平台"。

平台压常被作为"肺泡压"或"肺内压"的代名词，应该说这几个压力相近，但并不完全相等。严格地讲，平台压反应两部分压力，一为肺部弹性回缩力对肺泡内气体产生的压力；另一为呼吸机管道弹性回缩力对呼吸机管道内气体产生的压力(很小)。

(四) 呼气末压力

呼气末压力(end expiratory pressure，EEP)，如前所述，机械通气时如果呼气时间不足，可能会出现气体陷闭于肺泡。为防止这种并发症的发生，最有效的方法是呼吸机面板上监测呼气末压力。若无外源性PEEP而其基线压大于正常，说明存在auto-PEEP或气体陷闭。

（喻文亮）

第三节　机械通气适应证

机械通气在临床上应用日益广泛，不仅用于肺部疾病所致的呼吸衰竭，也用于外科手术、神经肌肉疾病的呼吸支持。但需注意机械通气只是一种脏器功能的支持性措施，其临床价值在于为诊治导致呼吸衰竭的原发病争取时间，对原发病本身并无治疗作用。对于导致呼吸衰竭的原发病不可治疗或终末期患者（如晚期肿瘤、严重多脏器衰竭等），即使接受机械通气治疗，其预后也很差。并且机械通气本身可导致各种并发症，如不同程度的肺损伤、呼吸机相关性肺炎、上消化道出血和呼吸机依赖等。在决定给患者应用机械通气前应充分考虑患者的基础疾病、治疗效果、预后和撤机的可能性。因此，在危重患者救治过程中，应明确机械通气的目的，掌握其适应证和禁忌证。

一、机械通气的目的

（一）病理生理学目的

1. 维持肺泡通气　通过增加肺的通气量，纠正呼吸性酸中毒，维持适当的动脉血二氧化碳分压水平。

2. 改善肺部氧合　通过机械通气，可提高吸入气体的氧分压，并可使萎陷的肺泡重新张开，以改善肺部通气/血流比值，提高肺部的气体交换能力，改善肺部氧合。

3. 减少呼吸肌做功　肺和胸廓顺应性下降或气道阻力增加，呼吸肌负荷加大，易发生呼吸肌疲劳，导致呼吸衰竭。机械通气可部分或全部代替呼吸肌做功，降低呼吸肌做功，以利呼吸肌疲劳恢复，同时降低呼吸肌氧耗，改善其他重要脏器或组织的氧供。

4. 维持肺容积　通过正压通气提供足够的潮气量，使吸气末肺脏充分膨胀，预防和治疗肺不张。同时通过应用呼气末正压，维持或增加功能残气量，改善肺部的顺应性。

（二）临床目的

1. 改善肺部气体交换　通过维持适当的肺泡通气量，纠正急性呼吸性酸中毒，使动脉血二氧化碳分压（$PaCO_2$）和pH得以改善。对于慢性呼吸衰竭急性加重者应达到缓解期水平。通过改善肺部气体交换、提高吸入氧浓度（FiO_2），维持有效的气体交换，纠正低氧血症，满足机体需要。机械通气改善氧合的基本目标是动脉血氧分压（PaO_2）＞60 mmHg或动脉血氧饱和度（SaO_2）＞90％。

2. 缓解呼吸窘迫　由于气道阻力增高、肺顺应性降低和PEEPi的出现，使呼吸肌负荷加重，呼吸功消耗显著增加，导致呼吸肌疲劳和衰竭。机械通气可以为患儿提供全部或部分呼吸支持，减少呼吸肌做功，以利疲劳的呼吸肌恢复，同时降低呼吸耗氧。

3. **改善肺的压力-容量关系** 一些肺部疾病如肺水肿、急性肺损伤、严重肺部感染等，肺顺应性降低，呼吸做功增加，氧耗增加。正压通气，尤其加用适当的呼气末正压，可阻止或减轻肺泡内高蛋白水肿液的渗出，吸气时打开萎陷的肺泡而呼气时维持肺泡的开放，从而改善肺顺应性，改善氧合。胸腹手术后、神经肌肉疾病患者易发生肺膨胀不全和肺不张，正压通气可提供足够的潮气量，使吸气时肺泡充分膨胀，从而有效防治肺不张，避免肺不张引起的氧合障碍、肺顺应性降低。

4. **为安全使用镇静剂和肌松剂提供通气保障** 对于需要抑制或完全消除自主呼吸的患者，如接受手术或某些特殊操作者，呼吸机可为使用镇静剂和肌松剂提供通气保障。

5. **维持胸壁稳定性** 在某些情况下（如肺叶切除、连枷胸等），由于胸壁完整性受到破坏，通气功能严重受损，此时机械通气可通过机械性扩张使胸壁稳定，以保证肺部的通气和氧合。

6. **预防性应用** 用于大手术后、创伤和休克等情况下预防呼吸衰竭。

二、进行机械通气的一般生理指标

呼吸生理指标达到下列标准的任何一项时，可开始机械通气治疗。

(1) 呼吸停止或呼吸暂停＞20 s，反复发作经内科治疗无效；自主呼吸微弱或消失。

(2) 二氧化碳潴留：$PaCO_2$＞70 mmHg（慢性阻塞性肺疾病除外），或 $PaCO_2$＞60 mmHg，但上升速度每小时＞10 mmHg 者。

(3) 低氧血症：吸氧浓度＞50％，而 PaO_2＜50 mmHg。

(4) 生理死腔气量/潮气量＞0.6。

(5) 吸 100％氧时肺泡-动脉血氧分压差＞300 mmHg。

(6) 肺内分流（Q_S/Q_T）：15％～20％。

(7) 肺活量＜15 ml/kg。

在出现较为严重的呼吸功能障碍时，应使用机械通气。如果延迟实施机械通气，患者因严重缺氧和二氧化碳潴留而出现多器官功能受损，机械通气的疗效显著降低。因此，机械通气宜早实施。但必须注意，上述机械通气的呼吸生理指标仅供临床参考，切忌机械照搬，应结合呼吸衰竭原因、病理生理和临床表现综合判断。在不同疾病情况下，机械通气时机的掌握也有所差异。因为在临床实际中，呼吸生理功能障碍尚未达到上述指标前，机械通气治疗就已经开始。并且有些指标的测定需要患儿配合，这对于需要呼吸支持的患儿来说非常困难。

三、机械通气适应证

机械通气治疗适用于任何原因所致的呼吸衰竭。但由于年龄、病情等方面的不同，对不同病因所致呼吸衰竭施行机械通气的时机难以作出统一的规定。在临床工作中往往不能单以某项指标作为机械通气的绝对指征，需结合患儿各方面的情况，综合判断。对年龄小及体重低的早产儿、低出生体重儿，一般情况差，病情处于进展状态，保守治疗效果不佳者，宜尽早进行机械通气，不要待全身情况已经衰竭时再用，此时常已失去抢救机会。

儿科常见的机械通气适应证主要有以下情况。

1. **急性呼吸窘迫综合征** 是由多种原因导致的肺的急性损伤，以肺顺应性降低、呼吸困难及难以纠正的顽固性进行性低氧血症为特征，病死率较高。机械通气治疗策略包括使用呼气末正压使肺保持扩张，避免过高的吸气峰压导致进一步肺损伤。最常用的通气方式是压力控制通气和高频振荡通气。该类患者的机械通气指征应放宽，早期行机械通气治疗，可望改善预后。如吸入氧浓度达60%时 PaO_2 仍<60 mmHg，或 $PaCO_2$>45 mmHg、pH<7.30，需行机械通气。急性呼吸窘迫综合征所致的呼吸衰竭以缺氧为主，如出现高碳酸血症，则提示病情危重。

2. **重症哮喘** 哮喘是某些因素引起的气道非特异性炎症反应，导致支气管痉挛及黏膜水肿。临床上表现为阻塞性通气障碍，其中大多数患者经内科积极治疗，可以缓解。但以下两种情况，需配合机械通气治疗。其一是少数支气管哮喘以极其严重的症状发作为特征。表现为急起的极度呼吸困难，迅速呼吸停止，意识丧失而死亡。其二是经内科强化治疗，24～48 h病情无好转迹象且恶化，出现下列情况之一者：①严重呼吸肌疲劳。②逐渐出现意识丧失。③严重的低氧血症，代谢性酸中毒。④支气管哮喘早期，患者常有过度通气，$PaCO_2$ 往往低于正常，如这类患者 $PaCO_2$ 从低于正常逐渐上升至正常水平，且有进一步上升趋势，而哮喘症状无改善，可认为是机械通气治疗的适应证。

3. **中枢神经系统疾病** 中枢神经系统感染、脑外伤、脑水肿、镇痛或镇静药物中毒等所致的中枢性呼吸衰竭，临床常表现为呼吸节律改变，咳嗽无力，气道分泌物排出困难，不能维持气道开放，并且存在呕吐、误吸危险。由于呼吸运动减弱或停止，导致通气不足，可同时出现缺氧和二氧化碳潴留。为保持气道通畅，防止误吸，需尽早气管插管，行机械通气以保证有效通气。如脑水肿明显，可行过度通气以降低颅内压。

4. **神经肌肉疾变** 如感染性多发性神经根炎、重症肌无力合并呼吸肌麻痹、脊肌萎缩症、多发性肌炎和有机磷农药中毒等等，主要特点为呼吸力量不足，不能维持有效的呼吸运动，致使肺泡通气不足，而出现 PaO_2 下降、$PaCO_2$ 上升，但其肺实质本身并无严重病变，故通气/血流比值和肺泡-动脉血氧分压差往往正常。主要表现为呼吸运动幅度减小、呼吸浅快。机体通过增加呼吸频率来代偿，早期 PaO_2 和 $PaCO_2$ 可基本维持正常。这类患者如合并呼吸道感染，可因咳嗽乏力、气道分泌物清除困难而使呼吸衰竭加重，甚至突然出现窒息。应严密观察呼吸肌功能变化，及时给予气管插管机械通气。值得注意的是，在决定机械通气治疗前要充分考虑到神经肌肉病变是否可逆，以及过早的机械通气可能加速患者呼吸肌萎缩而致撤机困难。

5. **上呼吸道梗阻** 主要表现为吸气困难或吸气性呼吸困难。治疗的关键是及时建立人工气道，解除梗阻。然后根据患者自主呼吸情况决定是否应用正压通气。

6. **外伤和大手术后的呼吸支持** 严重外伤和一些胸部、腹部或心脏大手术后常需应用呼吸机机械通气，以减轻呼吸、循环负担，预防呼吸衰竭发生。大手术后应用呼吸机支持的原因为：麻醉药或肌松剂影响呼吸中枢和肺功能，胸腹手术创伤影响呼吸和咳嗽能力，导致肺不张，肺部原有病变不能适应术后呼吸负担，一些心脏手术后呼吸负担加重。

7. **休克** 休克时早期由于组织灌注不良、炎症介质影响及交感神经兴奋等多种原因导致患者呼吸加深加快、烦躁和心率增快。正常生理状态下，呼吸肌的耗氧量为全身耗氧量的1%～3%，但休克状态下，呼吸肌的耗氧量可达全身耗氧量的20%。休克晚期出现意识不清、呼吸抑制、严重代谢性酸中毒和呼吸性酸中毒。休克，尤其是感染性休克，应尽早行机械通气治疗，其主要目的是保持气道通畅，降低呼吸肌做功，减少氧耗。保持人机合拍很重要，否则人机对抗会增加呼吸肌做功。

8. **肺水肿** 由多种原因导致的肺血管外液增多的病理状态，如充血性心力衰竭、慢性肾衰竭、神经源性肺水肿、高原性肺水肿等。肺水肿影响肺顺应性、弥散、通气/血流比值，使肺部换气功能障碍，引起低氧血症。患者呼吸浅快，降低呼吸效率，增加呼吸功耗。当呼吸肌疲劳不能代偿增加通气，保证肺泡通气量时，即出现呼吸性酸中毒。临床表现为咳嗽、气促、发绀、咳粉红色泡沫痰、肺部啰音。正压通气可提高平均肺泡压，使肺泡毛细血管跨壁压差减小，减少肺泡内液体渗出；使水肿塌陷的肺泡重新张开，增加功能残气量，改善通气/血流比值，改善肺部气体交换；同时降低心室跨壁压，减轻左心室后负荷。可先采用无创正压通气如持续气道正压和双水平气道内正压通气。如患者仍有缺氧，出现明显呼吸肌疲劳、呼吸节律异常或意识状态改变应立即气管插管机械通气。

9. **新生儿疾病**

(1) 呼吸暂停：新生儿呼吸暂停是指呼吸停止≥20 s，伴或不伴心率减慢，<100 次/min；或<20 s，伴有心率缓慢或青紫。如能发现病因者，必需对原发疾病给予积极的治疗，如纠正贫血、低血糖等。一般供氧不能缓解者可用鼻塞持续气道正压（nasal continuous positive airway pressure，NCPAP），NCPAP 可稳定上气道，防止气道梗阻，压力在 3～5 cmH_2O。部分患儿应用上述各种方法治疗后，仍频发呼吸暂停并伴有低氧血症或明显的心动过缓时，可用机械通气。

(2) 新生儿肺透明膜病：由肺表面活性物质缺乏引起，肺表面活性物质缺乏使肺泡表面张力增高，肺泡萎陷，肺不张，形成肺内动-静脉短路，导致严重缺氧和代谢性酸中毒；进一步损害肺泡和肺血管，最终导致血浆蛋白和细胞渗入肺泡、沉着并形成透明膜；同时缺氧和酸中毒损害全身各器官系统，导致多脏器功能障碍。早产儿，尤其是<35 周的早产儿，由于肺不成熟，肺表面活性物质缺乏，易发生本病。胎龄越小，发病率越高；糖尿病母亲的婴儿由于体内胰岛素水平较高，可拮抗肾上腺皮质激素，抑制肺的成熟和 PS 的分泌，虽然婴儿体重较大，但肺不成熟，发病率亦较高；选择性剖宫产儿由于无应激反应，激素水平较低，同时肺液排出减少等，亦易患本病；此外，有围生期缺氧，家族中曾有同样病史等均为发病的高危因素。治疗的主要目的是使塌陷的肺泡复张、恢复功能残气量并保证足够的肺泡通气量。表面活性物质的使用对预防和治疗新生儿呼吸窘迫综合征具有独特优点。

(3) 新生儿持续性胎儿循环：是由多种病因引起的新生儿出生后肺循环压力和阻力持续增高，使宫内的"胎儿循环"状况不能过渡到出生后的"成人循环"，而发生心内水平（通过卵圆孔）和（或）动脉导管水平的右向左或双向分流，出现严重的低氧血症和青紫，造成多器官系统由于缺氧和酸中毒引起的功能障碍，重者死亡。多见于足月儿或过期产儿。机械通气治疗多采用轻度高通气策略，导致中度呼吸性碱中毒，以便减轻低氧所致的肺血管收缩。高通气一般需持续 1～3 日，待患儿氧和情况稳定后才能缓慢降低呼吸器参数，通常呼吸器应用需 3～6 日，如氧合改善不理想，可试用高频通气。一氧化氮(NO)吸入治疗对改善该类患者的肺部氧合有效。

(4) 胎粪吸入综合征：常见于足月儿或过期产儿，由于胎儿发生宫内窘迫或产时窒息，排出胎粪，污染羊水，又吸入而导致的。胎粪完全阻塞气管可出现肺不张，而不全阻塞则可导致局限性肺气肿，甚至气漏。由于胎粪可抑制肺表面活性物质的活性，同时产生化学性的炎症刺激等,可在2~5日内发生急性呼吸窘迫综合征。重症胎粪吸入综合征,由于严重缺氧和酸中毒、肺损伤等可发生持续肺动脉高压。肺部病变不均一,肺不张和肺气肿并存。机械通气参数调节困难,既要保证足够的肺泡通气,又要防止内源性呼气末正压产生。NO吸入对改善缺氧有一定意义,使用表面活性物质也有一定作用。

(5) 先天性膈疝:主要问题是肺发育不全、肺表面活性物质缺乏和肺血管发育不良。发育不全的肺脏易因机械通气受损。疝入胸腔的腹部脏器如胃肠充气后进一步压迫肺脏,影响气体交换。可早期使用高频振荡通气,并使用允许性高碳酸血症通气策略,注意避免肺的过度扩张。气道压力过高一方面加重肺损伤,同时也增加肺血管阻力,加重血流动力学不稳定。

四、机械通气禁忌证

凡是患儿出现呼吸衰竭,都应进行呼吸支持。严格说,在出现致命性通气和氧合障碍时,机械通气无绝对禁忌证。但对于一些特殊疾患,应采取一些必要的处理才能进行机械通气,否则将对患者带来不利影响。

1. **大咯血或严重误吸引起的窒息性呼吸衰竭** 大咯血或严重误吸引起的窒息,不宜立即用呼吸机进行正压通气。因为呼吸道被血块或误吸物堵塞,正压通气可能把血块、误吸物压入小支气管而发生阻塞性肺不张。应首先采取措施吸出血液或误吸物后再行正压通气。但要求动作迅速,不能长时间抽吸而加重缺氧。对于肺、气道持续出血者,可采用头低位通气,以防血液流入小气管。总的原则是,努力做到既避免或减少气道阻塞又尽可能保证通气。

2. **肺大疱和肺囊肿** 机械通气可使气道内压及肺泡压升高,肺大疱或肺囊肿可因压力增高而破裂,导致气胸、血胸,甚至发生张力性气胸。因此,从理论上讲,该类患者为机械通气的相对禁忌证。但从临床实际看,在其他治疗措施无效的情况下,仍可慎重选择机械通气治疗。在治疗过程中应适当降低压力,并将压力限制适当调低。严密监测胸廓起伏和病情变化,尤其要经常听诊双侧呼吸音,以及早发现气胸的发生。也可采用高频振荡通气,减少气胸发生可能。一旦发生气胸,应尽快进行胸腔闭式引流。

3. **气胸或纵隔气肿** 已经有肺破裂气胸的患者,要先行胸腔闭式引流后再进行机械通气,否则将加重气胸的程度。若为胸壁外伤所致的气胸,可先行正压通气,同时进行胸腔闭式引流。

4. **气管食管瘘** 气管食管瘘患者行机械通气时,气体可经瘘口进入食管和胃内,导致胃肠膨胀。胃内容物也可反流入气管,造成肺损伤。因此机械通气可产生较明显的副作用,但其严重程度与瘘口的部位和大小有关。临床上可通过不同的人工气道方法来避开瘘口,同时行胃肠减压,尽量减少副作用的产生。待患者病情好转,行手术修复瘘口。

5. **低血容量性休克** 该类患者行正压通气时因胸内压增加,回心血量减少,导致心排血量下降,可引起低血压,加重休克。如果病情允许,可先行容量复苏后再行机械通气;但病情危重伴有严重呼吸衰竭时,容量复苏与机械通气须同时进行。过分强调容量复苏而忽视患者的呼吸支持,有时会耽误抢救时机。

(曾健生　钱素云)

参考文献

[1] 中华医学会重症医学分会.机械通气临床应用指南(2006)[J].中国危重病急救医学,2007,19(2):65-72.
[2] Albuali WH. Have changes in ventilation practice improved outcome in children with acute lung injury? [J]. Pediatr Crit Care Med, 2007,8(4):324-330.
[3] Ben JN. High-frequency oscillatory ventilation in pediatric patients with acute respiratory failure [J]. Pediatr Crit Care Med, 2006,7(4):362-367.
[4] Donn SM, Sinha SK. Invasive and noninvasive neonatal mechanical ventilation [J]. Respir Care, 2003,48(4):426-439.
[5] Kissoon N. Ventilation strategies and adjunctive therapy in severe lung disease [J]. Pediatr Clin North Am, 2008,55(3):709-733.
[6] Ventre KM, Wolf GK, Arnold JH. Pediatric respiratory diseases: 2011 update for the Rogers' Textbook of Pediatric Intensive Care [J]. Pediatr Crit Care Med, 2011,12(3):325-338.

第八章　机械通气模式

当我们启动呼吸机后，首先面临的问题就是我们该选用什么样的机械通气模式，机械通气模式有多种分类方法。根据患者有无自主呼吸可以分为控制通气、辅助通气、支持通气和自主呼吸。其中CMV(VCV、PCV)、PRVC、VAPSV 等为完全控制通气模式；IMV、SIMV、ASV、MMV、PAV 为部分机械通气模式，PSV、SPONT、CPAP为辅助或自主模式；附加模式还有PEEP、PAUSE、SIGH及HFV、HFV＋CMV、IRV。临床上常按以下分类：常规通气模式包括控制/辅助通气(A/C、PCV/VCV)、间歇性指令通气/同步间歇性指令通气、压力支持通气；自主通气模式包括CPAP、BIPAP、APRV/Duo－PAP；双重控制通气包括PRVC、VAPSV、VSV及Auto－mode；闭环通气模式包括MMV、ASV、PAV；其他通气模式包括高频通气、死腔气体置换(气管内吹气TGI、死腔内气体吸出技术ASPIDS)、部分液体通气(PLV)、体外膜肺技术等。双重通气模式(PRVC、VAPSV、VSV)、自主呼吸辅助模式(BIPAP、APRV)等机制也列入伺服-控制通气模式。

机械通气模式是如何分类及其依据是什么？一般说来，机械通气类型可分为4类：控制(指令)通气模式、辅助通气模式、支持通气模式和自主呼吸模式。分类依据有3点：由什么来触发通气；通气期间吸气流速由什么来限制；通气由什么来切换。例如压力控制通气，其可以是患者、时间、人工触发通气，用压力来限制(限制的含义不是一到该压力就结束吸气而是将压力限制在恒定水平)，时间或压力进行切换。“触发”可由机器定时(控制通气)或由患者用力来启动(辅助、支持或自主通气)。“限制”一般是靠设置流量或压力来进行。“切换”一般是靠设置容量、时间或流量来进行，同一种通气模式可同时有几种切换方式。

机械通气模式实际上就是指令、辅助、支持和自主呼吸的理想结合和不同组合。具体到每个方式，通过表8－1可一目了然它们之间的区别与联系。

表8－1　不同类型机械通气模式的定义

通气方式	触发	限制	切换
指令(控制)	机器	机器	机器
辅助	患者	机器	机器
支持	患者	机器	患者
自主	患者	患者	患者

第一节　常用机械通气模式

2000 年 Esteban 等对全球 412 个 ICU 进行为期 1 天的机械通气临床流行病学研究，发现机械通气 1 638 例，所用通气模式在上机时 A/C 模式占 47%，SIMV 占 6%，PSV 占 15%，SIMV+PSV 占 25%，其他模式占 7%；而撤机时，PSV 占 36%，SIMV+PSV 占 28%，SIMV 占 5%，间歇自主呼吸占 17%，每天自主呼吸占 4%，其他占 9%。此外，其对 2 226 位医师的调查发现，上机及日常使用时有 62%最喜欢 A/C 模式，撤机时有 34%最喜欢 PSV 模式，35%最喜欢 SIMV 或+PSV 模式。Flori 等 1998 年进行的 PICUALI 的临床流行病学研究发现 96%的患儿采用 A/C 模式，其中 76%用容量控制通气。这说明，无论模式千变万化，临床医师所用模式仍然是最经典也是最常用的那几种。

每台呼吸机面板上均有一些按钮供临床医师选择合适的模式，但每个厂家的呼吸机面板上提供的模式均有差别，易让初学者混淆。但无论怎么变化，可能名字不这样称呼，但都一定有 3 类模式：控制通气模式（CMV）、同步间歇指令通气模式（SIMV）和自主呼吸模式。

一、通气模式术语变迁

机械通气时，呼吸机总是间断地给予正压通气，吸气时压力上升，表现为正压，呼气时压力归基线压，故过去总称之为间歇正压通气（intermittent positive pressure breathing, IPPB 或 intermittent positive pressure ventilation, IPPV）。IPPV 有这样的含意，即对呼吸暂停或没有呼吸的患儿连续不断的呼吸支持，每一次呼吸都是强制性的。而今通常用控制通气（controlled mechanical ventilation, continuous mandatory ventilation, continuous mechanical ventilation, CMV）这一名词来描述机械通气，其含义为 CMV 每一次通气都是呼吸机给的，但只要患者有能力，他能触发额外通气，而他触发的这些通气，也是呼吸机按指定压力或容量给予的，故在设置通气频率时，多设置一个能保证患者安全的最低频率。CMV 的另一个同义词为辅助/控制通气（assist/control ventilation, A/C），A/C 通气的原意是 CMV 下按设定容量给予通气，即容量控制型 CMV，但现在大多呼吸机 A/C 既包括容量控制型，也包括压力控制型通气。而且 A/C 这一术语在呼吸机越来越常用。在本节中，我们先简单介绍一下辅助通气、控制通气、辅助/控制通气及间歇指令通气的概念作为铺垫，再对常见的几种通气模式如容量控制通气、压力控制通气、同步间歇指令通气、压力支持通气作较为详细的介绍。

目前许多模式都可以是组合模式。如辅助通气+控制通气=辅助/控制通气、压力控制通气+压力支持通气、容量控制通气+压力支持通气、同步间歇指令通气+压力支持通气，多以控制模式与支持模式或自主呼吸模式组合。这些组合可最大限度地满足患儿需求，保证通气安全。

二、辅助通气

(一) 模式描述

辅助通气(assisted ventilation, AV)是在患者吸气用力时依靠气道压的降低(压力触发)或流量的改变(流量触发)来触发，触发后呼吸机即按预设潮气量(或吸气压力)、频率、吸气和呼气时间将气体传送给患者(图 8-1)。

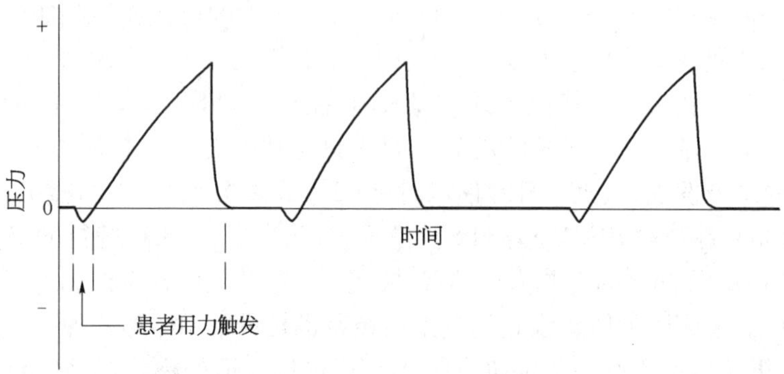

图 8-1 辅助通气时压力时间曲线

通俗地讲是指呼吸机的送气由患者触发，如果患者不吸气，呼吸机亦不送气。其触发为患者触发，需设定参数为流速触发或压力触发。控制和切换参数的设置与控制通气相同。

(二) 优缺点及注意事项

这种模式的优点就在于能和患者的自主呼吸相协调，清醒患者容易耐受，但其缺点也是显而易见的，患者自主呼吸一旦突然停止，呼吸机仍不给予通气，则会产生严重的后果。尤其是小儿及新生儿，其呼吸不稳定，极易出现呼吸暂停，故很难单独使用。目前呼吸机上没有单独的 AV 模式。

应用的关键是患儿自主呼吸强烈，预设触发灵敏度和潮气量要恰当。值得注意的是，预设潮气量过大或自主呼吸频率过快可导致通气过度；压力触发敏感度一般设置于 -1.5～-0.5 cmH_2O 水平，采用流量触发时设置触发敏感度 1～3 L/min，触发灵敏度过高可导致自触发(self-cycling)，即哪怕呼吸机管道轻轻摇晃一下，亦可触发起呼吸机送气。AV 为不可调性部分通气支持，患者吸气用功占通常呼吸功的 20%～30%。

(三) 特别提示

目前 AV 常与控制模式联用，不单独使用。

三、控制通气

(一) 模式描述

控制通气(controlled ventilation, CV)又称指令通气，呼吸机以预设频率通气，定时触发吸气并定时切换为呼气，输送预定潮气量或按预定压力通气，即呼吸机完全代替患者的自主呼吸。换句话说，患者的呼吸方式(呼吸频率、潮气量、吸呼气时间比和吸气流速)完全由呼吸机控制(图 8-2)，由呼吸机来提供全部呼吸功。

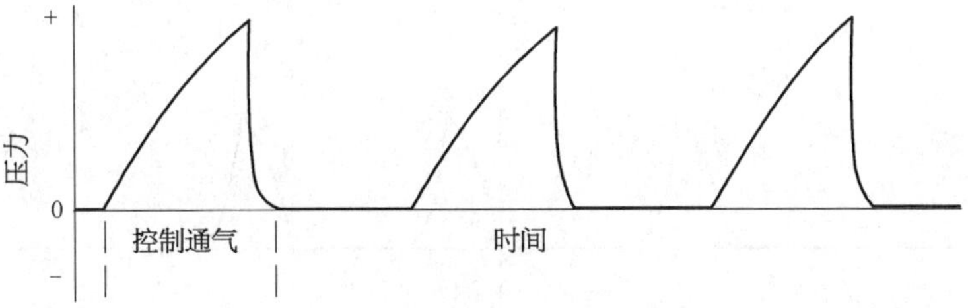

图 8-2　控制通气的压力时间曲线

CV 分两大类，容量控制及压力控制，亦称定容通气及定压通气。所谓“定容”通气就是以潮气量为目标控制气流，而“定压”通气就是以压力为目标控制气流。无论采取何种方式，只要确定流速和波形，就可实现对气流的控制。

(二) 优缺点及注意事项

CV 多用于病情特别严重的患儿，其为时间触发、定容或定压控制、时间切换。CV 的缺点是，如果设置参数不恰当，容易导致通气过度或通气不足；在患者有自主呼吸时，较容易发生自主呼吸与呼吸机不协调，临床上为避免两者对抗，常需要应用镇静剂，甚至使用肌肉松弛剂，应用 CV 时间过长，容易导致呼吸肌萎缩和呼吸机依赖。

控制性过度通气可降低患儿自主呼吸冲动，降低颅内压。可用于神经术后通过 CV 进行控制性过度通气降低闭合性颅脑外伤患儿的颅内压，并抑制呼吸冲动。在小儿瑞氏综合征时亦可用控制性过度通气。但控制性过度通气目前存在争议。

(三) 适应证

患有严重呼吸抑制或呼吸暂停，如麻醉、中枢神经系统功能障碍或药物过量等可最大限度地减轻呼吸肌负荷，降低呼吸氧耗，有利于呼吸肌休息和恢复疲劳，为心肺功能储备差的患者提供最大呼吸支持，以减少呼吸用力，缓解急性冠状动脉缺血。

在实施“非生理性”特殊通气方式，如反比通气、分侧肺通气、低频通气以及在闭合性颅脑损伤时，为减少脑血流和降低颅内压故意采用的过度通气等。对患者呼吸力学的监测，如呼吸阻力、顺应性、auto-PEEP、呼气末二氧化碳浓度、呼吸功等，只有在 CV 时测定才准确可靠。

四、辅助/控制通气

(一) 模式描述

辅助/控制通气(assist/control ventilation, A/C 通气)结合 AV 和 CV 的特点，通气由患者触发，或者由时间触发，并以 CV 的预设频率作为备用(图 8-3)。

A/C 通气是 AV 和 CV 这两种通气模式的结合，如 AV 那样，患者吸气时，出现管道内压力下降或流速发生变化达到预设触发灵敏度时，可触发通气机以预置潮气量送气而决定通气频率。然而，又如 CV 那样，预置通气频率的“程序”也输入通气机作为备用，称之为备用频率。因此，患者依靠吸气用力的触发可以以高于预置频率的任何频率进行通气；如果在预定时间内，患者无力触发或自主呼吸频率低于预置频率，通气机即以预置频率来输送预置的潮气量。结果，有患者触发时为 AV，没有患者触发时即为时间触发时呼

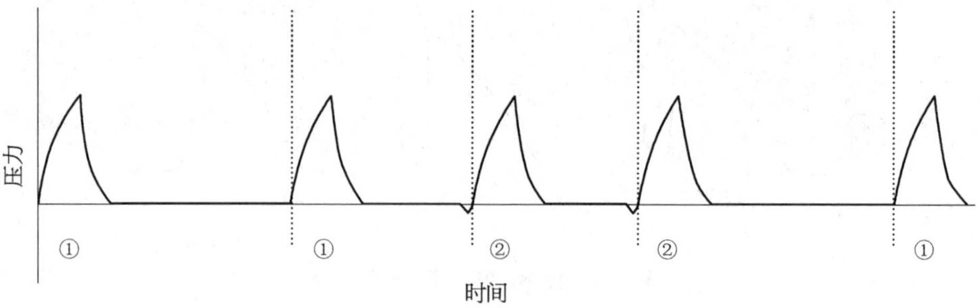

图 8-3　A/C 通气时的压力时间曲线

① 强制通气(呼吸周期耗尽)；② 强制通气，患者触发

吸机通气为 CV。因此应用 A/C 通气模式时，患者可以支配自己的呼吸频率。如果患者的自主呼吸频率减低，低于后备频率，通气机即提供 CV，直到患者的自主呼吸频率超过后备频率。

A/C 通气模式过去大多以容量控制通气来实行，应用容量控制 A/C 通气时，需预设触发灵敏度、潮气量、频率、吸气流速和流速波型。

近年来大多呼吸机既有容量控制型 A/C 通气，又有压力控制型 A/C 通气。若为压力控制型 A/C 通气时，需预设的呼吸机参数有：触发灵敏度、压力水平、吸气时间(Ti)和通气频率。

A/C 最常见也是平时用得最多的两个模式为容量控制模式及压力控制模式。其具体描述见后文。

(二) 优缺点及注意事项

A/C 通气模式既可以提供与自主呼吸基本同步的通气，又能保证自主呼吸不稳定患者的通气安全，提供不低于预设水平的通气频率和通气量。因此当应用 A/C 模式时，患儿接受机械通气频率≥预设的频率，当患儿自主呼吸较强和较快时，由于患儿接受机械通气的频率>预设频率，可产生过度通气(原因是压力不变，相应的潮气量×频率>正常)，故应及时调低压力或降低触发敏感度(增大其负值)，一般触发敏感度设置既要避免过度敏感，导致过多触发，也要避免触发敏感度过低，造成费力触发。

许多呼吸机标明的是控制模式，实际上是 A/C 通气模式。应用 A/C 通气模式时，预设频率应低于实际频率但不要与实际频率相差太多。预设频率比实际频率慢太多，可导致反比通气和气体陷闭。应用 A/C 通气模式时应监测实际吸呼时间比。

五、间歇指令通气

(一) 模式描述

间歇指令通气(intermittent mandatory ventilation, IMV)指呼吸机以预定的频率输送固定的潮气量(或压力)，在两次指令通气间歇期，允许患者自主呼吸(图 8-4)。

患者如有自主呼吸，则按自己的频率和形式进行呼吸，其总的通气量=患者自主呼吸的通气量+呼吸机正压通气量；当应用较高频率 IMV 时，呼吸机可提供完全的通气支持，因此当患儿无自主呼吸时，可应用较高频率的 IMV；随着自主呼吸的出现和增强，应相应

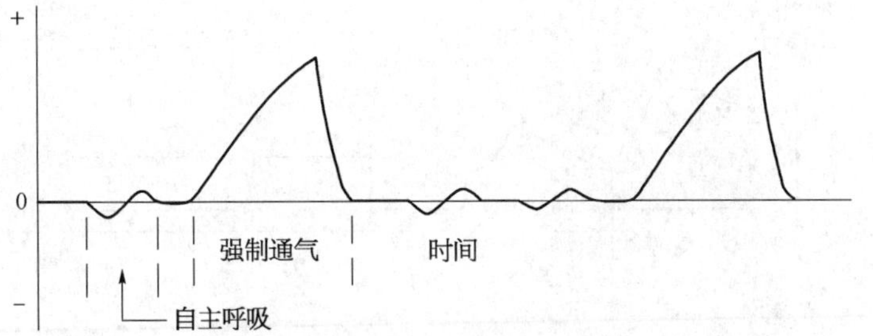

图 8-4　IMV 的压力时间曲线

减低 IMV 的频率，撤机前则可使 IMV 的频率降至 5～10 次/min，减少呼吸机的正压通气，以增强患儿自主呼吸能力，达到依靠自主呼吸能保证气体交换的目的。

大多数呼吸机的 IMV 模式，指令通气以容量切换方式来实施，此时需预设潮气量、流速和(或)吸气时间、指令通气频率和触发敏感度。已有少数呼吸机以压力切换方式来实行指令通气。此时需预设压力水平、吸气时间、指令通气频率及触发敏感度。

(二) 优缺点及注意事项

IMV 由于机器送气经常与患儿的呼吸气相冲突即人机不同步，可导致小气道损伤、慢性肺疾病、脑室内出血和脑室周围白质软化等的发生。现有的资料表明 IMV 既没有超过 A/C，也不比 PSV 优越，在气体交换方面 APRV 超过 IMV。与 PSV 和 APRV 比较，IMV 时的气道峰压较高，与 APRV 比较通气死腔比较大，对于撤机的后果，IMV 与 T 形管法或 MMV 相似而初步的资料提示 PSV 超过 IMV。指令通气之外的自主呼吸也通过呼吸机进行，并没有得到机械辅助，需克服按需阀开放和呼吸机回路阻力做功。如果通过功能不佳的按需阀持久应用 IMV 就可能加重呼吸肌疲劳，增加氧耗，甚至使循环功能恶化。为了克服呼吸机回路的阻力，可加用 5 cmH_2O 的吸气压力支持。

六、同步间歇指令通气

(一) 模式描述

同步间歇指令通气(synchronized intermittent mandatory ventilation, SIMV)是指在机械通气时，在特定的触发窗内，呼吸机根据触发灵敏度的设定探知患儿的吸气努力并即刻按预设的潮气量或压力给予一次强制通气，让指令通气的输送与患者的吸气用力同步(图 8-5)。在触发窗这段时间以内，患者有能力触发呼吸机的，就给予一次辅助通气，如果过了触发窗，患者仍然没能成功触发，那么就给予一次强制通气。SIMV 时，在指令通气压力上升前常有患者吸气用力引起的负向拐弯波。在有些呼吸机，用压力时间曲线的上升支颜色发生改变来表示该呼吸由患儿触发(压力触发)；或者用流量时间曲线的上升支颜色发生改变来表示该呼吸由患儿触发(流量触发)。其目的是尽量让患儿的自主呼吸与机械通气同步。类似于 IMV 的是，在两次强制通气之间，患儿可自主呼吸；与 IMV 不同的是，目前这种自主呼吸多有压力支持通气，即 SIMV＋PSV。

IMV 的工作方式很简单，医生预先设定一个强制通气的频率，假定是 12 次/min，那么呼吸机就以每 5 s 一次的频率给患者进行强制通气，在两次强制通气之间患者可以自由呼吸。强制通气为完全时间触发，与患者的自主吸气努力无关。但是随着 IMV 应用的增

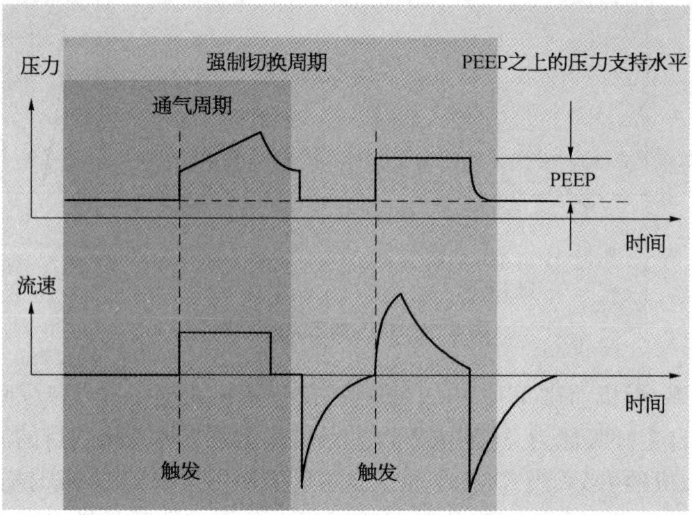

图 8-5 SIMV

上为压力时间曲线，下为流速时间曲线

多，问题越来越多地显示出来。强制通气完全由呼吸机控制，非常容易造成人机不协调。当患儿“自由”呼吸时，呼吸机时间一到，就给患儿一次强制通气，必定会引起患儿不适，引起人机对抗，因此就出现了“同步”的概念。所谓同步，就是指在机器进行强制通气的时候，会尽可能地与患者的实际吸气节奏保持一致，而保持一致的方法，就是加入了触发窗(trigger window)。

典型的 SIMV 工作时，不再像以前的 IMV 那样“简单粗暴”地给患儿强制通气，而是会“耐心”等待患者自主吸气努力出现来触发呼吸机，再给予强制(辅助)通气。但“耐心”是有限度的，患者如果没有自主吸气努力，呼吸机不可能永远等待下去，这种等待是有一定时间的，这个时间就是触发窗。在这段时间以内，患者有能力触发呼吸机的，就给予一次辅助通气，如果过了触发窗，患者仍然没能成功触发，那么就给予一次强制通气(图 8-6)。

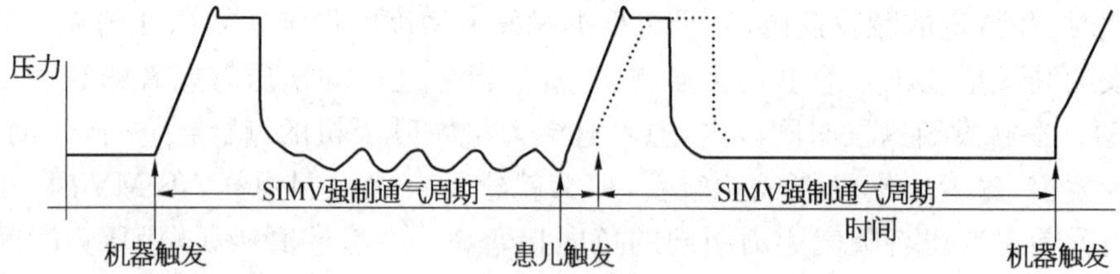

图 8-6 SIMV 模式图

(二) 触发窗

SIMV 有触发窗，触发窗为一个时间段，时长固定，触发窗的个数与所设的呼吸频率相同，在时间轴上均匀分布，患者的吸气动作出现在触发窗内，可触发呼吸机实现呼吸机控制下的通气，患者的吸气动作出现在触发窗外，呼吸机不被触发，呼吸过程由患者控制，当患者无自主呼吸时，呼吸机按预设频率触发。临床可通过增减机设频率而改变呼吸机对患者的支持强度。

SIMV 的触发窗根据机型不同，可分为 3 种：一是位于下一呼吸周期之前，长度为呼吸周期的 25%，如纽帮 E 200 呼吸机。二是把强制通气的呼吸时间与 SIMV 的呼吸周期分开设定。比如 Servo i 就是这样的，设定强制通气的吸气时间（强制通气的吸呼比缺省为 1∶2，这样，触发窗就是位于 SIMV 呼吸周期的起始部分，长度是呼吸周期的 90%），或设定强制通气的吸呼比。三是按 SIMV 呼吸周期的一定比例来设定触发窗，比如 PB 840 就是整个呼吸周期的前 60%。

（三）A/C 与 SIMV

很多人不理解 A/C 和 SIMV 之间到底有什么区别，兹举例说明。A/C 和 SIMV 都会设定一个最低的呼吸频率，假设这个呼吸频率为 20 次/min。在患者没有自主呼吸时，A/C和 SIMV 的表现是一样的，都是给患者 20 次/min 的强制通气。在患者有自主呼吸触发时，A/C 模式是只要患者有触发，呼吸机就给一次强制通气，也就是说，如果呼吸机监测显示总呼吸频率为 32 次/min 时，这 32 次都是强制通气，但都应该是患者触发的强制通气，强制通气的压力、潮气量有可能远大于自主呼吸。而 SIMV 模式下，如果呼吸机监测显示总呼吸频率为 32 次/min 时，这 32 次里只有 20 次是强制通气，其余 12 次则是患者的自主呼吸。因此说 A/C 比 SIMV 对患者的支持程度要强一些。

（四）SIMV 的优缺点

（1）降低平均气道压。

（2）呼吸肌的连续应用，使呼吸肌功能得到维持和锻炼，避免呼吸肌萎缩，有利于适时脱机。

（3）改善$\dot{V}/Q$。

（4）应用 SIMV，自主呼吸易与呼吸机协调，减少对镇静剂的需要。

（5）增加患者的舒适感。

（6）能较好维持酸碱平衡，减少呼吸性碱中毒的发生。

（7）可根据患者需要，提供不同的通气辅助功，并具有预设指令通气水平的安全性。

但一些临床研究并不支持 SIMV 具有撤机优势，相反研究认为 PSV 更具优势。也不支持 SIMV 人机协调性更好。

（五）临床应用

临床上应用 IMV 和 SIMV，主要用于自主呼吸较强的患儿。亦多用于撤机时，作为控制通气到完全自主呼吸之间的过渡。此外，在很多情况下，IMV 和 SIMV 也已作为长期通气支持的标准技术。

SIMV 是目前最常用模式之一，过去一度作为撤机时所有患儿的过渡模式，典型的上机撤机过程为 A/C 到 SIMV＋PSV 或单一 SIMV 到 PSV 到撤机，现临床上许多患儿都可不经过 SIMV 直接撤机，即从 A/C 模式直接撤机，或从 A/C 到 PSV 再撤机。但在呼吸较弱或几经撤机失败的患儿，仍需走 A/C 到 SIMV＋PSV 或单一 SIMV 到 PSV 到撤机这一路径，循序渐进，更容易撤机成功。

SIMV 中强制通气可有容量控制、压力控制及压力调节容量控制多种模式，但均加 PSV，如 SIMV(PCV)＋PSV、SIMV(VCV)＋PSV 及 SIMV(PRVC)＋PSV 等。

SIMV 设定参数，以 Servo i 为例。

在 SIMV(PCV)+PSV 时,应设置如下参数:PC(不含 PEEP)、PEEP、SIMV 频率、FiO_2、吸呼比、吸气上升时间、强制呼吸周期时间、触发灵敏度、吸气流速切换百分比、压力支持水平 PS。

在 SIMV(VCV)+PSV 时,设置如下参数:潮气量、SIMV 频率、PEEP、FiO_2、吸呼比、吸气末停顿时间、吸气上升时间、强制呼吸周期时间、触发灵敏度、吸气流速切换百分比、压力支持水平 PS。

七、压力支持通气

(一) 定义

压力支持通气(pressure support ventilation, PSV)是压力目标或压力限制模式,其每次呼吸均由患儿触发,呼吸机给予支持。PSV 在患儿吸气努力触发后,由呼吸机对患儿每一次呼吸均同步给予支持。其由患儿启动吸气,由流速终止吸气。吸气时,气道压力升高到预设压力水平即压力支持水平。吸气压力初始上升速度相对固定,且随呼吸机不同而不同(图 8-7)。

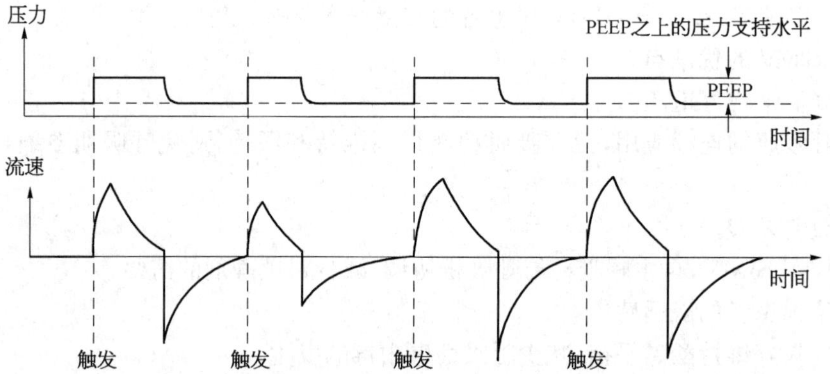

图 8-7 PSV

上为压力时间曲线,下为流速时间曲线

(二) 模式描述

当应用 PSV 时,患者须具备稳定的、可靠的自主呼吸,呼吸机一旦感知患儿的吸气努力时,立刻给予一个设定的恒定压力(图 8-6)。临床医师应用 PSV 时,需设定如下参数:吸气压力、PEEP、触发灵敏度。

呼吸频率、吸气流速、吸气时间由患儿自己决定。潮气量由设置的吸气压力、PEEP、肺力学特性及患儿吸气努力决定。PSV 是一种辅助通气模式,其启动均由患儿触发,流量时间曲线类似于减速波形,根据患儿的吸气需求不同其流速亦不同。因而我们说 PSV 是患者触发、压力限制、流量切换(主要)的通气。呼吸机可感知流速的下降并决定吸气终止。

PSV 工作时具有明确的 3 个时相:识别吸气开始;吸气压力升高;识别吸气终止。这 3 个时相构成了呼吸机 PSV 模式运行的基本原理,可因呼吸机不同而稍有改变。

1. **吸气启动** 患者吸气努力触发呼吸,压力传感器或流量传感器探测到患者努力,启动呼吸。触发灵敏度是可调参数。其工作性能要求患者主动吸气。呼吸机阀门响应速度对患者主动吸气强度的要求不一样。在患者主动吸气后，呼吸机响应时间从 50～250 ms不等。目前大多数呼吸机均＜100 ms。当压力下降或吸气与呼吸流速存在差异时，立刻触发呼吸机开放按需阀门。在呼气相，管道中始终存在着一定流量的持续气流，此时吸气流速及呼气流速是相等的，当患儿出现吸气努力时，吸气流速立刻发生变化，其与呼气流速出现一个较小的差别，当这种差别达到我们所设置的流量触发灵敏度阈值时，吸气启动。

在压力触发时，为了测压需形成一密闭空腔，呼吸机需关闭按需阀门，当患儿有吸气冲动时呼吸机需首先关闭按需阀门进行测压，压力触发阈值达到并启动吸气时，呼吸机需要打开按需阀门才能送气；而流量触发时，只要测定吸气流速与呼气流速差异，呼吸机无需关闭按需阀门，故反应时间更快，但有研究证实，现代呼吸机中这两种触发反应时间差异已经很小，而且触发相时间仅占患者全部吸气相的 10%，因而尽管流量触发反应速度在统计学上显著快于压力触发，由于时间单位太小，已无实际临床意义。

2. **吸气压力上升**　一旦吸气启动，呼吸机立刻给予一个高速吸气流量，接着在吸气相的其他时间里吸气流速迅速减低。呼吸机通过伺服调节机制确保给予合适的流量以达到设定压力支持水平，并将这一压力水平维持不变一直到吸气结束。不同的呼吸机流速调节机制不一，因而其压力波形亦不完全一样。在整个吸气相，伺服阀门一直工作以维持压力在设定压力左右，当呼吸机给予的压力越来越接近于设定压力，成比例伺服阀门的小孔亦进行性变小，流速下降。正因为如此，压力波形呈一上升斜波而非真正的长方形。呼吸机压力可调范围可在 0(自主呼吸)～60 cmH_2O 之间，有些呼吸机可调节范围会更高，但临床应用中很少有报道超过 30 cmH_2O。

3. **吸呼切换**　压力支持通气时，切换到呼气主要由吸气流速降到机器设定或人为设定的临界值来触发。吸气流速的突然降低应看作是吸气肌开始放松的间接证据。有些将触发流速设定 2～6 L/min，有些机器将触发流速设为吸气峰流速的 12%～25%。一旦流速下降到阈值，即触发呼气。这种流速阈值，过去均由呼吸机厂商设定，临床医师不可调，但现在许多呼吸机已可调节。

当呼吸机探测到吸气压力稍微超过设定压力(1～3 cmH_2O)时，此种情形多见于患儿呼气启动时，呼吸机立刻停止吸气切换为呼气，此即压力切换(图 8-8)。压力切换数值即压力上限和时间切换数值由厂家预先设置。

为安全起见，目前呼吸机也设置了对吸气时间的限制，当回路出现漏气时，因压力达不到设定值，流速一直很高，流速终止吸气的方法已不起作用，时间切换亦因漏气达不到可切换水平，就可能造成患儿一直处于吸气状态无法切换，此时即启动时间切换。有文献报道了缺乏吸气时间限制机制的危险，即造成持续吸气，类似于高 CPAP。PSV 在减少患者所做的呼吸功方面具有非常有效的作用，呼吸功的减少大致与所加的压力水平成比例。

(三) 优缺点及注意事项

1. **优缺点**　在常用通气模式中，PSV 的人机协调性好；PSV 在呼吸机可单独使用，如撤机前，亦可与其他机械通气模式同用，如 A/C＋PSV、SIMV＋PSV、PCV＋PSV、VCV＋PSV、PSV＋PEEP 等。近年开发的许多智能化通气模式，均以 PSV 来实施；在 ICU

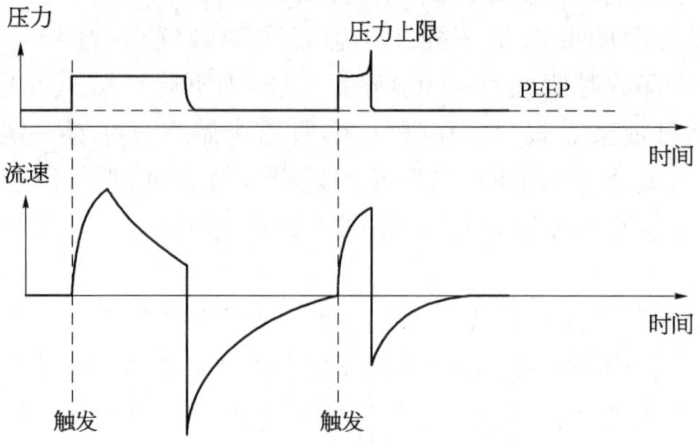

图 8-8　压力支持通气中的压力切换

中，绝大多数机械通气患儿均具备完整的呼吸冲动(某些深度镇静及呼吸肌麻痹患儿除外)，PSV 模式或整合有 PSV 的复合模式可有助于人机同步；PSV 让患儿能自主呼吸，可减少镇静剂用量；控制性通气可致患儿呼吸肌废用性萎缩，而应用 PSV 让患儿自主呼吸，则大大减少了这种可能性。

2. 注意事项　当患者气道阻力增加或肺顺应性降低时，如不及时增加 PS 水平，就不能保证足够潮气量，因此，呼吸力学不稳定或病情在短期内可能迅速变化者应慎用 PSV。

呼吸中枢驱动受抑制或不稳定的患者也应避免应用 PSV。为保证 PSV 时的安全，必须设置"后备通气"作后备。

后备通气是指单纯应用 PSV 时，万一患儿出现呼吸暂停或呼吸停止时，呼吸机自动启动预先设定的通气频率、通气压力或潮气量给患儿以强制通气，以避免患儿意外。这种预先设定的通气模式称为后备通气。目前大多呼吸机均有此种模式。有些呼吸机称为"窒息通气"。

(四) PSV 时流速设置

1. 吸气流速设置　应用 PSV 时，非常重要的是呼吸机在吸气之初时给予恰当的流量或流速。若流量设置过高，会出现压力上冲过头，超出压力上限，引起压力切换，导致吸气过早结束；若流量设置过低，不能满足患儿需求，导致不同步。

在新型呼吸机上使用 PSV 时，临床医师可调节吸气时压力上升斜坡的坡度及吸气流速曲线，这在不同呼吸机上有几种称呼，如上升时间、流速加速百分比、吸气上升时间、吸气上升时间百分比、坡度调节等。上升时间是指吸气开始时吸气压力上升到设定压力所需的时间。临床医师可通过呼吸机波形图来选择合适的吸气流速。若患儿可以回答问题，临床医师可以询问患儿哪种流速更舒服。如前所述，若设置上升时间过短，压力会一下上冲过头引起压力切换。

2. 流速切换所需流速设置　如前所述，PSV 大多为流速切换，在吸气末流速开始下降到某一个特定的流速水平时启动流速切换，吸气停止，呼气开始。在 PB 7200，选择的切换流速为 5 L/min；在 VIASYS Bird 8400、Bear 1000，选择的切换流速标准为吸气峰流速的 25%或 30%。

既往许多呼吸机均设定 PSV 的切换流速为固定流速，不具有可调性，如 Servo 300 即设置吸气结束前当吸气流速下降到峰流速的25%时开始切换，吸气停止，呼气开始。但问题在于，对于慢性阻塞性疾病如COPD时，因存在阻力，吸气流速不容易下降到峰流的25%，有时可能要等7～8 s也降不到25%，这样势必造成吸气时间延长；对于ARDS来说，由于其顺应性差，但阻力正常，其肺泡很快充盈，吸气流速很快降至25%，这又势必造成吸气时间过短，与急性呼吸窘迫综合征要求吸气时间更长一点恰好形成对比。现在新型呼吸机均将这一特点进行了改进，如将切换流速设为可调节参数，如设置为峰流速的1%～80%均可根据患儿情况随意调节。现在亦有更新型的呼吸机可以监测肺顺应性与气道阻力，自动调节切换流速。

八、持续气道正压

(一) 定义

持续气道正压(continuous positive airway pressure，CPAP)是在自主呼吸条件下，提供一定的压力水平，使整个呼吸周期内气道均保持正压的通气方式。

CPAP仅提供一定恒定的压力支持，不提供辅助通气功能，患者的呼吸形态包括呼吸频率、呼吸幅度、呼吸流速和潮气量等完全由患者自行控制(图8-9)。因此，凡应用CPAP者，其呼吸中枢的驱动必须正常，具有较强的自主呼吸能力。

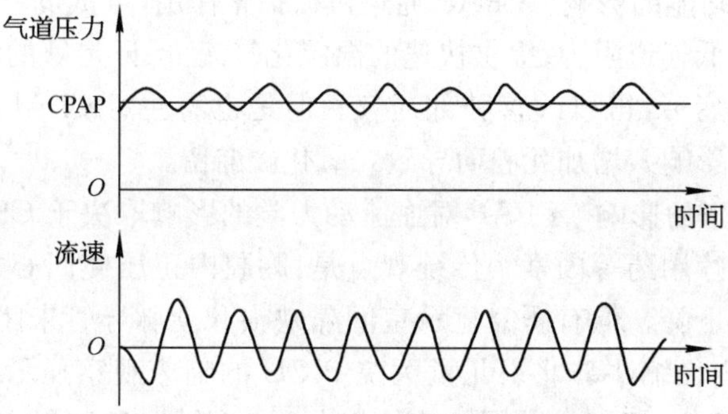

图8-9　CPAP时气道压力与流速示意图

(二) CPAP实施

CPAP既可以经气管插管有创方式施行，也可以经鼻塞、鼻罩、面罩和头罩等无创方式施行。所需气流既可以经呼吸机按需阀门供给，也可以由快速持续气流正压系统提供(图8-10)。由于呼吸机按需阀门系统的启动需要患者吸气触发，且气流提供具有一定延迟，会增加患者呼吸功及不舒适性，不适合婴幼儿。因此小儿常用持续气流正压系统如气泡式CPAP系统、Stephen CPAP和Respironics Vision等。需保证足够大的气流量以满足吸气需要，以维持整个呼吸周期中压力稳定。理论上CPAP的气流量应为患者每分通气量的4倍以上。较大婴儿还可在吸气管道侧加用贮气囊以满足吸气期的流量需求和呼气期储存气体的空间，使吸、呼气相压力更趋平衡。

虽然CPAP可经气管插管以有创方式施行，但临床上以无创方式常用。小婴儿尤其是新生儿以用鼻塞或鼻罩作为连接界面的经鼻CPAP常用，该方法比较符合小婴儿的生理特点。新生儿及小婴儿多经鼻腔呼吸，舌与软腭紧贴，用经鼻CPAP时起到密封作用，

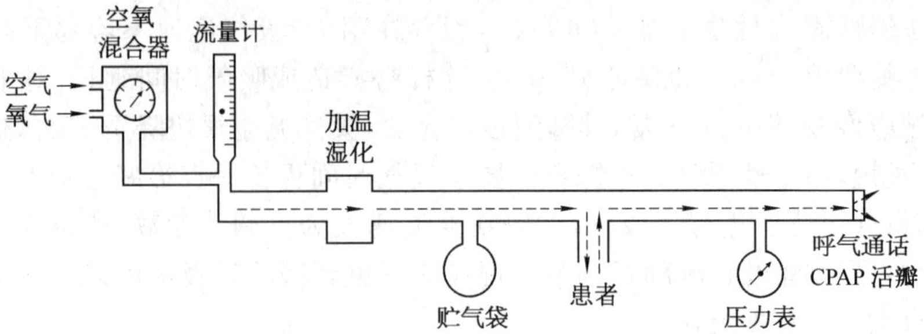

图 8 - 10　CPAP 装置示意图

使整个系统呈密闭状态，有利于维持气道压力。如果气道压力升高时，在压力作用下舌与软腭分开，压力得到释放，口腔起着安全阀的作用，可防止气压伤。患儿对鼻塞或鼻罩的耐受性较好，且容易固定。面罩的使用需要患儿配合，适合年龄较大的儿童。

（三）CPAP 作用

1. 对肺部气体交换的影响　CPAP 可防止和逆转小气道闭合和肺萎陷，增加功能残气量，防止肺不张，减少肺内动静脉分流，改善通气/血流比值，降低肺泡-动脉血氧分压差，改善肺部氧合，纠正低氧血症。

2. 对肺部通气功能的影响　CPAP 通过机械扩张作用，可抵抗上气道塌陷，防止和逆转小气道的闭合，降低气道阻力；提供快速的温湿化气流，保证足够的潮气量，改善气体分布；同时减轻呼吸肌疲劳，得以改善肺部通气。但是也需注意 CPAP 可因增加呼气阻力（压力过高或呼气阀影响）、增加死腔而导致二氧化碳潴留。

3. 对血流动力学的影响　CPAP 对血流动力学的影响取决于 CPAP 值的大小、心肺功能、全身状况和治疗用药等因素。传统观点是：胸腔内正压使回心血量减少，右心室后负荷增加，心排血量下降。但有研究显示室间隔缺损和动脉导管未闭患儿应用 CPAP 后心脏超声显示左房内径缩小。北京儿童医院 PICU 的临床观察显示：CPAP 治疗左向右分流先天性心脏病患儿，超声心动图检查心脏指数、心排血量和射血分数等指标有明显改善。

4. 降低呼吸功　CPAP 可以抵抗气道塌陷，保持气道通畅，降低气道阻力，同时改善肺顺应性，且由于吸气相有恒定正压，使吸气省力，均可减少呼吸功。

5. 对肺水肿的作用　CPAP 可使肺泡内压增加，可使血管外肺水从肺泡重新分布到顺应性更好的间质区带，同时减轻肺泡毛细血管淤血和渗出，减轻肺水肿。肺水肿时肺基底部区域可因充液的肺泡重量增加而导致压缩性肺萎陷，CPAP 可抗衡液体充盈区域的重量来防止基底区肺泡萎陷，维持肺泡复张。

（四）适应证

1. 阻塞性睡眠呼吸暂停综合征（obstructive sleep apnea syndrome，OSAS）　应用 CPAP 治疗 OSAS 已有广泛研究和丰富临床经验，且疗效显著。应用 CPAP 后，多数 OSAS 患者睡眠时打鼾消失，睡眠呼吸暂停及其引起的低氧血症明显改善或消失，睡眠质量改善，白天困倦、嗜睡等症状好转。

2. 婴幼儿急性Ⅰ型和早期Ⅱ型呼吸衰竭　如先天性心脏病合并肺炎、毛细支气管炎和喘息样支气管炎等，CPAP 可改善患儿的心肺功能，缓解呼吸衰竭，减少气管插管率。

3. **新生儿疾病** 早产儿呼吸暂停、早期肺透明膜病和各种急性肺疾病。CPAP 可使气道和横膈扩展，稳定胸廓，逆转早产儿出生时功能残气量低等呼吸生理弱点，减少阻塞性呼吸暂停的发生。对新生儿肺透明膜病，CPAP 可降低上气道阻力，使萎陷的肺泡复张，增加表面活性物质的释放，维持功能残气量和减少肺内分流，减少吸氧量，降低支气管肺发育不良的发生率。

4. **作为撤机技术应用** 在机械通气向自主呼吸过渡期间，CPAP 可与 PSV、SIMV 等合用，逐渐降低辅助呼吸水平，增加 CPAP 条件下自主呼吸时间，并逐渐降低 CPAP 压力水平，最后过渡到完全自主呼吸，即可撤机。CPAP 也可作为机械通气序贯治疗的一部分，在有创通气患者未完全达到拔管标准时提前拔管，改用 CPAP，缩短有创通气时间，从而降低与有创通气相关的并发症。

(五) 通气参数调节

CPAP 通气参数需按照患者具体情况，根据病理生理变化，结合治疗目的来调节。原则是由低到高逐步调节，初始压力为 4～6 cmH_2O，根据需要可逐渐增加，一般不超过 10 cmH_2O；如使用气泡式 CPAP 装置，一定要保证足够大的气流量以保持水封瓶持续有气泡排出。婴儿常需要 6～12 L/min，儿童则为 8～20 L/min。初始氧浓度可较高，然后根据氧合情况逐渐下调。持续吸入氧浓度以<50%为宜。

(六) 使用 CPAP 注意事项

(1) CPAP 只能用于呼吸中枢功能正常、有自主呼吸的患者。自主呼吸微弱及频繁呼吸暂停者禁用。

(2) 对气道保护能力差，误吸危险性高，或鼻咽腔永久性的解剖异常，颈面部创伤、烧伤及畸形，不能用无创通气的患者，可经气管插管施行 CPAP。

(3) 以无创方式行 CPAP 时，应注意防止胃扩张、呕吐，保持气道通畅。

(4) 严密观察呼吸频率、心率、血压变化情况，如使用 CPAP 1～2 h 后呼吸功能无好转，应改用控制性通气。

九、容量控制通气

所谓容量控制通气(volume controlled ventilation, VCV)，其实也是 A/C 模式中的一种，过去称之为“定容”模式，亦有文献将 VCV 称为容量切换通气(volume cycled ventilation, VCV)。

(一) 定义

容量控制通气，是指在预设呼吸频率、预设吸气时间内呼吸机以恒定流速的方式输送预设潮气量的气体到达患儿，这样一种通气方式，确保患儿能获得稳定的潮气量，但压力是可变的，若顺应性差和(或)气道阻力高，则吸气峰压高，若顺应性好和(或)气道阻力低，则吸气峰压低。患儿的潮气量，吸呼比和吸气流速完全由呼吸机控制实施，吸气流量固定，呼吸机提供全部呼吸功。

(二) 参数设置

潮气量或每分通气量；呼吸频率；PEEP；吸入氧浓度；吸呼比；吸气末停顿时间；吸气上升时间；吸气流速、触发灵敏度。

（三）模式描述

VCV下，吸气启动是由时间（预设呼吸周期时间）触发或由患儿吸气努力达到触发灵敏度设定值后触发；流速为固定流速，大小可以设定，吸气启动后，吸气阀门开放，持续输送的气流在呼吸机面板上创造一个方波流量时间波形，说明气体的输送是以恒定流速、固定吸气时间完成的，在完成吸气潮气量的输送后，若临床医师设定了吸气末停顿，呼吸机吸气阀门关闭，呼气阀门不打开，直至吸气末停顿时间结束后，呼气阀门打开，开始转入被动呼气；在压力时间波形上，显示压力在吸气末上升到峰值，在吸气末停顿时压力下降并维持在一个平台上（图8－11），呼气时迅速下降到PEEP水平或基线压水平。有些呼吸机如Servo i，在吸气过程中，若患儿出现自主吸气努力并达到触发灵敏度设定值时，立刻转为压力支持，流速迅速上升并转为减速波形，以满足患儿的吸气流速需求。吸呼切换为在预设潮气量输送完毕后加上预设的吸气末停顿时间到达后由吸气转变为呼气；或在当吸气压力达到压力上限（依呼吸机不同而定）后由吸气切换为呼气；或在转为压力支持时，完成预定潮气量后流速降至原先固定流速设定值，再加上预设的吸气末停顿时间到达后由吸气转换为呼气，注意这时，呼气相时间在某些呼吸机设定最低不低于呼吸周期时间的20%。

目前VCV模式本质上均为A/C模式，故呼吸机监测的患儿呼吸频率最小值是我们事先设定的呼吸频率，由于患儿可以触发呼吸机通气，一般情形下，呼吸机监测的呼吸频率均大于设定频率。每次呼吸，无论是呼吸机强制通气还是患儿触发的呼吸机通气，其潮气量均是相等的，均为设定潮气量。因而，若患儿病情重，停止触发呼吸机引起呼吸机通气，则患儿获得的最小每分通气量应等于设定呼吸频率乘以设定潮气量。

该模式潮气量或每分通气量可以保证，但气道压力不稳定。气道压力有赖于设置潮气量的大小、吸气时间的长短、呼吸系统顺应性及呼吸系统阻力的高低。若呼吸系统顺应性降低和（或）呼吸系统阻力增高会导致气道压力增高。为保护患儿肺不受过高压力的伤害，非常重要的是要设置一个合理的压力上限，若患儿存在自主呼吸时，只要其吸气努力达到触发灵敏度设置标准，就可能触发一次额外呼吸。在患者自主触发的额外呼吸时，其吸气流速和潮气量可能会更高，超出设定值。

VCV通气模式下，每次通气均确保患儿的潮气量一定，而压力可变，在现代呼吸机中并无可储存一定容量的结构（如风箱），因此不可能预先存贮一定量的气体输送给患者，也就不存在字面意义上的“定容通气”。经典“定容通气”时，呼吸机是通过对气流和时间的控制来实现“定容”的，潮气量等于输送的气体流速与吸气时间的乘积。其中气体流速恒定，流速波形为方波通气，呼吸机在吸气相输送这种特定形式的气流，当潮气量设定后，实际上吸气时间也就确定了。

（四）VCV中的压力

容量控制通气时，呼吸机需在气道开口处输送气流并产生一个正压以克服呼吸系统的阻抗，这些阻抗包括：①气道、呼吸机管道、气管插管产生的非弹性阻力，克服这些阻力而产生的压力与气流直接相关。②弹性阻力，克服弹性阻力产生的压力主要基于呼吸系统的伸张力或顺应性。另外，呼气末任何数量的气体陷闭于肺泡都会产生一个压力，称之为内源性PEEP。

压力 = 非弹性阻力 × 流速 + 潮气量 ÷ 顺应性 + 呼气末肺泡压

如图 8-11 所示，我们可依据该图计算顺应性及气道阻力：

动态顺应性 = 潮气量 ÷ (吸气峰压 - 基线压)
静态顺应性 = 潮气量 ÷ (平台压 - 基线压)
呼吸系统阻力 = (气道峰压 - 平台压) ÷ 流速

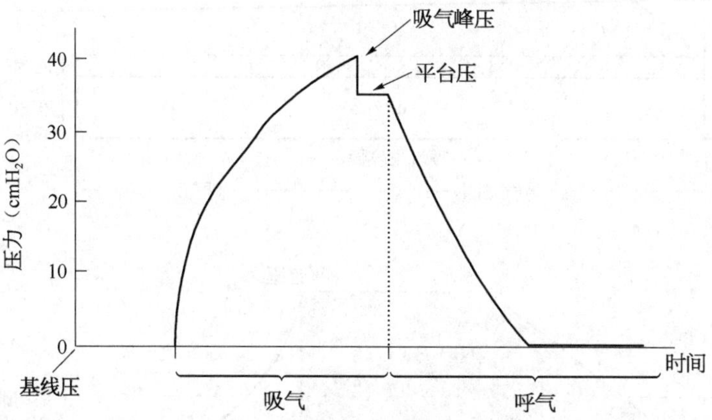

图 8-11　VCV 时的压力时间曲线

1. **气道阻力**　有一个模式图，形象描述了 VCV 时压力的组成成分或影响因素。如图 8-12 示，a 区代表由非弹性阻力所产生的压力，这一压力随着吸气气流的停止而消失。这一压力的高低与作用于气道的气体流速高度相关。呼吸机管道及气管内导管直径的大小均放大了这一阻力。气道痉挛及气道分泌物亦增加了气道阻力。气道阻力的测量是从气道峰压到平台压(静态气道压)的差值。值得注意的是，该图显示的气道阻力是恒流通气、容量控制通气的波形，若为压力控制通气或容量控制通气伴其他流速波形，这一概念同样适用，只不过 a 区的形状因流速波形不同(如正弦波、减速波)而发生变化，但 a 区依然代表的是流速阻力。

如图 8-12 所示，b 区代表由克服呼吸系统弹性阻力即呼吸系统顺应性所产生的压力，这里所指的呼吸系统包括肺、胸廓、腹部(亦会影响呼吸)。这一压力不受流速影响，但受呼吸系统的伸张能力影响，如肺损伤、腹水、潮气量的大小等等。注意 b 区压力呈线性上升，这种线性关系是因为在恒定流速下，容量随时间的变化亦是恒定的，这种情形下假定压力相对于容量的变化亦应该是线性的。虽说如前述，理论上可假定顺应性即压力相对于容量的变化是不变的一个值，但事实上呼吸系统的顺应性特性并非是一个不变的值，其大小依赖于肺的容量。在低肺容量处，顺应性可因肺泡、气道塌陷而减低，而在高容量处，顺应性又可因肺泡的过度扩张而减低。在一个过度扩张的肺，一个很小的潮气量输送都会引起气道压力的急剧上升。而在稍低一点肺容量(肺容量正常)，输送同样小的潮气量，气道压力的变化可能很少。c 区指吸气末停顿，将肺保留在吸气末膨胀状态，此法可延长吸气时间、提高平均气道压，在呼吸机上有助于测量平台压，观察气道阻力高低。

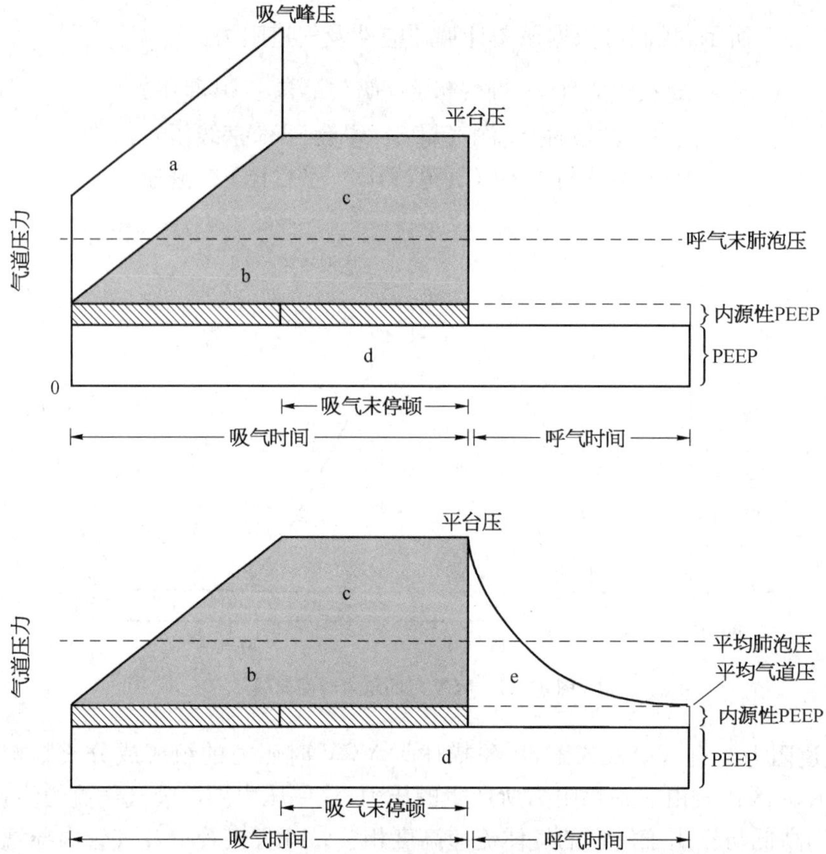

图 8－12　VCV 数学模式图

a 区：非弹性阻力区；b 区：弹性阻力区；c 区：吸气末停顿区；
d 区：PEEP；斜杠：内源性 PEEP 区

2. 内源性 PEEP　呼气时，肺泡压降至最终呼气末压力（图 8－12），在吸气呼气时无法直接测定内源性 PEEP，除非应用呼气末阻断手法。这种手法是指在呼气结束时屏住气不切换至吸气，气流流速为零维持特定时间，陷闭在肺泡内的气体会产生压力，在气流流速为零时，肺泡内压力会与气道压力达到平衡，在呼吸机压力表中即可读出读数，此读数即为内源性 PEEP。如果在流速时间曲线上呼气末流速为零，则没有内源性 PEEP。临床中出现内源性 PEEP 的情形多见于气道阻力增加、顺应性增加、呼气时间缩短等情形。在 VCV 时，潮气量越高，内源性 PEEP 出现的可能性越大，因为在设定的时间，必须呼出更多的气体，越易引起气体陷闭。在 VCV 中出现内源性 PEEP 时，应小心监测气道压力，这种情形下，有时呼气时间稍有缩短，即可造成气道压的指数式升高。与 PCV 不同，PCV 中内源性 PEEP 的出现会导致潮气量的下降。

3. 平均气道压　平均气道压是指在整个呼吸周期中呼吸系统中测得压力的平均值。平均气道压是平均肺泡压的近似值，许多情形下作为平均肺泡压的代名词。平均肺泡压对气体交换及评估正压通气所致的血液动力学影响至关重要。在高每分通气量同时有高呼气阻力时平均气道压与平均肺泡压的差别较为明显，如合并有慢性阻塞性肺疾病的脓毒症患儿。当呼气阻力显著高于吸气阻力时，平均肺泡压大于平均气道压，一般情况下，平均肺泡压按如下公式计算：

平均肺泡压 = 平均气道压 + 每分通气量 ÷ 60 ×（呼气阻力 − 吸气阻力）

如图 8－12 示，由吸气阻力所致压力时间曲线下面积（a 区）与由呼气阻力所致的压力时间曲线下面积（e 区）相等时，平均气道压等于平均肺泡压。

4. VCV 中参数设置特征 VCV 时的主要参数包括潮气量、呼吸频率、流速。流速在呼吸机多设置为峰流速或吸气时间百分比，临床医师亦可调节吸气流速波形。这与 PCV 时形成鲜明对比，PCV 时，临床医师只要设置压力，此时影响最大流速的唯一因素就是气道阻力。

（1）流速：吸气流速可直接影响患儿吸气时呼吸做功及舒适度。如果设置的流速小于患儿需求，患儿会在整个吸气相不断地努力吸气以期望获得他所期望的更高流速。对于那些具有高通气需求的危重患儿，可能需要极高的流速，很容易发生人机对抗。Amato 等的研究表明，在压力控制通气中，患者的最高流速需求可达到 155 L/min。这样的高流速在恒定流速的 VCV 不可能达到。成人研究中发现，若 VCV 时，恒定流速在 60～65 L/min能满足绝大多数患者的需求，前提是这些患者没有明显的内源性 PEEP。在这样的基础上再增加流速，也不太可能会降低呼吸功。

设置流速时必须考虑患儿的流速需求及相应的吸气时间。对于高每分通气量的患儿，由于其需要呼出的气体较多，用于呼气的时间相对减少，可致过度扩张，产生内源性 PEEP。对气流阻塞患儿，提高流速增加呼气时间，可改善氧合，降低呼吸作功，改善气体分布，减少内源性 PEEP。

（2）流速波形：许多呼吸机都可以选择流速波形，如恒定流速（方波）、正弦波、减速波形。方形波输送潮气量所需的吸气时间最少。其他流速波形需要更高的起始流速及更多的吸气时间。

在流量波形的选择上，许多呼吸机公司及学者专家们曾作了一些探索，最初一些呼吸机将流量波形选择为正弦波形，认为该波形较好地模拟了人类的吸气流速波形，后来又应用恒定流速波形，认为恒定流速波形最能让患者舒适，且在恒定流速波形下吸气时间最短，这样可减少血液动力学相关副作用。

许多文献认为减速波形是有益的。人们将增速波形、减速波形与恒定流速波形相比较发现，当输送相同容量的气体时，增速波形可形成比恒定流速波形更高的气道峰压，但平均气道压更低；而减速波形则反之，可形成比恒定流速波形更高的平均气道压，但气道峰压更低。现已基本不用增速波形。减速波形有改善通气、复张萎陷肺泡、减少死腔等优点。

（五）VCV 的优缺点

容量通气目前是研究得最多也是临床上应用得最多的通气方式，它能保证潮气量的供给，利于呼吸肌休息，减少患儿呼吸做功。潮气量及每分通气量是患儿通气的根本，容量通气在这一最根本的需求上提供了充足的保障。

VCV 的缺点是吸气峰压往往较高，易导致气压伤。易导致人机对抗，患者舒适性差。若有泄漏时，可产生通气不足。不利于呼吸肌锻炼。

（六）临床应用

很明显，容量控制通气可以应用于所有患儿、各种不同病情程度的通气，尤其是气道阻塞性疾病的通气。

十、压力控制通气

压力控制通气（pressure controlled ventilation，PCV）是目前我国儿科界应用最多的通气模式之一，本文特详加论述。

（一）定义

压力控制，时间切换或压力切换，减速气流。PCV 模式下，气道压力始终控制在预置压力值的范围之内，吸气开始后，呼吸机提供的气流很快使气道压达到预置水平，气流输送速度减慢以维持在预定压力直至吸气时间结束，呼气开始。

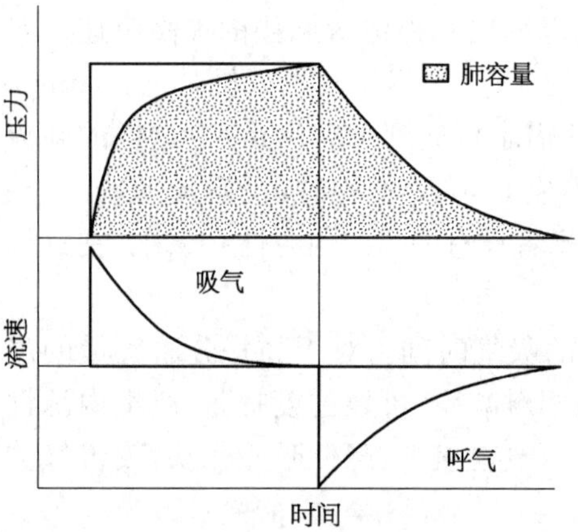

图 8-13 PCV 模式图

上为压力时间曲线，下为流速时间曲线

目前绝大多数呼吸机上所谓压力控制通气均为 A/C 模式，若患儿无自主呼吸，则每次机械通气均为时间触发，该通气为 CV；若患儿存有自主呼吸，机械通气可为患儿触发，由患儿触发的机械通气为 AV，有些呼吸机压力波形起始处为负向波，有些呼吸机则在波形起始端以不同颜色显示，若设置为流量触发，在流量时间曲线的起始端以不同颜色表示，若设置为压力触发，则在压力时间曲线起始端以不同颜色表示。无论是 CV 还是 AV，每次通气都是完全按预设压力满负荷通气（图 8-13）。

（二）设置参数及模式特征

设置参数：吸入氧浓度、PIP、PEEP、呼吸频率、吸呼气时间比或吸气时间、吸气上升时间、触发灵敏度。

（三）模式特征

（1）压力控制通气确保压力在整个吸气相维持在恒定水平。呼吸机按预设的频率、吸气时间及预设的吸气压力水平以减速气流的方式给予患儿通气。

（2）呼吸机控制预设的压力水平，其最终给予的容量有赖于设定的压力水平、吸气时间、患儿每一次呼吸的肺力学特性等。

（3）每一次吸气的启动或者根据设定的呼吸频率由呼吸机定时启动，或者在患儿触发时启动。

（4）吸呼切换，或者在预设的吸气时间结束时，或者在压力超过压力上限时。

（四）模式描述

压力控制通气为压力及时间切换，潮气量不稳定。在吸气相，气流迅速进入呼吸机管道，管道中压力增高到目标压力。一旦达到目标压力，气流速度立刻下调，维持压力在“平台”水平或方波波形，一直到吸气时间结束。为使压力维持在“平台”水平，呼吸机每 2 ms 测一次气道压并即刻反馈到流量控制器以控制流速大小，呼吸机通过跟踪吸气时相压力变化，在压力到达目标压力时为维持压力目标值并形成平台，其流速给予适当的减速及调节，当呼吸机测得压力与目标压力相差较大时，流速增快以提高压力；当呼吸机测得压力与目标压力相差较小时，流速降低以免压力超过目标值。在流速阻抗中等时，其流速曲线为均匀一致的指数式减速波形；当出现气流阻塞、在较低流速即达到目标压力值时，其流速为减速波形(图 8-13、图 8-14)。

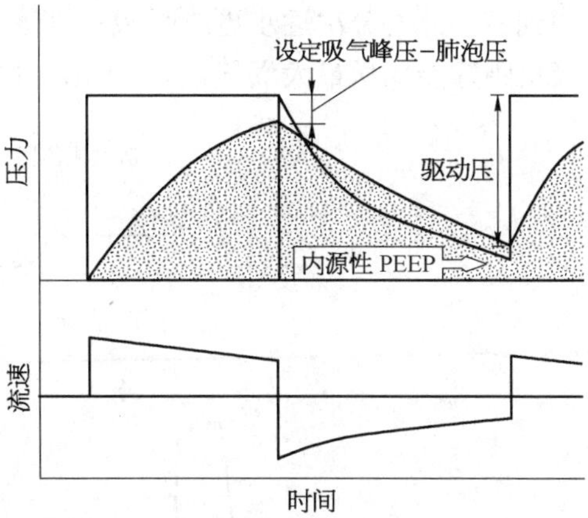

图 8-14　阻塞性肺疾病状态下的压力控制通气

上为压力时间曲线，下为流速时间曲线

吸气相呼吸机一直在输送气流，直到压力和吸气时间都到了方停止输送气流。一旦肺泡内压力与呼吸机管道内压力相等时，驱动气流入肺的压力阶差即不复存在，气流停止。这一现象特别重要，当顺应性及气道阻力发生变化时，在压力控制通气其他参数不变的前提下其潮气量会发生改变。

为避免压力过高，当管道内压力超过设定压力约 3 cmH_2O 时，输送气流自动停止。这种保护机制可大大降低患儿用力呼吸、气体陷闭及剧烈咳嗽时因压力过高产生气压伤的风险。

压力控制通气在其吸气之初具有起始高流速、管道与肺泡压力阶差大的特点，这样潮气量的大部分均在吸气之初完成，在后来，为维持压力，流速显著下降，这样在吸气相的后期，呼吸机只输送了很小一部分潮气量。由于在吸气相早期，压力控制通气所输送的潮气量与同一时期容量控制通气恒定流速所输送的潮气量根本上不成比例，即前者远大于后者，故压力控制通气时平均气道压及肺泡压相对于容量控制通气更高。目前容量控制通气亦有采用减速气流的，若其为减速气流，再加上吸气末停顿，则其气道压、流速波形、各项气体交换参数均与压力控制通气相似，但前提是患儿较为稳定的情况下应用该模式。

(五) 潮气量及每分通气量

压力控制通气时在给定压力及吸气时间下，其潮气量的大小主要受气流阻力及呼吸系统顺应性影响。如果气流阻力较高，气体输送时需要克服更多流速阻抗，抵消气流阻力需要消耗小部分压力，这时达到设定的目标压力时起始流速要较正常情形下低，且同样因流速阻力，需要维持目标压力在更长的时间才能达到管道与肺泡压力的平衡。研究证实在气道阻力增高的情形下，起始流速波形不再陡峭，而是呈斜坡形，其减速波形不是指数式减速而是呈线性减速。由于阻力增高流速降低，若不调整吸气时间，则潮气量将下降(图 8-14)。

在床边我们可以通过简单的观察来帮助临床医师决定吸气时间是否合适，在气道阻力增高的情形下能否达到管道与肺泡间的压力平衡。如果吸气末压力未达到稳定即平衡状态，此时应用吸气保持(inspiratory hold)手法，会发现气道压力下降低于压力目标值。此时若无明显的气体陷闭，延长吸气时间可增加吸入潮气量。如果呼吸机提供流量时间曲线供参考，可发现在整个吸气相流量时间曲线显示一直在输送气流，吸气相流速从未回归到零。此时分次逐步更改呼吸周期尤其是吸气时间以使吸气末流速刚好为零，此时呼吸机刚好能输送最大潮气量，又不增加内源性 PEEP(图 8-15、图 8-16)。

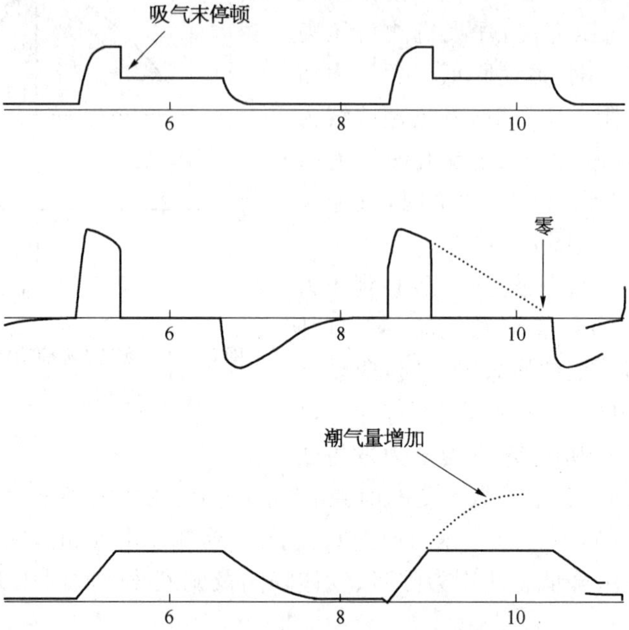

图 8-15　PCV 时的吸气时间过短

上为压力时间曲线，中为流速时间曲线，下为容量时间曲线

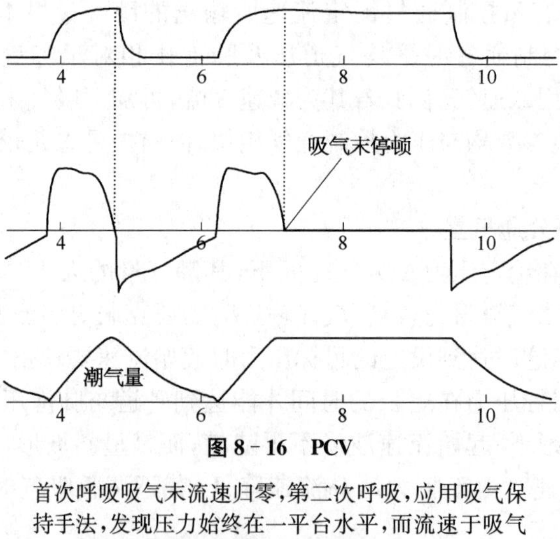

图 8-16　PCV

首次呼吸吸气末流速归零，第二次呼吸，应用吸气保持手法，发现压力始终在一平台水平，而流速于吸气末开始时即归零，容量亦无任何增加。上为压力时间曲线，中为流速时间曲线，下为容量时间曲线

上文已述，调整吸气时间可部分补偿由呼吸系统顺应性降低所致的潮气量降低。当无气流受阻时，起始流速很高，管道与肺泡的压力迅速达到平衡(图 8-17)，此时影响潮气量的主要因素为呼吸机设定压力及呼吸系统静态顺应性，可用如下公式表示：

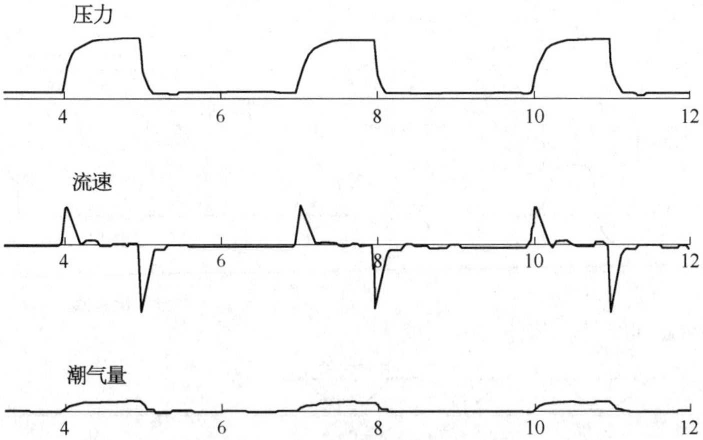

图 8-17 肺顺应性下降时的 PCV

起始流速高，一旦压力达到目标值后迅速下降。此时潮气量显著下降。
上为压力时间曲线，中为流速时间曲线，下为容量时间曲线

$$C_{ST} = V_T / [P\text{plateau} - \text{PEEP(或内源性 PEEP)}]$$

$$V_T = C_{ST} \times \Delta P$$

如公式所示，当呼吸系统静态顺应性下降时，潮气量下降，反之亦然。在一些特殊情况下，呼吸系统顺应性会发生改变，进而影响潮气量，应特别注意。如应用俯卧位通气时顺应性会增高，潮气量随之增高；腹腔间隔综合征及气胸时顺应性会下降，潮气量亦随之下降。

呼吸频率亦会影响潮气量大小，当呼吸频率过快时，呼吸机很难维持吸气压力在呈线性平台状态，结果亦会导致潮气量下降。这些影响因素，均可造成潮气量变化，故在 PCV 模式，要通过呼吸频率来预测每分通气量是非常困难的。

气道阻力增加伴呼吸频率过快亦可影响潮气量。在呼吸频率高、气道阻力增加时，呼出气流受阻，产生气体陷闭。这样导致平均肺泡压增高，进而限制气流输送，潮气量下降。平均气道压与平均肺泡压存在下列关系：

$$\text{平均肺泡压} = \text{平均气道压} + (V_E/60)(R_E - R_I)$$

式中 V_E 代表每分通气量，R_E 代表呼气阻力，R_I 代表吸气阻力。

从这一公式可以看出，如果每分通气量高、气流阻力增加，在呼吸机管道动态监测的气道压力低于实际肺泡压。在临床上，气体陷闭潴留可致潮气量及每分通气量下降，引起高碳酸血症。在这种情况下，如果我们进一步调高通气频率试图增高每分通气量降低高碳酸血症，其结果是血气状况反而进一步恶化（图 8-18）。

PCV 的数学模型结果有助于我们理解气道阻力增加与每分通气量关系这一问题。随着呼吸频率增加，每分通气量会增加到一个“顶点”，此时吸气及呼气气流均出现限制，呼吸频率再怎么增加，每分通气量也不会增加。如果再继续增加呼吸频率，每分通气量不但不升反而开始下降，因为此时内源性 PEEP 增加，驱动压（PIP－内源性 PEEP）开始下降，加之频率过快，吸气时间缩短，造成吸气不足，潮气量显著下降。据此，在阻塞性肺疾

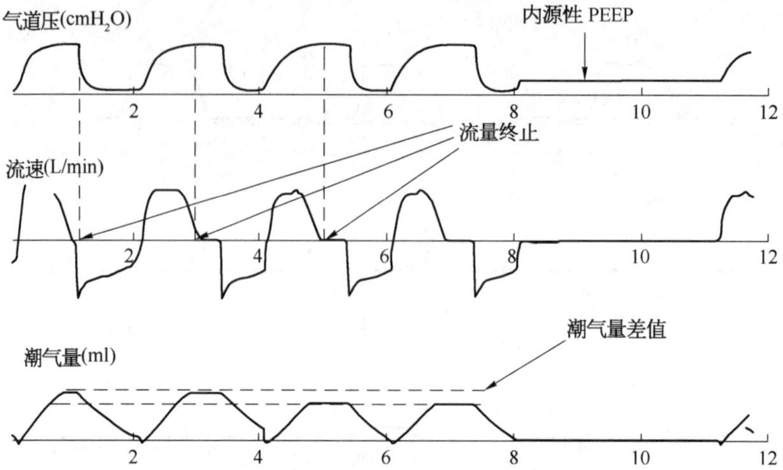

图 8-18　吸气时间长呼吸频率快可快速产生内源性 PEEP，内源性 PEEP 通气呼气末停顿获得

上为压力时间曲线，中为流速时间曲线，下为容量时间曲线

病患儿，临床医师应该明白的是，当我们想通过增加通气频率来增加每分通气量时，每分通气量很快就会达到一个“理论”上的最大值，此后再度上调呼吸频率，可能会适得其反。至于其理论最大值是多少，取决于气道阻力，气道阻力越大，理论最大值越小。

在每分通气量到极限值时继续增加呼吸频率，可致死腔/潮气量（V_D/V_T）比值增加，气体交换恶化。一旦每分通气量到达极限，潮气量开始下降，死腔通气量相对增加，二氧化碳无法清除。动物模型已经证实，在每分通气量不再增加的情况下，继续增加呼吸频率，会出现进行性高碳酸血症，V_D/V_T 亦随着呼吸频率的增减而增减。

当患儿是限制性肺疾病，阻力主要是呼吸系统弹性阻力（即顺应性倒数）时，此时改变呼吸频率产生的变化与上述不同，每分通气量会随着频率的上升而上升。这种斜坡关系取决于个体的静态顺应性。当呼吸系统顺应性下降，潮气量会下降，增加呼吸频率，会使每分通气量中等度上升。由于限制性肺疾病没有明显的气体陷闭，呼吸频率对 V_D/V_T 的影响要明显低于阻塞性肺疾病时。

（六）PCV 的优缺点

医学界对压力控制、减速气流的兴趣可以一直追溯到 20 世纪 60 年代，随着 ARDS 的发现，人们做了大量的动物试验以探讨在吸气峰压、潮气量及呼气末正压这三者中哪一项对呼吸机相关性肺损伤的贡献最大。实验研究及临床观察性研究表明，吸气峰压可以导致气压伤。压力控制通气，由于其具有限压功能，可避免邻近中央气道的肺泡出现一过性气道峰压过高。在肺部病变不均匀时，不同区域的顺应性、气流不一，其压力容量都有显著差异。压力限制及减速气流可致气体分布更加均匀，降低容量伤及压力伤。

减速气流具有一些额外优势。由于潮气量的大部分在吸气相早期即已输送，可提高平均气道压。有学者经研究证实，在弥漫性肺疾病中，减速流量波形较增速波形及方波通气更能改善氧合。增速波形及方波通气相对于减速波形来说，其平均气道压较低，故萎陷肺泡的复张率更低。选择流量波形可以改变肺部力学状况，因其可改变平均气道压。有临床研究证实，在比较几种流量波形后，发现减速波形可获得更好的动态及静态顺应性、降低患者呼吸功。不同的流量波形可改变顺应性，其顺应性改变主要取决于肺不张单元的开放压力的高低及其能开放的百分比。在肺损伤早期应用更易引起这些改善，改善程度受肺损伤发生原因不同而不同。流量波形不同可改变肺复张特性的另一个机制是肺的非线性特性或黏性弹性阻力。机械通气时，当吸气气流停止、稳定的平台压尚未形成之时，气道会出现压力下降（从峰压下降到平台压），这种压力下降的主要原因就是肺的黏性弹性阻力特性。压力下降的多少反应了肺部各单元时间常数不均衡程度、组织黏性高低及肺损伤的程度大小。有学者比较不同模式的机械通气，发现 PCV 与 VCV 及压力控制反比通气模式相比较，由黏性弹性阻力引起的压力下降在 PCV 最小。至于由此引起的临床上的变化，目前尚不得而知。

对具有较强呼吸冲动的患儿来说，PCV 可降低机械通气患儿的呼吸功。在 VCV，流速是恒定的，流速大小由临床医师设定。如果患儿对流速的需求超过设定流速，患儿吸气会特别强烈以不自觉地表达其对流速的需求。这就要产生持续的、很高的胸腔负压，增加呼吸功。不适当的流速设定可以很容易地通过压力时间曲线观察出来。如果流速不合适，吸气相压力平台好像被挖出一块，呈凹陷形状（图 8－19），此时调整流速或转到压力控制模式，即会改善患儿舒适度。如果在 PCV，其流速取决于压力目标，是可变的，患者在同一呼吸周期持续变化的流速需求恰巧为 PCV 的减速波形所满足，这样就避免了患儿在容量控制通气时的“流速饥饿”（图 8－20）。

机械通气中特定的压力及吸气时间对气体交换和每分通气量具有多重意义。有学者研究发现改变流速可影响呼吸频率导致“流速相关的呼吸急促”。在应用高流速通气降低吸气时间时，研究对象的呼吸频率增加了约 60%，这种反应据信由通过 Hering－Breuer 反射影响中枢性吸气与呼气周期所致。在相同潮气量时，PCV 的减速气流与 VCV 的方

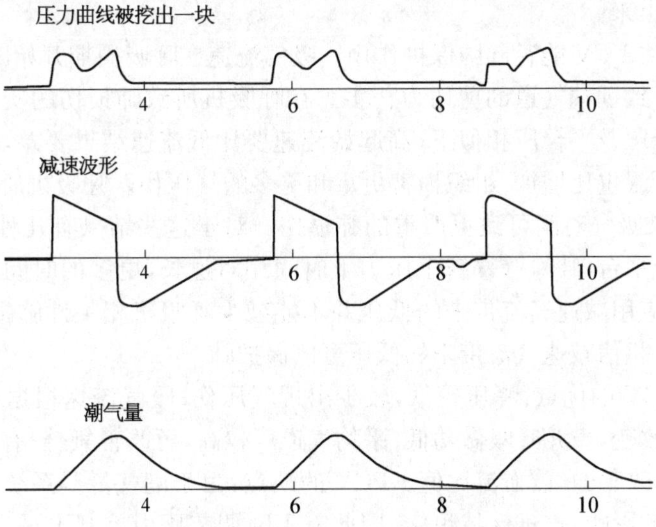

图 8－19　容量控制通气（流速为减速波形）

患儿吸气努力强烈，固定的流速不能满足患儿流速需求，导致压力波形平台被“挖出一块”。上为压力时间曲线，中为流速时间曲线，下为容量时间曲线

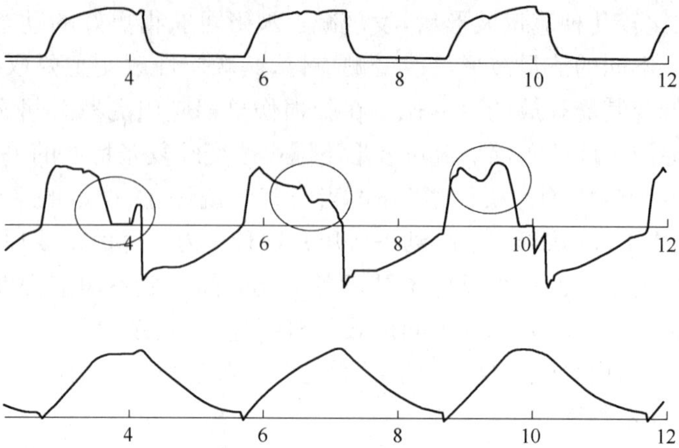

图 8-20　压力控制通气中的流速变化

前一呼吸为早期呼气，中间呼吸为出现暂时间阻力，后一呼吸为中途患儿对流速需求增大。上为压力时间曲线，中为流速时间曲线，下为容量时间曲线

波通气相比，可延长吸气时间，对中枢性呼气时间亦有作用，使呼吸频率下降。这种神经机械协同作用可降低吸气时间过短所致的“流速相关的呼吸急促”。

并非所有研究均认为压力控制通气相关减速气流均是优点。Dembinski 等的研究表明，在急性肺损伤的动物模型中，一旦 PEEP 为最佳 PEEP，方波流速比减速波形能获得更好的通气/血流比例。减速气流可致平均气道压相对更高，平均气道压上升可致气体交换改善，但这一改善的前提是有足够的可复张肺泡。若无潜在的可复张肺泡，增加平均气道压可致心排血量下降，气体交换恶化。减速气流易致相对正常肺泡过度膨胀。在急性肺损伤绵羊模型中，通过比较吸气相和呼气相 CT 发现肺有轻度的过度扩张，但肺力学及气体交换均反应不出来。

另有学者关注 PCV 能否起肺保护作用。吸气流速在呼吸周期开始时达到最大，引起压力急剧变化，可致远端气道的剪切力伤害。在呼吸机所致肺损伤的实验动物模型中可以发现，在气道峰压及平台压相似下，高起始流速要比低流速结果要差，高起始流速可致气体交换变差，干湿重比增加，组织损害更重和更多的气压伤。呼吸机所致肺损伤动物模型提示，PCV 加长吸气时间可致更严重的肺损伤。对于这些结果有几种解释，包括 PCV 时，由于吸气压力平台，肺泡壁暴露于压力下时间相对过长，更多的时间在肺泡与管道压力间达成平衡。应用减速气流带来的低压并不能减少呼吸机相关性肺损伤，而目前许多人应用 PCV 都是相信减速气流带来的低压可以保护肺。

总结一下，PCV 的优点：峰压较低，较少出现气压伤；吸气流速根据系统顺应性和黏性阻力的变化而改变，患儿呼吸做功低；平均气道压较高，可改善氧合；有利于时间常数大的肺泡单位充气，改善通气/血流比值。PCV 的缺点：由于潮气量受系统顺应性和黏性阻力以及吸气时间的影响，较难保持恒定，因此需不断调节压力控制水平，以保证适当水平的潮气量；肺保护作用不能肯定。

（七）PCV 的临床应用

儿科患者尤其是新生儿患者，由于其肺部特性，肺相对娇嫩，易受气压伤影响，故在呼吸衰竭时常用 PCV 作为第一模式选择。

由于 PCV 可致较高的平均气道压、减少患者呼吸作功、改善氧合，长期以来许多医师一直将其用于急性肺损伤/急性呼吸窘迫综合征（ALI/ARDS）的救治。PCV 时于吸气早期即能输送大部分潮气量，故有利于肺泡的复张，亦有利于急性呼吸窘迫综合征治疗。

很少有研究聚焦于 PCV 与 VCV 救治急性呼吸窘迫综合征的比较研究。Esteban 曾在西班牙呼吸衰竭协作网开展了一项合作研究，将急性呼吸窘迫综合征患者随机进入 PCV 及 VCV 组进行比较研究，要求将 *P*plateau 维持在 35 cmH_2O 以下。两组在潮气量、气体交换及肺顺应性方面均无差异。虽然研究表明 VCV 组病死率及多器官功能障碍发生率明显增高，但发现在入选时 VCV 组即相对较重。多因素分析 PCV 及 VCV 模式的不同不影响患者预后。

在 20 世纪 80 年代末到 90 年代初，人们对 PCV 进行改进，提出了"压力控制反比通气模式"，用于救治难治性低氧血症及急性呼吸窘迫综合征。目前仍有极少数单位和医师在偶尔地选用该模式，该模式的参数设置特点为吸呼气时间比＞1∶1。该模式延长吸气时间缩短呼气时间的目的在于提高平均气道压及人为制造内源性 PEEP。尽管该模式设计理念很好，但研究证实只要应用相同平均气道压及 PEEP，则该模式无任何优势。相反可引起心脏指数及氧输送变差。

PCV 可应用于阻塞性疾病，但其效果不太清晰。虽然在儿科及新生儿广泛应用该模式，但缺少专一针对于 PCV 的研究，成人亦很少研究应用 PCV 治疗阻塞性肺疾病，这让我们产生疑问：是否是 PCV 不适合治疗气道阻塞性疾病。在临床中我们应用 PCV 最主要的关注是在气道阻力增高，当吸气阻力及呼气阻力均增高后，流速下降，跨气道压下降，潮气量可能会减少且难以预测，可能会导致不能预料的低通气综合征。在哮喘持续状态，其气流阻塞状态可突然好转，可致潮气量一下上升至危险水平。现代呼吸机已能监测各种参数，只要临床医师严格设置报警限，应能及时发现潮气量的上升或下降，及时调整压力。

在某些情况下，PCV 在严重气道梗阻时相对于 VCV 更安全。尽管应用 PCV 可能会导致低通气，但气胸的发生率大为降低。在 VCV，当气体陷闭越来越重时，压力很快上升超出肺泡的弹性极限。现在已将 *P*plateau 高低作为 VCV 时容量伤及压力伤的替代指标，但其不能预测气胸及吸气末肺泡气体容量。研究证实，当气体陷闭达到 20 ml/kg 时，气压伤的发生率显著增高。

在目前几乎没有人用气体陷闭量来指导哮喘持续状态的治疗。临床上也无法对该参数进行实时监测，这时 PCV 可提供更加安全的通气手段，因在内源性 PEEP 时，PCV 因驱动压下降，潮气量相对减小。哮喘时气流阻力增加可致流速波形变"方"，可有效防止时间常数短的肺泡出现一过性高压。

Sarniak 等报告了迄今为止样本数量最大的应用 PCV 救治哮喘持续状态患儿的研究。该研究显示 PCV 在儿科人群中是安全有效的，可改善气体交换。他们对呼吸机参数的回顾分析表明，平均吸气时间为 1 s，吸呼气时间比为 1∶4，气道峰压在 36～40 cmH_2O。呼吸机应用时间平均为 29 h，只有 1 例出现气胸。现今已有临床医师将 PCV 作为成人哮喘持续状态的首选模式。

在慢性阻塞性肺疾病患者，PCV 的减速流量波形与其他模式的正弦流量波形及方波流量波形相比,PCV 可改善患者的死腔通气;降低二氧化碳浓度,减少呼吸急促发生率,减少呼吸做功。在肺气肿患者,PCV 易致过度通气,可能容量控制通气更好。

十一、常用机械通气模式比较

为便于读者对我们平时最常用的几种模式有一个概要的了解,现将几种常用模式小结如表 8-2。

表8-2 常见机械通气模式比较

模式	模式描述	优 点	缺 点
VCV	患儿触发或机器触发后输送潮气量,流量固定,通气频率最低等于预设频率,每次吸呼切换均在预设潮气量完成后切换(容量切换)	每分通气量可得到保证	平台压不易监测患儿需要高流速时,由于不能满足可引起不适
PCV	患儿触发或机器触发后输送潮气量,压力固定,通气频率最低等于预设频率,每次吸呼切换由设定吸气时间决定(时间切换)	压力可限制患儿舒适	潮气量及每分通气量不能确保
PSV	患儿触发后输送潮气量,压力固定,潮气量、吸气时间、呼吸频率均由患儿决定。每次吸呼切换由预设的吸气流速决定(流速切换)	患儿舒适人机同步好	每分通气量不能保证,患儿呼吸冲动不强时不能用
SIMV	患儿在同步窗内触发或机器触发强制通气后输送预设的潮气量,流量或压力固定,强制通气频率固定。在强制通气间期,患儿可自由呼吸,加或不加 PSV	每分通气量保证	增加呼吸功,患儿状态改善后每分通气量改变不大,延长撤机时间

(喻文亮　曾健生)

第二节　高级机械通气模式

一、自主呼吸辅助通气

近 20 年来,保留和扶持自主呼吸的理念已经为大家所接受。自主呼吸与控制通气时气体在肺部的分布不同,前者符合生理状态,后者可导致气体分布不均匀。自主呼吸波形为正弦波形,有助于减少对血液动力学的影响,改善呼吸效率,复张萎陷肺泡,生理通气/血流比值更易实现,便于患者活动,促进排痰功能,并为撤机做好准备。但是,对于呼吸功能不全、自主呼吸能力降低的患者,提供良好的维持手段可以促进其恢复。

临床机械通气时保留自主呼吸能减少对机械通气的依赖程度。对自主呼吸进行辅助的模式有 3 种:持续气道正压(CPAP)、双水平或双相气道正压通气(BIPAP 或 BiPAP)及气道压力释放通气。这里主要介绍后 2 种支持方式。

(一) 双相气道正压通气与双水平气道正压通气

对于双相及双水平气道正压通气的概念,临床上存在一定的混乱,容易被混淆,文献中有时使用的名称也不规范。

双水平气道正压通气(bi-level positive airway pressure, BiPAP)、经鼻(面罩)CPAP以及经鼻(面罩)PSV都是无创伤正压支持通气(noninvasive pressure support, NIPSV)中的概念。BiPAP是由美国伟康公司(Respironics Ltd. Co)率先应用的压力支持模式,并进行了专利申请。BiPAP应译为双水平气道正压,是一种流量触发系统,其本质就是PSV,相当于PSV+PEEP,患者需要具备自主呼吸功能。目前具备BiPAP功能的无创呼吸机(BiPAP呼吸机)除了伟康公司BiPAP系列呼吸机,美国泰科(Knight Star 320)、瑞斯迈、万曼等无创呼吸机均具有BiPAP功能。新型有创呼吸机也正逐渐把该项技术整合进去,如鸟牌VELA、伟康的Esprit、法国Taema等。

双相气道正压通气(biphasic positive airway pressure, BIPAP)应译为双相气道正压,是对建立人工气道患者进行的一种全通气模式,由Dragger公司1988年提出。BIPAP是时间切换-压力控制通气模式,其实质是有创通气条件下的双水平CPAP,有时也称为DuoPAP。BIPAP模式相当于两个不同水平的CPAP,同时在吸、呼相任何时刻均可允许自主呼吸,并可以进行同步触发,促进了人机耐受;BIPAP较BiPAP可获得更大的吸气压力。目前新型呼吸机如Evita 4、PB 840(标为Bi-level)、Servo i(标为Bi-vent)等呼吸机均有该功能。

有些机器上BIPAP是标为Bi-level或者Bi-phasic,如PB 840、拉菲尔、伽利略等。PB 840将BIPAP标为Bi-level, Servo i标为Bi-vent,实际上是有创通气条件下双水平CPAP,这是BiPAP、BIPAP与Bi-level概念混乱的原因之一。有创呼吸机的BIPAP设计理念并不适合进行无创通气,所以不建议被用于临床进行无创正压通气。

1. **双相气道正压通气** 是正压通气的一种增强模式,允许患者在通气周期的任何时刻都能进行不受限制的自主呼气,并且在吸、呼气相末25%的时间内同步触发(递减波形),因而能使患者与通气机之间得到较为满意的同步化,是一个开放性系统。Bi-phasic这一通气模式使患者有可能在两个不同水平的CPAP/PEEP上进行自主呼吸。其压力波形如同压力控制通气模式(PCV),但差别在于这种模式能让患者在高水平压力和低水平压力上都能作自主呼吸。其每分通气量为两个CPAP/PEEP水平之间转换的通气支持所产生的潮气量,加上患者的自主呼吸产生的潮气量。

BIPAP是一种时间切换-压力控制有创通气模式,实际上就是双水平CPAP。相当于两个不同CPAP水平(*P*insp和CPAP)之间时间周期切换的混合CPAP系统,呼吸机提供高水平压力或吸气相压力(*P*high/*P*insp)和低水平压力或呼气相压力(*P*low/*P*exp),并按设定的吸呼时间[*T*high, *T*low,频率=60/(*T*high+*T*low)]进行切换。BIPAP呼吸机呼气活瓣是可自动调节,通过对一个CPAP阀施加两个不同层次的阻力或两个CPAP阀实现两个水平的CPAP,而两个压力水平各自的工作时间由设定的吸呼时间决定。

BIPAP时如果患者无任何自主呼吸,整个呼吸周期相当于以吸气相高压水平为*P*insp水平的压力控制通气(即CMV-BIPAP);只在呼气相有自主呼吸时相当于P-SIMV(SIMV-BIPAP);如果吸、呼气相时间足够长,吸呼气均有自主呼吸时为BIPAP(biphasic或BiPAP/C+SIMV);当*P*high=*P*low时,即是CPAP。当*T*high=*T*low时为真正的BIPAP; *T*high/*T*low≥2时即IRV-BIPAP/APRV。故使用者可根据患者的实际情况调节*P*high、*P*low、*T*high、*T*low即可模拟控制通气(P-CMV)、同步间歇指令通气(P-

SIMV)、持续气道正压(CPAP)等(图 8-21)。气道压力释放通气(APRV)与 BIPAP 非常相似,属于压力限制、时间切换型通气。为 BIPAP 与机械通气组合的呼吸模式。图 8-22 为 IPPV 与 BIPAP 高压和低压的力学波形示意图,可见 BIPAP 的高压在 IPPV 通气时的平台压一致。

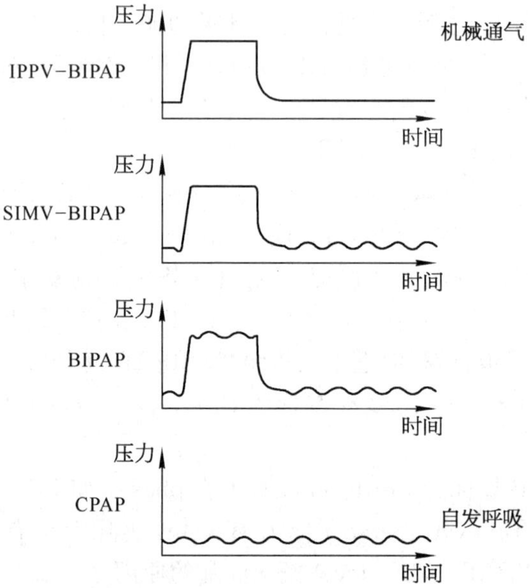

图 8-21 BIPAP 的衍化模式

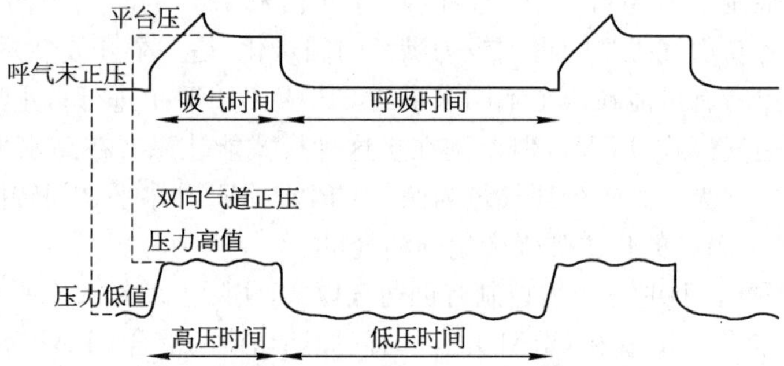

图 8-22 BIPAP 的力学波形

起初推出的 BIPAP 仅在 *T*low 内可获得有效压力支持通气(PSV),*T*high 内自主呼吸不能得到呼吸机的有效辅助。20 世纪 90 年代中期推出了第二代 BIPAP 模式:Bi-level 和 DuoPAP,两种方式允许任何时相内的自主呼吸均得到 PSV,但其前提条件是预置PSV>(*P*high−*P*low),且 PSV+*P*low≥*P*high+1.5 cmH_2O,此时 *T*high 相内的自主呼吸就可得到一定的 PSV 辅助[*P*set−(*P*high−*P*low)]。Bi-level/DuoPAP 的人机协调性较 BiPAP 更佳。近期国外推出的第三代 BIPAP:智能正压通气 SPAP,可在 *P*high、*P*low 相单独设置预提供的 PS 水平,而不要求 PS 必须>*P*high−*P*low,SPAP 允许患者能在机械通气支持的高、低气道压水平上全过程内均能得到足够水平的 PSV 辅助。

(1) 设置：BIPAP 设置差别在于低水平 CPAP 时所需时间不同。初期高和低的 CPAP 压力水平可以根据在容量通气时所设置的 CPAP 和平台压力来调节，高和低的 CPAP 所需时间可将 *T*high/*T*low 比例调节为 1，与容量通气相类似。常规设置不受特殊高水平 CPAP 时间 *T*high 到低水平 CPAP 时间 *T*low 比例的限制。如果 *T*high 和 *T*low 足够长，且允许在这两个水平上都能进行自主呼吸，能在两个 PEEP 水平上都能得到压力支持。

1) 呼吸系统阻力和顺应性正常：一般 *P*low 设置 3～5 cmH_2O，*P*high 根据呼出潮气量设定，一般 *P*low 以上 20 cmH_2O 左右（10～30 cmH_2O）；吸呼时间设定时一般以控制通气频率 5～10 次/min，*T*high 一般 2～4 s，*T*low 一般 4～8 s。随自主呼吸的增加，*P*high 与呼吸控制频率 IMV 交替下调，先将高水平的压力下调，再降低 IMV，如 *P*high 可先下降 5 cmH_2O，再减少 IMV 2～4 次/min；若呼吸平稳，*P*high 降减至 10 cmH_2O 可考虑拔管。

2) 顺应性降低：如 ARDS、肺水肿等，应增加平均气道压，复张肺泡；可采用适当延长吸气时间（*T*high）、提高吸气压（*P*high）、提高呼气末正压（*P*low）等。延长吸气时间，缩短呼气时间，使控制呼吸频率增快；也可采用等比甚至反比通气（IR-BIPAP）。吸气高压和吸气低压有条件时可根据压力容积（PV 环）曲线计算低位拐点（LIP）和高位拐点（UIP）进行设定。*P*low 低位拐点以上 1～2 cmH_2O，*P*high 在高位拐点以下 1～2 cmH_2O，*T*high 2～4 s。

3) 气道阻力增高：为避免动态过度充气和 PEEPi，可缩短 *T*high，延长 *T*low，降低 *P*low，根据潮气量设定 *P*high。PEEPi 可根据流量容积曲线呼气末是否回到基线（零位）进行判断。

BIPAP 时 *TP*high 和 *P*low 可根据需要选择设定，其比值 *TP*high/*TP*low 称为相时比（phase-time ratio，PhTR）。一般 PhTR 设定 1∶1～1∶2，如 PhTR≥2∶1，即 IR-BIPAP，此时 *P*low 很短，自主呼吸仅在 *P*high 阶段进行，即相当于气道压力释放通气（APRV）。IR-BIPAP 较 PSV 能显著降低气道峰压。

(2) 临床应用：BIPAP 模式可用于疾病的各个阶段，作为自主呼吸的通气辅助。但由于提供的机械辅助功不高，一般认为 BIPAP 和 APRV 仅适用于轻中度呼吸衰竭。

(3) 优缺点：BIPAP 明显地优于压力支持和压力控制模式，对有自主呼吸的患者更具有明显优越性，降低气道压力，改善氧合。能在两个 PEEP 水平上，增强并监护所有的自主呼吸；增加患者舒适程度，进一步减少呼吸功。能扩大压力支持通气的能力。减少机械通气时的镇静水平。

2. 双水平气道正压通气 BiPAP 是有自主呼吸但呼吸不足患者进行的一种无创通气。其本质就是 PSV（区别在于 PSV 本身的 EPAP＝0），需要患者自主呼吸触发启动辅助。它不同于 BIPAP 在高压和低压相可进行数次自主呼吸，是对每次呼吸进行辅助支持。BiPAP 相当于压力支持＋呼气末正压（PSV＋PEEP），即 BiPAP 呼吸机内的吸气相气道正压＋呼气相气道正压（IPAP＋EPAP），IPAP 能产生适当的潮气量而 EPAP 能保持气道的扩张。使用时需设定 IPAP 和 EPAP，潮气量、流速率和吸气时间均随患者的呼吸力量、所设置的压力和肺顺应性及气道阻力而改变，呼吸机在每次呼吸时给予患者吸气相和呼气相不同水平的气道正压。BiPAP 是一种流量触发系统，呼吸机需要满足人机同步和具备漏气补偿(图 8－23)。目前的 BiPAP 系列呼吸机一般可提供 20 cmH_2O 的吸气压(<30 cmH_2O),并具有 PSV、CPAP、PSV+PEEP、PSV/PCV 等多种通气方式。BiPAP 属于自主通气,必须有窒息备用模式。切换须与自主呼吸同步,允许有切换的时间延迟以避免人机对抗。目前大部分无创呼吸机的呼吸模式均为 CPAP、S、S/T、BiPAP 等。与有创通气比较,BiPAP 流量大、触发灵敏度高、漏气补偿功能强大,但通气容量难以保障,易造成二氧化碳潴留和痰液清除困难。

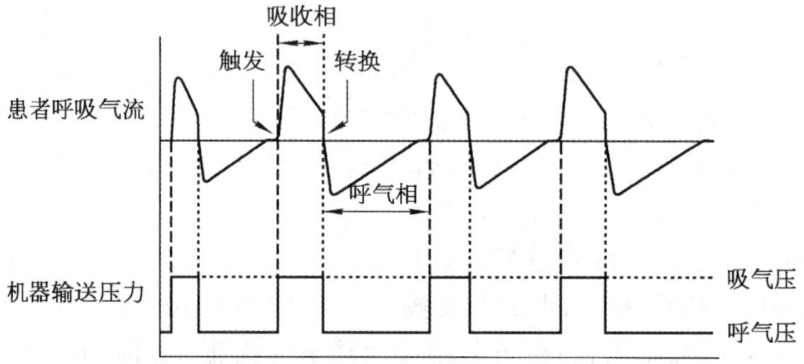

图 8－23　BiPAP 模式及人机同步

(1) 应用指征:使用 BiPAP 的患者必须有较好的自主呼吸,良好的清除气道分泌物的能力,意识清楚并配合进行面罩或鼻塞通气,血流动力学稳定。可用于慢性肺病、哮喘、呼吸睡眠暂停综合征、呼吸肌疲劳、急性低氧性呼吸衰竭、肺水肿和家庭治疗;BiPAP 有利于撤机过程。在胸肺和气道阻力正常或者轻中度增加的患者,首选 BiPAP 呼吸机通气。但如气道阻力大、吸入氧浓度需求较高(>50%,仍难以满足 PO_2 要求)时,必须选择大型多功能呼吸机。

为了使患儿舒适和更好地依从,参数调节的原则是从低支持水平(IPAP 6～8 cmH_2O)开始,待患者耐受后再逐渐上调,直到满意的通气水平,或调至患者可耐受的最高通气支持水平。大多数患者可以耐受≤15 cmH_2O 的 IPAP,不宜>25 cmH_2O,否则易发生胃胀气。由于存在 PEEPi,吸气负荷增加,宜加用外源性 PEEP(即 EPAP),从 4 cmH_2O 开始逐渐上调,一般≤10 cmH_2O。上调 EPAP 时应相应上调 IPAP 以保证压力支持的稳定性。保证患者每次吸气动作都能触发呼吸机送气,人机协调同步。压力上升时间一般为 0.8～1.2 s,呼吸驱动较强的患者,相应调快以增加人机同步性,对存在气漏等相对禁忌证患者,上升时间宜慢。

(2) 优点:BiPAP 触发由患者自主呼吸启动,采用压力/流速触发机制,人机配合好,提供适当的通气支持,降低呼吸功,因而无需建立人工气道,患者能正常饮食和说话,并保留上气道加温、湿化和过滤功能。采用递减流速波形和主动呼气阀,保证气道压恒定在预设水平,避免发生容积伤;双水平气流使轻度的漏气不影响通气量;采用阻力小的单一气路。有助于减少 ICU 住院时间和尽早撤机,是序贯性撤机的一种方式。所以 BiPAP 是目前家用呼吸机的主要特性。

但是 BiPAP 也存在明显的缺点。BiPAP 压力的建立依赖密闭的通气系统,而漏气是 BiPAP 使用的最大限制,所以需要监测面罩漏气情况并进行自动漏气补偿(automatic tube compensation，ATC)，但这样呼吸机建立的持续气流可影响流量触发灵敏度。BiPAP给予患者的通气支持有限，吸气压不足，对气道阻力高及顺应性差的患者，难以保证通气量，可能导致二氧化碳潴留。湿化功能差，容易导致呼吸道分泌物积聚。婴幼儿对面罩拒绝接受、呼吸频率过快、面罩不吻合，使得其在幼小儿童的使用受到限制，且目前能够用于满足婴幼儿潮气量需求的无创呼吸机不多。在使用不当、面罩不适宜的情况下还可能导致气压伤、面罩压迫部位坏死、胃部积气。

在下列情况下不适合使用BiPAP：存在气胸、气道分泌物多、难治性或进展性呼吸衰竭、呼吸肌极度疲劳；昏迷、反复呕吐；面部损伤；需要插管开放气道或自主呼吸停止。

(二) 气道压力释放通气

在Drager的Evita 4、PB 840的Bi-level、Simens Servo 300/300A中的Bi-vent和Hamilton伽利略中的DuoPAP包含了BIPAP和APRV两种方式.

1. 定义 气道压力释放通气(airway pressure releasing ventilation，APRV)是另一种BIPAP通气策略，是BIPAP的反比模式，即IR-BIPAP，患者在持续气道内压力带短暂压力释放情况下自主呼吸，自主呼吸仅在*P*high阶段进行，呼吸机提供高流量气体以保持一个几乎恒定的CPAP水平，保持了较人体在大气压下自主呼吸时更高的肺容量；CPAP短暂的下降通过肺自然顺应性使气体被动排出，清除二氧化碳。患者在两个水平压力下均可自主呼吸和均可获得压力支持。

2. 原理 1987年美国John B. Downs教授介绍了气道压力释放通气APRV通气模式，目的是为了增加肺泡通气，改善机体氧合并尽可能降低平均气道压。1989年奥地利Marcel Bawn提出了在2个不同CPAP水平上可以进行自主呼吸的压力控制模式DuoPAP。DuoPAP和APRV均是在2种CPAP水平上进行通气，都能在自主呼吸下加上压力支持，相当于强制呼吸+自主呼吸，其工作周期由设定的DuoPAP(APRV)工作时长决定。

APRV方式下高压时间明显延长，而低压时间明显缩短，故APRV表示一种*T*low时间方式(低水平CPAP时间)，所有的自主呼吸几乎均发生在高水平CPAP上。APRV呼气时阀门间断打开，释放出一定的压力后达到气道压力释放水平(CPAP)，其时间只允许肺容量能降低，随后立即回到高水平的CPAP。此时，呈现肺容量降低而不是肺容量的增加，这一原则区别APRV与其他类型的压力支持模式。

APRV通气辅助与自主呼吸频率相关，频率越快，压力释放频率增加，通气辅助增大。APRV吸气相延长使生理死腔减少，肺内气体分布更好，适合于肺部顺应性降低的患者，可增加肺泡通气，明显改善肺部力学和氧合作用。但是释放压力时肺部被动排空，为尽可能排出肺部气体，促进二氧化碳呼出，应考虑到最佳释放时间，压力释放时间通常为1.5 s。

DuoPAP和APRV都是在2个CPAP水平上进行通气，为支持自主呼吸而设计的2种相关形式的压力通气。不同在于DuoPAP中由压力设置(*P*high和PEEP/CPAD)和时间设置(Thigh及速率)决定通气时长，*P*high与*P*control相似(图8-24)。APRV中由压力设置(*P*high和*P*low)和时间设置(Thigh及*T*low)建立多阶段的时长(图8-25)。在DuoPAP和APRV中，均是通过对*P*high和*P*low的设置，得出所需的压力，DuoPAP方式中PEEP/CPAP是压力支持的基线；APRV方式中，*P*low压力支持基线。

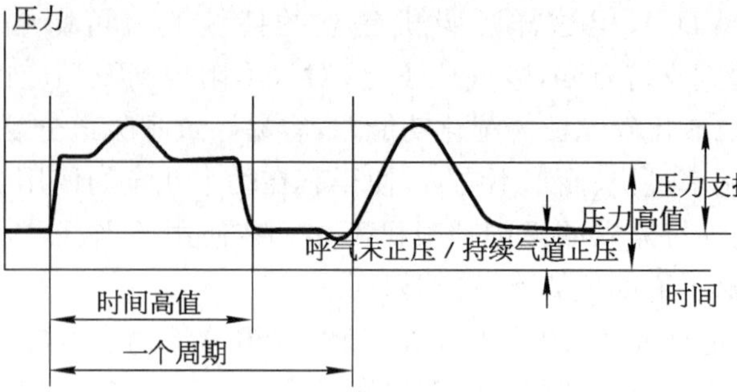

图 8－24　DuoPAP 的压力时间曲线

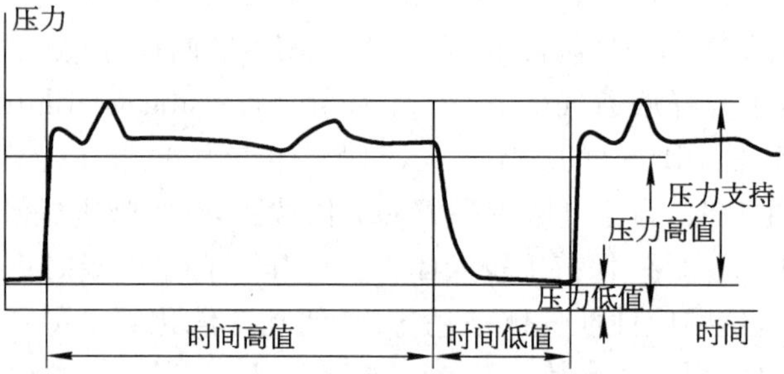

图 8－25　APRV 的压力时间时间曲线

近年对 APRV 的改进是间歇指令压力释放通气(intermittent mandatory pressure release ventilation，IMAPRV)。操作者需预定每若干个自主呼吸周期后发生一次气道压力释放，而且 PRV 总是同步发生在指定自主呼吸的呼气期，两次 PRV 间间隔的自主呼吸次数越少，IMPRV 通气辅助越大。一般呼吸机可按照指令在强制呼吸或自主呼吸的第 2、第 3、第 4、第 5、第 6 次呼吸周期时的呼气相进行压力释放。气道压力释放既按照指令，又能保证与呼吸同步。与普通 APRV 不同，IMPRV 通气辅助受自主呼吸频率影响，自主呼吸频率越快，PRV 频率也越快，通气辅助越大，但自主呼吸频率过快可使压力释放时间过短，PRV 将达不到预计的通气辅助效果。临床应用于急性呼吸衰竭但有自主呼吸、需要 PEEP>25 mmH_2O 等。PEEP 的应用禁忌证和副作用与 APRV 相同。

3. 应用指征　APRV 适用于急性肺损伤引起 FRC 的降低，以及肺顺应性的减少，但是呼吸肌群的强度或呼吸驱动力尚正常；手术后轻度的呼吸功能不全；并可适用于成人、儿童、婴儿。

APRV 对气道梗阻的患者效果往往不佳；而严重限制性肺部疾病患者，压力释放时间难以完全呼出气体，应用 APRV 为相对禁忌证。

4. 通气机需设置

(1) 最初设置的频率(释放)与在常规机械通气时所设定的频率相似。

(2) 设定适当的两个水平压力进行通气。高 CPAP 水平(通常为 10～30 cmH_2O)，由肺部顺应性决定，调节到理想的平均呼吸道压力(MAP)和每分通气量；较低水平的 CPAP(PEEP)最初设置在 3～4 cmH_2O，调节至能释放出适当的容量。

(3) 气道压力释放频率和气道压力释放的时间。释放时间较短，为 1～1.5 s，超过2 s 气体交换可能不足。呼气时间的设定原则为：使 PEEPi 保留在低水平，但能防止低顺应性肺单元的肺泡塌陷。随后再调节呼吸频率和高压水平，以维持理想的 $PaCO_2$ 和 pH。

(4) 设置恰当的 FiO_2 以维持 $PaO_2 \geqslant 60$ mmHg；设置高 CPAP 初始为 20 cmH_2O；低 CPAP(FRC)：0～10 cmH_2O；TE 固定于 1.5～3τ($\tau = R \times Dyn$)以避免 PEEPi 产生。APRV 频率 4～8 次/min，取决于镇静的情况。

(5) 各种可使 MAP 增加的通气治疗设置调节措施，都能增加氧合作用，例如，增加较高或较低的压力水平，延长 TH，或增加 FiO_2。如应用 APRV 脱机，随着自主呼吸增强，逐渐降低高 CPAP 和频率，直到通气单用 CPAP 维持。

5. 优缺点 APRV 允许自主呼吸，减少肺泡过度扩张和医源性肺损伤的潜在危险。其平均气道压力不超过 CPAP 水平，PIP 也较低，限制气道峰压，因而降低了肺部气压伤的可能性，对循环系统的影响也较少，通气/血流比值改善。APRV 模式可增加肺容量和肺顺应性，防止呼吸肌群的萎缩，通过降低肺容量(而不是增加肺容量)来促进二氧化碳排出。部分呼吸衰竭患者可避免气管插管。但是 APRV 须仔细监测每分通气量。如果呼吸频率增至 30 次/min，可产生过高的 PEEPi。同样对气道阻力较高的患者，可产生 PEEPi，不适合应用。

二、双重控制通气模式

通过对传统的通气模式定压型、定容型通气的临床使用，人们认识了其中存在的不足。定压型通气的优点以控制气道吸入压为目标，人-机协调性好，易限制气道峰压和有利于气体交换，但潮气量受气道和肺力学特征的影响，难以保证恒定潮气量，可发生潮气量不足和容量损伤。定容型通气虽然潮气量得到了保障，能获得恒定潮气量，但是其气道压力受呼吸系统力学特征的影响，可能发生气压伤。发展能够对容量和压力同时进行控制或调节的双重控制模式是机械通气治疗的一个方向。

双重控制模式通过微机控制与监测，让呼吸机建立自动反馈功能，动态测定不断变化的呼吸阻力和呼吸用力，对通气压力和容量进行同步控制来达到预定的目标潮气量；当然对压力和容量同时进行完全控制是不可能的。理念就是保留定压型和定容型通气的共同优点，同时避免它们的共同缺点。

采用闭环流量检测和伺服跟踪反馈系统(尤其是精确的微型传感器)，途径包括：①定压型通气，潮气量不足部分以定容型通气来补充。②通过持续监测肺顺应性，自动调节吸气压力来达到预设潮气量。

实际临床模式包括：①对每次呼吸均进行监测并进行双重控制：鸟牌(Bird 8400 Sti 和 bird)呼吸机的容量保障压力支持(volume assured pressure support，VAPS)和熊牌(Bear 1000)的压力扩增(pressure augmentation，PA)。②通过连续多次呼吸进行双重控制，持续监测患者的肺功能参数(如顺应性)，根据信息反馈自动调节吸气压以维持呼吸机某一变量(如潮气量)于预定范围。如 Simens 300 系列和 Servo 系列呼吸机的压力调整容量控制通气(pressure regulated volume control ventilation，PRVC)，e360 呼吸机容量目标压力控制(VTPC)、容量目标压力支持(VTPS)。

双重控制通气模式具有以下特点：①努力保留定压型和定容型两大类模式的优点，同时避免它们的缺点。②能按照肺功能的监测指标自动设置和调整呼吸机参数，便于限制过高的肺泡压和过大潮气量，改善人机协调性，能以最低的气道压来满足适当的潮气量，有利于预防机械通气并发症。③缩短撤机过程，减少ICU时间。

(一) 对连续多次呼吸进行监测并进行双重控制的模式

该类双重控制模式目前临床上使用的主要有3种：压力调节容量控制模式（西门子300/300A）、容量支持模式（西门子300/300A）和自动模式（西门子300/300A）。还有Venturi呼吸机的可变式压力支持（variable pressure support）、可变式压力控制（variable pressure control），伽利略呼吸机的适应性压力通气（adaptive pressure ventilation，APV）和德尔格公司Evita 4的自动流量（auto-flow）。此类通气模式的基本原理是应用微电脑的处理系统和精确的微型传感器技术，持续监测患者的肺力学参数（如顺应性），根据反馈信息自动调节吸气压力以维持呼吸机某一变量（如潮气量）于预定范围。

1. 压力调节容量控制通气（pressure regulated volume control ventilation，PRVC） 压力调节容量控制模式于1992年首先介绍，是一种基于满足恒定容量的控制性呼吸模式，由压力控制水平的调节来完成容量限定、压力限制、时间切换，智能化程度较高。除Marquette公司的Simens 300系列和Servo系列呼吸机中外，其他高端呼吸机中也广泛采用。但是名称不一致，Evita 4中称为自动流量，伽利略呼吸机中称为适应性压力通气，PB 840呼吸机中称为容量控制（volume control，VCV），Venturi呼吸机中称为可变型压力控制（variable pressure control，VPC）。

(1) 定义：呼吸机按预设的潮气量和呼吸频率输送，通过压力、流速、潮气量和时间的关系（图8-26），计算出最小吸气气道压，采用自适应方法自动调节气道平台压并保持平稳，使压力限制在所设定压力上限以下5 cmH_2O，控制精度3%以内。

APV的机制与PRVC一样，差别在于APV的最大吸气压力水平限制在高压报警限以下10 cmH_2O。

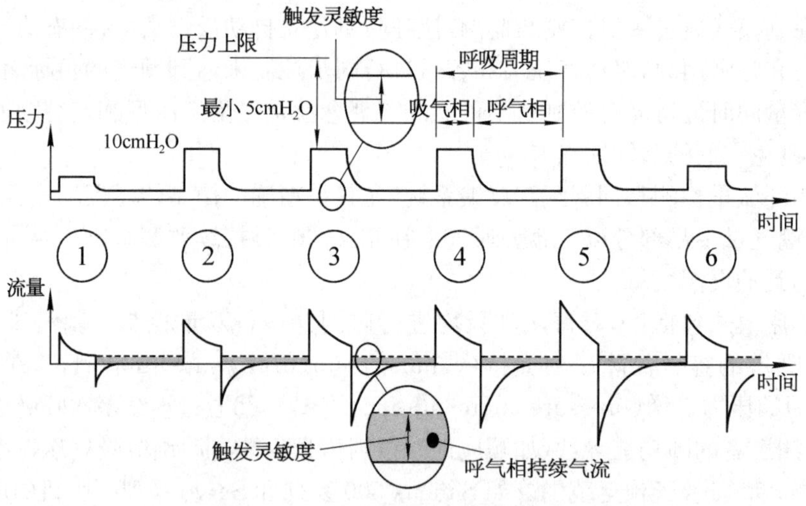

图8-26 PRVC的压力与流速时间曲线

(2) 原理：PC通气时肺通气量会随着顺应性变化而变化，有可能出现通气不足；VC模式虽输送恒定通气量，但易引起气压伤。PRVC综合了PC和VC通气的优点，在确保预设潮气量输送的基础上，呼吸机自动调节气道压力水平，以尽可能低的压力获得理想的潮气量，减少正压通气的气压伤，有利于不同时间常数的肺泡复张。PRVC 时呼吸机通过动态监测患者胸/肺顺应性（压力-容量变化环），即时计算达到预设潮气量（预设潮气量＝潮气量期望值＋死腔气量＋压缩容量）所需的最低吸气压力，反馈性自动调节吸气压。首先呼吸机给予一次测试性吸气，峰压为 PEEP 以上 10 cmH_2O（早期版本为 5 cmH_2O），然后测量在该吸气峰压下气道的顺应性（*Dyn*）、阻力（*Res*）和时间常数（RCexp），自动计算该压力下获得的潮气量。根据测得值计算下一次通气要达到预设潮气量所需的吸气压；然后进行第二次通气，通气实际吸气压为上述计算值的 75%；这样反复通气与计算，经过 4～5 次通气即能达到实际潮气量与预设潮气量相符，随后通气中，呼吸机逐步调整压力水平，每次通气之间的压力差≤3 cmH_2O，避免 PIP 的过大波动；最大压力不超过预定压力（压力上限）下 5 cmH_2O。这样，呼吸机连续测定呼吸系统力学特征（受肺、胸廓、气道共同影响），每次测量的压力变化与预设值对比，决定下次控制呼吸压力的增减，最终完成实际潮气量与预调值相符。

与 IPPV 不同，PRVC 吸气采用的是减速波形，吸气相早期输送大部分预设潮气量，气道压力波形显方形波；而 IPPV 吸气相采用的是恒速波形，PIP 随时间呈线形上升。在目标潮气量、吸气时间、呼吸频率和吸呼气时间比设置均相同的情况下减速气流较恒流引起的 PIP 更低，对肺造成气压伤的可能更小。PRVC 时吸气压力在每次呼吸期间恒定不变，在不同呼吸之间以小幅自动调节（差异＜3 cmH_2O），这样可适应不同的肺部力学特征，改善肺气体分布，提高氧合。

进行双重控制，PRVC 满足了下列特点：①首先确保预设潮气量等参数的满足。②呼吸机能够自动连续测定胸廓/肺顺应性和容积/压力关系，反馈调节下一次通气时的吸气压力水平，使气道压力尽可能降低，以减少正压机械通气的气压损伤。③吸气流速波形为减速波形，压力消耗减少，维持相同潮气量所需压力较低。应用 PRVC 时需要注意压力上限的设置，如果设置过低，将可能导致实际潮气量小于预设潮气量而出现通气不足。另外如果患者有一定的较好自主呼吸，可产生呼吸机拮抗，会造成呼吸机的监测偏差，导致吸气压力水平时高时低，清醒患者会有不适感，此时一方面要注意调整触发灵敏度，另一方面要适当应用镇静剂，使机械通气与自主呼吸相协调。而临床上，PRVC 通气一般用于无自主呼吸的患者。

(3) 临床应用：PRVC 主要适用于无自主呼吸能力、肺各部分时间常数明显不等及需要较高的初始流速才能打开关闭肺区域的患者。常用于较重肺部病变如严重肺炎、ARDS 等，此时气道阻力增加和（或）肺顺应性下降明显，肺内严重的时间常数不等和气体分布不均。新生儿也可使用，其优点在于保障潮气量的前提下不会引起气压伤，这一点对新生儿非常重要。对于气道阻力增高的患者，如危重支气管哮喘也是一种有用的通气模式。

(4) 设置

1) 参数设置：潮气量（ml）或每分通气量（L/min）；呼吸频率、吸呼气时间比/吸气时间及吸气上升时间（%或 s）；PEEP 及压力限制水平；触发流量或触发压力；吸入氧浓度（FiO_2）。为安全起见，压力上限应尽量设置在低水平，太低水平的压力限制可能导致通气量不足。

2) PRVC 的监护：必须监测患者呼出气的潮气量和每分呼出气量，保证预设通气量的满足。监测吸气压力，确定压力水平已获得理想的潮气量。压力上限设定在平均所需压力的 10～15 cmH_2O。对于 PRVC，为保障患者安全，保证每分通气量和压力上下限的报警设置非常重要，压力上限设置尽可能低一些。当 PIP 达到压力上限下的 5 cmH_2O 水平，而吸气继续进行，如连续发生 3 次压力达到报警限，压力上限会发出报警信号，表现为"压力受限(limited pressure)"。如果达到实际压力上限，吸气将终止，此时显示的预设潮气量与测量值可能也不一致。

(5) 优缺点：PRVC 独到之处是结合了 VC 和 PC 优点，在确保预设潮气量等参数基础上，每次均反馈调节下一次通气的吸气压力水平，使气道压力尽可能降低，同时吸气流速波型为减速波，气道阻塞时可减少涡流，从而减少压力消耗，降低吸气峰压，减少了正压机械通气的气压伤。潮气量恒定，可保障自主呼吸力学不稳定患者的通气安全，避免应用 PCV 时应密切监测潮气量和频繁调整吸气压力的需要；PRVC 人-机协调较好，可减少或避免镇静剂或肌肉松弛剂使用。

PRVC 可保障呼出预设呼出通气量的满足，但是如果气路系统或肺脏本身发生大量的气体泄漏，则呼吸机可不断增加压力控制水平，以"弥补"所丢失的通气量，这是可能加剧通气量的泄漏。另外如果气道压力上限设置过低，可能导致实际潮气量小于预设潮气量而出现通气不足；如果患者自主呼吸与呼吸机协调不好，呼吸机监测偏差，吸气压力水平时高时低，清醒患者会有不适感。

2. 容量支持通气

(1) 定义：容量支持通气(volume support ventilation, VSV)是呼吸机对连续多次通气的双重控制模式之一，为 PRVC 与 PSV 的联合应用。一方面患者每次呼吸均为压力支持(PSV)，预置的潮气量均都得到保证(VA - CV)，相当于 PRVC；另一方面，VSV 时由患者触发每一次呼吸，即为自主通气模式。

Servo 300/300A 通气机具备 VSV 模式，Venturi 呼吸机中称为可变式压力支持(variable pressure support, VPS)。

(2) 原理：VSV 模式实际上为 PRVC 与 PSV 的联合应用。基本通气模式是 PSV，为保证预设潮气量稳定，当患者触发自主呼吸后每一次通气过程中，微电脑自动测定胸/肺顺应性和通气频率，根据自主呼吸能力情况，呼吸机自动地在每一次呼吸给予支持，确保以最低压力水平完成预设潮气量和每分通气量。

VSV 模式时患者触发每次通气，触发后的吸气量、呼吸比例由患者控制；为保证潮气量达到预置值，PS 水平不断调节。如果患者需要呼吸支持，呼吸机自动地根据每一次呼吸给予支持，并自动调节下一次通气的支持水平，使通气量稳定在预调每分通气量以上，PSV 的吸气流量波形为减速波，压力保持不变。如果实际通气频率低于预设频率，与 MMV 模式不同，患者不能通过浅速呼吸来达到预设每分呼出气量，呼吸机会自动增加 V_I 以维持预设 V_E，但 V_I 最大不超过预设 V_I 的 150%。如果自主呼吸能力增加，PS 水平会自动降低，最后自动转换为自主呼吸。如果呼吸暂停超过设定时间(成人 20 s，儿童15 s，新生儿 10 s)，后备 PRVC 通气方式自动启动，进行控制通气(图 8 - 27)。

可见与 PSV 的压力水平不能自动调节，V_I 随自主呼吸能力变化而改变不同，VSV 通过预设每分通气量和频率来设定潮气量，吸气压力水平由呼吸机根据胸廓/肺顺应性和自主呼吸能力来自动调节，但低于上压报警限以下 5 cmH_2O。这样潮气量得到保障，对循环的不良影响得到改善，患者更舒适，撤机时间缩短，机械性肺损伤减少，提高了患者的生存率。

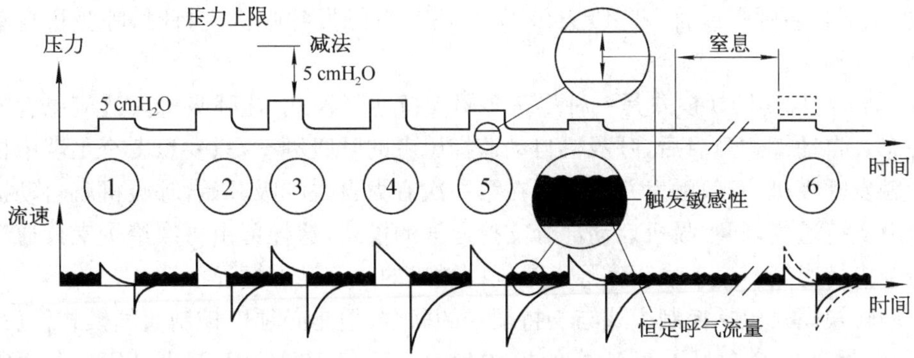

图 8－27　VSV 的压力与流速时间曲线

与 PRVC 的不同在于：VSV 是由自主呼吸触发的，所以需调节吸气触发灵敏度；由自主呼吸控制吸呼气时间比，当吸气流速下降到峰流的 5%或吸气时间超过预设呼吸周期的 80%时，吸气停止；当实际呼吸频率超过预设频率时，潮气量稳定，每分通气量增加；吸气压力水平随自主呼吸能力的增强而自动降低，如果无需压力支持即能达到预设潮气量和每分通气量时，VS 可自动转为自主呼吸。VS 需要设置每分通气量/潮气量、气道压力上限和吸气触发灵敏度，并设置 PRVCV 频率备用。VS 与 PS 相比，能使潮气量保持稳定，由于其压力是可变的，故减少了呼吸机的调节，压力水平也能维持在较低水平。

（3）设置：VSV 模式需要设置每分钟通气量、频率，PS 水平、窒息通气时间、触发灵敏度。设置触发灵敏度应恰当，否则易造成人机不协调，致呼吸机的监测误差，增加患者不适感。预设 PS 水平过低，可能使得实际潮气量难以调到预设潮气量而致通气不足。

（4）临床应用：VSV 模式适用于呼吸肌力量不足而又准备撤机的患者。

1）自主呼吸能力不足、呼吸力学(阻力、顺应性等)不稳定者；如大手术后恢复期、麻醉苏醒期、败血症合并呼吸衰竭患者和肺损伤患者。

2）使用 VCV 模式，气道压很高，而应用 PSV 又不能保证潮气量或需频繁调整 PSV 水平者，如重症哮喘。

3）撤机过程中应用。

（5）优缺点：PRVCV 和 VSV 均为辅助通气模式，可减少镇静剂和肌肉松弛剂的用量，患者感觉舒适；气道峰压较低，机械通气对循环的不良影响小；以辅助通气取代控制通气，缩短撤机过程，减少住 ICU 时间，降低肺气压伤等机械通气并发症。且 VSV 时患者能控制呼吸频率和吸气时间，自觉更为舒适。

VSV 不足之处在于容量的补充或压力的调整都取决于潮气量的测定，*Vi* 测定的任何误差均会导致呼吸机自动调控上的失误；如患者因呼吸困难加重而增加吸气用力，在患者非常需要增加通气支持水平时，呼吸机提供的压力却可能减低；当呼吸机降低压力水平时，患者的平均气道压下降，潜在降低氧合的可能性。

3. **自动模式**　自动模式(auto mode)是西门子 300A 呼吸机上的名称，Venturi 呼吸机上称为可变式压力支持/可变式压力控制(variable pressure support/variable pressure control，VPS/VPC)。

（1）定义：自动转换模式是一旦患者的吸气用力触发呼吸机并维持此触发能力(连续 2 个有效触发)时，呼吸机即从控制通气模式自动转换为支持通气模式并维持支持通气模式；当患者无自主呼吸或自主呼吸力量不足，不足以触发呼吸机支持时，呼吸机自动转换回控制通气模式。

(2) 原理：自动转换模式是一种尽量多用支持通气模式、让呼吸机去适应患者的自主呼吸理念。自动模式开启后，呼吸机自动监控患者的呼吸频率，只要患者有足够中枢呼吸驱动和触发呼吸机(有效触发)的能力，在第一次有力自主呼吸开始，呼吸机就自动提供容积或压力支持通气，即呼吸机启动部分支持通气的模式，这样可由每次给予支持通气直至不再给予支持通气。这个过程实际上是辅助撤机的一个良好过程。

自动转换模式包括控制模式与支持模式的联合，但是必须以控制通气模式作后备(窒息通气)以保证安全。目前可转换的模式为：VCV 与 VSV、PCV 与 PSV 及 PRVC 与 VSV 之间可建立控制模式与支持模式的转换(表 8-3)。支持通气向后备控制模式转换的条件是患者呼吸暂停 12 s(儿童 8 s，新生儿 5 s)，控制模式向支持模式转换的条件是连续 2 次有效触发呼吸。

表8-3 控制模式与支持模式

控制模式	支持模式
容量控制模式(VCV)	容量支持模式(VSV)
压力控制模式(PCV)	压力支持模式(PSV)
压力调节容量控制模式(PRVC)	容量支持模式(VSV)
转换前提：呼吸暂停 12 s(儿童 8 s，新生儿 5 s)	转换前提：连续 2 次有效触发呼吸

以 PRVC 与 VSV 为例，将 VSV 和 PRVC 结合成单个模式，如果患者无力触发，或在触发过程中患者呼吸暂停 12 s(儿童 8 s，新生儿 5 s)，呼吸机将自动转换为 PRVC，所有呼吸都是 PRVC；如果患者连续 2 次有效触发，呼吸机即转换成 VSV。两个模式互相转换时，峰压相同。如果没有吸气平台压可以应用，初始压力可通过(峰压－PEEP)×50%＋PEEP 计算。与 PRVC 和 VSV 一样，应用自动转换模式时的吸气压力水平在 PEEP 水平与气道压力上限以下 5 cmH_2O 水平范围内自动调节，如果气道压力上限设置过低，则可能导致实际潮气量小于预设潮气量而发生通气不足。

(3) 临床应用：自动模式主要用于锻炼自主呼吸，帮助撤机过程。在 Servo 300 A 中，开启自动模式(auto mode)就能实现该功能。采用自动模式时，自主呼吸和机械通气能很好协调，减少两者的对抗而使患者感觉舒适。可减少或避免应用镇静剂的需要，也可缩短患者应用机械通气的时间。此外，在应用支持通气模式的全过程，有控制模式作为后盾，从而可有效地保证患者的通气安全；可减少临床医师的监控时间和避免频繁的呼吸机参数调整。

自动转换模式有许多优点，但经验不足，尚待更多的实践才能确切评价。

(二) 对每次通气进行监测并双重控制的模式

双重控制通气的另一种模式是容量保障压力支持通气(volume-assured pressure support ventilation, VAPS)，其对每次通气进行监测并双重控制。该模式包括容量保障压力支持通气，为鸟牌(Bird 8400 Sti 和 T bird)的专利产品；该模式在熊牌(Bear 1000)呼吸机称为压力扩增(PA)。

1. 定义 VAPS 是 VA/CV 与 PSV 有机结合的双重控制通气模式。以 PSV 来实施，潮气量不足时以定容型通气来补充和保障，这样可提供比 VA/CV 更好的吸气流速，减少患者的呼吸负荷，同时为患者提供恒定潮气量。

2. 原理 VAPS 模式的通气原理实际上就是压力支持＋容量控制(辅助)通气。由于随着呼吸系统力学(气道顺应性和阻力)的改变(包括治疗过程中的改变)，单纯进行压力支持通气时潮气量无法得到保障，而容量控制通气时可能造成气压伤。把两者结合起来的方法可以解决其中的问题。VAPS 以 PSV 来实施机械辅助通气，如果 PSV 结束时潮气量仍不足，呼吸机再以定容型通气来补充和保障。

VAPS 模式通气时机械通气由患者或呼吸机触发通气(控制或辅助呼吸)，触发后呼吸机由 PSV 的按需流速(递减流速)与定容型的恒定流速(恒定流速)同时输送气体，快速达到预定 PS 水平，达到 PS 后呼吸机即刻测算出已输送的 V_I，并与预设潮气量比较，如 V_I＝预设潮气量，完成 PS 直接进入呼气，呼吸机只完成 PSV 而未启动 VA－CV；若 V_I＜预设潮气量，随着 PSV 流量减速，呼吸机从 PSV 转换到定容型通气，增加吸气时间和输送压力，直到达到目标潮气量(图 8－28)。

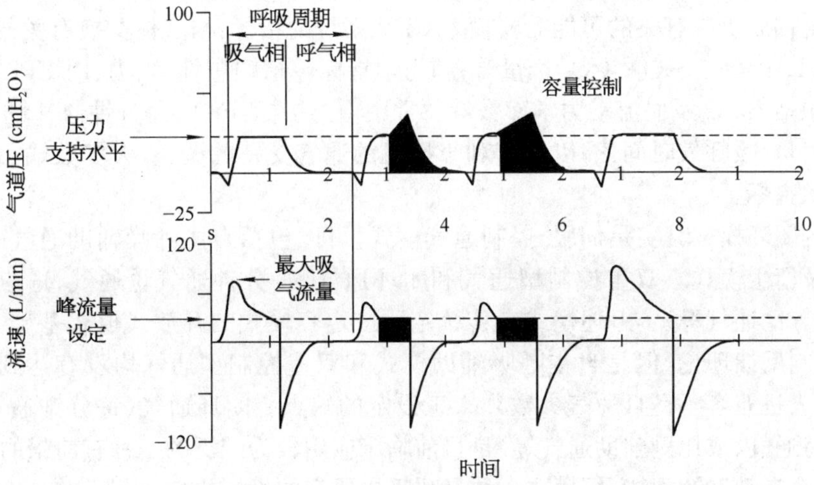

图 8－28 VAPS 的压力与流速时间曲线

实施 VAPS 的呼吸机具备两个流量系统，一个为 VA－CV 设计的恒流方波系统，另一个为 PSV 设计的按需流量系统，两个系统同时输送气体。VAPS 维持的潮气量为 V_I 而非 V_E，故呼吸机通过监测并自动调节按需流量来保障 V_I。VAPS 提供比 VAV 更好的吸气流速，对患者更安全，使容量限制变成容量保证。

3. 临床应用 该模式可于多种通气模式联合使用。

4. 设置 实施 VAPS，选择并设定适当的压力支持水平、定容通气流量和预定 V_i 是关键。设置的 PS 水平一般等于容量控制通气潮气量理想时的平台压，吸气流量的设置和调整应使患者的吸气时间恰当。如果设置的压力太高或潮气量太小，所有呼吸都将是 PSV，容量保障不起作用，并可能发生实际输入潮气量大于预设潮气量的情况；如果设置恒定流量太高，所有呼吸都将从 PSV 转换为定容型通气；如果压力设置太低，峰流量就过低，PSV 转换到定容通气发生于呼吸的晚期，吸气时间可能延长；VAPS 另一个切换功能是吸气时间若超过 3 s，呼吸机会自动切换为呼气。

VAPS时设置高压报警同样是重要的。如果压力突然增高达到报警限，呼吸将是压力切换，尤其在肺顺应性降低或气道阻力增高的情况下，吸气时间可延长。

5. 优缺点 VAPS具有优越的压力呼吸辅助同步和流量准确的特点，“容量限制”变成“容量保证”，还可以根据患者需求增加VT并超过设定值，改善动态顺应性、气道阻力，减少PEEPi。VAPS保留了容量控制呼吸及压力支持呼吸的优点，能保证最低水平潮气量，患者通气负荷、呼吸驱动显著降低，呼吸窘迫者降低更明显，减少了患者的呼吸做功，提高通气效率，使患者感到舒适。缩短了机械通气治疗时间，并有助于减少呼吸机相关性肺损伤的发生。

三、闭环通气模式

闭环通气(close loop ventilation，CLV)又可称为“全自动控制”“智能化”通气。呼吸机模拟医生实施机械通气的全过程，自动地获取患者的通气需要(输入变量)和各相关资料，自动监测各项指标，分析监测结果并及时自动反馈调整呼吸机参数。闭环通气模式获取的输入变量包括肺顺应性、血氧饱和度等，而呼吸机输出的变量包括呼吸频率、压力、潮气量等。与伺服机制有关的可能需要输入CLV系统的指标：与气体交换有关的指标包括$PaCO_2$、pH、PaO_2、SaO_2、CO_2产量等；肺力学指标包括顺应性、阻力、PEEPi等；患者的呼吸驱动包括P0.1及血流动力学参数等。常用输出指标：FiO_2、每分钟通气量、理想频率和理想潮气量、吸呼气时间比，以及有利于撤机的通气支持的调整，大多数输出指标都需要利用输入指标。

广义的闭环模式其实是伺服-控制通气模式，可以包括自主呼吸辅助通气(双相气道正压通气及衍生模式)、双重控制型通气和闭环通气(每分钟通气量通气、适应性支持通气、成比例辅助通气等)。上述模式在传统定压或定容模式的开放式模式基础上，均加入了伺服-控制反馈理论，但是自主呼吸辅助模式和双重控制型通气均没有达到理想的效果，并存在人机兼容不良且通气参数须人工设定的缺点。闭环通气(每分钟通气量通气、适应性支持通气、成比例辅助通气等)是目前临床应用较为广泛的一种有前景的模式。

寻找“全自动”的“智能化”模式一致是呼吸机研究的发展方向。目前临床开始使用的每分钟通气量通气、适应性支持通气、成比例辅助通气等较以往模式更加接近于“全自动”，是目前较好的闭环模式。

(一) 指令每分通气

指令每分通气(mandatory minute ventilation，MMV)可由容量切换或压力切换的通气模式来执行。近年来已研制用PSV的模式来提供MMV。能提供MMV模式的通气有各种名称，包括最低每分通气(minimum minute ventilation)、扩张型每分通气(augmented minute ventilation，AMV)和延伸型强制每分通气(extended mandatory minute ventilation，EMMV)等。

1. 定义 根据患者性别、年龄、体重、体位和代谢情况等，呼吸机按预设的每分通气量给患者通气，确保患者的预设每分通气量的实现。当患者存在自主呼吸时，呼吸机补充不足的每分通气量，如大于或等于设定的每分通气量，呼吸机停止送气。

MMV于1977年由Hewlett首先介绍，1997年应用于临床。目前临床应用的主流呼吸机都具有MMV通气。图8-29为MMV的压力时间曲线和容积时间曲线。

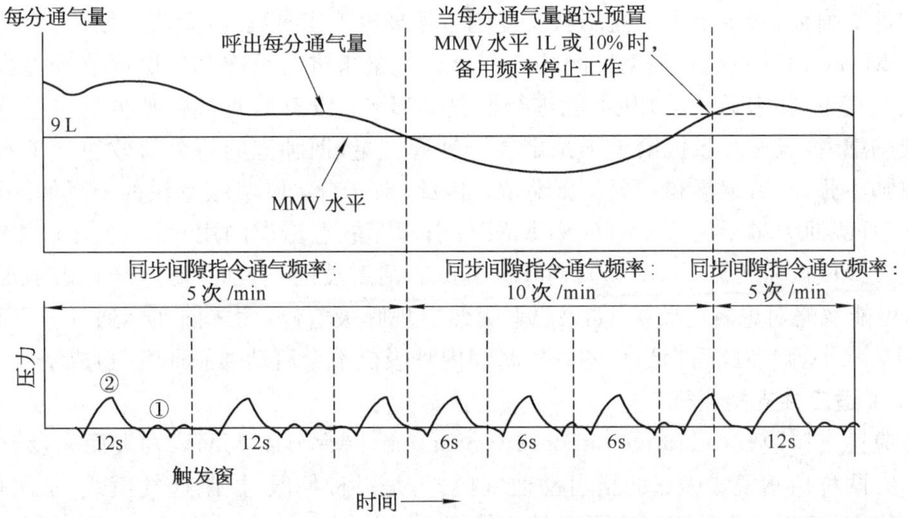

图 8-29　MMV 的压力时间及容量时间曲线

2. 原理　肺部气体交换首先依赖于每分通气量的满足，尤其是肺泡每分通气量的实现，才能获得足够的氧合和排除二氧化碳；而潮气量容易因呼吸力学的改变而无法实现恒定。SIMV/IMV、CPAP 撤机时，患者可存在自主呼吸不稳定，潮气量不足，而 SIMV/IMV 并不能完全调节这个问题。MMV 模式下，无论患者自主呼吸如何，总能获得大于或等于预调每分通气量的通气。当设定患者每分通气量后，呼吸机自动监测患者的实际呼出每分通气量。

(1) 如果患者存在自主呼吸，但呼出每分通气量低于预设值，或窒息报警产生，呼吸机通过指令通气控制，自动调整呼吸频率以保证 MMV 释放，提供不足部分。

(2) 若患者自主通气已大于或等于预设每分通气量水平（一般设定呼出 MV 超过预设的 MMV 值的 1 L 或 10%时），呼吸机不再提供指令呼吸。

(3) 如患者无自主呼吸，呼吸机根据后备通气设置给予指令通气。

MMV 的后备呼吸频率(BPM)＝MMV 设置值(L/min)/潮气量(L/呼吸)。MMV 模式下，后备频率启动期间，患者仍能进行触发自主呼吸或压力支持呼吸；如果达到触发水平，可触发同步容量控制呼吸(V-SIMV)。在呼吸机的监护窗口，设置有窗口显示到目前为止的半小时内 MMV 占患者总呼吸中的百分比。

3. 临床应用　MMV 模式最低每分钟通气量是为 SIMV 和 CPAP 模式准备的后备呼吸支持，有助于保障撤机时从控制通气到自主呼吸的平稳过渡，通过每分通气量的保障，避免发生通气不足，因而最低每分通气量又被称为最小每分通气。SIMV、CPAP 撤机时，MMV 即可防止突然没有自主呼吸或自主呼吸减少时，患者可得到一个事先设置的最低每分通气量，又可以通过自动调整指令通气量，辅助自主呼吸的锻炼便于撤机。

当患者的通气驱动中枢变化较大时，MMV 可作为通气支持的过渡阶段。MMV 能保证给有呼吸暂停、呼吸肌无力以及其他呼吸功能不全的患者提供足够的通气量。

4. MMV 的优缺点　通过自动监测呼出潮气量、保障最低每分通气量，是闭环通气模式的一种。MMV 有不少优点。MMV 保证了从机械控制通气到自主呼吸的平稳过渡，有利于进行呼吸肌锻炼和撤机；保障在发生呼吸暂停或通气不足时不会导致突然的高碳酸血症和低氧血症；减少了人工监测和反复调节呼吸机工作参数；减少监护程度。

但MMV时呼吸机是根据监测呼出每分通气量来进行反馈和伺服调节的，故对实际的有效通气量（肺泡通气量）并不能进行监测。MMV没有监测自主呼吸的质量，同时呼吸浅快的患者，虽然呼吸机给予了预定每分钟通气量，但肺泡的每分有效通气量不足，可能导致肺不张，导致缺氧和二氧化碳潴留。因此，对于自主呼吸频率快的患者如胸肺顺应性降低、呼吸肌力量不足等不宜应用MMV；引起非故意错误的用户设置；在自主呼吸时呼吸机仅提供按需气流（flow-by），当呼吸机按需活瓣功能不良时，呼吸功显著增加；应用MMV可能忽略对患者的监护，如果患者突然出现呼吸暂停，而之前实际通气量已超过预设MMV水平，则在此后相当长的一段时间内呼吸机不会启动强制通气，造成窒息。

（二）适应性支持通气

适应性支持通气（adaptive support ventilation，ASV）由MMV发展而来，结合了容积和压力两种控制模式优点的全自动通气模式，是一种伺服-控制通气模式，是闭环通气模式的代表，呼吸机设计理念发展的较高体现。目前Hamilton金伽利略、银伽利略、金拉斐尔、银拉斐尔呼吸机具备ASV（适应性支持通气）模式。在Taema Cesar呼吸机中称为指令频率通气（mandatory rate ventilation，MRV）或可变吸气辅助通气（variable inspiratory aids ventilation，VIAV）。

1. 定义 利用微电脑持续动态监测患者的呼吸状态（动态顺应性和时间常数），计算理想目标频率和目标潮气量以满足最小呼吸功，自动设置和调整呼吸参数及呼吸支持水平（呼吸频率、吸气压力、吸气时间和呼气时间），在患者当时的呼吸力学状态下，以最低的气道压、最佳呼吸频率和潮气量、最适宜通气模式（控制或辅助通气）来达到并维持预定的最小每分钟通气量，使患者始终处于最佳呼吸状态。ASV是一种正压、目标选择性通气，可理解为MMV＋P-SIMV＋PSV的组合，是压力控制下的SIMV，最大特点体现在对患者的适应，可与患者的触发呼吸同步。

2. 原理 ASV模式由MMV发展而来。MMV模式本身存在如浅快呼吸、PEEPi产生、过高的死腔通气等副作用，ASV根据患者的呼吸力学和呼吸功自发监测、调节呼吸机的通气参数，其每分通气量不依赖于患者触发，理论上可以改善人机拮抗、降低呼吸做功，同时可防止气压伤和PEEPi产生。

基本工作原理：理论上患者自主呼吸时，一定的潮气量和呼吸频率总能在维持氧合和酸碱平衡的前提下，使弹性阻力负荷最小。故以最佳呼吸形式产生最小呼吸做功的假设，设置近端流速传感器，“滴定法”持续动态监测呼吸机的输出（指令呼吸频率、潮气量、吸气压、吸气时间、吸呼气时间比）以及计算患者气道动态顺应性［$Cdyn=V_T/(P\text{peak}-\text{PEEP})$］和时间常数（$RCexp=V_T/VEMAX$）。根据计算“最小呼吸功”的Otis公式，计算出理想频率和理想潮气量。然后采用P-SIMV（无自主呼吸时）或PSV（自主呼吸时）进行实施，首先根据体重（Otis公式中需要输入死腔量，死腔由Radford列线图计算，约2.2 ml/kg）来调节可变的通气参数，如呼吸机呼吸频率、潮气量、吸气时间、吸气压，潮气量的目标水平和呼吸频率根据上述参数决定并维持。目标潮气量和目标呼吸频率的交点（即靶中心）为理想的工作状态（图8-30、图8-31），若实测到的潮气量和呼吸频率偏离靶中心，呼吸机便会自动调整机械通气频率、设定的吸气压力水平（Pinsp）、吸气时间（T_I）和呼气时间（T_E）使偏离值重新接近靶中心，从而使患者始终处于最佳的呼吸状态。

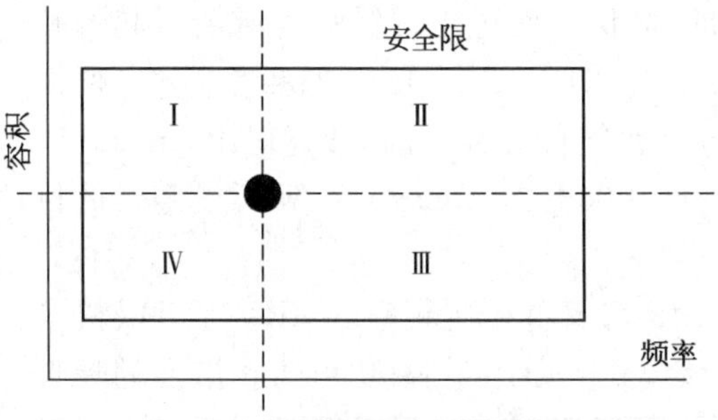

图 8-30　ASV 的工作方式

Ⅳ、Ⅲ象限同理推算

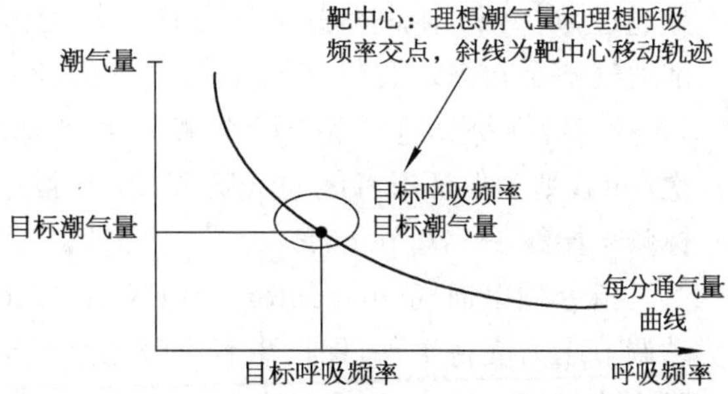

图 8-31　ASV 理想潮气量和理想呼吸频率的移动轨迹

实施过程中，呼吸机通过连续五次试验性通气测定通气参数，再根据最小呼吸功公式计算最佳通气方式，然后进行通气并反馈维持这种最佳通气模式。如监测到的实际呼吸频率与预设频率不一致，则调整 SIMV 频率使之一致；如监测到的潮气量与预设潮气量不一致，则调整气道压，使之最大限度的一致。实际的潮气量通过最后 8 个呼吸中吸气压力平均值和呼出潮气量算出，并将呼吸回路的泄漏因素考虑进去。可见，ASV 自动适应患者的通气需要，为患者提供最佳通气，实施从完全支持通气（控制通气）到 CPAP 的全方位监测和通气参数调整。所以，这种以保障理想潮气量和频率（以保障 MMV）的模式可理解为 MMV+P-SIMV+PSV 的理想组合。

ASV 运用 RCexp 计算最佳呼吸频率和最小呼气时间，理论上最小呼气时间为 2 倍 RCexp，而 ASV 计算最大呼吸频率时以最小吸气时间为 1 倍 RCexp 和最小呼气时间为 2 倍 RCexp，因而保障呼气时间，降低和减少 PEEPi 的发生。ASV 通过 P-SIMV 或 PSV 的实施模式，呼吸机提供的每一次通气都为压力限制、容积切换方式，可反馈调节呼吸机的呼吸频率和压力，在自主呼吸以及指令通气阶段，压力支持或控制的水平均可自我调整，降低支持呼吸阶段患者的呼吸做功和氧耗，防止气压伤。ASV 采用压力调控模式，减速波形也有利于降低气道压；如患者恢复自主呼吸，监测到的每分通气量高于预设值，ASV 自动降低吸气压力水平，进入支持通气补偿阶段，使患者始终处于呼吸做功最小状态，提供从完全控制通气到完全自主呼吸的自我调节，可逐渐引导患者进入脱机状态，并减少镇静剂的用量。所以 ASV 模式总是以降低压力和改变呼吸频率来达到支持目的，避免了压力伤、容量伤和呼吸急促及呼吸肌的萎缩和对呼吸机的依赖，被认为是目前最理想的智能化的通气和撤机模式。

ASV 可理解为是 MMV+P-SIMV+PSV 的组合。与双重控制型通气相比，调控的参数也更多；与 MMV 相比，ASV 始终帮助患者以舒适的呼吸形式进行呼吸，避免 MMV 潜在有害的形式，如浅快呼吸、过度死腔通气、呼吸塌陷（PEEPi）和过度过大呼吸。与 AC 和 SIMV 模式比较，ASV 潮气量的增加和呼吸频率的下降改变显著，而实际每分通气量没有改变，P 0.1 降低显著，PEEPi 发生率较 AC 与 SIMV 明显降低。

当然，过高的潮气量可造成容量伤，而过低的潮气量肺泡通气不足；通气频率过高会导致死腔通气以及 PEEPi，频率过低会导致肺泡过度充盈或呼吸暂停。因此，潮气量与频率的组合也十分重要。为避免潮气量过高带来的高气道压副作用，ASV 通过高压限制和体重途径进行限制调节。高压报警一般＜45 cmH_2O（因为 PIP 一般不超过35 cmH_2O），如超过，则 ASV 限制其最高每分通气量为体重的 22 倍。而对于过低潮气量会引起的肺泡通气不足，ASV 限制其最小潮气量为死腔的 2 倍，即 4.4 ml/kg。如频率过快，根据 $f$max＝目标每分通气量÷最小潮气量，如选取每分通气百分数过高，计算得出 $f$max＞60 次/min，则为保证患者能通气安全，ASV 设定 $f$max＝60/(3×RCexp)。ASV 设定最低目标频率始终≥5 次/min。

指令频率通气(mandatory rate ventilation, MRV)又称控制频率。MRV 是呼吸机自动调节压力支持水平，保持患者呼吸频率恒定。该模式主要用于脱机，可防止潜在的呼吸肌疲劳出现。压力支持时，吸气达 300 ms 后，一旦吸气流速衰减到所设置的呼气限或患者开始呼气，则转为呼气相。应用时，预置的呼吸频率允许上下波动 3 次/min，在每一呼吸周期内，呼吸机测定此前 4 个呼吸周期的平均频率，若大于允许范围，则压力支持水平增加 1 cmH_2O，反之，则减少 1 cmH_2O。

3. 适应证

(1) ASV 适应性广，可应用于机械通气的各个阶段、不同年龄、各种病因引起的呼吸衰竭。

(2) 理想的脱机模式。SIMV 和 PSV 撤机的弊端是显而易见的。ASV 可以最佳通气参数自动引导患者进入脱机，避免呼吸肌的萎缩和呼吸机的依赖，被认为是一种良好的撤机模式。美国胸科学会和危重病学会等对各种呼吸方式脱机的联合评价中，ASV 脱机被循征研究推荐为 A 级。

4. 设置

(1) 需预设每分通气百分数、气道压报警上限值和患者体重 3 项参数。

(2) 体重：计算每分通气量和潮气量的预计值。

(3) 每分通气量：调节通气机释出的每分通气量百分比(%MV)，调控范围在 20%～200%。若设置每分通气量百分比为 100%，即呼吸机提供的每分通气量为0.1 L/kg(成人)或 0.2 L/kg(儿童)。儿童每分通气量目标值按 6～8 ml/kg×年龄相应的呼吸频率计算。在 ASV 模式通气时，呼吸频率和潮气量是由理想体重以及达到预置目标通气所测得患者的肺部力学特点来决定的。目标通气从患者的理想体重和所设置的每分通气量百分比计算而得。

(4) 气道压报警上限：高压界限须至少在 PEEP/CPAP 以上 25 cmH_2O(一般＜45 cmH_2O)。ASV 输送的最大吸气压力在预设高压界限以下 10 cmH_2O(压力波形中以蓝条显示)。患者如无自主呼吸，此时实际上为控制通气，吸气压力(Pcontrol)由输出的潮气量和最佳呼吸频率所调节，通常输出的最大吸气压力(Pmax)低于实际设置的高压警报限制数值 10 cmH_2O。如果患者能部分触发呼吸，其自主呼吸将得到最小压力(Pmin＝PEEP＋5 cmH_2O)所支持。压力支持(Psupport)根据生理潮气量来调节，完全自主呼吸的患者，其压力支持水平由通气机自动调节，使患者保证获得最佳的呼吸频率和潮气量。

(5) 流量触发/压力触发：压力斜坡(Pramp)即在压力控制或支持通气中可决定所输出压力的上升时间；呼气触发灵敏度(ETS)。

5. ASV 优缺点 ASV 的优点在于其安全性，可用于患者从指令性通气(自主呼吸差及窒息)到支持呼吸(自主呼吸良好)的整个阶段，自动调节适应患者的通气需要，能提供安全的最低每分通气量。安全性建立于呼吸力学而不是气体交换。ASV 以最小呼吸功、最佳通气方式通气，避免气压伤、容量伤，防止窒息和呼吸急促，预防过度死腔通气和发生PEEPi，保持平台压不超过压力上限以下 10 cmH_2O。很大程度简化了通气参数的设置和调整，避免使用者不同而出现的操作差异。ASV 从通气开始的瞬间就自动引导患者向脱机调整，为理想的自动撤机支持系统，有利于尽早撤机。有人认为 ASV 以最佳呼吸频率和最低的气道压来适应患者的通气目标，理论上可以改善人机拮抗和呼吸做功，同时能防止呼吸机相关性肺损伤的产生。

ASV 临床应用不多，通气过程中由于吸气压或平均气道压的降低，可能不会消除低氧血症和(或)高碳酸血症。对于急性呼吸窘迫综合征和危重型哮喘等呼吸力学严重异常的患者疗效缺少研究。

ASV 模式对于 PEEPi 较高的慢性阻塞性肺疾病(COPD)患者，触发呼吸需要做较大的功。由于 ASV 测定的是气管插管近端的压力和流量，受气管插管阻力影响较大，为减少气管插管阻力引起的附加呼吸功，有时会出现低吸气流速、低呼吸频率、大潮气量的呼吸，大潮气量通过刺激肺牵张感受器引起呼吸中枢兴奋性降低，患者选择依赖呼吸机的控制通气而很少自己用力呼吸，这不利于脱机目标的实现。

(三) 成比例辅助通气

成比例辅助通气(proportional assist ventilation, PAV)在 Drager Evita 4 呼吸机中又称之为成比例压力支持(proportional pressure support, PPS)；在 Stephanie 呼吸机中称为负阻抗呼吸辅助(negative-impedance respiratory assistance)；有些文献称为压力支持自主通气。

1. 定义 患者自主呼吸时，呼吸机根据瞬间吸气产生的气道压给患者提供与吸气气道压成比例的辅助压力支持，但不控制患者的呼吸方式(如潮气量、吸呼气比及流速方式)。患者通过改变自己的呼吸用力，可相应改变呼吸机提供呼吸功的大小，而呼吸功比例维持不变(图 8-32、图 8-33)。

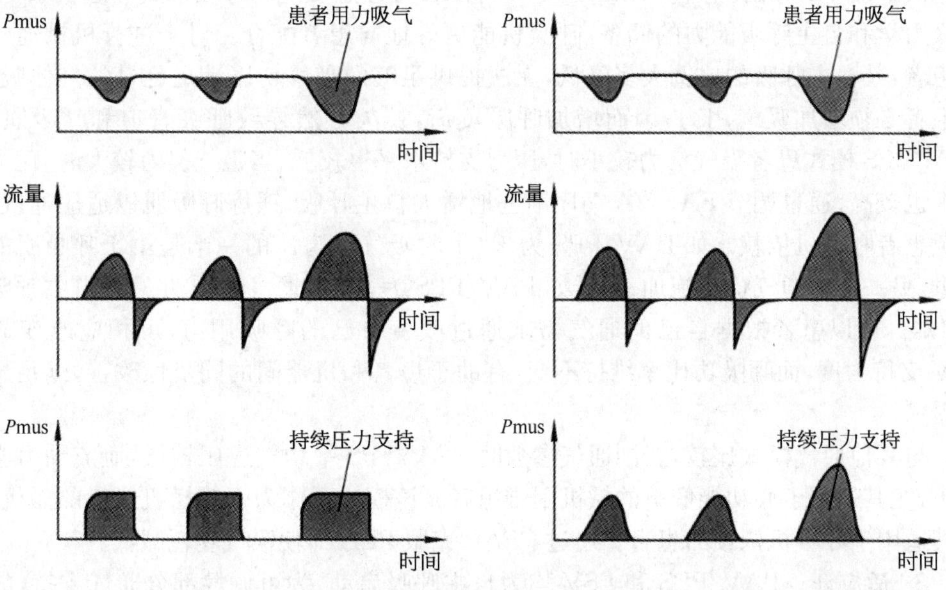

图 8-32 PAV/ABS 工作模式

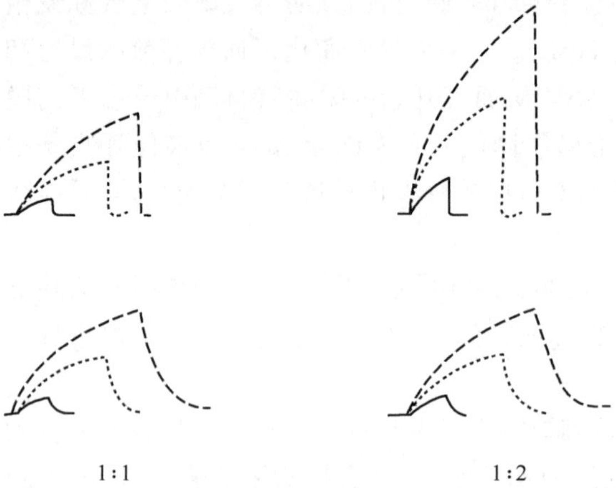

图 8-33　PAV/PPS 的作用原理

2. 原理　临床常用的正压通气（容量、压力或时间切换）方法，虽然能够提供一定的吸气气道正压和通气辅助功，但提供的吸气压或吸气流速是预设的、非生理性的呼吸方式（如潮气量、吸呼气时间比及流速方式），不能达到纠正吸气用力和即时效果（产生的吸气量和吸气流速）间的不正常关系。压力支持通气 PSV 时每次通气均由患者触发，触发后呼吸机输送预定的恒定正压，克服气道弹性和黏性阻力，降低患者的呼吸做功；但是 PAV/PPS 时当患者气道阻力增加或肺顺应性降低时，如不及时增加 PS 水平，就不能保证足够潮气量，增加患者负荷。呼吸负荷包括弹性负荷和阻力负荷，要解决弹性负荷问题，只有 PS 水平随容量的增加而成比例增加，这种容量-成比例压力支持称之为容量辅助（VA）。要用 PSV 来代偿阻力负荷，只有 PS 水平随流量的增加而成比例增加，这种流量-成比例压力支持称之为流量辅助（flow assist，FA）。根据公式：$P\text{mus}=V\times(E\text{rs}-\text{VA})+F\times(R\text{rs}-\text{FA})+\text{ATC}$（$P$mus 为呼吸肌产生的压力，$E$rs 和 Rrs 为呼吸系统的弹性和阻力；V 为容量，F 为流量；VA 和 FA 为容量辅助和流量辅助，ATC 为自动导管补偿），为减轻患者的呼吸负荷，即减小 Pmus 值，除了 ATC 补偿人工气道外，还应给予适当的 VA 和 FA。先进呼吸机均能自动监测 V、V'、Ers 和 Rrs，故 PAV/PPS 时的 VA 和 FA 值可以计算获得。

PAV/PPS 是一种部分通气支持，其流速-时间波形为接近生理状态的正弦波，与采用减速波形的 PSV 相比患者可以舒适地获得由自身任意支配的呼吸形式和通气水平，改善呼吸力学和自主呼吸能力的储备，呼吸机能更好地与患者配合。对于进行机械通气治疗的患者，其自主呼吸的比例大多降低，无法提供足够的吸气功以满足足量的气体吸入，此时患者必须增加吸气用力，因而增加呼吸负荷，长久必然导致呼吸窘迫和呼吸肌疲劳。PAV/PPS 模式患者吸气努力较小时，压力支持水平也较低；当吸气努力较大时，压力支持水平也较高；通过调节 FA、VA 循序渐进地增大自主呼吸，锻炼呼吸肌以适应通气需要，避免患者呼吸机依赖。如 PAV/PPS 为 1∶1 时吸气气道压的一半是由于呼吸肌的收缩提供，另一半为通气机是施加；同样如 PAV/PPS 为 3∶1，通气机作功 3/4，自主呼吸肌作功 1/4。所以患者根据自己的通气需求通过改变自己的呼吸用力，可相应改变通气机 PSV 支持力度，而呼吸功比率维持不变，有助于患者和机器间的同步性改善，满足患者实时需求。

与其他通气模式比较，相同通气参数时 PAV/PPS 平均气道压较低，血流动力学影响较小，尤其适用于心功能低下的撤机困难患者。该模式可作为困难撤机患者的撤机方式，尤其适用于呼吸机依赖的患者。通过 CPAP 克服 PEEPi，使吸气功耗减低。

3. 适应证　PAV/PPS 和 PSV 均为自主呼吸启动，为可调性部分通气支持，故只适用于中枢呼吸正常或略不足的患者。

4. 操作方法 PAV/PPS 的实施，关键是如何感知自主呼吸肌的即时用力，然后通气机才能按比率给予 PAV/PPS。所以只需对 VA、FA 两个参数进行设置即可，可以直接设定其数值，也可设定它们与 *E*rs、*R*rs 的比例。实施 PAV 时，根据气道病理生理特点，吸气阻力在吸气早期主要由流速产生，而在吸气中晚期则主要由容量产生，气道阻力增加主要给予流量辅助，顺应性减低给予容量辅助，由于 *P*aw 与 VA、FA 均相关，只设定一个参数，必然会增加另一个参数的负荷，所以应对 VA、FA 同时设置，以保证整个吸气过程都有辅助压力的支持，避免患者因辅助不足产生呼吸窘迫。

VA 和 FA 均不能过高，过高的 VA 或 FA，可导致压力辅助过度，出现"脱逸(runaway)"现象。VA 过大发生"脱逸"表现为："容量高限"连续报警、患者呼吸困难。流量曲线快速升高到高水平，然后突然降低，此时应减低 VA 直至"脱逸"消失。FA 过大常表现为"自动触发"，改变设置流量触发不能纠正，此时应减低 FA。VA、FA 设置方法如下。

(1) 在容量控制通气，没有自主呼吸情况下测出肺的阻力和弹性(保证测定时没有 PEEPi)，*E*rs=(平台压－呼气末正压)/潮气量，*R*rs=(峰压－平台压)/流速。推荐设置的 VA 和 FA 为所测阻力和顺应性的 80%(40%～80%)。

(2) 采用"脱逸"法设置。先将 FA 设为最小，逐渐增加 VA 直至发生"脱逸"，此时的阈值等于肺胸的实际弹性，然后将设置的 VA 减低至此阈值的 80%。反之，将 VA 设为最小，调节 FA 直至出现"自动触发"，改变流量触发不能纠正，或出现压力"脱逸"，然后将 FA 调低至阈值的 80%。

(3) 根据患者的舒适程度和自身感觉设置和调节。初始设置以后仍需监测通气，定期检查是否有"脱逸"情况发生。如在治疗期间顺应性改善，或患者的体位改变影响顺应性，同样可引起设置的 VA 或 FA 高于实际的需要，导致"脱逸"现象的发生。

(4) 气道阻塞性疾病(如 COPD)PAV/PPS 辅助时需先克服 PEEPi 才能产生压力辅助，这样可使辅助压力作用减弱。故设置参数时，需先设定适当 PEEP 以平衡 PEEPi，使 PAV/PPS 作用于压力容积曲线的陡直段。肺顺应性降低疾病(如 ARDS)，应用 PAV/PPS 时不设定 PEEP，吸气早期肺泡不易扩张，削弱通气辅助效果，因此需设置等于或稍高于低位转折点压力水平 PEEP 而使 PAV 作用于压力-容积曲线的陡直段。

5. PAV/PPS 的优缺点 应用 PAV/PPS 后，患者的通气需要几乎完全可以满足，患者舒适，人机协调最好；减少过度通气的可能性；增加负压通气的有效性，可减少或避免应用镇静剂；降低维持通气所需要的气道峰压；改善呼吸力学和自主呼吸能力的储备，使通气机提供的辅助功成为自主呼吸肌力的扩展，因而可能避免气管插管，可能应用无创伤性通气的方式即能改善通气；除了 PEEP 和 FiO_2，仅需设置容量辅助和流量辅助 2 个参数，调节方便。

PAV/PPS 时患者必须有自主呼吸，适用于呼吸中枢驱动正常或升高、有自主呼吸功能的患者。如果自主呼吸驱动停止，则压力传送会停止；应用于危重患者或呼吸驱动障碍的患者需设置窒息报警和窒息通气。PAV/PPS 需要实时地从呼吸管路的 Y 型管处获得压力、流速和容量信息，任何一项信息的缺失或改变都可对患者造成危险。设置参数需知道阻力和顺应性，测定阻力和顺应性较困难，多需要应用镇静剂或肌松剂，且会随分泌物、流量和病情而改变；没有每分钟通气量的基本保证；如果参数(VA 和 FA)设置不恰当，可能发生"脱逸"现象；导管漏气可损害 PAV/PPS 的功能。PAV/PPS 只能在患者现有的呼吸形式控制下辅助呼吸，不能使呼吸正常化；增加通气潜在的不稳定性，PAV 能增加通气对化学刺激的反应而增加通气和呼吸周期的不稳定性。当 Raw 和 Ers 发生改变后，还得相应地调节 PSV 水平。PAV/PPS 模式不能控制潮气量和呼吸频率，严格地说不能真正控制患者的呼吸方式。鉴于上述原因，PAV/PPS 在急性呼吸衰竭中的作用有待进一步证实。

PAV/PPS 为新式通气模式，临床应用时间不长，应用病例尚不多，有待进一步评价。

四、神经电活动辅助通气

神经电活动辅助通气（neurally adjusted ventilatory assist，NAVA）是一种新的通气模式，通过监测患者膈肌电活动的信号，来感知患者的实际通气需要，提供合适的通气支持。

由生理学可知，自主呼吸是由呼吸中枢所启动的，中枢发出的神经冲动沿神经传导系统传达到呼吸肌的神经-肌肉接头，把神经冲动转化为电信号，激活肌纤维膜上的化学门控通道，Na^+ 内流与 K^+ 外流，产生动作电位，刺激呼吸肌肉群收缩，从而完成一次吸气动作。其中膈肌是参与吸气动作的重要肌肉。

虽然近年电子计算机技术、传感技术、呼吸监测技术与呼吸病理生理理论不断发展，机械通气的理念和模式有了长足的进步，但传统机械通气目前仍存在着呼吸机与患者同步的问题，包括送气频率、送气流速、流速波形、吸气时间以及吸呼气转换等与患者自主呼吸形式相匹配（图 8-34），以及如何选择潮气量/压力支持水平进行通气才能与患者自主呼吸相匹配的问题。无论是压力触发还是流量触发，都普遍存在触发延迟、无效触发和误触发等现象，呼吸机送气时间、形式及通气量与患者自主呼吸不匹配常常导致清醒通气患者的人机不同步，如果能让患者自主控制、调节呼吸机的吸呼气时间和送气量，则可较好地改善人机同步性并可获得较符合生理的通气效果，避免肺过度膨胀与呼吸机过度辅助。

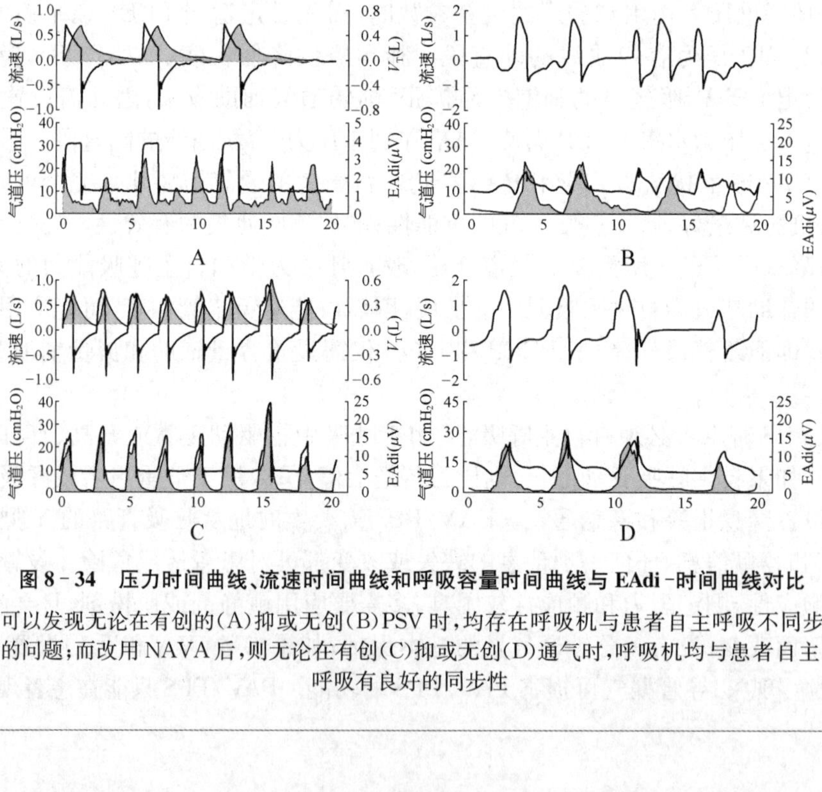

图 8-34　压力时间曲线、流速时间曲线和呼吸容量时间曲线与 EAdi-时间曲线对比

可以发现无论在有创的（A）抑或无创（B）PSV 时，均存在呼吸机与患者自主呼吸不同步的问题；而改用 NAVA 后，则无论在有创（C）抑或无创（D）通气时，呼吸机均与患者自主呼吸有良好的同步性

如图 8-35 所示，如果能利用呼吸中枢的神经冲动信号来控制呼吸机送气无疑是最理想的选择，这样可以最大程度地与中枢活动同步，减少触发延迟，不受吸气肌力、PEEPi、肺容量等影响，提高触发灵敏度，不受泄漏、管路积水等影响，减少误触发。但以目前技术条件还没有可行的方法直接获取此信号而无法实现。也有学者尝试利用膈神经的活动信号来控制呼吸机，但因其为有创性而仅限于动物实验。选择呼吸中枢的下行神经冲动到达膈肌后所产生的电信号——膈肌电活动(electrical activity of diaphragm, EAdi)，作为通气驱动(神经-通气偶联)的信号可能是目前最可行的选择。

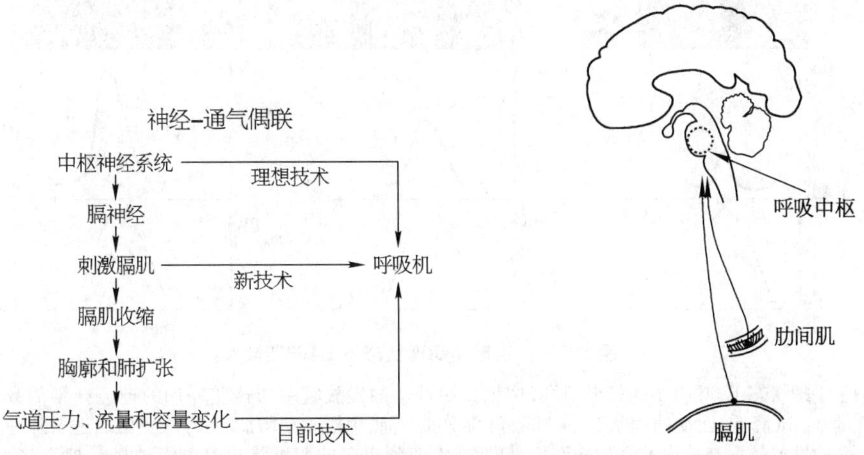

图 8-35　神经-通气偶联示意图

EAdi 是肌纤维动作电位的总和，受发放冲动的运动神经元数量及其发放冲动频率的影响。由于每一根神经纤维都支配一定数量的肌纤维，当呼吸负荷增加或代谢率增加等导致呼吸中枢驱动增加时，呼吸中枢通过增加冲动的发放频率与传递冲动的神经纤维的数量，使到更多的肌纤维更高频率地接受神经冲动产生电兴奋从而增加收缩，因此 EAdi 增加；反之，当呼吸负荷降低时，呼吸中枢减少冲动的发放频率与传递冲动的神经纤维的数量，EAdi 下降(图 8-36)。所以，虽然无法直接监测呼吸中枢活动或吸气神经元放电，但是监测 EAdi 可以了解呼吸中枢对膈肌的呼吸驱动，EAdi 是现有条件下反映呼吸中枢驱动的最佳指标。

EAdi 信号是通过安放在特殊胃管(内腔可作为胃管使用，能用于饲入流质或进行负压吸引，见图 8-37)上一系列对电活动敏感的微电极测量得到的。微电极一般放置在膈肌脚部，正常解剖状态下，该部形成一个肌肉性的"隧道"包裹着食管，此处的肌纤维与胃管几乎相互垂直(图 8-38)。

由于受解剖差异和 EAdi 电极放置位置等的影响，健康人在安静呼吸时 EAdi 为 10 μV 左右，不同个体间比较 EAdi 的绝对值没有意义，而在成年慢性通气不足的患者则要高 5～7 倍。

与传统的通气模式相比，NAVA 贯穿了整个通气过程，包括触发(trigger)、切换(cycle off)和呼吸支持(support)，相当于把呼吸机变成"呼吸肌"。就是以 EAdi 作为控制呼吸机通气的神经冲动信号，以 EAdi 的发放频率为呼吸机的通气频率，以 EAdi 的开始上升点和开始下降点作为辅助通气的触发与吸呼气的切换点，按照 EAdi 的一定比例进行辅助通气。

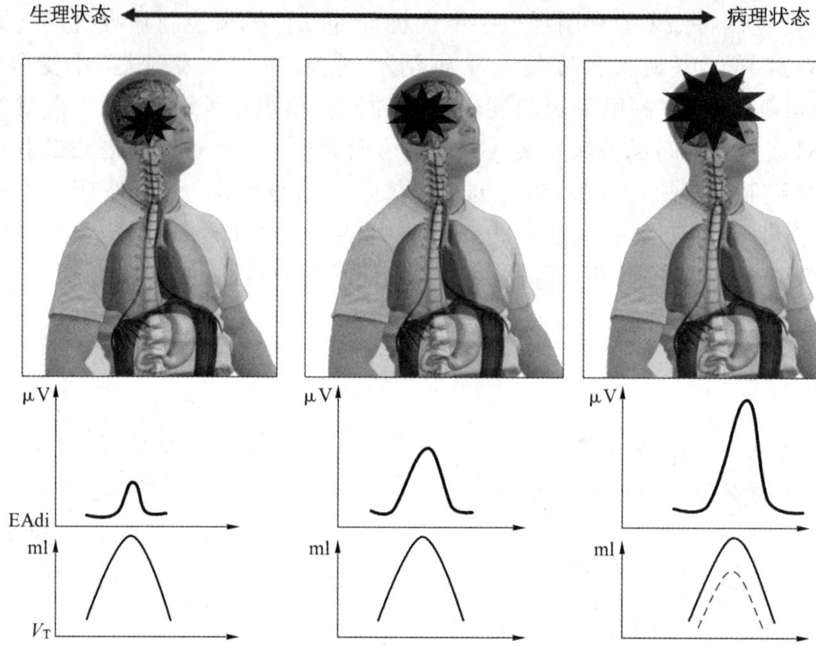

图 8-36 生理和病理状态下 EAdi 变化

在生理状态下，呼吸负荷较低，呼吸中枢减少冲动的发放频率与传递冲动的神经纤维的数量，EAdi 降低；而在病理状态下，呼吸负荷增加，呼吸中枢驱动增加时，呼吸中枢通过增加冲动的发放频率与传递冲动的神经纤维的数量，使到更多的肌纤维更高频率地接受神经冲动产生电兴奋从而增加收缩，因而 EAdi 增加

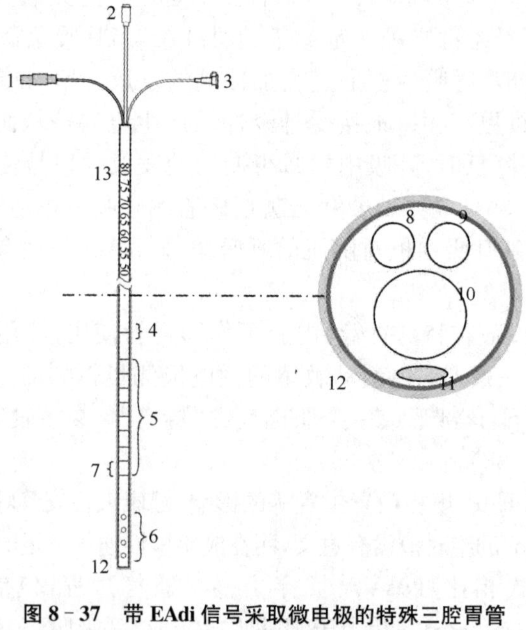

图 8-37 带 EAdi 信号采取微电极的特殊三腔胃管

1：EAdi 信号传输电缆连接口；2：胃饲管；3：负压吸引管(仅 12～16 Fr 才有)；4：参考电极；5：采样电极(共 9 个)；6：胃饲/负压吸引孔；7：电极间距离；8：电极腔；9：负压吸引管腔(仅 12～16 Fr 才有)；10：胃饲管腔；11：供 X 线标识的钡线；12：方便插入和有更好导电性的保护层；13：刻度(显示插入深度)

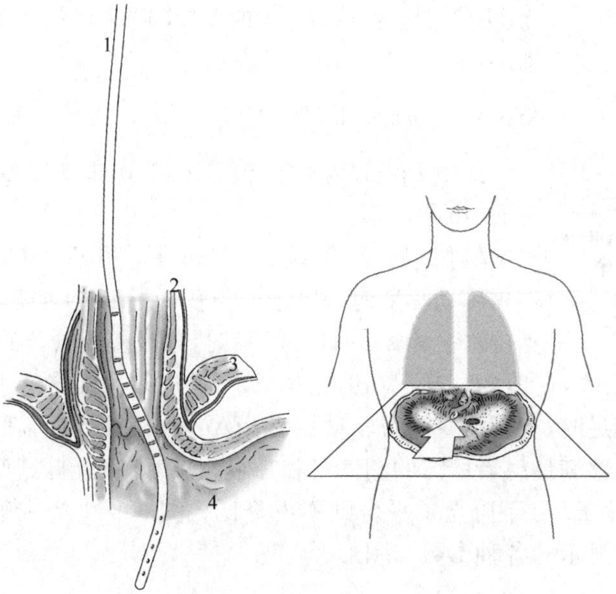

图 8-38　微电极放置

1：带 EAdi 信号采集电极的胃管；2：食管壁；3：膈肌；4：胃

NAVA 主要以 EAdi 在最小值基础上的增加量(ΔEAdi)作为触发灵敏度。为了保证微弱的神经冲动也能有效触发呼吸机送气，同时又能防止因背景噪声干扰而导致的误触发，一般将触发灵敏度设置为 0.5 μV(呼吸机上的默认设置值)，见图 8-39。另外，NAVA 还保留了常规的触发方式作为备份，并按照先到先触发的原则进行送气，使其更为安全可靠。

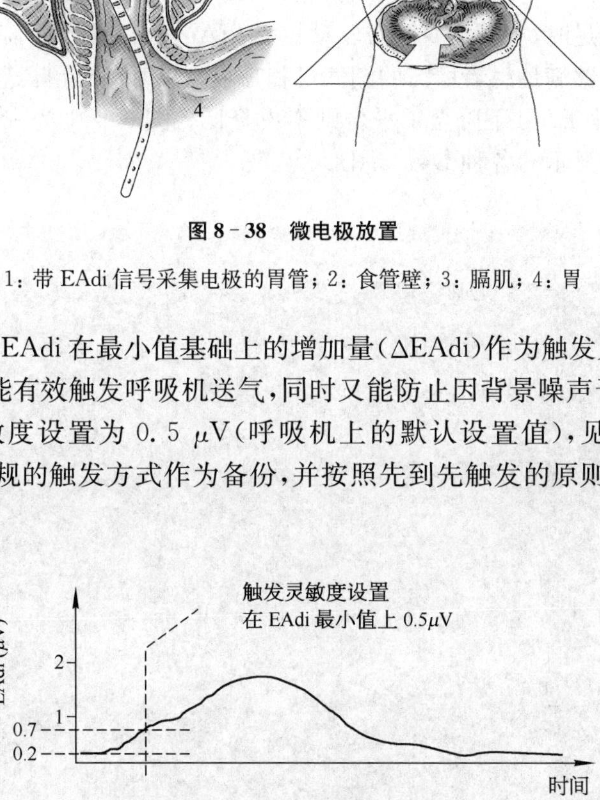

图 8-39　NAVA 触发灵敏度的设置

纵坐标代表 EAdi，横坐标代表时间

当 EAdi 开始下降，也意味着神经吸气结束转换至神经呼气，呼吸机也就由送气切换为呼气，正常和高 EAdi 信号时一般以 EAdi 下降至峰值的 70%为切换点，而低 EAdi 信号时一般以 40%为切换点。同样地 NAVA 也保留了压力切换方式，当呼吸回路内的压力至按 EAdi 计算目标值之上 3 cmH_2O 时，呼吸机切换至呼气。

NAVA 是一种类似于成比率辅助通气(proportional assist ventilation，PAV)的正反馈调节模式，按照 EAdi 的一定比例给予辅助通气，也就是以呼吸中枢驱动的一定比例给予辅助通气。其比率因子称为“NAVA 支持水平”，也可理解为一放大(gain)指数，单位为

$cmH_2O/\mu V$，表示每 μV 的 EAdi 呼吸机给予多少 cmH_2O 的压力辅助（图 8－40），用公式表示为：

$$NAVA\ \ P\text{peak}=NAVA\ \text{支持水平}\times(EAdi\ \text{peak}-EAdi\ \text{min})+PEEP$$

式中 Ppeak 为吸气峰压，EAdi peak 为 EAdi 最大值，EAdi min 为 EAdi 最小值。

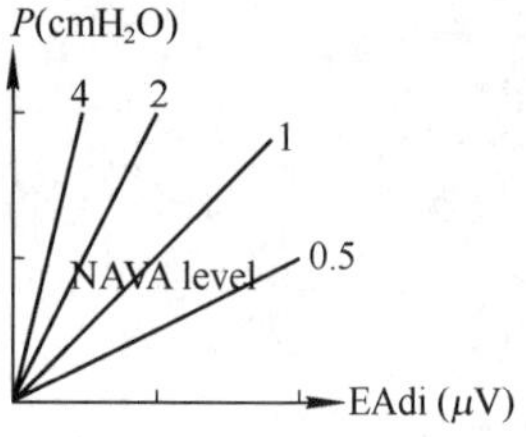

图 8－40　NAVA 以 EAdi 的一定比例给予辅助通气

例如，如果患者的 EAdi 是 5 μV，NAVA 支持水平为 1 $cmH_2O/\mu V$ 时，呼吸机给予 5 cmH_2O 的压力辅助，而 NAVA 支持水平为 2 $cmH_2O/\mu V$ 时，呼吸机则给予的 10 cmH_2O 的压力辅助。呼吸机每隔 16 ms 监测一次 EAdi，根据 EAdi 与 NAVA 支持水平调节输出压力。若通气支持水平不足时，患者自身呼吸驱动较强，EAdi 代偿性升高，呼吸机逐渐增加通气支持的水平。当能够满足患者所需的潮气量和呼吸频率时，患者自身吸气努力降低，EAdi 会反馈性下降，但是 EAdi 下降至一平台则不再降低。图 8－41 为一进行 NAVA 通气的呼吸机人机介面上显示的各种参数与图形。

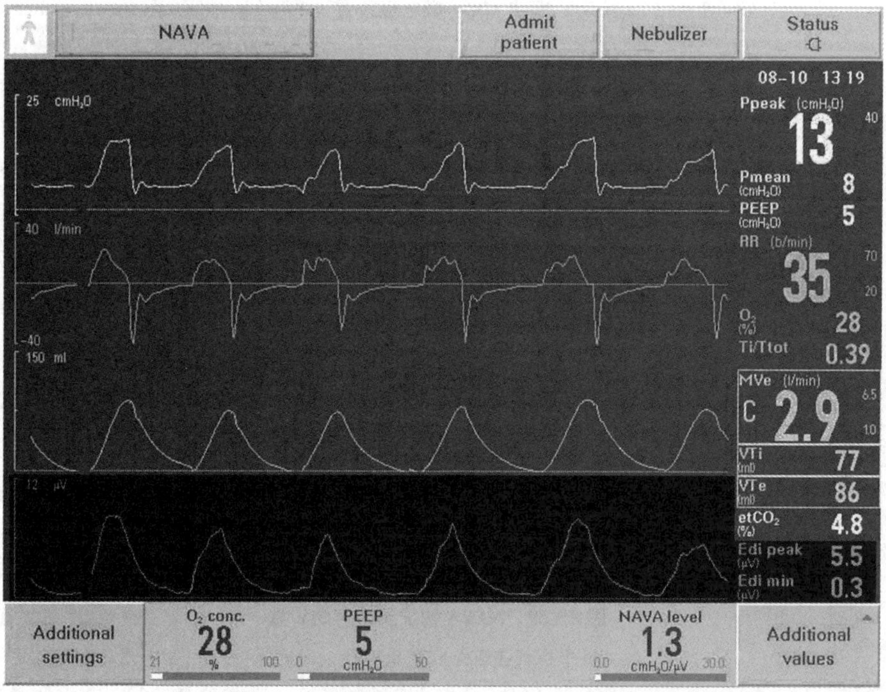

图 8－41　进行 NAVA 通气的呼吸机人机界面上显示的各种参数与图形

NAVA 模式可广泛应用于各种病因引起的呼吸衰竭，尤适合于：①明显呼吸肌疲劳的患者。②婴、幼儿及呼吸中枢发育尚不完善的患者。③术后及其他自主呼吸处于恢复阶段准备脱机的患者。

应用 NAVA 需要注意以下问题：①EAdi 可以直接调节通气支持水平，而通气支持水平过高对 EAdi 有抑制作用。因此，需要设置合适的 NAVA 水平，这样才能既减轻患者呼吸肌肉负载，还能保证有效通气。②膈肌电极导管要放置正确，避免打嗝、呕吐、体位改变等对膈肌电极导管位置的影响。③膈肌电活动长时间停止时，NAVA 则无法运行，呼吸机上需设置好后备通气模式。

NAVA 的禁忌证包括：严重呼吸中枢抑制、高位截瘫、严重神经传导障碍、严重电解质紊乱导致的膈肌麻痹以及食管梗阻、穿孔、严重食管静脉曲张出血、上消化道手术后等。

理论上来说，NAVA 整个呼吸周期的启动、吸-呼的切换和通气量的多少直接受患者呼吸中枢的驱动和调节，就是直接基于患者本身实际的通气需要，也最符合生理。但是，目前 NAVA 的研究和应用还处于初级阶段，尤其儿科临床方面还鲜有大量的临床研究，现把 NAVA 应用于临床的只有 MAQUET 的 Servo i 呼吸机（作为选配模块），配备有 NAVA 模式的机器价格昂贵，而且耗材成本较高。

（陆国平　陶建平）

参考文献

[1] Aslanian P, El Atrous S, Isabey D, et al. Effects of flow triggering on breathing effort during partial ventilatory support [J]. Am J Respir Crit Care Med, 1998,157:135-143.

[2] Cambonie G, Mile'si C, Jaber S, et al. Nasal continuous positive airway pressure decreases respiratory muscles overload in young infants with severe acute viral bronchiolitis [J]. Intensive Care Med, 2008,34(10):1865-1872.

[3] Chawla R, Khilnani GC, Suri JC, et al. Guidelines for nomnvasive ventilation in acute respiratory failure [J]. Indian J Crit Care Med, 2006,10(2):117-147.

[4] Courtney SE, Barrington J. Continuous positive airway pressure and noninvasive ventilation [J]. Clin Perinatol, 2007,34(1):73-92.

[5] Edibam C, Rutten AJ, Collins DV, et al. Effect of inspiratory flow pattern and inspiratory-to-expiratory ratio on nonlinear elastic behavior in patients with acute lung injury [J]. Am J Respir Crit Care Med, 2003,167, 702-707.

[6] Gupta S, Sinha SK, Tin W, et al. A Randomized controlled trial of post-extubation bubble continuous positive airway pressure versus infant flow driver continuous positive airway pressure in preterm infants with respiratory distress syndrome [J]. J Pediatr, 2009,154(5):645-650.

[7] Kallet RH, Diaz J. The Physiologic effects of noninvasive ventilation [J]. Respir Care, 2009,54(1):102-114.

[8] Nahum A, Burke WC, Ravenscraft SA, et al. Lung mechanics and gas change during pressure control ventilation in dogs: argumentation of CO_2 elimination by an intratracheal catheter [J]. Am Rev Respir Dis, 1992,146:965-973.

[9] Nahum A. Use of pressure and flow waveforms to monitor mechanically ventilated patients [M]//Vincent J-L. Year book of intensive care and emergency medicine. Berlin: Springer-Verlag, 1995:102-105.

[10] Navalesi P, Colombo D, Corte FD. NAVA vetilation [J]. Minerva Anestesiol, 2010,76:346-352.

[11] Sinderby C, Beck J, Spahija J, et al. Inspiratory muscle unloading by neurally adjusted ventilatory assist

during maximal inspiratory efforts in healthy subjects [J]. Chest, 2007,131(3):711 - 717.
[12] Sinderby C, Beck J. Neurally adjusted ventilatory assist (NAVA): an update and summary of experiences [J]. Neth J Crit Care, 2007,11(5):243 - 252.
[13] Squadrone V, Coha M, Cerutti E, et al. Continuous positive airway pressure for treatment of postoperative hypoxemia: a randomized controlled trial [J]. JAMA, 2005,293(5):589 - 595.

第九章　机械通气参数设置

第一节　机械通气参数的临床设置

机械通气的主要目的是给患儿一定的每分通气量以满足其所需的氧气和排出二氧化碳，这些患儿自己无法做到。必须通过对呼吸机参数合适的设定来完成，机械通气参数的设置是在呼吸机的面板上进行的。呼吸机的面板包括控制部分（呼吸机参数设置区）、监视部分（患者资料区域）、报警部分（呼吸机状况区域），机械通气参数的设置原则一般应按照 3N2L 原则，即正常频率，正常潮气量，正常吸呼气时间比；低压力，低氧浓度。

一、氧浓度

选择具体氧浓度的目标是使临床可接受的 PaO_2 维持在 60～100 mmHg。机械通气开始时，吸氧浓度可选为 100%，以防止任何可能出现的低氧血症，机械通气过程中应根据 PaO_2 测定结果来调节吸氧浓度。长期吸入高浓度氧对肺有毒性作用，因此通气治疗目的氧浓度应尽可能地低，氧浓度应设置使 PaO_2 为 60～90 mmHg（新生儿），而婴幼儿为 98 mmHg（最高限值）。PaO_2＞98 mmHg 在早产儿会引起眼晶体后纤维增生，通常 100%吸氧浓度不要超过 30 min，80%不要超过 12 h，低于 55%可长期使用。一般情况下无呼吸系统病变患儿吸氧浓度设置＜40%，呼吸系统病变患儿吸氧浓度设置 40%～80%，许多操作者开始时设定氧浓度为 100%，然后以尽可能快的速度减少，不推荐持续使用纯氧，因为它能快速导致吸收性肺不张，从长远看，可以导致氧中毒。但如果患者患有严重的疾病，需要高浓度氧，纯氧不能被限制。如在吸痰的前后及支气管镜操作过程中给予纯氧是项普通设置，任何可能对患者造成危险的操作都可以提供 100%的氧浓度。

机械通气开始后需要根据经皮血氧饱和度调整氧浓度，血氧饱和度＞92%（PaO_2≥60 mmHg）是最普通可以接受的目标。在开始机械通气的 10～20 min 内，收集动脉血样来评估通气和氧合是否妥当，正确的通气调整以血气结果为基础。

二、容量参数

（一）潮气量

潮气量的设定是机械通气时首先要考虑的问题。容量控制通气时，潮气量设置的目标是保证足够的通气，并使患者较为舒适。呼出气潮气量较呼吸机设置潮气量更为精确，儿童潮气量一般为 6～8 ml/kg，如果呼吸机使用年份较长，小婴儿一般不用带囊的气道插管，漏气在所难免，考虑机械死腔或漏气，可将潮气量水平提高到 8～10 ml/kg。潮气量的 1/3 进入肺内不进行气体交换，为解剖死腔气量；2/3 在肺内完成气体交换。潮气量大小的设定应考虑以下因素：胸肺顺应性、气道阻力、呼吸机管道的可压缩容积、氧合状态、通气功能和发生气压伤的危险性。气压伤等呼吸机相关的损伤是机械通气应用不当引起的，潮气量设置过程中，为防止发生气压伤，一般要求气道平台压力不超过 15 cmH_2O。对于压力控制通气，潮气量的大小主要决定于预设的压力水平、患者的吸气力量及气道阻力。潮气量＞12 ml/kg 不被推荐，因为潮气量过高会引起肺内高压随之引起肺过度膨胀和肺损伤以及其他并发症。小潮气量（4～8 ml/kg）设定对于限制性疾病有好处，可以防止压力过高肺泡过度膨胀，但是＜4 ml/kg 的潮气量会引起肺不张。使用小潮气量通气的患者使用 PEEP 非常重要，此举可预防肺内高压和膨胀。呼吸机控制面板上的潮气量设定代表了呼吸机送出的气量，然而不是所有的气体都到达患者的体内，有些会由于气体泄漏及管道顺应性所流失。由于吸气过程中呼吸回路会产生压力，呼吸机管道会和患者肺脏一样扩张，总的容量没有达到患者需求量。呼气开始时，呼吸回路里一定压力下产生的气体与患者体内呼出的气体一起被送到出气阀，这一容量通常称为呼出潮气量。由于所需潮气量小，婴幼儿或小儿计算压缩气体量很重要。潮气量的微小变化对于成人没有意义但对于婴幼儿则不同。因此临床工作者在婴幼儿进行通气时应该使用管径小、质地较硬的管路，因为这类管道不会有很好的顺应性，新型呼吸机可以计算和校正自检这类呼吸机计算回路里的压缩气体量。操作者可以选择使用校正过的参数。值得注意的是不同呼吸机实现这一功能方式不一样，临床工作者应该知道所使用的呼吸机的功能运作的方式。

（二）每分通气量

目前多数呼吸机通过调节潮气量和呼吸频率来调节每分通气量，即：$MV = V_T \times f$。并由呼吸机自动计算出，不需预先设定。每分钟通气量需要根据气道压力、$PaCO_2$、患者的感觉和具体情况来调整。在临床工作中，当专业人员为机械通气设定参数时通常包括容量和频率而不特殊设定每分通气量。然而呼吸治疗师必须清楚设定的频率和容量必须反应患者所需的每分通气量。

（三）流量

流量可分为主供气流量和偏流（bias flow），主供气流量大小设定主要是保证通气压力和容量恒定，如流量偏低，在特定模式供气时可出现 PIP 或潮气量达不到设定标准，根据患者吸气力量的大小和每分通气量可在 5～30 L/min 调节，压力限制通气时最佳气体流量为压力时间波形呈方波，容量控制通气时容量时间波形呈正弦波，CPAP 通气时压力波动不超过 2 cmH_2O。偏流为呼气相给出的供气管道气流，以清除管道二氧化碳并为流量触发提供背景气流，一般设定在 5 L/min 左右。

三、压力参数

（一）吸气峰压

该参数应根据气道阻力和肺顺应性而定，新生儿：15～18 cmH_2O（肺内轻度病变轻）或 20～25 cmH_2O（肺内重度病变）；儿童肺内轻度病变 20～25 cmH_2O，中度病变 25～30 cmH_2O，严重病变＞30 cmH_2O。定容型呼吸机通气压力取决于潮气量、流速、气道阻力、肺部顺应性等因素。定压型呼吸机设有压力限制，以防止产生肺部气压伤。根据年龄和肺部疾病 PIP 一般不应超过 20 cmH_2O，设置上应由低向高，调节吸气压力应以 1～2 cmH_2O为一个台阶，最佳 PIP 既要使肺泡打开，又要减少大流速气流对肺的强烈冲击。

（二）呼气末正压

PEEP 水平的设置理论上应选择最佳 PEEP，即对循环无不良影响，最大的肺顺应性，最小的肺内分流，最高的氧运输，最低的氧浓度时的最小 PEEP，临床上应用较为困难。一般认为采用 2～3 cmH_2O 为低水平，4～7 cmH_2O 为中水平，8～15 cmH_2O 为高水平，更改 PEEP 每次以 1～2 cmH_2O 为宜，拔管前 PEEP 推荐最低为 2 cmH_2O，新生儿一般不主张使用高 PEEP（6～10 cmH_2O），有血液动力学不稳定的患儿不能接受较高 PEEP，因易导致肺的过度膨胀和回心血量减少。

（三）平均气道压

MAP 应尽可能地低以减少气压伤的危险。平均气道压过高（＞15 cmH_2O）时发生肺损伤和心脏压迫的可能性明显增加，一般应保持在＜15 cmH_2O，如需更高 MAP 则应插入肺动脉导管行心排血量监测。MAP 是决定氧合作用的因素，MAP 由呼吸机参数如吸气流速、吸气峰压、吸呼气时间比和 PEEP 所决定，由呼吸机自动计算出，不需预先设定，MAP 计算公式如下：

$$\mathrm{MAP}=\frac{\mathrm{PIP}\times T_{\mathrm{I}}+\mathrm{PEEP}\times T_{\mathrm{E}}}{T_{\mathrm{I}}+T_{\mathrm{E}}}$$

四、时间参数

（一）通气频率

设定呼吸机的机械通气频率应考虑通气模式、潮气量的大小、死腔量、代谢率、动脉血二氧化碳分压目标水平和患者自主呼吸能力等因素。机械通气频率的设置不宜过快，以避免肺内气体闭陷、产生 PEEPi，儿童应选择接近小儿正常呼吸频率：一般新生儿 30～40 次/min，婴儿及小儿 20～30 次/min，年长儿 16～20 次/min。

（二）吸气时间、呼气时间与吸呼气时间比

呼吸机一般只调节吸气时间，儿童的吸气时间：新生儿 0.5～0.6 s，婴幼儿 0.7～0.8 s，年长儿 1.0～1.2 s；成人 0.5～1.5 s。吸呼气时间比是指一次自主呼吸或机械通气时，吸呼气时间比通常为 1∶2～1∶1.5。该比值的调节，要考虑呼吸和循环两方面，既要使吸气在肺内分布均匀，肺泡气能充分排出，又不增加心脏循环的负担。

（三）吸气屏气或吸气平台

调节吸气末屏气的主要目的是改善气体在肺内的分布，促进肺泡内氧向血液弥散，减少无效腔通气，吸气屏气或吸气平台（EIP）占吸气时间5%～15%，或占整个呼吸周期的30%左右，有血流动力学损害或患心血管疾病者，可设在5%～7%。

五、同步触发灵敏度

灵敏度是项常规设置以至于患儿能通过流量或压力触发呼吸机。触发灵敏度有的呼吸机上也称为触发水平（trigger），该参数用来决定呼吸机对患儿自主呼吸的反应。灵敏度是指在该触发水平上，呼吸机能为患者自主呼吸所触发，降低灵敏度，则患儿需要作出较大努力来触发一次呼吸；如灵敏度太敏感，患者很易触发呼吸机，造成实际呼吸频率的增加，导致通气过度。同步触发包括压力触发和容量触发。

压力触发一般设定1～2 cmH_2O，流量触发一般设定0.5～2 L/min。流量触发是现在流行的触发方式，因为它在两个方面比压力触发反应稍快。第一，在流量触发过程中呼吸气流不会停止，而压力触发过程中，需关闭回路，靠患者的吸气功使回路压力降到触发水平。第二，流量触发时，呼气时回路中存在气流，这种流量需要吸气流量控制阀保持开放。对患者来说，这样可以即刻提供大量需要的气流。压力触发时，在吸气阀开放和气流到达患者前，尚需回路压下降。

六、叹气功能

叹息（sigh）在IPPV期间，每隔一定的IPPV或时间，供给一个1.5～2倍的潮气量。目的在于预防长期IPPV时肺泡不张。实际上是模仿人体在正常安静呼吸一段时间后有1～3次深吸气设计的。儿童由于避免肺容量伤，故叹气功能常不需要。

七、湿化

正常的自主呼吸可以提供100%相对湿度、37 ℃温度，这些由鼻腔和上气道调节的功能因为侵袭性通气时都被破坏，所以在呼吸循环过程中必须加入湿化器。典型的加热湿化器包括带有温度读数的电气伺候控制加热器和温度报警。温度探针一般放置在接近患者的气道附近。温度的最高报警线设置在37～38 ℃，以至于吸入的气体温度不会超过37 ℃。最低温度报警值设置在30 ℃。当前呼吸机多带恒温湿化器、温度自动调节（32～35 ℃），连接患儿前应手感呼吸机管道近患儿端接近体温，注意吸入气温度太高可影响肺功能，并可产生呼吸道灼伤，另外湿化过度可导致水潴留、心力衰竭、肺不张及肺部感染。湿化不足可造成分泌物干结，纤毛运动减弱，易发生肺部感染。任何时候患者呼吸回路中的温度都应该低于气体离开湿化器时的温度，注意较冷的环境会促进冷凝的过程（雨洗效应），循环中将会有冷凝水产生而影响通气效果。

八、设定报警参数

报警提示我们患者和呼吸机系统存在可能的危险。

(一) 压力限制

压力限制(pressure control)为呼吸机使用中第一道安全防线,如压力超过,形成压力平台,多余气体漏出,但不从吸气向呼气转换,一般设定 30～40 cmH_2O,也可根据患儿的 PIP 和 PEEP 调整。低压报警一般设置在低于吸气峰压 5～10 cmH_2O。它们用来检测患者管道断开连接和漏气。高压报警一般设在高于吸气峰压大约 10 cmH_2O,通常在患者咳嗽、分泌物增多、顺应性下降或者气管导管及呼吸机管道存在打折、扭曲等会出现高压报警。

低 PEEP/CPAP 报警一般设在低于 PEEP 水平 2～5 cmH_2O。报警一般说明 PEEP 或者 CPAP 下降,一般由于漏气引起。

(二) 调节安全减压阀(POP-OFF)

除压力限制外,安全减压阀为呼吸机第二道安全防线,一般可定在 60～80 cmH_2O。打开压缩机后氧气源压力为 3 500 cmH_2O(0.35 MPa, 3.5 kg/cm^2 或 50 psi),空压机压力为 3 500 cmH_2O,压力表指针指示绿色范围,表示可安全使用。

(三) 窒息报警

窒息报警用来监控强制性和(或)自主呼吸。呼吸机停机或患者无呼吸时报警,窒息报警(APNEA)多设定>15 s。在许多情形下,窒息报警设置,患者不会漏掉两次连续的机械通气,当窒息发生时,窒息设置为患者提供了完全的通气支持。

(四) 低潮气量、低(高)每分通气量、低(高)呼吸频率报警

这些参数的设置没有预定的水平,当设置报警值来表明患者情况的变化时,操作者必须运用他们的判断。报警不能设置得太敏感以至于它们被连续触发,建议如下:

(1) 低呼气潮气量低于设置潮气量的 10%～15%。

(2) 低每分通气量低于平均每分通气量的 10%～15%。

(3) 氧浓度低于或高于设置氧浓度的 5%～10%。

(五) 其他呼吸机的报警

包括低电压、呼吸机不工作、呼吸机回路发生故障、呼气阀漏气及设置参数不正确。例如,设置的参数(例如潮气量)超出了呼吸机的范围。不幸的是,在 ICU,许多医师对设备的许多报警和警告指示的声音变得麻木不仁,对他们报警的反应很慢,甚至一点也没有。

九、呼吸机设置的最后注意事项

呼吸机用来使用时必须进行最终检查,主要包括以下几步:①检查呼吸机及通路功能,以保证它们能正常工作,而没有漏气。②湿化器加满蒸馏水,设置湿化的温度以保证到达气道的气体温度在 31～35 ℃,或者在循环中放置人工鼻。③检查氧气和空气源。④检查报警值。⑤保证心电监护已连接。⑥检查和固定好气管插管,以防患者气道移动或损伤。⑦提供吸痰装置。

机械通气的基本步骤流程见图 9-1。

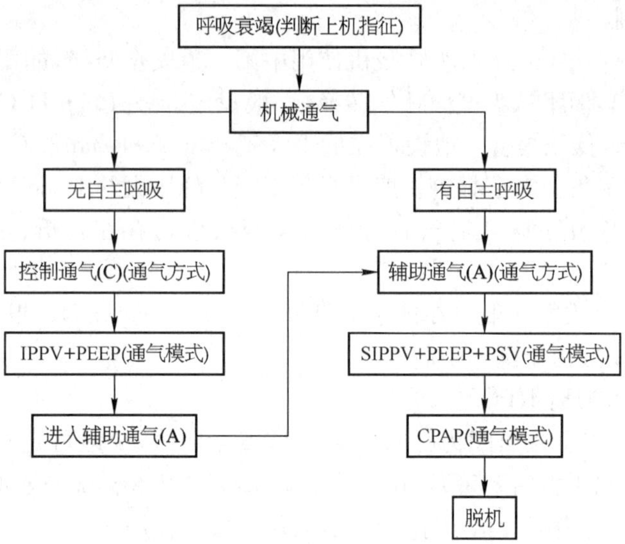

图 9-1　机械通气的基本步骤流程

（许　峰）

第二节　呼吸机参数调节的原理与计算——容量通气

在第一节中已经探讨了临床中呼吸机参数的常规调节方式及范围。在临床应用中，我们完全可依据这一方式和原则进行调节。

呼吸机的参数调节是一个精细设计的工作，其中包含大量的基础理论及由临床实践衍生出来的计算公式，为便于读者进一步学习提高，本文参照国内外呼吸机专著及相关文献，在以下几节中，我们对呼吸机常见重要参数作进一步解读，供期望进一步提高者研读。

一、关于每分通气量设定

根据成人的研究，正常机体总氧耗为 250 ml/min，二氧化碳产生量为 200 ml/min。这些氧需求及二氧化碳的清除，均需通过肺的气体交换来实现。心脏驱动血液循环并运送各种营养物质包括氧气到细胞，并将废物如二氧化碳从细胞带走，运送到肺。

每分通气量(V_E)及心排血量(CO)共同维持着代谢的平衡。V_E 保证氧气进入肺与二氧化碳从肺中排出，CO 将肺中获得的氧气运送到细胞并将细胞中的二氧化碳运回到肺。故当出现感染、发热及脓毒症时，机体代谢率增高，此时机体对氧气的需求增加，产生的二氧化碳亦增加，必然需要代偿性增高 V_E 及 CO，以适应机体增加氧气摄入及二氧化碳排出的需要。

在机械通气时，我们的目标即是要给予患儿一个合适的 V_E，以满足患儿的代谢需求并进行良好的气体交换。由于各国呼吸机特征不同，其面板上可供选择的呼吸机参数按钮不同。有的呼吸机面板上为潮气量(V_T)及通气频率(f)按钮,无 V_E 按钮,如美国的 Newport、VIP Bird、PB 呼吸机,而另一些呼吸机则仅有 V_E 按钮及 f 按钮,而无 V_T 按钮,如 Servo 300 等。无论怎么设置,万变不离其宗。医师只要熟练掌握公式 $V_E = V_T \times f$,任何类型呼吸机均可自如调节。目前新一代呼吸机如 Servo i 已改为设置 V_T 及 f,其他新型呼吸机亦类似。

如何核定机体代谢率关系到如何正确设置 V_E。在哺乳动物包括人类,代谢率直接与身体体块大小及表面积相关。测量机体热卡的产生是测量代谢率的直接方法。测量机体代谢的间接方法为测量机体吸入及呼出的氧气及二氧化碳,这两种方法均需特定的设备与技术。在临床实践中,这两种方法均无法做。

在临床上较为实用的代谢评估方法为上世纪 20 年代发展起来的一些代谢方程。这些方程中,代谢率主要基于患者性别及体表面积(BSA)。BSA 可用 DuBois BSA 公式评估:

$$\text{BSA}(\text{m}^2) = 0.007\,184 \times H^{0.725} \times W^{0.425}$$

其中 BSA 单位为 m^2;H 为身长,单位 cm;W 为体重,单位 kg。

我国学者研究了适合我国人群特点的体表面积公式,该公式可适用于小儿年龄>6 岁者。

$$\text{BSA(男)}(\text{m}^2) = 0.005\,7 \times H + 0.012\,1 \times W + 0.008\,2$$

$$\text{BSA(女)}(\text{m}^2) = 0.007\,3 \times H + 0.012\,7 \times W - 0.210\,6$$

$$\text{BSA(男女均可)}(\text{m}^2) = 0.006\,1 \times H + 0.012\,4 \times W - 0.009\,9$$

小儿体表面积计算:

$$\text{BSA}(< 30\ \text{kg})(\text{m}^2) = 0.003\,5 \times W + 0.1$$

$$\text{BSA}(> 30\ \text{kg})(\text{m}^2) = 0.02 \times W + 0.45$$

例如一个患儿,身长 113 cm,体重 17 kg,则其 BSA 为 0.7 m^2。

V_E 在男性约为体表面积的 4 倍,在女性则为体表面积的 3.5 倍。则该患儿若为男性,其 $V_E = \text{BSA} \times 4 = 0.7 \times 4 = 2.8\ \text{L/min}$。

上文计算的 V_E 有一个前提,即患儿处正常状态,若出现异常,其值需作相应调整,如当存在低体温、体温增高、高代谢状态和代谢性酸中毒等(表 9-1)。当肺部疾患生理死腔增加时,亦需增加 V_E。

表 9-1 呼吸机初始参数设定——压力、V_T、f 及 V_E

通气模式与参数计算
容量控制通气
每分通气量(V_E)
男性 $V_E = 4 \times \text{BSA}$
女性 $V_E = 3.5 \times \text{BSA}$
V_E 根据下列情形增加
体温每增加 1 ℃,V_E 增加 9%
代谢性酸中毒时,V_E 增加 20%
海拔每增高约 600 m(2 000 ft),V_E 增加 5%
根据静息能量消耗增加的百分比同等增加 V_E 50%~100%

（续　表）

通气模式与参数计算
V_E 根据以下情形减少
体温每降低 1 ℃(35～37 ℃)，V_E 下降 9%
潮气量(V_T)
最小潮气量为 4 ml/kg IBW(可考虑加用叹气样呼吸或肺复张手法及高 PEEP)
最大潮气量为 10 ml/kg IBW(不能应用叹气样呼吸)
注意肺泡内压<30 cmH_2O(假定胸壁顺应性正常)
通气频率(f)
$f = V_E/V_T$
压力通气
压力支持通气(PSV)
若目的在于克服全身气道阻力，可叠加应用于自主呼吸模式或 IMV/SIMV 模式，将压力设置在 PIP - *P*plateau 水平，或直接设置在 5～10 cmH_2O。若目的在于给予通气支持，则根据目标潮气量(同容量通气)设置相应压力
压力控制通气(PCV)
根据目标 V_T(同容量通气)设置压力。根据目标 V_E 及 V_T 调节 f(同容量通气)
调节吸气时间或吸气时间以保证吸呼气时间比≥1∶1.5

注：IBW=理想体重。

举上例说明，患儿本来 V_E 为 2.8 L/min，设患儿体温 39 ℃，比正常体温增加 2 ℃，据表 9 - 1，体温每增加 1 ℃，V_E 增加 9%，患儿体温增加 2 ℃，V_E 增加 18%，增加 2.8×0.18=0.504。故当患儿体温增高 2 ℃时，其实际需要 V_E 为 2.8+0.504=3.304 L/min。

故从理论上说，我们在呼吸机上设定 V_T 及 f，应根据患儿性别、体表面积首先核算 V_E(男孩 V_E=4×BSA，女孩 V_E=3.5×BSA)，并结合患儿的病理状况另行增减。

如何确定潮气量 V_T 见下文。而 f 确定则依据 $f = V_E/V_T$。如上一患儿体温 39 ℃，V_E 为 3.304 L/min，假设我们根据潮气量设定规则设定其潮气量为 90 ml，则其 $f=V_E/V_T$=3 304 ml/min÷90 ml=36.7 次/min，结合患儿年龄，可将其 f 调节在 35～40 次/min。

二、关于潮气量及呼吸频率

（一）潮气量及呼吸频率的设置

人的一生中，生理状态下，潮气量相对恒定，均为 5～7 ml/kg，自主呼吸频率则随年龄的不同由 12～50 次不等，相应其 V_E 亦由 100～300 ml/kg 理想体重(IBW)不等。目前国内尚无计算 IBW 的公式，在小儿亦无相关的 IBW 公式可资参考。我们引用国外 IBW 公式如下，此为成人体重，对于 12 岁以上尤其是 16 岁以上儿童可试用该公式：

$$\text{IBW(男性)(kg)} = 50 + (2.3 \times H - 60)\text{(}H\text{ 为英寸数)}$$
$$\text{IBW(女性)(kg)} = 45.5 + (2.3 \times H - 60)\text{(}H\text{ 为英寸数)}$$
$$\text{IBW(男性)(kg)} = 0.9H - 88\text{(}H\text{ 为厘米数)}$$
$$\text{IBW(女性)(kg)} = 0.9H - 92\text{(}H\text{ 为厘米数)}$$

我国儿童标准体重计算公式：

$0\sim6$ 个月儿童体重(kg) = 出生体重(kg) + 月龄 × 0.6

$7\sim12$ 个月儿童体重(kg) = 出生体重(kg) + 月龄 × 0.5

$1\sim12$ 岁儿童体重(kg) = 年龄 × 2 + 7

机械通气患儿，一般 V_T 选择在小儿为 5～10 ml/kg IBW，成人则为 6～12 ml/kg IBW。在急性呼吸窘迫综合征患儿，有时 V_T 可低至 3～4 ml/kg IBW，此时非常重要的是避免肺组织因 V_T 过大引起过度扩张，同时须注意维持肺泡压不要超过 30 cmH_2O 以防止肺泡过度扩张引起的肺损害。

为何要用理想体重而非实际体重来计算患儿 V_T，主要是因为同年龄同身高患儿其肺容量基本一样，但其体重会明显不一样，例如对两个同为 3 岁 90 cm 高的患儿，如果一患儿体重 13 kg，另一患儿体重 20 kg，若按实际体重计算 V_T，前一患儿所接受 V_T 范围应为 $V_T = 13 \times (5\sim10) = 65\sim130$ ml/kg，后一患儿 V_T 范围为 $V_T = 20 \times (5\sim10) = 100\sim200$ ml/kg。比较两者最大 V_T，很明显后者极易出现肺泡过度扩张，导致呼吸机相关性肺损伤。

有学者根据估测体重制出一 V_T 估测图，现列于此供参考，见图 9－2。

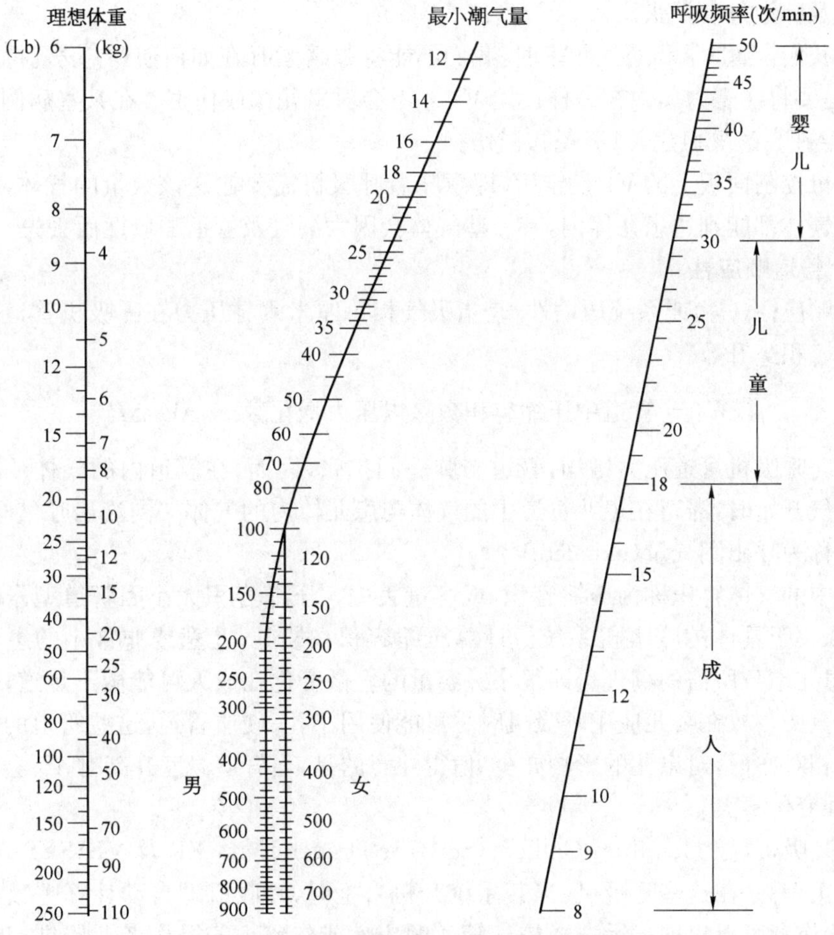

图 9－2　呼吸图预测最小潮气量及呼吸频率

图中潮气量校正。白天活动加 10%(非昏迷患者)；发热超过 37 ℃(肛温)，每超过 1 ℃，加 9%；海拔每升高 600 m，增加 5%；人工气道减去每千克 1 ml，加上设备死腔量；代谢性酸中毒，加 20%

在国内小儿，尚未见IBW的计算方法，我们可用标准体重或按身长别体重替代。身长别体重可按WHO发布标准选择。

应依据不同的肺病理学状况，对肺部正常的患儿，如药物过量、术后麻醉学作用，可给予初始 V_T 6～10 ml/kg，根据年龄给予 f 20～30 次/min；对哮喘患儿及慢性阻塞性肺疾病患儿，气道存有梗阻，气道阻力大，起始 V_T 可给予 6～8 ml/kg，f 根据年龄给予 20～30 次/min；对慢性或急性限制性肺疾病，如肺纤维化或急性呼吸窘迫综合征，起始 V_T 可为 4～6 ml/kg，f 根据年龄给予 25～40 次/min。正如上述建议，限制性肺疾病要求应用更低的 V_T 及更快的频率。但频率过快后会引起呼气时间不足够(短 T_E)及气体在呼气末陷闭在肺泡内，导致PEEPi(自动PEEP)。在容量控制通气，应逐步调节 V_T 使得平台压低于30 cmH_2O，同时调节通气频率尽量减少PEEPi。

一般情形下，不建议 $V_T > 10$ ml/kg，因为过高 V_T 存在气道压过高及伴有肺泡过度扩张，引起肺损害，还会引起其他并发症。小 V_T 设定(4～6 ml/kg)在限制性肺疾病是有益的，可防止肺损伤。但当 V_T 低至4 ml/kg时，可能会引起肺不张，故此时需PEEP或叹气样呼吸以避免肺不张。对需要使用PEEP及高PEEP的患儿来说，更需应用小 V_T 以避免压力过高及肺泡过度扩张。

故当我们设置 V_T 和通气频率时，我们不能将眼睛紧盯在如何使 V_T 设置得更加精确合理，而是要将注意力集中在怎样设定 V_T 才不会对患儿构成伤害。在某些病例需要降低 V_T，允许存在高碳酸血症，以避免肺损伤。

呼吸机控制面板上的 V_T 设定后，即意味着呼吸机需要输送该数量的气体，但并非所有的这些气体都能到达患儿体内，有一些气体会因为漏气及管道顺应性而丢失。

(二) 管道顺应性

管道顺应性(C_T)或系统压缩性，是指吸气相每厘米水柱压力在呼吸机管道中产生的气体压缩容积毫升数。

$$C_T = \text{管道中压缩容积数除以压力变化数} = \Delta V/\Delta P$$

吸气时呼吸机管道压力增加，管道与肺一同扩张，因而，在管道内的气体从未进入人体。当呼气开始时，滞留在患儿管道中的气体与患儿体内的气体一同流出呼气阀，这些流出的气体称为呼出潮气量(exhaled V_T)。

管道中的气体容积称为压缩容积，或容量丢失。压缩容积大小因管道型号的不同而不同；亦取决于具体的呼吸机系统。计算压缩容积在婴儿、儿童或非常小的患者尤为重要，因为患儿本身所需的潮气量即很小。容量的轻微变化在成人可能微不足道，但对小婴儿则至关重要。故在婴儿应用呼吸机时尽可能使用小孔、硬质管道，这些管道的 C_T 较低，压缩容积相对亦低，对患儿的影响亦少(值得注意的是，当管道温度升高时，C_T 会有少许变化，但这种变化不大)。

新型呼吸机，像Hamilton Galileo、Servo i、Drager Evita XL及VIASYS Avea均可测量及校正 C_T。在这些呼吸机，当其系统开机自检时，呼吸机即自动计算呼吸机管道的顺应性，操作者可以根据提示选择校正管道顺应性或忽略。若操作者期望进行管道顺应性校正，呼吸机将测量通气时机器的管道峰压，计算丢失的管道容积，并将这些容积加到设定的 V_T 中。当数据显示在呼吸机面板中时，呼吸机显示的呼出 V_T 依然为原值但实际上已经过校正。例如,如果设定 V_T 为 150 ml,压缩容积为 20 ml,呼吸机实际给了 170 ml,但呼吸机面板上报告的吸气 V_T 及呼气 V_T 依然为 150 ml,因而医护人员实际上从未"看到"呼吸机作出的管道顺应性校正。所有呼吸机均以不同的途径实施这类功能。我们对此应了然于胸。

如果某台呼吸机不具备这种管道顺应性校正或补偿功能,当要使用这些呼吸机时,在启动时可通过下述步骤计算管道顺应性 C_T。此时未与患儿连接。

(1) 证实管道无漏气。

(2) 设定潮气量 V_T 100～200 ml,设 PEEP 为 0 cmH_2O,吸气末停顿为 2 s。同时将高压上限设为最高设定 120 cmH_2O 以确保呼吸不会出现压力切换通气。

(3) 在堵住 Y 型接口时,手动切换呼吸机进入吸气相。

(4) 记录静态或平台压 Pplateau。

(5) 应用肺量计在呼气阀处测量容量。

(6) 测得的容量除以静态压力即为 C_T。

例如,如果测得容量是 200 ml,静态压为 70 cmH_2O, C_T=200/70=2.9 ml/cmH_2O。

一旦将呼吸机用于患儿身上,管道压缩容积=达至设定 V_T 的压力×C_T,如前一例C_T为 2.9 ml/cmH_2O,若其气道峰压为 30 cmH_2O,则其管道压缩容积为 30×2.9=87 ml。这个压缩容积可加到设定的 V_T 上以确保患儿能接受到希望的 V_T。

当患者所需 V_T 较小时,C_T显得十分重要,一般情况下,当 V_T<300 ml 时,C_T绝对不能忽视,所以说在儿科机械通气中,应当重视并充分应用 C_T。

(三) 机械死腔考量

在设定潮气量时,除管道顺应性外,需要注意的另一个问题是机械死腔。机械腔定义为在机械通气过程中重复吸入的气体量。例如,为了增加呼吸机连接管理的灵活性,临床医师有时会在 Y 型接口与气管导管间再增加一个约 15 cm 长的波纹管。当患儿呼气时,部分呼出气(呼气末气体)将滞留在该波纹管中。下一个呼吸周期患儿吸气时,吸入气的开始部分必然包含上一次呼气末的气体,而这些气体氧含量低、二氧化碳含量高。

重要的是我们要知道一些呼吸机的装置或附加装置能增加或减少多少机械通气死腔。如应用气管插管能轻微地减少机械死腔大约 1 ml/kg IBW。而附加的 Y 型接口可增加死腔达 75 ml(成人)。相应的,我们应权衡这两种因素即气管插管减少死腔的因素及 Y 型接口增加死腔的因素,力求相互抵消。

在 Y 型接口与气管插管间增加人工鼻(heat moisture exchanger, HME)亦可增加机械死腔 20～90 ml。小容量的 HME(20 ml)对成年患者的临床不会产生有意义的影响,亦不会改变 $PaCO_2$ 值,但高容量的 HME(90 ml),$PaCO_2$ 会有所增高。但对小儿来说,影响会更大。

20 世纪 70 年代,呼吸治疗师遇到这样一些患者,他们的过度通气及呼吸性碱中毒不能为其他方法所纠正,这时,呼吸治疗师采用增加机械通气死腔的办法来提高 $PaCO_2$。目前,只有在神经肌肉疾患时,呼吸治疗师才会考虑应用增加机械通气死腔的办法,但该方法目前仍有争议。具有这些病理状态的患儿似乎具有"气体饥渴",如果增加流速及增加 V_T 达到 15 ml/kg IBW,这种气体饥渴的病理状态就会解除,其结果必然是呼吸性碱中毒。此时应用增加机械通气死腔的办法可提高 $PaCO_2$,使 pH 恢复正常。若用 15 cm 的波纹管增加死腔，在成人可提高 $PaCO_2$ 2～3 mmHg。在小儿，尚无研究，显然会增加更多。

三、潮气量、流速、呼吸周期及吸呼气时间比之间的关系

前文已述，在容量控制通气时，呼吸机不同，其可设定的参数亦不同。如PB 840，我们可设置 V_T、f 和流速。但有些呼吸机就无法设定 V_T、f。如 Servo 300，只能设定通气频率、吸气时间百分比（T_I%）及 V_E。在 Servo 300，V_T 是显示值，真正的设定参数是 V_E。我们应当深入理解吸气流速（v）、吸气时间（T_I）、呼气时间（T_E）、呼吸周期时间（TCT）及吸呼气时间比，这将使我们在不论遇到什么型号的呼吸机时均能操作自如。

表 9-2 提供了一些计算方程，会有助于我们理解这些参数。现代呼吸机已将这些方程整合进呼吸机程序，其监测面板均能自动实时显示其测量值或计算值，因而不需要我们自己去计算。

表9-2 V_T、v、T_I、T_E、TCT 及吸呼气时间比的关系

1. TCT 等于 T_I 加 T_E $TCT = T_I + T_E$	6. 反比通气时吸呼气时间比等于分子分母均除以呼气时间，意即转换为 X∶1 吸呼气时间比 = $(T_I/T_E)/(T_E/T_E)$
2. f 等于 1 min(60 s)除以 TCT f = 1 min/TCT(min) = 60 s/TCT(s) = 次 /min TCT = 60 s/f	7. 已知吸呼气时间比、f，计算 T_I、T_E 及 TCT T_I = 60 s/f × 吸呼气时间比 $T_E = TCT - T_I$ TCT = 60 s/f
3. 吸呼气时间比等于 T_I 除以 T_E 吸呼气时间比 = T_I/T_E	8. 已知 V_T 及 v，计算 T_I $T_I = V_T/v$
4. 通过 f 和 T_I 计算 T_E TCT = 60 s/f $T_E = TCT - T_I$	9. 已知吸气时间 T_I 及 v，计算 V_T $V_T = v \times T_I$
5. 以最简单的方式降低吸呼气时间比，分子分母均除以 T_I，意即转换为 1∶X 吸呼气时间比 = $(T_I/T_I)/(T_E/T_I)$	10. 已知 V_T 及 T_I，计算 v $v = V_T/T_I$

（一）反比通气

反比通气，指 $T_I \geq T_E$，此时平均气道压显著，易发生并发症。只有在很少的情形下才会应用反比通气以改善氧合。这些情形通常限于非常特殊的情况如急性呼吸窘迫综合征氧合始终得不到改善，这时方可试用反比通气。反比通气优势在于可改善氧合，但副作用亦较明显，尤其在不具备应用反比通气适应证时表现尤为明显，如反比通气可增加生理死腔、减少静脉回流、降低心排血量、增加气体陷闭（产生 PEEPi）。基于这一理由，吸呼气时间比通常设置在 1∶(1.5～4)，以保证 T_E 长于 T_I，减轻正压通气所带来的副作用。

在容量通气中，当 v 为恒定流速或其波形为方波时，此时若已知 V_T 及 v，则可计算 T_I。设 V_T 为 200 ml=0.2 L，v 为 0.4 L/s，则 $T_I = V_T/v = 0.2/0.4 = 0.5$ s。在呼吸机面板上显示的 v 多为 L/min，所以在计算时我们需将其改为 L/s。如果 v 为 15 L/min，计算时我们应将其转换为 15/60=0.25 L/s。同样，呼吸机面板上显示的潮气量多为 ml，在计

算时我们亦要将其转换为 L，如 V_T 100 ml，应转换为 $V_T=100/1\,000=0.1$ L，此时计算 $T_I=0.1/0.25=0.4$ s。

同理，可依据 T_I 及 v（v 恒定）推算 V_T。$V_T=v\times T_I$，若 T_I 0.8 s，v 0.3 L/s，则 $V_T=0.3\times0.8=0.24$ L$=240$ ml。

亦可依据 V_T 及 T_I 计算 v，如 V_T 300 ml，T_I 1.0 s，此时 $v=V_T/T_I=300/1.0=300$ ml/s$=18\,000$ ml/min$=18$ L/min。

特别提出的是，关于容量通气中 V_T、T_I 及 v 之间的关系计算，是建立在流速在整个吸气相恒定不变的基础上即方波波形的基础上方可适用，若不是恒定流速方波波形则不能照此计算。既往绝大多数呼吸机凡容量通气均为方波波形，近 10 年，一些呼吸机在容量通气时引入了正形波、减速波等流量波形进行容量通气，注意在这些情形下，是不能应用这些方程进行计算的。

（二）四参数设置举例

一患儿，男，9 岁，$H=35$ kg，$W=120$ cm，严重心力衰竭，动脉血气为 pH$=7.19$，$PaCO_2=73$ mmHg，$PaO_2=83$ mmHg，$HCO_3^-=30$ mEq。医师给予经口气管插管插入一 5.5 mm 内径的气管导管，打算应用容量控制通气。问此时我们应怎样设定 V_T、f、$T_I:T_E$、v？

首先我们应计算该患儿的 IBW，由于国内尚无 IBW 计算公式，我们用标准体重或身长别体重代替。在此我们用标准体重代替，体重＝年龄×2＋7＝25 kg。

其次我们要计算该患儿的体表面积，此时应该用实际体重及身长计算体表面积，或查图对应体表面积，该患儿体表面积按简易公式应为：$0.02\times35+0.45=1.15$ m^2。用中国人群通用公式算应为：$0.006\,1\times120+0.012\,4\times35-0.009\,9=1.156$ m^2，说明两者相差不大。为计算方便，我们取 1.15 m^2。

首先我们选择 V_E，男性应为 BSA$\times4=1.15\times4=4.6$ L/min。

初始 V_T 我们可设 8 ml/kg，其标准体重为 25 kg，$V_T=25\times8=200$ ml。

初始 $f=V_E/V_T=4\,600/200=23$ 次/min。

初始 v 设为 24 L/min，即 400 ml/s，见后。

则初始 T_I 为 $V_T/v=200/400=0.5$ s。

TCT 为 $60/f=60/23=2.6$ s。

$T_E=\text{TCT}-T_I=2.6-0.5=2.1$ s。

吸呼气时间比＝1∶4。这样，可获得足够的呼气时间。事实上，在容量通气出现高压报警时，流速还会有所下降。

四、吸气流速及流速波形

有些呼吸机，临床医师可以在呼吸机上选择流速及流速波形。

（一）流速

呼吸机上设定的流速是指吸入气流速。在呼吸停止患儿的强制机械通气（CMV），高流速可缩短 T_I，导致气道峰压增高，气体分布不佳。低流速可减低气道峰压，改善气体分布，延长 T_I 进而增加平均气道压。这些可导致心血管副作用，T_E 缩短，进而引起呼吸陷闭（PEEPi）。

一般说来，最好的情形是气体进入肺的速度越快越好并根据患儿肺的条件来设定 v，相应地，对正常肺来说，机体完全能够做到 T_I 短。基本上，成人流量是按照 T_I 1 s（0.8～1.2 s）来设定的，其吸呼气时间比按 1∶2 或更低（1∶4）来设定。在成人，这样的起始峰流速设定在 60 L/min（范围在 40～80 L/min）。更重要的是，流速的设定是为了满足患者的吸气需求，能够确保患者自发呼吸时不要因为呼吸机没有提供恰当的流速而感到费力。

在容量控制通气，当患者触发呼吸存在时，患者的 f 依赖设定的 v 及 T_I 不同而不同。当 V_T 恒定时，如将 v 设定增高，则 T_I 缩短。这样，患者 f 增快。这种现象暂时尚无法解释其原因，但我们应该知道这种现象。

较长的 T_I（3～4 个时间常数）能够改善肺部病变不均一患儿通气，如可改善急性呼吸窘迫综合征患儿的通气。快流速可能对气道阻力增加的患儿有益，如哮喘，因其可提供更长的 T_E（3～4 个时间常数），避免气体陷闭。但如果流速过快，会影响肺部的气体分布，即可导致持续的吸气峰压过高及气促呼吸困难。

（二）流速波形

流速及流速波形的设定有赖于患儿肺的病理状态。如术后麻醉恢复患儿，对 v 的需求不是很高，而肺炎及严重低氧血症患儿则对 v 的需求很高。目前 ICU 呼吸机中常见波形有方形波、正弦波、增速波形、减速波形、指数减速波形（图 9－3）。

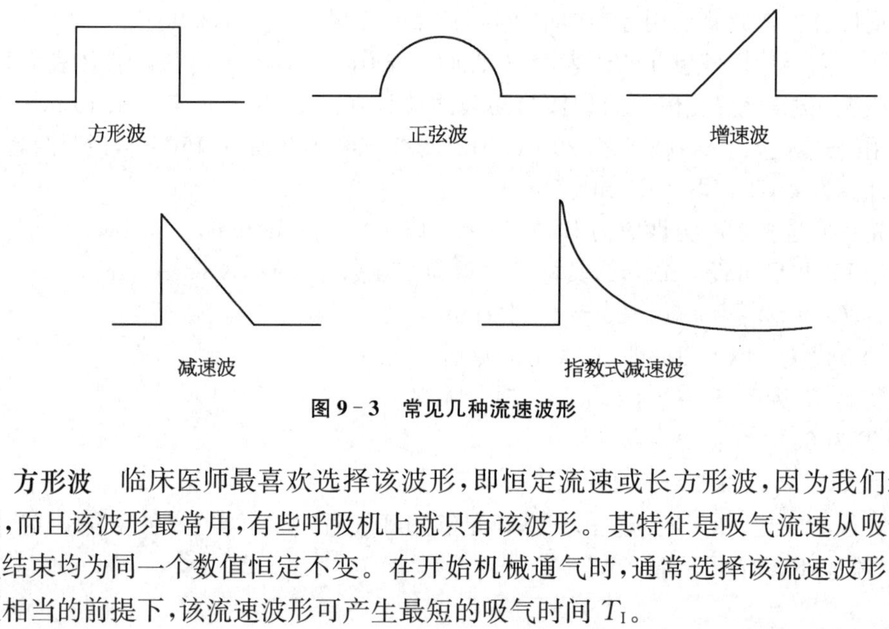

图 9－3　常见几种流速波形

1. **方形波**　临床医师最喜欢选择该波形，即恒定流速或长方形波，因为我们最熟悉该波形，而且该波形最常用，有些呼吸机上就只有该波形。其特征是吸气流速从吸气开始到吸气结束均为同一个数值恒定不变。在开始机械通气时，通常选择该流速波形。在最高流速相当的前提下，该流速波形可产生最短的吸气时间 T_I。

2. **增速波形**　增速波形指在吸气时其 v 呈线形逐渐上升，吸气末最高。目前这一波形已不常用，仅见于少数旧型号的呼吸机上，如 Hamilton Veolar 呼吸机。研究均不支持应用该模式。

3. **正弦波形**　有些呼吸机具有正弦波流速波形，其吸气末逐渐降低的流速有助于肺中的气体分布，在这点上要优于方形波通气，但仍需进一步研究确认。其平均气道压及气道峰压与方形波的平均气道压及气道峰压相似。但当气道阻力较高如急性哮喘时，正弦波的气道峰压要比方形波的气道峰压高。

4. 减速波形 减速波形是指吸气最开始时流速最高，然后呈线形逐步下降，吸气末不一定为零。其吸气最初流速对患儿吸气努力及呼吸作功(WOB)具有决定性作用。该波形通气对降低患者吸气努力方面较其他吸气波形具有明显优势。其吸气最初流速最高，而患者亦是在吸气最初流速需求最大。这种波形在压力通气(PCV、PSV)时常用。

5. 相关研究 方形波与减速波。许多研究比较了方形波流速通气及减速波形通气。当研究者将患者的流速波形由方波通气改减速波形时，发现气道峰压降低，但平均气道压增高。研究认为减速波形通气相对方波通气可增加平均气道压及平台压，改善气体分布，减少死腔，改善氧合。同理，在平台压至关重要又不能有太多峰压时，我们改为减速波形，可降低峰压，增加平均气道压。

波形与气道压力。在选择流速波形时，临床医师须决定是否一定要更高的平均气道压而不必太在意患儿气道峰压(PIP)过高。有时，我们要特别注意的是，高气道峰压不总是坏事，并不总是会引起肺损伤。如当气道阻力过高及所需流速高时，我们可选择增速波形，此时峰压会较高。而这种峰压的许多部分都用来克服气道阻力了，而真正的肺泡内压并不高。

在这种情形下，高气道峰压不太会引起肺泡及肺实质的损害，如哮喘持续状态时，存有严重支气管痉挛、黏膜水肿、呼吸道分泌物增多，此时是应用较高气道峰压的指征。当然不是说一点风险没有，此时仍需要我们谨慎对待，可能会存在某些时段或某些部分的气道高压会传递到肺部，产生损害。

时间切换通气、容量切换通气与流速波形。在时间切换型呼吸机，如 Hamilton Galileo，如从方形波流速通气变换为其他流速波形通气，吸呼气时间比不会引起改变，若峰流速会发生改变，以保证在原有的吸气时间内完成预设潮气量的供给。Servo 300、Servo i及 Drager Evita 4 亦是时间切换型呼吸机。Hamilton Veolar 呼吸机有 7 种不同的呼吸机流速波形可供选择。任何一台呼吸机，若其流速波形从一种波形转换到另一种波形，可改变峰流速及气体分布。

在容量切换型呼吸机，从方形波流速通气转换到其他流速波形通气，不改变设定峰流速，但改变 T_I 及吸呼气时间比。临床医师可通过改变峰流速设定来获得更合适的吸呼气时间比。

Servo i 呼吸机，既无流速波形设定亦无峰流速控制旋钮。在容量通气时，该呼吸机提供方形波通气，v 的大小取决于 V_T 设置的大小及 T_I 的长短。其 v 大小随着患者需求的变化而变化。当患儿的吸气需求超出已提供的流速时，气道压下降超过 2 cmH_2O，呼吸机感知后自动给予额外气流以补偿。现代实践中，呼吸机给予的 V_T 并非我们的设定值，而是患者需要的值。因而，操作者设定的 V_T 已渐变为最小值。

(三) 流速波形小结

在选择流量波形时，要清楚没有哪一种波形或流速对所有患儿都最适合。关键是要将流速波形、流速大小与患儿相匹配。现有研究认为，一般情况下，用减速波形或恒定波形比较好。减速波形时平均气道压更高，而 PIP 在增速波形较高、减速波形较低。减速波形可改善气体分布，减速波形可改善动脉氧合。

(1) 正常肺，流速波形选择不是关键；减速波形及恒定流速波形比较适合。

(2) 在低氧血症及肺顺应性降低患儿，减速波形在保持气道峰压相对较低、平均气道压相对较高、改善气体分布方面具有优势。

(3) 在气道阻力较高患儿，减速波形相对于恒定流速及增速波形在设定潮气量下气道压更低、气体分布更好。

在某些情形下，临床医师不能确定应该设置哪一种流速波形时，该怎么办？基于上述小结，减速波形最适合，该波形适合上述所有 3 种情形。

五、特殊情况下的每分通气量设置

前面我们已经讨论了如何设定每分通气量，但在实际执行这些程序时还有一些考量。每个患儿均存在一个最佳流速及流速波形。没有一个公式可以确保患儿能够获得最好的结果。设置这些参数后其结果的不同与患儿肺部状况、气道状况及代谢需求相关。

如果增加患儿每分通气量，PaO_2 下降及 $PaCO_2$ 开始上升，肯定哪里错了。可能是存在 PEEPi，也可能是肺部非均一性病变区域通气血流比例失调，可能是静脉回流出现问题。这些情形需要改变气体流速和（或）流速波形、V_T、f 或吸呼气时间比，应用可以允许自主呼吸的模式允许患者自主控制部分呼吸也可能会有效。没有所谓参数调节的"底线"，也没有现成的处方，关键在于明智的判断加科学、艺术地处理患儿出现的各种情形。

六、容量通气时的吸气末停顿

一般情况下，吸气结束后呼吸机吸气阀门关闭，吸气停止，同时呼气开始，呼气阀门打开，周而复始。吸气暂停或吸气保持亦称吸气末停顿，是指在吸气末的一个短暂时间内，吸气阀门已经关闭，此时让呼气阀门不要打开。临床实践中经常应用吸气末停顿来获得肺泡内压 Palv 亦即平台压 Pplateau，以计算肺静态顺应性。目前几乎所有呼吸机均具有吸气末停顿按钮。特别注意的是，Pplateau 只有在患儿无主动呼吸的前提下才能精确测得，患儿主动呼吸或活动均不能获得稳定的平台压力。

从理论上说，不论使用哪种流速波形，在强制通气时使用吸气末停顿，均可帮助改善气体在全肺的分布，有助于提供最佳的通气血流比例，降低死腔与潮气量之比（V_D/V_T）。应小心应用吸气末停顿，它并非适用于所有患儿，如慢性阻塞性肺疾病及哮喘患儿可能就不适合。每次呼吸均给予吸气末停顿亦不常用，因其可明显增加平均气道压及减少肺血回流。

七、临床呼吸机参数调节举例

为方便理解，我们举一成人临床病例及一小儿临床病例。

例一：一男性成年患者因心肌梗死入院，给予插管机械通气。患者的 IBW 为 70 kg，BSA 为 1.5 m^2，临床医师期望用容量控制模式，我们应怎样设置合适的参数？包括 V_E、V_T、f、流速及流速波形。$V_E = 4 \times 1.5 = 6.0$ L/min，$V_T = 10$ ml/kg $\times 70$ kg $= 700$ ml；$f = V_E/V_T = 6.0/0.7 = 8.6$ 或 9 次 /min。因为没有代谢需求的变化如发热等因素，所以无需作 V_E 调整，该参数应较为合理。因为没有慢性肺疾病，故流速设置为中等流速，60 L/min，相当于 1 L/s。流速波形选用减速波形可提供足够的呼气时间。此时，我们该如何设置 T_I（注意这只是估测，因此时流速波形是减速波形，并非计算公式所需的恒定流速波形）。$T_I = V_T/v = 0.7/1 = 0.7$ s。呼吸周期 TCT $= 60/9 = 6.7$ s，呼气时间 $T_E =$

TCT $-T_I = 6$ s。T_I 为 0.7 s，T_E 为 6 s，具有足够的呼气时间。

例二：一患儿，应用容量控制通气，V_T 为 200 ml，f 为 15 次/min，因为患儿有自主呼吸触发，呼吸机监测面板上实际显示 f 为 30 次/min，v 设置在 20 L/min，应用恒定流速即方波通气。监测显示大多数呼吸吸气压力处于负压范围(低于基线压力)，最后峰压在 60 cmH_2O。由于患儿自主呼吸明显，我们无法通过吸气末停顿获得平台压(Pplateau)。

应用实际 f(30 次/min)，计算 T_I。呼吸周期 TCT 是 60/30＝2 s。流速 v 为 20 L/min＝20 L/60 s＝0.33 L/s，$T_I = V_T/v = 0.2/0.33 = 0.6$ s。$T_E = 2 - 0.6 = 1.4$ s。吸呼气时间比在 1∶2.5 左右，故呼气时间应足够。

管道顺应性在呼吸机启动时测得为 1 ml/cmH_2O，有多少体积的气体损耗在管道中？约为 PIP×C_T＝60×1＝60 ml，在 200 ml 的 V_T 中，有 60 ml 损耗在管道中，只有 200－60＝140 ml 给了患儿。我们如何校正这一问题？如果呼吸机具有管道顺应性补偿功能，我们可以在呼吸机上设置管道顺应性补偿；如果没有，我们可增加 V_T 设置以补偿管道丢失，如管道丢失 60 ml，我们可将 V_T 设定改为 200＋60＝260 ml。记住，增加后 PIP 亦会增加。

患儿的问题出在吸气相。为何吸气时患儿压力低于基线压呈所谓"负压"？也许是气流不能满足患儿需求；将流速更改为 30 L/min，情形仍未改善，而且此时患儿似乎在一次呼吸中触发两次 V_T 吸入，怎么办？

有几种解决办法。将容量控制通气改为压力控制通气，调节压力以保证原先 V_T 或者比原先 V_T 稍稍高一点。压力控制通气更有可能提供患儿所需的气流流速，因为压力控制通气下，呼吸机可提供很高流速以达到设置压力。

另一个选择是将呼吸模式转到 CPAP 模式以试行完全自主呼吸，并观察什么样的 v 及 V_T 才能满足患儿自主呼吸需求。改为 CPAP 后发现患儿实际需要 V_T 达 400 ml。

其他的解决办法还包括增加呼吸机 f 和(或)增加 V_T 以满足患儿需求，或改容量型或压力型 SIMV＋PSV 以满足患儿自主呼吸需求。原先的呼吸机设置已不能提供足够的流速或容量来满足患儿的呼吸需求(注：如果自主呼吸 V_T 如此之高，是否真的需要呼吸机值得考虑，亦有可能需要撤机了)。

(喻文亮)

第三节　呼吸机参数调节的原理与计算——压力通气

如前所述，以压力为目标的机械通气，呼吸机按设定压力通气，此时 V_T 可能不固定。本文讨论从基线压力开始，再行讨论 PSV、PCV、双水平正压通气以及双重控制模式[压力增大(PAug)，VAPS，PRVC 和 VS]。每一个模式均有特殊的设置，见表 9-3。一些不常用的压力目标通气模式如压力控制反比通气 PCIRV 及气道压力释放通气在此不叙述，参见相关呼吸机说明书。

表 9-3 各型压力通气的特点

名称	触发	切换
PSV	患者	流量
PC-CMV	时间/患者	时间
Bi-level PAP	时间/患者	流量
PAug	患者	容量/流量
PRVC	时间/患者	时间
VS	患者	流量

容量通气的优点在于保证容量，缺点是当肺顺应性下降或气道阻力增高时压力会明显增高，易致肺泡过度扩张。压力通气的优点在于能按需提供气流，压力限制并避免肺泡过度扩张。缺点是快速的起始流速可导致具有不同时间常数的肺泡间产生剪切力；当肺力学特性发生变化时 V_T 亦发生改变，不能保证 V_T 稳定。迄今为止，尚无一项研究能够明确证明压力通气或容量通气哪一个更好。

一、基线压力的设置

当患儿插管时或仰卧位时，其功能残气量(FRC)常降低。绝大多数情形下，设置一个最小 PEEP 3～5 cmH_2O 以维持患儿正常的 FRC。这样的 PEEP 不高，不必考虑会引起并发症。事实上，如果不用生理性 PEEP 反可导致肺不张。应用低 PEEP 对阻塞性疾病患儿同样有益，有些阻塞性疾病患儿，类似于 COPD 成年患者，在自主呼吸时撅嘴呼气以提高呼吸道压力，但在人工通气时不能撅嘴呼气，故需设置低水平 PEEP。

如图 9-4，详解如下。在正常呼气时，肺泡弹性回缩力可产生 +2 cmH_2O 正压加上胸廓内压 +3 cmH_2O(胸壁及胸膜内压)，这样肺泡水平的总压力为 5 cmH_2O，大气压力为 0。这些压力作用于肺泡，促使气流从肺排出。

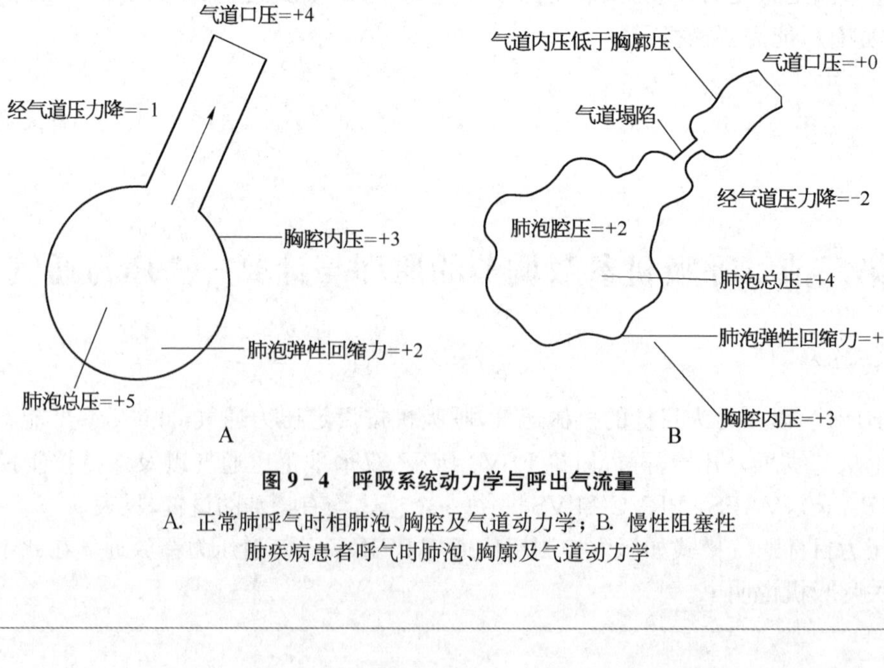

图 9-4 呼吸系统动力学与呼出气流量

A. 正常肺呼气时相肺泡、胸腔及气道动力学；B. 慢性阻塞性肺疾病患者呼气时肺泡、胸廓及气道动力学

当呼出气从传导性气道向外排出时，一些压力用于克服气道阻力（$-1\ cmH_2O$）。对正常肺来说，这点压力丢失微不足道。正常气道，气道弹性及气道压力可保证气道不会塌陷。肺泡压力减去压力丢失＝5－1＝4 cmH_2O，这样气道内仍有正压 4 cmH_2O。

在年龄变老或发生肺气肿后，气道因支撑气道壁的结缔组织部分丢失变得较弱，此时肺泡弹性回缩力仅能产生＋1 cmH_2O 的正压，胸廓内压不受影响，仍为 3 cmH_2O，但肺泡内总压力剩下 3＋1＝＋4 cmH_2O，比正常肺低 1 cmH_2O。呼出气流经过老年或病变气道时，要较正常气道消耗更多压力，大约需消耗 2 cmH_2O 压力。这样气道内正压只剩下 4－2＝2 cmH_2O 压力，较正常肺气道内压力 4 cmH_2O 压力低 2 cmH_2O。此时胸廓内压力仍为 3 cmH_2O，这样小气道可能会发生塌陷。故在 COPD 患者会出现撅嘴呼气以提高气道内压力，阻止小气道塌陷。

当人工通气时，COPD 患者无法通过撅嘴呼气提高气道内压力，有些小气道发生塌陷，出现气体陷闭，产生 PEEPi。过去的呼吸机有一个呼气延迟按钮，可减慢呼气流速，增加呼气阻力，提高气道内压，进而促进气体排出。新型呼吸机已无此功能，呼气阀门压力极低，故某些情形下，只能由临床医师提供低水平 PEEP（＜5 cmH_2O）来保证 COPD 患者气道不致塌陷。

二、压力通气时潮气量设置

任何以压力为目标的通气中，临床医师需设置 ΔP 以保证潮气量供给，ΔP＝PIP－基线压，基线压＝PEEP＋PEEPi。潮气量的供给受患儿肺部状况及自主呼吸影响。

有两种方法设置压力以保证潮气量供应。第一种方法是先设定好所需潮气量，用容量控制通气通气，再从呼吸机上测出 Pplateau 及基线压，再应用相同的基线压，将模式转到压力通气模式，设置气道峰压 PIP 等于先前测得的 Pplateau，这样所获得的潮气量大致等于先前在容量控制通气中所设置的潮气量，也是我们所期望的潮气量，当然要求吸气时间相等。然后再细调 PIP 以保证潮气量相对恒定，压力通气时呼吸机可持续监测潮气量。

第二种方法是，开始用压力通气，开始设置低一点的 ΔP，从 10～15 cmH_2O 开始，监测潮气量，然后逐步上调或下调 ΔP 以获得期望的潮气量。

三、压力支持通气时的呼吸机参数初始设定

PSV 一般是在撤机时应用，或者从完全通气过渡到部分支持通气时应用。PSV 用来支持自主呼吸，当患儿应用 SIMV 或自主呼吸/CPAP 等模式时常叠加应用。其压力设置的原则是有足够的压力刚好能不让患者发生呼吸肌疲劳，减少呼吸功。

有些临床医师建议设置压力支持通气的压力，应先用容量通气测定患儿呼吸系统阻力，然后再设置一个恰好能克服呼吸系统阻力的压力。在容量控制通气恒定流速方形波通气的前提下，患儿及管道阻力可通过下列公式计算。Raw＝（PIP－Pplateau）/v（流速）。这样做也许更容易，先行容量控制通气，计算出 PIP－Pplateau，此差值就是 PSV 的压力设定值。然后再根据患儿反映调节至适当水平，若患儿较大，可直接询问患儿该设置压力是否舒服，是否容易呼吸，然后一直调到其满意为止。

PSV 压力水平的床边调节可随时进行，注意满足以下 3 方面目标。有助于提高潮气

量；有助于降低呼吸频率；有助于降低因人工气道引起的呼吸功。

有研究发现胸锁乳突肌的活动度是PSV水平设置是否合理的一个指标。通过观察及触摸胸锁乳突肌可探知胸锁乳突肌的收缩是否减轻，若减轻，说明设置合理，在肺部疾病患者，8～14 cmH_2O的压力水平通常可补偿管道阻力；对无肺部疾病患者，只需5 cmH_2O即已足够。

当患儿尤其是婴儿，在呼吸机的CPAP模式时，此时PSV水平可设置10 cmH_2O（不含CPAP水平）。因为CPAP本身可增加呼吸功，增加PSV水平可减轻呼吸负荷。

V_T选择可依患儿肺部状况不同而不同。应小心设置通气量过低及频率过高报警，因为此时许多因素均可影响V_T和V_E。如果呼吸机有后备通气模式，应认真设置后备通气各参数，尤其是单独应用PSV时。

当患者是COPD或当患儿是哮喘时，此时应用PSV，应谨慎监测压力时间曲线及流量时间曲线。这些患者均有很短的主动吸气。另外，若患者开始主动呼气时，流速可能降不下来，一个呼吸周期不易结束（流速切换），引起患者主动用力呼气，表现在压力曲线的末端出现一个突然的上升支，呼吸此时可能实际上以压力切换而不是流速切换结束上一个呼吸周期。如果选择流速切换的标准很低，同样情形也可能发生在其他患儿身上。这种现象可引起呼出肌活动增强，若此时应用可调节切换流速水平的呼吸机进行通气，随时根据呼出肌活动性调节切换流速水平即可避免该现象发生。过去大多数呼吸机将流速切换设置在25％峰流速水平且不能更改，现在多数呼吸机均可改变流速切换水平。在COPD患者，需将流速切换调整到40％峰流速水平，此时多不会主动呼气。对限制性疾病如ARDS患儿，可将流速切换调整到10％峰流速水平。

四、压力控制通气呼吸机参数的初始设定

呼吸频率、吸气时间、吸呼气时间比设定同容量通气时。PIP－EEP（＝PEEP＋PEEPi）的设置要根据肺部状况及吸气努力作调节。初始压力设置同PSV，设置在容量控制通气时Pplateau水平，并随时调整以获得期望的V_T水平。如在容量控制通气中无法获得Pplateau水平，可用容量控制通气中的PIP－5 cmH_2O来设置压力控制通气的初始压力水平。

另一种办法，可设置初始压力为10～15 cmH_2O，同时监测V_T，并根据期望V_T调节压力。有些呼吸机，在患儿咳嗽时，压力水平可明显超过设定水平，故应设置压力上限报警，同时设定V_T过低及f过高报警。

PCV的优点是Palv不会高于设定压。设定PIP＜30 cmH_2O可避免出现肺泡过度扩张。在任何时候，我们都不可能直接测量Palv，我们只能将PIP设置靠近该值。我们可根据流量时间曲线，大致估测Palv值。如果流速在吸气结束前归于零，则吸气末肺泡压接近于PIP；如流速在吸气末尚未回到零，则肺泡内压低于PIP，这种情形下，应依据患儿需要及V_T情形适当增加吸气时间。

一般情况下，PCV流速波形均为减速波形。一些新型呼吸机如Avea等可调节吸气上升时间，吸气上升时间指在吸气时相最初始阶段呼吸机达到设定压力所需的时间，通常用占T_I的百分比来表示。操作者可根据患儿需求调节该参数。

最好用呼吸机上监测的波形图来帮助调整压力、T_I及v等参数。如果T_I太长且患儿

已开始主动呼气，在压力时间曲线的压力平台末端会有一个轻微的上升波形。

与容量通气相比，PCV可改善氧合及气体分布，提高平均气道压，促进肺康复，且降低了下列参数的数值：PIP、PEEP、V_E、呼吸功、镇静剂量、上机时间。以压力为目标的通气(压力限制通气)对急性低氧性呼吸衰竭小儿是一个优先选择的模式，安全、能为患儿所耐受且增加患儿舒适度。

五、双水平正压通气的初始参数选择

双水平正压通气(bilevel PAP)既可用于插管患儿亦可用于非插管患儿。最常用于无创正压通气(NPPV)，将患者用面罩或鼻面罩与呼吸机相连接。起始设定包括吸气正压(IPAP)在5～10 cmH_2O，根据患儿的肺部病理状况，每次增加3～5 cmH_2O，直到其f在20～30次/min，V_T在7 ml/kg左右。呼气正压(EPAP)或PEEP起始设定在2～5 cmH_2O，每次逐步增加3～5 cmH_2O，同时起始氧流量每次增加约2 L/min以提供适当的氧合。在进行NPPV的初始设定时需花费一定时间守在床旁不断摸索调整，以获得患儿最好的依从与适应。

在阻塞性疾病、哮喘及易致PEEPi患儿尤其是成年COPD患者，其EPAP常设置为PEEPi的80%～90%，一般在3～10 cmH_2O，注意观患儿辅助呼吸肌尤其是胸锁乳突肌的运动情况，以帮助判断吸气是否费力及费力程度，有助于EPAP的设定。对低氧性呼吸衰竭患者，PEEP/CPAP水平常需>5 cmH_2O。注意的是，NPPV应用PEEP帮助患儿触发呼吸机，其他模式同样可以应用PEEP帮助患儿触发呼吸机。在治疗2 h后若无改善，说明NPPV可能对患者无益，需寻求更积极的干预。详见本书无创机械通气章节。

六、双重控制压力通气容量保证模式的初始设定

双重控制压力通气容量保证模式在容量得到保证的基础上也同时具备压力通气的益处。双重控制通气模式有两种形式，一种形式是以每一次呼吸的V_T作为目标进行压力通气，另一种形式为以几次呼吸的总计容量作为目标进行通气。

(一) 容量保证压力支持通气(VAPS)或压力扩增通气(PAug)的初始设定

PAug或VAPS，是一种同样的通气模式，在Bear 1000称为PAug，在Bird 8400称为VAPS，平时并不常用，因而临床医师多不熟悉其具体用法，如用于做临床研究，可能会更熟悉。PAug或VAPS的优点在于既给予了带减速气流的压力支持通气又保证了每次呼吸均能提供额定潮气量。PAug或VAPS避免了患者在容量通气恒定流速通气时出现主动呼吸时气流不够或气流不同步现象，而且这一模式可降低呼吸功。

PAug或VAPS产生的呼吸与PSV产生的呼吸非常相似。其压力波形为方波，而容量控制恒定流速的压力波形为三角形。VAPS模拟患儿对流速的生理需求，以适应患儿主动呼吸时不断变化的流速需求。

Bear 1000呼吸机上具有PAug功能，Bird 8400上具有VAPS功能。前文已述，PAug和VAPS名称不同，功能一样，其操作流程亦相同。

(1) 在呼吸机上选择容量通气模式，如VC-CMV(assist)、VC-SIMV。但在VC-SIMV模式中，PAug只能以强制通气方式运行，不能以自主呼吸方式工作。

(2) 目标 V_T 选择同容量控制通气。

(3) 需设置触发灵敏度(压力或流量)以便患儿触发自主呼吸。

(4) 应设置一个压力上限(如 40 cmH_2O)。

(5) PIP 的设置原则在于能提供绝大部分潮气量。先用容量控制通气(恒定流速)测得 Pplateau,设置 PIP=Pplateau-PEEP。其值与压力上限相近,能给予合适的潮气量。基线压设定同容量通气。

(6) 开启 PAug 或 VAPS。

(7) 设置流速波形为方波通气并设置吸气流速,观察压力时间曲线或流量时间曲线以判断效果。

该模式与其他模式一样,医师应当评估压力时间曲线、流量时间曲线及容量时间曲线图,及时调节压力与流速(图 9-5)。

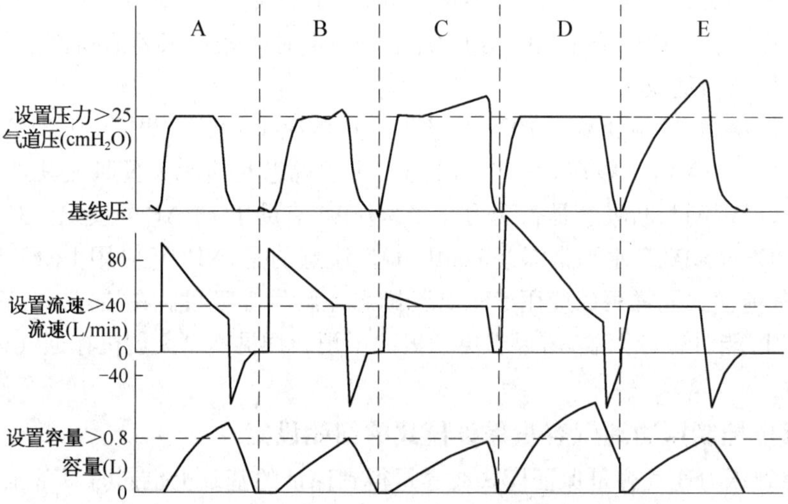

图 9-5 各种不同的压力扩增通气波形

如图 9-5A 其曲线与 PSV 非常相似。B 图是 PAug 或 VAPS 的典型病例,呼吸是患者触发,其流速基于患儿需要为减速波形,在吸气末,流速稳定在呼吸机控制按钮设置的流速平台上,此时由于呼吸机在流速平台持续送气,压力在吸气末上升,在压力时间波形上于吸气末出现一压力上升波形。这一波形特征恰好反应了 PAug 或 VAPS 的优势,即在流速降到设定值时若 V_T 仍未达到设定值,呼吸机就一直维持流速在设定值上直到 V_T 达到设定值再切换为呼气(从这个意义上讲,该模式等于容量切换通气)。

C 图中,其压力支持水平及流速均太低。呼吸机只能自动通过延长吸气时间来持续给予气流以达到设定 V_T。D 图同样是 PAug 或 VAPS 的一个典型例子。患者有较强的自主呼吸,V_T 在吸气流速降到设定值之前即已完成,在这种情形下,当流速下降到峰流速的 25%时即自动切换为呼气,此时实际获得的 V_T 可能大于设定值。E 图显示当患者没有触发呼吸时,此时呼吸切换只能为时间触发,其呼吸波形就与容量通气相似了。这时就不是 PAug 或 VAPS 通气了。此时患者不能触发呼吸,亦无主动呼吸。

流量波形及流量吸入在应用 PAug 或 VAPS 时非常重要。在 PAug 或 VAPS 呼吸开始时，流速上升很快，压力很快达到设定压力以满足患者吸气时流速需求。然后流速开始下降直到设定值。吸气流速主要受 3 方面因素影响：压力支持水平即设定的压力值；患者肺部状况及患者吸气努力。当压力设置接近最高上限时，吸气峰流速可满足潮气量需求。

设定流速的标准如下：

(1) 流速设置应尽量高以便 T_I 不会延长，或仅轻度延长。最好不要超过控制通气时 T_I。

(2) 流速设置应保证 PAug 或 VAPS 吸气起始时压力波形是方波，吸气末仅有少数一些呼吸而非所有呼吸有一个轻度的压力上升。

(3) 选择方形波流速波形。若选择减速流量波形可能会抵销 PAug 或 VAPS 的优点，使吸气时间延长。

撤离 PAug 是一个自然而然的过程，当 C_L 及气道阻力改善后，V_T 在同样的压力水平下增加。医师可降低压力以使 V_T 降至正常，一直到压力很低甚至不需要压力，即转为患儿自己呼吸。

(二) 压力调节容量控制通气(PRVC)的初始设置

PRVC 是一个闭环通气模式，其根据 V_T 是否达到设定值，呼吸机会自动调节压力的大小以达到设定 V_T。这一模式是由 Servo 300 率先应用的。PRVC 是一个压力限制、时间切换模式，用设定潮气量作反馈控制。目前其他呼吸机均设置了这一模式。但不同的呼吸机名称不一，如 Hamilton Galileo 呼吸机是适应性支持通气，Newport E500 叫容量目标压力控制通气，Drag Evita 4 叫 Autoflow，而 VIASYS Avea、Servo 300 及 Servo i 均称为 PRVC。

应用 PRVC 模式时，医师应首先设置一个合适的 V_T，同时设定好基线压及压力上限。在设定好参数，呼吸机先给予一次或几次试验性通气。在试验性通气时，有的呼吸机如 Servo 300 是给予一个压力大约为 10 cmH_2O 的压力控制通气；有的呼吸机如 Servo i 是给予一次容量控制通气加吸气末停顿。在试验性通气时，呼吸机自动测试患儿及系统的静态顺应性(Cs)及气道阻力，再根据静态顺应性及气道阻力计算要完成设定潮气量所需要的压力。后面几次呼吸时，呼吸机再自动逐步调整压力以达到能给予设定潮气量。在呼吸机送气稳定后，医师再评估呼吸机所应用的压力是否在可接受水平。呼吸机在其压力达到我们设置的压力上限下 5 cmH_2O(此值各呼吸机可能不一致)时即停止送气。

设置压力上限特别重要，主要基于两点理由。一方面呼吸机自动调整压力时不会超过该压力上限下 5 cmH_2O，如压力上限为 30 cmH_2O 时，呼吸机自动给予的最高压力不会超过 25 cmH_2O；另一方面，若患儿在吸气相咳嗽或用力呼气时，呼吸机压力不会超过压力上限。这样从根本上保证了患儿的安全，避免肺损伤。

新一代呼吸机多使用浮动呼气阀，在患儿用力咳嗽时能自动释放压力。这样就能帮助维持吸气压力在一定水平，而不会出现因压力过高提前结束吸气换为呼气的现象。

举一个例证说明 PRVC 时呼吸机如何自动调节压力，我们假设预设 V_T 为 200 ml，基线压设置为 PEEP + 5 cmH_2O，压力上限设置为 35 cmH_2O。设想呼吸机通气时用 20 cmH_2O的压力可达到 200 ml 的 V_T。假设患儿突然出现气胸，这时患儿肺部顺应性明显下降，这时要给予 200 ml 的 V_T，20 cmH_2O 的压力远远不够，此时呼吸机自动将压力调整到 30 cmH_2O，依然不能完成 200 ml 的 V_T。而此气道压力已经达到压力上限下

5 cmH_2O，呼吸机已不能再提高压力了。此时呼吸机立刻给予有声报警，有的呼吸机会在屏幕上显示“压力上升受限制，请重新评估”。这时就需要临床医师查看患儿，寻找肺顺应性下降、呼吸机压力上升依然不能完成设定 V_T 的原因，并决定下一步治疗措施及呼吸机参数的调节。

（三）容量支持通气（VS）的初始设定

VS是一纯自主呼吸模式。除需设置敏感性外，医师还设置 V_T 及压力上限。同样，要基于容量通气时 V_T 大小来设置 V_T。VS的优点在于患儿可自主选择其呼吸时 f 与 V_T，而我们所设置的 V_T 是最小 V_T，即患儿每次呼吸时不能低于该值，这样就避免了患儿无力呼吸或呼吸表浅时 V_T 不够造成通气不足的情形。一旦肺部状况好转，呼吸机压力随肺部状况好转而自动下降，而 V_T 因肺顺应性好转亦可得到保证。若患儿应用VS时呼吸突然停止或存在呼吸暂停，则该模式有一个“安全网”设置，类似于后备通气，呼吸机将会立即启动安全网，给予设定好的 f 与 V_T。

在Servo 300呼吸机上，VS与每分通气量通气（MMV）相类似，医师设置最低参数（V_T、f、高压及低压报警）后，呼吸机根据患儿需求自动调节压力。该呼吸机上VS有别于其他呼吸机的独特特征为若患儿自主呼吸频率减低后，呼吸机自动增加 V_T，其主要目的就是去维持设定的 V_E。V_T 在此时最大可增加到原先设定值的150%。在新一代呼吸机Servo i并无这种 V_T 补偿，V_T 始终维持恒定，可能考虑 V_T 过大会引起呼吸机相关性肺损伤。每个呼吸机VS设置与通气均有一定差别，临床医师应熟练掌握。

（喻文亮）

第四节　其他通用参数的设置

一、吸入氧浓度（FiO_2）的选择

选择一个 FiO_2 数值，目的在于患儿能有一个可以接受的动脉氧合（60～100 mmHg）。患儿上呼吸机之前，都会测定一个动脉血气，一般情况下都是在吸氧情况下测得的。若上机前测得的血气即为可接受范围，则上机后吸入氧浓度的初始值即为测血气时的吸氧浓度。如果血气测得的血氧分压偏低，上机后的 FiO_2 则按以下公式计算。

$$期望\ FiO_2 = [PaO_2(期望) \times FiO_2(测血气时)]/PaO_2(血气结果)$$

这一公式的前提是患儿从测血气到调节 FiO_2 时，心肺功能没有发生重大变化。有些情况会显著改变患儿心肺功能状况，如正压通气；从另一方面来说，至根据患儿需求在呼吸机上设置并调节 FiO_2，如动态观察监护仪上的氧饱和度，逐步调节 FiO_2。

若无法作血气分析，则应假定患儿是严重的低氧性呼吸衰竭，初调 FiO_2 应从高浓度开始（50%～100%），这样就能在万一缺氧已严重到一定程度，氧债及乳酸堆积已发生时，及时获得氧合组织氧供给，许多临床医师在上机开始时选择 FiO_2 为100%，其目的亦在于

此。但不主张持续应用100%的 FiO_2，因其可致吸收性肺不张且长此以往可致氧中毒。故若患儿病情严重，需高浓度氧，不要持续应用100%的氧气。目前在吸痰前、后及应用支气管镜时均常规吸入100%。

在上机后可根据 SpO_2 调节呼吸机参数，SpO_2＞92%（即 PaO_2＞60 mmHg）是机械通气最常用的通气目标。上机后10～20 min应常规测定动脉血气并评估氧合与通气是否合适。

我们可应用上述 FiO_2 公式计算期望 FiO_2 并调节 FiO_2。当 FiO_2≥65%时，应考虑提高PEEP。

二、灵敏度设置

为使患儿能轻易地触发呼吸应设灵敏度。流量触发应设置在基线流量下1～10 L/min。有些呼吸机如Servo 300及Servo i，其设定已由厂家预先设定好；在其他型号呼吸机则由临床医师设置。压力触发灵敏度常设置在－2～－1 cmH_2O。

应优先选用流量触发，因其反应时间要快于压力触发通气。在流量触发时，呼气阀不必关闭，而压力触发时，管道必须密闭（呼气阀关闭）以便患儿吸气努力时能使管道内压力降至设定触发压之下；流量触发时，管道内在呼气时有一持续气流存在，这种气流要求吸气流量控制阀一直开放，故流量触发时极易触发呼吸。对患儿来说优选流量触发可以立刻满足患儿的流量需求。在压力触发时，首先需管道压力下降，然后吸气阀才开放，然后气流才能进入患者。

在有PEEPi时，患者触发呼吸较难。事实上，在严重病例，患者可能根本触发不了任何一次呼吸。这时调节触发灵敏度相当难，除非能侦测并测量PEEPi，否则问题无法解决。如机械通气时存在PEEPi，对COPD患者，可将PEEPe设为PEEPi的80%，此时可解决触发困难的问题。COPD患者主要是气道塌陷和主动吸气问题。

图9-6显示，A及B有助于解释这一问题。设想你通过麦秆管从杯中吸水，杯子水面距离嘴巴10 cm高。此时，你至少需要10 cmH_2O 的力量才能吸到水。在存在气体陷闭机械通气患儿要触发自主呼吸与此基本相似。患儿必须在肺泡和嘴之间产生一个压力差，此时需将肺泡压力降到0或更低，以便口腔压力＞肺泡压，这样气体才能进入肺。如PEEPi为＋10 cmH_2O，至少要产生－10 cmH_2O 的压力才能将肺泡压降至0。然后患者需再产生－2～－1 cmH_2O 的压力才能触发吸气气流。

麦秆吸水问题的解决办法非常容易，只要向杯中注水，提高水平面已靠近嘴巴即能轻易吸水。有PEEPi的患儿解决方法与此相似。通过增加嘴腔的压力（PEEP）使之接近肺泡内压，则嘴腔与肺泡间的压差减小。在呼吸机上即为设置PEEP（图9-6C），可逐步增加PEEP直到气道不再发生塌陷，然后患儿吸气时很容易地将压力降到呼吸机设置的触发灵敏度以下，并触发呼吸。值得注意的是，假如PEEPi是高每分通气量所致，这一方法可能无效；或者假如呼气时间不足，该法亦无效。

那么如何评估我们应设置多少PEEPe才能达到触发效果，这里提供一个较为简单的方法，如果我们不能测定PEEPi是多少，我们就逐步提高PEEP，并监测PIP变化，若PIP开始增高，即停止提高PEEP。当PIP提高时说明肺泡接受了更高的压力及潮气量。另一个方法估测需要PEEPe高低的方法是在我们逐步调高PEEP的同时观察患儿的辅助

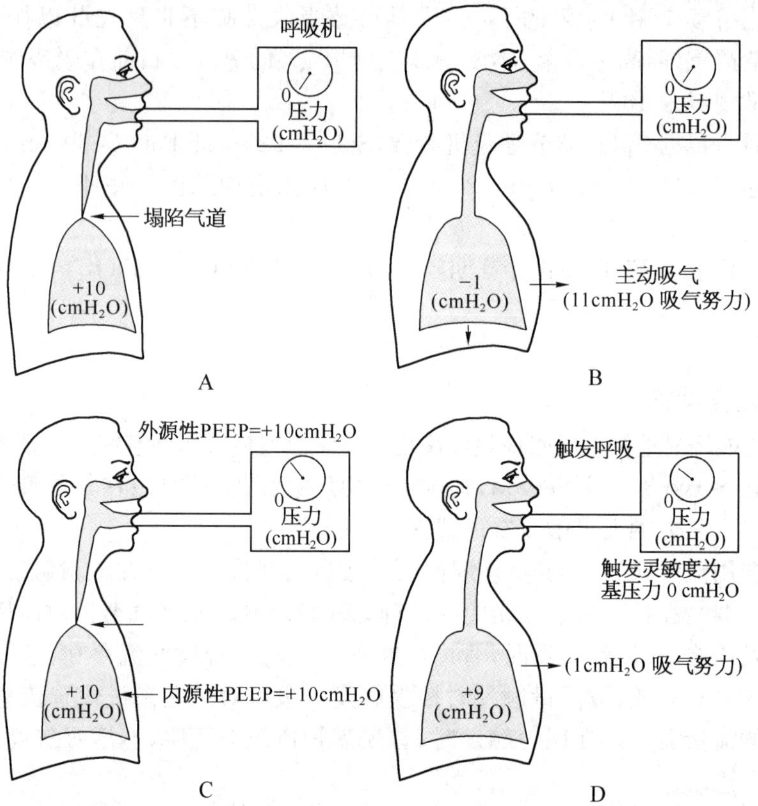

图 9-6 内源性 PEEP 与触发通气

呼吸肌如胸锁乳突肌活动有否减弱。还有一种方法就是直接评估患者吸气努力 1 min 做了多少次，呼吸机触发了多少次。随着 PEEP 的上调，触发呼吸的次数应与患儿呼吸努力的次数相等，此时可停止调节 PEEP。

触发灵敏度还受呼吸机所用湿化器的型号影响，若湿化器在患儿与呼吸机触发探测装置之间，患者更难触发呼吸；若触发装置在患者气道近端，则容易触发。

三、湿化器

正常人自主呼吸时，到肺泡的气体相对湿度为 100%，温度 37 ℃，含水量 44 mg/L(绝对湿度)。吸入气体到第 4～5 级支气管其湿度、温度及绝对湿度即达肺泡气水平。故第 4～5 级支气管称为等温饱和分界线。正常人主要由鼻及口腔负责吸入气温湿化，有创机械通气时，由于吸入气直接从气管内导管入主支气管进入肺，需对呼吸管道气体进行温湿化以替代鼻、口腔的温湿化功能，在呼吸机上添加湿化器原理即在于此。

呼吸机湿化系统应能保证在 V_E 最高为 20～30 L/min 时吸入气的绝对湿度保持在 30 mg H_2O/L，温度在 31～35 ℃。有些临床医师认为温度范围应设为 35～37 ℃。

(一) 加热湿化器

加热湿化器是最常见的湿化系统(详见相关章节)。典型的加热湿化器是伺服加热湿化器，其温度可在湿化器显示屏上读出，并能给予温度超范围报警。温度探头放在患者管道近端，温度过高报警常设置在 37～38 ℃，以保证温度不超过 37 ℃，低温报警设置一般在 30 ℃。

无论何时，患者管道中的气体温度总是低于加热湿化器温度，这样一定会发生冷凝水附着于管壁。环境温度过低亦会促进管道中冷凝水的发生。在管道的吸气支及呼气支加用加热导丝可显著减少冷凝水的发生。若患儿管道中温度比湿化器还高，则管道中相对湿度会降低。这种情形多见于应用加热导丝时。若湿化不够，气道分泌物会变得稠厚干结。稠厚的气道分泌物较难吸出，易致痰栓，阻塞气道。

为充分理解这一问题，在此举一例说明该问题，患儿机械通气中，气体离开加热湿化器温度为 34 ℃，相对湿度为 100%，绝对湿度为 37 mg/L。气体进入加热导丝管道后逐步加热，在近端气道时测得气体温度为 37 ℃。试问该气体与正常人体平素所吸入的气体是否一致？回答是，正常人体平时所吸入的气体相对湿度为 100%，温度 37 ℃，绝对湿度为 44 mg/L(此为温度 37 ℃时的最大湿度)。而湿化器所提供的是 37 mg/L，两者相差 7 mg/L，尽管到达患儿的气体温度经导丝加热后为 37 ℃，但由于导管内无额外水分供气体在温度升高后进行额外湿化，故加热后近端气道气体绝对湿度依然为 37 mg/L，此时相对湿度＝绝对湿度/最大湿度×100%＝37/44×100%＝84.3%。故此时呼吸机提供的气体尽管温度够，但相对湿度不够。

对暖箱中或辐射台下的新生儿，呼吸机管道患者端可能在暖箱中或辐射台台面上，加热导丝的温度检测探头暴露在较高温度中；管道呼吸机端在暖箱及辐射台外，温度相对较低。在此情况下，需立刻将温度检测探头置于暖箱外或远离辐射台，否则温度检测探头会因为检测到较高温度，而误认为患儿接受的管道气温度太高，反馈地降低自身管道气温度，导致到达患儿的气体湿化不够。

对于没有加热导丝的湿化器来说，为了让到达患者上气道的气体达到 37 ℃，湿化器需加热至 50 ℃。此时高度温暖的气体通过呼吸机管道时被外周空气降温，从而导致雨洗效应(即冷凝水汽的形成)，应注意集水器置于管道最低部位以收集多余的冷凝水。应注意定期清空集水器。有些集水器有弹簧盖，当盖子未拧紧时仍然可以密封管道；其他的含有抽吸端口可抽吸多余水分。在清空集水器时，若能保持其密闭可避免影响呼吸机的正常运转。

(二) 热湿交换器

热湿交换器(HME)又称人工鼻(图 9－7)，机械通气患儿亦可用于湿化，但较少，可参见机械通气的日常管理与护理章节。其原理是呼气时将呼出的水汽吸附停留于 HME 中，下次吸气时吸附停留于 HME 中的水汽又随吸入气进入体内。但是，下列情况下不能用：①当痰液为大量、稠厚或血性痰时，痰液易在 HME 中堆积，增加吸气及呼气时的气流阻力。②在未用带囊气管插管通气时，或支气管胸膜瘘时，若呼气 V_T 低于吸气 V_T 的 70%时。③患儿低体温时，体温＜32 ℃。④自主呼吸强烈时。⑤经呼吸机雾化用药时。⑥潮气量小时，因 HME 可显著增加机械通气死腔，减少二氧化碳排出，故儿童尤其是小年龄小儿少用。⑦V_T 过大时，HME 效率不够。

在 V_T 为 500 ml/kg 时 HME 可提供 10～14 mg/L 的水分，高吸水性热湿交换器(HHME)可提供 22～34 mg/L 的水分，由于长时间应用热湿交换器时会发生水分丢失，应及时评估患儿气道分泌物干结情况。

绝大多数型号的 HME 均为 2.5～3.5 cmH_2O 的气流阻力。当长期应用 HME 时，会

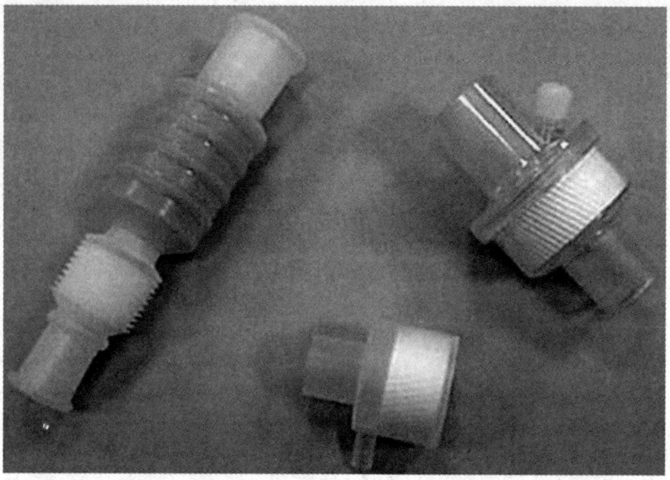

图 9-7　人工鼻

因分泌物堆积及水汽潴留增加气流阻力。这样可致 PEEPi，增加呼吸功。如果在 24 h 内因为分泌物堆积需更换 4 个以上 HME，即应改用加热湿化器。

特别重要的是，HME 可增加 50～100 ml 的机械死腔，对婴儿、儿童及 V_T <400 ml的成人应用时应谨慎。

还需特别注意的是，在应用加热湿化器时，不能将 HME 叠加应用在患者的气管插管上，因加热湿化器已将吸入气湿化，此时可阻塞 HME 滤过器，显著增加气流阻力。

应用呼吸机进行雾化给药时，应将 HME 卸下，但会增加污染风险。

一些 HME 生产厂家建议每 24 h 更换 1 次 HME，但临床实践提示只要没有分泌物部分阻塞 HME，可 2～3 日更换一次 HME。

如果连续 2 次吸痰发现痰液黏稠增厚，应立即更换至加热湿化器系统。若预期患者机械通气在 5 日以上，最好应用加热湿化器系统以免分泌物稠厚阻塞气道。气管切开时，可较长时间应用 HME。

（喻文亮）

参考文献

[1] 李庆华. 呼吸机临床应用问答[M]. 北京：人民军医出版社，2006.

[2] 孙波. 常用呼吸机的设置调节[J]. 实用儿科临床杂志，2007，22(18)：1364-1367.

[3] 王保国. 实用呼吸机治疗学[M]. 第 2 版. 北京：人民卫生出版社，2005.

[4] 俞森洋. 现代机械通气的监护临床应用[M]. 北京：中国协和医科大学出版社，2000.

[5] 周建新. 机械通气与呼吸治疗[M]. 北京：人民卫生出版社，2007.

第十章 呼气末正压

为系统地理解呼气末正压(PEEP)的作用、地位与应用,本文大量参考了成人的研究,对PEEP进行尽可能深入的系统全面的介绍,供读者深入学习或参考。

PEEP被定义为一种呼吸治疗技术,无论在自主呼吸还是在机械通气患者,气道压在整个呼吸过程保持高于大气压。这种定义阐明了PEEP本身不是一种通气模式,而是与各种通气模式包括控制通气、辅助通气或者应用于自主呼吸的整个呼吸过程即持续气道正压(CPAP)等有关的一种辅助治疗。当PEEP应用于压力预设模式时,吸气预设压力通常指与PEEP相加,也就是,吸气期间所用的实际压力是吸气压和呼气预设压之和。当呼气气道正压(EPAP)和吸气气道正压(IPAP,指吸气期间所用的总压力),主要但不完全在涡轮机驱动(所谓的双水平)的呼吸机遇到,高于呼气末正压的实际帮助就是IPAP与EPAP之差。

正如Poulton、Oxon和Barach等的前驱研究工作所示,很多病理情况从维持呼气末正压获益。他们在19世纪40年代中期研究显示,应用气道正压可以有效治疗肺水肿患者。可是,令人吃惊的是"医学主题词(MeSH)"将PEEP称为"机械通气的一种方法,在这种方法下,维持压力以增加呼气末残留在肺内的气体量,从而降低肺内血液分流并改善气体交换"。这样,MeSH只考虑了PEEP的一种作用,尽管是大家广泛认识的一种作用。

尽管有一些缺陷和并发症,重症监护室(ICU)医生仍将PEEP看作最有力的治疗手段用于急性呼吸衰竭;在最近对三大洲ICU的国际调查中显示,PEEP被用于90%以上的ARDS患者和60%以上的慢性阻塞性肺疾病(COPD)加重患者。

第一节 相关病理生理学概论

间歇正压通气主要意在完全或部分替代呼吸肌的功能,由此纠正肺泡通气不足造成的低氧血症。然而,逆转肺内分流和静脉混合所致的低氧血症需要可以复张更多充气肺单元的干预措施。在由肺水肿和(或)肺不张所致肺容积急性下降的患者,PEEP可以通过增加功能残气量(FRC)改善动脉氧合、减少静脉混合、转移潮气量至压力容量曲线中顺应性更好的部分、防止机械通气期间顺应性的丢失和降低呼吸功。图10-1A概括了

PEEP 用于由于肺容量急性下降所致急性呼吸衰竭(ARF)患者的理论根据。

虽然 PEEP 在治疗因肺水肿和(或)肺不张所致低氧性呼吸衰竭患者的应用已成为普遍共识,但仍有一些方面存在争议。许多年来,大家普遍认为 PEEP 对气体交换和肺力学的影响是多种多样的,并仍有些是未知的。基于 ARF 的不同病因,ARF 可能由不同路径和病理生理机制所维持。就像任何其他治疗方法,PEEP 不是没有副作用。在 ALI 或 ARDS 患者,PEEP 不仅复张无通气区域而且扩张正常通气区,通过增加吸气末平台压产生肺气压伤。高水平 PEEP 也可增加生理性死腔、恶化气体交换和组织灌注。PEEP 的肺外副作用包括降低心排血量、增加颅内压、引起肾功能不全和减少内脏灌注和氧合。

许多研究者对 PEEP 的优点和危害进行了多方面的权衡。产生可接受氧合的最低 PEEP 值和超过压力容量曲线低拐点的 PEEP(使肺复张最大化和使通气期间由肺泡反复开放和塌陷产生的剪切力最小化)都被认为是 ALI/ARDS 的最佳治疗策略。多年后,对最佳 PEEP 值和检测 PEEP 的最好方法的争论仍然很激烈。

PEEP 的优点除有利于肺容积复张外还有很多。在 COPD 和 ARF 患者,低氧血症可以被较低的氧浓度所逆转,尽管呼吸性酸中毒的纠正经常需要机械通气。在这些患者,最初人们认为 PEEP 对气体交换只起很小的作用。随着 Pepe 和 Marini 等人的基础研究,人们认为肺脏不能在呼气末排气至 FRC,特别是在气流受阻时,所以,肺泡保持正压达到一定程度(这一压力由闭陷气体的量决定)被称为自主 PEEP 或内源性 PEEP(PEEPi)。在这种情况下,应用外源性 PEEP(PEEPe)可能是有益的。在自主呼吸时这种好处更加明显:CPAP 可以减轻呼吸困难和降低呼吸功。在任何由患者触发的通气模式中,这种优势也是明显的:PEEP 增强触发功能,减少患者呼吸驱动,减少吸气肌做功,并且能改善人机相互作用。PEEP 代替了许多必须由吸气肌产生的压力,抵消了 PEEPi(开启吸气气流或是触发呼吸机所必需)。PEEP 在 COPD 患者中的主要作用可概括为图 10-1。

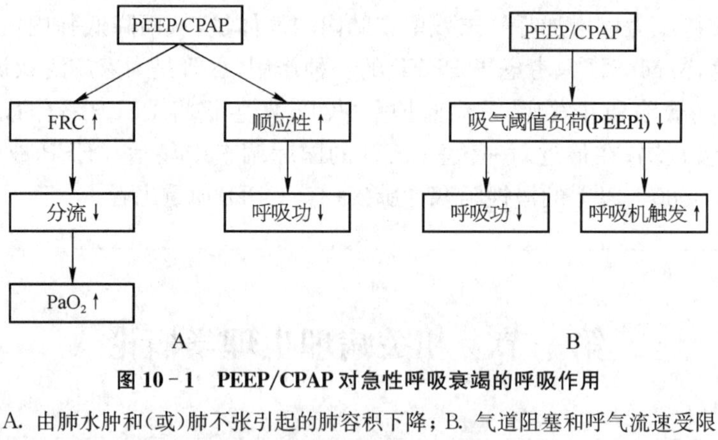

图 10-1 PEEP/CPAP 对急性呼吸衰竭的呼吸作用

A. 由肺水肿和(或)肺不张引起的肺容积下降; B. 气道阻塞和呼气流速受限

如果 PEEP 超过 PEEPi,可进一步导致肺过度充气,增加气压伤的危险,使膈肌处于额外的力学劣势,并进一步损害血流动力学。为了获得最佳结果,PEEP 应该根据 PEEPi 水平的精确评估来调节。在被动通气的患者,这种评估是直接的:呼吸机的呼气阀在呼气末是关闭的。在自主呼吸和患者触发的呼吸辅助期间,PEEP 发挥着非常重要的作用,当呼吸肌活动时,PEEP 的评估就不是很容易了。

PEEP 对血流动力学有重要的作用。当左心室功能正常时，胸内压增高引起心排血量下降，主要由于静脉回流(即前负荷)的减少。在左心室功能不全的患者，当充盈压和左心室舒张容积升高时，心排血量对静脉回流降低变得相对迟钝。在这种情况下，胸腔内压增加的主要作用是降低左心室跨壁压(即后负荷)，这样可改善左心室的功能。这些作用(图 10－2)也在相对中等水平的 CPAP 中观察到。对后负荷的影响可能主要是由于胸内压吸气反向摆动的下降，导致呼吸力学的改善。在严重心源性肺水肿患者，应用 CPAP 可能加速生理功能改善和减少对气管插管的需要。

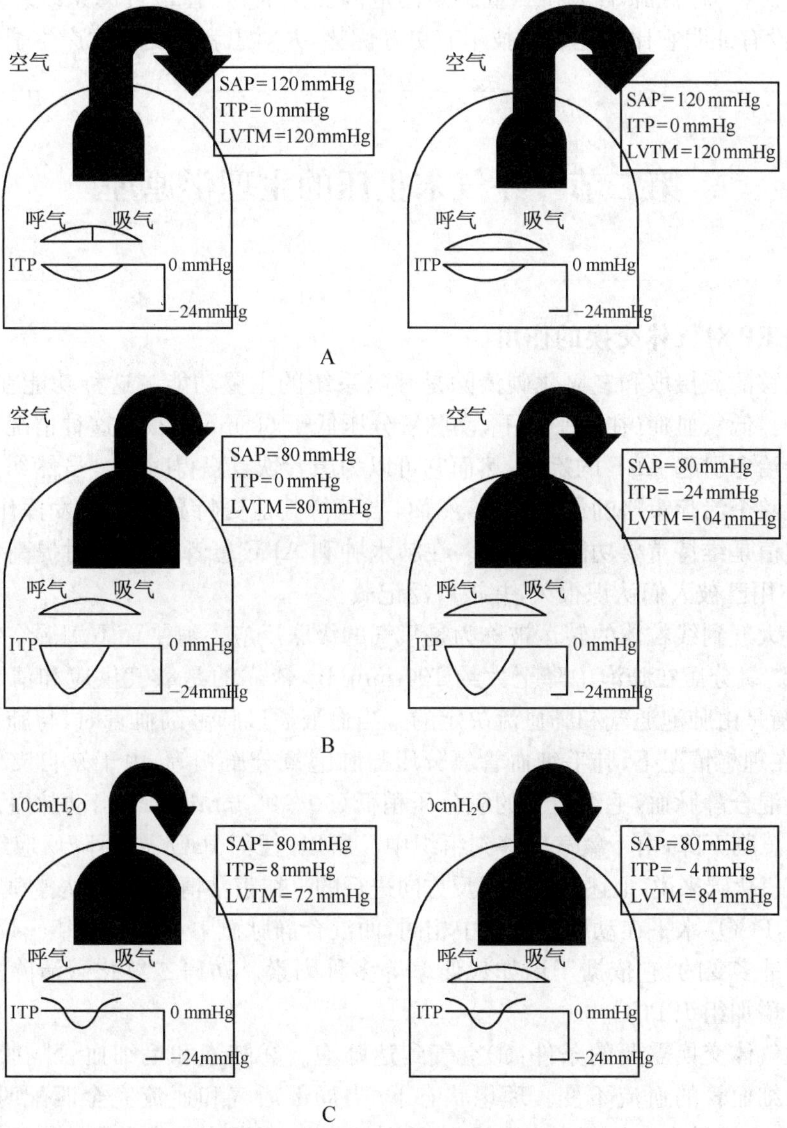

图 10－2 PEEP 对血流动力学的作用

正常人自主呼吸时心肺相互作用和由于低心排血量所致心源性肺水肿患者没有和有 CPAP。胸内压变化在呼气末(左侧)和吸气末(右侧)对左室收缩功能影响如图所示。SAP：收缩期动脉压；LVTM：左室跨壁压

A. 在正常人，胸内压潮程对左室收缩功能没有影响； B. 在肺水肿患者，需要更大的胸内负压才能达到相同的潮气量，因此，LVTM(后负荷)增加不依赖于收缩期血管阻力； C. 由 10 cmH_2O CPAP 产生的胸内压升高导致呼气相 LVTM 轻度下降。由于肺力学的改善，CPAP 通过降低胸内压的负值显著降低吸气相 LVTM

很多学者研究了 CPAP 在阻塞性睡眠呼吸暂停综合征治疗中的应用。睡眠呼吸暂停是以呼吸减弱或停止为特征，继发于上呼吸道的周期性狭窄和(或)闭陷。它可被 CPAP 逆转，通过“气性夹板”作用，使咽部保持开放。在有症状的患者中，CPAP 减少过多的表现为日间瞌睡，可改善认知行为和左心功能，并降低日间血压。

我们对呼气正压(PEP)通气不提供详细讨论，物理治疗技术意在清除分泌物。PEP 就是基于这样的理论：它的应用可能改善辅助通气和增加黏液向中心气道的运动。尽管应用不同的装置和管理方法，几项研究显示 PEP 和其他理疗技术相比，同样或更有效地帮助清除分泌物、降低肺不张和二重感染的危险。然而，一篇最近的系统综述减弱了对 PEP 热情，没有证明它比其他理疗技术有更好优势，并对患者接受程度产生了怀疑。

第二节　呼气末正压的生理学原理

一、PEEP 对气体交换的作用

保证足够的氧摄取和二氧化碳清除是呼吸系统的主要功能。这种功能在 ARF 患者发生了改变。低氧血症(在海平面下，动脉氧分压低于 60 mmHg)是这种情况的标志。机械通气不能治愈引起 ARF 的疾病，然而它可以为患者恢复赢得时间。虽然纠正气体交换异常并不是整个治疗策略的最终目标，然而，当等待其他更特异的治疗发挥作用时，安全的动脉血气值是维持重要功能的基础。在肺水肿和 ARF 患者，PEEP 对提高动脉氧分压(PaO_2)的作用已被人们认识很久，并被广泛记载。

氧气由大气到线粒体的转运被称为是氧气的级联反应。海平面下潮湿空气的压力为 149 mmHg。氧分压在肺泡中降至大约 100 mmHg，依靠的是氧气供应和清除之间的平衡，这种平衡是由肺泡通气和肺血流决定的。当血液通过肺毛细血管时，与肺泡氧进行平衡。因此，在理想情况下，肺毛细血管氧分压与肺泡氧分压相等，由于来自支气管和冠状静脉的一些混合静脉血，毛细血管的氧分压稍低(90～95 mmHg)。当动脉血到达外周组织时，PaO_2 急剧下降，由于氧气转移到组织中。所以，任何 PaO_2 的下降反应组织 PO_2 的下降。对二氧化碳来说，上述过程是以反方向进行的。在正常情况下，吸入空气中基本上不含二氧化碳，PCO_2 水平在动脉与肺泡中相同，而混合静脉血中 PCO_2 为 45～47 mmHg，组织中 PCO_2 是多变的，它依据于诸如代谢率等多种因素。妨碍二氧化碳清除的任何肺功能损害均会增加组织 PCO_2。

生理性气体交换需要的条件：①空气到达肺泡。②肺泡和毛细血管隔膜是完好的。③通过肺毛细血管的血流不变。理想状态下，当局部通气和血流完全匹配时(即$\dot{V}/Q$=1)，肺部气体交换最为有效。由于$\dot{V}/Q$ 的不均一性(由于重力或来自冠状静脉和支气管静脉流入全身循环的静脉血引起的小量分流)，故$\dot{V}/Q$ 正常情况下约为 0.8。气体交换还受许多肺外因素的影响，如 FiO_2、V_E、心排血量和氧气的消耗(VO_2)(即代谢率)。在没有肺内分流情况下，FiO_2 增加会导致 PaO_2 升高；其升高的程度依赖于$\dot{V}/Q$ 失衡的程度。假如呼吸力学是正常的，V_E 依赖呼吸中枢的活动。V_E 的改变对气体交换的影响依赖$\dot{V}/Q$不均一的程度。V_E 增加的后果对二氧化碳清除的影响比对氧摄取的影响更大。因为二氧化碳解离曲线与氧解离曲线相反，近似直线形，即使在明显 $\dot{V}/Q$ 比例失调时亦是如此，这可以解释为什么高 PCO_2 依赖于 V_E。通过对混合静脉血氧分压（PvO_2）的作用，心排血量和代谢率可以影响 PaO_2。PvO_2 可随心排血量的降低、组织摄氧的增加或动脉氧含量的降低而降低。反过来，PvO_2 降低可以降低 PaO_2 达到依赖 $\dot{V}/Q$ 失衡的程度。

（一）在麻醉患者中的作用

麻醉时通常影响动脉氧合，主要因为肺不张导致的肺内分流，在依赖区更明显。在自主呼吸和肌肉麻痹下，90%的气管插管麻醉患者会发生区域性肺实质塌陷。其他的机制如局部通气分布、气道关闭和低氧性血管收缩的药物抑制等均可参与。在麻醉期间，应用 PEEP 可以防止和逆转外周气道的关闭，减少肺不张和改善局部 $\dot{V}/Q$ 和氧合，尽管可能部分改善分流。然而，Dueck 等人在麻醉的正常狗中发现 10 cmH_2O 或更高 PEEP 产生了 PaO_2 下降、死腔通气增加和 $PaCO_2$ 升高。这主要是由心排血量降低引起，心排血量降低与高 $\dot{V}/Q$ 和无灌注区域肺泡通气的增加有关，均提示非依赖区肺组织的过度扩张。同样，Pelosi 等人也发现在正常人全麻时，PEEP 值高达 10 cmH_2O 时可降低氧分压，而在肥胖患者，氧分压反而增加，这种增加与肺不张区肺组织的复张有关。

在麻醉过程中，膈肌位置和力学改变通过诱导依赖区通气异常也引起气体交换受损。Heneghan 等人用麻醉的家兔研究了这种现象，他们比较了产生相同肺容积增加的 PEEP 和膈神经刺激，发现膈神经刺激引起了膈肌更大的尾部运动，特别是在依赖区，并产生比 PEEP 更大的气体交换改善。

关于 PEEP 作用在术后发生呼吸衰竭的患者得到了矛盾的数据。在两项研究中，在进行心脏或血管手术患者术后早期，PEEP 达 10 cmH_2O 并没有显著改善 PaO_2。相反的，其他研究者发现 PEEP 联合经鼻罩双水平正压通气能改善大多数各种手术后并发呼吸衰竭患者的氧合。一项随机临床试验发现低 PEEP（大约 4 cmH_2O）无创正压通气增加 PaO_2，减少了对气管插管的需要，改善了肺切除后 ARF 患者的生存。

总之，在正常人麻醉中和麻醉后，PEEP 改善氧合的同时，也产生了相反的结果，可能是因为 PEEP 对血流动力学的不良作用和肺过度扩张。然而，PEEP 对特定患者在改善气体交换方面是有效的。

（二）PEEP 在低氧性呼吸衰竭中的作用

大多数低氧性呼吸衰竭的类型，如心源性肺水肿、ALT/ARD 和单侧肺炎等，它们的特点是肺不张、肺间质和肺泡水肿以及小气道关闭导致的肺容积下降。低氧血症的重要机制是肺内分流。而且，在这类患者，高吸氧浓度常可通过促进肺泡去氮化和再吸收性肺不张导致肺容积的下降。在 ALI/ARDS，由于肺血管广泛受累和低氧性血管收缩的受损引起血流分布的改变导致气体交换的恶化。

长期以来，PEEP 一直被认为是增加肺容积和改善气体交换的一种有效手段。在心源性肺水肿，CPAP（单独使用或是与吸气辅助联合使用）通过增加通气肺容积，增加心排血量和改善通气血流比值来改善气体交换。血管外肺水的减少可能是另外一种机制，由此 PEEP 可以减少肺内分流。但是，当微血管静水压高时，PEEP 并不能减少有时反而增加血管外肺水量。Malo 等人阐明了这一点，他们发现 13 cmH_2O PEEP 降低了分流和肺泡血流而没有改变血管外肺水量。的确，血管周围套水肿增加。这些发现提示 PEEP 重新分布过多的肺泡水进入顺应性好的血管周围间隙，使得原已淹没和塌陷的肺泡重新充气，而并没有减少肺水肿的总量。

单侧肺炎和ALI/ARDS的特点是气体交换严重受损，因为肺内分流增加，主要由于淹没和(或)塌陷的肺泡。这种观察是通过CT扫描上主要在依赖区发现的肺密度增加的程度和动脉血气恶化之间的相关性证实的。事实上，水肿增加了肺的总量(达到正常肺的2倍以上)，因此，在压缩性肺不张的重力作用下，依赖区进行性塌陷和通气肺组织减少。

下叶和依赖肺区肺不张可能由其他机制引起，如来自心脏和腹腔的外部压迫。肺内分流的严重性也可能受肺表面活性物质异常、气道阻力增加、透明膜和肺泡内炎性蛋白、聚集的细胞等因素的影响。间质性肺水肿以及细胞和结缔组织在肺泡间隔的沉积，进一步导致ALI/ARDS气体交换损伤。非充气肺容积的量也可能受再吸收性肺不张和低肺容积下通气的联合作用而增加。在大多数ALI/ARDS患者，低氧性肺血管收缩受损明显。然而，在一些弥漫性肺损伤患者，低氧性血管收缩部分保留，可以解释为什么尽管有弥漫性通换气丧失而没有低氧血症的现象。相反，在某些局限性肺损伤的患者，低氧性血管收缩持续受损，可以解释为什么尽管有保存完好的肺通气仍有严重低氧血症的现象。

应用PEEP来纠正ALI/ARDS患者气体交换异常首先是由Asbaugh等人提出。现在它仍然是这些患者机械通气管理的基石。大量文献报道，在低氧性呼吸衰竭患者，PEEP单独或与各种有创或无创通气模式联合使用都可以改善氧合。有几种机制可以解释PEEP在气体交换中的作用。PEEP促进肺泡的复张和增加通气肺积，由此降低肺内分流，诱导通气肺容积复张与动脉氧合密切相关(表10-1)。肺泡水肿液重新分布到间质也可解释PEEP对气体交换的优点。依据Webb和Tierney的先驱工作，PEEP能减轻肺水肿，部分由于心排血量的同时下降。通过复张无通气肺泡和稳定气道，PEEP也影响潮气量的局部分布。当PEEP的主要作用是复张时，期望肺泡通气变得更加均一，特别是在依赖区域。虽然肺容量增加是PEEP诱导氧合改变的主要机制，心排血量稍微降低也可减少肺内分流和改善PaO_2。最后，ALI/ARDS的不同病因和病理生理机制影响着对PEEP的反应，虽然目前认识还不成定论。

表10-1 评价PEEP对肺容量和其他生理变量影响的研究

参考文献	技术	PEEP (cmH_2O)	FRC (ml)	ΔEELV (ml)	Vrec (ml)	Vrec/ΔEELV (%)	Voverdist (ml)	ΔPaO_2 (mmHg)
Ranieri 1991	P-V曲线	15		720	230	0.32		50
Ranieri 1994	*P*-*V*曲线	15		690	248	0.36		
Ranieri 1995	*P*-*V*曲线	10		1274	756	0.59		55
Jonson 1999	*P*-*V*曲线	10			205			
Richard 2001	*P*-*V*曲线	11			175			
Maggiore 2001	*P*-*V*曲线	15		764	304	0.40		79*
Mergoni 2001	*P*-*V*曲线	15			379			29
Koutsoukou 2002	*P*-*V*曲线	15		660	457	0.69		57
Richard 2003	*P*-*V*曲线	14			384			20**
Maggiore 2003	*P*-*V*曲线	15		650	235	0.36		

（续 表）

参考文献	技术	PEEP（cmH_2O）	FRC（ml）	ΔEELV（ml）	Vrec（ml）	Vrec/ΔEELV（%）	Voverdist（ml）	ΔPaO_2（mmHg）
Vieillard - Baron 2003	$P-V$ 曲线	12		358	69	0.19		44
Valta 1993	静态顺应性	14		500	126	0.25		
Gattinoni 998	静态顺应性	15	576	721	131	0.18		
Chelucci 2000	静态顺应性	13		446	102	0.23		
Vieira 1998	CT 扫描	13			320		238	117
Vieira 1999	CT 扫描	16			332		13	113
Puybasset 2000	CT 扫描	10	1621	659	187	0.28	41	45
Malbouisson 2001	CT 扫描	15	1553	820	499	0.61	24	99
Nieszkowska 2004	CT 扫描	15	1105	1115	369	0.33	63	80
Mean		14	1214	721	290	0.37	76	66
SD		2	483	249	165	0.16	93	32

注：FRC，功能残气量；ΔEELV，呼气末肺容量变化；Vrec，肺复张量；Voverdist，肺过度扩张量；PaO_2，与 0 cmH_2O 比较动脉氧分压变化；$P-V$，压力-容积；CT，计算机断层扫描；SD，标准差。* 与 5 cmH_2O PEEP 比较；** 与 10 cmH_2O PEEP 比较。

肺泡通气改善的效果和预期肺泡死腔的减少都会产生 $PaCO_2$ 的降低。然而，有几位作者没能发现 $PaCO_2$ 和 PEEP 之间任何显著的关系。由于 PEEP 既有利于肺复张，理论上可以降低 $PaCO_2$，又促进肺的过度扩张，理论上会增加 $PaCO_2$，所以出现反应的缺失。

PEEP 改善气体交换作用的优势被期望用于单侧肺炎和局部肺损伤。然而，在这些情况下，因为正常、低和极低顺应性区域的同时存在，高 PEEP 更可能在正常通气区产生过度扩张。PEEP 对气体交换的净作用依赖于通气肺泡的过度扩张和塌陷肺泡复张的平衡，也受 PEEP 水平的影响。在患有单侧肺病的患者，PEEP 在正常肺组织过度充气时可能产生有害的作用，因为它引导血流进入病变肺组织，而增加肺内分流。为了限制这种危险，病变肺组织单侧给予 PEEP 技术被提出，但是这项技术实施的复杂性严重限制了临床上的可行性。

总之，PEEP 改善低氧性呼吸衰竭气体交换主要通过无通气肺区域的复张和潮气通气局部分布的均匀化。目前 PEEP 仍是多种低氧性呼吸衰竭机械通气治疗的基石，关于 PEEP 最佳水平的争议仍在继续。关于其应用价值是没有争议的。

（三）在阻塞性肺疾病中的作用

在阻塞性疾病，气体交换受损主要原因是肺泡通气不足和与之关相关的局部通气血流比例失调，而弥漫性的损伤并不是主要因素。在 COPD 急性恶化期，高通气血流比值区域占优势，这些患者大多有肺气肿改变并由于肺泡壁的破坏伴有血流的丢失。一般来讲，应用 PEEP 不会影响气体交换。然而，Rossi 等报导低 PEEP（50％的 PEEPi）可以引起 PaO_2 中等程度增加和 $PaCO_2$ 轻微降低，继而在没有呼吸力学和血流动力学改变的情况下，改善了通气血流分布。PEEP 进一步增加（达到 PEEPi 的 100％）并没有产生气体交换更大的改善。在一些小样本研究中，低到中等 PEEP（5～9 cmH_2O）产生类似的 PaO_2 和 $PaCO_2$ 改善。而另一些研究者报道 PEEP 对动脉氧合没有或有很少的改变，除非应用高水平 PEEP；用高达 15 cmH_2O PEEP 也没改变 $PaCO_2$。

PEEP 对气体交换有一些优势，除非低氧血症是由大的肺内分流引起的，其临床意义很小，而且 PEEP 可能有负性血流动力学作用会恶化氧的运输。正性和负性作用之间的平衡在一定程度上取决于所用 PEEP 的水平；然而，PEEP 在 COPD 中应用的主要原因并不是改善气体交换。

二、PEEP 对呼吸力学的作用

(一) 健康人体的呼吸力学

呼吸系统的静态行为可以用 $P-V$ 曲线来表示。$P-V$ 曲线提供了呼吸系统弹性特征的一种可取的描述。在健康人，从残气量到肺总量 $P-V$ 曲线呈 S 形。然而超出功能残气量部分呈线性。因此曲线的切线斜率(线性或是正弦顺应性反应了呼吸系统的弹性)在潮气通气范围内是恒定的。功能残气量是被动呼吸末肺内所含气体量，它对应于肺与胸壁弹性回缩力之间的平衡点。

$P-V$ 曲线形状揭示了两个重要的特征：高肺容积时肺组织的僵硬和低肺容积时外周气道和肺泡单元的关闭。在大于总肺容量的 75%肺容积时，随着肺顺应性的急剧下降，$P-V$ 曲线的斜坡发生变化，表明肺已接近其最大张力限度，而胸壁正常情况下不会变得更硬。超过此点压力进一步增加，称为上拐点(UIP)，对肺容积的影响越来越小。当肺容积降至功能残气量以下并接近残气量时，最小气道在肺泡表面张力作用下趋于塌陷。在随后的充气期间，这些结构保持关闭直至施以更大的压力。从这一点开始，随着塌陷肺泡进行性开放，肺顺应性迅速增加。此作用产生 $P-V$ 曲线的下拐点。关闭压和开放压之差是由表面张力(其在充气期比在排气期更大)滞后和在肺泡塌陷时都增加的表面张力和曲率引起。

静态肺顺应性是肺容积变化与压力变化的比率。在图形上，它描绘了呼气末和吸气末两点之间直线的斜率，它是呼吸系统弹性的简易测量方法。与 ARDS 或 COPD 患者相反，健康人在潮气量范围内具有线性 $P-V$ 关系，因此静态肺顺应性可以在这个范围内很好地描述呼吸系统的弹性特征。

呼吸系统的动态行为依赖于它的阻力特性。把气道比作坚硬的管道，阻力被描述为如下公式 $R=\Delta P/V$，P 为管道两端的压力差，V 表示气道流量。Poiseuille 定律表明 $R=8\eta l/\pi r^4$，R 与液体黏滞度(η)和管道长度(l)成正比，与管道半径的四次方成反比。因此，即使气道口径微小的变化也会引起气道阻力很大的改变。因为肺内气道受到周围肺实质的束缚，他们随着肺扩张而被牵拉增宽，随着肺容积减少而缩小。所以气道阻力随着肺容积的增加而降低，反之亦然。第二种阻力成分也存在，被称为组织或是附加阻力。它来源于分散在肺与胸壁的黏性弹力。在具有不同时间常数的肺泡之间的气体再分布(摆动呼吸)增加这种压力的丢失，这也包括在附加阻力内。附加阻力与肺容积的增加成正比，与流速成反比，它也有强烈的频率依从性。

在恒流控制通气中，呼吸系统的弹性和阻力可以用阻塞技术来评估，阻塞技术是在吸气末阻塞气道 3～5 s。一旦气流被中断，气道压从峰压迅速降到较低值，呼气末堵塞后，气道压上升，达到一个平台，它对应于总 PEEP ($PEEP_{TOT}$)。自动 PEEP 或 PEEPi 是 $PEEP_{TOT}$和外加预设 PEEP 之差。呼气末阻塞测量的 PEEPi 称为静态 PEEPi，并逐渐衰减成明显的平台(图 10 - 3)。Ohmic(流量依赖的)阻力通过气道压力的最初下降

(Ppeak－Pi)除以吸气流量来计算的。在阻塞之前，较慢压力改变(Pi－Pplat)除以吸气气流产生附加组织阻力(ΔR)。气流和组织阻力的总和产生总呼吸阻力[$R_{TOT}=(P\text{peak}-P\text{plat})/V$]。通过在呼气末阻塞气道，可以确定总PEEP，它是外加PEEP和PEEPi的之和(图10－4)。平台压和总PEEP之差是弹性压力。呼吸系统的静态顺应性可以由公式$C\text{st}=V_T/(P\text{plat}-\text{PEEP}_{TOT})$计算，特别是在低PEEP或没有使用PEEP时，忽视PEEPi可能导致大大低估Cst值。

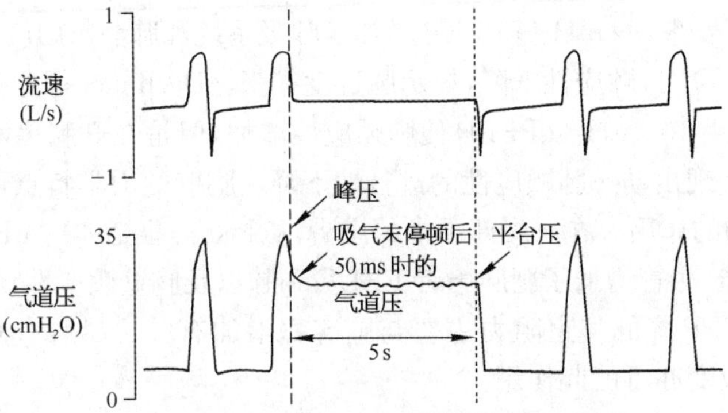

图10－3 恒流控制通气时吸气末堵塞

气道一堵塞，流速迅速降至0，气道压从峰压(Ppeak)降至更低值(Pl)，然后缓慢降至一个明显的平台(Pplat)

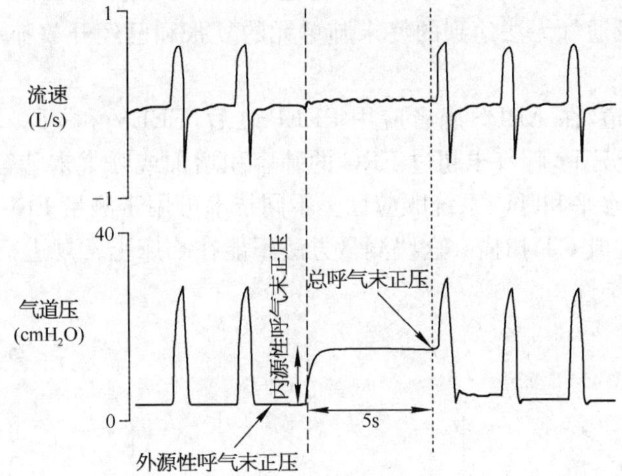

图10－4 呼气末堵塞

呼吸系统的力学性能可被分为肺和胸廓两部分，可通过测定食管压来替代胸内压。当呼吸肌不活动时，食管压对应于胸内压(胸壁压)，肺内压可以通过气道压减去食管压来计算。因此可以通过用食管压或肺内压分别代替前面公式中的气道压来计算胸壁和肺的阻力和肺顺应性。

(二) PEEP在麻醉患者中的作用

麻醉的正常人可能因FRC的下降降低通气肺容积，这些与仰卧位、气道关闭和肺不张有关。麻醉和瘫痪均可影响呼吸系统的力学特性，这些也可受腹腔和胸腔手术操作的损害。现认为麻醉主要改变胸壁的弹性特征，引起 FRC 下降，而肺顺应性的改变可能来自于低肺容积时的呼吸。在麻醉和瘫痪个体应用 PEEP 产生呼气末肺容积(EELV)增加和呼吸系统、肺和胸壁 $P-V$ 曲线上移(图 10-5A)。然而，几个作者报道用 PEEP 很少或没有增加静态呼吸顺应性。在一些研究中，PEEP 增加了胸壁和肺顺应性。在另一些研究中，胸壁顺应性增加和肺顺应性下降或没有观察到有作用。PEEP 对呼吸系统弹性的作用随所使用 PEEP 的水平和之前存在的呼吸力学异常而不同。与零呼气末压(ZEEP)比较，D'Angelo 等发现，9 cmH_2O PEEP 增加了呼吸系统和肺静态顺应性，然而，当 PEEP 上升超过 20 cmH_2O 时，顺应性下降，提示肺过度扩张。Dechman 等也观察到经历闭合性胸部手术的患者，用 10 cmH_2O PEEP 使肺顺应性增加，但是在开胸手术的患者肺顺应性没有增加。他们表现出动态肺顺应性的进行性下降。胸壁的力学特点可能影响麻醉期间 PEEP 对正常人肺的作用。在行腹部手术的患者，Pelosi 等报道 10 cmH_2O PEEP 并不改善正常人呼吸功能，尽管增加了肥胖患者 EELV 和肺以及胸壁顺应性。

一般来讲，PEEP 降低气道阻力主要与肺容积增加有关。尽管有其他机制如 PEEP 诱导迷走张力的改变亦可能起作用。

(三) PEEP 对 ALI/ARDS 肺容积的影响

自从被 Asgaugh 等人首先描述以来，ARDS 已被看作一种以通气肺减少和呼吸系统力学紊乱为特征的疾病。在 ALI/ARDS，大量肺水肿、肺不张和组织实变引起 FRC 显著下降。正常通气肺容积下降是呼吸力学受损的主要原因。相反，通气肺容积增加很久以来被看作 PEEP 对肺功能改善的主要原因。这种肺容积的增加可能来源于两种不同机制：因为塌陷和淹没通气无法达到的终末肺单元的复张和已经开放肺单元的扩张或过度扩张。

几位作者已报道，在 ARDS 患者应用 PEEP 之后，EELV 和 FRC 增加(图 10-5B)，在没有 PEEPi 的情况下，呼气末超过 FRC 的肺容积增加或呼气末肺容积增加(ΔEELV)依赖于所用 PEEP 水平和呼吸系统顺应性。不同技术可用于测量 FRC 和 EELV，如锂稀释、氮和硫氮氟冲洗或 CT 扫描。这些测量方法不能在临床上常规进行，因为技术的限制和(或)逻辑上的复杂性。

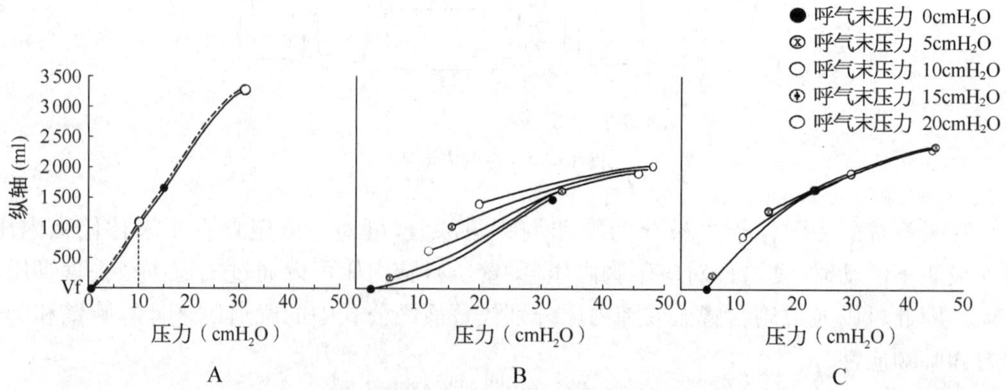

图 10-5　从不同 PEEP 水平记录的压力容积曲线

A. 正常人；B. ARDS 患者；C. COPD 急性加重者

所有曲线均与呼吸系统放松容量有关。对每一曲线，呼气末点和吸气末点用圆来表示。在健康人，10 cmH_2O PEEP 产生呼气肺末容量增加(ΔEELV)和 $P-V$ 曲线右移。新曲线重叠在没有 PEEP 获得的曲线上，表明没有复张。在 ARDS 患者，增加 PEEP 产生 EELV 增加和显著的肺复张，表现为 $P-V$ 曲线上移。在 COPD 患者，应用 PEEP 导致 EELV 增加伴有过度扩张加重，表现为 $P-V$ 曲线的叠加和曲线斜率(顺应性)进行性下降。ARDS 通气肺容量的减少产生低拐点和 0 cmH_2O PEEP 时 $P-V$ 曲线的平坦。在 ARDS 没有 PEEP 通气时存在 PEEPi，COPD 更是如此，诱导起始 $P-V$ 曲线的右移。在健康人(左侧)，PEEP 诱导 EELV 增加用虚线表示。Vr 表示呼吸系统放松容积。

一种有代表性的方法已被用于评价 PEEP 诱导的 ΔEELV。这涉及到测量 PEEP 和呼吸系统弹性平衡容积之间呼气的容积(图 10-6)。当呼吸机提供潮气量时，预设 PEEP 迅速降至零。在下一次呼气时，提供足够的时间(5～10 s)使能够完成呼气。这样，弹性平衡、放松容积就会达到。在这次长呼气时间呼出的容积和上次吸气时吸入的容积之差代表 $PEEP_{TOT}$ 产生的 ΔEELV。被 PEEPi 引起过多的容积应该单独来评价和解释，以免过多估计诱导的 ΔEELV。PEEP 诱导的 ΔEELV 变化也可以通过诱导或光电体积描记法来测量。

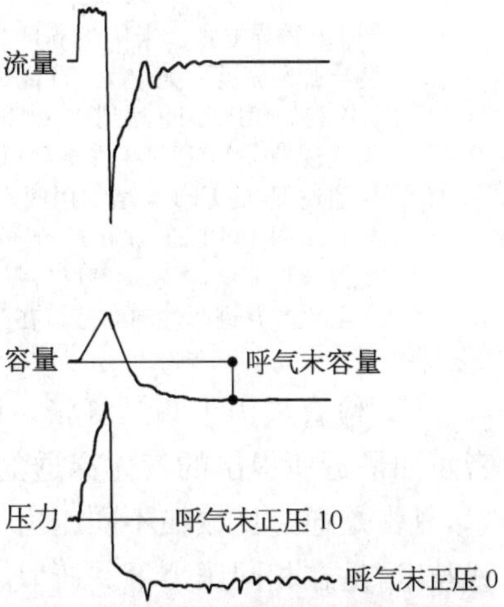

图 10-6　PEEP 诱导呼气末肺容量改变(ΔEELV)的检测

10 cmH_2O PEEP 突然降为 0。一个长的呼气随之产生，获得了放松肺容积。这种呼气呼出的容量和呼吸机所给潮气量之差等于 PEEP 诱导的 EELV 的增加值

当 PEEP 扩张或过度扩张已通气肺区域时，ΔEELV 也可以发生(表 10-1，图 10-7)。因此，测量 ΔEELV 而不量化肺复张可能产生误导。肺复张是指塌陷的或充满液体的终末气道或肺泡的再充气。这些区域变得可以充气(解剖复张)并且如果局部血流灌注保存可以参加气体交换(功能性复张)。肺复张可以用不同 PEEP 水平产生的 $P-V$ 曲线或用 CT 扫描分析来量化(表 10-1)。

用 $P-V$ 曲线测量 PEEP 诱导肺复张来自 Kats 等人对 PEEP 介导肺容积增加时间过程的前驱观察。作者观察到，应用 PEEP 后 EELV 增加至第一次呼吸总变化的约 66%，在大约 5 次呼吸时达到 90%，几分钟后，完全达到复张，提示肺复张的时间依赖性。对于特定压力下，用 13 cmH_2O PEEP 通气时测到的肺容积 > 3 cmH_2O PEEP 计算出静态顺应性所预测的肺容积。这种观察提示一些肺单元在低 PEEP 时没有通气但被更高 PEEP 所复张。PEEP 诱导肺复张的量化直到 Ranieri 等提出使用 $P-V$ 曲线分析这一简单方法才开始尝试。这种方法包括将在 ZEEP 和不同 PEEP 水平获得的曲线排列在同一 $P-V$ 图上。对于这种技术，假设 FRC(在 ZEEP 时的放松容积)保持不变，PEEP 诱导的 ΔEELV 加上手动通气时所充盈的容积来记录在对应 PEEP 水平时的 $P-V$ 曲线。然后肺复张就可被计算为在特定弹性回缩力(一般 20 cmH_2O)下，在不同 PEEP 水平时所获得的 $P-V$ 曲线之间容积之差。解剖复张体现在 $P-V$ 曲线的上移(图 10-7)。如果 PEEP 不能复张新的区域，在特定压力时就看不到容积的增加。所产生的 $P-V$ 曲线就向左移，并叠加在 PEEP 获得的曲线上。

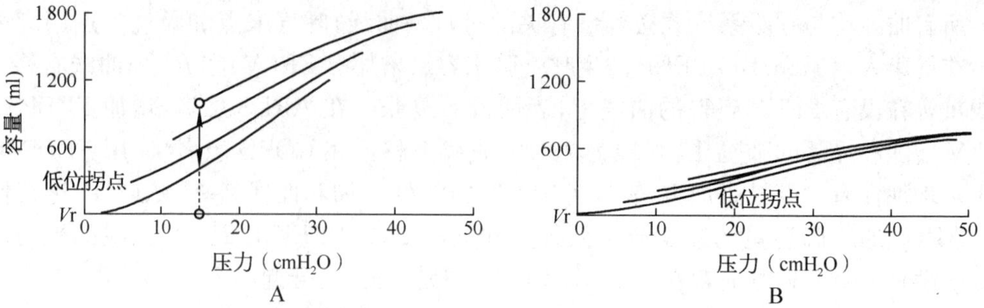

图 10-7　在两例 ARDS 患者，在不同水平 PEEP(0、5、10 和 15 cmH_2O)时的 *P*-*V* 曲线与呼吸系统放松容量有关

PEEP 诱导复张。当从 0 cmH_2O(最低的曲线)记录曲线的低拐点之上线段的斜率高时，PEEP 诱导肺复张就更大(A)。当 0 cmH_2O 曲线有很低的线性顺应性时，PEEP 诱导肺复张就很小(B)。在 LIP 之上(达到 40 cmH_2O 压力以上)，PEEP 诱导肺复张继续进行，提示肺再开放是全吸气现象。A. PEEP 诱导 *P*-*V* 曲线进行性上移，提示复张。在 15 cmH_2O PEEP 时，PEEP 诱导超过 *V*r 的 EELV 增加用两个空心圆之间的虚线表示。由 15 cmH_2O PEEP 诱导的肺泡复张与 0 cmH_2O PEEP 和在15 cmH_2O压力时测量值比较的用双箭头实线来表示。B. *P*-*V* 曲线变得特别平坦，提示通气肺容量的明显减少。增加 PEEP 导致微弱的肺复张：*P*-*V* 曲线几乎完全重叠并进行性向右移。在两侧，所有 *P*-*V* 曲线在高容量时趋于会合，提示接近总肺容量

CT 检查被用于测量复张。PEEP 诱导肺复张被计算为未通气肺实质容积的下降或者正如最近所提出的气体穿透的未通气或通气不良肺区域容积的增加。然而，用这种技术，复张是通过比较在不同压力下(ZEEP 和 PEEP)所做的扫描来评估的，不像 *P*-*V* 曲线技术，是在相同压力下。所以，不管怎样计算，在特定 PEEP 时，复张也包括正常情况下从 ZEEP 呼气末至相应 PEEP 的压力所充气肺单元的气体容量。这有助于解释用 CT 扫描和 *P*-*V* 曲线技术测量复张量的区别。

相反，CT 扫描提供了一种评计 PEEP 诱导过度充气量的独特机会(表 10-1)，计算为正常通气肺区域气体容积的增加，然而，过度充气并不一定意味着过度牵张。

在 ALI/ARDS 患者，PEEP 增加 EELV 并产生不同的肺复张(表 10-1)。最近的研究表明，PEEP 获得了进行性肺复张，从 5 cmH_2O PEEP 的 84 ml (41～156 ml)至 15 cmH_2O PEEP 的 304 ml (114～545 ml)。最大的个体间差异提示在某些患者，PEEP 增加肺容积而没有获得显著肺复张，可能反应了已通气肺区域的过度扩张。的确，PEEP 诱导过度扩张已在几个研究中观察到。在大多数情况下肺复张和过度扩张可同时发生，而不是应用 PEEP 后在不同区域顺序发生。Vieira 等发现在 *P*-*V* 曲线上没有明显 LIP 的 ALI 患者，应用 10 和 15 cmH_2O PEEP 产生未通气肺区域进行性复张和通气区域过度扩张。这两种现象的相互作用依赖几种因素，如 ARDS 病因、肺和胸壁力学、疾病的阶段、肺形态学和 PEEP 水平。对呼吸力学和肺容积的完整分析可以帮助识别 PEEP 对肺复张和过度扩张的作用，从而帮助临床选择最佳 PEEP。

(四) PEEP 对 ALI/ARDS 呼吸力学的作用

与正常人相反，在 ARDS 患者，单位压力下容积的变化率更小，*P*-*V* 曲线的线性顺应性降至很低(因为正常通气肺泡单元的减少)，整个曲线也变平坦并向下移，两个拐点(LIP 和 UIP，正常情况下在低肺容积和高肺容积时所看到的)可以出现在潮气通气范围内(图 10-5B 和 10-7)。在潮气范围内，出现 LIP 和 UIP 提示 ARDS 肺对有害的剪切力有相

当大的易损性，剪切力是由周期性呼气末肺泡开放和塌陷与吸气末过度牵张所产生。这些力量被认为是呼吸机诱导肺损伤的主要机制。最近证据表明肺泡重新开发可以发生在整个 $P-V$ 曲线过程中，而且，$P-V$ 曲线的形状和特点可能会受到几个因素的很大影响，包括病理生理机制、疾病阶段、胸壁力学、呼吸类型和测量技术的不同。

如上所及，ALI/ARDS 的典型特征之一是呼吸系统顺应性的下降(图 10－5B、图 10－7)，在试验和临床上均已描述。顺应性降低开始导致肺硬度增加，随后研究表明 ARDS 顺应性下降具有不同的病理生理机制。在动物模型，Grossman 等研究表明由于肺泡淹没通气肺单元的丢失解释了实际上所有静态顺应性的降低。用 CT 检查分析，Gattinoni 等发现 $P-V$ 曲线的几个参数，包括线性顺应性，与通气区域的量有相关性(主要分布在非依赖的中心肺区)但是与非通气区无关(优先分布在依赖的背部肺区)。的确，当正常化至 FRC 时，顺应性在正常范围(所谓特殊顺应性)，提示通气区域有正常的内在弹性。根据这种概念，呼吸系统顺应性为通气肺的量提供了间接的评估(图 10－5B、图 10－7)。

整个复张过程，PEEP 通过抑制小气道关闭和不稳定肺单位的塌陷防止静态顺应性下降和恢复正常 $P-V$ 类型。资料提示 PEEP 对复张和过度扩张的作用可以通过 ZEEP 时 $P-V$ 曲线的形状来预测。在 ALI/ARDS 患者，有 3 种不同类型 $P-V$ 曲线被描述，有明显 LIP 的凹陷型表明顺应性在此点之上是进行性增加的，提示充气时复张正在发生，有 UIP 的凸起型表明顺应性进行性下降并有可能过度牵张(图 10－7)，没有或有很低 LIP 的线性 $P-V$ 曲线可以在有局限性肺损伤时见到。

Rouby 等假设线性 $P-V$ 曲线来源于两个独立的局部曲线：凹陷型曲线与正常通气肺部有关和凸起型曲线与无通气肺部有关。PEEP 根据这些类型不同对肺容积和呼吸力学有不同作用。当在 ZEEP 时见到凹陷型，PEEP 导致肺复张，正如 $P-V$ 曲线上移和 LIP 消失所示(图 10－7)。在 ZEEP 时，呈凸起型和低线性顺应性，PEEP 诱导复张最小或为零：$P-V$ 曲线被叠加在 ZEEP 时获得的曲线上，顺应性进一步下降。

在 ZEEP 时，$P-V$ 曲线上线性顺应性可能是肺可复张性的有用指标。最近研究提示 ZEEP 时线性顺应性和 PEEP 诱导肺复张的量之间有密切相关性。因为顺应性，正如在 $P-V$曲线上所评估的，是正常通气肺区域的功能，可以想象两种不同情况：①肺的主要特点是不稳定肺区，在呼气末塌陷但在潮气通气时进行性张开。②肺明显实变，通气时扩张面积不大(顺应性很低)。应用 PEEP 导致前一种情况明显复张，在后者，PEEP 可能过度牵张已通气区域而没有明显复张。由于对复张和过度扩张产生单独的作用，PEEP 持续显著降低 $P-V$ 曲线的线性顺应性。这与经典的概念相反：顺应性随复张而增加，随过度扩张而降低。在某一压力下开放的肺单元具有无限高的顺应性，导致在 ZEEP 时看到更高的顺应性，与在 PEEP 肺完全复张时所见到的相反。有一种推论是 UIP 可能提示潮气复张的结束和(或)肺泡过度扩张的开始。尽管两种机制在高压时可能同时存在，所以，PEEP 相关的 $P-V$ 线性顺应性下降可能反应 UIP 以下的复张，在此之上顺应性下降可能反应过度扩张。

很久以来，普遍认为 LIP 是使塌陷肺单元充气时开放的压力，所以，普遍认为是设置 PEEP 的理想压力。然而，最近研究发现 LIP 与肺泡开放压或关闭压之间没有相关性，提示 LIP 对最佳 PEEP 设置是没有用的。其他研究证实复张和失张是与 LIP 无关的连续过程。然而，在 ZEEP 时记录的 $P-V$ 曲线上，出现明显 LIP 伴有高通气顺应性可能预示着

PEEP 对复张的作用(图 10－7)。Vieira 等表明有弥漫性通气丧失的患者在 ZEEP 时有明显的 LIP，而在局限性通气丧失的患者，LIP 缺乏或钝化。在前一组，高 PEEP 诱导进行性肺复张而没有过度扩张，而在后一组，可引起正常通气区域的显著过度扩张。一些研究人员认为 LIP 是由时间常数在肺内不均等和(或)被压缩的周围气道(与呼气流速限制有关)再开放有关。因此，应用低(或)中等 PEEP 后 LIP 消失可能提示 PEEP 可以预防小气道关闭，使潮气通气再分布更均等，这可以解释所报道的 LIP 值(5～15 cmH_2O)和逆转肺不张需要更高压力之间的差异。

胸壁的力学特性可以影响 PEEP 的作用。在一些患者，Mergoni 等发现在 ZEEP 时呼吸系统的 $P-V$ 曲线上 LIP 反应胸壁而不是肺，应用 PEEP 取消了所有情况的 LIP，但是氧合显著改善，提示肺复张(只有在肺 $P-V$ 曲线上表现出 LIP 的患者)。Gottinoni 等发现 PEEP 水平增加降低了原发性肺 ARDS 患者呼吸和肺静态顺应性而没有任何肺复张。在继发性肺外 ARDS，PEEP 诱导显著的肺复张并增加了呼吸、肺和胸壁顺应性。这些发现还没有被其他研究所证实。

由 PEEP 产生的静态顺应性改变已被推荐为最佳 PEEP 指南和预测 ALI/ARDS 患者死亡的预后因素，然而，因为 ALI/ARDS $P-V$ 关系的非线性和以上所提肺复张对 $P-V$ 关系的复杂作用，静态顺应性(被计算为两点 $P-V$ 之差)不能充分描述被 PEEP 产生的呼吸力学改变。的确，如前所述和最近所概述的，静态顺应性可能因不同潮气量值而不同。数学模型提示在降低而不是增加 PEEP 试验中，在低潮气量时所计算的最高静态顺应性可以帮助确定预防呼气末肺泡塌陷所需 PEEP 水平。这些理论发现得到了动物资料的支持，但还没有在人体中进行试验。

几项研究显示 PEEP 通过增加黏性弹力耗散增加附加阻力，由于 PEEP 介导的 EELV 增加，正如组织阻力变化与 EELV 之间关系所示。其他研究，尽管证实了组织阻力上升，也有报道气道阻力降低，特别是在高 PEEP 时。当相对肺容积阻力正常时(特殊阻力)，这些变化就消失。Pelosi 等将阻力分成肺和胸壁两部分时发现，由 PEEP 产生的总的和组织呼吸系统阻力的增加可能归咎于肺而不是胸壁。最近 Gattinoni 等发现总呼吸阻力在肺性 ARDS 随 PEEP 而增加，主要因为肺附加阻力的明显增加。相反，肺外性 ARDS 患者的特点为比肺性 ARDS 有更高的胸壁组织阻力和更低的肺组织阻力，所以没有表现出总呼吸阻力随 PEEP 的任何变化。

(五) PEEP 对 COPD 呼吸力学的作用

据报道，在 COPD 患者，肺和胸壁静态顺应性与正常人相似，除非呼气流速限制和动态过度充气引起的肺过度扩张。依据 PEEP 水平，静态顺应性可能下降(如果发现过度扩张)、保持不变或稍微增加(如果新肺单元发生复张)(图 10－5C)。

当存在 PEEPi 时，$PEEP_{TOT}$ 可能显著超过预设 PEEP(图 10－4)。Rossi 等表明不考虑 PEEPi 导致静态顺应性被低估达 48%，在容量控制通气时吸气流量增加导致呼吸时间延长，引起 PEEPi 下降。这样没有纠正 PEEPi 所计算出的静态顺应性值会假性增加(自相矛盾)。在 ZEEP 时的 $P-V$ 曲线上，LIP 的出现可能部分由 PEEPi 引起，至少在呼气流速限制的患者是这样。

COPD 患者具有高阻力，在呼气流速受限的患者，PEEP 对呼气流速有很多影响，直至 PEEP 超过 PEEPi，然而，最近的资料提示 5～10 cmH_2O PEEP 可以部分降低呼气阻力，特别是在呼气末，并导致更快和更不一致的肺排空。

三、PEEP 对呼吸机诱导肺损伤的作用

（一）呼吸机诱导肺损伤

最近几十年来，人们已认识到，机械通气用于 ALI/ARDS 可以损害肺和（或）加重已经存在的肺损伤。这种所谓的呼吸机诱导肺损伤（VILI）现在已被广泛接受并被大量动物试验研究和最近患者的资料所支持。预防 VILI 的尝试已经改变了呼吸机治疗 ALI/ARDS 患者的方法。导致 VILI 的两个主要机制是：①在高容量和高跨肺压时肺泡和支气管发生过度扩张。②在低呼气末容量时反复的肺泡和小气道的塌陷和再开放。这两种机制的共同途径是对终末单位的机械牵张（包括毛细支气管和肺泡壁）。其他因素包括 FiO_2 升高、高血流、高吸气流速和局部炎症增强可能在加重或诱导肺损伤中起作用。

（二）PEEP 对 VILI 的作用

依据对以上所提两种 VILI 机制作用不同（肺泡过度扩张和周期性肺泡塌陷和再开放）（图 10-8），PEEP 可能具有相反的结果。在一项研究中，13 cmH_2O PEEP 引起 3 个患者无通气区域的复张和诱导已通气肺的过度扩张。

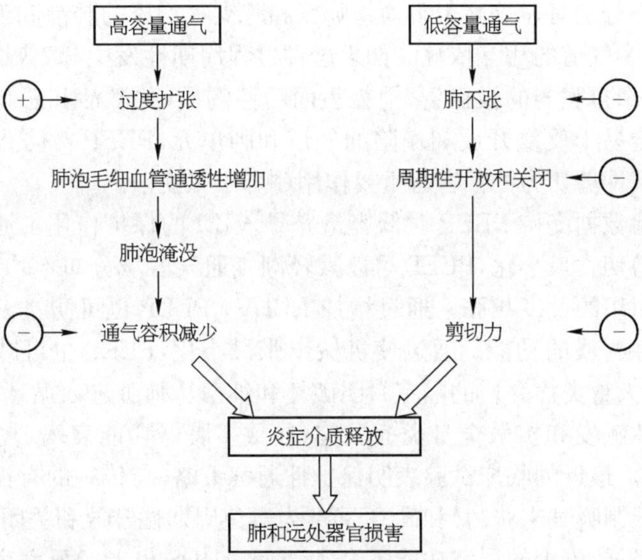

图 10-8　PEEP 对这些机制的有益（减号）和有害（加号）作用

机械通气可以导致呼吸机相关肺损伤和器官损伤的可能机制

自从 19 世纪 80 年代以来，大家已知道，高呼吸机压力使肺泡破裂并引起气漏。通过增加气道压力，PEEP 可以促进肺泡过度扩张，超微结构破坏，肺水肿恶化。几项研究提示：至少在正常肺，吸气末肺容积而不是高胸内压是呼吸机诱导肺水肿的主要危害（“容量伤”），然而，PEEP 也可以预防高吸气末压和高吸气末肺容积通气时肺水肿的积聚，尽管微血管通透性的改变没有被预防。几个因素可以解释这些明显的矛盾：①试验设计不同（离体肺或完好的动物）。②PEEP 水平和吸气压。③驱动压（吸气末和呼气末肺泡压差，对特定的肺弹性，它与潮气量大小有关）。在持续灌注的离体肺，PEEP 增加肺水肿的形

成可能由于跨肺泡外血管的滤过增加(与肺过度扩张有关)。相反,在动物,PEEP并不影响肺水的形成,可能由于PEEP诱导吸气末肺容积的增加(增加液体的滤过)和心排血量及血压的同时下降(降低滤过压)之间的平衡。

PEEP诱导血流动力学改变对肺水积聚的作用已被几位作者提出。在一项动物模型中,Dreyfuss和Saumon表明肺水肿在10 cmH_2O PEEP通气时下降,与ZEEP相反,尽管用相同的吸气末压力。当由PEEP产生的动脉压下降被多巴胺输注纠正时,肺水肿与全身血压呈直接比例关系增加,然而,这种通透性水肿的增加比ZEEP时通气期间所观察到的要轻些,提示血流动力学改变不是解释PEEP对水肿形成作用的唯一因素。的确,当保持吸气末肺容积和压力不变,驱动压下降(降低潮气量而增加PEEP)可以减轻水肿和细胞损伤的程度,这些发现提示组织张力的下降可以解释PEEP的这种保护作用。PEEP相关对表面活性物质的保护可以进一步解释PEEP对高容量介导VILI的优点。因此,过度充气的严重性是VILI的一个主要有害因素。当呼吸机诱导肺水肿是由高潮气量引起时,PEEP和潮气量降低相结合降低了相同吸气末压力的损害程度。然而,当PEEP不伴有潮气量降低时,过多的吸气压力和额外过度扩张进一步增加了水肿形成和组织损害的速度。

在力学上不均一的肺脏,无充气的塌陷组织被开放的肺泡包围。Mead等提示无充气肺单元的复张诱导分别对显著高于平均跨肺压和跨支气管压的肺泡和毛细支气管的局部牵拉,由于肺泡和小气道的相互依赖。如果这种过程周期性发生,高剪切力可以破坏肺泡和气道上皮,过分牵拉脆弱的微血管,消耗表面活性物质,并激活和恶化炎症。通过复张无通气部分和稳定易于反复开放和塌陷的气道和肺单元,PEEP对防止肺脏免受低呼气容积下产生的机械性剪切力的损害起重要作用("肺不张伤")。

大量动物试验数据支持PEEP对低容量介导VILI的保护作用。通过使与周期性开放与塌陷有关的剪切力最小化,PEEP可以减轻潮气通气区域分布不均一性,这样避免或限制损伤较轻肺组织的过度扩张。通过增加EELV,PEEP也可防止表面活性物质的丢失和保护表面活性物质的功能。通过使机械牵张最小化,PEEP也可减轻呼吸机诱导肺炎症的程度,降低大量炎症介质的隔室封闭破坏和细菌从肺脏进入循环("生物伤"),上述的这些机制可能在触发和扩散全身炎症反应(导致多脏器功能衰竭,常发生在ARDS后期)中起重要作用。最近的临床试验表明保护性通气策略,与传统的有损伤的机械通气相比,降低潮气量(限制吸气末张力)和高PEEP(为避免周期性开放和关闭)伴随着肺和全身细胞因子反应的降低、更少的器官功能不全和降低ARDS患者的死亡率。尽管器官功能不全的机制还没有完全理解,一项最近的研究提示细胞凋亡可能参与其中,用小潮气量、高PEEP通气的兔与大潮气量、低PEEP通气兔比较,表明在肾和小肠有更少的上皮细胞凋亡,前者有更多肺细胞的凋亡,后者有较少肺细胞凋亡和更少Ⅱ型肺泡上皮细胞的凋亡和坏死。对以上临床试验中血浆标本的分析显示接受传统通气患者的可溶性Fas受体(前凋亡因子)的水平高于接受保护性通气的患者,可溶性Fas的改变与血浆肌酐的变化有相关性。

四、PEEP对心血管系统的影响

肺和心脏易受胸内压变化的影响。胸内压变化影响心脏和胸内血管的方式是不同的，主要依赖于几个因素，如肺和胸壁的机械特性，通气类型（自主呼吸还是机械通气）、血容量和左室功能。这些因素的复杂相互作用和 PEEP 对心肺相互作用的影响已有广泛的综述。

（一）PEEP 对静脉回流的作用

气道正压由于心脏充盈的减少（前负荷）导致心排血量下降，这一点开始是由于静脉回流压力梯度的下降，是由胸内压增加引起的右心房压升高决定的。然而，PEEP 介导静脉回流压力梯度的下降少于预期的程度，因为 PEEP 产生平均动脉压的同时上升（循环充盈压代表静脉回流的上游压力）。在无肺疾病在全麻下植入除颤器的患者，Jellinek 等测量了右房压和平均动脉压，在 15 s 呼吸暂停时间里，给予 0 和 15 cmH_2O 气道压，这时诱导室颤以检测除颤器，气道压上升产生左室搏出量下降。然而，右房压和平均动脉压平等增加，表明静脉回流下降不是由压力梯度下降决定的。平均动脉压升高来自于血管容量的下降，血管容量是由神经血管反射、血液从肺向全身循环转移和膈肌下降决定的，膈肌下降通过增加腹内压增加了静脉回流的上游压力。然而，这种自身稳定性的适应可能被静脉阻力的同时增加所抵消，提示 PEEP 通过影响周围静脉循环可能改变静脉回流。

PEEP 对血流动力学的作用强烈依赖于血管内容积。心排血量可以通过容量输入增加心室充盈来恢复。PEEP 中断可产生心脏充盈的增加，与撤出的压力和循环血容量呈比例。在高血容量和血流动力学稳定的心脏术后患者，Vander Berg 等最近发现维持气道压达 20 cmH_2O 25 s 产生右室输出量的微弱变化，尽管出现右房压力的同时上升。

总之，PEEP 通过静脉回流的下降，降低了心排血量，静脉回流的下降不是压力梯度降低的主要后果。不管原因如何，心排血量的下降可以被血容量扩大所抵消。

（二）PEEP 对右室后负荷和心室相互依赖的作用

PEEP 改变了左右心室的形态，通过增加右室后负荷降低了左室舒张期顺应性。肺容积增加通过直接压迫肺泡血管引起肺血管阻力上升，肺容积和肺血流之间的相互连接不是直接的，因为从肺泡血管中排出的血液可以停留在肺泡外血管中。当气道压力增加时，右室流出阻抗也增加，在 ALI/ARDS 患者，高水平的 PEEP 可以引起或加重三尖瓣反流。

PEEP 引起的心排血量下降可归因于右室施加在室间隔的压力，室间隔向左移位，限制了左室充盈。Culver 等通过部分阻塞肺主动脉改变了右室后负荷，发现这并没有产生与肺容积增加诱导相同的血流动力学改变。这些发现提示心室相互依赖（右室后负荷增加引起）可能不是 PEEP 介导心排血量下降的主要机制。Wise 等评价了 15 cmH_2O PEEP 对左室顺应性的影响，在一项研究中，他们分流了右侧心脏以排除室间相互依赖的影响，得出结论是左室充盈压上升主要是心包压迫的结果。在 ARDS 患者，在控制通气期间，当 PEEP 增加到 20 cmH_2O 时，Dhainaut 等没有发现心室舒张期顺应性和射血分数的任何改变，他们将心排血量的下降主要归因于前负荷的作用。

总之，PEEP 增加肺血管阻力和右室后负荷，所以增加了右心室的张力，右心室必须保持足够的心排血量以保证左室充盈。右室收缩期超负荷可能产生室间隔左移，这种对左室功能的作用似乎是 PEEP 介导心排血量下降的次要因素而不是主要决定因素。

（三）PEEP 对心脏收缩力的作用

一些研究人员认为 PEEP 对心脏收缩力产生一种体液介导的损害，目前这种观念没有被证实。的确，已被反复证明是没有或至少是无关的。

（四）呼吸力学对 PEEP 血流动力学作用的影响

对气道给以正压（Paw）增加肺容积。当呼吸肌不活动时，呼吸机产生全部压力作用于呼吸系统（Paw＝Prs）。在吸气期间，部分 Paw 耗散以克服气流阻力（Pres），剩下的部分扩张肺（Pl）和胸壁（Pcw）的弹性结构。因此，Pl＋Pcw＝Paw－Pres。当呼吸肌不活动时，正如在控制通气时所发生的，Pcw 对应于胸内压，它影响心脏和胸内血管。由于肺和胸壁是串联排列的，这种压力首先传递给肺然后传给胸壁，所以，Pcw＝Paw－Pres－Pl。Pl 和 Pcw 分别对应于容积（V）、肺弹性（El）和胸壁弹性（Ecw）的积。因此，V×Ecw＝Paw－Pres－（V×El），反过来，V/Ccw＝Paw－Pres－（V/Cl），这里 C 是顺应性（弹性的倒数）。Cl 越低，传给胸壁的气道压（胸内压）越小，对血流动力学影响越小。

在狗，肺顺应性下降降低了气道压力向心包腔的传递。当胸壁顺应性因粘连降低时，PEEP 向胸腔的传递增加。在另一动物模型中，肺顺应性下降降低了气道压向胸腔的传递，因胸骨切除引起胸壁顺应性增加进一步降低了气道压的传递。Venus 等发现，在正常肺和急性肺损伤肺，传向胸膜的 PEEP 部分从 62％降至 34％，传至心包的部分从 54％降至 36％。在整个研究中，潮气量保持不变，由 PEEP 产生的心排血量下降在诱导肺损伤前后没有不同，因为呼气末绝对心包压力没有不同。当肺顺应性减少但潮气量不变时，吸气末传至胸腔和心包腔的绝对气道压仍然是相同的，尽管它代表更高气道压的更低部分。

在呼气末，没有流量（当 Pres＝0），Paw＝PEEP。那么，V/Ccw＝PEEP－（V/Cl）。传至胸腔和心包腔的 PEEP 部分是由在此压力下被复张肺的量决定的，它随原发疾病而不同。PEEP 引起的心排血量的下降也依赖于过度扩张（在高潮气量时更有可能）。

（五）PEEP 对后负荷的作用

左室后负荷是对抗收缩的力量。它对应于心肌收缩产生的张力，它是由全身动脉阻力和施加在左室壁上的跨壁压决定的，即收缩压和心脏周围的压力（胸内压）之差。左室后负荷降低可以通过降低全身动脉阻力（给予血管扩张剂）或通过增加胸内压来获得。在健康人有正常心功能，胸内压增加的明显作用是静脉回流减少。降低跨壁压的作用是很小的（图 10－2A）。在左室功能差和充血性心力衰竭患者，心排血量对静脉回流的减少相对不敏感，因为左室充盈压和舒张期容量升高，这样胸内压升高的净作用是左室跨壁压的下降（图 10－2C），相反，胸内压下降通过增加左室跨壁压而升高后负荷（图 10－2B）。当后负荷超过左室能力时，肺水肿就会发生，建立了恶性循环（图 10－9）。由于肺顺应性和阻力恶化，吸气肌必须发挥更大的作用以达到足够的肺泡通气。这样，吸气相胸内压变得更负，后负荷增加，氧供降低和呼吸代谢消耗增加结合可能加重呼吸肌衰竭，进一步恶化气体交换。

呼气时，由 10 cmH_2O CPAP 产生的胸内压增加引起的左室跨壁压的影响相当小，相反，由相同 CPAP 产生的肺力学的改善可能使胸内压摆动最小化，因此，降低了后负荷，由此改善左室功能（图 10－2C），CPAP 同时通过减少静脉混合也改善气体交换和通过改善氧平衡避免呼吸肌衰竭（图 10－10）。

（六）PEEP 对氧输送的作用

氧输送（DO_2）是动脉氧浓度与心排血量的积，CaO_2＝（Hb×1.39×SaO_2）＋（PaO_2×0.003）。PEEP 对 DO_2 的作用依赖于其对心排血量和 CaO_2 的相对作用，换句话说，其对

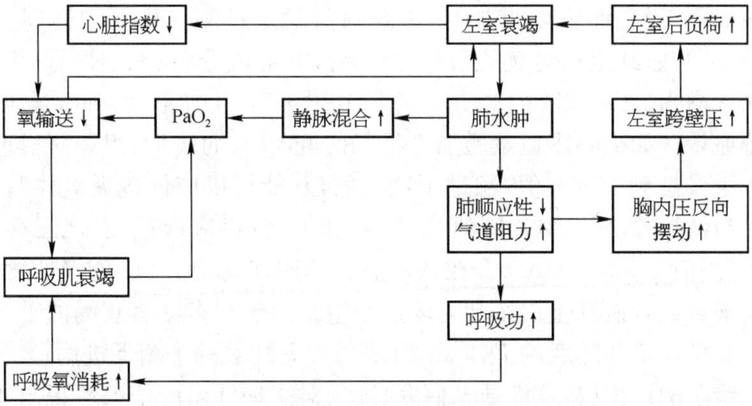

图 10－9　心源性肺水肿的病理生理机制和途径

肺力学恶化增加胸内压和左室后负荷反向摆动。气体交换恶化降低氧输送给心脏和呼吸机

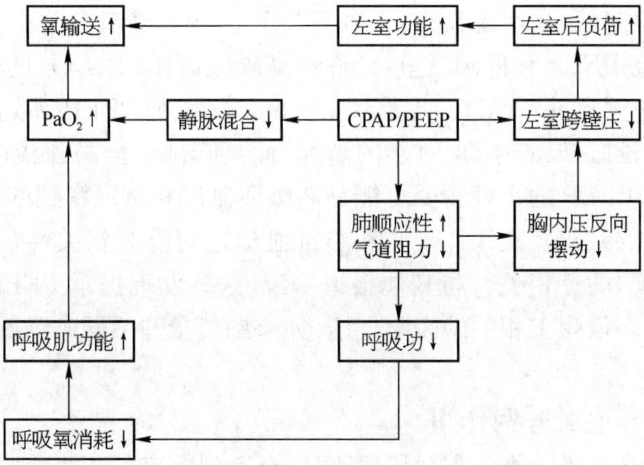

图 10－10　CPAP 在心源性肺水肿的心肺作用

通过改善肺力学，CPAP 降低胸内压反向摆动和左室后负荷。通过改善气体交换，CPAP 增加氧输送至心脏和呼吸肌

肺和血流动力学结果之间的平衡作用。因为 CaO_2 更多依赖于 SaO_2（与血红蛋白结合的氧）而不是 PaO_2（溶解于血液中的氧），当 PaO_2 增加发生在氧离曲线上部时，CaO_2 改善很少。而且，PEEP 诱导 PaO_2 和 CaO_2 的增加可能伴随着 DO_2 的下降，因为心排血量的同时下降。几项研究表明 DO_2 受心排血量的影响比 CaO_2 更多。

PEEP 对 DO_2 的影响主要依赖于其对血流动力学的作用，PEEP 介导的心排血量受损与肺顺应性成反比：顺应性越低，传至胸内压的 PEEP 越少，心排血量降低越小。当 SaO_2 从低值产生大的升高时，PEEP 介导 CaO_2 的增加更大。所以，PEEP 对 DO_2 的作用也依赖于 ARF 的严重程度。在严重 ARDS 患者（极低肺顺应性和 PaO_2），PEEP 增加 CaO_2 伴随中等程度心排血量下降，导致 DO_2 增加。相反，在中等严重度 ARDS 患者（较高肺顺应性和 PaO_2），PEEP 会降低心排血量而不引起 CaO_2 的很大改变，净作用是更明显的 DO_2 下降。

在正常情况下，当代谢需要增加时，生理自身稳定机制作用于中枢（肺气体交换、血流、血红蛋白浓度和血红蛋白对氧的亲和力）和外周（血流分布、毛细血管-细胞的距离）氧平衡决定因子以增强 DO_2 和匹配 VO_2。当 VO_2 增加时，正如活动期间，增加 DO_2 首要策略是增加心排血量。如果心排血量增加不足以匹配 VO_2 的增加，组织氧摄取增加，这样，VO_2 保持不断上升达到一个阈值，超过了这个阈值，能量供应依赖无氧代谢，乳酸性酸中毒就会发生。当低于关键的 DO_2 阈值时，DO_2 和 VO_2（供应依赖性）之间存在线性关系；在麻醉的个体，阈值为 330 ml/min。在脓毒症和 ARDS 患者，供应依赖性发生改变，加上外周氧弥散受限和氧合血红蛋白亲和力增加是组织缺氧和多器官衰竭的重要病理生理机制。通过降低心排血量和随后的 DO_2，PEEP 可以恶化氧的平衡促进病理性供应依赖性。

对方法上错误的认识（数据的数学偶联）随后对病理性供应依赖性提出挑战。当这两种参数单独测定时，几个研究人员并没有发现 DO_2 和 VO_2 之间的相关性。两个随即临床试验没有显示达到超常 DO_2 值的一种治疗策略有任何临床优势。

最近报道，在有高乳酸水平的脑死亡患者发现病理性 DO_2/VO_2 依赖性（对这两个参数单独测量评价），但在正常乳酸水平患者没有发现。在前者，10～15 cmH_2O PEEP 诱导 DO_2 和 VO_2 的明显降低，在后者，DO_2 下降只与 VO_2 中等降低有关。

保护性通气（高 PEEP 和低潮气量，允许性高碳酸血症）对 DO_2 的作用最近在 ARDS 患者被评估，在 48 例严重 ARDS 患者，Carvalho 等发现 PEEP 高达 24 cmH_2O（平均 16 cmH_2O）产生心排血量、心率和 DO_2 的增加，而且降低了全身血流阻力和血浆乳酸水平。作者推断对高 PEEP 的良好耐受可能是高碳酸血症和所观察到的很低肺顺应性的急性血流动力学作用的结果。PEEP 改变和心排血量之间没有相关性，平台压的改变和心排血量之间存在强烈的负相关。与其他报道一致，这些发现提示 PEEP 的这种负性血流动力学作用可能更多依赖于相关的高吸气压（如果潮气量并不同时降低）。

五、PEEP 的非心脏呼吸作用

PEEP 可以影响局部血流分布并导致 DO_2 至不同器官的不平等，并有可能影响其功能。肾衰和肝衰单独存在均伴有死亡率的增加，PEEP 诱导的局部血流改变对多器官衰竭的发展有重要意义。

（一）肾和体液的作用

PEEP 降低尿量、钠排泄和肌酐清除，尽管对 PEEP 的这些作用有普遍共识，对其机制的研究仍有争议。这些差异与试验设计不同有关，如不同研究对象、试验时程、原发疾病类型和严重程度、容量状态、药物和麻醉剂的应用（常引起交感抑制）和 PEEP 水平。由 PEEP 引起的尿量减少归因于很多因素，如心排血量下降、肾血流减少、血管内容量减少、反射性交感神经兴奋和激素释放改变包括儿茶酚胺类、肾素-血管紧张素-醛固酮系统、血管升压素（抗利尿激素，ADH）和心房利钠因子。

在接受连续输液的狗，Berry 等观察到用尿量来估计输液速度所需时间，在自主呼吸、正压通气和正压通气加 PEEP 分别是 20 h、27 h 和 46 h。Priebe 等发现在麻醉狗，由 10 cmH_2O PEEP 引起的肾损害主要由于血管内容量的减少。在猪，Venus 等发现正常通气加 PEEP 引起心排血量和尿量的下降，与正常动物血浆 ADH、肾素、肾上腺素和去甲肾上腺素的增加有关。但接受晶体液扩容的动物与这些无关。在 6 例神经病患者有正常的心、肺和肾脏功能并接受正压通气加 15 cmH_2O PEEP，通过军用抗休克裤增加下肢压力改善全身和肾脏血流动力学，降低了血浆去甲肾上腺素，总血容量不变，尿量和钠排泄没有改善。作者得出结论：血浆肾素和交感活化是 PEEP 引起肾损害的主要因素。

Annate 等评价了 10 cmH_2O PEEP 对正常血容量接受正压通气患者的短期作用。PEEP 降低尿量达 34%、肾血流量 32%、钠排泄 33%，相关的心排血量下降 15%，PEEP 也增加了尿 ADH 和血浆肾素和醛固酮水平。在类似情况下，Payen 等发现 15 cmH_2O PEEP 降低尿量(15%)和钠排泄分数(39%)，心排血量下降 21%；血浆 ADH 没有改变，去甲肾上腺素增加。

PEEP 增加交感活性，然而，Fewell 等观察到 PEEP 对肾功能的作用是由交感活化介导的还没有得到证实。PEEP 也降低血浆心房利钠因子，这可能导致尿量和钠排泄减少，可能由胸内压增加引起心房跨壁压降低所致。

总之，PEEP 可以通过降低心排血量和肾血流改变肾功能，在一定程度上，依赖于血容状态和所用 PEEP 压力水平。其他机制包括几种激素也起作用。

(二) PEEP 对内脏循环和氧合作用

PEEP 降低内脏血流引起肝淤血。内脏血流下降是由继发于中枢性血流动力学受损所致心排血量下降引起的。当心排血量通过扩容或正性肌力药物维持正常时，这种作用就不明显。在血流动力学稳定的 ALI/ARDS 患者，Kiefer 等发现 13 cmH_2O PEEP(高于预设值 5 cmH_2O)并没有降低心脏指数或内脏血流和代谢，提示 PEEP 并没有影响内脏血流，然而，其他因素如肝流出阻力可能起作用。在猪，Brienza 等发现 15 cmH_2O PEEP 通过增加肝静脉阻力降低门静脉血流。其他作者推断是肝上膈肌下降引起的直接压迫作用。

Sha 等发现用高 PEEP(达 20 cmH_2O)使肝血流成比例下降。因为肝 DO_2 下降率超过了心排血量和肝血流下降率。作者得出结论：肝 DO_2 下降主要因为门静脉氧含量的下降。最近，Aneman 等评价了 10 cmH_2O PEEP 对全麻患者(在选择性胃或胰腺肿瘤手术期间)肠系膜和肝血流的影响。无论动脉压还是动脉、门静脉和肝静脉去甲肾上腺素都没有受 PEEP 的显著影响。门静脉血流的下降与肠系膜血管阻力上升有关。相反，肝动脉血流的增加与肝动脉阻力下降有关。肠系膜 DO_2 下降，肝 DO_2 保持不变。肠系膜和肝 VO_2 并没随 PEEP 改变发生显著变化。在同样的患者中，Berendes 等发现肝静脉乳酸并没有随 PEEP 上升达 15 cmH_2O 而改变，得出结论为没有发生内脏氧合的明显下降。

在自主呼吸的正常人，Fournell 等最近报道 CPAP 水平上升至 10 cmH_2O 进行性改变了胃黏膜微血管氧饱和度，正如反射分光光度法所评价的，Lehtipalo 等发现 10 cmH_2O PEEP 对肠灌注压有很少影响，肠系膜血流和氧合保持不变直至肠灌注压超过 33 mmHg。在脓毒症患者，增加 PEEP 高达 15 cmH_2O，Trager 等发现 PEEP 降低了心脏指数和肝静脉氧饱和度、肝脏代谢状态(通过糖生成进行评价)，在未生存的患者，在每一水平的 PEEP 均下降，而在生存者，只在最高水平 PEEP 才下降。

总之，PEEP 可以通过心排血量下降降低肝和内脏血流，尽管其他机制如局部血流阻力更有可能参与。

（三）对颅内压和脑灌注的作用

在几种急性神经病和神经外科 ICU 患者中，颅内压（ICP）升高和脑灌注压（CCP）（平均动脉压与 ICP 之差）降低是常见的，特别是那些有局限性或弥漫性脑水肿的患者。继发于 ALI/ARDS 的低氧性呼吸衰竭是这些患者可怕的并发症，常需要用 PEEP。

PEEP 可能通过升高右房压改变 ICP，右房压升高增加上腔静脉压，因此降低脑静脉回流。PEEP 对 ICP 的作用依赖于颅内压缩的量，当脑顺应性没有改变时，具有很小的意义。在 25 例头外伤的患者，Apuzzo 等发现 PEEP 只在 12 例患者引起 ICP 升高，这些患者脑顺应性低，只有 6 例患者 CCP 低于 60 mmHg。在正常健康的志愿者，Horman 等发现由 12 cmH_2O CPAP 产生的 ICP 和 CCP 改变很轻并没有临床相关性。体位也会影响 PEEP 对 ICP 的作用。PEEP 通过增加下游静脉压升高 ICP，因此，抬高头位高于胸部会减少胸内压传向静脉窦，减轻 PEEP 对 ICP 的影响。在仰卧位麻醉后颅凹术后患者，Lodrini 等发现 15 cmH_2O PEEP 产生中心静脉压和 ICP 成比例增加。在坐位，PEEP 也增加中心静脉压，但是，ICP 在大多数患者改变很少。

在神经病、神经外科或脑损伤患者，几项研究发现正确应用 PEEP 是无害的，需有足够的监测技术。

（四）对支气管循环和胸部淋巴引流的作用

PEEP 通过增加胸内压改变了支气管血流和胸部淋巴引流，这些可能影响肺修复和水肿清除过程。来自支气管血管的血液经奇静脉和支气管静脉被引流至右心，通过全身和肺循环的吻合支进入左房。在进行通气开胸的狗，Baile 等研究了 PEEP 增加对全身至肺（吻合支）血流（Qbra）和对支气管血流（Qbr）的影响，进一步被分成气管、支气管和实质部分。支气管和肺实质部分血流而不是气管部分血流随 PEEP 而下降。Qbr 和 Qbra 在 3 cmH_2O 和 10 cmH_2O 时没有差异；在 15 cmH_2O 时，Qbr 超过了 Qbra，包括吻合支引流的下降。在行心肺分流的患者，Agostoni 等观察到肺泡压增加约 10 cmH_2O 降低 Qbra 40%。

局部介质释放、肺血流阻力升高和反射性支气管收缩可以解释 Qbra 的减少。为评价迷走反射对 PEEP 介导的 Qbra 下降，Lakshminarayan 等分离和灌注开胸狗的左下叶肺，发现 PEEP 从 5 cmH_2O 增至 15 cmH_2O 使 Qbra 减少一半。在 5 cmH_2O PEEP 时，双侧颈部迷走神经冷却降低了 Qbra，PEEP 增加至 15 cmH_2O 没有进一步降低 Qbra，提示 PEEP 对 Qbra 的作用可能部分由迷走神经介导的。

PEEP 可以阻塞淋巴引流从胸导管至颈静脉。PEEP 可以通过改变胸淋巴回流影响肺水肿的清除。

第三节　内源性呼气末正压

在被动呼气时，气流被肺泡压（$Palv$）和气道口压（Pao）之差驱动，被呼气阻力对抗。在没有呼气肌活动和外加 PEEP 时，肺泡压对应于特定潮气量的呼吸系统弹性回缩力：

Palv＝Ers/V_T 或 V_T/Crs，Ers 和 Crs 分别代表呼吸系统弹性和顺应性。Crs 和 Raw、exp 的乘积为呼气时间常数(τ)，在呼气时，$V=V_Te^{-(t/\tau)}$，V 是未被呼出 V_T 的量(即 FRC)，t 是从呼气开始消耗的时间，e 是自然对数的底(2.718 9)。当 $t=\tau$ 时，V 约为 V_T 的 37%(1/2.718 9)。需要 5 个 τ 达到完全的呼气 V_T(99%)。

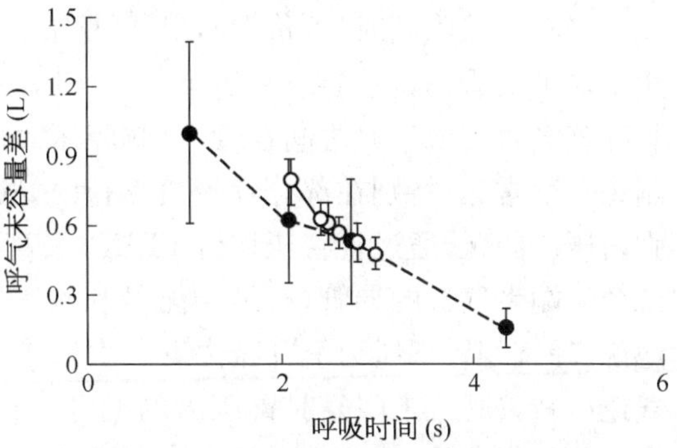

图 10－11 不同呼气时间对气道阻塞患者呼气末被困量的影响

ΔEELV 指超过 FRC 的呼气末肺容量。呼气时间越短，呼气末被困量越大。数据表示为均值±标准差(闭合圆)和均值±标准误(开放圆)。潮气量为 1 L，吸气占空比保持不变，呼气时间随呼吸频率调整而改变，每分通气量也是变化的；潮气量平均为0.576 L(±0.026 L)，呼气时间变化是通过控制呼吸机预设吸气时间获得，呼吸频率(每分通气)不变

在健康人，τ 大约为 0.3 s，所以，呼出 V_T 需要的时间约为 1.5 s，假如呼吸频率为 12 次/min，吸气占空比(T_I/T_{TOT})为 40%，呼气时间(T_E)为 3 s，远远超过了肺排气至 FRC 所需要的时间。如果呼气频率或 T_I/T_{TOT}增加，T_E 就减少。引起呼气阻力增加的任何条件，包括人工气道或者弹性回缩的丧失延长 τ 和完成 V_T 呼气需要的时间。当缩短 T_E 和(或)延长 τ 妨碍完成呼气至 FRC，动态过度充气就会发生。呼气末松弛容积就会超过 FRC 达到一定程度，与 τ 和 V_T 成正比，与 T_E 成负相关。

呼气流量在 V_T 呼气过程中也可能受限制，因为气道在阻塞点发生萎陷，在此点，胸内压等于支气管内压(所谓等压点)。那么，位于等压点下游的气道受压迫，因为胸内压超过了支气管内压。这样，Palv－Pao 不再代表驱动呼气气流的压力。呼气气流受限在 COPD 急性加重的患者是很常见的。在哮喘、肥胖和 ARDS 患者也有报道。

不管内在机制如何，几次呼吸以后就达到稳定状态，依赖于呼吸力学不同成分的变化。对一些陷闭气量来说，PEEPi 的量是由对应的呼吸系统顺应性决定的。

(一) PEEPi 的测量

PEEPi 可以通过观察流速-时间曲线来定量检测，在大多数呼吸机上可以进行。在没有 PEEPi 时，在下一次吸气开始前呼气流速是 0(图 10－12A)。无论是机械通气(图 10－12B)还是自主呼吸(图 10－12C)，呼气末呼气流速持续存在表示存在 PEEPi。

由于呼吸机内置测压仪与大气相通，无法只通过观察气道压来检测 PEEPi。在控制通气时，PEEPi 可以通过呼气末堵塞气道开口几秒钟来测定(图 10－4)，即呼气末堵塞手法。此值为静态 PEEPi(PEEPi，stat)。除非一些肺泡单元不全与中心气道相通(因为相应的周围气道完全被堵塞)，PEEPi，stat 代表不同肺区域的平均压力。第二种方法是测定预设 PEEP 和吸气流速开始时的气道压之差，此值是动态 PEEPi(PEEPi，dyn)。PEEPi，dyn 可以认为是最低区域呼气末肺泡压，必须克服以开始吸气流速。PEEPi，dyn 和 PEEPi，stat 在没有严重气道疾病时，在动物和人是彼此相近的，此时 PEEPi 是由于 T_E 缩短和(或)V_E 增加引起的。在接受大剂量乙酰甲胆碱雾化的动物和受严重气道梗阻影响的患者，PEEPi，dyn 比 PEEPi，stat 更低。低 PEEPi，dyn/PEEPi，stat 提示肺内时间常数不相等和高肺组织黏滞弹性压力的丢失。

当吸气肌收缩时，评价 PEEPi 更复杂。当吸气是主动、呼气放松时，PEEPi，dyn 可以用末端带气囊的食管导管来测量。PEEPi，dyn 等于负向偏移开始（表示吸气努力开始）和呼气吸气气流过渡之间食管压（胸腔压）之差（图 10－13）。当呼吸肌收缩时，在流速限制患者很常见，特别在部分呼吸机支持时，腹部形成的压力被传递穿过放松的膈肌，提高胸内压。因此，通过食管压评价 PEEPi 会高估真正的呼气末弹性回缩压。在胃内放置第二个尖端带气囊的导管，有可能测量和纠正胸内压上升的量，由呼吸肌收缩引起的，简单地说，呼气相胃部压力上升减去下一次吸气开始时的食管压（图 10－14）。另一个方法是气道压减去呼气末阻塞时胃压力的上升。将胸内压的上升从气道、食管和胃内压的记录中区分是复杂的，在临床上是很少完成的。

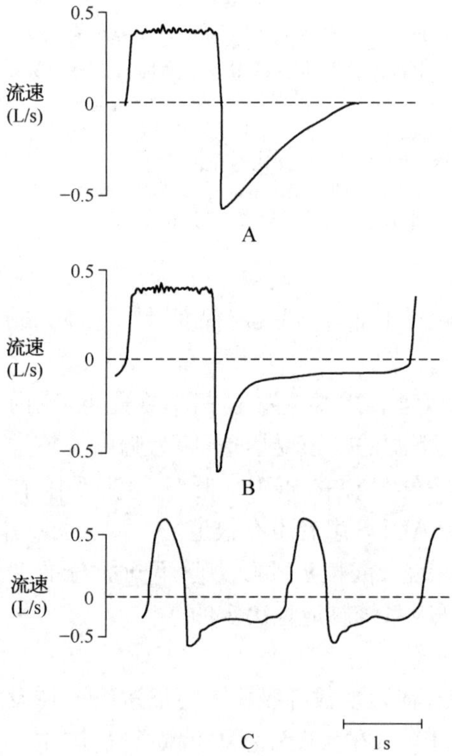

图 10－12　流速时间曲线

A. 正常麻醉个体控制通气时；B. 严重 COPD 患者控制通气时；C. 自主呼吸时正常人呼气流速在呼气末之前达到零。在 COPD 患者，呼气流速在下一次吸气之前仍保持零以下，表示动态过度通气，无论在机械通气还是自主呼吸

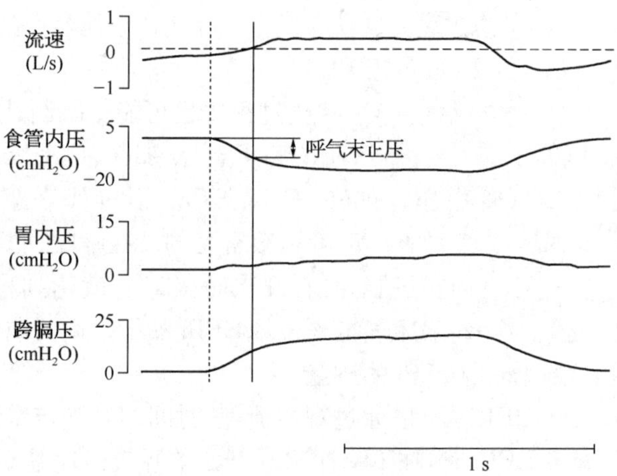

图 10－13　在自主呼吸没有呼气肌活动患者 PEEPi，dyn 的测定

水平虚线表示 0 流速；垂直点线表示吸气努力开始；垂直实线表示吸气流速开始。吸气时胃压上升，呼气时下降，表示呼气肌没有活动。PEEPi，dyn 就是吸气努力开始和吸气流速开始之间的食管压力差

（二）PEEPi 的生理作用

在容量控制通气时，PEEPi 不影响 V_T，而增加气道峰压，它是一个依赖变量（即它的变化是依赖于呼吸系统的阻抗），相反，在压力控制通气时，非依赖变量是预设吸气气道正压，PEEPi 的存在会降低实际肺膨胀压，所以降低 V_T（图 10－15A）。

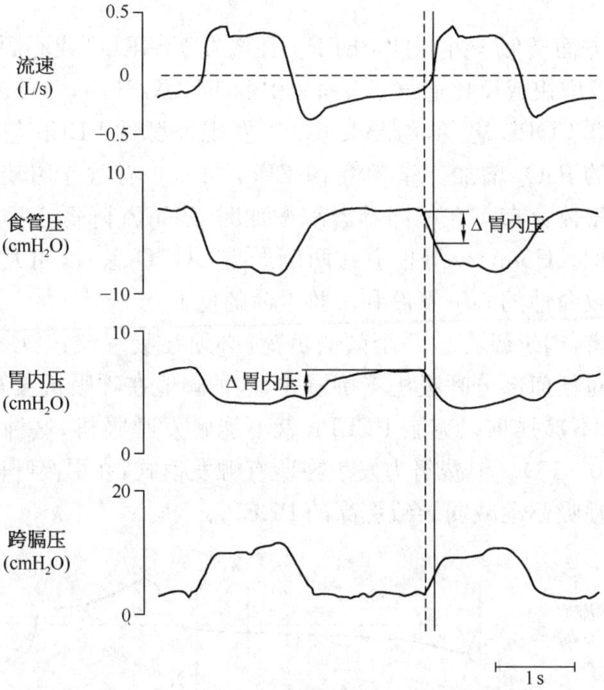

图 10 - 14　在自主呼吸伴有呼气肌活动患者 PEEPi，dyn 的测定

水平虚线表示 0 流速；垂直点线表示吸气努力开始；垂直实线表示吸气流速开始。不像图 10 - 13，呼气时胃压上升（ΔPga），下一次吸气时下降，表示吸气肌复张。ΔPga 必须减去吸气努力开始至吸气流速开始之间的食管压力差来确定 PEEPi，dyn

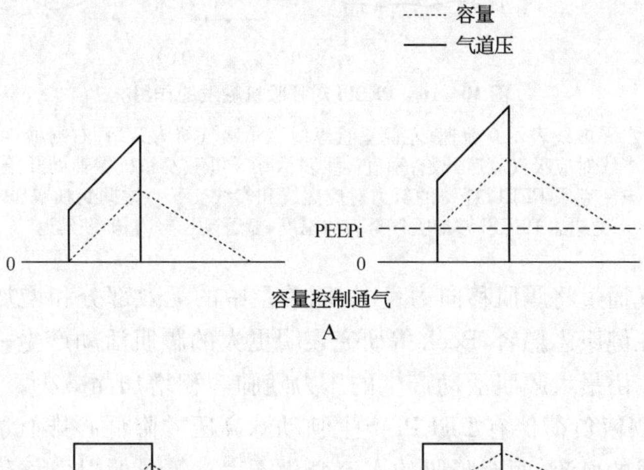

图 10 - 15　PEEPi 对压力容量和控制通气作用的模拟

A. 容量控制通气时，PEEPi 引起气道压上升，而预设潮气量不变；B. 压力控制通气时，预设压力不变，因此，潮气量下降。容量和气道压力分别用点线和实线表示。当没有 PEEPi 时，潮气量在两种模式是相同的

PEEPi 在几个方面类似于外源性 PEEP。在继发于 ARDS 或心源性肺水肿的低氧性 ARF 患者，由于呼吸增快或反比通气，T_E缩短引起 EELV 升高，与外源性 PEEP 一样，可降低肺内分流。在非 COPD 患者，Brandolese 等发现外源性 PEEP 与相同水平的 PEEPi 相比产生更为一致的 PaO_2 增加。作者将 PEEPi 对 PaO_2 有益作用较小归因于不同肺单元之间更不均等的气体分布。在相同肺容积增加时，PEEPi 降低心排血量和血压的程度与外源性 PEEP 相似。Connery 等报道在两例严重 COPD 患者，用大潮气量和高呼吸频率手动通气时出现致命性的心脏骤停和威胁生命的低血压。

在自主呼吸患者，PEEPi 产生一个阈值负荷，必须在吸气流速开始前克服，这种负荷被看作吸气困难。对任何部分呼吸机支持模式，这种阈值在呼吸机被触发前必须克服（图 10－16）。吸气努力不够强难以克服 PEEPi，就不能触发呼吸机，这种现象被称为浪费或无效吸气努力（图 10－17）。浪费努力发生在所有触发模式，在更高呼吸机辅助时更常见，因为肺容积增加和呼吸驱动减弱导致更高的 PEEPi。

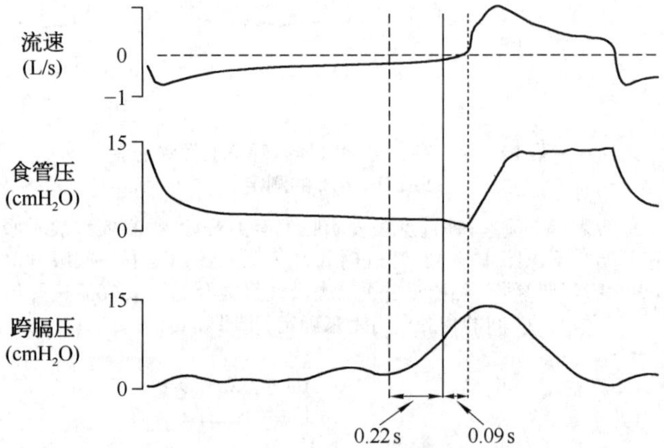

图 10－16　PEEPi 对呼吸机触发的作用

水平虚线表示 0 流速；左侧垂直虚线表示吸气努力开始；右侧垂直点线对应吸气流速开始；垂直实线表示呼吸机触发和机械辅助开始点。克服 PEEPi 耗费的努力对应虚线和实线交叉点之间跨横膈压之差。PEEPi 增加吸气努力的幅度，显著延长努力-辅助延迟

急性过度充气通过将膈肌移向力量-长度关系中的无效部分和增加呼吸氧耗破坏膈肌产力的能力。在健康志愿者，Beck 等研究表明更大的膈肌活动产生一定量的压力随肺容积增加而增加。由最大膈肌活动产生的压力随肺容积增加而减少。在自主呼吸的狗，Kawagoe 等发现阈值负荷伴有 PEEPi 产生肺动脉高压并降低心排血量和至肝、胰、胸锁乳突肌和胸骨旁肌的血流，而至膈肌的血流变化不大。等量的阻力负荷增加膈肌血流而没有心排血量和局部血流的改变。这两种负荷产生非代偿性呼吸性酸中毒，但是，其严重性在阈值负荷更大些。急性吸气阈值负荷在 COPD 患者比无肺病患者产生更大的膈肌肌小节断裂。过度充气解释大约 40％的损伤。

动态过度充气和 PEEPi 对前负荷的复杂相互作用由 Ranieri 等所综述。在自主呼吸或触发通气时，静脉回流被更高 EELV 和胸内压降低或被更大反向吸气胸内压摆动所增加，以后者占优势。PEEPi 也可以通过增加后负荷影响左室功能，尽管这种可能性还没有被研究。

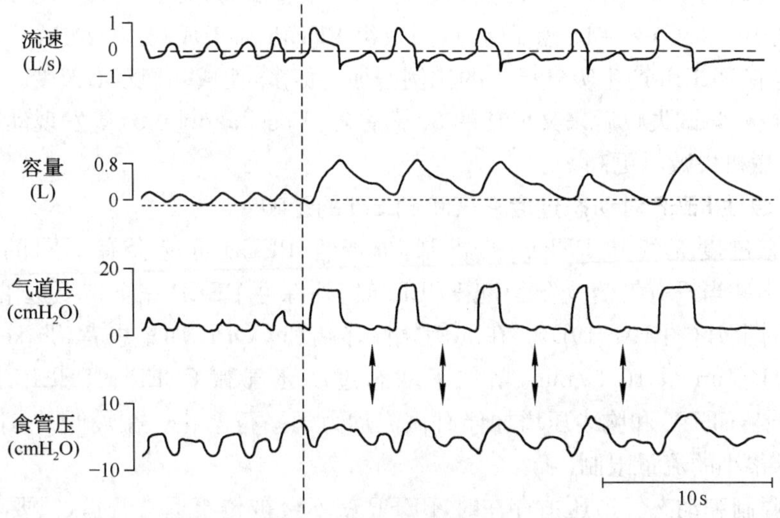

图 10-17　无效或浪费吸气努力

流量曲线上水平虚线表示 0；垂直虚线表示呼吸机辅助开始；虚线左侧，患者在呼吸机 CPAP 模式下自主呼吸。呼吸类型快而浅。开始压力支持了增加潮气量、降低了呼吸频率，如流速和气道压力曲线所示。当通过食管压力摆动来评价时，呼吸频率更高。箭头表示一半的吸气努力没有触发呼吸机。在容量曲线上，水平点线表示压力支持建立之后呼气末肺容量增加（动态过度通气）

（三）PEEPi 的临床后果

被 PEEPi 施加在呼吸机上的额外负荷可能很大，具有相应的临床后果。在 COPD 急性呼吸衰竭患者，Coussa 等发现由于阻力和 PEEPi 增加，呼吸功增加。PEEPi 占总工作量的 30%以上（图 10-18A）。在呼吸机依赖的 COPD 患者，Appendini 等发现克服 PEEPi 的努力占总吸气努力的 40%以上（图 10-18B）。

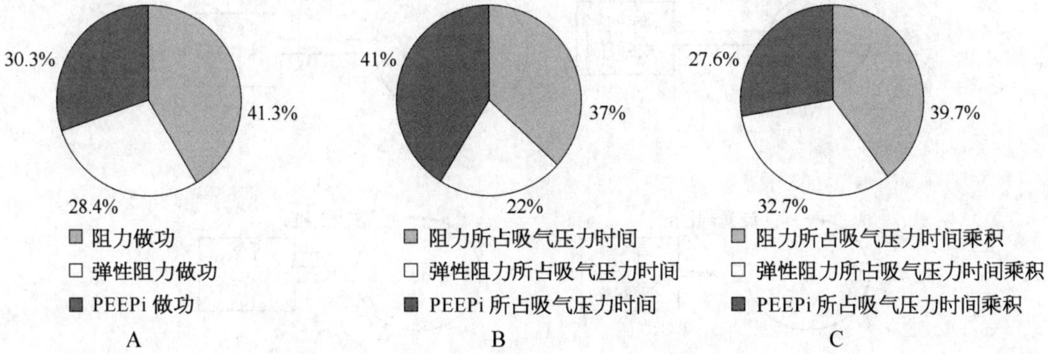

图 10-18　呼吸机依赖 COPD 患者呼吸负荷分数

A. 在镇静、麻醉、急性呼吸衰竭的 COPD 患者，当接受控制通气时，呼吸功的弹性、阻力和 PEEPi 分数（摘自 Coussa. J Appl Physiol，1993，75：1711-1719）；B. 在无法撤机的 COPD 患者，吸气努力的弹性、阻力和 PEEPi 成分，正如食管压力时间曲线（PTP）评价时所示（摘自 Appendini. Am J Respir Crit Care Med，1997，149：1069-1076）；C. 与 B 中的测量方法相同，在 T 型管试验失败的 COPD 患者（摘自 Jubra. Am J Respir Crit Care Med，1997，155：906），尽管设置不同，PEEPi 占有吸气负荷很大的分数

Jubran 等研究了 31 例 COPD 患者，进行了 T 型管试验，其中的 17 例拔管失败，14 例成功拔管(图 10－18C)。在试验开始时，失败组 PEEPi 高于成功组。在试验开始和结束之间，失败组有 PEEPi 产生吸气努力的比例增加一倍多，而成功组没有改变。

在开始撤机尝试失败后来又成功的 30 例患者，Vassilakopoulos 等发现动态过度充气和 PEEPi 在撤机失败时更高。

(四) 外源性 PEEP 对动态过度充气和 PEEPi 的影响

根据动态过度充气和 PEEPi 的机制，外源性 PEEP 可能会有不同的作用，正如 Marini 所指出。当没有气流受限引起 PEEPi 时，外源性 PEEP 完全传至远端气道，产生肺泡压的同时上升(图 10－19B)。在 6 例急性哮喘和 COPD 加重患者，Tuxen 等通过增加 V_E 从 10 L/min 至 16 L/min，增加了动态过度充气和 PEEPi。PEEP 水平上升至 15 cmH_2O产生 EELV 和胸内压增加伴有血流动力学平行恶化。在最低 V_E，陷闭的肺容量很少，提示很小的流量限制。

当流量限制和动态气道压迫存在时，PEEP 就不会被传至远端气道，只要不超过对应阻塞点的关键压力，就不会增加肺泡压(图 10－19C)。瀑布模拟帮助理解这种概念。等压点被看作瀑布的脊，阻塞点和气道开口的气道被看作下游的水。下游水位提高(外源性 PEEP)并不改变上游的水流(气流)，只要不超过脊(阻塞点的关键压力)。在流量限制 COPD 患者，他们有 10 cmH_2O 的 PEEPi，陷闭的容积为 1 L，Ranieri 等应用 5、10、15 cmH_2O PEEP，达到 10 cmH_2O 时，气道峰压和平台压、EELV 和总 PEEP(即 PEEPi 加外源性 PEEP)的变化是很小的，没有血流动力学损害。15 cmH_2O PEEP 增加了气道

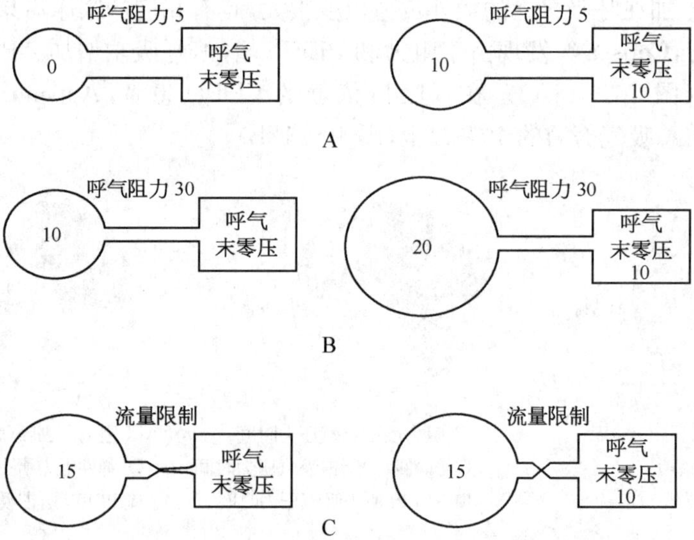

图 10－19　PEEP 对肺泡压力的影响图示

圆代表肺泡，长方形代表呼吸机，管形代表支气管。PEEP 用 cmH_2O 表示；Rexp，呼气阻力，用 $cmH_2O/(L \cdot s)$表示；ZEEP，0 呼气末正压

A. 正常情况下在 ZEEP(左图)，肺泡压降至 0。应用 PEEP(右图)，完全传至肺泡。B. 高气道阻力但没有呼气流量限制，在 ZEEP 时(左图)，高呼气阻力引起肺泡压在呼气末保持正压。应用 PEEP(右图)完全传至肺泡。C. 呼气流量限制和动态气道压迫，在 ZEEP 时(左图)，肺泡压为正压。应用 PEEP(右图)没有超过阻塞点的关键压力，没有影响肺泡压

峰压和平台压、陷闭的容量和总 PEEP,并伴有血流动力学的恶化。当外源性 PEEP 相当于约 85%PEEPi, stat 时,开始发生 EELV 和心脏指数的改变。在流量限制的 COPD 患者接受触发通气时,Appendini 等发现稍微低于 PEEPi, dyn 的 PEEP 并不产生进一步过度通气。

最近研究表明流量限制伴有小气道关闭和 PPEPi 可能发生在进行通气的 ARDS 患者。在有流量限制和 PPEPi 的 ARDS 患者,Koutsoukou 等发现 10 cmH_2O PEEP 产生很小的总 PEEP 和肺泡复张的增加,但产生显著的 PaO_2 增加,后者归因于局部 PEEPi 不均匀的改善。在另一组患者,没有流量限制但有很小 PEEPi, 10 cmH_2O PEEP 增加了总 PEEP,产生了更大的肺泡复张,这是 PaO_2 升高的主要原因。Vieillard 等报道了类似的结果,他们发现 73%的 ARDS 接受容量控制通气患者存在流量限制和 PEEPi。

在呼吸活跃的患者,由 PEEPi 产生的阈值负荷可以被应用 CPAP 或外源性 PEEP 所抵消。如果过度或不适当应用,外源性 PEEP 会恶化过度通气,将膈肌置于另外的不利状态,并引起进一步血流动力学损害。

第四节 呼气末正压的临床应用

一、ALI/ARDS

PEEP 用于 ALI/ARDS 患者的主要原理是增加通气肺容积的量、改善呼吸力学、降低肺内分流、改善气体交换、稳定不稳定的肺单元和降低 VILI 的危险。自从 40 年前开始应用以来,PEEP 一直是 ALI/ARDS 患者管理的基石。由此不难理解,为什么一直没有在 ALI/ARDS 患者人群中进行不带 PEEP 的机械通气策略随机对照研究。有很少的一些研究评价 PEEP 对 ALI/ARDS 患者临床预后的作用(表 10-2)。一项早期研究报道高水平 PEEP 没有改善生存,并比低水平 PEEP 产生更多的不良事件。

在过去 10 年里,研究主要集中在防止发生 VILI 的呼吸机治疗策略。正如一篇社论所述,这些研究表明呼吸机设置本身会影响预后。两项随机对照试验提示高水平 PEEP (15~20 cmH_2O),用于肺保护策略,可以改善 ALI/ARDS 患者的生理和临床后果。Amato 等发现低 V_T 联合设置 LIP 上 2 cmH_2O PEEP(平均 16 cmH_2O)降低了死亡率,与传统方法比较(调整 PEEP 使氧合最佳)(表 10-2)。Ranieri 等分别比较了高 PEEP 和低 V_T 策略,根据 LIP 和 UIP 与传统方法(更低 PEEP 和更高的 V_T 目标是使气体交换达正常水平)比较(表 10-2),对照组比肺保护组表现出更多的炎症介质,对照组也有更高的器官衰竭率、死亡率和更少的无呼吸机治疗天数。在 ARDS 协作网,对低 V_T 和高 V_T 治疗 ARDS 进行了比较,在低 V_T 时,由于高呼吸频率发生的 PEEPi 可以产生积极的结果。

只有一项随机试验比较了不同 PEEP 水平对临床终点的影响。第二个 ARDS 协作网 (ALVEOLI)试验将 ALI/ARDS 患者随机分成高水平和低水平 PEEP 以确定高 PEEP (通过增加肺复张)是否可以降低 VILI 和改善预后(表 10-2)。在两组中,V_T 和平台压分别为 6 ml/kg 和<30 cmH_2O, PEEP 的调节是根据预先确定的 PEEP 和 FiO_2 相结合,以

达到统一的目标(PaO_2 55～88 mmHg 或 SpO_2 88%～95%)。该研究在录入 549 例患者后终止,因为两组间任何预先确定的临床预后变量没有发现差异。一些方法学上的偏向对结论产生了怀疑。

表 10-2 评价 PEEP 对临床和生理结果影响的随机对照试验

参考文献	人口	分组	患者数	相关设置	PEEP 设置	平均 PEEP (cmH_2O)	结果
Amato 1995	内科	干预	15	V_T<6 ml/kg, PIP<40 cmH_2O CPAP 复张	>LIP 2 cmH_2O (最小 5 cmH_2O)	18	成功撤机:87% 病死率:33% 气压伤:13%
		对照	13	V_T=12 ml/kg, PIP 不限	根据 P/F 比例调整 (最小 5 cmH_2O)	7	成功撤机:46% 病死率:54% 气压伤:31%
Amato 1998	内科	干预	29	V_T<6 ml/kg, PIP<40 cmH_2O, CPAP 复张	>LIP 2 cmH_2O (最小 5 cmH_2O)	16	病死率:45% 气压伤:7%
		对照	24	V_T=12 ml/kg, PIP 不限	根据 P/F 比例调整 (最小 5 cmH_2O)	7	病死率:71% 气压伤:42%
Ranieri 1999	内科 外科	干预	18	V_T 使 Pplat< UIP(或 V_T = 5～8 ml/kg)	>LIP 2～3 cmH_2O (最小 15 cmH_2O)	15	BAL/全身炎症介质水平:↓ 无呼吸机天数:12* 病死率:38%* 器官衰竭评分:没有变化
		对照	19	V_T 使 $PaCO_2$ 维持 35～40 mmHg, Pplat<35 cmH_2O	根据 SaO_2 调整 (最小 5 cmH_2O)	7	BAL/全身炎症介质水平:↑ 无呼吸机天数:4* 病死率:58%* 器官衰竭评分:增加(主要是肾脏)
Brower 2004	内科 外科	干预	270	V_T=6 ml/kg, Pplat<30 cmH_2O	根据氧合调整 (最小 12 cmH_2O)	13**	病死率:25%*** 非辅助呼吸:72% 气压伤:11% 无器官衰竭天数:16
		对照	273	V_T=6 ml/kg, Pplat<30 cmH_2O	根据氧合调整 (最小 5 cmH_2O)	8	病死率:28%*** 非辅助呼吸:73% 气压伤:10% 无器官衰竭天数:16

注:V_T:潮气量;PIP:吸气峰压;CPAP:持续气道正压;Pplat:平台压;LIP:$P-V$ 曲线下拐点;P/F:动脉氧分压和吸入氧浓度之间的比率;SaO_2:动脉氧饱和度;BAL:支气管肺泡灌洗。* post hoc 分析,** 方案修改后,*** 基础协变量差异调整后。

两组的基础特点发生不平衡(更高的 PaO_2/FiO_2 和更小的年龄对低 PEEP 有利)。在研究中,为了获得两组 PEEP 更大的差异,方案作了调整,对分析的有效性引起了大家的关注。当分析限于方案调整和基础特点差异调整后录入的患者时,高 PEEP 组死亡率低于低 PEEP 组(28%和 33%),建议该试验提前终止。PEEP 诱导的肺复张通过氧合改善来评估。众所周知,氧合改变不仅依赖于复张而且依赖于心排血量,因此,没有任何肺复张时氧合也可改善。

Grasso 等最近分析 ALVEOLI 方案的生理作用。他们的研究表明该方案对肺复张具有不可预测的作用。的确,当高 PEEP 被用于低复张可能的患者,该方案可以增加过度扩张的危险。而且,对大样本国际调查所搜集的数据进行的补充分析发现应用低 PEEP 或无 PEEP 是 ICU ARDS 患者死亡的独立危险因素。

在 ARDS,肺单元不稳定,有很强的萎陷倾向。这样,任何呼吸机环路中断或漏气导致完全或部分压力下降均可导致有害的肺容积和氧合下降。

几种方法已被提出用于设置 PEEP,但是没有一种方法已被证明可以提高任何临床后果(表 10-3)。ALI/ARDS 最佳 PEEP 应该复张尽可能多的无通气肺泡,同时避免肺过度扩张、血流动力学损害以及整体和局部氧平衡紊乱(图 10-20)。在 ALI/ARDS 患者,最佳 PEEP 的选择仍然是一个公开的问题。两个正在进行的多中心试验(在法国和加拿大)会帮助我们解决这个问题。

表10-3 选择最佳 PEEP 的方法

参考文献	时间	PEEP 目标	建议方法
Suter	1975	最大氧输送	逐渐增加 PEEP,达到最大静态顺应性
Kirby	1975	肺内分流<15%	逐渐增加 PEEP 以达到目标,同时通过输液和血管加压素支持心排血量
Hurewitz	1981	混合静脉氧分压下降	逐渐增加 PEEP 以达到目标
Weisman	1982	用最小吸氧浓度达到足够的 PaO_2	逐渐增加 PEEP 以达到目标
Murray	1984	最小动脉呼气末 CO_2 梯度	逐渐增加 PEEP 以达到目标
Matamis	1984	气体交换、肺内分流和呼吸力学的最佳改善	PEEP 设置在吸气压力容量曲线低拐点
Albert	1985	FiO_2<60%获得足够的 $Pa\dot{O}_2$	最低 PEEP 以达到目标
Hartman	1992	最大外周组织灌注	逐渐增加 PEEP 时,达到最大经皮氧分压
Gattinoni	1993	预防压迫性肺不张	逐步增加 PEEP 时,达到最大经皮氧饱和度
Ranieri	1994	线性气道压力时间曲线	最大 PEEP(等于叠加的静水压)对应 70%胸廓背腹高度(cm)
Amato	1998	最大复张	PEEP 变化以达到目标
Hickling	2001	最大静态顺应性	PEEP 设置在吸气压力容量曲线低拐点上 2 cmH_2O
Rouby	2002	用最低的 FiO_2 达到最好的氧合	肺形态学,压力容量曲线斜率和拐点,PEEP 试验
Brower	2004	氧合(PaO_2 55~80 mmHg, SpO_2 88%~95%)	PEEP - FiO_2 结合表

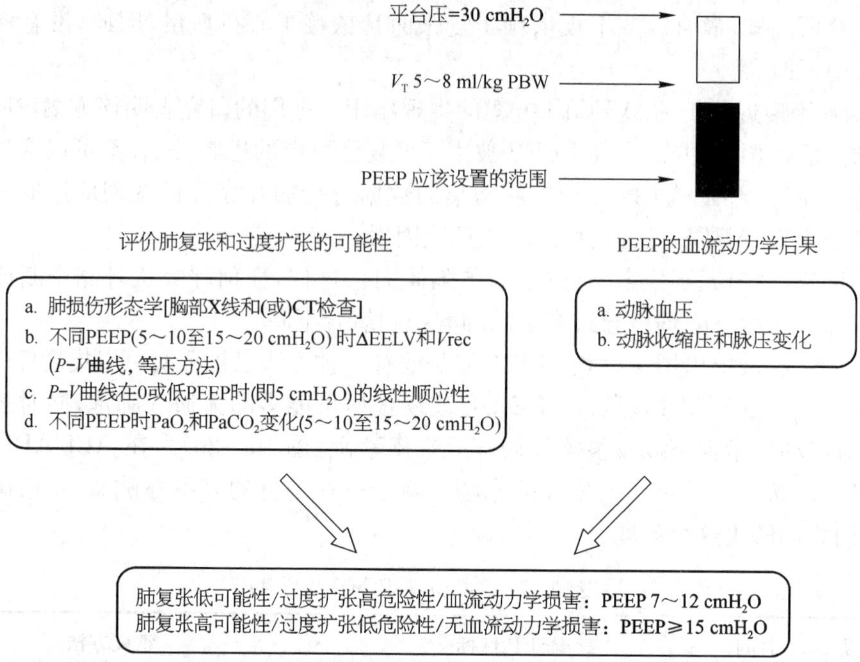

图 10－20　在 ALI/ARDS、PEEP 设置被推荐的规则

第一，安全平台压限制推荐为 30 cmH_2O；除非当胸壁顺应性很低，不应超过此值。第二，V_T 预设，对应于某一压力波动。第三，PEEP 不应超过平台压和潮气压波动之间的压力差。血流动力学稳定之后，要在不同水平 PEEP 进行评价肺复张潜能、过度膨胀危险和血流动力学结果。当肺损伤广泛，肺泡复张大(如＞100 ml)，肺泡复张与呼气末肺容量变化之比高(15%～20%)，$P-V$ 曲线在 0 cmH_2O 时线性顺应性高(＞40 ml/cmH_2O)，在低 PEEP 或无 PEEP 时测量的静态顺应性随潮气量增加进行性增加，PaO_2 增加时，$PaCO_2$ 同时增加。相反，当以上指标以相反方向变化时，高度扩张的危险就更大。当动脉收缩压降至 20 mmHg 以上和(或)动脉收缩压变化或脉压出现或增加，PEEP 诱导的血流动力学受损可以认为是临床相关的

尽管有很强的生理学原理，目前，没有任何研究评价根据力学设置 PEEP 是否可以改善预后。根据实时连续分析动态气道压力-时间波形方法已被建议用于 ALI/ARDS 呼吸机设置最优化。在动物研究中，这种方法可以预测使 VILI 最小化的呼吸机治疗策略。使用一些自动工具，使标准评价和连续监测呼吸力学更容易，可以允许这种方法纳入临床设置。

二、术后状态

术后低氧血症主要是由各种外科操作后肺不张引起，肺不张在 30%～50%患者中发生并导致 8%～10%的 ARF 需要气管插管和机械通气。经面罩应用 CPAP (5～10 cmH_2O)单独或联合压力支持降低了肺不张，改善了氧合。在心脏和非心脏手术后，没有增加术后并发症如吻合漏。通过减少肺不张，CPAP 可以降低肺部细菌生长，减轻细菌向血流转移，并使肺泡毛细血管通透性正常。

CPAP 开始和维持时间似乎对避免或逆转肺不张是很重要的，有些研究在术后数小时或比较短的时间内应用 CPAP 没有表现出优点，尽管已被认识到一些生理优点。只是

最近才有随机试验评价 CPAP 对预后指标的作用。在 70 例患者，Fagevikolsen 等报道与呼吸锻炼比较，食管癌胸腹联合切口后，应用 CPAP 导致更低的气管插管率。Squadrone 等将腹部大手术后发展成低氧血症的患者随机分为单纯吸氧（FiO_2 为 50%）或吸氧加 7.5 cmH_2O CPAP，研究在录入 209 例患者后停止，因为气管插管率在 CPAP 组低于吸氧组（1%和 10%）。在治疗结束时，接受 CPAP 的患者与吸氧组比较有更高的氧合、更低的肺炎、感染和败血症发生率。尽管限于有选择的择期腹腔手术患者，这些数据表明应用 CPAP 获得的生理参数的改善可以转化为更好的临床结果。值得注意的是，CPAP 大多长时间连续应用（19±22 h）。

总之，CPAP 是用于管理术后低氧血症的简单、实用、安全的技术。假如应用足够的时间，它可以改善特定患者的预后。

三、COPD

COPD 患者 ARF 的特点是高气道阻力和 PEEPi，这些会增加呼吸肌负荷，过度通气同时降低膈肌产力的能力。当力量-负荷平衡发生改变达到一定水平时，严重的呼吸性酸中毒就会发生，机械通气成为必须。呼吸机充当了辅助泵，帮助逆转不利的力量-负荷平衡。通过降低呼吸氧耗和纠正动脉血气，机械通气可以改善呼吸肌功能（力量）。然而，被呼吸肌提供的吸气辅助并不降低吸气阻力负荷（由气道阻力引起）或阈值负荷（由 PEEPi 产生）。

药物治疗可能对负荷降低和力量恢复产生有益作用。一些制剂作用于支气管平滑肌（β_2 受体激动剂，抗胆碱能药）或炎症过程（糖皮质激素和抗生素）。这些制剂降低通气患者的气道阻力、动态过度通气和 PEEPi。糖皮质激素和抗生素常经胃肠外给予。在通气患者，支气管扩张剂经小容量雾化器或定量吸入器与适当的储雾罐相连给予更有效、更安全。

外源性 PEEP 降低作用于吸气肌的阈值负荷。然而，PEEP 并不减少过度充气和降低对膈肌产力能力的作用。PEEP 用于 COPD 患者可以引起呼气阻力降低，促进更快、更一致的肺排空。尽管这些发现的临床关系还没有确定。CPAP 在减轻呼吸困难、降低呼吸功和改善心功能是有效的。在触发通气时，PEEP 降低吸气努力和通气驱动，并使呼吸机触发更容易。通过降低吸气努力和减少吸气努力开始至辅助开始之间的延迟，改善患者-呼吸机相互作用并减少无效吸气努力。

尽管有大量的生理数据，但没有随机试验评价 PEEP/CPAP 对改善通气 COPD 患者预后的疗效。然而，大多数试验评价了无创通气在继发于 COPD 加重的急性高碳酸血症患者的疗效，这些试验应用 4～5 cmH_2O PEEP 加压力支持。

一种新型呼吸机已被描述，它用食管下端的电极组测量膈肌电活动来触发呼吸机。不管 PEEPi 如何，只要膈肌收缩，呼吸机就被触发。这种神经触发通过降低吸气努力开始至呼吸机支持开始之间的延迟，可以显著增强患者-呼吸机之间的协调，而不需要外源性 PEEP。这样，该系统可以消除在选择适当 PEEP 中的困难，避免进一步的通气过度。

四、急性严重哮喘

急性严重哮喘患者有高气道阻力、动态过度充气和 PEEPi，这些增加呼吸肌负荷并降低产力能力。这些患者一般对外源性 PEEP 反应较小。尽管可能存在一些流速限制，动态过度充气和 PEEPi 的主要原因是继发于高呼气阻力的长时间常数。在没有气流受限时，PEEP 增加过度充气和肺内压。一些肺单元可以完全被黏液栓堵塞，这样完全中断与中心气道的连接。

低水平 CPAP 可以减轻呼吸困难。Lin 等报道 CPAP 降低支气管反应性。在哮喘患者暴露于雾化组胺，Martin 等发现 12 cmH_2O CPAP 降低食管压和跨膈肌压力摆动。V_E 增加，吸气功并不下降。Meduri 等在系列报道中，包括 17 例急性哮喘患者，通过面罩给予 3～5 cmH_2O CPAP 联合压力支持改善了气体交换。只有 2 例患者失败，需要气管插管。在一项随机试验中，30 例急性哮喘患者在急诊室治疗，Sorosky 等发现低 CPAP 无创通气比标准治疗产生更大更快的肺功能改善和更低的住院率。

总之，在接受机械通气的严重哮喘患者应用 PEEP 常常是有害的，因此是不推荐使用的。尽管需要进一步的评估，但已有很少的资料提示低水平无创 CPAP 联合压力支持在不太严重和有选择的患者可能是有益的。

五、心源性肺水肿

CPAP 对左心衰竭的好处已经讨论(图 10－10)。尽管大多数患者对标准内科治疗反应良好，有些较差的需要气管插管和呼吸机辅助。

在过去的 20 年里，人们对经面罩给予 CPAP 产生越来越大的兴趣，把它看作一种可以避免气管插管和有创机械通气的方法。有 5 项随机对照试验已经完成，在心源性肺水肿，对 CPAP 和标准治疗进行了比较。2 项试验比较了 CPAP 和双水平气道正压通气(BiPAP)(即 PEEP 加吸气压力支持)。2 项最近的试验比较了单纯标准治疗和 CPAP 以及和 BiPAP。也就是，7 项试验比较了 CPAP 与标准治疗和 4 项试验比较了 CPAP 与 BiPAP(表 10－4)。

有 3 项试验在中间分析后早期中止了研究。L'Her 等发现 48 h 后死亡率 CPAP 组低于标准治疗组。Park 等因为标准治疗组气管插管率高于 CPAP 组和 BiPAP 组停止了研究。Metha 等因为心肌梗死在 BiPAP 组增加停止了研究。除了 Lin 等所做的研究，其他研究包括了很少的患者(Ⅱ型误差的危险)。

比较 CPAP 与标准治疗的 7 项研究包括 191 例患者接受 CPAP 和 197 例对照患者(表 10－5)。CPAP 在 4 项研究中为 10 cmH_2O，1 项为 7.5 cmH_2O，1 项在 2.5～12.5 cmH_2O不等。CPAP 在除 1 项外所有研究中产生更大更快(10～180 min)的生理改善。5 项研究报道 CPAP 产生更快更大的氧合改善，尽管只有 3 项研究评价了 PaO_2/FiO_2。只有 Bersten 等，包括最严重酸血症患者，观察到 CPAP 改善了 pH 和 $PaCO_2$。在 2 项研究中，CPAP 减轻了呼吸困难，但在第 3 项研究没有改善。CPAP 在 4 项研究中产生更低的治疗失败和气管插管率，仅在 1 项研究中降低了住院率。7 项研究没有 1 项显示住院时间的差异。

4 项研究比较了 CPAP 与 BiPAP，包括 82 例 CPAP 和 87 例 BiPAP 患者(表 10－5)。所有的研究使用 10 cmH_2O CPAP，BiPAP 设置不同。Park 等加低水平 IPAP 至 10 cmH_2O EPAP。Mehta 等和 Crane 等降低 EPAP 从 10 至 5 cmH_2O，升高 IPAP 至 15 cmH_2O，为了使两组整个呼吸相达到 10 cmH_2O 的平均压力。Bellone 等也用5 cmH_2O PEEP 和 15 cmH_2O 初始压力支持(即 20 cmH_2O IPAP)。

Mehta 等发现用 BiPAP 比 CPAP 产生更快 $PaCO_2$ 和其他生理变量的下降。其他三项研究没有发现早期生理变量的差异。三项研究没有显示任何临床结果变量的差异。Crane 等发现 CPAP 组医院存活率高于 BiPAP 组。Bellone 等、Park 等和 Crane 等均没有发现组间心肌梗死发生率的差异。

总之，有足够的资料支持应用 CPAP (10 cmH_2O)使心源性肺水肿患者达到迅速的生理改善和更低的气管插管率。CPAP 应该被看作严重心源性肺水肿的一线呼吸机治疗。

六、预防性 PEEP

名词“预防性 PEEP”被用于高危患者 PEEP 早期研究中，意在降低 ARDS 的发生率。试验和临床研究均提示 PEEP 可以影响肺损伤过程，对有 ARDS 危险的患者是有利的。然而，这种假设受到 Pepe 等人的反驳，他们将 92 例有 ARDS 危险的患者随机接受无和 8 cmH_2O PEEP 组。早期应用 PEEP 改善了氧合但没有阻止 ARDS 的发展(表 10－6)。值得注意的是，Pepe 等的研究中，应用高 V_T(12 ml/kg)，这样高的 V_T 可能会使肺复张和过度扩张，掩盖了预防性 PEEP 的任何优点。这种关心得到在此研究中约 50%气压伤发生率的支持。

早期应用 CPAP 治疗 ALI/ARDS 已在自主呼吸患者和纤维支气管镜检查时得到评价。研究人员验证了 CPAP 是否可以预防严重低氧血症和呼吸衰竭。经面罩 CPAP 改善氧合但没有改善对气管插管的需要、住院长度或死亡率。早期应用无创 CPAP，有或无压力支持，可能会使特别高危的患者获益，如免疫功能低下患者。Joris 等发现，在行胃成形术的肥胖患者，与单纯吸氧比较，术后即刻用预防性鼻 CPAP 加压力支持减轻了肺功能不全和加速了病情恢复。CPAP 在纤维支气管镜检查时也是有用的，它可能会恶化氧合和呼吸力学。在一项双盲试验中，在严重低氧血症自主呼吸患者，Maitre 等比较了纤维支气管镜时面罩 CPAP 和单纯吸氧治疗(表 10－6)。在操作期间和操作后即刻，在 CPAP 组，氧合得到了很好的保护，而在吸氧组则下降。CPAP 预防了随后要发生的往往需要呼吸机支持的呼吸衰竭。

5 cmH_2O 或更小 PEEP 有时被用于气管插管患者以对抗因插管、仰卧位和(或)肌肉麻痹引起的肺容量下降，生理基础还不清楚。

PEEP 可以预防 VILI。尽管有很强生理学原理，但没有临床证据表明 PEEP 预防 VILI。在回顾性队列研究中，Gajic 等报道通气超过 48 h 的患者约 25%发展为 ALI。V_T 大小是唯一能确定 ALI 危险因素的呼吸机设置。PEEP 和 ALI 危险之间没有发现任何关系。

表 10-4 比较 CPAP 与 BiPAP 的随机对照试验

来源 年份	样本大小	干预 CPAP	干预 BiPAP	早期生理学结果 (10~180 min)	基础值与CPAP	基础值与BiPAP	CPAP与BiPAP	临床结果	CPAP	BiPAP
Metha	n=13	CPAP	IPAP	RR	b	b	ns	住院天数(%)	9±4	10±6
1997	CPAP	10 cmH_2O	15 cmH_2O	HR	ns	b	ns	心肌梗死(%)	4(31)	10(71)d
	n=14		EPAP	SBP	ns	b	d	治疗失败(%)	1(7)	1(8)
	BiPAP		5 cmH_2O	pH	ns	b	ns	医院死亡(%)	1(7)	2(15)
				$PaCO_2$	ns	b	ns	重要并发症(%)	NA	NA
				PaO_2	ns	ns	ns			
				呼吸困难	b	b	ns			
Park	n=27	CPAP	IPAP 17±	RR	NA	NA	a	住院天数(%)	11±8	10±7
2004	CPAP	10 cmH_2O	2 cmH_2O	HR	NA	NA	ns	心肌梗死(%)	0(0)	0(0)
	n=29		EPAP 11±	SBP	NA	NA	ns	治疗失败(%)	2(7)	2(7)
	BiPAP		2 cmH_2O	pH	NA	NA	ns	医院死亡(%)	1(4)	2(7)
				$PaCO_2$	NA	NA	ns	重要并发症(%)	4(15)	5(19)
				PaO_2/FiO_2	NA	NA	ns			
				呼吸困难	NA	NA	ns			
Crane	n=20	CPAP	IPAP	RR	a	a	a	住院天数(%)	NA	NA
2004	CPAP	10 cmH_2O	15 cmH_2O	HR	ns	ns	ns	心肌梗死(%)	3(15)	9(45)
	n=20		EPAP	SBP	ns	ns	ns	治疗失败(%)	4(20)	1(5)
	BiPAP		5 cmH_2O	pH	ns	ns	ns	医院死亡(%)	0(0)	5(25)d
				$PaCO_2$	ns	ns	ns	重要并发症(%)	NA	NA
				PaO_2	ns	ns	ns			
				呼吸困难	ns	ns	ns			

（续 表）

来源 年份	样本大小	干预		早期生理学结果 (10~180 min)				临床结果		
		CPAP	BiPAP		基础值与CPAP	基础值与BiPAP	CPAP与BiPAP		CPAP	BiPAP
Bellone	$n=22$	CPAP	IPAP	RR	a	a	ns	住院天数(%)	NA	NA
2004	CPAP	10 cmH_2O	20 cmH_2O	HR	a	a	ns	心肌梗死(%)	3(14)	2(8)
	$n=24$		EPAP	SBP	a	a	ns	治疗失败(%)	1(4)	2(8)
	BiPAP		5 cmH_2O	pH	a	a	ns	医院死亡(%)	2(9)	0(0)
				$PaCO_2$	a	a	ns	重要并发症(%)	NA	NA
				PaO_2/FiO_2	ns	ns	ns			
				呼吸困难	NA	NA	NA			

注：CPAP：持续气道正压；IPAP：吸气气道正压；EPAP：呼气气道正压；RR：呼吸频率；HR：心率；SBP：收缩压；PaO_2：动脉氧分压；PaO_2/FiO_2：动脉血氧分压与吸入氧浓度的比率；$PaCO_2$：动脉氧分压；ICU：加强监护单元；SD：标准差；NA：不可用；ns：无显著性；a：基础值与早期评价(10～180 min)，组内比较 $P \leqslant 0.01$；b：基础值与早期评价(10～180 min)比较，组内 $P \leqslant 0.05$；d：CPAP 组与 BiPAP 组之间 $P \leqslant 0.05$。

表10-5 比较单纯内科治疗和内科治疗加 CPAP 的随机对照试验

来源年份	样本大小	干预		早期生理学结果(10~180 min)				临床结果		
		SMT	SMT + CPAP		SMT 与基础值	CPAP 与基础值	CPAP 与 SMT		SMT	CPAP
Rasanen	n=20		CPAP	RR	b	a	ns	治疗失败(%)	13(65)	7(36)
1985	SMT		10 cmH_2O	HR	a	b	c	插管和(或)机械通气(%)	12(60)	6(31)
	n=19			SBP	ns	b	ns	医院死亡率(%)	6(30)	3(15)
	CPAP			pH	ns	b	ns	住 ICU 天数(天)	NA	NA
				$PaCO_2$	ns	a	ns	住院天数	NA	NA
				PaO_2	ns	a	c			
Bersten	n=20		CPAP	RR	ns	a	c	治疗失败(%)	9(45)	0(0)c
1991	SMT		10 cmH_2O	HR	ns	b	d	插管和(或)机械通气(%)	7(35)	0(0)c
	n=19			SBP	ns	ns	ns	医院死亡率(%)	4(20)	2(10)
	CPAP			PaO_2/FiO_2	ns	a	c	住 ICU 天数(天)	2.7±2.0	1.2±0.4c
				pH	ns	a	c	住院天数	7.9±4.1	8.7±8.3
				$PaCO_2$	ns	a	c			
Lin	n=50		CPAP	RR	ns	a	c	治疗失败(%)	25(50)	12(24)c
1995	SMT		2.5~12.5	HR	ns	a	c	插管和(或)机械通气(%)	18(36)	8(16)c
	n=50		cmH_2O	MBP	ns	a	c	医院死亡率(%)	6(12)	4(8)
	CPAP			pH	ns	ns	ns	住 ICU 天数(天)	4.5±3.5	4.0±3.0
				$PaCO_2$	ns	ns	ns	住院天数	9.0±4.5	8.5±4.5
				PaO_2	ns	b	c			
Moritz	n=14		CPAP	RR	ns	b	d	治疗失败(%)	NA	NA
2003	SMT		9.3±0.3	HR	ns	b	ns	插管和(或)机械通气(%)	NA	NA
	n=14		cmH_2O	SBP	ns	ns	ns	医院死亡率(%)	NA	NA
	CPAP			PaO_2/FiO_2	ns	b	ns	住 ICU 天数(天)	NA	NA
				pH	ns	ns	ns	住院天数	NA	NA
				$PaCO_2$	ns	ns	ns			
				呼吸困难	NA	NA	NA			

（续 表）

来源年份	样本大小	干预 SMT	干预 SMT + CPAP	早期生理学结果（10～180 min）	SMT与基础值	CPAP与基础值	CPAP与SMT	临床结果	SMT	CPAP
L'Her	n=46		CPAP	RR	NA	NA	c	治疗失败(%)	17(37)	14(9)c
2004	SMT		7.5	HR	NA	NA	c	插管和(或)机械通气(%)	14(30)	4(9)c
	n=43		cmH_2O	MBP	NA	NA	ns	48 h 死亡率(%)	11(24)	3(7)c
	CPAP			PaO_2/FiO_2	NA	NA	c	医院死亡率(%)	14(30)	12(28)
				pH	NA	NA	ns	住 ICU 天数(天)	NA	NA
				$PaCO_2$	NA	NA	ns	住院天数	9.7±7.0	2.0±11
				呼吸困难	NA	NA	c			
Crane	n=20		CPAP	RR	b	b	ns	治疗失败(%)	1(5)	4(20)
2004	SMT		10 cmH_2O	HR	NA	NA	ns	插管和(或)机械通气(%)	0(0)	2(10)
	n=19			SBP	NA	NA	ns	医院死亡率(%)	6(30)	0(0)d
	CPAP			pH	NA	NA	ns	住 ICU 天数(天)	NA	NA
				$PaCO_2$	NA	NA	ns	住院天数	NA	NA
				PaO_2	NA	NA	ns			
				呼吸困难	NA	NA	ns			
Park	n=27		CPAP	RR	NA	NA	c	治疗失败(%)	11(42)	2(7)c
2004	SMT		10 cmH_2O	HR	NA	NA	ns	插管和(或)机械通气(%)	11(42)	2(7)c
	n=27			MBP	NA	NA	ns	医院死亡率(%)	6(23)	1(4)
	CPAP			PaO_2/FiO_2	ns	a	c	住 ICU 天数(天)	NA	NA
				pH	NA	NA	ns	住院天数	12.0±8.0	11.0±8.0
				$PaCO_2$	NA	NA	ns			
				呼吸困难	NA	NA	c			

注：SMT：标准内科治疗；CPAP：持续气道正压；RR：呼吸频率；HR：心率；SBP：收缩压；MBP：平均血压；PaO_2/FiO_2：动脉血氧分压与吸入氧浓度的比率；PaO_2：动脉血氧分压；$PaCO_2$：动脉血二氧化碳分压；ICU：加强监护单元；SD：标准差；NA：不可用；ns：无显著性；a：组内 $P\leqslant0.01$，基础值与早期评价（10～180 min）；b：组内 $P\leqslant0.05$，基础值与早期评价（10～180 min）；c：CPAP 组与 SMT 组之间 $P\leqslant0.01$；d：CPAP 组与 SMT 组之间 $P\leqslant0.05$。

表10-6 评价预防性PEEP疗效的随机对照试验

参考文献	研究对象	分组	患者数	相关设置	PEEP设置	PEEP cmH_2O	结 果
Pepe 1984	有 ARDS 危险的内科-外科疾病	干预	44	V_T=12 ml/kg	预先确定	8	ARDS发生率:25% 病死率:30% 气压伤:43%
		对照	48	V_T=12 ml/kg	—	0	ARDS发生率:27% 病死率:38% 气压伤:50%
Delclaux 2000	内科 ALI	干预	40*	经CPAP吸氧使 SaO_2 > 95%	临床反应耐受	5～10	气管插管:38% 住ICU天数:9 ICU病死率:23% 医院病死率:30%
		对照	41*	吸氧使 SaO_2 >95%	—	0	气管插管:44% 住ICU天数:9 ICU病死率:22% 医院病死率:27%
Maitre 2000	内科 ALI 进行 FOB	干预	15	经CPAP吸氧使 SaO_2>90%	预先确定	7.5	氧合:没有改变 FOB后呼吸机辅助:0
		对照	15	吸氧使 SaO_2 >90%	—	0	氧合:↓ FOB后呼吸机辅助:33%

注:ALI:急性肺损伤;ARDS:急性呼吸窘迫综合征;FOB:纤维支气管镜检查;V_T:潮气量;CPAP:持续气道正压;SaO_2:动脉氧饱和度;ICU:加强监护单元。*早期ALI患者组。

第五节 并发症和禁忌证

表10-7概括了PEEP的并发症和副作用。并发症直接与PEEP水平有关。表10-7列出了PEEP应用的禁忌证。在我们看来,只有两种绝对禁忌证:严重的低血容量休克和未引流的高压性气胸。对所有其他情况,应用低水平PEEP(至5 cmH_2O)有很少的危险,但高水平PEEP的利与弊需要对每一个患者进行认真的衡量。

PEEP被广泛应用于临床实践。它是低氧性ARF和高碳酸血症ARF患者呼吸机管理的基本成分;低氧性ARF是由微血管通透性和静水压增加引起的肺水肿所致,高碳酸性ARF继发于阻塞性肺病的呼吸肌衰竭。

在Poulton、Oxon和Barach等开创性的工作后70年,大量的生理数据对应用PEEP治疗急性呼吸衰竭患者产生了一种共识。关于在不同临床情况下最佳水平PEEP和确定它的最佳方法仍然存在争议。在最近几年,对评价不同水平PEEP对临床预后变量(如生存、并发症、住ICU时间和费用)的影响产生了越来越多的兴趣。然而,PEEP病理生理学机制和生理学后果的知识对临床上的任何决策仍然是不可或缺的条件。生理学原理必须当作设计有意义的随机对照试验的基础。

表10-7 PEEP的并发症和禁忌证

并发症	禁忌证
肺过度扩张	绝对禁忌证
气压伤	低血容量休克
VILI	未引流的高压性气胸
死腔增加	
影响 CO_2 清除	
膈肌产力能力下降	相对禁忌证
降低心排血量和氧运输	未缓解的支气管胸膜瘘
影响肾功能	颅内高压和低脑顺应性
降低内脏血流	慢性胸壁限制性疾病
肝淤血	没有吸气流速限制的动态过度通气
降低淋巴引流	

（孙中厚）

参考文献

[1] Amato MB, Barbas CS, Medeiros DM, et al. Effect of a protective-ventilation strategy on mortality in the acute respiratory distress syndrome [J]. New Engl J Med, 1998,378:347-354.

[2] Brochard L. Intrinsic (or auto-) positive end-expiratory pressure during spontaneous and assisted ventilation [J]. Intensive Care Med, 2002,28:1552-1554.

[3] Burchardi H. New strategies in mechanical ventilation for acute lung injury [J]. Eur Respir J, 1996,9:1063-1072.

[4] Cereda M, Foti G, Musch G, et al. Positive end-expiratory pressure prevents the loss of respiratory compliance during low tidal volume ventilation in acute lung injury patients [J]. Chest, 1996,109:480-485.

[5] Eisner MD, Thompson BT, Schoenfeld D, et al. Airway pressures and early barotrauma in patients with acute lung injury and acute respiratory distress syndrome [J]. Am J Respir Crit Care Med, 2002,165:978-982.

[6] Elkins M, Jones A, van der Schans S. Positive expiratory pressure physiotherapy for airway clearance in people with cystic fibrosis [J]. Cochrance Review, 2005.

[7] Ferguson ND, Frutos-Vivar F, Esteban A, et al. Airway pressures, tidal volumes, and mortality in patients with acute respiratory distress syndrome [J]. Crit Care Med, 2005,33:21-30.

[8] Gajic O, Dara SI, Mendez JL, et al. Ventilator-associated lung injury in patients without acute lung injury at the onset of mechanical ventilation [J]. Crit Care Med, 2004,32:1817-1824.

[9] Gattinoni L, Caironi P, Carlesso E. How to ventilate patients with acute lung injury and acute respiratory distress syndrome [J]. Curr Opin Crit Care, 2005,11:69-76.

[10] Grasso S, Fanelli V, Cafarelli A, et al. Effects of high versus low positive end-expiratory pressure in acute respiratory distress syndrome [J]. Am J Respir Crit Care Med, 2005,171:1002-1008.

[11] Grasso S, Mascia L, Del Turco M, et al. Effects of recruiting maneuvers in patients with acute respiratory distress syndrome ventilated with protective ventilatory strategy [J]. Anesthesiology, 2002,96:795 - 802.
[12] Halter JM, Steinberg JM, Schiller HJ, et al. Positive end-expiratory pressure after a recruitment maneuver prevents both alveolar collapse and recruitment/ derecruitment [J]. Am J Respir Crit Care Med, 2003,167: 1620 - 1626.
[13] Hedenstierna G, Rothen HU. Atelectasis formation during anesthesia: causes and measures to prevent it [J]. J Clin Monit Comput, 2000,16:329 - 335.
[14] Koutsoukou A, Bekos B, Sotiropoulon C, et al. Effects of positive end-expiratory pressure on gas exchange and expiratory flow limitation in adult respiratory distress syndrome [J]. Crit Care Med, 2002,30:1941 - 1949.
[15] Lehtipalo S, Biber B, Frojse R, et al. Effects of dopexamine and positive end-expiratory pressure on intestinal blood flow and oxygenation: the perfusion pressure perspective [J]. Chest, 2003,124:688 - 698.
[16] Lim CM, Jung H, Koh Y, et al. Effect of alveolar recruitment maneuver in early acute respiratory distress syndrome according to antiderecruitment strategy, etiological category of diffuse lung injury, and body position of the patient [J]. Crit Care Med, 2003,31:411 - 418.
[17] L'Her E, Duquesne F, Girou E, et al. Noninvasive continuous positive airway pressure in elderly cardiogenic pulmonary edema patients [J]. Intensive Care Med, 2004,30:882 - 888.
[18] Malbonisson LM, Muller JC, Constantin JM, et al. Computed tomography assessment of positive end-expiratory pressure-induced alveolar recruitment in patient with acute respiratory distress syndrome [J]. Am J Respir Crit Care Med, 2001,163:1444 - 1450.
[19] Mansfield DR, Gollogly NC, Kaye DM, et al. Controlled trial of continuous positive airway pressure in obstructive sleep apnea and heart failure [J]. Am J Respir Crit Care Med, 2004,169:361 - 366.
[20] Nieszkowska A, Lu Q, Vieira S, et al. Incidence and regional distribution of lung overinflation during mechanical ventilation with positive end-expiratory pressure [J]. Crit Care Med, 2004,32:1496 - 1503.
[21] Park M, Sangean MC, Volpe Mde S, et al. Randomized, prospective trial of oxygen, continuous positive airway pressure, and bilevel positive airway pressure by face mask in acute cardiogenic pulmonary edema [J]. Crit Care Med, 2004,32:2407 - 2415.
[22] Peigang Y, Marini JJ. Ventilation of patients with asthma and chronic obstruction pulmonary disease [J]. Curr Opin Crit Care, 2002,8:70 - 76.
[23] Rossi A, Ranier MV. Positive end-expiratory pressure [M]//Tobin MJ. Principles and practice of mechanical ventilation. New York: McGram Hill, 1994.
[24] Rouby JJ, Lu Q, Goldstein I. Selecting the right level of positive end-expiratory pressure in patients with acute respiratory distress syndrome [J]. Am J Respir Crit Care Med, 2002,165:1182 - 1186.
[25] Schreiter D, Reske A, Stichert B, et al. Alveolar recruitment in combination with sufficient positive end-expiratory pressure increases oxygenation and lung aeration in patients with severe chest trauma [J]. Crit Care Med, 2004,32:968 - 975.
[26] Squadrone V, Coha M, Cerutti E, at al. Continuous positive airway pressure for treatment of postoperative hypoxemia: a randomized, controlled trial [J]. JAMA, 2005,293:589 - 595.
[27] The Acute Respiratory Distress Syndrome Network. Ventilation with lower tidal volumes as compared with traditional tidal volumes for acute lung injury and the acute respiratory distress syndrome [J]. New Engl J Med, 2000,342:1301 - 1308.
[28] Valenza F, Guglielmi M, Irace M, et al. Positive end-expiratory pressure delays the progression of lung injury during ventilator strategies involving high airway pressure and lung overdistention [J]. Crit Care Med, 2003,31:1993 - 1998.
[29] Van kaam AH, Lachmann RA, Herting E, et al. Reducing atelectasis attenuates bacterial growth and translocation in experimental pneumonia [J]. Am J Respir Crit Care Med, 2004,169:1046 - 1053.

第十一章 允许性高碳酸血症

二氧化碳是有氧呼吸产生的“废物”。在健康状态下，动脉血二氧化碳分压是精密调节控制的，二氧化碳分压只要稍有升高，每分通气量就升高代偿排出二氧化碳。虽然高碳酸血症常常可以耐受，过去我们认为它是有害的。事实上，在许多临床情况下，包括心搏停止、败血症和在新生儿期，严重和极严重酸中毒均提示预后差。过去对呼吸衰竭高碳酸血症的处理是尽量使之恢复为正常碳酸或低碳酸血症。

这些方法已经受到很多质疑。大潮气量对肺脏的直接损伤作用即“呼吸机所致肺损伤”已获实验和临床研究证实。小潮气量通气策略必须通常需要低通气并耐受高碳酸血症。在需要机械通气的危重成人、儿童和新生儿中，允许性高碳酸血症正在逐渐被接受。

现已清楚，在急性呼吸窘迫综合征患者，机械通气可对肺和全身脏器产生损害。大潮气量通气可通过多个机制导致肺损伤，增加的机械牵张可能直接激活肺内细胞和体液免疫反应。引起肺和系统器官损伤的确切机制目前尚有争议，但是高牵张机械通气可导致肺内介质和致病因子如前列腺素、细胞因子、内毒素和细菌进入体循环，这一点应无疑问。动物模型研究显示高牵张机械通气引起多器官功能不全，可以部分解释在 ARDS 时多器官功能障碍发生率高的原因。由于高潮气量或高通气压力可导致呼吸机相关肺损伤，肺保护性通气策略越来越得到提倡，允许性高碳酸血症是保护性通气策略的重要组成部分。

第一节 允许性高碳酸血症定义、原理

一、定义

正常情况下，人机体通过呼吸调节，使动脉血二氧化碳分压（$PaCO_2$）维持在40 mmHg左右，这是在大气压情况下达到最佳氧摄取和呼吸功的理想数值。尽管较低的 $PaCO_2$ 时可获得较高的肺泡氧分压，从而增加动脉血氧合，但其代价为呼吸做功增加。机械通气情况下，吸入氧浓度（FiO_2）是可调节的，当 $PaCO_2>40$ mmHg 时，通过增加 FiO_2 仍可保证足够的氧合。降低机械通气的通气参数，使 $PaCO_2$ 处于大于 40 mmHg 的可接受范围，称为“允许性高碳酸血症”。

允许性高碳酸血症。传统允许性高碳酸血症通气策略的保护作用仅仅是肺牵张的降低。为了达到此目的，允许高碳酸血症。可是，保护性通气策略涉及到低通气导致限制肺牵张和 PCO_2 的提高。至少，在某种程度上，通过调节呼吸参数（呼吸频率、V_T、死腔量和吸入气二氧化碳浓度）来单独控制 PCO_2。

治疗性高碳酸血症。已有证据证明高碳酸性酸中毒是有益的，它除了降低肺牵张外，亦有其他益处。临床上通过一定措施提高 $PaCO_2$ 称为治疗性高碳酸性酸中毒。

偶发性高碳酸血症。已经报道在机械通气时，发生一些意外如管道脱落或连接错误，再吸入呼出的气体。药物诱导的呼吸抑制引起的低通气、严重呼吸衰竭（如哮喘持续状态）等均可引起高碳酸血症。

二、高碳酸血症的决定因素

高碳酸血症是由二氧化碳的产生和排除的平衡所决定：

$$PaCO_2 \propto CO_2\text{ 产生 }/CO_2\text{ 清除} + \text{吸入气 }CO_2$$

吸入气二氧化碳浓度（$FiCO_2$）容易被忽略，二氧化碳产生过多是导致高碳酸血症的主要因素，特别是在高代谢情况下如高热等因素。因此，实际上 $PaCO_2$ 是反映二氧化碳清除率。在急性和慢性呼吸衰竭伴每分通气量减少和死腔量增加时，易致高碳酸血症。

肺泡气体交换的影响。高碳酸性酸中毒对系统氧合的影响见后。V_T 的降低能减少肺静脉血的氧合，V_T 降低还可增加肺不张可能，增加肺内分流。另外，当 V_T 降低时，肺泡通气量（V_A）成比例降低，导致肺泡二氧化碳分压（P_ACO_2）增高。根据 Bidani 肺泡气体方程：

$$P_AO_2 = FiO_2(P_B - 47) - (P_ACO_2/R)$$

P_AO_2 是肺泡气氧分压，P_B 是大气压，R 是呼吸商，结合下列公式：

$$P_ACO_2 = (VCO_2/V_A) \times P_B$$

$$P_AO_2 = FiO_2(P_B - 47) - (VCO_2/V_A) \times (P_B/R)$$

VCO_2 是二氧化碳的产量。

这样，除每分通气量非常低外，V_A 的增加对肺泡，即肺静脉氧合的影响很小。相反，轻微增加 FiO_2 对氧合有很大影响，很容易补偿的 V_A 降低。

三、机械性肺损伤的机制

对于急性呼吸窘迫综合征（ARDS）而言，肺损伤的机制有三个方面：机械损伤、氧自由基毒性和炎症反应，其中前两者均可为炎症反应的触发因素。

机械性肺损伤主要来自呼吸机的应用。肺损伤宏观表现为气漏，如间质性肺气肿、气胸、纵隔气肿、气腹或空气栓塞，接受呼吸机治疗的早产儿大约 1/3 发生气漏。肺损伤微观表现为液体渗出到肺泡腔、气体分布异常、肺泡间隔增厚，气体交换障碍，这些病变与其他原因引起的 ARDS 不易区分。典型的 X 线表现为肺透光度减低。

最初人们认为机械性肺损伤是由于高吸气压（气压伤）造成的，因而将机械性肺损伤称为“气压伤”。后来随着研究的不断深入，使用高吸气压力联合高或低潮气量，或高潮气量联合负压通气，进行动物实验，分别评估压力和容量在机械性肺损伤中的作用，人们发现不管气道压力如何，肺损伤均与高潮气量有关。即使是在高气道压力时，如果潮气量低(通过挤压胸部获得)，肺损伤程度也是较轻的，提示导致肺损伤最重要的决定因素是吸气末的肺容量。因此，更多地使用“容量伤”替代了“气压伤”这一名词。此外，肺损伤还与呼吸周期中肺泡的反复萎陷和复张有关，增加 PEEP 可减轻这种损伤。但是，设置高 PEEP 又增加呼气末容量，当高潮气量叠加高呼气末容量时，呼气末肺泡过度膨胀仍然增加容量伤的发生。因此，肺实质疾病最好的机械通气策略是选择恰当的 PEEP 和小潮气量，由此引入了允许性高碳酸血症。

第二节　高碳酸血症对机体的影响

一、高碳酸血症对人体的生理影响

高碳酸血症的生理作用是复杂的，迄今尚未完全清楚。直接影响与间接影响相互抗衡。然而，在危重患者，不管是允许性还是治疗性，完全可以合理、安全应用高碳酸血症，但应当考虑 pH 值和 $PaCO_2$ 的影响。

CO_2 与氢离子高碳酸血症普遍导致酸中毒(H^+ 浓度增高)，CO_2 通过碳酸酐酶与水结合形成碳酸。产生的 H^+ 与氨基酸反应，引起细胞膜和细胞内环境中许多蛋白质和酶的结构变化。因为酸性环境抑制大部分细胞功能，所以机体运用许多措施保持细胞内和细胞外 pH 在非常小的范围内波动。高碳酸血症引起的细胞内酸中毒在数小时内可纠正，而通过肾脏代偿需要 1～2 日。这种缓冲的发生通过主动细胞膜离子转运排泌 H^+ 与细胞外钠交换。

高碳酸性酸中毒时，CO_2 可能直接与蛋白质的氨基结合形成氨基甲酸化合物，这种结合也改变蛋白质的结构和功能。可能解释 CO_2 和 H^+ 引起相同的 pH 变化而导致不同的影响。很好的例子如波尔效应，PCO_2 增高导致氧解离曲线右移，氧与血红蛋白的亲和力降低。

二、高碳酸血症对肺脏的影响

(一) 高碳酸血症与正常肺

1. 对肺血管的影响　与系统循环相反，高碳酸血症导致肺循环血管收缩和阻力增加。使原先存在的肺动脉高压进一步恶化。高碳酸血症引起的肺血管收缩比低氧血症引起的血管收缩作用小，但是高碳酸血症加重低氧血症的肺血管收缩。关于如何引起肺血管平滑肌收缩的机制目前尚知甚少。

2. 肺部气体交换　急性呼吸性酸中毒通过自主的或直接影响肺血管系统和影响气道而改变肺内分流。酸中毒增加缺氧性肺血管收缩，因此，减少肺内分流，提高 PaO_2，而碱中毒的影响恰恰相反。在健康和疾病状态下，CO_2 的应用通过上述机制改善通气血流比例，增加动脉氧合。增加吸入 CO_2 浓度（$FiCO_2$）引起进行性 PaO_2 增高为剂量依赖性。事实上，在吸气末，$FiCO_2$ 的应用，限制于传导气道，引起有益于肺的作用（如：V_A/V_Q 比例和氧合）和很少导致机体酸中毒。在 ARDS 患者，允许性高碳酸性酸中毒显示增加分流是继发于 V_T 减少和气道关闭而不是源于高碳酸血症。

3. **气道阻力** 已有报道高碳酸血症或者增加或者降低气道阻力，是由于直接扩张小气道和间接引起（通过迷走神经调节）大气道收缩。这些相反并相互平衡的作用对气道阻力不会产生很大影响。

4. **肺顺应性** 酸性酸中毒时，肺的顺应性增加。可能是在酸性状态下，继发性肺表面活性物质分泌增加，或肺表面活性物质更有效地降低表面张力。

5. **高碳酸血症对肺的生理作用** 在健康状态下，CO_2 改变气道的顺应性和肺血管和气道张力。小气道的收缩和顺应性的降低的联合作用解释发生于急性局部肺动脉闭塞时，低碳酸性气管收缩和肺收缩的现象。这些作用或者通过改变局部通气与原发性灌注变化相一致，或者改变局部的灌注与原发的通气变化相配比。

（二）高碳酸血症与损伤肺

1. **实验研究** 高碳酸性酸中毒减轻继发自由基诱导肺损伤的增加的肺通透性。虽然高碳酸性酸中毒减轻黄嘌呤氧化酶的活性，但这不是它的全部保护作用。

随后在体研究证实高碳酸性酸中毒在缺血再灌注肺损伤的保护作用。它的保护机制包括：减轻蛋白质渗漏，减轻肺水肿，增加氧合。这些保护作用不是通过降低肺动脉阻力引起，相反，是在肺动脉阻力提高的状态下发生的。

在体外和体内研究通气诱导的肺损伤、高碳酸性酸中毒的直接作用。在两个主要研究中，在分离兔肺，吸入气 CO_2 的增加导致通气诱导肺损伤的减轻。Strand 等研究显示在早产羊，明显的高碳酸性酸中毒（平均 CO_2 95 mmHg）是可以耐受的和减轻肺损伤。Laffey 等报道在成年人临床病例中，大潮气量策略（V_T 12 ml/kg，PEEP 0 cmH_2O，RR 42/min）报告低碳酸血症导致肺恶化、高碳酸血症有一些保护作用。而且，通过俯卧位不张诱导肺损伤，模仿新生儿呼吸窘迫综合征，吸入 CO_2 气体没有减轻肺损伤。这些发现表明高碳酸血症减轻继发于过度牵张的肺损伤。在临床相关肺牵张或广泛肺不张时，它的作用可能更显著。

在油酸诱导的肺损伤，代谢性碱中毒增加分流分数，降低 PaO_2，而代谢性酸中毒降低分流，增加 SaO_2 和 PvO_2，高碳酸性酸中毒不影响 Q_S/Q_T、SaO_2 或 S_VO_2。然而，PaO_2 和 PvO_2 是增加的，部分可能是由于氧解离曲线右移和增加的心排血量。当高碳酸血症被碳酸氢钠缓冲使 pH 稳定时，气体交换恶化、分流增加和 SaO_2 下降。作者认为在缺氧的肺区域，高碳酸血症的直接扩血管作用被酸中毒拮抗，结果呼吸性酸中毒对分流的影响很少。当酸中毒被缓冲后，CO_2 的扩血管作用没有被拮抗，缺氧区肺血管扩张，分流增加。

严重的败血症常常并发 ARDS，败血症诱导肺损伤的发生机制与许多实验模型诱导的 ARDS 是完全不同的。革兰阴性细菌的主要内毒素（脂多糖）通过激活特殊受体（toll 样受体）引起肺损伤。通过肺和体循环应用内毒素诱导的肺损伤，高碳酸血症显示出产生不同的作用。通过 CO_2 的应用的高碳酸血症直接保护通过气管内注射内毒素诱导的急性肺损伤。相反，通过减少 V_T 和降低呼吸频率诱导的高碳酸血症显示出加重通过体循环应用内毒素诱导急性肺损伤。吸入 CO_2 可均匀分布到所有通气的区域，而通过减少肺通气量引起的高碳酸血症可能分布不均匀。这些问题强调需要考虑达到高碳酸血症的方法和实验模型的多样性。

2. 临床研究 V_T 的减少导致允许性高碳酸血症。肺的变化涉及 V_T 的减少，接着发生高碳酸性酸中毒和呼吸频率的改变。目前没有临床资料区分这些变化，也很难想象出如何起作用的。然而，传统的允许性高碳酸血症涉及到 V_T 的减少、呼吸频率的增加和高碳酸性酸中毒的耐受。

肺血管的影响：ARDS 总是伴有肺动脉高压，而保护性通气策略可能增加肺血流，高碳酸性酸中毒总的作用常常是增加肺血管阻力。吸入一氧化氮可以对抗高碳酸血症增加的肺高压，可能增加心排血量。肺高压可以导致毛细血管壁压力增高，因此，理论上增加的血管壁压可能加重牵张诱导的肺损伤。

ARDS 患者气体交换。ARDS 时，高碳酸血症常常引起 PaO_2 轻微增高，静脉和组织 PO_2 较大增加。PaO_2 的增加部分是因为心排血量增加和部分是氧解离曲线右移（有利于组织氧利用）。因此，总的作用是提高组织氧的摄取。在 ARDS 患者中，使用压力限制通气（没有高 PEEP）后，平均气道压的降低可能引起肺塌陷并增加分流。3 个临床研究清楚明白这些机制。

对严重 ARDS 患者的研究提示 24 h 内 $PaCO_2$ 从 30 mmHg 升至 57 mmHg，血 pH 值从 7.41 降至 7.31，不会导致动脉氧合、肺血管阻力、体循环阻力、心脏指数或全身氧运输和氧消耗显著变化。

Feihl 等研究了 V_T（平均 6～10 ml/kg）减少时肺生理的详细评估。发现允许性高碳酸性酸中毒对 V_A/V_Q 没有影响，但显著增加肺内分流，增加心排血量，明显降低 PaO_2 从 109 到 92 mmHg（由于 V_T 的降低、分流分数增加和肺泡通气降低的联合作用）。Thorens 等对 11 例 ARDS 通过降低 V_T 快速诱导高碳酸血症，$PaCO_2$ 从 40.3 到 59.3 mmHg，pH 从 7.4 到 7.26，引起心排血量和平均肺动脉压显著增高，只能停止诱导允许性高碳酸血症。Pfeifer 等分组研究（败血症组；非败血症组）22 例 ARDS 患者，探讨允许性高碳酸血症的影响，他们通过对多种惰性气体测量显示允许性高碳酸血症增加肺内分流，维持或增加 PaO_2。

三、高碳酸血症对中枢神经系统的影响

（一）高碳酸血症与正常脑

1. 神经血管调节 高碳酸性酸中毒引起脑血管扩张。在颅内压增高的患者，会引起脑血流量和脑容积的增加，此应作为危险因素权衡利弊。脑血管扩张的机制依赖于动脉床和动脉类型。Nahata 等指出高碳酸性酸中毒引起脑前毛细血管小动脉扩张是依赖于酸中毒而不是 CO_2，ATP 敏感的钾通道起着重要作用。

2. 通气调节 高碳酸血症是通气的潜在调节因子。在健康志愿者，轻微高碳酸血症（呼气末 CO_2 增加 8 mmHg）并维持暴露在这样状态下，24～48 h 内导致代偿性代谢性碱中毒。当急性缺氧时，通气化学敏感器反应增加，而当 $PaCO_2$ 急性增加时，化学敏感器没有变化。

3. 脑组织氧合 Hare 等指出高碳酸性酸中毒通过提高 PaO_2 和增加脑血流量来增

加脑组织 PO_2。

4. 高碳酸血症对神经肌肉的影响 最近的研究集中在高碳酸血症对神经肌肉的损害作用。大鼠的膈肌长时间暴露在高碳酸血症(7.5% CO_2 状态下 6 周)状态下,发生显著变化。高碳酸血症降低膈肌的张力和延长收缩及舒张时间;改变膈肌的成分,增加慢颤搐纤维和减少快颤搐纤维。事实上,在健康志愿者,甚至短期暴露(吸入 7%的 CO_2),通过影响传入神经传导和突触完整性,可能暂时损害神经肌肉功能。

(二) 高碳酸血症与损伤脑

1. 实验研究 几个研究表明在损伤脑组织,高碳酸血症具有保护作用。在早产大鼠,高碳酸性酸中毒减轻缺氧缺血性脑损伤。Vannucci 等在早产大鼠通过结扎单侧颈动脉引起缺氧缺血性损伤模型,分别暴露在不同 CO_2 吸入气体(0%、3%、6%、9%)2 h,在 30 日龄进行神经病理评估,显示低碳酸血症是损害的,高碳酸血症具有保护作用。实验模型导致高通气,没有补充 CO_2,动物处于低碳酸血症,是有害的,因此,本质上通过补充 CO_2 而不是产生高碳酸血症可能提供保护作用。系列研究表明高碳酸血症期间,脑血流很好地保存。很好的氧气转运促进脑组织糖的利用和氧化代谢,有利于组织高能量磷酸盐的储存。脑脊液中谷氨酸量最低,可能是兴奋性氨基酸神经递质分泌的抑制对神经的保护作用,神经保护作用的其他机制可能涉及自由基的抑制和神经元凋亡的减少。

2. 临床研究 在危重患者,高碳酸血症明显增加脑血流量,可能增加颅内压,导致视神经乳头水肿和头痛。在临床状态下,高碳酸血症的影响与低氧血症的影响相互重叠。不正常的表现包括坐立不安、震颤、语言含糊和情绪波动。高水平的 $PaCO_2$ 引起 CO_2 麻醉。然而增高的颅内压不是允许性高碳酸血症的绝对禁忌证。事实上,高碳酸血症已成功应用于急性脑膜脑炎和脑水肿并发肺损伤的管理。

四、高碳酸血症对心血管系统的影响

(一) 正常心血管生理、血流动力学影响

1. 高碳酸性酸中毒直接减低心肌和血管平滑肌收缩力 该作用被高碳酸性酸中毒介导的交感神经作用所拮抗,交感神经兴奋导致增加前负荷,心率增快,降低后负荷,导致心排血量增加。在动物和人体,高碳酸性酸中毒时,由于交感神经兴奋性增加,心肌收缩力和心排血量是增加的。

2. 组织氧合的影响 高碳酸血症导致复杂的相互作用,由于心排血量增加,缺氧性肺血管收缩和肺内分流,引起 PaO_2 增加。因为高碳酸血症普遍提高心排血量,整体氧传递增加,局部区域(包括肠系膜)血流量也是增加的,因此增加器官氧转运。因为高碳酸血症和酸中毒使氧解离曲线右移和可能引起血细胞比容升高,有利于组织氧的摄取。酸中毒可能降低细胞呼吸和氧消耗。另外,高碳酸性酸中毒增加皮下组织和肠壁氧含量。

(二) 实验研究

对动物周围微循环的研究显示:当 $PaCO_2$ 增加到 80 mmHg 时,随着心排血量的增加,血管直径、血流速度、血流量都是增加的。然而 $PaCO_2>100$ mmHg 时,所有这些参数都是降低的。

高碳酸性酸中毒保护心脏免受缺血再灌注损伤。研究表明:分离灌注新生羊羔心脏,高碳酸性酸中毒程度越高,心脏受保护作用越大。可是,与暴露代谢性酸中毒(pH 为6.8)

相比，用碳酸氢钠和三羟甲基氨基甲烷（THAM）缓冲到正常 pH 时没有保护作用。相反，在分离灌注的白鼬心脏，代谢性酸中毒（pH 为 6.6）没有被缓冲，保护心肌由于缺血所致的功能暂时受损。最近的研究表明在活体狗冠状动脉缺血再灌注时，呼吸性酸中毒和代谢性酸中毒在减少心肌梗死大小方面有同样的效果。酸中毒的可能保护机制包括通过 H^+ 抑制钙摄取，导致心肌钙负荷减少。高碳酸性酸中毒时冠状血管扩张。Nomuta 等发现，高碳酸性酸中毒越重，冠状动脉血流越多。相反，正常碳酸性酸中毒时，冠状动脉血流没有增加。

（三）临床研究

危重患者：高碳酸血症对心排血量和外周循环的损坏作用可能被夸大。尤其是高碳酸性酸中毒逐渐发展时。正如前面所提到，血流动力学总的影响可能是有益的。然而，在危重患者，高碳酸性酸中毒对血流动力学增加负面影响，尤其是在心肌功能受抑制状态时。另外，当内源性的儿茶酚胺亢进已经达到极点时，或 β 受体拮抗剂减少交感神经兴奋性，急性高碳酸血症可能导致低血压。由于高碳酸血症直接诱导体循环血管扩张，平均动脉压可能下降。

在 ARDS 患者，快速诱导高碳酸血症使 $PaCO_2$ 达到 80 mmHg 持续 2 h，导致体循环血管阻力降低和心排血量增加。另外心肌收缩力降低和平均肺动脉压增加。在病情稳定的 ARDS 患者，V_T（10～7.7 ml/kg）和伴随 $PaCO_2$ 增加（37.9～56.7 mmHg）不会影响血流动力学和氧气转运和消耗的变化。

五、高碳酸血症对肾、肝和脾脏的影响

分离的肝脏暴露在缺氧和化学性低氧情况下，酸中毒明显延长细胞死亡的发生，纠正 pH 加速细胞死亡。这种现象可能代表着对缺氧和缺血应激的保护适应。

分离肾皮质小管暴露在缺氧状态下，在 pH 为 6.9 比在 pH 为 7.5 培养情况下，再氧合的 ATP 水平明显改善。

高碳酸性酸中毒时交感神经兴奋，特别在伴有低氧血症，导致肾血管收缩（不像循环系统其他血管）和大量钠重吸收，肾小球滤过率下降和水钠潴留。ARDS 患者暴露在允许性高碳酸血症状态下，虽然通过增加死腔量增加 CO_2，没有减少 V_T，显示对脾脏循环没有影响。

六、高碳酸性酸中毒对细胞和分子影响

明确高碳酸血症的细胞和生化机制是必须的，它是从实验到临床应用的基础，能让我们预测潜在的副作用，确定哪些患者需要避免高碳酸血症。

1. 酸中毒与高碳酸血症　在实验肺和体循环器官损伤时，高碳酸性酸中毒的保护作用是酸中毒产生的基本功能。分离肺，在缺血再灌注情况下，假如 pH 被缓冲到正常，高碳酸性酸中毒的保护作用将被减弱。被缓冲的高碳酸性酸中毒没有显示明显的保护作用。然而，尽管代谢性酸中毒减轻缺血再灌注损伤，但没有高碳酸性酸中毒的保护作用有效。在体内和体外，高碳酸性酸血症和代谢性酸中毒对心肌具有保护作用。代谢性酸中毒对其他器官的损伤也有保护作用。代谢性酸中毒延长暴露于缺氧分离肝的细胞死亡的

发生。暴露于缺氧的分离肾皮质小管，在酸性 pH 比在碱性 pH 情况下再氧合的 ATP 水平明显改善。与肺相对照，在肾小管，酸中毒的类型(高碳酸性与代谢性)显示是重要的。

2. 抗炎症作用 高碳酸性酸中毒时，炎症反应的几个关键成分是减少的。体外实验，高碳酸血症抑制巨噬细胞肿瘤坏死因子 α(TNF－α)和白介素－1(IL－1)的释放和体内缺血再灌注肺的支气管肺泡液肿瘤坏死因子 α 的水平。

高碳酸性酸中毒可能干扰免疫反应的相互作用而具有抗炎症作用。一项体内研究显示 CO_2 可显著抑制脂多糖诱导的腹膜巨噬细胞释放细胞因子。这或许可以解释为什么和使用空气或氦气比较，腹腔镜外科使用 CO_2 不会造成全身炎症反应。用 CO_2 孵育后的巨噬细胞，遭受脂多糖刺激后，肿瘤坏死因子和白介素－1 的释放都是明显减少的，这个现象可能是细胞酸中毒的结果。还有研究显示高碳酸血症可抑制脂多糖诱导的中性粒细胞氧化物生成和白介素－8 释放。在体外实验中，酸性 pH 值下，化学趋化因子刺激人中性粒细胞产生的超氧阴离子自由基是减少的。高碳酸性酸中毒还可能通过抑制核因子－κB(NF－κB)激活机制，导致细胞内黏附因子－1 和白介素－8 下调，进而抑制中性粒细胞黏附到肺泡内皮细胞。高碳酸性酸中毒似乎还可减少肺组织缺血再灌注后自由基的产生而减轻组织损伤。这些研究都提示高碳酸性酸中毒具有抗炎作用，CO_2 能通过改变 pH 值而修饰中性粒细胞的活性。

但也有研究显示细胞外酸中毒通过激发中性粒细胞活性、延迟自发凋亡和延长细胞的功能寿命而增强急性炎症反应，高碳酸性酸中毒可以增加中性粒细胞 CD_{18} 的表达和中性粒细胞的黏附。细胞内 pH 值和中性粒细胞对化学趋化因子的运动能力呈正相关。

总之，已获得的实验资料显示高碳酸性酸中毒可能具有抗炎和干扰免疫反应的作用，但结论并非完全一致。

3. 调节基因表达高碳酸性酸中毒调节细胞损伤模型的基因表达 NF－κB 是涉及炎症反应的多种基因表达的关键调节因子，它的激活代表着炎症反应激活的早期关键一步。NF－κB 以非激活形式与抑制蛋白称为抑制蛋白 κB(IκB)结合，存在于胞质中。IκB 有 IκB－α 和 IκB－β 异型体。IκB－β 磷酸化并降解后，与 NF－κB 解离，允许 NF－κB 进入细胞核，并结合特殊的启动子位点，激活靶基因。高碳酸性酸中毒抑制内毒素诱导的 NF－κB 的激活。

第三节　允许性高碳酸血症的实施

允许性高碳酸血症的实施需要小潮气量和低肺泡压机械通气，潮气量应该逐渐减至7 ml/kg或更低，使 $PaCO_2$ 缓慢升高，每小时≤10 mmHg，在成人最终可升至 80～100 mmHg，在小儿尚无规定数值，一般认为 45～60 mmHg 较为适宜，同时维持静态气道峰压<40 cmH_2O 及动脉氧饱和度>90%。归纳起来，保护性机械通气的内容包括：在静态压力容量曲线上较低拐点之上的 PEEP、潮气量<6 ml/kg、PEEP 之上小于 20 cmH_2O的通气压力、允许性高碳酸血症、选择压力限制通气模式。

在采用允许性高碳酸血症策略初期阶段，人们所关注的是通过使用小潮气量，将气道平台压限制在 30～35 cmH_2O，允许 $PaCO_2$ 缓慢升高，从而避免吸气末肺气压伤。有证据显示小潮气量的应用，避免肺泡过度扩张和随之发生的可接受的 $PaCO_2$ 升高，可最大限度减少哮喘和 ARDS 患者肺气压伤风险，以近期历史患者作为对照，292 例 ALI 或 ARDS 患者采纳 ARDS 协作网制定的低潮气量方案，进行常规机械通气治疗，死亡率明显降低。另一项研究显示：与常规机械通气比较，ARDS 患者使用高 PEEP 和小潮气量策略可改善 28 天时 ICU 死亡率、住院死亡率及撤机率。在小潮气量通气时存在明显肺泡萎陷，PEEP 可以使萎陷的肺泡张开，改善气体交换和血流动力学。随着小潮气量和高 PEEP 通气策略的使用，高 PEEP 导致呼气末肺气压伤的问题引起关注。对成人 ARDS 血流动力学的研究显示：联合使用允许性高碳酸血症、潮气量＜6 ml/kg，通气压力在 PEEP 之上小于 20 cmH_2O，PEEP 在拐点之上 2 cmH_2O，可即刻使心率、心排血量、氧运输、混合静脉氧分压升高，平均肺动脉压显著升高（达 8.8 mmHg），但肺血管阻力无变化。多变量分析提示这些急性血流动力学的变化与呼吸性酸中毒有关，而非高水平 PEEP 的影响，暂时的肺高压和高心排血量在 36 h 内明显减轻。对成人 ALI 或 ARDS 患者的研究提示，避免小潮气量通气引起的呼吸系统顺应性恶化，可能至少需要将 PEEP 调至 15 cmH_2O。

在允许性高碳酸血症的实施过程中，常需要较高水平的镇静，Vinayak 等人的研究认为需要较大剂量异丙酚，但不需要咪唑安定。目前国内的 PICU 选择咪达唑仑（咪唑安定）相对较多，必要时加用麻醉剂或肌松剂。对于有脑损伤的患儿应避免高碳酸血症，因可使颅高压加重。

越来越多的证据支持允许性高碳酸血症应用于 ALI、ARDS、哮喘持续状态和新生儿呼吸衰竭。

一、急性肺损伤和急性呼吸窘迫综合征

患 ALI 和 ARDS 的患者需要呼吸机支持，而 ALI/ARDS 也是常见的机械通气所致肺损伤。与常规机械通气比较，对 ARDS 患者采取在小潮气量的基础上增加 PEEP 的通气策略，能明显改善 28 天生存率，有较高的撤机率，较低的气压伤发生率，但出院生存率并未提高。

一项大型多中心随机对照临床试验显示，861 例 ALI 或 ARDS 患者使用潮气量＜6 ml/kg（初始设置）、平台压≤30 cmH_2O 的通气策略，与常规通气比较，最初 28 天内的病死率明显降低（31%∶40%），不使用呼吸机的天数增加[（12±11）∶（10±11）]。53 例 ARDS 患者使用高 PEEP、低潮气量方案作为实验组，和 50 例常规机械通气对照病例比较，ICU 病死率、住院病死率（32%∶53%），及 28 天时脱机天数（11∶6）均以试验组为佳，发生器官衰竭的数目对照组为多。包括 1 297 例成人 ALI 或 ARDS 的 6 个临床试验的荟萃分析提示：使用小潮气量或低通气压力与允许性高碳酸血症的保护性肺通气策略，与潮气量 10～15 ml/kg 的常规通气比较，住院 28 天和住院结束时的病死率明显降低。

但是，也有结果不同的临床研究报道。120 例 ARDS 高危患者被随机分为压力、容量限制通气组及常规通气组（对照组），限制性通气组所用的吸气峰压≤30 cmH_2O，潮气量≤8 ml/kg，与对照组比较，限制性通气组允许性高碳酸血症（定义为 $PaCO_2$＞50 mmHg）更常见（52%∶28%）、更显著[（54±19）∶（46±10）]、持续时间更长[（146±265）∶（25±

22)]，但是病死率并未降低，而气压伤的发病率、多器官功能不全评分以及器官衰竭的发生在两组是相似的，使用限制性通气的患者更多需要麻醉剂，或因为肾衰需要透析治疗。一项在 8 个 ICU 中 52 例 ARDS 患者所进行的传统通气与低潮气量通气的对照研究，虽然证实小潮气量通气是安全的，但在 PEEP 需求、液体出入量、血管活性药物、镇静药、神经肌肉阻断药的需要方面以及患者自主呼吸的恢复、使用呼吸机天数和病死率方面并无明显区别。另一项多中心临床试验，对 116 例无其他器官衰竭的 ARDS 患者研究显示，第一天使用不同潮气量[(7.1±1.3)与(10.3±1.7)ml/kg]和平台压使 $PaCO_2$ 维持在不同范围[(60±15)与(41±8)mmHg]，pH 维持在不同范围[(7.28±0.9)与(7.4±0.9)]，但使氧合维持在相似水平，60 天时小潮气量组病死率、机械通气时间、气胸发生率、继发性多器官衰竭的发生均无减少。

尽管一些资料支持 ALI 和 ARDS 患者使用保护性通气策略和允许性高碳酸血症，但是许多临床医生并未应用这些策略。一项对 ICU 护士和呼吸治疗师的调查显示仅有 20%的医师治疗 ALI 或 ARDS 患者时使用保护性肺通气策略。使用保护性肺通气策略的障碍是因为医师不愿放弃对呼吸机的掌控、医师对 ALI 和 ARDS 的认识、医师对患者使用小潮气量禁忌证的看法，以及对患者在使用保护性肺通气策略时发生不适感、呼吸急促、高碳酸血症、酸中毒及低氧血症的顾虑。

二、哮喘持续状态

机械通气治疗成人哮喘时，允许性高碳酸血症控制性低通气和正常 $PaCO_2$ 常规通气方式比较，可减少病死率。使用控制性低通气(每分通气量≤10 L/min、呼吸频率 10～14 次/min、呼气时间≥4 s)造成允许性高碳酸血症的目的是减少机械通气的潜在性致命性副作用，如气压伤和心血管功能衰竭。来自一家城市中心医院致命性哮喘患者的资料显示：使用允许性高碳酸血症通气策略，气压伤发病率降低，无死亡病例。对于无禁忌证(如已存在颅高压)的患者来说，高碳酸血症和相关的酸中毒都能很好地耐受，但是可能需要吸入麻醉剂。对于严重哮喘儿童压力控制通气亦是有效的机械通气策略。

在重症哮喘需要通气患者，中度水平的($PaCO_2$ 60 mmHg)允许性高碳酸血症目前获得广泛应用。

三、新生儿呼吸衰竭

对于减少早产儿支气管肺发育不良的死亡率，允许性高碳酸血症可能是一种安全有效的手段。回顾性研究发现生后前 4 天 $PaCO_2$ 较高的婴儿支气管肺发育不良的发病率较低。Kamper 等人对 407 例早产儿和极低出生体重儿的研究显示：采用允许性高碳酸血症、早期经鼻持续气道正压通气、表面活性物质替代的治疗原则，在生存率和感知方面的神经预后可比的情况下，与常规治疗比较，慢性肺疾病的发病率降低。采用轻度允许性高碳酸血症机械通气方案治疗先天性膈疝，可明显增加生存率，同时减少气胸等并发症的发生率。

2 项涉及 269 例新生儿实施允许性高碳酸血症的通气策略的荟萃分析提示：未证实允许性高碳酸血症通气策略可降低 36 周时病死率或慢性肺疾病的发生率及 3 级或 4 级脑

室内出血或脑室周围白质软化的发生率。其他报道也未提示允许性高碳酸血症和常规通气策略比较预后有不同。但其中一项试验显示:当进一步按体重分组时,允许性高碳酸血症可降低体重在 501～750 g 的新生儿慢性肺疾病的发生率。1 项 86 例 28 周以下早产儿的随机对照研究显示,选择理想的通气方式,包括气管内吹气、预防性使用肺表面活性物质、低氧饱和度目标,以及中度允许性高碳酸血症的低通气参数,无支气管肺发育不良患儿存活率显著提高,总存活率为 78%,出生体重<1 000 g 者存活率为 75%。

然而,由于极低出生体重儿生后 1 周内自主调节功能弱,在此时期接受呼吸机治疗,采取允许性高碳酸血症策略,可能增加脑损伤的发生。574 例极低出生体重儿的回顾性列队研究显示,除了传统的风险外,在生后最初 3 天内,用最高 $PaCO_2$ 值预测严重脑室内出血,似乎呈数值依赖性。有研究显示早产儿 $PaCO_2$ 极端值和波动幅度均与严重脑室内出血相关。因此,在早产儿脑室内出血易发危险阶段,避免极端低碳酸血症或极端高碳酸血症都是非常必要的。虽然早产儿机械通气时使 $PaCO_2$ 控制在 40 mmHg 以上似乎是有益和安全的,但是更高的 $PaCO_2$(如>55 mmHg)目标值,只有在通过设计合理的临床对照试验,建立新生儿的 $PaCO_2$ 安全范围,并验证其具有保护作用的背景下,才能使用。

新生儿呼吸窘迫综合征:随机对照研究新生儿呼吸窘迫综合征,虽然允许性高碳酸血症在生存率方面没有差别,但是,机械通气周期明显缩短,并且没有其他副作用。丹麦(1994～1995)前瞻性多中心研究极低体重早产儿联合应用允许性高碳酸血症和鼻塞式持续气道正压和肺表面活性物质显著降低慢性肺病的发生率。

先天性膈疝:允许性高碳酸血症在先天性膈疝患者需要机械通气的新生儿中起着日益增加的作用。与传统的管理相反,过去采用过度通气,导致气压伤、呼吸系统长期预后差和生存率低,然而已经认识到肺发育不良是重要的病理生理缺陷。避免气压伤被认为日益重要,涉及到允许性高碳酸血症的通气策略广泛应用。允许性高碳酸血症增加生存率,降低气压伤,降低 6 个月内患病率。

对早期使用经鼻气道正压和轻微允许性高碳酸血症的极低出生体重儿,进行体能和学校表现的研究,发现这些孩子运动和精神发育障碍的发生率相对低,学校表现能力接近平均水平,与他们的同胞兄妹没有什么差异,这项研究结果至少提示这些孩子的预后与接受常规治疗的存活者一样理想。

四、脓毒症

有学者推荐允许性高碳酸血症用于脓毒症所致接受机械通气的 ALI 或 ARDS。一项大型(861 例)前瞻性研究,对小潮气量和传统通气治疗脓毒症(占 27%)或肺炎(占 34%)引起的 ALI 或 ARDS 进行比较,结果小潮气量组的患者病死率降低,不使用呼吸机的天数增加。另一项对 53 例脓毒症 ARDS 患者进行的保护性通气策略的研究(86%接受保护性通气策略,79%接受常规通气策略)提示保护性通气策略组患者 28 天存活率改善,撤机率较高,气压伤发生率较低。然而,也有学者提出在同时存在脓毒症的情况下,高碳酸血症会加重病情。根据实验研究证据,虽然高碳酸性酸中毒对实验性内毒素诱导的肺损伤有保护作用,对细菌生长和代谢有抑制作用,但其安全性仍存在一些问题。高碳酸性酸中毒可能抑制中性粒细胞及巨噬细胞的化学趋化性和吞噬细菌的活性,减弱某些抗生素的抗菌作用，促进中性粒细胞坏死，增加组织破坏。此外，Stewart 等对 1 组肺炎占 42%、脓毒症占 39%的病例进行的研究提示：允许性高碳酸血症不能降低病死率，甚至可能增加病死率。多器官功能障碍评分和器官衰竭发生的数目在限制性通气和传统通气两组间是相似的，但是限制性通气组中因肾功能衰竭需要透析的病例数较高。总之，虽然大多数研究支持脓毒症时允许性高碳酸血症的应用，但仍需谨慎。

第四节　高碳酸血症的副作用及其对策

一、高碳酸血症的副作用

高碳酸血症的并发症与高碳酸性酸中毒和小潮气量的应用相关。

虽然许多生理作用与高碳酸性酸中毒有关，但是并发症较少，最明显的并发症包括颅内高压和肺动脉高压。

小潮气量可能导致肺内分流，降低 PaO_2。通过肺复张方法，提高 PEEP 或平均气道压，俯卧位通气或其他策略可以解决。一个严重的问题是小潮气量是否增加死亡率，这是问题争论的焦点，Eichacker 的 meta 分析指出不仅大潮气量危险，而且太小的潮气量也危险的。潮气量与死亡率之间存在 U 形曲线关系。并指出 ARDS 协作组推荐的 6 ml/kg 潮气量是有潜在危险的，不应该应用，不认为是标准。考虑到争议，另一研究组出版了重要的临床试验 meta 分析，他们反对 Eichacker 的分析，指出小潮气量是有害的没有统计学基础。

一般来说，机体能很好地耐受和代偿急性高碳酸血症或缓慢的 $PaCO_2$ 升高。$PaCO_2$＜80 mmHg、pH＞7.15 时对机体是无害的。高碳酸血症的副作用取决于其发生的速度和严重程度、是否存在缺氧缺血、颅内疾病或其他合并症。$PaCO_2$ 快速升高至 90～110 mmHg可引起意识改变、缺氧缺血，与高碳酸血症对机体的损伤具有叠加效应。允许性高碳酸血症的益处可被严重高碳酸性酸中毒时的副作用所抵消。ARDS 时，由于高碳酸血症通过降低肺泡通气而增加心排血量，可能会导致肺内分流增加而影响肺气体交换。实验研究证实与吸入 3% CO_2 或 12% CO_2 比较，吸入 15% CO_2 可引起严重高碳酸血症，加重神经系统损伤，推测可能由于心血管功能抑制导致更严重脑缺血，最终导致脑损害。另有 2 项实验研究发现严重酸中毒可致大鼠肠道损伤及肺部炎症。

二、高碳酸性酸中毒的药物缓冲

缓慢建立高碳酸血症，酸中毒已经被缓冲，副作用是轻微的。危重患者高碳酸性酸中毒的主观不适可通过适当的缓冲或镇静来减轻。高碳酸血症对机体的许多生物化学的有益影响是由酸中毒介导的，无论体内或体外动物实验都证实缓冲高碳酸性酸中毒时，高碳酸血症的有益作用也随之减少。ALI 时使用高碳酸性酸中毒的保护作用来自酸中毒而不是 CO_2，缓冲高碳酸性酸中毒可能加重 ALI，引起肺血管扩张。正常 pH 的高碳酸血症可能通过一氧化氮依赖途径，损伤单分子层屏障功能，诱导细胞凋亡，从而增加细胞损伤，且使用碳酸氢钠缓冲酸中毒时生成的 CO_2 可能增加细胞内酸中毒。因此，当获得满意的肺保护作用时，应限制或避免药物缓冲，但严重酸中毒仍需要纠正。大多数学者主张通过增加呼吸机的通气频率来纠正，静脉给予碱性药的指征是 pH<7.15。三羟甲基氨基甲烷不增加 CO_2 的生成，在快速造成允许性高碳酸血症过程中，用三羟甲基氨基甲烷缓冲酸中毒，可使心肌收缩力减低和血液动力学改变，使低气道压的好处得以实现，使高碳酸性酸中毒对血液动力学的影响降至最低，成人最大剂量为 15 mmol/(kg·d)，大剂量时可引起呼吸抑制、低血糖，可能需要给予机械通气及补充糖。

（朱友荣　何颜霞　喻文亮）

参考文献

[1] Bigatello LM, Patroniti N, Sangalli F. Permissive hypercapnia [J]. Curr Opin Crit Care, 2001,7:34-40.

[2] Boussarsar M, Thierry G, Jaber S, et al. Relationship between ventilatory settings and barotrauma in the acute respiratory distress syndrome [J]. Intensive Care Med, 2002,28:406-413.

[3] Carlo WA, Stark AR, Bauer C, et al. Effects of minimal ventilation in a multicenter randomized controlled trial of ventilator support and early corticosteroid therapy in extremely low birthweight infants [J]. Pediatrics 1999,104(3 Suppl):738-739.

[4] Coakley RJ, Taggart C, Greene C, et al. Ambient pCO_2 modulates intracellular pH, intracellular oxidant generation, and interleukin-8 secretion in human neutrophils [J]. J Leukoc Biol, 2002,71:603-610.

[5] Dahl M, Kamper J. Physical outcome and school performance of very-low-birthweight infants treated with minimal handling and early nasal CPAP [J]. Acta Paediatr, 2006,95:1099-1103.

[6] Danan C, Durrmeyer X, Brochard L, et al. A randomized trial of delayed extubation for the reduction of reintubation in extremely preterm infants [J]. Pediatr Pulmonol, 2008,43:117-124.

[7] Demaurex N, Downey GP, Waddell TK, et al. Intracellular pH regulation during spreading of human neutrophils [J]. J Cell Biol, 1996,133:1391-1402.

[8] Dhuper S, Maggiore D, Chung V, et al. Profile of near-fatal asthma in an inner-city hospital [J]. Chest, 2003,124:1880-1884.

[9] Dreyfuss D, Ricard JD, Saumon G. On the physiologic and clinical relevance oflung-borne cytokines during ventilator induced lung injury [J]. Am J Respir Crit Care Med, 2003,167:1467-1471.

[10] Fabres J, Carlo WA, Phillips V, et al. Both extremes of arterial carbon dioxide pressure and the magnitude of fluctuations in arterial carbon dioxide pressure are associated with severe intraventricular hemorrhage in preterm infants [J]. Pediatrics, 2007,119:299-305.

[11] Hassett P, Laffey JG. Permissive hypercapnia: balancing risks and benefits in the peripheral microcirculation [J]. Crit Care Med, 2007,35:2229-2231.

[12] Hemmila MR, Napolitano LM. Severe respiratory failure: advanced treatment options [J]. Crit Care Med, 2006,34:S278-S290.

[13] Hickling KG, Henderson SJ, Jackson R. Low mortality associated with low volume pressure limited ventilation with permissive hypercapnia in severe adult respiratory distress syndrome [J]. Intensive Care Med, 1990,16:372 - 377.
[14] Kaiser JR, Gauss CH, Pont MM, et al. Hypercapnia during the first 3 days of life is associated with severe intraventricular hemorrhage in very low birth weight infants [J]. J Perinatol, 2006,26:279 - 285.
[15] Kaiser JR, Gauss CH, Williams DK. The effects of hypercapnia on cerebral autoregulation in ventilated very low birth weight infants [J]. Pediatr Res, 2005,58:931 - 935.
[16] Kallet RH, Jasmer RM, Pittet JF, et al. Clinical implementation of the ARDS Network protocol is associated with reduced hospital mortality compared with historical controls [J]. Crit Care Med, 2005,33:925 - 929.
[17] Kamper J, Feilberg Jørgensen N, Jonsbo F, et al. Danish ETFOL Study Group. The Danish national study in infants with extremely low gestational age and birthweight(the ETFOL study): respiratory morbidity and outcome [J]. Acta Paediatr, 2004,93:225 - 232.
[18] Kiefer P, Nunes S, Kosonen P, et al. Effect of an acute increase in PCO_2 on splanchnic perfusion and metabolism [J]. Intensive Care Med, 2001,27:775 - 778.
[19] Komori M, Takada K, Tomizawa Y, et al. Permissive range of hypercapnia for improved peripheral microcirculation and cardiac output in rabbits [J]. Crit Care Med, 2007,35:2171 - 2175.
[20] Kraybill EN, Runyun DK, Bose CL, et al. Risk factors for chronic lung disease in infants with birth weights of 751 to 1000 grams [J]. J Pediatr, 1989,115:115 - 120.
[21] Kregenow DA, Rubenfeld GD, Hudson LD, et al. Hypercapnic acidosis and mortality in acute lung injury [J]. Crit Care Med, 2006,34:1 - 7.
[22] Laffey JG, Engelberts D, Kavanagh BP. Buffering hypercapnic acidosis worsens acute lung injury [J]. Am J Respir Crit Care Med, 2000,161:141 - 146.
[23] Laffey JG, Honan D, Hopkins N, et al. Hypercapnic acidosis attenuates endotoxin-induced acute lung injury [J]. Am J Respir Crit Care Med, 2004,169:46 - 56.
[24] Mariani G, Cifuentes J, Carlo WA. Randomized trial of permissive hypercapnia in preterm infants [J]. Pediatrics, 1999,104:1082 - 1088.
[25] Miller JD, Carlo WA. Safety and effectiveness of permissive hypercapnia in the preterm infant [J]. Curr Opin Pediatr, 2007,19:142 - 144.
[26] Mutlu GM, Factor P, Schwartz DE, et al. Severe status asthmaticus: management with permissive hypercapnia and inhalation anesthesia [J]. Crit Care Med, 2002,30:477 - 480.
[27] Oddo M, Feihl F, Schaller MD, et al. Management of mechanical ventilation in acute severe asthma: practical aspects [J]. Intensive Care Med, 2006,32:501 - 510.
[28] O'Croinin D, Ni Chonghaile M, Higgins B, et al. Bench-to-bedside review: permissive hypercapnia [J]. Crit Care, 2005,9:51 - 59.
[29] Petrucci N, Iacovelli W. Lung protective ventilation strategy for the acute respiratory distress syndrome [J]. Cochrane Database Syst Rev, 2007,3:CD003844.
[30] Rogovik A, Goldman R. Permissive hypercapnia [J]. Emerg Med Clin N Am, 2008,26:941 - 952.
[31] Rubenfeld GD, Cooper C, Carter G, et al. Barriers to providing lung-protective ventilation to patients with acute lung injury [J]. Crit Care Med, 2004,32:1289 - 1293.
[32] Sarnaik AP, Daphtary KM, Meert KL, et al. Pressure-controlled ventilation in children with severe status asthmaticus [J]. Pediatr Crit Care Med, 2004,5:133 - 138.
[33] Sevransky JE, Levy MM, Marini JJ. Mechanical ventilation in sepsis-induced acute lung injury/acute respiratory distress syndrome: an evidence-based review [J]. Crit Care Med, 2004,32(11):S548 - 553.
[34] Tak PP, Firestein GS. NF - kappaB: a key role in inflammatory diseases [J]. J Clin Invest, 2001,107: 7 - 11.

[35] Takeshita K, Suzuki Y, Nishio K, et al. Hypercapnic acidosis attenuates endotoxin-induced nuclear factor-[kappa]B activation [J]. AmJ Respir Cell Mol Biol, 2003,29:124 - 132.

[36] The Acute Respiratory Distress Syndrome Network. Ventilation with lower tidal volumes as compared with traditional tidal volumes for acute lung injury and the acute respiratory distress syndrome [J]. N Engl J Med, 2000,342:1301 - 1308.

[37] Thome U H, Ambalavanan N. Permissive hypercapnia to decrease lung injury in ventilated preterm neonates [J]. Seminars in Fetal & Neonatal Medicine, 2009,14:21 - 27.

[38] Torbati D, Mangino MJ, Garcia E, et al. Acute hypercapnia increases the oxygen carrying capacity of the blood in ventilated dogs [J]. Crit Care Med, 1998,26:1863 - 1867.

[39] Villar J, Kacmarek RM, Perez - Mendez L, et al. A high positive end-expiratory pressure, low tidal volume ventilatory strategy improves outcome in persistent acute respiratory distress syndrome: a randomized, controlled trial [J]. Crit Care Med, 2006,34:1311 - 1318.

[40] Woodgate PG, Davies MW. Permissive hypercapnia for the prevention of morbidity and mortality in mechanically ventilated newborn infants [J]. Cochrane Database Syst Rev, 2001,2:CD002061.

第十二章　无创机械通气

一、概述

无创通气(noninvasive ventilation, NIV)是指不经人工气道(气管插管或气管切开)进行的机械通气。广义来讲,无创通气包括无创负压通气(noninvasive negative-pressure ventilation, NNPV)和无创正压通气(noninvasive positive-pressure ventilation, NPPV)。负压通气是通过在胸廓或腹部周围产生负压,达到肺部通气目的。"铁肺"、胸甲型通气机(图 12-1)和茄克式通气机均采用该原理。20 世纪 50 年代脊髓灰质炎流行时,负压通气是主要的通气方式。由于此类通气机移动性能差、护理患者困难等原因,且有创正压通气疗效确切、使用方便,至上世纪 60 年代,有创通气成为主要通气方式,负压通气临床应用逐渐减少。

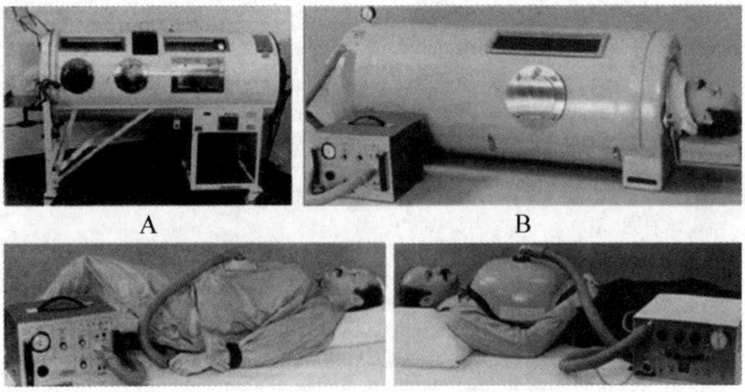

图 12-1　负压呼吸机

A、B. "铁肺"; C、D. 胸甲式负压呼吸机

随着对有创通气所带来副作用认识的深入,无创通气再次受到重视。由于传感技术和人机连接界面材料的不断改进,经鼻塞、鼻(面)罩进行正压通气已成为无创通气的主要形式。1971 年 Gregory 等首次进行了 CPAP 治疗早产儿呼吸窘迫综合征(respiratory disease syndrome, RDS)的临床研究,从此早产儿 RDS 的治疗成功率大为提高。1981 年 Sullivan 首次报道用持续气道正压(CPAP)治疗阻塞性睡眠呼吸暂停综合征取得成功后,无创通气得到推广。此后通过对 COPD 加重期及心源性肺水肿患者的临床研究,发现 NIV 疗效确切,因此 NIV 在成人呼吸衰竭的治疗中广泛应用。

与有创通气比较,无创通气有不少优点,可减少医源性感染(如呼吸机相关性肺炎)和喉部损伤；患儿能说话、进食和饮水；可以减少镇静剂用量，增加患者舒适度等。

由于负压通气在临床已很少使用，目前通常所说的无创通气即为无创正压通气。

二、无创通气设备

无创通气设备主要包括提供气流的通气装置和与患者连接方式-连接界面。

(一) 通气装置

1. 气泡式 CPAP 系统（bubble 或 waterseal CPAP 系统） 这是最简单的 CPAP 装置（图 12－2），该装置由中心供氧供气、空氧混合器、加温湿化器、高顺应性管道、水封瓶组成。通过呼气管道插入水平面以下的深度调节气道内压力。小婴儿以鼻塞连接为宜，儿童可酌情选用鼻罩或鼻塞。近年来大容量、高顺应性、水封瓶压力控制的 CPAP 系统，已广泛用于临床，且有商品化生产。较大婴儿还可在吸气管道加用储气囊，吸气时按需要提供气流，在呼气时提供储存气源的空间，使吸、呼气相压力更趋平衡。其特点是：①最大限度地减少了吸气和呼气相的压力波动。②置于气源对侧的水封瓶消除了器械死腔，且可通过观察持续气泡的多少及其在吸呼气相的变化以调节 CPAP 的气流量。北京儿童医院急救中心应用最多的即是 bubble system 装置。有研究认为水泡可产生振荡作用，其频率为 15～30 Hz，能降低呼吸频率和每分通气量而不增加 $PaCO_2$，有利于气体交换，但对此仍有争议。

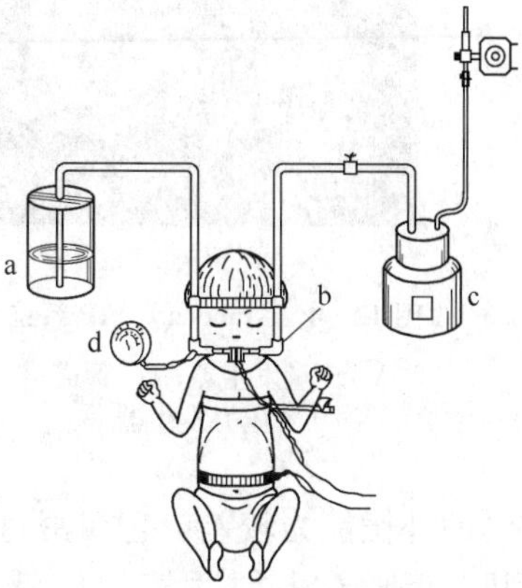

图 12－2 CPAP 装置

a：水封瓶；b：鼻塞；c：加温湿化器；d：压力计

2. 专门为儿科设计的 CPAP 系统 目前我国市场上已可获得多种不同规格和档次的无创 CPAP 装置。如由英国 EME（Electro Medical Equipment）公司生产、专为新生儿设计的 CPAP 装置（infant flow 系统，图 12－3），它具有根据流体力学独特设计的鼻塞导管装置，使用时系统压力稳定，系统内阻力低，可有效地减少呼吸功，并有气道压力和氧浓度报警系统；由德国 Stephen 公司生产的小儿 CPAP 装置（Stephen CPAP 系统）可用于氧疗、无创呼吸支持和药物雾化。而由美国 Vital Signs 公司生产的 CPAP 装置（vital flow 100 系统）仅需氧气源，应用文丘里原理可使氧浓度在34％～100％范围内调节，体积小，配有不同数值的 PEEP 阀，其最大流量可达 130 L/min，应用年龄范围大，适合抢救现场、转运途中应用。缺点是无气流量和氧浓度监测，难作细微调节，小婴儿不适用。

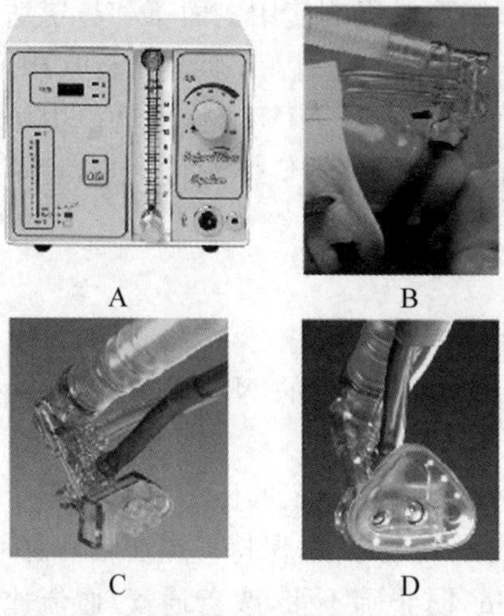
A B C D

图 12－3 infant flow CPAP 系统

A. 流量发生器；B. 压力发生器；C. 鼻塞；D. 鼻罩

3. 无创通气呼吸机 多数无创通气呼吸机（noninvasive ventilators）均为成人设计，属于压力控制方式，即使存在较大漏气时仍能正常工作。无创通气呼吸机不使用呼气阀，因此只有单一通气管路，在

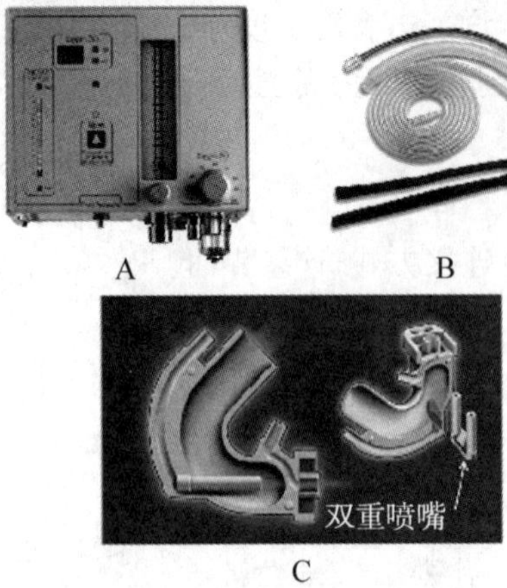

图 12－4 Arabella CPAP 系统

A. 流量发生器；B. 管道；C. 压力发生器

靠近面罩部位有一固定漏气部位以防二氧化碳重复吸入。多数简单的无创通气呼吸机无安全报警装置，但操作方便。可提供的通气方式为压力支持和 CPAP。一些较先进的无创通气呼吸机（如 Respironics Vision 和 Hamilton Raphael）能够调节氧浓度，有图形监测界面，能对患者的潮气量、呼吸频率、漏气量等进行持续监测，并有安全报警装置。虽然多数压力调节无创通气呼吸机可用于儿科患者，但是这些无创呼吸机并非为儿童专门设计的，因此使用时对通气管路的死腔和触发敏感度应特别注意。

4. 多功能呼吸机 ICU 内使用的多功能呼吸机是为气管插管患者行有创通气而设计的，整个通气管路是密闭的，通常无漏气或漏气量很少，对漏气的补偿能力较差。它在密封不漏气的条件下工作比较理想，而漏气量多时可触发呼吸机。但随着无创通气的广泛应用，某些新一代多功能呼吸机具备无创通气模式，如 Maquet Servo i、Hamilton G5、Drager Evita XL、Newport e500、Respironics Esprit 等。其实多功能呼吸机上的无创通气模式本质上是压力控制间歇指令通气，只是呼吸机能够自动调节漏气补偿。研究显示当漏气量增加时，有些呼吸机需调节触发敏感度和切换标准才能保证有效通气。这要求使用者应充分掌握所用呼吸机的性能。

（二）连接界面

无创通气与有创通气的主要区别在于呼吸机与患者的连接方式（连接界面）不同。无创通气时通过特殊的接触界面将气体导入气管。建立有效的通气连接是成功应用无创通气的关键。儿科无创通气的连接方式主要有 3 种：鼻塞、鼻罩和面罩。选择鼻塞或鼻（面）罩时应注意式样和规格，要保证它们适合患者鼻腔大小和脸形。鼻塞和鼻罩可因经口漏气而使压力不易维持，面罩则影响说话和进食，且颜面部畸形时影响使用。面罩和鼻罩适合较大儿童，在婴幼儿的使用受到一定限制。鼻塞容易固定且耐受性好，婴幼儿较常用，也比较容易护理，患儿可以说话、进食。近年国外报道使用头罩行 NIV 取得成功。由于头罩通过颈部（肩部）密封而实现，不受面部畸形影响，有一定优点，但气体湿化困难，且不宜用于幽闭恐怖症（claustrophobia）和四肢麻痹患儿。

三、通气模式

有创正压通气所用各种通气模式均可用于 NIV。但儿科常用的 NIV 通气模式为 CPAP 和 BiPAP。

1. 持续气道正压（CPAP） CPAP 是在自主呼吸条件下，提供一定的压力水平使整个呼吸周期内气道均保持正压的通气方式。CPAP 可以抵抗上气道塌陷，保持气道通畅，减少阻塞性呼吸暂停的发生频率和持续时间；增加功能残气量，防止肺不张，改善通气/血流比值，改善肺部氧合，降低肺泡-动脉血氧分压差；稳定胸廓减轻塌陷回缩，降低 PEEPi，增加肺顺应性，降低呼吸功；增加胸腔内压，降低跨心肌压，增加心排血量，改善心脏功能。

2. **双水平气道内正压通气(BiPAP)** BiPAP 是在呼吸周期中提供吸、呼气相 2 个不同水平的压力支持。当患者吸气时，呼吸机同步送出较高的吸气相正压(inspiratory positive airway pressure, IPAP)，帮助患者克服气道阻力，增加吸入气量，减少患者呼吸作功。当患者呼气时，呼吸机同步将压力降到较低的呼气相正压(expiratory positive airway pressure, EPAP)，使患者较易呼气，又能防止持续过度通气，增加功能残气量，改善氧合，减轻肺水肿。在 BiPAP 通气模式下，患者的潮气量受多种因素影响：如自主呼吸努力程度、支持压力的大小、气道阻力和肺顺应性等。与 CPAP 时的自主呼吸比较，BiPAP 通过呼吸道压力变化实现额外的肺泡通气，减少膈肌和辅助呼吸肌做功，从而减少氧消耗，降低呼吸频率。

通气模式选择与所要达到的通气目的有关。若为增加功能残气量、保持气道通畅，可选用 CPAP；若需要增加潮气量，改善肺通气，可选用 BiPAP。

四、适应证

儿科尚缺乏使用无创通气的统一指征，适应证的选择国内外都在探索中。目前认为对以下几种情况无创通气可以发挥疗效。

1. **急性呼吸衰竭** 虽然在成人已证实 NIV 对 COPD 急性加重期有确切疗效，可减少气管插管，减少呼吸机相关性肺炎，提高患者存活率。NIV 对心源性肺水肿、肺炎及哮喘所致呼吸衰竭也取得满意疗效。但儿科相关前瞻性研究较少。有研究显示 NIV 对儿童急性呼吸衰竭有明显治疗作用，且使用 1 h 后的吸氧浓度可作为判断治疗能否成功的指标，但对急性呼吸窘迫综合征效果较差。北京儿童医院应用经鼻 CPAP 治疗急性呼吸衰竭取得了良好临床效果，并对先天性心脏病合并肺炎呼吸衰竭患儿制定了 CPAP 优先使用策略，可改善心肺功能，减少气管插管率。

2. **下呼吸道梗阻** 儿科下呼吸道梗阻的常见疾病是哮喘、毛细支气管炎、喘息样支气管炎。多数患儿经常规治疗如抗感染、氧疗、解痉止喘等可逐渐恢复，但部分患儿病情逐渐加重需呼吸支持。多项研究显示 NIV 可改善哮喘持续状态患儿的呼吸功能，缓解呼吸衰竭。可明显降低毛细支气管炎患儿的呼吸频率、改善肺部气体交换。但对因气管软化而出现喘息和呼吸困难的婴幼儿，无创通气对气道可以有支撑作用，缓解呼吸困难。对于因器质性狭窄，如气管发育不良、血管环或肿瘤压迫导致的喘息性呼吸困难，NIV 虽有时能稍微缓解症状，但通常效果欠佳，在临床实践中应注意鉴别。故对一些用 NIV 治疗效果欠佳的患者，需注意排除气道器质性狭窄。

3. **有创通气撤机过程中** 有创通气患儿在未完全达到拔管标准时提前拔管，改用 NIV 序贯治疗，可缩短有创通气时间，从而有助于降低与有创通气相关的并发症。一些有创通气患儿符合拔管条件，但拔管后再次发生呼吸衰竭，对这些患儿应用 NIV 可明显改善其呼吸困难症状和气体交换，避免再插管。对一些撤机困难的患儿拔管后应用 NIV 也有助顺利撤机、拔管。对于拔管后有重插管高度风险，但还没有发生呼吸衰竭的患者，NIV 可作为预防性措施应用。

4. **慢性神经肌肉疾病所致肺功能不全** 这是儿科研究较多的 NIV 适应证。很多儿童慢性神经肌肉疾病都累及呼吸肌(如进行性肌营养不良和脊髓性肌萎缩等)，最终导致呼吸功能不全。有些患儿在出现白天呼吸困难前，已发生夜间低通气及低氧血症，导致睡眠障碍和认知异常。对该类患儿夜间使用 NIV，不但可改善夜间肺部气体交换，提高睡眠质量，而且也可改善白天肺部气体交换，提高生存质量并降低病死率。这类患儿可以在家中长期应用 NIV，但开始时应在睡眠监测中心进行，以便家属掌握正确实施 NIV 方法，并评价其效果。

对夜间使用 NIV 能改善白天肺部气体交换的确切机制尚不清楚，可能原因有：①NIV 使疲劳的呼吸肌在夜间得到休息，因此提高了其在白天的功能。②NIV 使肺内微小肺不张得到复张，改善了肺部顺应性，因此降低白天呼吸做功。③由于反复夜间低通气导致二氧化碳潴留，使脑干呼吸中枢对 PCO_2 升高的敏感性降低，因而导致白天低通气。夜间应用 NIV 后 $PaCO_2$ 降低，脑干呼吸中枢恢复对 PCO_2 升高的反应性，因而可提高白天的通气效果。④NIV 改善睡眠质量，减少夜间低通气导致的唤醒，使机体得到更好的休息，也可改善机体在白天的功能。

5. 阻塞性睡眠呼吸暂停(obstructive sleep apnea，OSA) 多数 OSA 患儿存在上气道解剖狭窄，主要原因为腺样体增生及扁桃体肥大。儿童 OSA 常见症状包括夜间打鼾、张口呼吸、呼吸困难、多动以及注意缺陷障碍等。手术切除腺样体和扁桃体是主要治疗方法，大部分患儿手术效果良好，小部分患儿术后仍存在较重的 OSA，需要进一步应用 NIV 治疗。CPAP 能提供一定压力以保持上气道通畅，可以有效缓解 OSA，改善肺部气体交换，提高记忆力，降低高血压及其他心血管危险因素。婴儿和儿童对 CPAP 治疗耐受性好，适合长期家庭治疗。

6. 免疫功能低下 一些免疫功能低下患儿如肿瘤化疗后、免疫缺陷病患者，由于自身抵抗力差，容易并发肺部感染出现呼吸功能不全需要呼吸支持。由于 NIV 不需气管插管，可减少继发感染危险，损伤少，早期应用可能阻断病情进展，治疗效果良好，成功率高。

7. 新生儿疾病 一些研究显示，对新生儿呼吸窘迫综合征患儿，CPAP 可降低上气道阻力，使萎陷的肺泡复张，维持功能残气量和减少肺内分流，减少吸氧量，降低支气管肺发育不良的发生率。有研究显示应用无创间歇正压通气较 CPAP 效果更好。早期使用 CPAP，尤其在应用表面活性物质后再用 CPAP 治疗，可减少机械通气的应用，减少相关并发症。应用 NIV 可减少早产儿呼吸暂停的发生。CPAP 应用后，除了增加肺容量外，由于能减少胸腔的扭转及稳定胸廓，使早产儿的呼吸形式更趋正常；使气道和横膈扩展，减少阻塞性呼吸暂停的发生；增加表面活性物质的释放。CPAP 治疗早产儿呼吸暂停已被广泛接受。

五、NIV 禁忌证

NIV 存在一些不足之处：如不能有效引流痰液，通气效果不稳定，容易引起胃肠胀气等。NIV 禁忌证包括以下几种情况：①心跳或呼吸停止。②自主呼吸微弱，频繁呼吸暂停。③气道分泌物多，咳嗽无力，气道保护能力差，误吸危险性高。④未经引流的气胸或纵隔气肿，严重低氧血症和酸中毒。⑤血流动力学不稳定(休克)、心律失常。⑥鼻咽腔永久性的解剖异常。⑦颈面部创伤、烧伤及畸形。⑧近期面部、颈部、口腔、咽腔、食管及胃部手术后。⑨患儿意识清醒，但不能配合或不耐受面罩等无创通气模式。

六、临床实施

正确掌握适应证和操作方法是 NIV 成功应用的基础。对负责实施 NIV 的医护人员应进行适当培训，掌握使用的适应证、操作程序、监测指标、疗效判断及不良反应防治等，才能达到理想的治疗效果。使用 NIV 时，应当明确治疗目的——改善肺部气体交换、缓解症状、增加舒适度和减少合并症。急性期使用以减少呼吸功为主，而对长期使用 NIV 的患者，改善睡眠质量是很重要的目的。

急性病患者施行 NIV 可在重症监护室、急诊室或普通病房进行，慢性病患者可在睡眠监测中心及家中进行。目前国内儿童家庭机械通气开展较少，因此需 NIV 的患儿大都在医院实施。

1. **患者选择** 选择合适的患者对成功实施 NIV 有重要意义，患者有辅助呼吸的需要且无禁忌证。选择标准主要基于临床综合判断，包括呼吸衰竭原因、呼吸困难程度、血流动力学状态、有无吞咽障碍、治疗目的、胸片和血气结果等。对一些难以判断的患者，在准备气管插管的情况下，可试验性使用 NIV，但需严密监护，一旦病情无好转应及时气管插管行有创通气。此外，还需注意应用时机的选择，这是决定 NIV 能否成功的重要因素。一旦患儿有轻度呼吸困难需呼吸支持时即可使用 NIV，以阻止病情加重。如病情进展出现呼吸肌疲劳、严重呼吸性酸中毒而需气管插管时再使用 NIV 则效果差。故使用 NIV 的目的是阻止患者病情加重避免气管插管，而不是替代气管插管。

2. **保持气道通畅** 注意患儿体位及头颈位置。小婴儿可使颈部适度伸展，保持气道开放；较大儿童可取半卧位，头抬高 30°以上，保持上气道通畅。因呼吸道分泌物容易堵塞鼻塞出口或气道，导致通气障碍，甚至引起窒息，故应及时清除口鼻腔分泌物。在应用 NIV 前即应对患儿气道作出评估，若气道分泌物多更应严密观察。

3. **患者如何与呼吸机连接** 根据患儿大小选择合适的接触界面，如鼻塞、鼻罩或面罩。接触界面是否合适对减少漏气、保证通气效果极其重要。由于连接时患儿会感到不适，导致烦躁、对抗，小婴儿可使用沙袋等适当限制头部运动，必要时应用镇静剂。对较大儿童应做好解释工作，以取得患儿的理解和配合，减少恐惧感，增加依从性。

4. **通气参数调节** 通气参数需根据患者具体情况、病理生理变化和不同模式特点，结合治疗目的调节。原则是由低到高逐步改变。使用 CPAP 时，初始压力为 4～6 cmH_2O，可逐渐增高，但一般不要超过 10 cmH_2O；若使用 bubble 系统装置，一定要保证足够大的气流量以保持水封瓶持续有气泡排出。理论上 CPAP 的气流量应为每分钟通气量的 4 倍，但由于鼻塞或口腔漏气，常需更大的气流量。婴儿常需 6～12 L/min，儿童则为 8～20 L/min。初始氧浓度可较高，然后根据氧合情况逐渐下调。持续吸入氧浓度以小于 50%为宜。对 BiPAP 模式，初始参数为呼气压 4 cmH_2O，吸气压 8～10 cmH_2O，呼吸频率 20 次/min 左右。在 5～20 min 内逐步增加至合适水平。一开始就用较高压力会影响患儿的依从性，但若持续用较低压力则达不到理想的通气效果。

5. **监测** 完成适应性连接，呼吸机参数相对稳定后，医务人员仍需在患者床边观察 20～40 min。主要观察：①鼻塞、口(鼻)面罩与患者接触部位的漏气量，及时调整鼻塞、面罩及固定带。若漏气量过大，就会出现人机对抗，这是导致 NIV 治疗失败的一个重要原因。②人机协调性：观察胸廓运动是否与呼吸机送气相协调，以及患者呼吸动作是否与呼气装置的呼气(吸气)相漏气声音在时间上一致。③观察呼吸频率、心率、血压变化情况，呼吸困难症状是否缓解，呼吸频率是否减慢，是否可见较明显的胸廓起伏，听诊是否可闻清晰的双肺呼吸音。有研究显示，使用 NIV 2 h 后气体交换改善、心率及呼吸频率下降是预示治疗成功的最好指标。④经皮氧饱和度和血气分析是否改善。经皮氧饱和度使用方便，可以连续实时监测，但需注意经皮氧饱和度的变化与 PaO_2 的变化并不呈线性关系。动脉血气分析可准确反映肺部通气和氧合情况，可以评价 NIV 疗效，指导呼吸机参数调节。一般在施行 NIV 1～2 h 后应复查血气以了解治疗效果。根据以上指标综合判断治疗效果，确定参数水平。临床研究显示，应用 NIV 1～2 h 后，患者病情无好转，继续使用成功可能性很小，应及时换用其他通气方式。儿科研究显示Ⅰ型呼吸衰竭、PRISM 评分高及使用 NIV 后呼吸频率下降较少是 NIV 治疗失败的影响因素。

6. 护理 使用 NIV 过程中，尤其是最初数小时，要有专人护理。初始患者突然从自然呼吸过渡到密闭的正压通气，多数会有不同程度的不适感和恐惧心理。因呼吸道分泌物容易堵塞鼻塞出口或气道，导致通气障碍，甚至引起窒息，因此应及时清除口鼻腔分泌物。虽然无创正压通气保留了上气道的加温湿化功能，但由于送气量大、流速快，因此需注意气体的加温湿化。气体湿化不足可使气道痰液黏稠，导致气道痰液堵塞和 NIV 失败。有肺部感染时，更需加强湿化促进痰液排出。一般吸入气温化至 34～37 ℃，相对湿度 100%。

七、副作用

NIV 可给患者带来某些不良反应，如经鼻塞行 NIV 可引起鼻翼损伤、感染，甚至鼻出血；长时间面罩压迫易致面部皮肤损伤；高流量通气可引起鼻腔与口咽干燥、分泌物黏稠或堵塞气道，眼部刺激，有时还可出现胃肠道胀气。压力过高可使心排血量降低，导致低血压，甚至气漏综合征。压力过低导致通气不足，出现低氧血症。使用面罩若出现呕吐易致误吸。临床应用中需注意观察，做到及时发现，及时处理。

八、失败原因

应用 NIV 后仍需气管插管机械通气的原因包括患者和 NIV 方法学两方面因素。

1. 患者因素 ①患儿本身心功能恶化，肺水肿加重：内环境紊乱、液量过多。②严重肺部感染或其他肺部病变，气道分泌物黏稠而多。③热量供应不足，呼吸肌极度疲劳。④存在特殊的基础性疾病如气道严重狭窄，导致患儿不宜应用 NIV。⑤不耐受：患儿对 NIV 不适应，使治疗时间过短或辅助通气不足。因此，NIV 治疗前后对病情进行正确评估是减少 NIV 治疗失败的关键。

2. 方法学因素 NIV 是否成功在很大程度上取决于医护人员的经验与技能。由于医护人员缺乏 NIV 相关的知识和技能培训，导致 NIV 应用不当，是 NIV 治疗失败的因素之一。①通气模式和参数设定不合理：如压力过低、气流量过小，不能保证理想通气效果。温湿化不足。②目标不恰当，追求与心脏功能不相应的正常血气目标。③气道管理存在问题或忽视其他治疗措施的配合(包括体位、镇静)。④漏气：接触界面与鼻面部之间漏气或使用鼻塞时经口漏气，会明显影响辅助呼吸通气效果和同步性。加强 NIV 的技能培训可望提高 NIV 的成功率。

（曾健生）

参考文献

[1] 曾健生,钱素云.无创通气技术及其适应证[J].中国实用儿科杂志,2007,22(12):883－885.

[2] Bernet V, Hug MI, Frey B. Predictive factors for the success of noninvasive mask ventilation in infants and children with acute respiratory failure [J]. Pediatr Crit Care Med, 2005,6(6):660－664.

[3] Cambonie G, Milesi C, Jaber S, et al. Nasal continuous positive airway pressure decreases respiratory muscles overload in young infants with severe acute viral bronchiolitis [J]. Intensive Care Med, 2008,34(10):1865－1872.

[4] Chatburn RL. Which ventilators and modes can be used to deliver noninvasive ventilation? [J]. Respir Care, 2009,54(1):85－101.

[5] Essouri S, Chevret L, Durand P, et al. Noninvasive positive pressure ventilation: five years of experience in a pediatric intensive care unit [J]. Pediatr Crit Care Med, 2006,7(4):329－334.

[6] Essouri S, Durand P, Chevret L, et al. Physiological effects of noninvasive positive ventilation during acute moderate hypercapnic respiratory insufficiency in children [J]. Intensive Care Med, 2008,34(12):2248－2255.

[7] Ferreira JC, Chipman DW, Hill NS, et al. Bilevel vs ICU ventilators providing noninvasive ventilation: effect of system leaks: a COPD lung model comparison [J]. Chest, 2009,136(2):448－456.

[8] Hess DR. How to initiate a noninvasive ventilation program: bringing the evidence to the bedside? [J]. Respir Care, 2009,54(2):232－43; discussion 243－245.

[9] Mayordomo－Colunga J, Díaz JJ, Concha A, et al. Predictive factors of non invasive ventilation failure in critically ill children: a prospective epidemiological study [J]. Intensive Care Med, 2009,35(3):527－536.

[10] Thia LP, McKenzie SA, Blyth TP, et al. Randomised controlled trial of nasal continuous positive airways pressure (CPAP) in bronchiolitis [J]. Arch. Dis. Child, 2008,93(1):45－47.

[11] Vignaux L, Tassaux D, Jolliet P. Performance of noninvasive ventilation modes on ICU ventilators during pressure support: a bench model study [J]. Intensive Care Med, 2007,33(8):1444－1451.

[12] Yanez LJ, Yunge M, Emilfork M, et al. A prospective, randomized, controlled trial of noninvasive ventilation in pediatric acute respiratory failure. Pediatr Crit Care Med, 2008,9(5):484－489.

[13] Young HK, Lowe A, Fitzgerald DA, et al. Outcome of noninvasive ventilation in children with neuromuscular disease [J]. Neurology, 2007,68(3):198－201.

第十三章　小儿高频振荡通气

高频通气(high frequency ventilation, HFV)定义为呼吸频率>150 次/min 的通气方式，是一种和以往机械通气理念完全不同的通气技术，而非只是通气模式这么简单。高频通气的基本方法就是采用高于正常的通气频率和低于正常下限的潮气量，一般按照其气体运动方式分为 5 类:①高频正压通气(high frequency positive pressure ventilation, HFPPV)。②高频喷射通气(high frequency jet ventilation, HFJV)。③高频振荡通气(high frequency oscillatory ventilation, HFOV)。④高频阻断通气(high frequency flow interruption ventilation, HFFI)。⑤高频叩击通气(high frequency flow interruption ventilation, HFFI)。

HFOV 以其操作简便、副作用小的优点，在近年来逐渐成为高频通气的首选。经过多年的经验积累，HFOV 在儿科已经成为儿科重症治疗的首选通气方案之一，在 ARDS、支气管胸膜瘘等疾病的治疗中，也逐渐扮演着越来越重要的角色。而其余 4 种通气方式由于各自的不足，在临床使用中越来越少见。

一、高频振荡通气概述

1972 年 Lukeuheimer 等人在心功能研究试验中发现，经器官的压力振动可以使狗在完全肌松的情况下维持时间氧合和 $PaCO_2$ 正常，由此开始了人们对 HFOV 机制的探究。

早期的 HFOV 仅仅直接在气道上加用振荡器，后来发现这种方法短时间内虽然可以保证氧合和通气，但是长时间使用会造成严重的二氧化碳潴留。于是科学家改动了高频振荡装置，在振荡器和患者之间加用了持续偏流(bias flow)系统，该持续气流可以由高压气源提供，使用空氧混合器(blender)控制偏流的氧浓度，而且偏流很容易在振荡之前就得到足够的温湿化。这样，不但可以控制吸入氧浓度从而更好地改善氧合，也可以帮助将由患者肺排入管路的呼出气排出管路，这样就能更好地排除二氧化碳。这就是高频振荡呼吸机的雏形。高频振荡呼吸机的典型代表是 Sensormedics 3100A(图 13－1)。

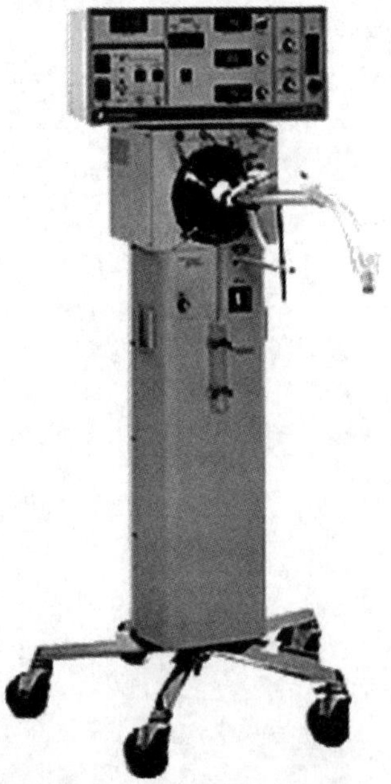

图 13－1　Sensormedics 3100A

HFOV可以直接调节气道平均压，而气道平均压的高低影响氧合，并可以借此维持肺泡及气道的开放和稳定。通过没有大流量气体输送的通气方式，稳定且波动幅度较小的气道压，可以降低气流阻力和肺循环阻力，改善通气/血流比值（图13-2）。

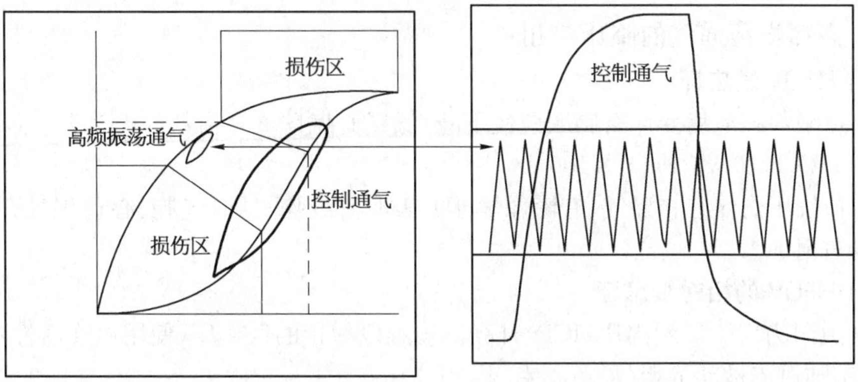

图13-2　HFOV与控制通气比较

HFOV与其他高频通气最大的不同点在于主动呼气。活塞的往复运动不仅提供了往气道内"推"的力，也提供了从气道往外"拉"的力。这就使得从气道往外排的时候得到了一个助力，这种往复的力，使得气道内气体的运动呈现一种特殊的双向性，更有助于二氧化碳的排出。如果没有活塞的运动，而只靠弹性隔膜的弹性力，对于二氧化碳排出的作用就会小的多。同理，活塞驱动力越大，排出二氧化碳的效果就越好。

HFOV稳定而波动很小的气道压力，极小容量的气体输送，可以改善ARDS对肺的损伤，1994年Clark等人在实验中就发现HFOV可以改善ARDS的多发小肺区不张，美国南加州大学对93例成人ARDS患者的研究则表明早期使用HFOV可以改善氧合，降低病死率（最终病死率为21.5%）（图13-3）。

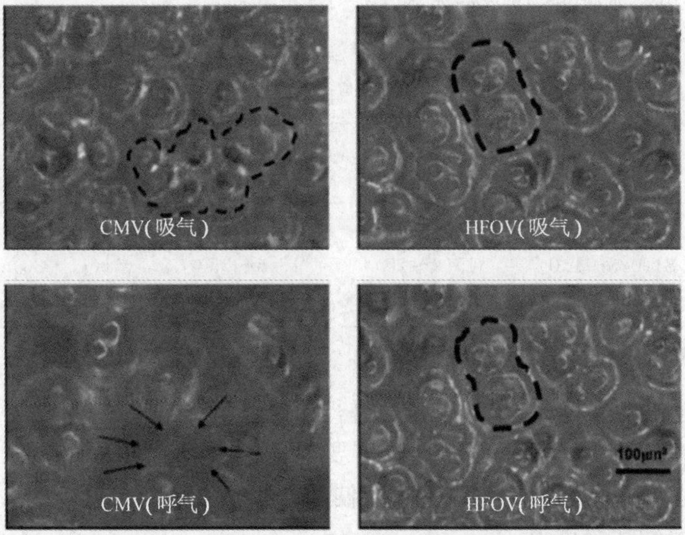

图13-3　HFOV及CMV吸气和呼气相肺泡变化

对于 HFOV 的作用，学术界比较统一的意见有以下几点：①维持肺泡的膨胀。②复张陷闭的肺泡。③降低肺泡高容积伤的发生率。④降低高气道峰压的风险。⑤降低肺组织过度牵张的发生率。⑥改善通气/血流比值。

二、高频振荡通气的临床应用

（一）HFOV 适应证

（1）弥漫性肺泡病变伴有肺顺应性下降，低氧血症且氧合指数（OI）＞13[氧合指数计算：$OI=(FiO_2 \times Paw)/PaO_2 \times 100$]。

（2）肺气压伤伴有肺漏气（有影像学证据表明有纵隔气肿、气胸、心包积气、气腹或者间质性肺气肿）。

（二）HFOV 的相对禁忌证

①气道阻力大。②颅内压（ICP）升高。③难以纠正的低血压（使用血管活性药物的情况下）。④肺血流被动依赖（如单心室）。

（三）HFOV 副作用

副作用是指：肺泡过度膨胀、气漏和低血压，上述副作用的发生率与常频通气（CMV）无统计学差异。

在新生儿临床研究中发现副作用有：肺膨胀过度、气漏、颅内出血、心动过缓、气管内痰栓和低血压，上述并发症与 CMV 的发生率无统计学差异。

HFOV 和 CMV 均存在着一些潜在危险性，包括：通气过度和不足、温湿化不足和过度、脑室内出血（新生儿）、坏死性气管支气管炎、肺不张、低血压、气胸、心包积气、纵隔气肿。这些合并症的发生率和 CMV 相同。

（四）HFOV 初始设置原则

①氧浓度：100%。②振荡频率：见表 13－1。③平均气道压（Paw）：高于常频通气时 MAP 2～3 cmH_2O。④振幅（ΔP）：以能触及良好的胸壁振动为准。⑤吸气时间百分比（%IT）：33%。⑥偏流（bias flow）：见表 13－1。

（五）HFOV 初始设置（表 13－1）

表 13－1　多中心研究时 3100A HFOV 参数设置值

治疗时间	FiO_2	频率（Hz）	Paw（cmH_2O）	ΔP（cmH_2O）	%IT
开始	0.85（0.53～1.0）	15（10～15）	17（11～35）	45（26～75）	33（33～33）
治疗中	0.81（0.3～1.0）	15（4～15）	15（6～35）	41（11～80）	33（33～50）
撤机时	0.30（0.22～0.41）	15（15～15）	10（7～19）	31（10～43）	33（33～33）

备注：1 Hz＝60 次/min。

1. 校准　连接患者前，必须对呼吸机进行校准。

2. 加温湿化　使用高频振荡通气前需要对偏流进行主动加温湿化，温湿化交换器（人工鼻）和吸湿冷凝湿化器不能在 HFOV 使用。

3. 初始设置需注意事项

（1）当前的平均气道压：当前的常频呼吸机的设置参数常用作高频通气参数设置的

参照。

(2) 病理学情况：考虑病理学情况可以帮助设定呼吸机初始设置的目标，对于弥漫性肺泡病变，通气目标是恢复气体交换面积，复张肺泡和提升肺容量。在儿科患者，平均气道压的设置通常高于常频通气时 *P*aw 4～8 cmH_2O。

(3) 合适的肺膨胀[可以通过影像学手段评估肺膨胀的程度、胸片显示在 8～10 肋的扩展程度(T8～T9)]。

(4) 血液动力学情况：一般来说，中心静脉压(CVP)需>8 mmHg。

4. 参数设置

(1) FiO_2：100%。

(2) *P*aw：初始设置高于常频通气时 MAP 2～3 cmH_2O，然后增加 *P*aw 直至氧饱和度升至 90%以上或者达到医嘱要求。当氧饱和度达到(95%)可以降低吸氧浓度的时候，此时的 *P*aw 可以维持一个较理想的肺容量。

(3) 振荡频率：按照患者体重及气道顺应性调节。

(4) ΔP：*P*ower 初始设置为 40 cmH_2O，观察患者的胸壁振动，增加 *P*ower 直到观察到胸壁振荡延续到患者骨盆处。增加振幅时以 5 cmH_2O 为单位递增，如果增加20 cmH_2O 后 $PaCO_2$ 仍很高，将频率降低 1 Hz(目的是在保证气体交换的前提下，给予可能高的振荡频率)。推荐使用经皮二氧化碳监测，这样有助于更快地调节最佳通气参数。

(5) %IT：33%。大多数情况下，这个参数固定在 33%不用改动，除非在振幅已经最大频率最小(3 Hz)的情况下仍有二氧化碳潴留时，可以升高吸气时间百分比。增加吸气时间百分比也能稍微增加 PaO_2，但这种影响很小。

(6) 在患者使用 HFOV 之前，需要彻底吸痰和肺膨胀操作。肺膨胀操作：在患者使用 HFOV 之前使用肺膨胀有助于恢复有效肺容量和选择性最佳 *P*aw。呼吸机连接患者之后，不开启振荡，将 *P*aw 升至 30～40 cmH_2O 维持 20 s，然后调节 *P*aw 降回初始设置水平，开启振荡器。该操作在患者与呼吸机脱开后再次连接时，都需要重新进行(比如吸痰、转运以后等)。

5. HFOV 失败标准

(1) 不能有效改善氧合，24 h 内不能将吸氧浓度下降 10%以上。

(2) 不能保证足够的通气量，$PaCO_2$>120 mmHg，pH<7.15。

(六) HFOV 治疗中设置原则

1. 氧合的调节

(1) 为提高血氧分压，必要的话，可以增加 *P*aw 1～2 cmH_2O。

(2) 通过胸片、氧饱和度和血压评估是否存在肺膨胀不全和过度膨胀。肺循环阻力的增加可以使氧饱和度和血压相继下降。

(3) 改善氧合最关键的在于最佳的 *P*aw 可以保证最合适的肺膨胀(一般高于常频通气平均气道压 10%～30%)。

(4) 通过拍摄胸片，可以评估肺膨胀的程度。当肺下界位于横膈上方第 9 肋时，肺的膨胀较合适。随着肺顺应性改善，应及时下调 *P*aw，以免肺过度膨胀。

(5) 病情改善时，先下降 FiO_2 直到降至 60%以下，随后下降 *P*aw。*P*aw 应逐步下降，并保持正常的肺膨胀和 PaO_2。

2. 通气的调节

(1) 初始的振幅设置应该以达到良好的胸壁振动为目标。

(2) 目标二氧化碳分压:50～60 mmHg,采用允许性高碳酸血症,但需保证 pH≥7.25。

(3) 调节 HFOV 通气的主要参数就是振幅,开始 HFOV 治疗时,应该设置振幅保证从胸壁到骨盆处都有明显的振动。

(4) 如果振幅调至最高仍不能保证足够的通气量,就要降低振荡频率,频率降低可以延长吸气时间,改善气管导管两端的气体交换。

(5) 如果 $PaCO_2$ 持续增高,就要继续降低频率,通常降低 3 Hz 就足够了。

(6) 吸气时间控制了活塞往复运动中往前行进的时间,吸气时间百分比从 33%升至 50%(不建议采用两者之间的设置,33%和 50%是常用的两个设置)可以改善二氧化碳的排出,如果没有特殊情况,该参数一般固定在 33%。

(7) 改善高碳酸血症的最后一个方法就是抽掉气管导管内的部分气体。部分病例使用这种方法可以使 $PaCO_2$ 下降 90 mmHg 以上。抽气程度以听到漏气为准。抽气后应该及时调整 *P*aw 和偏流保证维持所需的平均气道压。

(8) 活塞位置:有一组 LED 表示活塞的位置和振荡容量的大小,如果活塞位于一侧底端处,会影响活塞的运动、振幅和二氧化碳的排出。使用活塞调节旋钮调整活塞位置,调节时可影响通气参数。

3. 血液动力学的要求 维持平均动脉压正常(成人>60 mmHg),或者维持在临床可接受的范围。

4. 血气结果 根据血气结果,对于 HFOV 呼吸机进行进一步调整,以达到最佳的通气和氧合效果(表 13－2)。

表 13－2 HFOV 治疗干预和基本原理的概要

FiO_2 和血气值	治疗干预	处理基本的原理
60%以上的 FiO_2		
高 $PaCO_2$ 且		
PaO_2 可接受	增加 ΔP	增加 ΔP 得到最佳 $PaCO_2$
PaO_2 过低	增加 *P*aw、ΔP、FiO_2	调整 *P*aw 和 FiO_2 改善 O_2 传输
PaO_2 过高	增加 ΔP,降低 FiO_2	降低 FiO_2 将高 O_2 的暴露减少至最小
60%以上的 FiO_2		
正常 $PaCO_2$ 且		
$PaCO_2$ 可接受	不采取行动	不采取行动
$PaCO_2$ 过低	增加 *P*aw、FiO_2	调整 *P*aw 和 FiO_2 改善 O_2 传输
$PaCO_2$ 过高	降低 FiO_2	降低 FiO_2 将高 O_2 的暴露减少至最小
60%以上的 FiO_2		
低 $PaCO_2$ 且		
PaO_2 可接受	降低 ΔP	降低 ΔP 得到最佳 $PaCO_2$
PaO_2 过低	增加 *P*aw/FiO_2,降低 ΔP	调整 *P*aw 和 FiO_2 改善 O_2 传输
PaO_2 过高	降低 ΔP、FiO_2	降低 FiO_2 将高 O_2 的暴露减少至最小

FiO_2 和血气值	治疗干预	处理基本的原理
60%以下的 FiO_2		
高 $PaCO_2$ 且		
PaO_2 可接受	增加 ΔP	增加 ΔP 得到最佳 $PaCO_2$
PaO_2 过低	增加 FiO_2、ΔP	增加 FiO_2 改善 PaO_2
PaO_2 过高	增加 ΔP，降低 Paw	降低 Paw 减小 PaO_2
60%以下的 FiO_2		
正常 $PaCO_2$ 且		
PaO_2 可接受	不采取行动	不采取行动
PaO_2 过低	增加 FiO_2	增加 FiO_2 改善 PaO_2
PaO_2 过高	降低 Paw、FiO_2	降低 Paw 和 FiO_2 减小 PaO_2
60%以下的 FiO_2		
低 $PaCO_2$ 且		
PaO_2 可接受	降低 ΔP	降低 ΔP 得到最佳 $PaCO_2$
PaO_2 过低	增加 FiO_2，降低 ΔP	增加 FiO_2 改善 PaO_2
PaO_2 过高	降低 Paw，降低 ΔP	降低 Paw

（七）HFOV 治疗中的调节

1. 偏流　偏流是持续气流，通过主动加湿器，以空氧混合器调节偏流的氧浓度。偏流为患者提供和补充新鲜气流和氧气，帮助排除呼出的二氧化碳。某些病例可能需要较高的振幅，应给予较高的偏流，以保证呼吸机管路内清除呼出气的气流大于患者的振荡气流。如果偏流不够，患者管路死腔会增大以至于在增加振幅的时候，影响通气改善的效果（图 13－4）。常用的偏流设置见表 13－3。

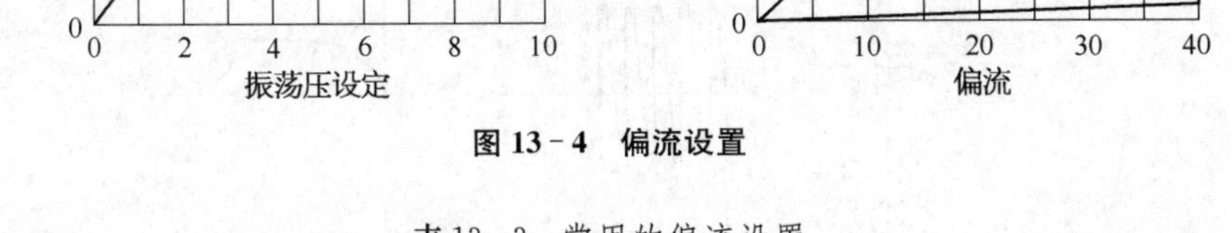

图 13－4　偏流设置

表 13－3　常用的偏流设置

年龄	偏流（L/min）	年龄	偏流（L/min）
早产儿	10～15	小儿	15～25
足月儿	10～20	年长儿	20～30

如果二氧化碳潴留情况一直不变，每 15 min 增加气流量 5 L/min。请记住，此时 Paw 调整控制钮必须逆时针转动，以维持 Paw 不变。

2. 频率 在大多数情况下，婴幼儿的频率设置在12～15 Hz，成人则在4～7 Hz。这与人体肺脏的共振频率有关。共振是一个物理系统在其自然的振动频率(所谓的共振频率)下趋于从周围环境吸收更多的趋势。在人体，共振频率下小气道阻力最小，弥散效率最高，即改善氧合和通气的效果最好。人体肺脏的共振频率如下：①婴儿：12～15 Hz。②30 kg以下儿童：6～10 Hz。③成人：4～7 Hz。

人体气道纤毛系统的摆动频率一般是1 000次/min，因此在高频振荡时，不会妨碍纤毛系统的运动。

频率的大小对通气效果有直接影响，其作用仅次于振幅。频率和通气量成反比，因此在$PaCO_2$增高的情况下，应该降低振荡频率，这和常频通气截然不同。这是因为振荡频率越低，活塞有越多的时间移动，有助于气流的进出；而随着频率的增加，活塞往复时间减少，通气量也随之降低(表13-4)。

表13-4 不同患者建议初始频率

患者体重	建议初始频率(Hz)	患者体重	建议初始频率(Hz)
<2 kg	15	21～30 kg	7
2～12 kg	12～15	>30 kg	6
13～20 kg	5～8	成人	3～5

3. ΔP 振幅的调节通过控制面板上的"Power"钮来调节。调节旋钮改变电流大小，由此控制与活塞和振荡膜相连的线性马达的驱动力。在固定的频率和*P*aw压下，影响通气量(二氧化碳排出量)的唯一变量就是振幅。*P*ower增加，即振幅增加，活塞移动的幅度增加，振荡容量也就随之增加，从而通气量增加。在同样的*P*ower水平下，要增加振幅，可能需要降低频率，降低频率可以增加振荡容量。

振幅在通过气管导管时会有大幅度地削弱，研究表明内径3 cm的气管导管可以削弱85%的振幅，而8 cm的气管导管可以削弱15%。因为振荡幅度遇到阻力会降低，即便没有气管导管，气流在经过气道到达肺泡的途中也会削弱，而分泌物、气道狭窄等增加气道阻力的因素也会削弱振幅(图13-5)。

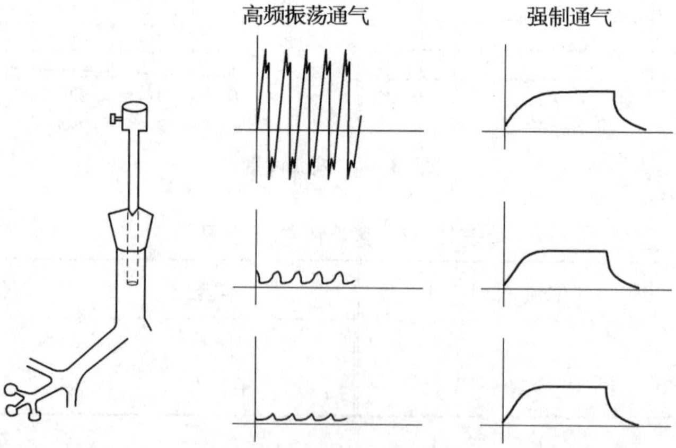

图13-5 气道内压力的变化

但是这种削弱作用也保证了肺泡内的压力波动在一个极小的范围，这样可以最大程度地维持肺泡稳定，降低肺泡的损伤。

4. %IT 在大多数情况下，33%的吸气时间已被证明效果很好。如果在振幅和频率都不足以改善通气的时候，可以考虑将此参数升至 50%以增加二氧化碳的排出（不建议采用两者之间的设置，33%和 50%是常用的两个设置）。

5. FiO_2 高频通气的氧浓度设置原则类似于常频通气，在保证氧合的情况下，越低越好。

6. Paw *P*aw 的调节通过一个旋钮实现。转动旋钮时，控制偏流末端的充气球囊阀大小，调节偏流的泄漏率来维持管内的压力。气道平均压的设置直接影响氧合，在固定的振幅和氧浓度下，*P*aw 的上升增加了肺容量，从而扩大了肺泡交换面积，因此可以改善氧合。

随着偏流温度和湿度的改变，*P*aw 可能随之发生变化。因此当管内温度上升或下降时（如湿化器内新注满水时），*P*aw 也要随之作相应的调整。

（八）HFOV 撤机

使用高频通气治疗的患者很少直接从高频通气撤除呼吸机，拔除气管导管。通常 HFOV 的撤机指的是从 HFOV 转向常频通气的过程。但并不都是如此。

从 HFOV 转向常频通气必须要考虑患者的原发病治疗情况，氧合和通气的状况，以及预估撤机后可能发生的情况。

在氧饱和度 95%以上，吸氧浓度 60%以下，胸片显示肺膨胀合适的情况下，可以每 2～3 h 以 1 cmH_2O 为步长开始降低 *P*aw，视 $PaCO_2$ 水平，以 5 cmH_2O 为步长逐渐减低振幅，频率一般不用改变。当满足以下条件时，可以考虑撤机。

（1）气胸和（或）肺间质气肿已经消失或妥善处理。

（2）*P*aw 降至 10～20 cmH_2O（婴幼儿）、15～25 cmH_2O（成人）仍能维持较好的持续肺膨胀和氧合，*P*aw 的下降不能太快，下降太快可能会破坏肺泡稳定性。

（3）振幅降至 30 cmH_2O（婴幼儿）或 50 cmH_2O（成人）以下。

（4）氧浓度 50%以下仍能维持氧饱和度 90%以上。血气结果正常，吸痰操作不会造成氧饱和度和 PaO_2 很大的变化。

三、高频振荡通气注意事项

（一）HFOV 监测

1. 监测胸片 ①HFOV 开始后 4 h。②之后 24 h 每 12 h 一次。③之后 5 日每 24 h 一次。④之后 8 日每 48 h 一次。⑤之后每周一次。

2. 动脉血气分析 ①最初 6 h 每 1 h 一次。②第 2 个 6 h 每 2 h 一次。③之后 12 h 每4 h 一次。④之后治疗期间，每 8 h 一次。⑤每一次更变参数，1 h 后复查血气分析。

（二）HFOV 报警

最大 *P*aw 报警应设置在目标 *P*aw 上 3～4 cmH_2O。*P*aw 限制旋钮至最大位置。最小 *P*aw 报警应设置在目标 *P*aw 下 3～5 cmH_2O。3100A 呼吸机预设的报警限制如下。

（1）*P*aw>50 cmH_2O：当此报警时，呼吸机会自动停止振荡器，但偏流仍持续存在。这保证患者可以在一定的压力下进行自主呼吸，因为安全阀打开，*P*aw<20%预设最大平均压（set max *P*aw）的报警可能激活。

(2) Paw<20%预设最大平均压：该报警在实际 Paw 低于预设最大平均压 20%时激活，直到引起报警的状态被纠正为止。按“45 秒静音”按钮可以消除报警音，但是红色报警灯仍然闪亮。当此报警发生时，呼吸机会自动停止振荡器，但偏流仍持续存在。这保证患者可以在一定的压力下进行自主呼吸。

(3) 报警消除后，通过按住“Reset”按钮使 Paw 上升，直到 Paw 升到一定程度，振荡器重新开始工作。或者手动停止振荡器，直到 Paw 达到目标水平，再手动开启振荡器。

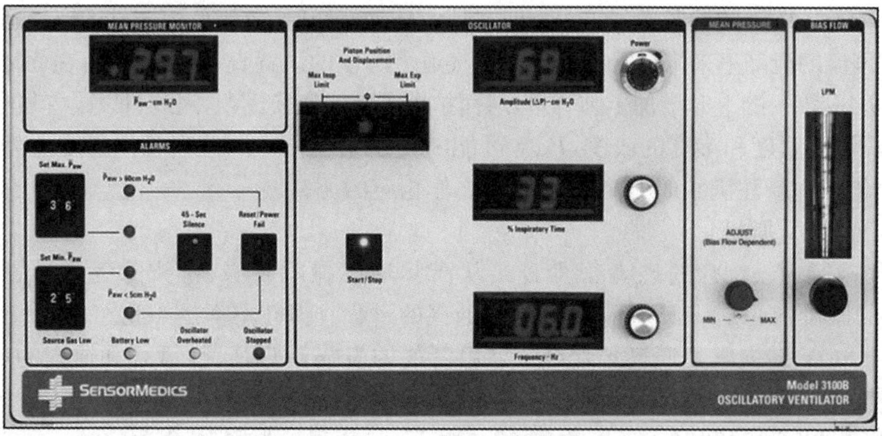

图 13-6　Sensormedics 3100A 呼吸机面板

(三) HFOV 时气道内吸引

(1) 为了减少脱开管路进行气道内吸引期间的肺容量损失，建议使用封闭式吸引系统。

(2) 使用封闭式吸痰管时，不必断开人机连接，保证了在吸引期间仍有持续气流进入患者气道，但 Paw 在吸引时仍会降低，因此在吸引结束后可能需要肺膨胀操作。

(3) 吸引的操作过程和常频通气类似，但是 HFOV 治疗患者最好由两位医务人员共同进行吸引操作，在通气参数、生命体征发生改变时能作出及时处理。

(4) 吸引后氧饱和度<85%时，ARDS 患者增加 Paw 5～10 cmH_2O，或者给予纯氧吸入 2～3 min；肺部泄露患者（如气胸或支气管瘘）增加吸入氧浓度。

(5) 如果需要脱开人机连接进行吸引，吸引完毕连接呼吸机时，可使用稍高的 Paw 维持 10～15 s，必要时可以给予纯氧吸入 2～3 min。同时脱开连接的时间越短越好。

(四) HFOV 安装

(1) 步骤 1 连接球囊阀控制管，绿色、红色和蓝色连接管是连接呼吸机和球囊阀的部分，使用前避免与空气接触以避免污染。连接管两头设有一个旋转式锁扣，采用颜色标注，将之与相应颜色的球囊阀和呼吸机接口连接。

(2) 步骤 2 连接振荡器、振荡盒和积水器组件，将振荡膜、振荡盒和积水器组件连接到振荡器，确保积水器收集管方向向下。

(3) 步骤 3 使用 4 个丁字手柄扣件，固定振荡盒和脱水器。

(4) 步骤 4 连接呼吸机管路：将 3 个球囊阀固定在管路上，按压球囊阀盖，直到听到“卡达”声表示固定完毕。装配时请注意不要接触蓝色的硅胶球囊，以免污染。将呼吸机管路连接至振荡盒，两个球囊阀朝上。用黑色的管路支撑臂固定管路。

(5) 步骤 5 将管路中的测压管和呼吸机连接，测压管有一白色旋转式锁扣，与呼吸机相应颜色编码的接口连接。

(五) HFOV 使用前校准

为了保证通气稳定性和检测准确性，HFOV 呼吸机在第一次使用前务必进行校准，使用一段时间需要定期校准。

(1) 将 3100A 连接高压氧气源和空气源。

(2) 连接到压缩空气源后将听到嗞嗞声，这是压缩空气流动的声音，用于冷却振荡器。

(3) 打开呼吸机电源。

(4) 根据流量计，设定偏流至 20 L/min(观察浮球中心处流量)。

(5) 将预设最大平均压设置为 59，将预设最小平均压设置为 10。

(6) 调节 *P*aw 旋钮至最大(顺时针满旋)。

(7) 使用绿色胶质塞，堵住 Y 形管开口。

(8) 按"45 秒静音"按钮。

(9) 按住"Reset"钮增加 *P*aw，直到 *P*aw 显示值稳定。此时显示读数应该在 39～43 cmH_2O。

(10) 如果读数低，检查呼吸机管路，观察是否存在漏气。

(11) 如果确认没有泄露，调整呼吸机右侧的校准螺钉，调节 *P*aw。

(12) 如果 *P*aw 读数过高，在使用校准螺钉进行修正之前，首先排除管路阻塞的可能性。

(六) HFOV 使用前准备

(1) 将组装和校准完的呼吸机放在床边。

(2) 连接高压氧气源和空气源并打开呼吸机电源。

(3) 使用绿色胶质塞，堵住 Y 形管开口，根据患者需求，将偏流调节到 15～30 L/min。

(4) 开启湿化器电源。

(5) 将预设最大平均压设置为 59。

(6) 将预设最小平均压设置为 10。

(7) 调节 *P*aw 旋钮从最大位置(校准后)到中间位置。

(8) 按住"Reset"钮增加 *P*aw(持续按数秒)。

(9) 按"45 秒静音"按钮。

(10) 设置必要的 *P*aw。

(11) 调节空氧合和器设置必要的 FiO_2。

(12) 设置频率。

(13) 设置吸气时间百分比。

(14) 设置 *P*ower 为 4.0。

(15) 启动振荡器。

(16) 将最大 *P*aw 报警设置在目标 *P*aw 上 3～4 cmH_2O。

(17) 将最小 *P*aw 报警设置在目标 *P*aw 下 3～5 cmH_2O。

（七）连接患者开始通气

（1）开启呼吸机和加湿温化器的电源。

（2）整理呼吸机管路，保证冷凝水易于流入积水器。

（3）移除 Y 形管开口处的绿色胶质塞。

（4）将呼吸机连接患者。

（5）按住“Reset”钮增加 Paw。

（6）调节 Paw 旋钮直至达到所需的平均气道压。

（7）启动振荡器。

（8）调节“Power”旋钮，直到从胸壁到骨盆处均可观察到振动。

（9）将最大 Paw 报警设置在目标 Paw 上 3～4 cmH_2O。

（10）将最小 Paw 报警设置在目标 Paw 下 3～5 cmH_2O。

（11）正确调节加温湿化器。

四、有关 HFOV 的临床应用的一些经验和获得的教训

（一）临床应用的一些经验

（1）常频通气时间越长，HFOV 的成功概率就越小。

（2）ARDS 患者常频通气时间超过 72 h 后，发展为慢性病的概率随着通气时间延长而增加。

（3）ARDS 患者常频通气时间超过 10 日，死亡率明显升高并具有统计学意义。

（4）使用 HFOV 超过 48 h 的患者，如果氧合指数＞42，死亡率明显升高并具有统计学意义，此时应考虑其他治疗策略。

（二）获得的教训

（1）不成熟的实验可以导致一项技术失败（几乎）。

（2）思想比技术更难改变。

（3）呼吸机的使用必须由患者的病理生理情况决定。

（4）使用低频和高频肺保护策略都能纠正轻度肺功能异常。

（5）对于中度和重度疾病，使用 HFOV 比低频机器更容易使患者保持肺扩张在“安全范围内”。

（6）极度需要确定使用 HFOV 的合理标准。但在轻度疾病中不需要确定该标准。在终期疾病中，确定标准无用。

（7）肺泡复张是 HFOV 中肺保护的基础。对比针对不同的患者使用相应的复张策略。需要使用比胸片更好的辅助确定技术。

（8）为了防止复张后再萎缩，在 HFOV 中使用的维持性平均气道压应该比传统机械通气中的 PEEP 更高。幸运的是，这种操作能够安全地进行。这意味着为了获得 HFOV 下的肺保护，通气患者必须在 PEEP“舒适范围”更高平均压力下才能感觉舒适。

（邱银萍）

第十四章　机械通气的血流动力学及肺力学监护

第一节　机械通气的血流动力学监护

危重患者多伴有循环功能异常，且机械通气本身可影响患者的血流动力学，使心排血量下降、动脉血压下降、脏器供血不足，主要机制有：①升高胸腔内压，中心静脉压与周围静脉压差减小，静脉回流下降，右心前负荷降低。②气压影响肺毛细血管，引起肺动脉压力升高，增加右心后负荷。③左心前负荷早期增加，随后降低。④负性影响心肌收缩力，减少冠状动脉血流。是故血流动力学监护在机械通气治疗中有很重要的作用，也是决定治疗效果的重要因素之一。机械通气治疗期间应监测血流动力学的变化，以提供足够的气体交换，维持良好的循环状态。一个理想的循环监测系统，需做到无创、安全、舒适、实时反应、持续显示、数据准确可靠、可重复性好，具备存储和检索信息的能力。但目前这种理想的系统还不存在，选择监测手段需权衡利弊，一般而言，选用创伤最小的、合适的监测手段。在患者必要诊断、干预、治疗且安全的情况下才使用有创监测。下文介绍一些儿科机械通气时可能使用的血流动力学监护方法，可根据实际情况选用。

(一) 常规监测

通过体查及持续心电监护，观察患者心率、心律、心电波形的变化，及时监测心律失常、心肌供血等情况；床边心电图可以更准确地分析心电活动的情况；床边心脏彩超可以了解心脏的结构、活动情况，并测算心功能；在条件不足时，床边胸片也可以了解心脏大小的变化以间接推断心功能；观察毛细血管再充盈时间(CRT)，肢体皮肤温度、肤色、花纹，判断末梢血液灌注情况(一般在 2 s 内恢复)；观察用呼吸机后颈外静脉怒张程度，间接判断胸内压的高低和右心功能状态；机械通气开始 20～30 min，患者可出现血压轻度下降。

(二) 动脉压的监测

血管内血液对于血管壁的侧压力称为血压。测量血压时，以血压与大气压作比较，而以血压高于大气压的数值表示血压的高度。足够量的血液充盈血管是形成血压的前提，在此前提下，还必须有心室的收缩射血和周围阻力的协同作用，才能形成动脉血压。心动周期中，动脉血压随着心室的收缩和舒张而发生规律性的波动，血压显著下降提示循环系统的代偿能力衰竭。心室收缩时动脉压升高所达到的最高值称为收缩压(systolic blood pressure, SBP)，它主要反映心脏每搏量的大小，由血容量及心肌收缩力决定；心室舒张时动脉压下降所达到的最低值称为舒张压(dystolic blood pressure, DBP)，它主要反映流经动脉系统的血液流速和动脉壁弹性、周围阻力的大小。而主动脉起弹性贮器作用，于心舒张期推动血液继续流动，缓冲血压变化，使收缩压不致过高，舒张压不致过低。收缩压与舒张压之差称为脉压(SBP－DBP)，它主要反映大动脉管壁的弹性。心脏在整个心动周期中给予动脉内血液的平均推动力称为平均动脉压(mean arterial pressure, MAP)，由于心动周期中舒张期较收缩期为长(约 2 倍)，故平均动脉压的数值更接近于舒张压，约等于 $DBP+\frac{1}{3}(SBP-DBP)$ 或 $(SBP+DBP\times 2)/3$，平均动脉压常用于计算灌注压与血流动力学的各项参数。动脉血压与心排血量和总周围血管阻力有直接关系，反映心脏后负荷、心肌耗氧和做功及周围组织和器官血流灌注，是判断循环功能的有效指标。动脉血压监测分为无创及有创两种。

1. 无创动脉压 无创性的血压脉搏监测仍为最基本的监测手段，其中人工袖套测压法分为指针显示法、听诊法、触诊法、超声多普勒法，电子自动测压法分为振荡测压法、指容积脉搏法、动脉张力测量法。目前大多数监护仪器都集成有自动测血压的模块，根据年龄选择适当宽度的袖带(上臂长度的 1/2～2/3)接上监护仪就可以直接测量，并可设定好测量的时间间隔，十分方便。注意袖套宽窄恰当、松紧适宜，袖套大而松，血压偏低；袖套小而紧，血压偏高。表 14－1 为不同年龄组患者推荐使用袖带的宽度与长度。

表 14－1 不同年龄组患者推荐使用袖带的宽度与长度

上臂中点周径 (cm)	袖带使用者	袖带宽度 (cm)	袖带长度 (cm)
5.0～7.5	新生儿	3	5
7.5～13.0	婴儿	5	8
13.0～20.0	儿童	8	13
17.0～26.0	小成人	11	17
24.0～32.0	成人	13	24
32.0～42.0	高大成人	17	32
42.0～50.0	大腿	20	42

人工测压是一种利用柯氏音(动脉不完全受阻时血液喷射形成的涡流或湍流使血管振动传出的声音)测量血压的方法。先增加静压(充放气而产生的袖带内压力与大气压之差)。直至动脉完全受阻(测不到柯氏音)。然后逐步降压，测到的第一次柯氏音所对应的静压为收缩压。随着进一步降压，动脉血管呈完全阻闭-渐开-全开的变化过程，柯氏音的相应变化分为五相直至消失。消失之前测到的最后一次柯氏音所对应的静压为舒张压，见图 14－1。柯氏音法既可以用人工来实现，也可以用自动测量设备来实现。

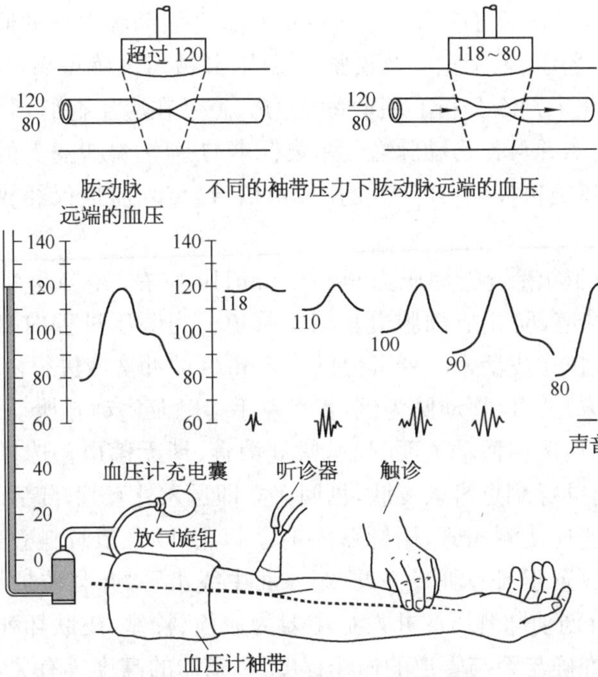

图 14-1　人工无创性血压的测量方法

常用的听诊法就是人工实现的柯氏音法。听诊法主要存在采样率低、分辨率低和主观因素干扰等几个缺点。听诊法测血压的过程是一个间断捕捉信息的过程，每听到一次柯氏音看一下水银柱可以说就是一次采样，采样率大约每秒 1 次。根据采样定理，每秒 1 次的采样率只能用来监视那种在 2 s 或更长时间内无明显变化的信号，采样率应不小于信号变化频率的 4 倍才能得到比较可靠的结果。

血压自动测量设备的准确性除了跟袖带与患者的肢体尺寸匹配与否有关以外，还跟患者的脉搏强弱、血压高低、被测者的脉搏快慢与设备的自动测量时程长短有关。因此，对于不同年龄组的一些患者测量血压除应选用相应的袖带以外，还需选用工作范围相适应的设备或把设备的工作范围设置在相应的年龄段。

当对结果有疑问时应该用传统的血压计手动测量对照以获得可信结果。1 岁以上收缩压＝80＋(2×年龄)mmHg，舒张压为收缩压的 2/3。高于此标准 20 mmHg 以上考虑为高血压，低于此标准 20 mmHg 以上可考虑为低血压。正常下肢比上肢血压约高 20 mmHg，脉压为收缩与舒张压之差，正常为 30～40 mmHg。无创动脉血压的测量无法连续显示瞬间的血压变化，因此对于循环不稳定、持续机械通气的危重患者，尤其是手术患者，有创血压的监测更有意义。

2. 有创动脉压　随着危重症监护科学的发展，有创性血流动力学的监测逐渐占主导地位，通过将动脉导管置入周围动脉(首选桡动脉，穿刺和管理方便，Allen's 试验＞7 s 者不宜选用)，导管的外端直接与监护仪配套压力传感器(换能器)相连接，由于流体具有压力、传递作用，血管内压力通过导管内的液体传递到外部的压力传感器上，从而可以测得血管实时压力变化的动态波形，通过特定的计算方法，可获得被测血管的收缩压、舒张压及平均动脉压，并将其数值和波形显示于监护仪荧光屏上。有创动脉压一般较无创者高2～8 mmHg，在低血压状态下可能高10～30 mmHg。有创动脉血压的监测为持续性的动态变化过程，不受人工加压、袖带宽度及松紧度影响，其数值准确可靠，随时可以取值。还可以根据动脉血压变化来判断分析心肌收缩能力。患者在应用血管活性药时，可及早发现动脉血压的突然变化，并可作为动脉血气采集标本的通路，减少患者的痛苦。

监测时通过换能器把机械能（血压）变换成电信号，传入监护仪经放大后在显示屏显示出来。

向内装肝素盐水的输液袋施加压力至300 mmHg左右，经自动冲洗装置以每小时3 ml的速度持续冲洗管道，防止血细胞凝集堵塞管道。当测压过程中发现管道堵塞时可按揿快速冲洗杠杆（或拉橡皮活塞），就可提供1.5 ml/s的冲洗液进行快速冲洗。

动脉插管的操作方法。以桡动脉为例：术者左手指触及桡动脉搏动，示（食）指在远端轻轻牵拉该动脉，穿刺点选在搏动最明显处，常规消毒、铺无菌巾。选择合适大小的套管针，针与皮肤呈30°，对准穿刺点进入皮肤，见回血立即送入外套管，随后取出针芯，血流通畅即为穿刺成功。迅速连接测压管，用针贴固定穿刺点，以无菌敷料敷盖。0.1%的肝素冲洗管道。将传感器放置于与心脏平齐处（第4肋中线水平）并与监护仪连接，校零后即可测量（图14-2）。有创动脉测压的并发症主要为血栓、栓塞、皮肤坏死、假性动脉瘤、感染等。有创动脉压的准确与否与管道的通畅程度、传感器的高度等有关，应注意维持管道通畅，避免血栓形成，随时校正零点。在测量值尤其是脉压小的情况下应注意检查管道通畅与否。对于烦躁的患者应注意镇静、制动，防止导管脱落引起失血，有明显凝血功能障碍者应密切观察穿刺部位出血情况。

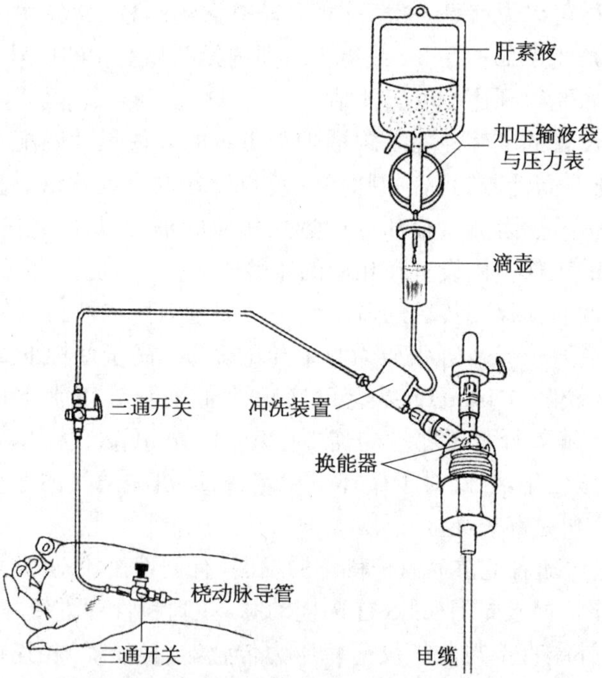

图14-2　有创动脉压监测的工作示意图

3. 影响血压的因素

(1) 每搏量:心排血量多,血压升高,心排血量少,血压下降。心排血量的多少决定于每搏量和每分钟的心搏频率,如每搏量不变而心搏频率增加,则动脉血压上升(对舒张压影响较大),心排血量增加使舒张期缩短,舒张压也上升,脉压减小。如心率不变而每搏量增加,则收缩压明显升高,舒张压稍有增加,脉压加大。收缩压主要反映每搏量的多少。

(2) 心率:随心率加快,舒张期缩短,在较短时间内通过主动脉流向周围的血液减少,故心舒张期末在主动脉中存留的血量增多,使舒张压增高,脉压减小。反之,随心率减慢,舒张压降低,脉压增大。

(3) 动脉管壁的弹性:大动脉管壁的弹性可缓冲动脉血压变化,减小脉压。如弹性减小,则脉压增大。

(4) 外周阻力:外周阻力增大时,动脉血流速度减慢,心舒张期末存留在动脉内的血量增多,使舒张压增高,脉压减小。反之,周围阻力减小时,则使舒张压降低,脉压增大。

(5) 循环血量:须达到一定循环血量才能充盈血管而产生血压。正常情况下,循环血量与心血管容积基本适应,能使之充盈,可维持约 70 mmHg 的循环平均压,变动不大。但休克时,如有效循环丢失量超过 30%,循环血量不能维持心血管系统的充盈状态,体循环平均压将下降到不能推动足够的血量回心。回心血量不足使心排血量减少,严重时可减少到 0 mmHg。而循环血量过多可引起血压升高,循环负担增大。故血压也是容量支持、液体控制的重要指标。

临床上多是几种因素相继出现,互相影响,出现复杂情况。如心搏率的显著变化会引起心血管系统充盈度和心排血量的相应改变。而心排血量的改变也会引起动脉血流速度和血管外周阻力的改变。在神经体液调节下,凡能引起心排血量改变的因素也常引起血管外周阻力的改变,呈现血压的相应升降。如在颅内高压的库欣三联征中,出现心率减慢、血压增高就是由多种影响因素造成,需要慎重分析,不能贸然使用降压药物。

(三) 中心静脉压监测

中心静脉压(central venous pressure, CVP)是上、下腔静脉进入右心房处的压力,通过上、下腔静脉或右心房内置管测得,它测定右心房压,反应右心室前负荷,即进入右心的血量与右心搏出该血量的效率,是临床观察血液动力学的主要指标之一,由右心室充盈压、静脉内血容量、静脉收缩压和张力压、静脉毛细血管压力几个部分组成。受右心泵血功能、循环血容量及体循环静脉系统血管紧张度 3 个因素影响。测定中心静脉压对了解血容量、右心功能、心包填塞等有着重大意义。可助判断急性循环衰竭是低血容量性的还是心源性的;少尿或无尿的原因是血容量不足还是肾功能衰竭。中心静脉压与血压同时监测,比较其动态变化,更有意义。中心静脉压下降、血压低下,提示有效血容量不足,提示容量负荷过重。中心静脉压进行性升高、血压进行性降低,提示严重心功能不全或心包填塞。中心静脉压正常、血压低下,提示心功能不全或血容量不足,可予补液试验。

1. 监测方法 测压前应首先选择零点,患者平卧时,测压管的零点位置应定位在患者右侧第 4 肋腋中线的水平;患者侧卧位时,测压管的零点位置应定位在患者胸骨右缘第 3～4 肋间水平。然后将测压管充满液体,再夹闭三通,使测压管与中心静脉相通,待液柱徐徐降至稳定位置时,其水柱的厘米数即为中心静脉压。测量后将测压管夹闭,开放三通与输液器,以保持静脉通畅(图 14-3)。现在高级的监护仪多有压力感应模块可通过换能器直接连接中心静脉导管，持续测压，应注意压力数值可能以 mmHg 为单位。

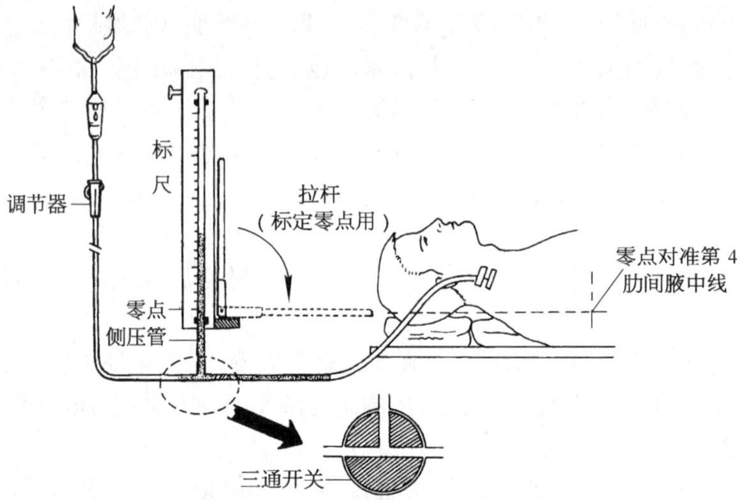

图 14-3　中心静脉压监测装置示意图

中心静脉压为低压系统，可用水压力计直接测压。临床上常用的测压装置是由三通开关分别连接患者的中心静脉导管、测压管和静脉输液系统。把测压管装在测压计上垂直地固定在输液架上，可通过升降测压计的高度来调节零点：测压计的拉杆处水平位置时与第 4 肋间腋中线(右心房水平)持平。阻断输液管道一端，即可测量 CVP。

2. 中心静脉置管术

(1) 常见适应证：①测量中心静脉压。②快速输液、静脉营养、化疗通路。③插入肺动脉导管。④插入临时起搏器。⑤临时单套管血液透析。⑥可能发生静脉气体栓塞的操作。⑦经常采血。⑧血浆置换、血液滤过。

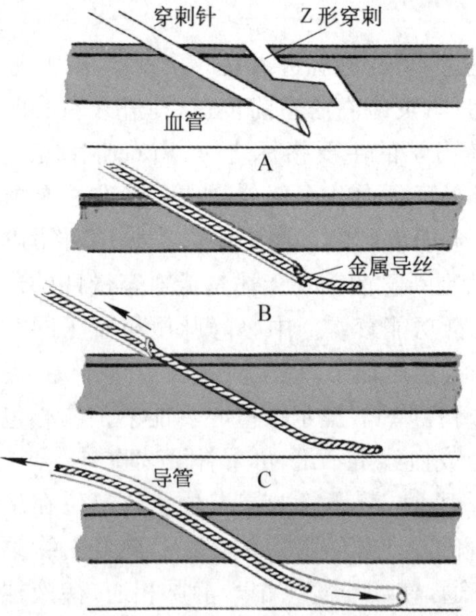

图 14-4　改良 Seldinger 穿刺技术

(2) 静脉穿刺技术：将导管放入中心循环的技术可归为 3 种基本类型：在穿刺针之外的导管、在穿刺针之内的导管或在导丝外的导管。近年多用最后一种类型即通过导丝插入的导管，其分为直接 Seldinger 技术和间接或改良 Seldinger 技术。小儿留置中心静脉导管的穿刺技术最常采用改良 Seldinger 技术(图 14-4)：以带针芯的套管针直接经皮穿刺血管，当针尖穿透血管前壁进入血管腔出现回血时，把外套管推入静脉内，取出针芯并把套管保留在静脉内，然后将金属导丝沿外套管慢慢插入到静脉进入中央循环，接着撤出套管，沿导丝用扩张器扩开皮肤及组织。尽量不用刀片切扩穿刺点皮肤，因危重症患儿凝血机制不良且血液净化又多用抗凝剂，术后易渗血且不易止。然后沿导丝送入中心静脉导管，当送入导管后抽出导丝。从导管以注射器迅速回抽，推入肝素盐水以防导管凝血，仅保留导管在血管内。回抽有血液流出，且输液顺畅，即证实导管在血管内。导管送达下腔静脉至右房交界处(经股静脉穿刺)或上腔静脉至右房交界处(经颈内或锁骨下静脉穿刺)，位置根据操作前导管上标记的距离而定。置管位置合适后就缝线固定，并用无菌敷料盖好穿刺点。操作完成后听诊检查两肺呼吸音，并用X线检查以证实套管顶端在上/下腔静脉-右房交界处，并排除气胸和血胸。

(3) 导管的选择：导管由多种不同的材料制成，常见的有聚氯乙烯(PVC)、聚丙烯、聚乙烯、聚氨酯、四氟乙烯(teflon)及硅胶。不同的材料决定导管的软硬度、化学惰性、致血栓源性等等，其中硅胶惰性最大而PVC、聚丙烯、聚乙烯最活跃，teflon最硬而硅胶最软。材料中加入钡盐或铋盐可让导管不透X线，利于位置确认，但这些成分影响导管的表面而致血栓源性增加。须根据个体差异及放置导管的根本目的来选择导管：长期静脉内营养或化疗要用最软且反应性最小的硅胶导管或硅化聚丙烯导管；当需要快速建立静脉通路时应选硬度较高、容易插入的teflon导管，亦可选用PVC或聚乙烯材料的导管；短期使用时，聚氨酯导管的性能介于teflon导管与硅胶导管之间，可能更为适用。远端带有侧孔的导管很有用，因为它解决了抽吸困难的问题。导管的粗细主要看置管通路的血管粗细以及入液速度的要求，太粗的导管留置可影响静脉回流而导致肢体水肿，甚至淤血坏死。目前多腔导管已广泛用于中心静脉，这些导管有2～4个腔，各有单独的注射接口，血管内部分有各自的开口(一般在尖端、距尖端2 cm、5 cm处)，管径随导管口径及管腔数目的不同而不同，多腔的管腔大小可以相同也可以不同。多腔导管在需要中心静脉内注射多种药物时特别有用；在进行血液滤过治疗时也可以将一腔作入液通道、一腔作出液通道，无需留置两条导管，减少风险，也满足了在监测CVP的同时可以通过导管补液。

(4) 穿刺部位的选择：中心静脉插管的路径和技术有很多，选择时应考虑插管人员的经验、插管原因、设备的可用性、患者状态和对插管所需体位的承受能力，以及操作技术的成功率和并发症等因素。临床上比较多选用的穿刺通路有：贵要静脉、头静脉、颈内静脉、颈外静脉、锁骨下静脉、股静脉等，不同的通路各有优缺点，穿刺的难度、风险、成功率也有所不同，也与操作者对局部解剖结构的熟悉程度、穿刺定位的准确度有关。

1) 股静脉：通过股静脉穿刺可到达下腔静脉，由于较易穿刺成功，在儿科ICU中应用血液净化治疗时，常选用股静脉穿刺来建立血管通路。这个部位穿刺较其他部位并发症少，且远离危重患者人工通气操作的部位，不会干扰人工通气。但股静脉置管存在有患者活动受限、易污染等缺点。

股静脉插管方法：下肢取外展位，触摸股动脉确定静脉在其内侧的位置，如果搏动消失，则取髂前上棘与耻骨联合连线的中点。从腹股沟韧带下一指，股动脉搏动处内侧0.5 cm左右处用套管针穿刺进针，针尖指向脐部，与体表呈45°。

2) 颈内静脉：颈内静脉也是儿科CBP常用血管通路之一。颈内静脉穿刺尽管有出血的危险性，但包括新生儿在内其成功率也是较高的。因为右肺和胸膜顶部低于左侧，发生气胸的危险性较低，且套管由无名静脉直接到上腔静脉，到达右房的通路更直接，另外胸导管受损的危险性也最低，因此选择右侧颈内静脉比左侧好。与成人一样，儿科颈内静脉穿刺有3种方法(前、中、后3路)。

颈内静脉留置导管穿刺方法用枕横向垫在患儿肩部下，使颈部过度伸展。头低脚高位(头低位 30°),将头部轻轻转到穿刺部位对侧,确定胸锁乳突肌和锁骨的体表解剖标志。①前路:以示指、中指在胸锁乳突肌前缘正中触及颈动脉,穿刺针与冠状面成 30°插入胸锁乳突肌前缘中点,然后针头对着同侧乳头方向插入血管(图 14－5A)。②中路:确认在锁骨与胸锁乳突肌的胸骨端、锁骨端所形成一个三角形,穿刺针从三角形顶点与冠状面成 30°的方向插入,然后针头对着同侧乳头方向穿刺插入血管(图 14－5B)。③后路:在胸锁乳突肌外缘的中下 1/3 处进针,在胸锁乳突肌的深部向着胸骨上切迹方向前进(图 14－5C)。上述三种常用的颈内静脉穿刺方法,只需熟悉其中一种方法即可,一般依操作者的经验而定,选用中路者较多。但由于新生儿、小婴儿颈部粗短,且肌肉不发达,因此部分患儿胸锁乳突肌的胸骨端、锁骨端所形成之三角形不明显,这时选用前路穿刺更为合适。

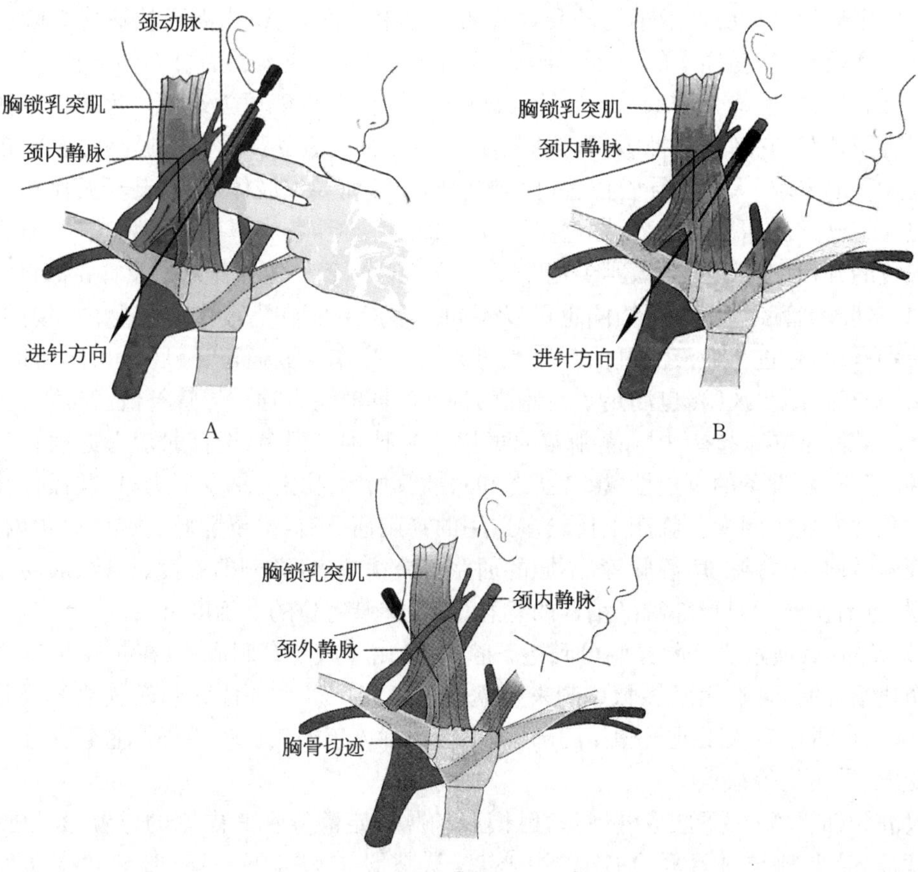

图 14－5　颈内静脉穿刺

A. 前路法；B. 中路法；C. 后路法

3) 锁骨下静脉:婴儿和儿童锁骨下静脉穿刺通常从锁骨下进入,但美国心脏协会不推荐锁骨下静脉穿刺在小婴儿中应用,除非其他方法不能获得成功。但是不绝对,也是依操作者的经验而定。

锁骨下静脉留置导管穿刺方法:用枕横向垫在肩部下,使颈部过度伸展,头低脚高位

（头低位 30°），将头部轻轻转到穿刺部位的对侧。穿刺针头从锁骨内、中 1/3 处连接点下面插入，穿刺针与额平面平行，向着胸骨切迹下一横指方向慢慢进针（以指尖放在胸骨切迹上作定位）。

注意点：中心静脉插管常见的并发症包括损伤穿刺部位周围组织及器官、静脉炎、血栓形成、空气栓塞、感染、穿刺部位出血、心律失常、心包填塞、穿刺静脉回流区域淤血等，谨慎的操作、细致的护理是减少并发症的关键。注意无菌操作，穿刺后应固定好导管，行 X 线检查确认导管尖端的位置（对于大多数情况而言，最佳的位置是上腔静脉上段，安全且测压准确）。另应保持敷料的干洁，减少输液系统污染，维持管道通畅，注意管道的密闭，确认管道中没有气体。

结果判定及临床意义：CVP 正常值为 6～12 cmH_2O。中心静脉压并不能直接反映患者的血容量，它所反映的是心脏对回心血量的泵出能力，并提示静脉回心血量是否充足。CVP＜2.4 cmH_2O 表示心脏充盈或血容量不足，即使动脉压正常，仍需输入液体；CVP＞15 cmH_2O 提示右心功能不全，应控制输液量。但 CVP 不能反映左心功能。中心静脉穿刺插管测压常用于脱水、失血和血容量不足、各类重症休克、心力衰竭和低排综合征，以及体外循环心内直视手术等心脏大血管和其他危重患者。主要穿刺途径是颈内静脉、锁骨下静脉和股静脉。中心静脉压的变化反应较慢，当经静脉输液有效地使中心静脉压从 0 cmH_2O 升到 5～10 cmH_2O 时，说明此时已有足够的回心血量可被泵入肺动脉，但是，如果此时肺血管处于收缩状态，右心泵出的血液即可导致肺动脉高压，甚至可引起肺水肿。事实上只有当右心室功能不足以克服已经很高的肺动脉压力时，中心静脉压才开始上升。因此，在某些情况下，在中心静脉压升高之前，肺水肿可能已经形成，甚至已经处于危险状态。因此通过肺动脉插管测定肺动脉压，可为终止或减慢输液提供早期警报。在临床实际工作中，如果未作肺动脉测压，应在中心静脉压升到 7～10 cmH_2O 后减慢输液速度，以便有时间对输入更多液体可能发生的问题进行评估，从而降低肺水肿的发生率。

因为中心静脉位于胸腔内，故 CVP 的测量受胸腔内压力改变的影响。呼吸可造成 CVP 波动，自主吸气时可降低至＜0，而正压机械吸气时升高；在气道中应用 PEEP 会有部分传至胸腔内结构，因此当患者正接受 PEEP 时，中心静脉压的一部分可能是由气道压力造成的。如 PEEP＜7.5 cmH_2O 这种影响很少有意义。气道压力造成 CVP 升高会减少静脉回流从而相应减少心排血量，使用 PEEP 有关的心排血量降低及 CVP 升高，可以解释为心功能减低，解决问题的一个方法是在除去 PEEP 时测量 CVP，但无论是从实际还是理论上，这一做法都是不妥的：当去除 PEEP 时其对气体交换的有益作用迅速丧失，且重启 PEEP 时所需的恢复时间延长，因此去除 PEEP 可使患者有发生低氧血症的危险。如 PEEP 造成显著的 CVP 升高及心排血量降低，则去除 PEEP 将使静脉回流增加且心血管状态也不再与使用 PEEP 时相同，因此这样只不过是以一种错误的测量代替了另一种测量。唯一补偿 PEEP 作用的准确方法是测量跨壁压，但在临床上测量胸腔内压力较困难。从实际情况看，PEEP 不总是引起 CVP 很大的变化，认识到所获得的数字可能较没有 PEEP 时稍高，最好不要为测量去除 PEEP。

（四）有创心功能监测

1. 肺动脉球囊漂浮导管（Swan - Ganz 导管）　19 世纪 70 年代 Jeremy Swan 和 Willam Ganz 发明了肺动脉球囊漂浮导管，因带球囊的导管可以漂进肺动脉，不需 X 线透视，从而使重症疾病的床旁监测成为可能，使重症监护及介入性监护有了显著的进步，这是由于它能够提供基本的血液动力学资料，并提供计算相应的血液动力学参数所需的数据。肺动脉球囊漂浮导管成目前用于危重患者监测最多的心功能监测手段，是临床血流动力学监测的金标准。

（1）导管结构：标准的7F PAC为一根长110 cm，包含4个管道，不透X线PVC制成的导管。从导管的远端开始，每隔10 cm有一黑色标记，在距导管顶端约1 mm有一乳胶球囊。可用0.8～1 ml的二氧化碳气体充胀（二氧化碳能迅速溶解，当球囊意外破裂时不会导致气栓形成），充胀后的气囊直径约13 mm，导管尾部经一开关可连接一1 ml的注射器，用以充胀或放瘪球囊。球囊被充盈时略超过导管的尖端但并不阻塞它，能够防止在推送过程中导管接触右室壁，并减少插入时心律失常的发生，并使导管能够漂进肺动脉。导管顶端有一腔开口，用作肺动脉压力监测，而球囊充盈后还能用作测量肺毛细血管嵌楔压；在距导管顶部约30 cm处，有另一腔开口，用作右心房压力监测。在距顶部4 cm处有一热敏电阻探头，用作心排血量的测定。导管的结构见图14-6。

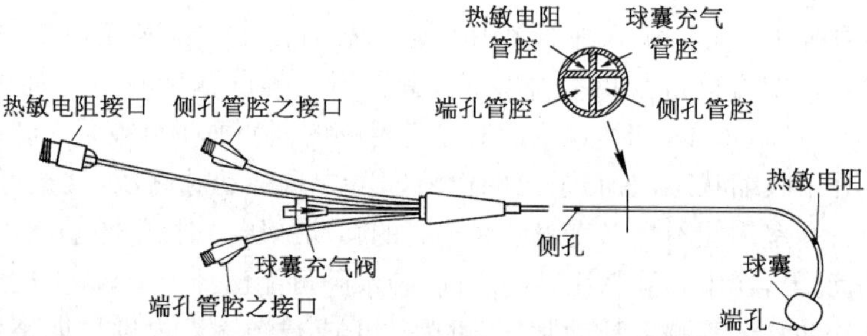

图14-6　肺动脉球囊漂浮导管的结构

（2）心腔内压力的测量：肺动脉压（pulmonary arterial pressure, PAP）与肺动脉楔压（pulmonary arterial wedge pressure, PAWP）或肺毛细血管楔压（pulmonary capillary wedge pressure, PCWP）是对左房舒张压或左室充盈压的间接测量，代表左心前负荷。正常时PAP收缩压为20 mmHg，舒张压为10 mmHg，平均动脉压为15 mmHg，PAWP为6～10 mmHg。在没有二尖瓣疾病的情况下，肺毛细血管楔压与左房压近似，因此测量肺毛细血管楔压（正常8～12 mmHg）是更简便的测量前负荷的方法，其在较大的充盈压范围内（5～25 mmHg）与左室舒张末压（左房压）相关。以下情况肺毛细血管楔压高于左室舒张末压：二尖瓣狭窄；气道的压力增高；左房黏液瘤。另以下情况肺毛细血管楔压低于左室舒张末压：左室壁僵硬；左室舒张末压>25 mmHg；二尖瓣提前关闭（主动脉瓣关闭不全）。测量肺毛细血管楔压需要充盈PAC球囊并在旁边守护，故肺动脉舒张末压常用作肺毛细血管楔压的简便估测。在没有肺血管阻力升高的情况下（如慢性二尖瓣狭窄、慢性左心衰竭、肺部疾病），肺动脉舒张末压与肺毛细血管楔压之间的压力阶差为1～4 mmHg。在心动过速的患者，由于舒张充盈时间缩短，肺动脉舒张末压可能会高于肺毛细血管楔压。PAC的位置也影响肺毛细血管楔压-左房压之间的关系。获得肺毛细血管楔压的理想位置是在肺动脉的一支大分支中，肺毛细血管楔压-左房压之间相关性好；而嵌楔在一支小动脉中获得的肺毛细血管楔压>左房压。有时从肺动脉压到肺毛细血管楔压的变化不明显，可回吸肺毛细血管的血液帮助确定PAC的位置。导管放置不正确、换能器的伪差、球囊偏心阻塞肺动脉、肺静脉阻塞性疾病、心脏瓣膜病、心包填塞、左室顺应性的改变和二尖瓣反流的出现(V 波)可影响肺毛细血管嵌楔压与左房压之间的相关性。另外,根据左室顺应性的不同,左室舒张末压与左室舒张末期容积之间可以有或没有线性关系。在 PAC 近端开口处获得的右房压(正常 0~8 mmHg)有助于判断右心功能,右房压对心包填塞的早期诊断也很重要。但右房压对左室充盈压的预测作用很差。当肺毛细血管楔压与血流的测量(例如心排血量)结合使用时,所获得的信息量将大大增加,这在作出诊断或制定新的治疗方案时尤为适用。

(3) 热稀释法测量心排血量:该方法为测量心排血量的金标准。热稀释法测量心排血量用"温度"作为示踪剂,在上游快速注射冰液冷却了血液,血液在下游又被加温,下游取样点的温度变化与心排血量成比例。

热稀释原理可用 Stewart - Hamilton 等式描述如下:

$$Q = V1(TB - T1)\mathrm{K1K2}/TB(\mathrm{t})\mathrm{dt}$$

其中 Q=心排血量;$V1$=注射液体量;TB=血液温度;$T1$=注射液体温度;K1=密度系数、注射液体(特定温度)(特定重量)/血液(特定温度)(特定重量);K2=计算常数,包括传输过程中的热量变化、导管中的死腔、注射速度以及将单位校正为 L/min; $TB(\mathrm{t})\mathrm{dt}$ 为在时间作用下血液温度的改变。

由计算机综合热稀释曲线下的面积,完成等式的计算,给出心排血量的数值(L/min)。心排血量与曲线下的面积成反比。

标准心排血量测定采用 2.5 ml、5 ml 注射液体,小儿一般采用尽可能少的液体。注射液体量必须精确,因其将影响所注入的热稀释剂的总量。如用单独的导管注射,则其容积应与 PAC 的近端腔相同,否则应改变 K2。稳定的血液温度基线是准确计算热稀释曲线基础,心排血量计算机利用热敏电阻测量肺动脉的血液温度,可看到温度基线随呼吸呈周期性变化。这些变化在正常呼吸时较小,为 0.01~0.02 ℃,在呼吸困难及机械通气的患者这种变化增大,为避免或减少这些变化的作用,每次注射热示踪剂都应在呼吸周期的同一时间点进行。在测量中准确测定注射液体的温度同样重要。从 0 ℃至室温(19~24 ℃)范围内的温度皆可选用,但冰水注射量较小,可以 2∶3 的系数提高信噪比,理论上可增大结果的可重复性。注射液体温度升高 1 ℃可造成心排血量 3%的误差,因此为了产生平滑的热稀释曲线,注射时应尽量迅速、平稳并且在呼吸周期的同一时间点进行。大多数计算常数假定注射时间<4 s。5%的葡萄糖液及普通生理盐水是最常用的两种注射液体,对 K1 的计算影响不显著。尽管具体的血液重量随血细胞比容的变化而改变,但 K1 的变化不大。当血细胞比容自 52%降至 30%发生显著改变时,K1 仅自 1.13 略降至 1.07。K2 计算结合了 Stewart - Hamilton 等式的几个部分,其计算基于注射液的体积、注射液温度的改变以及心排血量导管注射腔的容积。需要校正注射液经过在血管内导管部分的增温,4 ℃注射液通过导管进入血液循环入口会增温到 12 ℃。每一计算机厂家确定 K2 的方式不同,故应当了解生产商为其特有的心排血量导管所定的假设条件。当注射弹丸示踪剂时,可构成时间-温度曲线,然后计算机将对曲线下的面积进行积分[TB(t)dt]。采用这种技术计算心排血量的方法包括:对曲线降支上相当于峰值 10%的点进行积分,对整个曲线进行积分,外推降支至零或用一个常数与曲线的某一部分相乘。使用 Wheatstone 桥平

衡热敏电阻，温度的改变将会影响阻力及当前血流状态，为保证计算正确，采集光滑的热稀释曲线很重要。曲线高度低可能是由于所注射的液体量较少、心排血量高或血液-注射液之温度差不够大；曲线不规则可能是由于血液与注射液混合不好、血压或心率的改变以及热敏电阻与血管壁相接触。热敏电阻的位置对测定准确的心排血量而言也是非常重要的。位于导管尖端处的热敏电阻较易碰到血管壁，增加了不规则的热稀释曲线，出现升支延长、峰值偏差减少以及降支抬高。新款PAC将热敏电阻安放在距导管尖端4 cm处，这样做减小了由于与血管壁接触所造成的心排血量结果的异常。

热稀释法临床测定心排血量适用于手术室或ICU，并发症较少。但为了力求准确，需进行重复测量，仔细认真地操作。最常见的错误是测量不准确或对测量结果的错误解释，均可导致错误指导治疗。另也有操作污染引起败血症、由于疏忽将有心血管活性的药物误注入导管中等情况。儿科患者可有液体负荷过度（2 ℃重复测定）或低温（如使用冰液）导致心动过缓或房颤，在本身循环状态不佳时低温带来更大的风险。现采取间断加热一根细线以提供一个很小的热信号，应用热稀释法连续测量心排血量，而不是注射冰液以产生温度信号。该方式所导入的平均热量一般<7.5 W，不管血流状态如何，这一温度可使导管表面温度保持44 ℃，这一温度（44 ℃）对红细胞、心肌及其他血液成分没有损害作用，避免了注射冰盐水的各种弊端，更适用于儿科。

（4）混合静脉氧分压（PvO_2）：PvO_2 的测量有助于诊断及判断预后，是传统血液动力学监测的有用补充，且对于一些呼吸及血流动力学的参数的计算也是不可或缺的：如动静脉氧含量差[$C(a-v)O_2$]、肺内分流（Q_S/Q_T）、氧耗量（VO_2）等。测量混合静脉血氧饱和度（用PAC）的技术采用反射比分光光度计，理论基础是未氧合血红蛋白较氧合血红蛋白吸收的光多。临床上 SvO_2 的下降与心排血量的下降有关，当动脉氧含量和氧耗量保持不变时混合静脉的氧直接随心排血量变化而变化，因此该值可直接用于估计与组织需氧量相关的心排血量是否充足。静脉血氧分压随标本采集部位不同而不同，下腔静脉的氧分压通常较上腔静脉高，冠状窦的氧分压较低。肺动脉所得的 PvO_2 代表着整个机体氧气供需之间的最终平衡，其正常值是40 mmHg（SvO_2＝75％）。由于血流的分布差异，正常的 PvO_2 并不代表每一器官都得到充足的血流灌注。降低 PvO_2 的因素包括：O_2 运输减少；动脉氧含量减少（CaO_2）；动脉氧分压降低；组织耗氧量增加；高代谢状态。PvO_2 升高的因素有：左向右分流；败血症引起细胞呼吸障碍；氰化物中毒。肺毛细血管血掺入混合静脉血可造成 PvO_2 显著误差，这可以出现在导管远端移位以至嵌顿了肺毛细血管、在球囊充盈状态下抽取血液以及抽血速度太快等情况下，故采集混合静脉血标本应该要求导管位置正确，缓慢回抽血液。

（5）右室射血分数（RVEF）：PAC通过热稀释技术测量RVEF和容积。PAC热敏电阻的反应时间约50 ms，足以记录每次心跳的温度变化，可进行RVEF的计算。RVEF的正常值（热稀释技术）约为40％。RVEF、右室搏出量、右室舒张末期容积及右室收缩末期容积关系如下：①右室搏出量＝心排血量/心率。②右室舒张末期容积＝右室搏出量/RVEF。③右室收缩末期容积＝右室舒张末期容积－右室搏出量。因此，通过标准RVEF导管可获得心排血量、RVEF、右房压、右室压和肺动脉压及肺毛细血管压等参数。

PAC作为血流动力学监测的金标准，目前在儿科领域PAC技术的应用有所局限：

①儿童的血管通路较小，置管相对困难，需要经过专门训练的技术人员进行插管及各项数据的监测，且插管的并发症较多。②PAC 功能多、管腔多，而儿童用的管径较细，致测量获得的压力参数准确性、重复性较差。③测定心排血量时需反复注射冰盐水，容易致小儿容量超负荷和体温过低。④因监测获得的数据是灌注压(CVP/PCWP)，而压力与容量并不是线性关系，因此以此来评估心脏前负荷并不正确。⑤导管价格比较昂贵。

2. 脉波指示剂连续心排血量(pulse indicator continuous cardiac output, PiCCO)　PiCCO 监护仪是德国 PULSION 公司开发的设备监测仪，其主要包括几大部分：①PULSIONCATH 动脉导管。②PiCCO 监护仪。③中心静脉导管(图 14－7)。

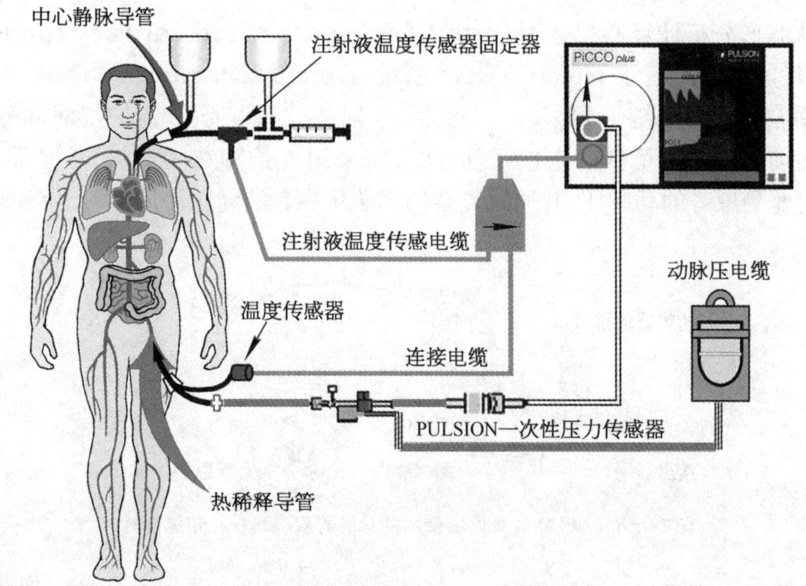

图 14－7　PiCCO 的工作示意图

基本工原理：放置 PULSIONCATH 动脉导管；将该动脉导管与 PiCCO 心排血量模块相连；通过动脉导管整合计算脉搏曲线下面积的积分值而获得心排血量，即：

$$CO = A \times HR \times cal$$

式中 A＝脉搏曲线下面积；HR＝心率；cal＝标准值(calibration factor)。置入中心静脉管，而不需置入肺动脉导管。由中心静脉导管快速注入约 10 ml 的冰生理盐水或葡萄糖水(水温 5～10 ℃)，再由留置于股动脉的动脉热稀释导管获得热稀释的波形；作 3 次经肺温度稀释法测量，PiCCO 仪器将自行记录这几次的结果并算出上述公式中的标准值，以此标准值，再根据患者的脉搏、心率通过上述公式而持续算出心每搏量。

简言之，该监测仪就是利用热稀释方法测量单次的心排血量，从而用来校正通过分析动脉压力波型曲线下面积来获得连续的心排血量。

PiCCO 可连续监测下列参数：每次心脏搏动的心排血量(PCCO)及指数(PCCI)、动脉压、心率、每搏量(SV)及指数(SVI)、每搏量变化(SVV)、外周血管阻力(SVR)及指数(SVRI)；PiCCO 可利用热稀释法测定以下参数：心排血量及指数、胸腔内血容量(ITBV)及指数(ITBI)、全心舒张末期容量(GEDV)及指数(GEDI)、血管外肺水(EVLW)及指数(ELWI)、心功能指数(CFI)、全心射血分数(GEF)、肺血管通透性指数(PVPI)。

与 Swan－Ganz 导管相比,PiCCO 具有以下优点:①PiCCO 无需置管到肺动脉及肺小动脉,减轻了对人体的损伤,减少和避免了 Swan－Ganz 导管的一系列问题和并发症,更适合儿科患者;留管时间可延长至 10 天。②PiCCO 采用了新的监测指标。Swan－Ganz 导管通过监测 PAP、PAWP 及 CVP 来评价血管容量和心脏前负荷,容易受到血管壁顺应度、心内瓣膜功能、胸腔内压力等因素的影响,使其准确性倍受质疑。PiCCO 引入 ITBV 及 EVLW 这两个指标的测定,大量研究表明连续监测 ITBV 及 EVLW 能够较为敏感、准确地判断是否存在肺水肿而无需仅凭 X 线胸片争论。③PiCCO 在监测心排血量的同时整合了 IBP 监测,一举两得。

3. 动脉波形分析计算心排血量(arterial pressure based cardiac output, APCO)

该心排血量监测仪是基于 Flotrac/Vigileo 系统(Edwards Lifesciences, Irvine, CA, USA)的 FloTrac 算法所得。系统由 FloTrac 传感器(图 14－8)和 Vigileo 监护仪两部分组成。与 PiCCO 相比,前者需要热稀释法来校正,而此方法采用一条特殊的动脉导管(FloTrac 传感器)连续实时监测患者的动脉压,并通过复杂的算法从患者的动脉压计算得出心排血量。

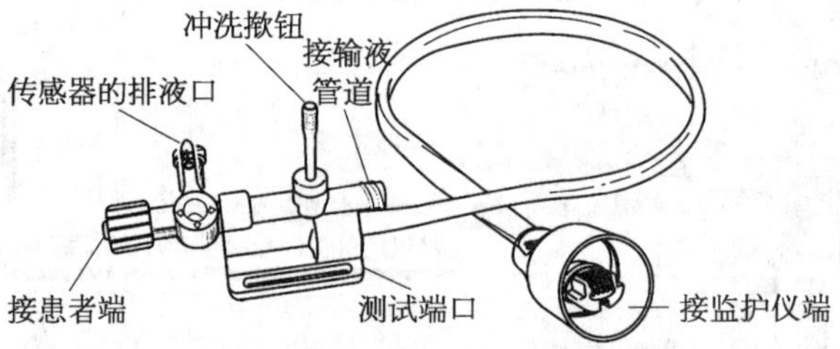

图 14－8　APCO 监测仪所使用的动脉导管(FloTrac 传感器)

从物理学和生理学基本原理所知,流量由血管压力梯度和其流动阻力所决定($F=\Delta P/R$)。FloTrac 算法所依据的原理是,主动脉压与每搏输出量(SV)成正比,与主动脉顺应性成反比。利用换算因数 Khi(χ)将脉管阻力和顺应性两者的影响加以综合,从而对搏动血流进行监测。

传统的心排血量算法为:

$$CO = HR \times SV$$

而在 FloTrac 系统中:

$$APCO = PR \times (\sigma AP \times \chi)$$

$\chi = M[HR, \sigma AP, C(P), BSA, MAP, \mu 3ap, \mu 4ap \cdots]$。

式中χ=多变量比例参数,与血管张力对脉压的影响成正比;σAP 为动脉压标准差(单位:mmHg),与脉压成正比;M=多变量多项式方程;BSA=体表面积,用 Dubois 体表面积公式计算[BSA (m^2)=0.202 47×0.725 身高(m)×0.425 体重(kg)];MAP=平均动脉压,将 20 s 取样压力点数值相加后除以压力点数而得出;μ=统计动差,由依据几个数学导数计算的偏度(对称)和峰度(峰值差别)所决定。

FloTrac 算法所依据的原理是,主动脉压与每搏量成正比,与主动脉顺应性成反比。

其使用脉率(PR)代替心率,患者的脉率是通过计数 20 s 时间中的搏动数并推算为每分钟的数值而计算得出。将 PR 乘以计算的每搏量从而得出心排血量。每搏量采用 FloTrac 算法分析患者的动脉压波形而计算得出。该算法在 20 s 中以 100 次/s 的速度分析动脉压波形,捕捉 2 000 个数据点进行分析。这些数据点与人口统计学信息一并使用以计算其 σAP。此 σAP 与脉压(PP)成正比。σAP 乘以综合阻力和顺应性(血管张力)双重影响的换算因数 Khi,并将 σAP(单位:mmHg)转换为 ml/搏动。Khi 是一个多变量多项式方程,它可评价时刻变化的患者血管张力对脉压的影响。Khi 是通过分析患者的脉率、平均动脉压、平均动脉压标准偏差、根据人口统计数据估计的大脉管顺应性、动脉波形的偏度和峰度计算得出的。Khi 用 60 s 的平均滚动速度。

主动脉顺应性与年龄、性别和 MAP 有直接的关系。按照 Langewouters 等人的研究,动脉顺应性作为压力的函数,可以使用以下公式估算:

$$C(P)=L\times\frac{\dfrac{A_{max}}{\pi\times P_1}}{1+\left(\dfrac{P-P_0}{P_1}\right)^2}$$

L=估计的主动脉长度。A_{max}=主动脉根截面面积最大值。P=动脉压。P_0=顺应性达到最大值时的压力。P_1=在最大顺应性半值位置的顺应性曲线宽度。

研究还发现体重和身高(BSA)测量值也与血管张力有关,并将其加入计算中以提高主动脉顺应性计算的精确度。

偏度(skewness,对称性缺乏的监测值,μ3ap):动脉压中的对称特性可表示血管张力和(或)阻力的变化。两个不同的函数可能有相同的平均值和标准偏差,但很少会有相同的偏度。例如,数据点在心收缩期增加较快但降得较慢的动脉压波形是血管收缩加快所致并会增加偏度(图 14-9A)。

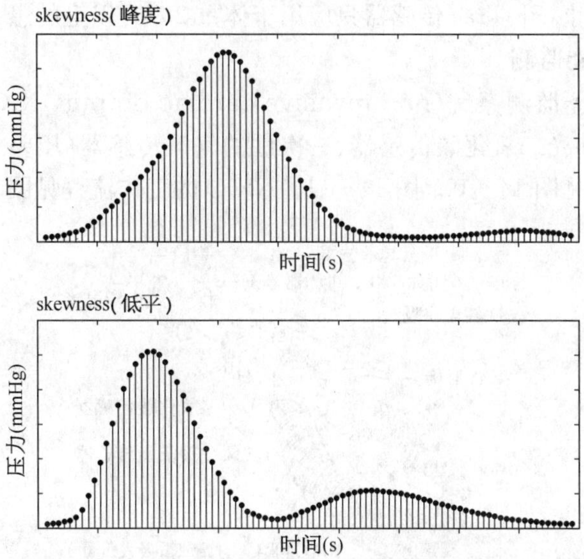

A

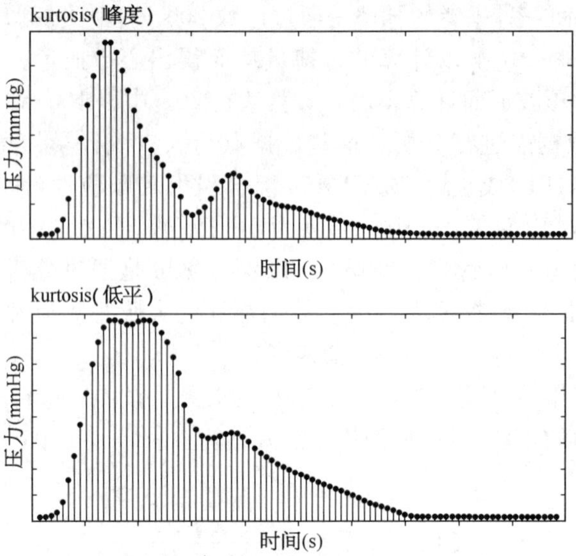

B

图 14－9　偏度与峰度

A. 偏度；B. 峰度

峰度(kurtosis,压力数据点与正常分布比较有怎样的峰值或低平,μ4ap):有高峰度的压力数据相对正常脉压来说有非常快的升压和降压,并与大血管顺应性有直接关系。①高峰度值表示在平均值附近有一个明显的峰值,然后下降并有一个沉重的“拖尾”。②低峰度值主要表示函数在其峰值段相对较平并表示中心张力降低,如同在新生儿血管系统中常见的现象。

FloTrac 系统将复杂且需要有创介入的传统型连续心排血量监测变成简单且只需使用动脉导管的操作,无需建立右心管路系统、通过指示剂稀释法来校准。但是正是由于其算法所限,至目前为止,FloTrac 传感器只应用于体重 20 kg 以上的患者。

(五) 无创心功能监测

1. 无创心肺功能监测系统(non invasive cardiac output, NICO)　NICO 监护装置实质包括一个红外光二氧化碳传感器、一次性的气流传感器(压差式呼吸流速计)和一个脉冲氧饱和度计,见图 14－10、图 14－11。NICO 的工作流程见图 14－12。

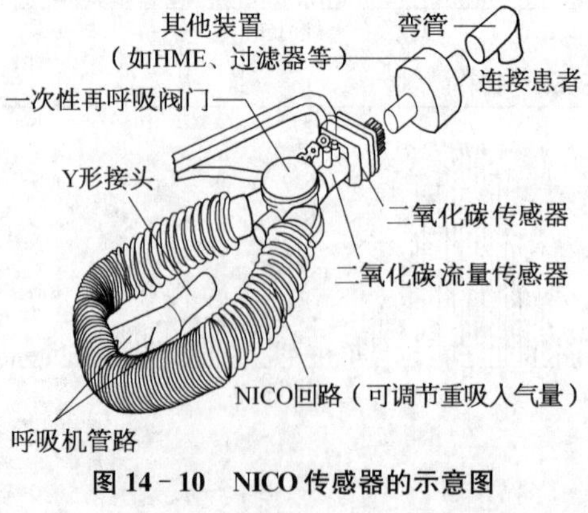

图 14－10　NICO 传感器的示意图

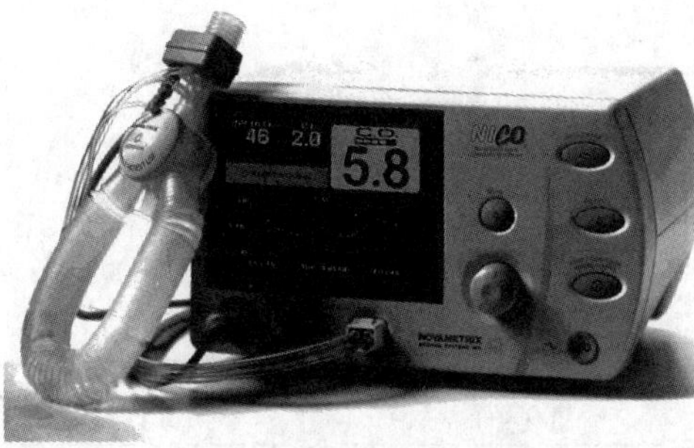

图 14-11　NICO 监护仪

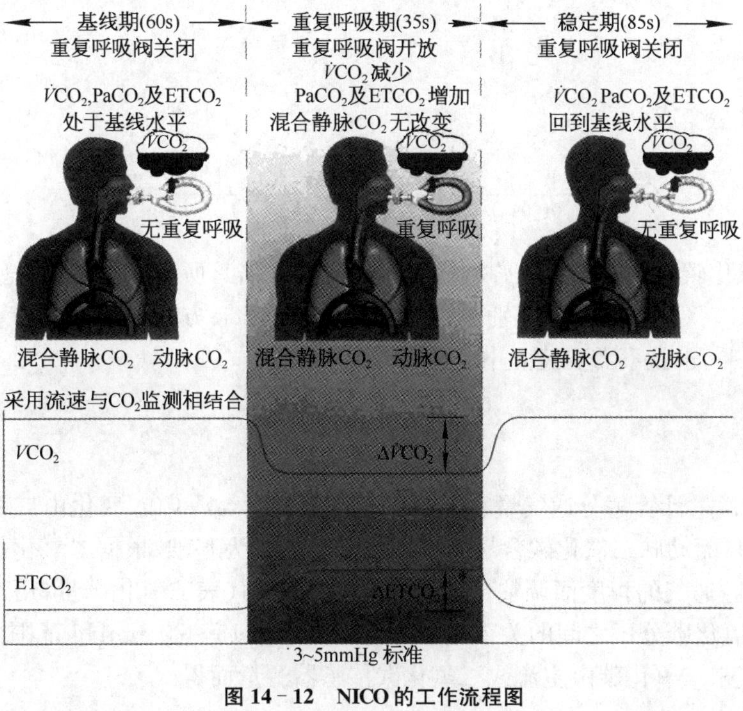

图 14-12　NICO 的工作流程图

NICO 监护仪根据广泛接受的 Fick 定律(公式 1)作出演算,再根据 Ratio 定律重新排列公式,通过部分 CO_2 重复呼吸法,结合呼气末 CO_2 分析,连续、实时地测量并显示心排血量值。还可将 CO_2 波形、流速、压力和血氧饱和度结合在一起,监测患者的呼吸状况。该监护仪仅可用于机械通气的患者。

(1) NICO 的工作原理:根据 Fick 方程:

$$CO = \frac{\dot{V}O_2}{CaO_2 - C\bar{v}O_2} \qquad 式 1$$

Fick 方程式中 $\dot{V}O_2$ 为氧耗量,由新陈代谢仪测定;CaO_2 为动脉血氧含量,由动脉血气分析计算而得;$C\bar{v}O_2$ 为静脉血氧含量,由混合静脉血气分析计算而得;肺内分流包含此测量中。

因为 O_2 耗量和 CO_2 排出量呈比例相关，因此 Fick 方程式也适用于二氧化碳，所以心排血量可以表达为公式 2：

$$CO=\frac{\dot{V}CO_2}{C\bar{v}CO_2-CaCO_2} \quad \text{式 2}$$

当正常呼吸和重复吸入 CO_2 时心排血量可以表达为公式 3，式中 N 为正常呼吸，R 为重复吸入 CO_2：

$$CO=\frac{\dot{V}CO_{2N}}{C\bar{v}CO_{2N}-CaCO_{2N}}=\frac{\dot{V}CO_{2R}}{C\bar{v}CO_{2R}-CaCO_{2R}} \quad \text{式 3}$$

根据 Ratios 定律：

$$\frac{A}{B}=\frac{C}{D}=\frac{A-C}{B-D}=X$$

公式 3 可衍变成公式 4：

$$CO=\frac{\dot{V}CO_{2N}-\dot{V}CO_{2R}}{(C\bar{v}CO_{2N}-CaCO_{2N})-(C\bar{v}CO_{2R}-CaCO_{2R})} \quad \text{式 4}$$

由于二氧化碳在血液中迅速弥散（速度是氧的 22 倍），所以假设正常呼吸时和重复吸入 CO_2 时的 $C\bar{v}CO_2$ 之间没有区别。因此，可省略的 Fick 方程中所需的测量静脉二氧化碳含量（公式 5），也就不需要建立中心静脉通路。

$$CO=\frac{\Delta\dot{V}CO_2}{\Delta CaCO_2} \quad \text{式 5}$$

$\dot{V}CO_2$ 可通过计算每分通气量和二氧化碳含量而得，$\Delta\dot{V}CO_2$ 变化由二氧化碳流量传感器测量而得；而动脉二氧化碳含量以呼气末二氧化碳为基础，根据二氧化碳的解离曲线斜率（S）和死腔通气的程度而调整（公式 6）。这条曲线代表二氧化碳量（用来计算二氧化碳含量）和二氧化碳分压之间的关系。二氧化碳分压在 15～70 mmHg 范围内这两者为线性关系。呼气末二氧化碳由主流式二氧化碳传感器测量而得。

$$CO=\frac{\Delta\dot{V}CO_2}{S\times\Delta EtCO_2} \quad \text{式 6}$$

由于 $\dot{V}CO_2$ 和 $EtCO_2$ 的变化只反映了参与气体交换的那部分血流，因此肺内分流将影响 NICO 对心脏排血量测定的准确性。NICO 可通过测定外周血氧饱和度，同时结合 FiO_2 和测量 PaO_2，根据纳恩的 Nunn 分流量表来估算分流量，对肺内分流予以校正。

（2）临床应用：①连续监测心功能：包括心排血量、心脏指数、每搏量、每搏输出指数、体循环阻力（SVR）和肺毛细血管血流量（PCBF）等。②实时监测呼吸功能，监测关于肺泡的参数：死腔量/潮气量（V_D/V_T）、肺泡潮气量（V_T-alv）、解剖死腔量（V_D-aw）等；相关呼吸机的参数；浅快呼吸指数（RSBI）。③监测二氧化碳排出量 $\dot{V}CO_2$、呼出气二氧化碳（$PetCO_2$）、吸入气二氧化碳（$InspCO_2$）等。④外周血氧饱和度。⑤呼吸波形和环的分析（流量时间曲线、压力时间曲线、容量时间曲线、压力容量环、流量容量环）等。

（3）相关研究：大量的动物实验及临床实践证实，NICO 测量与温度稀释法有良好的相关性。但 Nielsson 等将 NICO 监测系统和传统的热稀释法测量心排血量进行对照研究发现，两者之间不一致，他们认为 NICO 监测的是有通气部分的肺毛细血管血流量，若所测量患者的通气血流比例不匹配将会导致两种测量方法所导致的心排血量出现差异。Gama 等研究了不同血流动力学状态和不同通气血流比条件下二氧化碳部分重吸收法的准确性，认为在高心排血量状态和肺泡死腔增加的情况下 CORB 偏低。另 NICO 仅局限在气管插管的机械通气的患者。

（4）由于机械通气与患者的干扰，存在重复性方面的问题。另外不能用于体重＜20 kg的患者。

2. 常规超声心动图（echocardiogram，ultrasonic cardiogram，UCG）及经食管超声心动图（transesophageal echocardiography，TEE）测定心功能 超声心动图测量心排血量与热稀释法有很好的相关性。超声心动图可以床旁检查直接获取心脏解剖、功能及血流动力学方面的信息，常规超声心动图并因无创、操作简便、准确，而正日益受到临床重视，但由于对技术要求高，一般需要专科医生操作，不能长时间持续动态监测而限制了其在危重医学的应用。

常规超声心动图及经食管超声心动图的测量基本原理一样，可采用同一彩色多普勒超声仪，只是探头及取样部位、操作步骤不一样。

常规超声心动图采用 M 型超声和多普勒主动脉血流量法测量心排血量。

M 型超声采用频率 2～8 MHz 的探头，于胸骨左缘左心室长轴切面，将 M 取样线置于二尖瓣腱索水平，与左室后壁垂直，波形稳定后冻结图像，分别测量左室舒张末期内径及收缩末期内径，根据内置公式自动计算出左室舒张末期容积及收缩末期容积，两者之差为左室每搏输出量。

多普勒主动脉血流量法取样可两部位，一为胸骨旁左心室长轴切面，取样线与主动脉壁近于垂直，冻结收缩期图像，在主动脉瓣环位置采用内缘法准确测量主动脉内径（Da）；二为心尖四腔心切面，将取样容积置于主动脉瓣上 0.5 cm 处，取样线与主动脉血流束平行，获得最大流速后冻结图像，用电子游标勾勒出频谱灰阶最深的轮廓线后，则可自动显示出主动脉的流速时间积分（VTI）。根据公式计算：$SV = VTI \times \pi/4 \times Da2$，$CO = SV \times HR$，就可分别计算出左室搏出量及左室心排血量。

超声心动图还可通过测量心室流入血流、心室等容舒张时间、心房流入血流来评价心室舒张功能。

TEE 和胃镜外形、结构相仿，其前端是一多普勒传感器，操作部分有 2 个控制转钮，外层转钮控制探头前后运动，内层转钮控制探头左右屈曲以获得心脏不同平面影像资料。多普勒超声探头分 3 种：单平面探头只能提供心脏水平切面的图像资料（与食管轴线垂直），可以评价心脏结构间的垂直关系；双平面探头由两个互相垂直的多普勒传感器组成，可以同时得到 2 个心脏平面的影像资料（平行或垂直于食管轴线），获得较单平面探头更多的信息。多平面探头末端是一可旋转传感器，可以从 0～180°的角度任意“切割”心脏获得一系列水平、垂直切面图像，只要较少的弯曲、伸展，便可以更容易、更详细地得到有关心脏影像资料。

TEE 应用脉冲多普勒技术测量二尖瓣、肺动脉、主动脉血流速度可精确测量心排血量，常用于心脏手术期间。应用 TEE 测量左室舒张末期面积(EDA)可更准确反映前负荷的变化，与心室舒张末期容量相关性非常好。经胃短轴切面 TEE 检查时，可以通过计算"面积减少分数"作为评价左心室功能的指标，面积减少分数(FAC)=(左心室舒张末期面积－收缩末期面积)/左室舒张末期面积。EF 反映了心室肌负荷与收缩力之间复杂的相互关系。

超声心动图测量的心血管功能指标包括心搏量、心排血量、心脏指数、左室舒张末期容积(LVIDd)、左室收缩末期容积(LVIDs)、短轴缩短率(FS)、射血分数(EF)及 E/A 峰比值等。

3. 超声心排血量监测(ultrasonic cardiac output monitoring)　超声心排血量监测为近来出现的、基于多普勒超声原理(图 14－13)进行持续监护的一种新型无创心功能监护技术。是把多普勒超声探头放置在相对于大动脉起始部位合适的位置，通过监测主动脉和肺动脉血流，从而监测左、右室心排血量的方法。

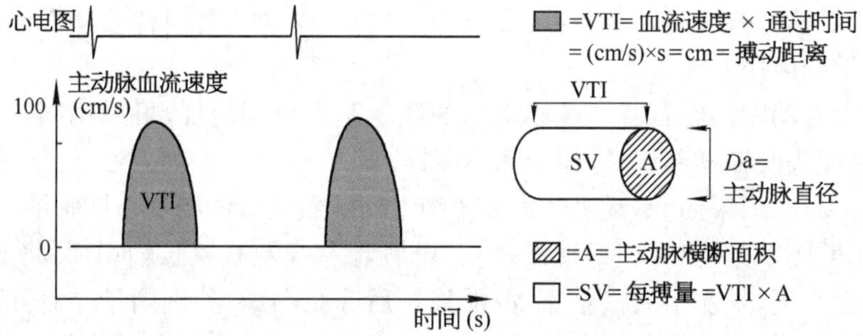

图 14－13　超声心排血量监测原理示意图

超声换能器(探头)放置的部位有气管、食管和胸部等，工作原理相同，均可测定心排血量、血流峰流速等多项心功能指标，均与热稀释法具有良好的相关性，无(微)创。尤其是 USCOM 具有高敏感度及较好的重复性，准确、操作简便等优点。

(1) 经气管导管多普勒测定法(transtracheal doppler，TTD)：方法是将前端带有超声换能器(直径 5 mm)的特殊气管导管置入气管进行监测。近年已鲜有该方法的临床应用和设备的文献报道。

(2) 食管多普勒监护仪(oesophageal doppler monitor，ODM)：将超声探头经口置入食管，探头位置置于第 3、4 肋骨或第 5、6 胸椎间隙进行监测(图 14－14、图 14－15)。目前美国 FDA 批准的设备有 CardioQ (Deltex Medical Ltd，Chichester，UK)和 HemoSonic 100/200(Arrow International，Reading，PA，USA)。

但是，ODM 的探头需要专用的一次性保护套，价格昂贵；探头尺寸不适合小婴儿用；以及探头放置的技术要求等均限制了其在临床的使用。另外，影响胃饲也限制了其长时间动态监测。

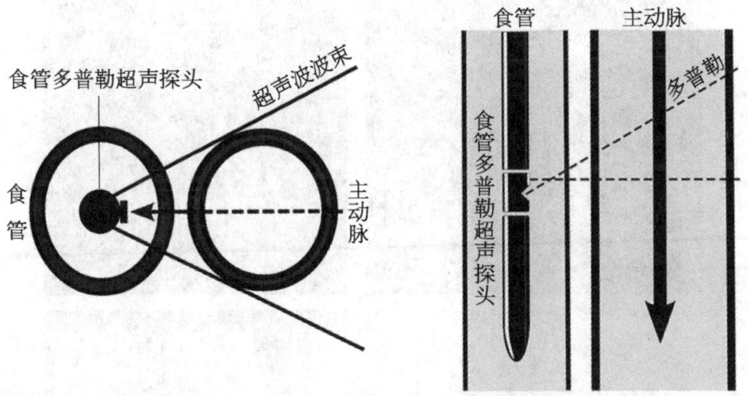

A　　B

图 14－14　ODM 超声探头的放置示意图

A. 横切面；B. 矢状面

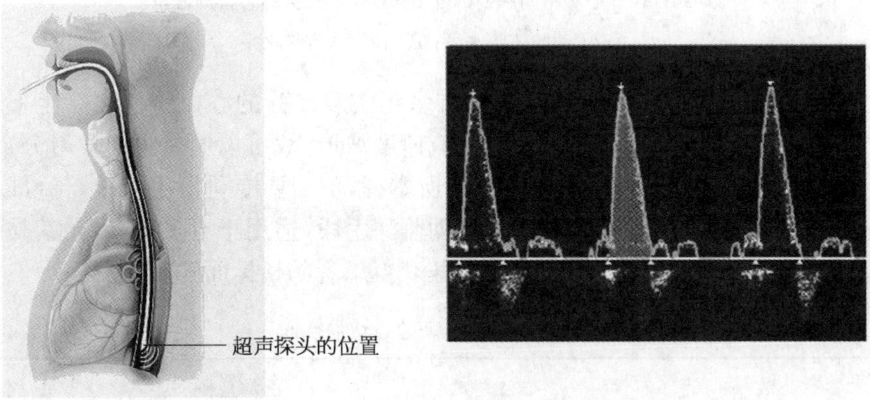

A　　B

图 14－15　食管多普勒监测心功能

A. 表示经食管多普勒探头在患者食管内的位置，显示食管和降胸主动脉之间的关系；
B. 表示在降主动脉获得的频谱

(3) 经皮多普勒心功能监测：目前产品有 USCOM (USCOM Ltd, Sydney, NSW)。

USCOM 将探头放置在胸骨上窝来探测经主动脉离心的血流速度(血管内血流流向探头方向，多普勒频谱显示为正相信号)(图 14－16A)；将探头放置在胸骨左缘第 3～5 肋间可探测到经肺动脉离心的血流速度(血管内血流远离探头方向，多普勒频谱显示为负相信号)(图 14－16B)。USCOM 通过血流速度波形可自动算出主动脉或肺动脉的 VTI 及当时的心率。根据被测者的身高值，利用已经通过验证的内部公式，USCOM 可计算主动脉和肺动脉直径(身高>50 cm，瓣膜直径与身高呈线性关系，但主动脉瓣膜直径回归方程不同于肺动脉瓣膜直径回归方程；身高<50 cm，流出道直径和体重呈线性关系)，再根据公式自动计算可获得左、右室心排血量。

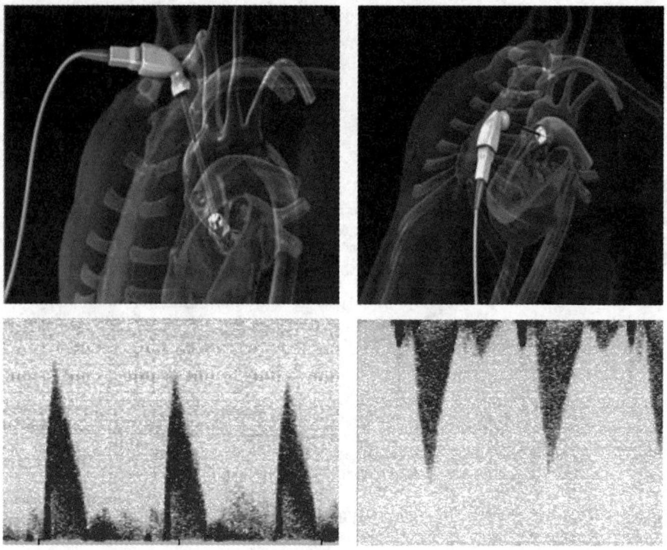

图 14－16　心脏不同解剖部位 USCOM 所获得的多普勒波型

A. 主动脉瓣膜水平；B. 肺动脉瓣膜水平

通过超声心动图测量心排血量需要由有多年实践经验的心血管超声医生来完成，而USCOM 不显示心血管图像，代之以测量血流速度波形，故可以通过短期学习分辨流速波形及高频多普勒声音，而由 ICU 的医务人员所掌握，不需要专科医生操作，且可以长时间持续动态监测。另外，USCOM 作为一种无创监测手段，适用于更多患者，尤其是新生儿、婴幼儿这些不易采用有创监测的患者，可迅速获得患者的指标而鲜有并发症。

表 14－2　儿科常用心功能指标

参　　数	公　式	正常范围	单　位
Cardiac index	CI ＝ CO/body surface area	3.5～5.5	L/(min·m^2)
Stroke index	SI＝CI/heart rate	30～60	ml/m^2
Systemic vascular resistance index	SVRI＝79.9×(MAP－CVP)/CI	800～1 600	(dyne·s)/(cm^5·m^2)
Pulmonary vascular resistance index	PVRI＝79.9×(MPAP－LAP)/CI	80～240	(dyne·s)/(cm^5·m^2)
Left ventricular stroke work index	LVSWI ＝ SI × MAP × 0.013 6	50～62（成人）	(g·m)/m^2
Right ventricular stroke work index	RVSWI ＝ SI × MAP × 0.013 6	5.1～6.9（成人）	(g·m)/m^2
Arterial oxygen content	CaO_2 ＝ (1.34 × Hb × SaO_2)＋(PaO_2×0.003)		ml/L
Oxygen delivery	DO_2＝CI×CaO_2	570～670	ml/(min·m^2)

（续　表）

参　数	公　式	正常范围	单　位
Fick 公式	$CI=VO_2/(CaO_2-CvO_2)$	160～180（婴儿 VO_2）	$ml/(min \cdot m^2)$
		100～130（儿童 VO_2）	$ml/(min \cdot m^2)$
Mixed venous oxygen saturation		65%～75%	
Oxygen extraction ratioa	$OER=(SaO_2-SvO_2)/SaO_2$	0.24～0.28	

第二节　小儿机械通气的呼吸功能监测

机械通气的主要功能为维持适当的通气量、改善气体交换功能、减少呼吸肌的做功，以达到治疗和（或）支持的作用。因此在机械通气治疗期间，进行严密的呼吸功能监测，对于判断机械通气的治疗效果、合理调节呼吸机和预防并发症的发生具有重要的意义。随着科技和医疗技术的发展，监测项目越发完善、齐全；监测方法也越发先进、准确。临床工作中，关键在于根据实际情况，首先从基本的监测做起，选择合适的监测手段，熟悉掌握所用监测的方法，准确分析判断监测结果，使之服务于患者，而不脱离临床。

一、呼吸功能监测的项目

广义的呼吸功能监测包括所有能反映、评估内外呼吸功能的项目。从临床观察到影像学检查、血气分析、呼出气分析，再到各类肺功能仪检查和各脏器氧代谢的监测，都包含在内。小儿呼吸生理学有其自身特点，相当一部分监测项目未能在小儿中开展，在已开展的项目中，其方法、正常值范围、监测结果的分析也与成人有差别；而且其中部分差异尚未有结论，这些都有待儿科工作者们的进一步研究、探讨。临床上小儿机械通气的呼吸功能监测常用项目如下。

1. **临床观察**　生命体征的监测，胸部的体格检查，全身状况的监测。

2. **影像学检查**　床旁胸部 X 线检查，床旁胸部 B 超检查，便携式转运呼吸机支持下的胸部 CT 检查。

3. **血气分析**　常规各类血标本的血气分析，无创性脉搏血氧饱和度的监测，经皮氧分压和二氧化碳分压的监测。

4. **呼出气体的分析**　目前临床开展最多的是呼出气 CO_2 的监测。

5. **通气功能的监测**　呼吸频率，吸呼气时间比；潮气量，死腔量/潮气量，每分通气量，肺泡通气量。

6. **换气功能的监测** 吸入气氧浓度，肺泡气氧分压，动脉血氧分压；肺泡气-动脉血氧分压差，氧合指数（PaO_2/FiO_2），动脉血/肺泡气氧分压比值（PaO_2/P_AO_2），肺内血液分流量/心排血量（Qs/Qt）。

7. **呼吸力学的监测** 各类气道压力的监测，顺应性的监测，阻力的监测，时间常数的计算，呼吸功的计算。

8. **撤机时的呼吸功能监测** 以上分类依据临床和监测方法，互有交叉和联系，应灵活掌握和选用。以下就其中一些项目作进一步的阐述。

9. **其他** 机械通气时各类呼吸波和呼吸环的监测。

二、一般临床观察

临床工作中，监测的第一步为密切观察患者的症状，进行细致的体格检查。这些直观且容易获得的数据是监测病情的基础，必不可少，也为选择进一步的监测提供参考。

(一) 生命体征的监测

生命体征的监测是评价生命活动质量的重要征象，为临床提供非常重要的信息。

1. **体温** 重症患儿的体表温度多用腋测法间歇测定，核心温度多用肛测法连续监测。高体温提示高代谢，氧耗增加，氧供也应随之增加；同时，高体温使氧合血红蛋白解离曲线右移，有利于体循环的氧解离，但不利于肺循环的氧合，相同 PaO_2 时的 SaO_2 或 SpO_2 下降。

2. **呼吸** 不同年龄组的小儿呼吸频率不同，除体格检查外可用心电监护仪或呼吸机直接监测。机械通气下呼吸频率取决于患儿的病情和呼吸机参数的设定以及机械是否正确运转。因此，呼吸频率的改变既反应病情的变化，也反映机械是否正确使用。特别对于呼吸频率突然急剧的改变，更应迅速从这两方面查找原因并及时处理。

3. **心率** 不同年龄组的小儿心率不同，除体格检查外可用心电监护仪直接测定或用脉搏血氧饱和度仪测定脉率。引起心率改变的原因很多，既有窦性的也有异位性的。与呼吸功能最密切相关的是低氧血症，一般的低氧血症常引起心动过速，严重的低氧血症可致心动过缓。

4. **血压** 不同年龄组的小儿血压不同，重症患儿的血压常通过动脉导管接压力传感器直接而准确地连续监测，无条件时用袖带血压计间歇测定。血压的改变与循环密切相关，机械通气下，人机不协调常使患儿紧张烦躁而引起高血压，而平均气道压过高可致回心血量减少，心排血量减少，血压下降。

(二) 胸部的体格检查

完善的胸廓、肺和胸膜等的检查可达到初步评估呼吸功能的作用。胸廓畸形影响通气，一侧胸廓变形，胸壁皮下气肿，肋间隙增宽，常提示肺和胸膜的病变。呼吸运动，胸廓扩张度反映了患儿通气和呼吸做功的情况，呼吸节律的改变常提示呼吸中枢病变。异常的呼吸音和啰音与不同部位、不同性质的肺或胸膜病变相关。肺与胸膜常见疾病的体征见表 14-3。

表14-3 肺与胸膜常见疾病的体征

疾病	视诊		触诊		叩诊	听诊		
	胸廓	呼吸运动	气管位置	语音震颤	音响	呼吸音	啰音	语音共振
两侧肺气肿	桶状，双侧肋间隙增宽	两侧减弱	居中	两侧减弱	过清音	减弱	多无	减弱
一侧肺气肿	患侧膨隆，患侧肋间隙增宽	患侧减弱	移向健侧	患侧减弱	患侧过清音	患侧减弱	多无	患侧减弱
哮喘	多为对称，可有两侧胸廓膨隆和肋间隙增宽	两侧减弱	居中	两侧减弱	过清音	减弱	干啰音	减弱
肺实变	多为对称	患侧减弱	居中	患侧增强	浊音或实音	支气管呼吸音	湿啰音	患侧增强
肺水肿	多为对称	两侧减弱	居中	正常或减弱	正常或浊音	减弱	湿啰音	正常或减弱
肺不张	患侧平坦，患侧肋间隙缩窄	患侧减弱	移向患侧	减弱或消失	浊音	减弱或消失	多无	减弱或消失
胸腔积液	患侧饱满，患侧肋间隙增宽	患侧减弱	移向健侧	减弱或消失	实音	减弱或消失	无	减弱或消失
胸膜增厚	患侧凹陷，患侧肋间隙缩窄	患侧减弱	移向患侧	患侧减弱	浊音	患侧减弱	无	减弱
气胸	患侧饱满，患侧肋间隙增宽	患侧减弱或消失	移向健侧	减弱或消失	鼓音	减弱或消失	无	减弱或消失

(三) 全身状况的监测

人体是有机的整体，内外呼吸功能的执行有赖于循环、血液和其他各系统的相互配合；而呼吸功能又影响着其他系统功能的正常运转。因此，呼吸功能的监测不能孤立地进行，机械通气下，必须注意观察和监测其他系统的功能表现。例如精神反应好，面色红润，肢端暖，尿量正常等常提示呼吸支持合适，循环、血液系统功能正常，脏器氧供充足；反之，除考虑呼吸功能障碍外，还应排除其他系统的问题。循环系统功能的监测详见本章介绍。

三、影像学检查

见相关章节。

四、血气分析

(一) 常规各类血标本的血气分析

见相关章节。

(二) 无创性脉搏血氧饱和度的监测

无创性脉搏血氧饱和度测定仪(noninvasive pulse oximeter)又称脉氧计,可连续监测血氧饱和度和脉搏容积图。因具有方便、快速、有效、无创和可持续使用的特点,临床应用广泛,现已成为重症医学科和麻醉学科的常规监护仪器之一。

1. 测量原理 其测量原理是利用氧合血红蛋白与还原血红蛋白对红光(660 nm)和红外光(940 nm)的吸收光谱不同,应用两个发光二极管为光源,可分别发射波长 660 nm 的红光和 940 nm 的红外光,将光源和光传感器垂直相对地安放于手指或耳垂末端,对每次随心搏进入组织的搏动性血流中的血红蛋白进行光量和容积测定,见图 14-17。

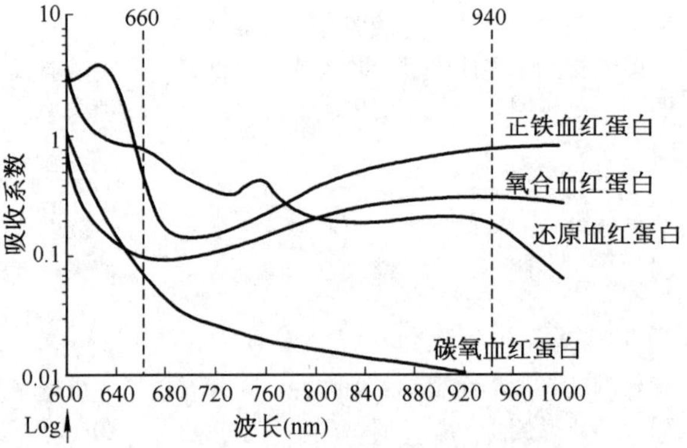

图 14-17 各类血红蛋白的吸收光谱

2. 监测方法

(1) 选择监测的部位:选择毛细血管丰富的部位,如手指、足趾、耳垂等部位,年龄小的患儿也可选择手掌或足背等部位,鼻翼、面颊、舌等部位离心脏更近,测量更准确,但患儿常难配合,较少选用。避免选择循环不良的部位,避免与测血压的袖带或动脉穿刺放置在同一肢体,避免放置在有静脉输液的部位,见图 14-18。

(2) 根据患儿年龄、体重、不同的测定部位选择相应类型的探头。

(3) 根据患儿年龄和病情初步设定 SpO_2 和脉率的报警限值和报警响度。

(4) 一般将探头放置在较大的手指,光源从指甲透过,光感受器与光源垂直相对放置,再固定好探头,太松则容易脱落,并容易受环境光的干扰,太紧则因影响循环而致测量不准确。

(5) 开始测量后应做好记录,结合临床表现及动脉血气等结果进行分析处理,根据病情调节报警限值。

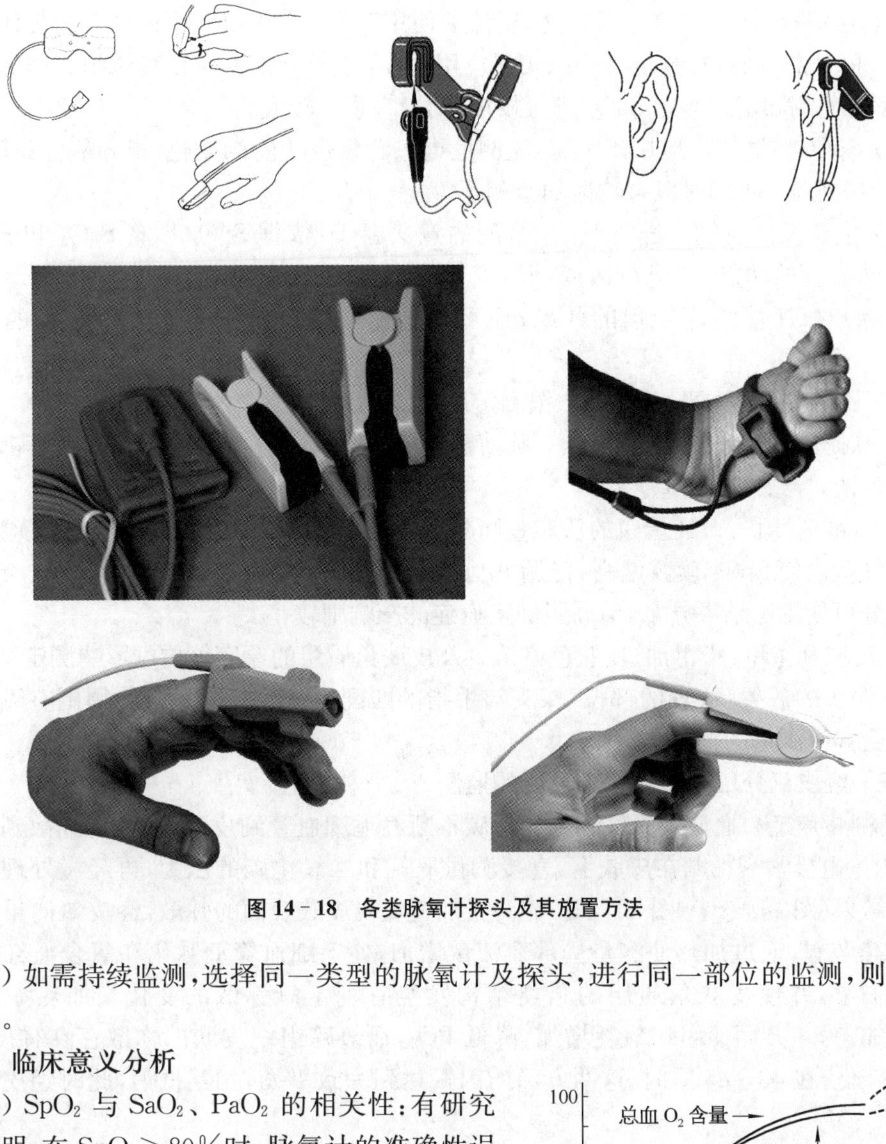

图 14-18 各类脉氧计探头及其放置方法

(6) 如需持续监测，选择同一类型的脉氧计及探头，进行同一部位的监测，则临床意义较大。

3. 临床意义分析

(1) SpO_2 与 SaO_2、PaO_2 的相关性：有研究资料表明，在 $SpO_2>80\%$ 时，脉氧计的准确性误差范围是 ±4%～±5%。根据氧解离曲线的 S 形变化趋势可知（图 14-19，引自：朱大年等）：在氧解离曲线的上段（右段，即 $PO_2>60$ mmHg 的部分，也是反映 Hb 和 O_2 结合的部分），SaO_2 变动很小情况下 PaO_2 却可变动很大，所以，即使误差较小，也可造成依据 SpO_2 推测出的 PaO_2 与实际值相差甚远。例如脉氧计测得 SpO_2 是 95%，由于误差的存在，实际的 SaO_2 可为 90%～100%。如实际的 SaO_2 为 90%，其相对应的 PaO_2 约60 mmHg；如实际的 SaO_2 为 100%，其相

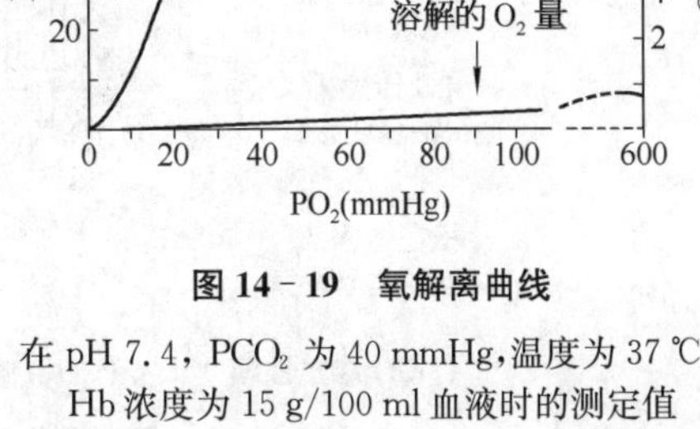

图 14-19 氧解离曲线

在 pH 7.4，PCO_2 为 40 mmHg，温度为 37 ℃，Hb 浓度为 15 g/100 ml 血液时的测定值

对应的 PaO_2 约 150 mmHg 或更高，推测值可相差90 mmHg或更多。而在 $SpO_2 < 80\%$ 时，脉氧计的准确性是差的。因此，脉氧计的使用存在一定局限性，其并不能替代动脉血气 SaO_2 和 PaO_2 的直接测定。临床实际应用时，应结合临床表现和其他相关监测进行分析，持续的监测和定期测定 SaO_2 进行校定，则参考意义较大。

(2) SpO_2 监测广泛应用于临床：监测危重患者氧合功能的变化，指导氧疗；外科手术和麻醉中的监测；睡眠时氧合功能的监测等等。

(3) 小儿机械通气中进行 SpO_2 监测的意义在于：依据 SpO_2 推算 SaO_2 和 PaO_2，了解患儿肺氧合的功能；在进行改变动脉血氧合的治疗干预(如调节 FiO_2、PEEP 及平均气道压等)时，评估治疗干预的效果；还可以根据脉搏容积图观察末梢循环的灌注及脉率。

(4) 影响 SpO_2 监测的因素：依据测定原理，主要影响因素如下。

1) 脉搏的强弱和全身循环状态：脉搏弱，平均动脉压低，存在静脉性搏动等都可影响测定的效能，导致结果偏差。

2) 血液的性状：血红蛋白的质和量可影响测定，如正铁血红蛋白使 SpO_2 读数偏低，碳氧血红蛋白使 SpO_2 读数偏高，但胎儿血红蛋白对 SpO_2 测定无明显影响；血液中存在色素成分可使测定结果异常，但高胆红素血症的影响则较小。

3) 皮肤和指甲：指甲油、皮肤色素沉着及皮肤角质层的厚度等均可影响测定结果。

4) 探头的放置：放置的部位，探头与手指的匹配度，探头的松紧度，周围有无强光影响等都会导致测量的偏差。

(三) 经皮氧分压和二氧化碳分压的监测

1. 测量原理 血液中氧气和二氧化碳不断经毛细血管到皮下组织，再弥散到皮肤表面，把测量电极紧密粘贴在皮肤上，直接测量氧气和二氧化碳的压力，再经微处理器处理显示出结果(图 14－20～图 14－22)。为了加速氧向皮肤表面的弥散，经皮氧测量电极内含有加热装置，通过加热使测量局部血流量增加，使毛细血管动脉化和氧合血红蛋白解离曲线右移，并使皮肤角质层的脂类结构发生有利于氧弥散的变化。加热一方面使 PO_2 增加；另一方面使组织氧耗增加，降低 PO_2，而氧跨组织皮肤的弥散存在梯度差，也使 PO_2 降低；在 43～45 ℃时，这两方面的因素达到大致平衡，相互抵消，此时经皮氧分压

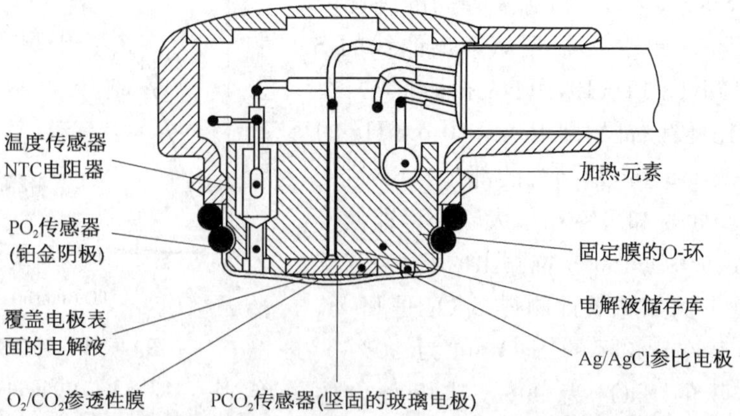

图 14－20　经皮氧分压和二氧化碳分压监测电极的构造示意图

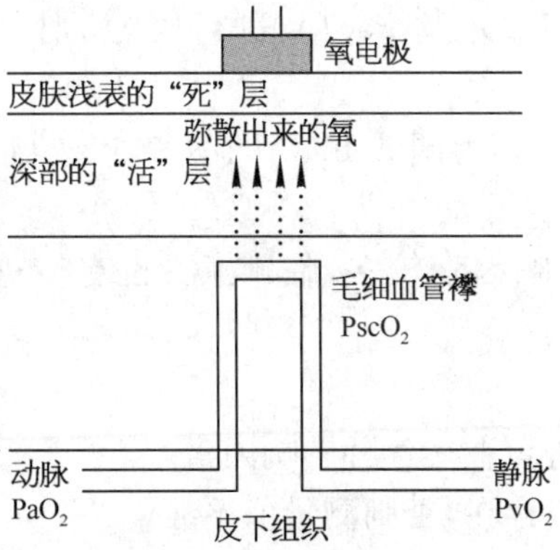

图 14－21　皮肤横截面的示意图

显示真皮和表皮的结构和皮肤的血液供应。氧从毛细血管弥散出来进入组织，因此可以在皮肤表面放置一个电极而测量之

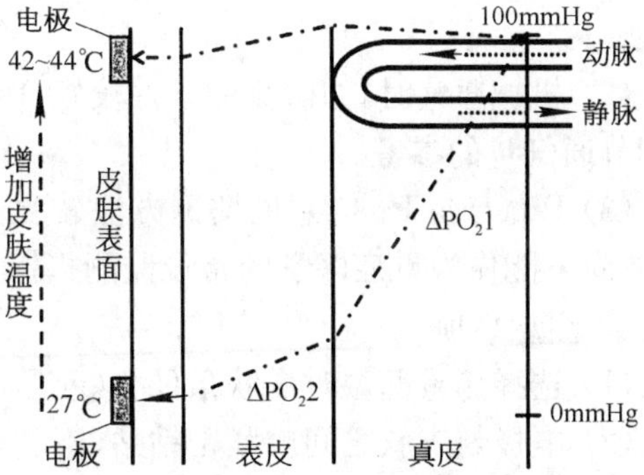

图 14－22　皮肤内的氧

由于氧的消耗因此沿着皮肤毛细血管氧的分压逐渐降低，特别在真皮。PO_2，氧气分压；$\Delta PO_2 1$ 代表在真皮部分氧分压的下降值，$\Delta PO_2 2$ 代表在表皮部分氧分压的下降值。当皮肤不加热时，婴儿皮肤表面氧分压为 0～8 mmHg。当皮肤被加热到 42～44 ℃时，由于皮肤的血流量增加，这时皮肤组织氧气的供应量超过氧气的消耗量，因此皮肤表面的氧分压接近动脉氧分压

$(PtcO_2)$和 PaO_2 的相关性最好。但在实际测量中，$PtcO_2$ 倾向于低估 PaO_2。经皮二氧化碳分压($PtcCO_2$)的测量电极与 $PtcO_2$ 的测量电极不同，在 37 ℃时 $PtcCO_2$ 与 $PaCO_2$ 有较好的相关性。因体内 PCO_2 最高的部位是组织细胞，故测量所得的 $PtcCO_2$ 总是大于 $PaCO_2$。对于 $PtcO_2$ 与 $PtcCO_2$ 的测量误差的处理，不同的仪器有不同的校正公式和处理方法。

2. 测量方法

(1) 对仪器和皮肤电极进行预热与校准。

(2) 选择血运丰富、灌注良好、皮下脂肪少、皮肤角质层薄、无水肿、无皮下气肿、无色素沉着并能紧密贴紧电极的皮肤，常用上胸部、腹部、大腿内侧、上臂内侧等部位。用磨砂纸摩擦皮肤表面，并用 75%乙醇擦拭，去除皮肤表面的鳞屑和油脂，然后将皮肤电极以水密封式贴紧在所准备的皮肤表面。

(3) 电极将局部皮肤加热，一般 20 min 左右达到稳定状态就可进行读数。

(4) 初步设定报警限值和响度。

(5) 开始测量后应做好记录，结合临床表现及动脉血气等结果进行分析处理，并调整报警限值。

(6) 定期对仪器进行校正，定时更换监测的皮肤部位。

3. 临床意义分析

(1) $PtcO_2$ 与 $PtcCO_2$ 的测量与末梢循环和皮肤的性质密切相关，在末梢循环良好和皮肤条件好的情况下，$PtcO_2$ 与 $PtcCO_2$ 能较好地反映 PaO_2 及 $PaCO_2$ 的动态变化。根据其测量原理，一般 $PtcO_2$ 稍低于 PaO_2，而 $PtcCO_2$ 则高于 $PaCO_2$。新生儿、小婴儿的皮肤条件较好，测量的相关性更好，临床意义更大。如末梢循环不良，$PtcO_2$ 可明显低于 PaO_2，而 $PtcCO_2$ 则可明显高于 $PaCO_2$。临床实际应用时，应结合临床表现和其

他相关监测进行分析，持续的监测和定期测定 PaO_2 及 $PaCO_2$ 进行校对，则参考意义较大。

(2) 机械通气时，如监测的条件较好，$PtcO_2$ 可作为调节 FiO_2 的参考，$PtcCO_2$ 则可作为调节通气量的参考。

(3) $PtcO_2$ 与 $PtcCO_2$ 的监测方法较复杂，影响因素较多，临床意义也有待进一步评估，故尚未能作为重症医学的常规监测指标。

4. 注意事项

(1) 选择测量部位时皮肤条件要好，尽可能避免上述各种影响因素。

(2) 电极与皮肤之间应紧密粘贴，不能有空气存在，否则测量值不准。

(3) 开始测量时如 $PtcO_2$ 与 $PtcCO_2$ 的值超过 20 min 不能稳定，或测量中 $PtcO_2$ 与 $PtcCO_2$ 的值出现突然异常的变化，除排除病情变化外，还应注意有无全身或局部的循环不良，并检查仪器和电极是否校准和正确使用，电极有无受压或其他干扰等。

(4) 监测时电极需要加热，长时间应用在同一部位可发生烫伤。所以电极温度不应>45 ℃，新生儿应<43 ℃，并在 4～6 h 内更换测量部位 1 次，避免烧伤。

五、呼出气二氧化碳的监测

(一) 测量原理

呼出气二氧化碳分压或浓度的测定方法有多种，如红外线分析仪、质谱仪和血气分析仪等。临床最常用的是红外线分析仪，是根据二氧化碳能吸收特殊波长的红外线原理而设计的。当呼吸气体经过监测仪时，红外线光源的光束透过气体，其中部分光束被二氧化碳吸收，其浓度越高吸收也就越多，剩余的光束被红外线检测器测定，经微机计算和处理后，将二氧化碳的分压或浓度以数值或图形的形式显示出来。监测仪中通常配有调零校正室和检验过滤器，对仪器进行校正；配有光限制器减少其他光源的影响；配有温度补偿电路减少冷凝水和温度的干扰。

(二) 测量方法

根据采样方法的不同，二氧化碳监测仪可分为主流型(mainstream)和旁流型(sidestream)两种，见图 14-23。用主流型二氧化碳监测仪时，将测定室放置于气道上直接检测；用旁流型二氧化碳监测仪时，气体通过一根非常细小的管道被抽吸到测定室，然后再进行检测。简而言之，就是前者把传感器检测到的气体样本转变为电信号通过电缆传回监护仪；而后者直接把气体样本通过气体管道传回监护仪测定。两者各有优缺点，主流型反应速度快，几乎可以立即产生二氧化碳曲线图，但因仪器与气道直接连接，在操作和使用过程中增加了仪器与气道的不稳定性和易损性，且增加了机械死腔，产生吸入气和呼出气的混合，测定室也易受冷凝水的影响。旁流型可以解决主流型的一些不足之处，但抽吸气体需耗费一定时间，使测量延迟，如果抽吸流量过低或管路过长，可能会使测量失真，且采样管易被冷凝水或分泌物阻塞。

(1) 根据主流型或旁流型的测量方法要求进行仪器和管道的连接(图 14-24)。采样管应放在合适的位置并高于患者的平面，避免空气或其他气流的混杂，避免冷凝水或分泌物流入采样管，连接前必须确认测定室与传感器干净清洁，开通电源，至少使传感器预热 3 min 以上。

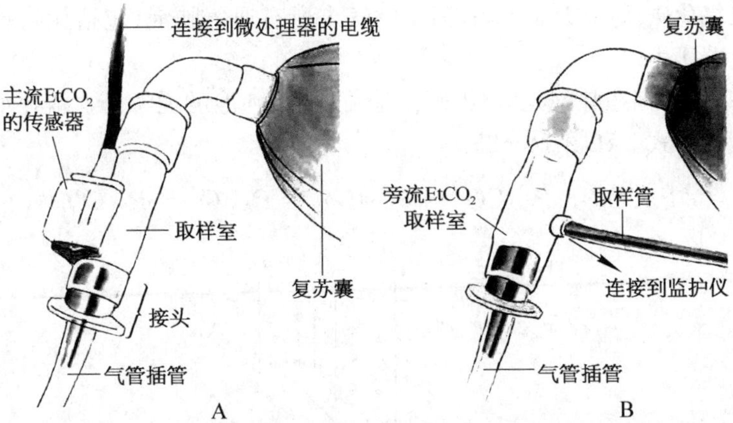

图 14－23　主流型及旁流型呼气末二氧化碳监测仪示意图

A. 主流型 $EtCO_2$；B. 旁流型 $EtCO_2$

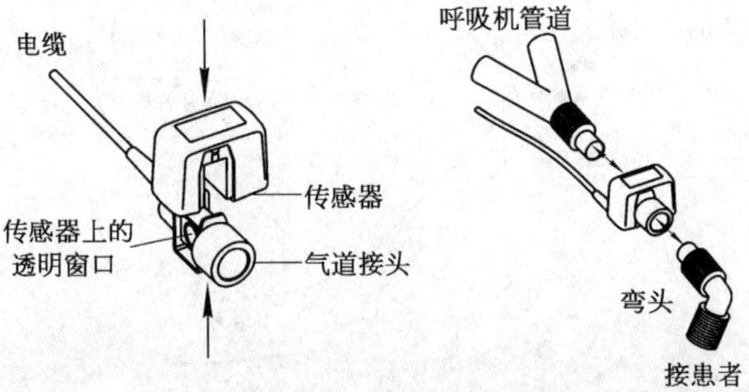

图 14－24　主流型二氧化碳监测仪传感器的安装与连接

(2) 对二氧化碳传感器进行校正，监测仪通常配有调零校正、过滤器校正、标准气体校正和传感器本身的定标，可根据需求进行不同级别的校正。一般使用前通过调零校正和过滤器校正即可保证测量的准确性和灵敏性；当过滤器检测未取得预期数值时，或每隔 6 个月以上应进行标准气体校正；当标准气体检测也未取得预期数值时才需对传感器重新进行定标。同样道理，校正时也必须确认测定室与传感器干净清洁以及"标准"气体是否标准。

(3) 初步设定报警限值和响度。

(4) 开始测量后应做好记录，结合临床表现及动脉血气等结果进行分析处理，并调整报警限值。

(5) 持续监测时，定期检查仪器的连接与固定，检查采样管是否通畅，必要时清洁测定室及感应器并再次校正。

(三) 临床意义分析

1. 呼气末二氧化碳分压($P_{ET}CO_2$)的定义　体内代谢不断产生二氧化碳，二氧化碳经血液运输到达肺，在肺完成与外界气体的交换并排出体外。呼出气二氧化碳的分压或浓度是人体这一生理功能作用的结果，通过对其测定，可以间接反映二氧化碳的生成量(代表代谢功能)、肺的换气功能(由呼吸和循环共同作用)、肺的通气功能。呼气末二氧化碳分压是指呼气末混合肺泡气体的平均二氧化碳压力。应该强调的是，它并不代表单个肺泡气体的二氧化碳压力($P_{SA}CO_2$),而是呼气末所有通气肺泡(包括死腔肺泡)混合气体的平均二氧化碳压力。

理想状态下(不存在肺泡死腔,无解剖分流,每个肺泡的通气与血流比值即 $\dot{V}/Q$ 均无失调),这时可得出式 7 和图 14-25:

$$PaCO_2 = P_{SA1}CO_2 = P_{SA2}CO_2 = P_{\bar{A}}CO_2 = P_{ET}CO_2 \quad \text{式 7}$$

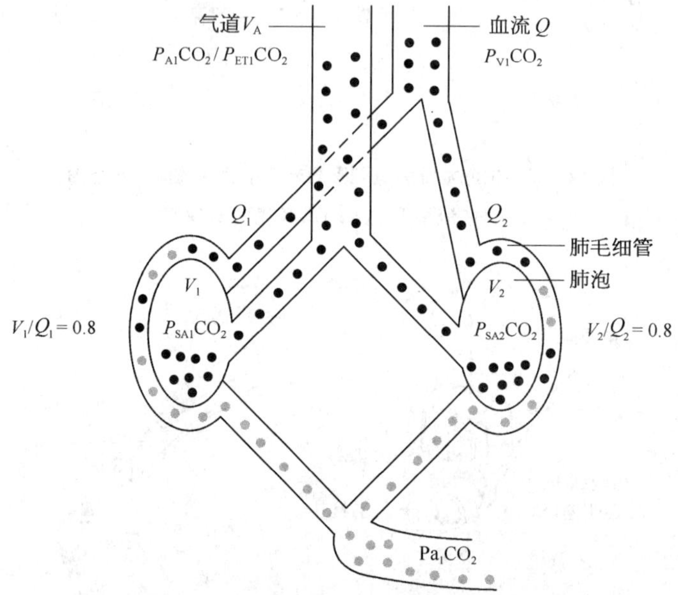

图 14-25 理想状态下二氧化碳在肺泡的交换

生理状态下,由于存在少量的肺泡死腔和解剖分流,主要是由于存在生理性的通气与血流比例失调,使得肺泡气平均二氧化碳压力($P_{\bar{A}}CO_2$)的值略低于 $PaCO_2$。理论上 $P_{\bar{A}}CO_2$ 并不完全等同于因 $P_{ET}CO_2$,因为 $P_{\bar{A}}CO_2$ 是指所有肺泡气体混合在一起的平均二氧化碳压力,是一个相对静态值。但实际上,由于各肺单位的时间常数(肺单位的时间常数是指肺单位被充盈或排空所需的时间长度,等于顺应性与气道阻力的乘积)不同,导致呼气过程中各肺泡或肺单位的气体并不是以相同速度按等比例均匀混合呼出的,在呼气的不同时段,各肺单位所占的比例略有不同,是动态变化的过程。由于高通气的肺单位(即低二氧化碳压力的肺单位)时间常数常较大,以致呼气末其所占的比例超出其本身的容积比例,使得 $P_{ET}CO_2$ 又略低于得 $P_{\bar{A}}CO_2$,实际应用中因 $P_{ET}CO_2$ 与 $P_{\bar{A}}CO_2$ 有很好的正相关性,而且差值甚小,临床上常用 $P_{ET}CO_2$ 指代 $P_{\bar{A}}CO_2$。它们的关系见式 8:

$$P_{ET}CO_2 < P_{\bar{A}}CO_2 < PaCO_2 \quad \text{式 8}$$

$P_{ET}CO_2$ 的正常范围为 35~40 mmHg,平均为 38 mmHg。正常人动脉血-呼气末二氧化碳分压差($P_{a-ET}CO_2$)为 1~3 mmHg;在肺和气道正常的情况下,机械通气可使 $\dot{V}/Q$ 失调增大,其差值为 3~5 mmHg;麻醉状态下 $\dot{V}/Q$ 失调进一步增大,其差值可达 5~10 mmHg(机械通气的 ARDS 患者,麻醉打断自主呼吸后,其 SpO_2 可进行性下降,正是由于 $\dot{V}/Q$ 的失调增大所致)。但在某些情况下,如以小气道阻塞为主要病变时,低通气的肺单位(即高二氧化碳压力的肺单位)其时间常数更大,以致在呼气末其所占的比例增大,可使$P_{ET}CO_2 > P_{\bar{A}}CO_2$,甚至大于 $PaCO_2$。

2. 体内外二氧化碳的交换及 $P_{ET}CO_2$ 与 $PaCO_2$ 的关系 首先应该明白,$P_{ET}CO_2$ 与 $PaCO_2$ 并无直接的相关性。因为在体内外的二氧化碳交换取得静态平衡时,即二氧化碳的生成量($\dot{V}_{IP}CO_2$ 指每分体内二氧化碳产量)与排出量($\dot{V}_ECO_2$ 指每分二氧化碳呼出量)相等时,用 $P_{ET}CO_2$ 指代 $P_{\bar{A}}CO_2$ 的情况下,$P_{ET}CO_2$ 可用式 9 表示:

$$P_{ET}CO_2 = P_{\bar{A}}CO_2 = PiCO_2 + \frac{\dot{V}_ECO_2}{\dot{V}} \times PB \qquad \text{式 9}$$

$PiCO_2$ 为吸入气的二氧化碳分压,PB 指大气压。除吸入异常气体或重复吸入呼出气体时,$PiCO_2$ 可忽略不计,换算成标准气体状态下可得出式 10:

$$P_{ET}CO_2 = P_{\bar{A}}CO_2 = \frac{863 \times \dot{V}_ECO_2(L/min)}{\dot{V}(L/min)} \qquad \text{式 10}$$

由上式可见,$P_{ET}CO_2$ 只与 $\dot{V}_ECO_2$ 和 $\dot{V}$ 有直接关系。在二氧化碳交换取得平衡的情况下(即 $\dot{V}_ECO_2 = \dot{V}_{IP}CO_2$),只要 $\dot{V}_{IP}CO_2$ 和 $\dot{V}$ 不变,$P_{ET}CO_2$ 就不变。此时 $PaCO_2$ 可稍高于 $P_{ET}CO_2$,如生理情况下;$PaCO_2$ 也可显著高于 $P_{ET}CO_2$,如存在 $\dot{V}/Q$ 失调等引起二氧化碳交换异常的情况下(具体机制见本节下述)。所以,只有在肺内的二氧化碳交换正常的情况下,即呼吸循环协调正常运作时,$P_{ET}CO_2$ 才总是稍低于 $PaCO_2$,此时 $P_{ET}CO_2$ 才能真实反映 $PaCO_2$ 和通气情况。

3. 肺内二氧化碳的交换及其对 $P_{a-ET}CO_2$ 的影响 影响肺内二氧化碳交换的因素主要有 $\dot{V}/Q$、V_D/V_T 及 Qs/Qt 等,同时它们也影响着 $P_{a-ET}CO_2$。肺泡膜的增厚一般不影响二氧化碳的交换,这是因为二氧化碳的扩散系数很高(为氧气的 20 倍),肺泡气与血液的二氧化碳分压能迅速达到平衡一致。而由于肺泡无效腔增加导致的 V_D/V_T 增大而出现的死腔通气相当于 $\dot{V}/Q$ 增大的极端例子;Qs/Qt 增大引起的解剖分流相当于 $\dot{V}/Q$ 减小的极端例子。因此这里用 $\dot{V}/Q$ 失调作为代表来阐述它们影响肺内二氧化碳交换及 $P_{a-ET}CO_2$ 的机制。图 14-26 是单纯肺泡气体分布异常引起 $\dot{V}/Q$ 失调($\dot{V}$ 和 Qt 不变)时,二氧化碳在肺的交换示意图。此时,根据 $\dot{V}/Q$ 失调对二氧化碳分压的影响关系详见图 14-27(引自:朱蕾等),$\dot{V}/Q$ 增大的肺泡二氧化碳分压下降,$\dot{V}/Q$ 减小的肺泡二氧化碳上升,并可以用数学方法证明式 11:

$$(V_1 + \Delta V)P_{SA3}CO_2 + (V_2 - \Delta V)P_{SA4}CO_2 < V_1 \times P_{SA1}CO_2 + V_2 \times P_{SA2}CO_2 \qquad \text{式 11}$$

当肺泡气体混合后,则有式 12 和式 13:

$$(V_1 + \Delta V)P_{SA3}CO_2 + (V_2 - \Delta V)P_{SA4}CO_2 = \dot{V} \times P_{ET2}CO_2 \qquad \text{式 12}$$

$$V_1 \times P_{SA1}CO_2 + V_2 \times P_{SA2}CO_2 = \dot{V} \times P_{ET1}CO_2 \qquad \text{式 13}$$

把式 12 和式 13 代入式 11 则有式 14:

$$\dot{V} \times P_{ET2}CO_2 < \dot{V} \times P_{ET1}CO_2 \qquad \text{式 14}$$

即有式 15:

$$P_{ET2}CO_2 < P_{ET1}CO_2 \qquad \text{式 15}$$

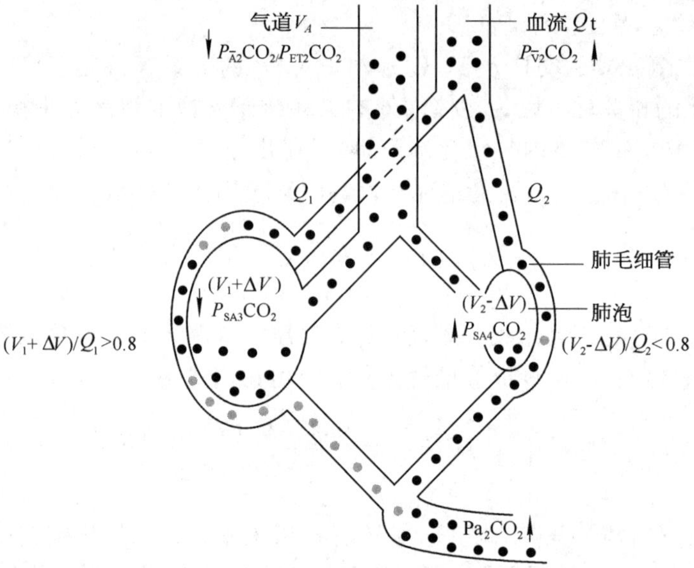

图 14-26　单纯肺泡气体分布异常引起 $\dot{V}/Q$ 比例失调($\dot{V}$ 和 Qt 不变)时，二氧化碳在肺的交换

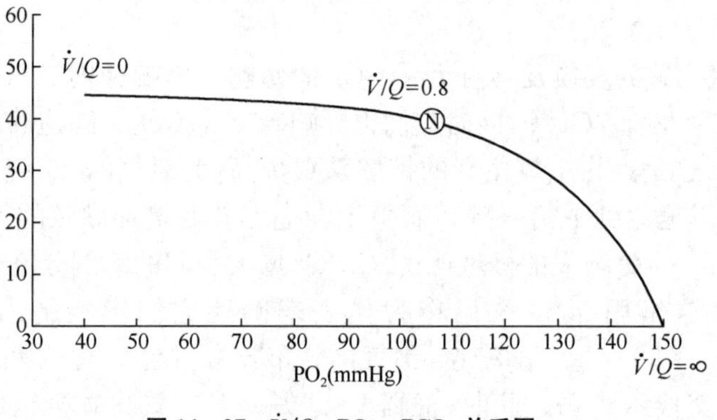

图 14-27　$\dot{V}/Q$－PO_2－PCO_2 关系图

描述不同 $\dot{V}/Q$ 值时，
气体交换平衡后肺泡和动脉血中 PO_2 与 PCO_2 的关系

上述证明了当开始出现单纯肺泡气体分布异常引起 $\dot{V}/Q$ 比例失调时，排出的二氧化碳总量比正常交换时少，即 $\dot{V}_ECO_2<\dot{V}_{IP}CO_2$，$P_{ET}CO_2$ 下降，$P_{a\text{-}ET}CO_2$ 的值增大。此时二氧化碳的交换失衡，即排出量少于生成量($\dot{V}_ECO_2<\dot{V}_{IP}CO_2$)，如果 $\dot{V}$ 不代偿性增加，$PaCO_2$ 和 $P_{\bar{V}}CO_2$ 将进行性升高，$P_{\bar{V}}CO_2$ 与 P_ACO_2 的分压差随之升高，促使二氧化碳的弥散排出不断增加，$P_{ET}CO_2$ 逐步回升，直至在较高的 $PaCO_2$ 水平下达到新的平衡。这时$P_{ET}CO_2$回升至原有水平，二氧化碳的排出量再次等于生成量($\dot{V}_ECO_2=\dot{V}_{IP}CO_2$)，但 $P_{a\text{-}ET}CO_2$ 的值仍是增大的。所以，要了解肺部的换气功能(包括循环功能)时，应对 $P_{ET}CO_2$ 作动态的监测，如待新的平衡形成后，则反映不出变化过程；同时监测 $P_{a\text{-}ET}CO_2$ 则临床意义更大。实际中，只要患者有自主呼吸、呼吸反射调节存在，绝大部分可通过

$\dot{V}$ 的代偿性增加，使 $PaCO_2$ 维持在正常水平，甚至低于正常水平，而 $P_{ET}CO_2$ 则低于正常水平，如式 16。

$$(\dot{V}+\Delta\dot{V})P_{ETD}CO_2=\dot{V}\times P_{ETN}CO_2 \qquad \text{式 16}$$

$\Delta\dot{V}$ 为增加的肺泡通气量，$P_{ETD}CO_2$ 为下降后的 $P_{ET}CO_2$，$P_{ETN}CO_2$ 为正常的 $P_{ET}CO_2$。只有在换气功能严重受损难以代偿时，或存在通气功能障碍时，$PaCO_2$ 才会随之升高。代偿后的 $P_{a\text{-}ET}CO_2$ 也是增大的，所以 $P_{a\text{-}ET}CO_2$ 能反映肺部气体的交换情况。但由于二氧化碳的解离曲线基本呈线性关系，而 O_2 解离曲线为 S 形变化，以致其灵敏度不如肺泡气-动脉血氧分压差（$P_{A\text{-}a}DO_2$）。

除单纯肺泡气体分布异常引起 $\dot{V}/Q$ 比例失调外，还存在其他 $\dot{V}/Q$ 失调的情况，如循环的改变引起 Q 的变化，$\dot{V}$ 和 Q 同时变化等，均可参照上述方法解释它们对肺内二氧化碳交换及 $P_{a\text{-}ET}CO_2$ 的影响，这里不再细述。除上述因素外，肺顺应性改变、气道阻力改变、机械通气、麻醉、体位、年龄等也可通过引起 $\dot{V}/Q$ 失调和其他一些机制导致肺内二氧化碳交换的改变及 $P_{a\text{-}ET}CO_2$ 增大。应用碳酸酐酶抑制剂可阻碍肺内 HCO_3^- 转变成二氧化碳，影响二氧化碳的排出，$P_{a\text{-}ET}CO_2$ 也随之增大。

4. 呼出气二氧化碳监测数值的意义

(1) 评价代谢功能：如式 10 所示，体内外二氧化碳交换达平衡（即 $\dot{V}_ECO_2$ 等于 $\dot{V}_{IP}CO_2$）且 $\dot{V}$ 不变时，$P_{ET}CO_2$ 只与 $\dot{V}_ECO_2$ 或 $\dot{V}_{IP}CO_2$ 成正比关系，在发热、寒战、抽搐、疼痛、紧张、手术前后、全身炎症反应等代谢增强时，$\dot{V}_{IP}CO_2$ 增加，$P_{ET}CO_2$ 也随之升高；而低体温及麻醉等代谢减低时，$\dot{V}_{IP}CO_2$ 减少，$P_{ET}CO_2$ 则降低。也可根据监测的数值直接算出体内每分钟生成的 VCO_2，进行更准确的量化评估。

(2) 评价通气量：如式 10 所示，体内外二氧化碳交换达平衡（即 $\dot{V}_ECO_2=\dot{V}_{IP}CO_2$）且 $\dot{V}_{IP}CO_2$ 不变时，$P_{ET}CO_2$ 只与 $\dot{V}$ 成反比关系，而且在肺内的二氧化碳交换正常的情况下，即呼吸循环协调正常运作时，$P_{ET}CO_2$ 总是稍低于 $PaCO_2$，此时 $P_{ET}CO_2$ 能真实反映 $PaCO_2$ 和通气的情况。这种情况下，可依据 $P_{ET}CO_2$ 调节通气量，避免通气不足或过度通气。并在撤机时评价患者的通气功能。

(3) 评价通气效率，反映换气功能，作为选择最佳 PEEP 的参考指标之一：呼出气二氧化碳的监测可得出 $P_{ET}CO_2$ 和总呼出气平均二氧化碳分压（P_ECO_2），结合 $PaCO_2$ 可以计算出：死腔量/潮气量（V_D/V_T）和肺泡死腔量/肺泡潮气量（V_Dalv/V_Talv）。把潮气量（V_T）作如下分解和定义：

$$V_T=V_Talv+V_Dana \qquad \text{式 17}$$

$$V_Talv=V_Ta\cdot e+V_Dalv \qquad \text{式 18}$$

$$V_D=V_Dana+V_Dalv \qquad \text{式 19}$$

$$V_T=V_Ta\cdot e+V_D \qquad \text{式 20}$$

V_Dana 为解剖死腔量，$V_Ta\cdot e$ 为肺泡有效潮气量又称有效潮气量。肺泡通气量（$\dot{V}$）的定义为每分钟吸入肺泡的新鲜空气量，包括肺泡死腔量，等于肺泡潮气量乘以呼吸频率，见式 21。肺泡有效通气量（$\dot{V}_{Aeff}$）又称有效通气量，为肺泡有效潮气量与呼吸频率的乘积，见式 22：

$$\dot{V} = V_T alv \times RR \quad 式21$$

$$\dot{V}eff = V_T a \cdot e \times RR \quad 式22$$

RR 为每分钟的呼吸频率。在 $V_T a \cdot e$ 中气体交换平衡后，肺泡气体的二氧化碳分压等于 $PaCO_2$，根据物质守恒定律，用 Bohr 公式法有式 23：

$$V_T \times P_E CO_2 = V_T a \cdot e \times PaCO_2 \quad 式23$$

将式 20 代入式 23 并经转换可得式 24：

$$\frac{V_D}{V_T} = \frac{PaCO_2 - P_E CO_2}{PaCO_2} \quad 式24$$

同理，用 $P_{ET}CO_2$ 替代 $P_{\bar{A}}CO_2$ 可得式 25，并有式 26：

$$\frac{V_D ana}{V_T} = \frac{P_{ET}CO_2 - P_E CO_2}{P_{ET}CO_2} \quad 式25$$

$$\frac{V_D alv}{V_T alv} = \frac{PaCO_2 - P_{ET}CO_2}{PaCO_2} \quad 式26$$

即有式 27：

$$\frac{V_D alv}{V_T alv} = \frac{P_{a-ET}CO_2}{PaCO_2} \quad 式27$$

由式 24 可知 V_D，由式 25 可知 $V_D ana$，进而算出 $V_D alv$、$V_T a \cdot e$、$\dot{V}$ 和 $\dot{V}eff$ 等值，再结合潮气二氧化碳呼出量（$V_T CO_2$：每次呼气所呼出的二氧化碳量，其与呼吸频率的乘积即为 $\dot{V}_E CO_2$，见式 28），可对总的通气效率和肺泡通气效率进行详细的分析。

$$\dot{V}_E CO_2 = V_T CO_2 \times RR \quad 式28$$

在改变通气方式和呼吸机参数时，可以对上述指标进行计算比较，评价通气的有效性。如作单次呼吸二氧化碳曲线试验，绘出容积二氧化碳图，也可以测定生理无效腔及其组成部分，但在儿科患者中常难配合行此试验，这里不细述。

前面已述，$P_{a-ET}CO_2$ 能够反映肺部气体的交换情况。当存在 $\dot{V}/Q$ 失调等引起换气功能障碍时，$P_{a-ET}CO_2$ 增大。此时可根据 $P_{a-ET}CO_2$ 的变化来评价肺部的病变程度以及其对换气功能的影响。根据式 21 我们又可知，当 $PaCO_2$ 不变时，$P_{a-ET}CO_2$ 的增大正是由于肺泡无效腔的增大所致，所以肺泡通气效率的下降直接导致换气功能的障碍。

PEEP 可通过改善肺内气体和血流的分布等机制来改善 $\dot{V}/Q$，从而改善肺内气体的交换，使 $P_{a-ET}CO_2$ 减小。故把最小的 $P_{a-ET}CO_2$ 作为选择最佳 PEEP 的参考指标之一。

(4) 评价循环功能：在休克、心力衰竭和肺梗死时，$P_{ET}CO_2$ 可急剧下降，$PaCO_2$ 可升高，导致 $P_{a-ET}CO_2$ 增大。其基本机制是由于 Q 的减小，运输至肺的二氧化碳下降，$\dot{V}/Q$ 增大，无效通气增加所致。

(5) 在气管导管误入食管、导管脱落、呼吸管道完全阻塞、呼吸暂停、呼吸机故障及采样管阻塞等情况时，监测的二氧化碳值为零。当有呼出气重复吸入时，吸入气的二氧化碳监测值大于零。

5. **呼出气二氧化碳监测图形的意义**

(1) 正常呼吸周期二氧化碳曲线图如下。

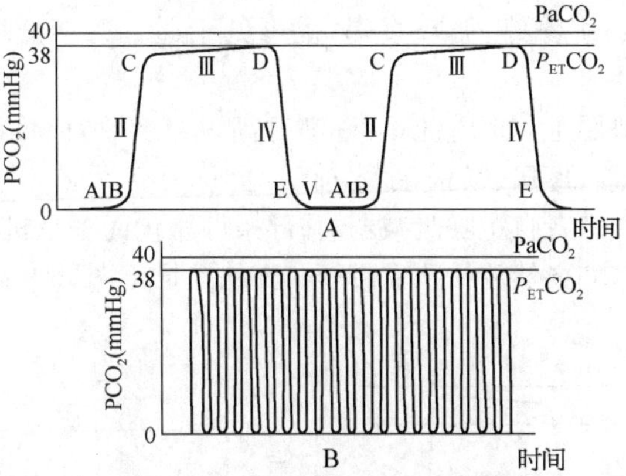

图 14-28 正常呼吸周期 CO_2 曲线图

A. 快速描记图形；B. 慢速描记图形

第一部分为快速描记图形，正常时呈矩形，并分为 5 段来表示 5 个不同的时相。Ⅰ相：相当于 A-B 段，代表吸气停止，为呼气开始期，气体来自解剖死腔，PCO_2 为零，与 E-A 段组成基线；Ⅱ相：相当于 B-C 段，又称呼气上升支，代表从解剖死腔到肺泡平台的过渡期，即解剖死腔气和肺泡气混合呼出的过程，正常时呈 S 形曲线快速上升；Ⅲ相：相当于 C-D 段，为呼气平台期，也称肺泡平台期，代表肺泡混合气体的持续呼出，正常时大致呈水平线且稍向上倾斜，其末尾最高点(D 点)即为 $P_{ET}CO_2$ 值；Ⅳ相：相当于 D-E 段，为吸气下降支，代表吸气开始，PCO_2 快速下降；Ⅴ相：相当于 E-A 段，为吸气平台期，即基线，代表吸入气的 PCO_2，正常时为零。

第二部分为慢速描记图形，反映呼吸的频率、节律和呼出气 PCO_2 的变化趋势等。

(2) 异常图形的分析：可从基线、高度、频率、节律和形态等方面来分析。

1) 基线：反映吸入气的 PCO_2，正常时几乎为零。基线升高主要见于呼吸回路异常导致二氧化碳重复吸入，见图 14-29，如呼气活瓣失灵、潮气量小而机械死腔过大(小患儿中应特别注意呼吸管道是否与患儿相匹配)、紧闭麻醉时钠石灰饱和失效等。当然，首先应排除二氧化碳监测仪是否正确校正或存在故障。

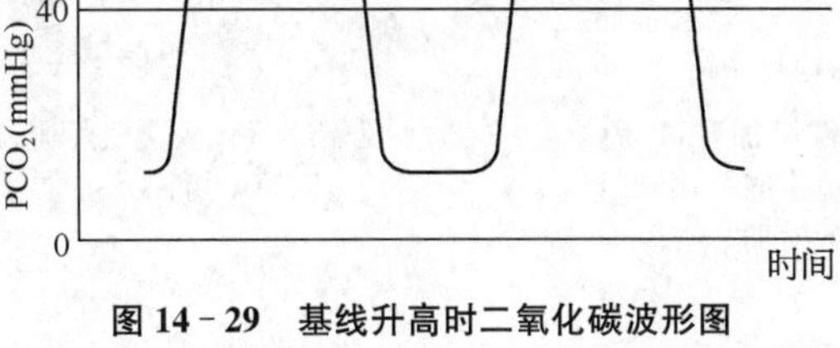

图 14-29 基线升高时二氧化碳波形图

2) 高度：反映 $P_{ET}CO_2$ 值。

高度突然明显降低或降至零常见于：气管导管脱出和呼吸管道失连接(常伴气道低压

报警)；呼吸管道阻塞如扭曲或痰堵(常伴气道高压报警)、呼吸暂停(常伴室息报警)、呼吸机故障不能送气、采样管阻塞或故障等情况时。

在慢速描记或趋势图上，如数分钟内出现 $P_{ET}CO_2$ 快速进行性下降，呈幂函数图像样改变，常见于肺梗死、心跳骤停、循环衰竭；也可见于通气的骤然增加，如精神性过度通气等。

在慢速描记或趋势图上，如 $P_{ET}CO_2$ 逐渐升高，常见于体内代谢增强，二氧化碳生成增加，如发热、寒战、抽搐、疼痛、紧张、手术前后、全身炎症反应、甲亢危象、应用碳酸氢钠时；或通气量渐不足，如患者自主呼吸减弱、肺部条件恶化而呼吸机参数无相应的调节、漏气等；或肺血流的增加，如突然放松止血带等。在快速描记图形的表现见图 14-30。

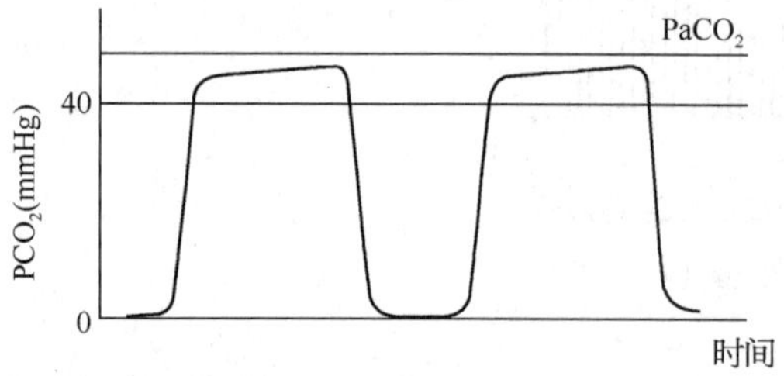

图 14-30　$P_{ET}CO_2$ 升高

见于 V_ECO_2 增加或 $\dot{V}$ 下降

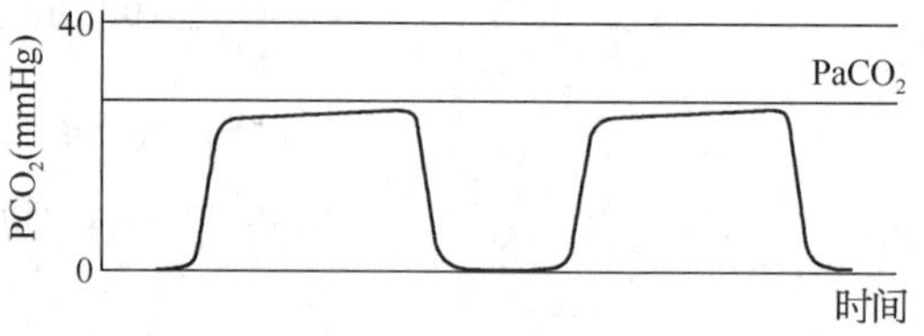

图 14-31　$P_{ET}CO_2$ 下降

见于 V_ECO_2 下降或 $\dot{V}$ 增加

在慢速描记或趋势图上，如 $P_{ET}CO_2$ 逐渐下降，常见于体内代谢减弱，二氧化碳生成减少，如低体温及麻醉时；或通气量渐增加，如患者自主呼吸增强、误触发增加、肺部条件改善而呼吸机参数无相应的调节等；或肺部换气功能进行性恶化(ARDS 等)，$P_{ET}CO_2$ 可先出现下降，此时如存在自主呼吸反射调节可使通气量增加，使 $P_{ET}CO_2$ 进一步降低，如无自主呼吸反射调节，通气量无明显变化，$P_{ET}CO_2$ 又逐渐回升至原有水平。在快速描记图形的表现见图 14-31～图 14-33。

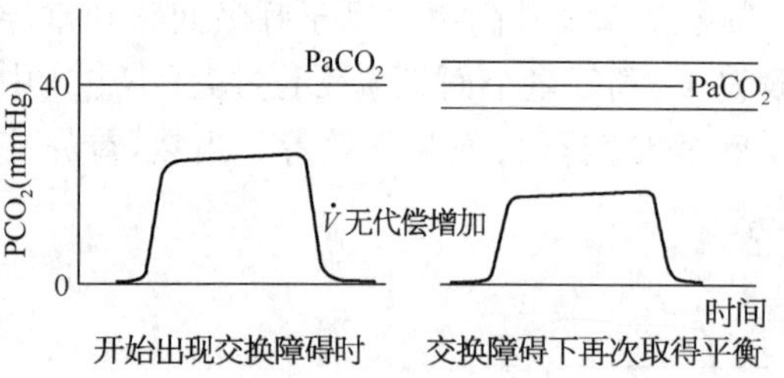

图 14-32　$P_{ET}CO_2$ 下降

见于二氧化碳交换障碍，$\dot{V}$ 代偿增加时，$PaCO_2$ 可正常或下降，交换障碍非常严重时可出现升高，但 $P_{a\text{-}ET}CO_2$ 总是增加

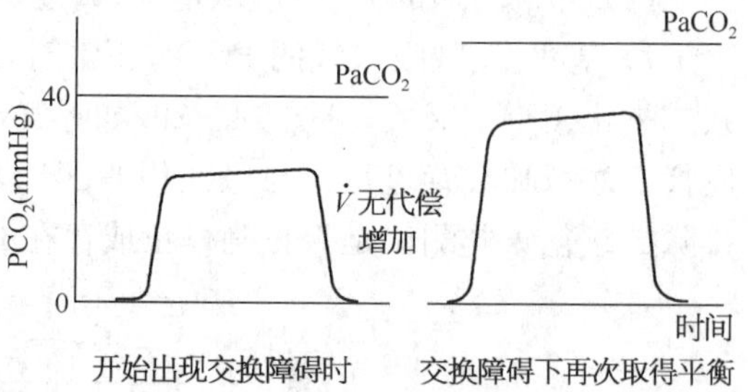

图 14-33　$P_{ET}CO_2$ 下降

见于二氧化碳交换障碍，$\dot{V}$ 无代偿增加时，$PaCO_2$ 升高，$P_{ET}CO_2$ 可回升至原有水平，但 $P_{a\text{-}ET}CO_2$ 总是增加

3) 频率：直接表示呼吸频率。

频率快、肺泡平台(Ⅲ相)降低且大多缩短：此时相当于 $\dot{V}$ 增加使 $P_{ET}CO_2$ 下降，V_TCO_2 下降，但 RR 增加使 $\dot{V}_ECO_2$ 不变，见式 10 和式 28。临床常见于：①患者有自主呼

吸时体内存在低氧血症，而呼吸机支持未能满足其需求，或呼吸支持虽使氧供和二氧化碳排出达平衡，但因肺部病变严重仍刺激肺牵张感受器和肺毛细血管旁感受器，使呼吸加快，如 ARDS 的患儿；体内存在代谢性酸中毒，刺激呼吸以求代偿，如腹泻病或代谢性疾病患儿；患儿处于应激烦躁状态下。②患者存在中枢性过度通气，如颅内病变时。③机控频率本身过快，或存在误触发等。

频率快、肺泡平台（Ⅲ相）增高且缩短：此时相当于 $\dot{V}$ 下降使 $P_{ET}CO_2$ 升高，V_TCO_2 下降，但 RR 增加使 $\dot{V}_ECO_2$ 不变，见式 10 和式 28。临床常见于：患者有自主呼吸时，由于漏气、机械死腔增加、机控本身通气量不足等，使患儿呼吸代偿性加快。

频率慢、肺泡平台（Ⅲ相）升高且Ⅲ相延长：此时相当于 $\dot{V}$ 下降使 $P_{ET}CO_2$ 升高，RR 下降，但 V_TCO_2 增加使 $\dot{V}_ECO_2$ 不变，见式 10 和式 28。临床常见于：中枢性呼吸衰竭呼吸浅慢的患儿；机控频率慢，每分通气量不足，患儿不能使呼吸代偿性加快时。

频率慢、肺泡平台（Ⅲ相）降低且延长，此时相当于 $\dot{V}$ 上升使 $P_{ET}CO_2$ 下降，RR 下降，但 V_TCO_2 增加使 $\dot{V}_ECO_2$ 不变，见式 10 和式 28。临床常见于：中枢性呼吸深慢的患儿；低体温、低代谢的患儿；机控频率慢，但每分通气量过高。

4）节律：反映呼吸中枢的功能，机械通气下受通气模式、触发灵敏度及窒息（备份通气）的设置等影响。无呼吸机的干预下，二氧化碳监测仪可描记出各种异常呼吸节律的典型改变，如呼吸停止、呼吸暂停、潮式呼吸、间停呼吸及叹息样呼吸等。呼吸机设置正确，功能正常的情况下，机械通气时常难观察到上述典型改变。

5）形态：由于正常的二氧化碳监测图形是相对固定的，因而形态的改变有其特定意义。

Ⅰ相和Ⅴ相代表基线，其升高的意义见上述。

Ⅱ相和Ⅲ相的变化：呼气上升支斜率减小，而呼气平台斜率增加，使曲线趋向于正弦波改变。临床常见于：呼气受阻（气道阻力增大或弹性回缩力下降），如支气管痉挛、哮喘、痰堵、导管扭曲或打折及肺气肿等，此时如呼气时间短，$P_{ET}CO_2$ 下降；如呼气时间长，$P_{ET}CO_2$ 可升高；潮气量小而死腔量大；监测仪采样速度太慢（图 14-34）。

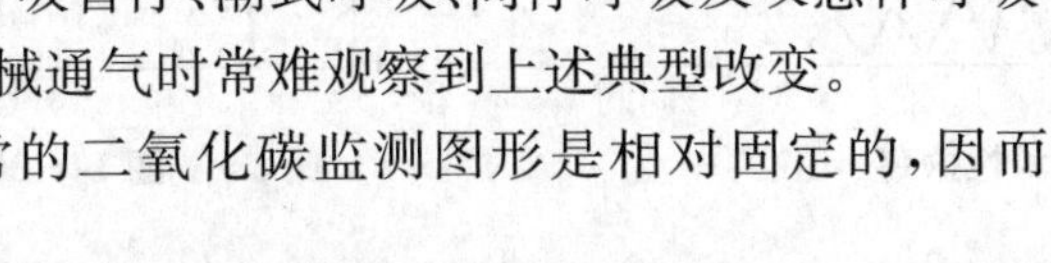

图 14-34　呼气受阻时二氧化碳波形图

Ⅲ相的变化：单纯 $P_{ET}CO_2$ 的升高或降低见上述；箭毒样切迹，又称呼气平台切迹，临床常见于肌松药作用逐渐消失时，自主呼吸逐渐恢复，或脊髓神经病变导致膈肌和肋间肌运动失调，或人机供需关系不匹配导致人机对抗；驼峰样改变，表现为呼气平台呈驼峰样，临床常见于侧卧位时肺内 $\dot{V}/Q$ 改变和两侧肺呼出气流不同步，或气管导管误入一侧主支气管，或机械通气末患者的自主补呼气量（图 14-35、图 14-36）。

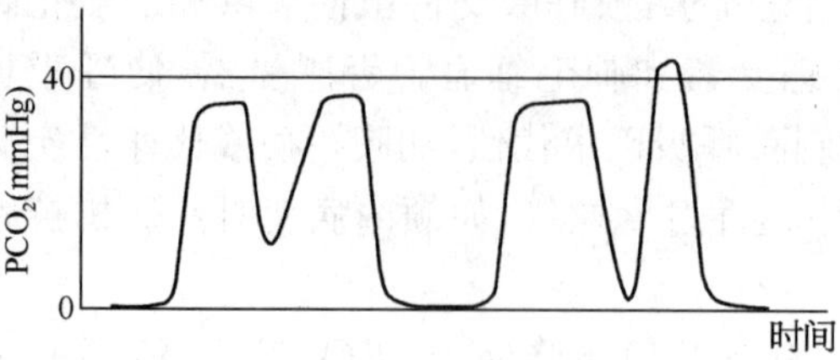

图 14－35　箭毒样切迹(呼气平台切迹)

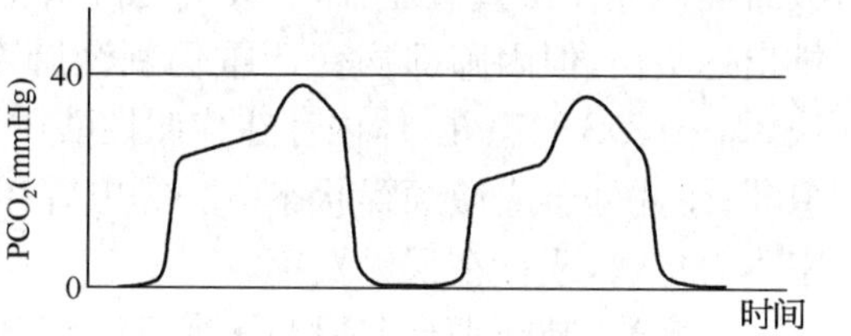

图 14－36　驼峰样改变

Ⅳ相的变化：心源性振荡，表现为吸气下降支出现锯齿样波形，是由心脏、胸腔大血管收缩和舒张对肺的拍击作用形成的，在心跳较强、潮气量较小、机控呼吸频率慢且呼气时间较长时易出现；冰山样改变，多为箭毒样切迹和心源性振荡并存所致，临床常见于麻醉肌松作用逐渐消失，自主呼吸逐渐恢复，机控呼吸频率慢且呼气时间较长时易出现(图 14－37、图 14－38)。

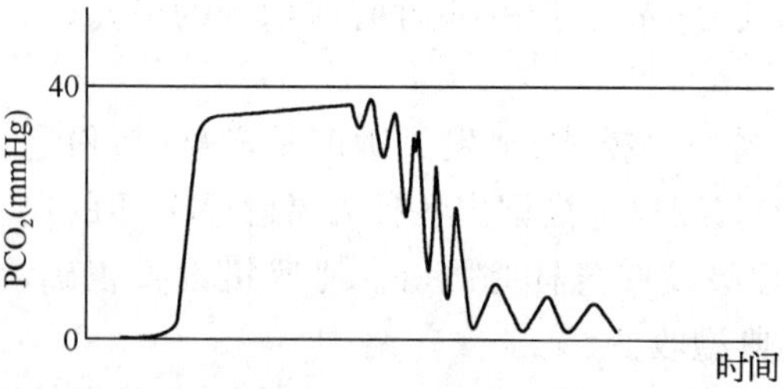

图 14－37　心源性振荡

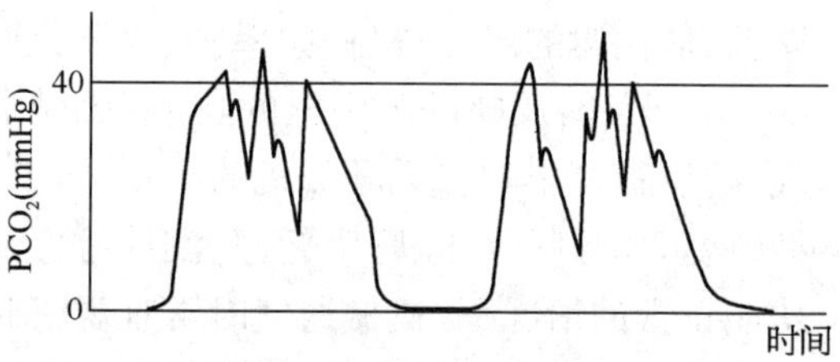

图 14－38　冰山样改变

[附]　气道闭合压($P0.1$)：指平静呼气末，迅速闭合气道，测量开始吸气 0.1 s 时气道压力的下降值，测量值为负值，临床一般使用其绝对值表示。自主呼吸者可测量口腔闭合压，机械通气者可由呼吸机直接测量气道闭合压力。$P0.1$ 主要受呼吸中枢吸气驱动力的影响，而且对于成人在 0.1 s 内，压力不受那些试图代偿闭合生理反应的影响(如反射性的呼吸中断及增加吸气驱动力等)，所以临床中常使用 $P0.1$ 来反映呼吸中如气枢的反应性。但影响 $P0.1$ 的因素还有：呼吸中枢至呼吸肌传出神经的完整性、呼吸肌神经肌肉接头的完整性、呼吸肌的功能与状态、PEEPi 等。所以在实际应用中，应排除神经肌肉病变及 PEEPi 等的影响，如呼吸疲劳和 PEEPi 的增加可使 $P0.1$ 的绝对值下降。以绝对值表示，正常成人的 $P0.1$ 在2 cmH$_2$O左右，一般不超过 4 cmH$_2$O，如达到 6 cmH$_2$O 或以上，提示呼吸中枢反应性增强，呼吸负荷增加，有发生呼吸肌疲劳的趋势。因此有人主张 $P0.1<4$ cmH$_2$O 的患者撤机成功的可能性大。但在儿科患者中，自主呼吸者常难配合测定口腔闭合压，即使在机械通气时，由于年龄越小，吸气时间越短，呼吸中枢的反应调节更快，在开始吸气 0.1 s 时，如气道闭合，常有反射性的呼吸中断或增加吸气驱动力等影响，使 $P0.1$ 的测量受干扰。因此 $P0.1$ 在儿科临床中的应用还有待进一步探讨。

浅快呼吸指数(RSB)：是自主呼吸频率与潮气量的比值，即 RSB$=f/V_T$，V_T 以 L 为单位。机械通气时，在 CPAP 或 PSV 等模式下，呼吸机可自动计算 RSB。RSB 可反映呼吸肌能力与通气需求是否相适应平衡，如呼吸肌无力或高通气需求均会导致浅快呼吸，RSB 升高。有研究指出，在成人中 RSB$<$100/(min · L)时，撤机成功的可能性有 80%，RSB$>$105/(min · L)撤机失败的可能性有 95%。但 RSB 受性别、年龄、气管插管口径大小等影响。特别在儿科患者中，年龄越小，f 越快，V_T 越小，RSB 越大。因此，上述指标不适用于儿科患者，对于不同年龄组的患儿，RSB 用于撤机的阈值应有不同，如何界定其阈值，并在儿科患者中应用，还有待进一步研究。

(陶建平)

参考文献

[1] 盖鲁粤,董蔚.机械通气患者的心脏血管功能监测[M]//俞森洋.现代机械通气的监护和临床应用.北京:中国协和医科大学出版社,2000:253-321.

[2] 胡亚美,江载芳.诸福棠实用儿科学[M].第7版.北京:人民卫生出版社,2005:2593-2594.

[3] 王保国,周建新.实用呼吸机治疗学[M].第2版.北京:人民卫生出版社,2005:162.

[4] 徐军,王仲,梁路.经肺热稀释技术对血管外肺水监测准确性研究[J].中国呼吸与危重监护杂志,2007,6(4):287.

[5] 徐军,王仲,于学忠.血流动力学监测进展[J].世界急危重病医学杂志,2007,1:1697-1700.

[6] 徐向辉,常业恬.PICCO与Swan-Ganz导管监测的比较与思考[J].医学与哲学,2007,28(4):52.

[7] 俞森洋.机械通气临床实践[M].北京:人民军医出版社,2008:488.

[8] 周琰.经肺热稀释技术在危重患者血流动力学监测中的应用[J].华西医学,2008,23(05):1203.

[9] 朱大年,吴博威,樊小力,等.生理学[M].第7版.北京:人民卫生出版社,2008:151.

[10] 朱蕾,刘又宁,钮善福,等.临床呼吸生理学[M].北京:人民卫生出版社,2008:155.

[11] Bennett D. Arterial pressure: a Personal view [M]// Pinsky MR, Payen D. Functional hemodynamic monitoring: update in intensive care and emergency medicine. Berlin: Springer, 2005:94.

[12] Lamia B, Chemla D, Richard C, et al. Clinical review: interpretation of arterial pressure wave in shock states [J]. Critical Care, 2005,9(6):601-606.

[13] Pinsky MR. Protocolized cardiovascular management based on ventricular-arterial coupling [M]// Pinsky MR, Payen D. Functional hemodynamic monitoring: update in intensive care and emergency medicine. Berlin: Springer, 2005:389.

第十五章　机械通气的日常管理与护理

第一节　呼吸机的操作、安全使用及报警处理

目前，呼吸机作为抢救危重患者重要手段在临床上的应用日趋广泛，如何正确安全应用呼吸机是临床医护人员必备的重要环节。

一、呼吸机的操作步骤

（1）连接管路，连接电源、氧气源、压缩空气气源。

（2）开机，选择新生儿、儿童或成人模式，开启呼吸机自检功能。

（3）调节呼吸机参数：根据呼吸模式调节呼吸频率、氧浓度、潮气量、PEEP、吸气流速、吸呼气时间比、吸气压力、触发灵敏度等。

（4）呼吸机报警限的设置：高低压报警限设置范围±10 cmH_2O；潮气量及每分通气量报警限设置范围±15%；呼吸频率报警限设置范围应接近各年龄段的生理频率。

（5）调节湿化器温度。

（6）连接模拟肺，确定呼吸机的工作状态。

（7）连接患者，随时监测心率、心律、血压、血氧饱和度、潮气量、每分通气量、呼吸频率、气道压力等变化。

（8）检查患者的通气效果：神志稳定、末梢循环良好、胸廓起伏平稳、人机协调良好等。

（9）人工通气 20～30 min 后监测动脉血气分析，根据血气结果再次调整呼吸机参数。

二、安全使用

（一）呼吸机临床使用风险的原因

呼吸机使用对象多为危重症患者，正确使用呼吸机可帮助患者渡过疾病危险期或延长生命，而不正确地使用呼吸机可成为患者的“杀手”，加速患者的死亡。呼吸机使用临床

风险是指对患者潜在的、直接或间接的伤害，甚至导致死亡。这些风险来源于使用人员的操作不当，维护保养质量不能满足临床的需求等。

(1) 气管导管脱出：常由于插管固定不牢固；翻身时未注意固定好呼吸机管道导致拉扯出；患者烦躁时未予适当镇静及约束不当等致自行拔管。

(2) 气管导管堵塞：吸痰不及时；湿化器未打开或湿化器温度调节过低，湿化要求未达到。

(3) 呼吸管路液体过多倒流入气道，导致窒息：未及时倾倒管道中的冷凝液；呼吸机管道放置高于气道入口；湿化器中湿化液添加超过规定水量。

(4) 呼吸机报警未处置：呼吸机频繁报警，原因不明，不经处理而随意关闭报警，可能导致事故的发生。

(5) 呼吸机故障报警功能失灵：呼吸机发生故障或外接电源断电，机器应能立即发出报警，否则，也有可能导致危险的发生。

(6) 呼吸机突然停止工作：常见原因为电源问题，如电源短路、插座脱落、蓄电池耗尽等。

(7) 呼吸机压力感应线脱落导致呼吸机不送气。

(8) 呼吸机回路上、温湿器上活塞松动或脱落导致呼吸机不送气。

(9) 呼吸机回路连接错误：气体未湿化，导致痰液黏稠，严重者可致插管堵塞。

(10) 有些不能湿式消毒的呼气端过滤器误用水清洁而导致严重阻塞。

(二) 呼吸机临床应用中的安全管理措施

呼吸机作为维持生命不可缺少的机器在临床上应用越来越广泛，但在给予患者呼吸支持的同时也带来极大的风险，一旦使用方法错误，护理不当，会导致威胁患者生命的重大医疗事故发生。应认识到安全管理是保证机械通气患者安全的重要环节。严格维护保养制度是延长呼吸机的使用寿命，保证呼吸机正常使用的又一重要方面。

(1) 加强医护人员的安全防范意识：安全意识是做好机械通气患者安全管理的重要措施，应把安全放在首位，特别是对患者的安全危险因素进行评估，提高安全管理的预见性，对意外事故的防范具有十分重要的意义。

(2) 建立呼吸机临床应用培训机制：培训机制的建立可确保临床呼吸机应用的安全性和有效性。为避免使用错误或操作失误等不良事件的发生，需定期培训医护人员，经过培训后要求能掌握呼吸机基本操作，能正确连接电源、气源、呼吸机管路，熟悉呼吸机常见报警原因及处理，了解呼吸机基本工作原理等。通过提高医护人员呼吸机的临床使用及故障判断、排除能力，以保证患者的安全使用。

(3) 保证湿化器的湿化效果，及时添加无菌蒸馏水，根据痰液黏稠度调节湿化器温度，以达到最佳湿化效果，避免堵管。

(4) 加强气道管理：气管插管的固定胶布常由于出汗或分泌物污染而松动，需及时更换胶布并重新固定；气囊压力保持在 18～20 mmHg 以内；及时予以有效吸痰，吸痰时采用适当的吸引压力，吸痰前后予纯氧吸入 2 min，吸痰时间每次不超过 15 s。

(5) 加强呼吸机使用中的监测：密切观察呼吸机的正常运转和各项参数的监测。特别要注意呼吸机报警的处理，如有报警，应迅速查明原因，给予及时排除。如故障不能及时排除，应立即取下呼吸机，不能随意关掉警报系统；如患者无自主呼吸，应使用简易复苏器维持患者通气，保证患者安全。

(6) 协助患者翻身时应双人操作。先从呼吸机支架上取下螺纹管，一手前臂托住螺纹管并用手扶住患者肩部，另一手扶住患者臀部，面向护士侧轻拉。另一护士手托患者背部及臀部协助用力，垫好软枕。翻身后重新整理管道，并固定于支架上。防止因翻身导致管道牵拉引起脱管。

(7) 专人负责呼吸机的保养、维护、消毒和故障排除。定期更换易耗品(如氧电池、活瓣、过滤网、皮垫、细菌过滤器等)；呼吸机每工作 1 000 h 应由工程师进行保养及检修；护士每天清洗空气压缩机和主机散热口过滤网。

(8) 呼吸机使用前的安全性能检查：呼吸机在用于患者前要进行开机前检查，内容主要包括：①气源、电源的检查。②管道的连接，气密性的测试，连接模拟肺，观察吸入潮气量与呼出潮气量要相符。③压力值检查，主要检查工作压力和气道压力，工作压力低为气源低或内部管道漏气。④流量、氧传感器测量值。⑤通气窒息报警检查：去掉模拟肺 10～15 s 能报警。⑥检查湿化器的工作状态。

(9) 使用科室尽量统一呼吸机机型，使操作界面、监测窗一致。

(10) 建立健全呼吸机标准操作程序，使临床医护人员使用更安全、方便。

(三) 呼吸机报警常见原因及处理

呼吸机在临床使用过程中经常会遇到各种报警，如果对报警原因不十分清楚或处理不当，不仅影响到呼吸机的使用，而且还有可能危及到患者的生命，因此正确判断和及时处理报警原因对患者安全使用至关重要。

先进的呼吸机有多种电子声光报警系统，常见报警原因包括：吸气压力报警、氧浓度报警、空氧气源压力过低报警、潮气量过高过低报警等。

(1) 气道压力报警

1) 高压报警：气道压超过预定的压力时即报警，常见的患者原因有呼吸道分泌物多及黏稠，气道痉挛气道阻力增加，人机对抗，经口插管时患者咬管，呼吸机所致气压伤，造成肺泡过度扩张和破裂，气道异物堵塞。管道回路的原因有送气管道折叠、存水，送气管道内的冷凝水逆流入呼吸道，发生呛咳，细菌过滤器进水等。呼吸机自身的原因有报警限设置过低，呼吸机吸气或呼气阀故障，压力传感器损坏等。

2) 低压报警：气道压低于预定的压力时即报警，常见于管路脱节或漏气。包括湿化罐盖未拧紧，管路连接处松动、接水瓶未拧紧或错扣，气囊漏气或充气不足，加湿器回路温度探头脱落，压力传感器损坏，管道老化出现细小裂纹等。

(2) 通气量报警：通气量一般受潮气量及呼吸频率的影响较大。

1) MV 或 TV 低限报警：常由于气囊漏气，呼吸机输送气体从气囊周围漏出；无气囊插管的管径过细；管道衔接不紧密，湿化罐各衔接处未拧紧；气源不足致通气量下降；患者烦躁、呛咳、自主呼吸与呼吸机对抗，使潮气量发生变化；辅助呼吸模式时，患者自主呼吸缓慢、微弱致使自主潮气量降低等导致。

2) MV 或 TV 高限报警：主要原因有患者缺氧、体温升高、疼痛刺激、烦躁不安等引起自主呼吸频率增快。呼吸机触发灵敏度设置过高，吸入潮气量设定过高，呼吸频率设定过快，高限报警限设定过低。呼气流量传感器进水阻塞。

3) 氧气或空气源压力不足。

4）电源切断报警。

5）辅助呼吸时自主呼吸停止。

6）吸入氧浓度过高过低。

7）加湿器报警：加湿器温度设置过高，温度传感器损坏，加热导丝损坏，湿化器水量不足。

8）吸气时间不足或吸呼气时间比不正常。

（3）呼吸机报警后的检查步骤

1）按报警提示的问题进行检查。

2）查电源，注意稳压器有无保护和故障，电源插座是否脱落。

3）查气源，注意中心供氧压力或氧气瓶压力；注意空气压缩泵电源及空气源压力。两气源压力均应在 4 000 cmH_2O 左右。

4）观察各参数有无变化，分析发生的原因，及时通知医生处理。

5）查看各连接部位是否衔接紧密，尤其是呼吸管路与插管、湿化罐的连接处是否有漏气。

（4）报警处理

1）呼吸机报警后，立即根据报警项目判断报警原因，区分是由于患者因素、人为因素还是机器故障因素而引起的报警。

2）根据报警原因进行相应处理，特别是仔细观察有无管道连接脱落、管道折叠和积水、温度计脱落、报警范围设置不当等问题；用手触摸，发现气囊漏气、螺纹管裂缝、湿化罐及冷凝水收集器漏气等问题，此类问题较易处理。

3）如导管脱出立即拔除气管导管，给予简易呼吸器正压给氧，呼吸机接上模拟肺，待情况稳定后重新给予气管插管等处理。当气管插管入右主支气管时，应给予充分口鼻腔吸痰后气囊放气，退出导管少许，听诊双肺呼吸音对称后重新气囊充气并固定气管导管。

4）如果使用过程中出现任何异常现象，如屏幕上跳出不相关的窗口、不熟悉的响声，应立即检查呼吸机，如果条件允许，更换呼吸机。

第二节　人工气道管理的护理技术

人工气道的建立和维护是危重病抢救主要内容。掌握人工气道护理技术、建立和维护人工气道，直接关系到患者的生死存亡。正确有效的气道管理是提高治疗疗效和降低死亡率的重要环节。

一、人工气道的温湿化

正常机体对温湿化调节十分有效，鼻腔具有加温、滤过和湿化气体的功能，气体进入鼻腔，可加温到 30～34 ℃，相对湿度达 80%～90%，到达气管隆突时，温度已接近正常体温，相对湿度达 95%以上。呼出气含有饱和水蒸气，常使呼吸道丢失一部分水分，但呼出气通过鼻腔时温度下降，部分水蒸气凝结在鼻黏膜上，可保留其中20%～25%的热量和水分。一般情况下，呼吸道失水量为8～12 ml/m²。上呼吸道是呼吸系统非特异性防御的重要组成部分，可保护气管和支气管黏膜，促进正常的纤毛运动，清除吸入气中的有害物质、微生物及呼吸道分泌物。机械通气时，气流通过气管插管直接进入气管，并且由于通气量增加，使呼吸道的水分蒸发较正常状态下明显增加，导致呼吸道干燥，黏膜纤毛清除功能减弱。通过对吸入气体进行加温湿化，向呼吸道输送水分，维持吸入气体的理想湿度和温度，可减少气道堵塞和慢性肺疾病发生的风险，因此机械通气时的湿化疗法越来越受到临床重视，已成为呼吸机综合治疗的重要组成部分。

(一) 人工气道的温湿化目标

人工气道的吸入气体的温度应维持在(33±2)℃，不超过37 ℃，相对湿度接近95%～100%。

(二) 常见的气道温湿化的方法

1. 电热恒温湿化 呼吸机上多装有电热恒温蒸气发生器。它可将水加温后产生蒸气，混入吸入气中，起到加温、加湿的作用，是临床上最常用且温湿化效果较好的一种方法。使用时可使吸入气体相对温度保持在32～37 ℃，相对湿度保持在95%左右。其湿化效率受气流量、水温和蒸发面积等因素的影响，可使吸入气体变为接近体温且接近饱和水蒸气的温热、潮湿气体，应警惕恒温调节失灵，导致水温骤升，引起喉痉挛、呼吸道烫伤等。使用中应进行吸入气体温度的监测，一般将吸入气体加温到32～37 ℃，若湿化器内的水耗干，气道温度可升高。吸入气体温度不能低于20 ℃或高于40 ℃，吸入气体低于20 ℃可引起支气管纤毛运动减弱，气道过敏者还会引起应激性反应，诱发哮喘，吸入气体的温度高于40 ℃，也可造成支气管黏膜纤毛运动减弱或消失，而且可能会灼伤局部黏膜。吸入气体的相对湿度也应控制在95%～100%。

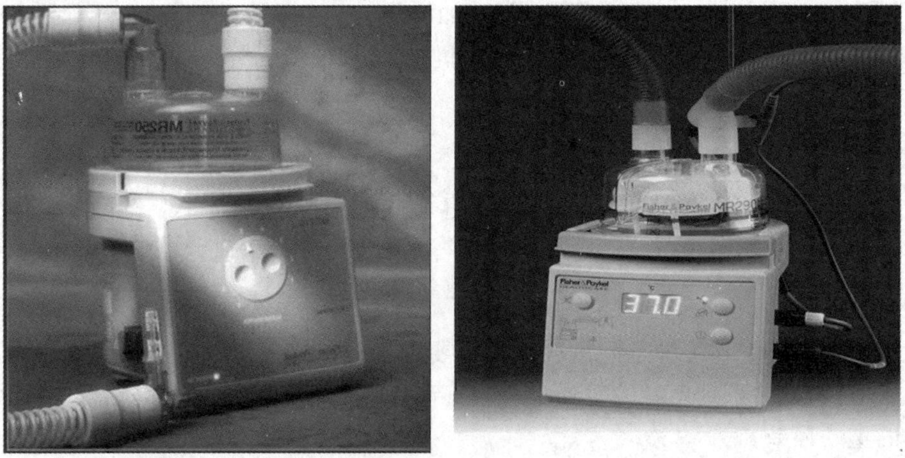

图15-1 电热恒温湿化器

2. 人工鼻(热湿交换器，HME) 人工鼻是模拟人体解剖制造的替代性装置，由吸水材料及亲水化合物构成，其内部有化学吸附剂，当气体呼出时，呼出气内的热量及水分被人工鼻保留下来，当气体通过人工鼻进入气道时，热量及水分重新进入气管内，保证气道获得有效、适当的温湿化，因此人工鼻除了具备正常的通气功能外，还有对吸入或呼出的气体进行加温、湿化和过滤的作用。从而维持了呼吸道黏膜纤维系统正常生理功能，保持呼吸道内恒温和湿度，且不提供额外的水分和热量。同时，人工鼻对细菌有一定的过滤作用，能降低管路被细菌污染的危险，因其采用特殊的静电纤维组成密集网阻挡和吸附细菌集合体的静电达到过滤目的，有效防止呼吸回路中的细菌污染，而且能够防止冷凝水在呼吸机管路内凝聚，减少细菌定植，明显降低呼吸机相关性肺炎的发生率，因此目前以其高效加温湿化作用在欧美国家广泛应用于建立人工气道的患者。国内的大多数文献建议人工鼻应 24 h 及时更换；国外文献报道，人工鼻 24 h 和每周更换在湿化效果、呼吸机相关性肺炎的发生率、痰痂发生率、通气时间、ICU 住院时日等方面无差异。当患者咯血、分泌物黏稠部分堵塞人工鼻，或气道阻力增加对患者呼吸功能影响较大时，人工鼻应随时更换。长期机械通气患者不能单独依靠人工鼻湿化。人工鼻使用过程中要注意了解患者的肺功能。监测静态肺顺应性、气道阻力等情况，根据血气分析结果及时调整呼吸机参数。不适用于脱水、低温的患者；禁用于不能耐受呼吸道通路中增加少量的阻力或死腔者(如小儿严重肺功能不全者等)、痰多黏稠堵塞者及有呼吸道损伤需吸入高湿度气体者。该装置不能连接于普通的湿化器上，也不能加水，不能重新使用或清洁。所以如元件移位或装置堵塞，不必尝试清除堵塞或更换元件，这样将损害热和湿度交换元件，导致进一步堵塞，应及时更换装置。

3. 气管内滴注湿化法 临床上可采用间歇滴注湿化和持续滴注湿化两种方法。

(1) 间歇滴注湿化：将湿化液用注射器滴入婴幼儿 1 ml/次，2 h 一次。

(2) 持续滴注湿化：将湿化液以静脉输液的方法排气后，剪掉针头，将头皮针软管插入气管导管内 5 cm，有人提倡用微泵控制滴入速度，一般 3～4 ml/h，也可根据呼吸道分泌物黏稠度、室内温湿度调整推注速度，通常不超过 10 ml/h。间歇滴注湿化与持续滴注湿化相比较，持续滴注湿化的效果优于间歇滴注湿化，它能使气道 24 h 保持湿润，用微泵控制滴速效果更好，滴入量更均匀。实验证明，0.45%的盐水湿化效果优于生理盐水，因为生理盐水送入支气管水分蒸发快，钠离子沉积在肺泡支气管形成高渗状态，易引起支气管水肿，不利于气体交换。0.45%的盐水吸入后在气道内浓缩，使之接近生理盐水，对气道无刺激作用。

4. 超声雾化吸入法 超声雾化吸入是利用超声波的声能为动力，将雾化液撞击成微细颗粒悬浮于气流中进入呼吸道，用以治疗呼吸道炎症，稀释痰液，促进排痰。临床上多根据病情、痰培养及药敏试验结果，加入相应药物进行雾化吸入，每日 2～3 次。

(三) 人工气道湿化不足的危害

1. 削弱纤毛的运动 气道内干燥使纤毛运送分泌物的时间延长。有研究表明，吸入气体的湿度低于 70%(绝对湿度 30 mg/L)时，纤毛运动发生障碍，湿度越低纤毛运动越障碍。

2. 排痰困难及缺氧 吸入干燥气体，可使气管黏膜干燥充血，分泌物黏稠、结痂，导致排痰困难，甚至可发生黏液栓阻塞气道或气管插管，严重者可致呼吸困难，甚至窒息。如果吸入气体湿化不足，黏稠的痰液更易积聚于支气管，严重妨碍通气功能。同时可导致吸入气体在肺内分布不均，通气/血流比值失调，加重缺氧。

3. 引起肺部或加重炎症 分泌物排出不畅，使细菌易于生长繁殖，引起肺部炎症的加重和发展，甚至形成黏膜溃疡或组织的坏死脱落。

4. 降低肺顺应性 气道得不到湿化，肺顺应性将逐步降低，其主要原因是肺表面活性物质遭到破坏或黏液栓的气道阻塞，形成肺小叶或肺泡的微小不张。

(四) 人工气道湿化过高的危害

若较长时间经气管插管吸入较高温湿气体(37～40 ℃，相对湿度 100%)，也可使黏液纤毛系统受损，动脉氧分压下降，肺泡-动脉血氧差加大，肺顺应性下降。

(五) 人工气道湿化效果评价

痰液黏稠度和吸引是否通畅是衡量湿化效果的可靠指标。一般情况下，吸出的分泌物少，但肺部听诊干、湿啰音，并不是没有分泌物，而是有分泌物但不易排出，可能原因为分泌物太黏稠，应提高湿化温度。

1. 湿化满意 分泌物较稀薄，可顺利通过吸引管，气管内无痰痂和黏液块咳出；听诊气管内无干鸣音或大量痰鸣音；患者安静，呼吸道通畅。

2. 湿化过度 气道阻力加大，甚至支气管痉挛；水潴留过多，使心脏负担加大；肺泡表面活性物质损害，引起肺泡萎陷或顺应性降低；分泌物稀薄，咳嗽频繁，吸引次数增加；听诊气管内痰鸣音多，患者烦躁不安、发绀加重、血氧饱和度下降及心率、血压等改变。湿化过度时要减少入水量、利尿、准确记录 24 h 出入液量。

3. 湿化不足 分泌物黏稠，吸引困难；听诊气道内有干鸣音；气管内可形成痰痂，引起低通气，可出现突然的吸气性困难，发绀加重及血氧饱和度下降等。湿化不足要结合雾化吸入、根据心肺功能增加入水量或改用其他湿化方法。

二、气管导管气囊的管理

随着医学技术的发展，应用呼吸机实行人工机械通气进行生命支持已成为一种常规手段。目前研究出多种方法来避免或减轻机械通气并发症的发生，而气囊管理是人工气道管理的重要环节，对防止机械通气时气道漏气、避免口腔分泌物、胃内容物误入气道、防止气体由上呼吸道反流、保证有效通气量、防止气道黏膜损伤等有非常重要的意义。

(一) 气囊的类型

依据气囊内压的大小可分为低容高压气囊、高容低压气囊及等压气囊。临床常用高容低压气囊。

(二) 气囊压力

关于气管导管气囊内压的大小，有不同观点。有专家认为，气囊充气过度，对黏膜产生的压力大于 25 mmHg 时可造成局部黏膜坏死。也有专家表明为避免长期压迫气管内壁黏膜，防止缺血坏死，气囊充气后压力控制在 18.4 mmHg 以下，即低于正常的毛细血管渗透压。还有资料表明气囊压力应小于 25 mmHg 或保持在 18.4～22.1 mmHg，才能将其对气管黏膜的压力性损伤减小到最低范围。国外有文献报道，当气管导管气囊内压力超过 21.8 mmHg 时，气管黏膜血流开始下降；达 30.1 mmHg 时，黏膜血流明显减少、苍白；当气管导管气囊内压达 50.4 mmHg，15 min 后气管黏膜可出现明显损伤，部分基膜剥离；而压力达 100 mmHg、15 min 内基膜开始分离。故理想的气囊压力为保持有效封闭气囊与气管间隙的最小压力，又可防止气囊对黏膜的压迫性损伤，最适宜的气囊压力为 18.4～21.8 mmHg，小儿各年龄段气囊压力酌减。

(三) 气囊压力的测定方法

在临床实践中,为了减少气囊对气管壁的压力,防止气囊压造成气管黏膜损伤,必须测定气囊压力。一般临床常用的有手捏气囊感觉法、定量充气法及气囊压力表测量法。

(1) 手捏气囊感觉法是判断者根据临床经验,用手捏压气囊的压力感觉"比鼻尖软,比口唇硬"为适宜,此方法的判断标准不同个体的感觉存在很大差异,无法准确判断气囊压力。

(2) 定量充气法是机械通气患者在选用大容量、低压型的气囊导管时选用,因患者个体及气管导管型号不同气囊充气量不一,亦不能精确气囊压力的大小。

(3) 利用气囊测压表(图 15－2)可以科学地为机械通气患者气囊充气、放气,保证护理工作的安全性、准确性。

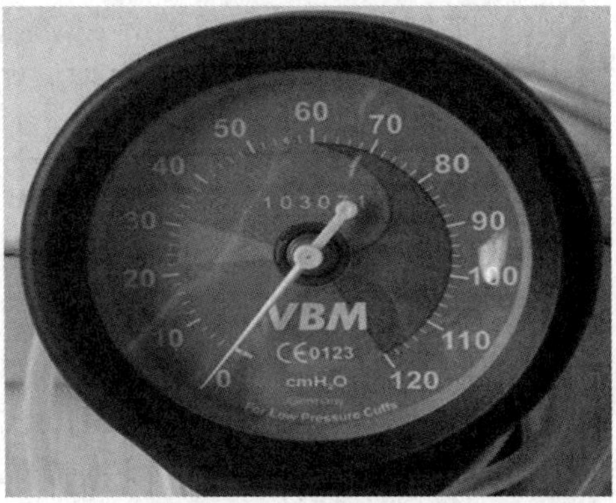

图 15－2 气囊测压表

(四) 气囊充气的方法

有学者认为临床气囊充气可采用最小漏气技术(MLT)和最小闭合容量技术(MOV),在一定的程度上可将气囊对气管壁的损伤降至最小,且不易发生误吸和影响潮气量,不必定时放松气囊。使用前检查气囊是否漏气;气囊充气要缓慢;充气量根据导管不同型号决定;最好在气囊测压表的监测下,根据患者的循环情况及气囊充气时间,可适当调整气囊充气量,尤其对于低血压或休克患者则应该相应减少气囊压力,以保证局部组织血液供应。

(1) 最小漏气技术(MLT):即在气囊注气后,吸气高峰时允许有小量气体漏出的技术。方法为:将听诊器放于患者气管处,向气囊内缓慢注气直到听不到漏气声为止,然后抽出气体,从 0.1 ml 开始,直到在吸气高峰时听到有少量气体漏出而患者的通气量无明显改变为止。注意防止因过量漏气而触发呼吸机低通气量报警。其优点是与 MOV 比较,可减少潜在的气道损伤。缺点是易发生误吸,对潮气量有影响,患者的导管易移位,气囊上气管黏膜干燥。

(2) 最小闭合容量技术(MOV):即寻找有效封闭气囊与气管间隙的最小压力技术,气囊充气后,在吸气时无气体漏出。方法为:将听诊器置于气管处,向气囊内注气,直至患者呼气早期或中期听不到漏气声为止,然后抽出 0.5 ml 气体时可听到少量漏气声,再从 0.1 ml 开始注气,直至吸气时听不到漏气声为止。其优点是不易发生误吸,不影响患者的潮气量,有助于气道内导管的固定。缺点是较 MLT 易发生气道损伤。

气囊放气指征:①评价气囊的漏气情况。②清除上气道的分泌物。③评价气管扩张情况。④拔除气管插管。

(五) 气囊放气的方法

传统护理常规中,气囊定时放气,可预防充气时间过长、压迫气管壁导致的并发症。但有学者认为气囊不需要定时放气,其依据是气囊放气后 1 h 内气囊压迫区的黏膜毛细血管血流难以恢复,因此短时间的气囊放气不能达到恢复气管黏膜血流的目的。而且气囊放气时,滞留物的清除不利将会造成下呼吸道的感染。

(1) 气囊放气要2个人配合，放气前先吸净气道、口鼻腔、咽喉部的分泌物，以预防分泌物误入气道而导致吸入性肺炎，甚至窒息。然后1人用注射器缓慢放气，另1人在放松气囊同时及时吸引渗漏的分泌物。由于气囊滞留物中存活的细菌多为耐药菌，即使少量进入肺部也可能导致严重的肺部感染。

(2) 选用可冲洗气囊气管导管，经鼻置1根引流管于气囊上部，每30～60 min冲洗抽吸1次，需注意的是冲洗前，一定要调节气囊压力，防止误吸。

三、胸部理疗

胸部理疗是用规范的护理程序，通过对胸肺情况评估，采用包括拍击胸背-咳嗽运动-体位引流-翻身、吸痰等物理治疗措施来达到机体维持正常的肺通气和肺换气的临床治疗方法。在临床实践中，由于患儿年龄尚小，不能主动地配合进行有效咳嗽、体位引流等护理措施，临床操作较多的还是胸部叩击(叩背)配合治疗。翻身拍背对防止肺不张、促进肺循环，改善肺功能有重要作用，方法简单而有效，但常被忽视。重症患者活动少，更应注意进行，通常每3～4 h应进行1次。湿化呼吸道只有与胸部物理治疗密切配合，才能确实起到保护呼吸道通畅的作用。

(一) 胸部理疗的作用

促进肺泡复张，保持肺泡换气；利于肺内分泌物的引流；通过变换体位，最大限度增加心肺功能；改善通气/血流比值。

(二) 胸部理疗的方法

(1) 肺部听诊：肺泡呼吸音在肩胛部、双乳下；支气管呼吸音在气管区域；支气管肺泡呼吸音：胸骨侧第1、2肋间，肩胛区第3、4胸椎水平，肺尖。

(2) 肺部触诊：可判断肺内痰液的部位、性质，结合听诊判断更准确。

(3) 叩击法：手指并拢掌心弯曲成碗状，放松手腕，依靠腕部的力量有节奏地在胸肺部叩拍，以促进拍击部位分泌物的活动。

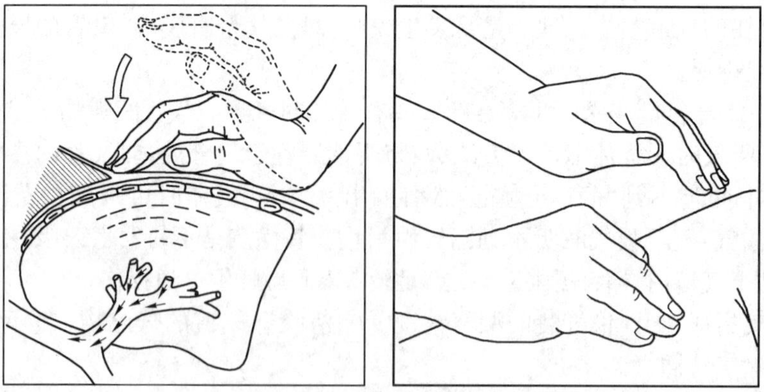

图15-3 胸部叩击手法

(三) 胸部叩击的禁忌证

(1) 严重心血管功能状况不稳定者，如低血压、肺出血、肺水肿、咯血的患者。

(2) 未经引流的气胸、肋骨骨折等患者。

(四) 胸部叩击的注意事项

(1) 叩击应在肺野进行，避开骨隆突处，如胸骨、肩胛骨及脊柱等。叩击部位取决于患者的病情，如整个肺野都要叩击，应从病变最大的肺叶、肺野开始，通常从两肺下叶开始。

(2) 叩击力量要适中，以不使患者感到疼痛为宜。若叩击时发出一种空而深的拍击音时则表示手法正确。

(3) 叩击时间每个肺叶反复叩击 1～3 min。宜在餐前或餐后 2 h 进行。

(4) 叩击时不宜直接与患者皮肤接触，需用单层薄布保护皮肤，勿用较厚衣物，应会降低叩击时所产生的震动，影响叩击效果。叩击时要避开纽扣、拉链等。

(5) 叩击时要注意观察患者的反应，观察咳嗽、排痰情况，听诊肺部呼吸音及啰音的变化。

(6) 叩击时手掌与患者胸壁的距离不超过 12 cm，以免叩击力量过大引起患者不适。

四、机械通气的护理

(一) 气管插管的分类及优缺点

(1) 分类：经鼻气管插管和经口气管插管。

(2) 优缺点：口插管插入容易，适于急救场合。口插管对咽喉刺激强，清醒患儿不易接受，口插管后要尽量避免碰动导管，减少对咽喉的刺激。将气管插管和牙垫固定好，保持插管的正确位置，防止插管自气管脱出或滑入一侧总支气管（常滑入右侧总支气管，使左侧呼吸音减弱或消失）。鼻插管相对于口插管而言，患者易耐受，留置时间较长，易于固定，脱管机会少，便于口腔护理。但不易迅速插入，不适宜于急救场合，压迫鼻腔易造成损伤，易将鼻部感染带入下呼吸道。

(二) 检查气管插管位置的方法

(1) 听诊：听诊两侧胸部呼吸音是否对称。

(2) 观察：如患者双侧胸廓抬起一致，证明插管在气管内。患者有自主呼吸的情况下，若气管插管内有冷凝湿化气，证明插管位于气管内。

(3) $ETCO_2$ 监测：当无 $ETCO_2$ 波形或呼出气 CO_2＜5 mmHg 时，说明插管不在气管内。

(4) SpO_2 监测：插管后患者 SpO_2 持续升高，表明插管在气管内。

(5) 胸片检查：气管插管的金标准。正确管位应为插管尖端位于隆突之上 2～3 cm。

(三) 气管插管护理

(1) 随时检查气管导管插入深度，及时发现导管滑入一侧支气管或滑出。

(2) 床头抬高 30°～45°，头稍后仰，减轻导管对咽喉的压迫。

(3) 导管做好插入深度标记并固定牢固，避免导管随呼吸运动上下滑动以损伤气管黏膜。

(4) 注意口腔护理，每 4～6 h 用氯己定（洗必泰）漱口液或双氧水、清水冲洗。

(5) 口插管选用比导管略粗的牙垫固定，避免患者咬管。

(6) 若气道阻力过大或导管过细，死腔量大，可相应将气管导管远端剪短或减少呼吸回路上 L 形接头的连接。

(7) 为防止气管套囊对气管黏膜的长时间压迫，可采用最小漏气技术或最小闭合技术。放气前先行口腔、咽部吸引。放气后套囊以上的分泌物可流入气管，应经导管吸引。

(8) 尽量避免呼吸机管路和接口处对导管和其支撑点的压迫，要充分利用呼吸机管路的支架。固定后听诊双肺呼吸音是否一致。

(9) 气管拔除后密切观察患者，注意有无会厌炎、喉痉挛等并发症的发生，并给予简易 CPAP 给氧或鼻导管吸氧，以防低氧血症。

(四) 机械通气患者的观察与护理

1. 一般生命体征的监护　注意患者的体温、脉搏、呼吸、血压、神志变化及尿量等。体温升高通常是感染的表现，体温下降伴皮肤湿冷是休克的表现。机械通气时气道压增高，回心血量减少，可引起血压下降，心率反射性增快。由于心排血量减少和血压下降，可引起肾血流灌注降低，血管升压素、肾素和醛固酮水平升高，可减少尿液的生成及排出。机械通气时，可抑制吸气，尤其当潮气量大时，可致自主呼吸停止。皮肤潮红、多汗和表浅静脉充盈，提示有二氧化碳潴留，脑组织对缺氧的耐受性很差，如患者通气不足、缺氧和二氧化碳潴留，首先表现为意识状态的改变，甚至昏迷。机械通气治疗得当，呼吸道保持通畅，缺氧和二氧化碳潴留缓解，神志转为清醒。

2. 一般观察项目　①日均痰液量。②吸痰次数。③湿化不足，表现为痰痂形成。④湿化过度，表现为患者呼吸急促，痰液稀水样，血氧饱和度下降 3%以上。⑤呼吸道刺激征，表现为刺激性咳嗽、血性痰或肺部哮鸣音。⑥呼吸道阻力增加，表现为呼吸频率增加 5 次/min 以上或出现吸气性呼吸困难。

3. 胸部体征　机械通气时，两侧胸廓运动和呼吸音应对称，强弱相等。否则提示气管插管进入一侧气管或有肺不张、气胸等情况。

4. 呼吸频率、潮气量、每分通气量、气道压的监测　机械通气过程中要密切观察患者的自主呼吸的频率、节律、与呼吸机是否同步。机械通气后通气量恰当，患者安静、自主呼吸与呼吸机同步。如出现烦躁，自主呼吸与呼吸机不同步，多由于通气不足或痰堵，应及时清除痰液，增加通气量。如自主呼吸较强过快，与呼吸机不同步，可给予镇静剂或肌肉松弛剂以抑制自主呼吸而达到控制呼吸。

5. 痰液黏稠度观察与分度　分 3 度。

Ⅰ度(稀痰)：痰如米汤或泡沫样，吸痰后，吸痰管玻璃接头内壁上无痰液滞留。

Ⅱ度(中度黏痰)：痰液外观较Ⅰ度黏稠，吸痰后少量痰液在吸痰管玻璃接头内壁滞留，但易被水冲洗干净。

Ⅲ度(重度黏稠)：痰液外观明显黏稠。常呈黄色，吸痰管常因负压过大塌陷。吸痰管玻璃接头内壁滞留大量痰液，不易被水冲净。

6. 血气分析　血气分析是判断通气和氧合状况的主要依据，是机械通气治疗中监测的重要指标，并根据结果及时调整呼吸机的各项参数。

7. 潮气量　呼吸机的主要功能是维持有效通气量。因此潮气量因视患者的病情、年龄、体重而定，一般按 5～8 ml/kg 计算。要注意实际吸入潮气量的变化。

(五) 气管内吸痰技术

1. 有效排痰程序

(1) 评估：通过肺部听诊确定痰液滞留的部位。

(2) 根据痰液的黏稠度进行气道湿化，并加大吸氧浓度。

(3) 根据痰液滞留的部位调整患者体位并配合胸部叩击使痰液移行入大气道易于吸引。

(4) 气管内吸引。

2. 人工气道内分泌物的吸引 气管内吸引是人工气道建立后的基本护理措施，是患者分泌物排出的唯一重要的方法。

(1) 适时吸痰的指征：因为吸引过于频繁造成下呼吸道感染概率增加并对黏膜伤较大，所以提倡按需吸痰。定容时气道压升高或定压时潮气量减少；出现人机对抗，有咳嗽，肺部听诊有湿啰音；血氧饱和度逐渐下降 2%～3%及以上；听诊有痰鸣音等。

(2) 吸痰管的选择：采用除端孔外在不同高度有不等的侧孔的多孔吸痰管，并根据气管插管内径选择合适的吸引导管，吸引导管的外径不能超过气插管内径的 1/2，且长度要求超过气管插管 1～2 cm。吸痰管太粗易增加气道阻力，增加呼吸肌做功，反之吸痰管太细不利于痰液的吸引。

(3) 痰液部位及性质的判断：听诊器置胸骨上窝或站在患者床旁，若听到呼噜声表明大量痰液淤积上呼吸道；听诊器置第 3～4 胸椎旁，听到支气管肺泡呼吸音"夫哈"声并夹杂低调较远的"嗞嗞"声，表明分泌物黏稠，支气管内形成薄膜，痰位于下呼吸道，这样可避免盲目操作，可辅以肺部物理疗法使痰液移至中心气道。

(4) 气管内吸痰的实施：吸痰时除做到无菌操作外，还要动作轻柔，吸痰管要轻轻插入，不要用力过猛；每次吸痰时间不宜超过 10 s；采用边捻转边吸引、边上提的吸痰方法，防止拉锯式和边插边吸的损伤性吸痰；吸痰前后予高浓度氧气吸入，避免因吸痰引起缺氧；同时当吸痰管插入时遇有阻力，应分析原因。

(5) 负压的调节：在湿化良好的基础上成人不超过 300 mmHg；儿童 80～100 mmHg；婴儿 60～80 mmHg。

3. 气道内吸引不当的后果 主要有缺氧、心律失常等，其次有气道黏膜损伤、出血、感染；支气管痉挛和负压过高引起肺不张等并发症。

(六) 人机对抗的观察及处理

1. 人机对抗的危害

(1) 通气下降：人机对抗时，使患者呼吸道内压力剧增，进人肺内的潮气少；如对抗频繁，则使每分通气量下降，肺泡通气量减少而加重缺氧和二氧化碳潴留。

(2) 循环障碍：增高呼吸道内压可使部分肺泡过度压迫肺泡毛细血管，增加生理无效腔和加重右心负担，同时肺内压增高可使回心血量减少，心排出量降低，组织供血不足，加重组织缺氧，导致循环障碍。

(3) 气胸：骤然增高的肺内压具有使肺泡破裂气胸的危险。重症哮喘、ARDS 患者尤为多见。

2. 人机对抗的判断 排除因气道湿化、吸痰之后短暂的人机对抗及由于严重的中枢损害导致的呼吸频率过快等原因外，机械通气过程中患者出现躁动不安、呼吸困难、呼吸节律不规则、血氧饱和度持续下降、心率增快、血压升高、呼吸机报警持续等均是人机不协调的重要表现。

3. 人机对抗的原因与处理方法 出现人机对抗时，首先尽快查明原因，进行针对性处理。

(1) 痰阻塞、气道不畅者,应给予化痰、吸痰等处理。

(2) 由于缺氧诱发自主呼吸加快引起的人机对抗,通过调整呼吸机参数如通气模式的变化、增加吸氧浓度、给予合适的PEEP值等以尽量提高动脉血氧分压,纠正缺氧。

(3) 不耐受插管刺激的清醒患者及精神紧张、恐惧引起的对抗,进行病情解释及心理安慰,争取配合,必要时遵医嘱予适量镇静剂。

(4) 高热抽搐所致的人机对抗,予降温措施及镇静剂处理。

(5) 插管过深及气囊漏气造成人机对抗,立即调整气管插管位置及更换气管插管。

(6) 机械故障导致的人机对抗应更换管道或呼吸机。

(七) 意外拔管的原因及处理

气管插管的意外拔管是指未经医务人员同意,患者自行将气管插管拔除或气管插管不脱落,处理不当常会造成严重的后果。患者失去有效的呼吸通路而发生窒息、完全依赖机械通气的患者出现呼吸暂停,有自主呼吸的患者则可能出现低通气等,无论哪种情况的发生,均可危机患者的生命。因此,一旦发生意外拔管应紧急处理。

1. 意外拔管原因

(1) 插管方式:经口插管患者耐受性较差,清醒时常出现烦躁,易导致气管插管的意外拔管,这是最常见原因。

(2) 未充分使用镇静剂:患者出现烦躁不安时,未及时使用镇静剂,患者常不能耐受插管对咽部黏膜的刺激和局部压迫而自行将插管吐出或拔出。

(3) 未采取有效的约束:清醒不能耐受气管插管有拔管倾向的患者。

(4) 气管插管缺乏有效的固定:患者常因出汗、口腔分泌物及呕吐物污染使固定的胶布失去黏性,无法起到固定的作用。

(5) 医疗护理操作不当:在进行翻身、固定气管插管、口腔护理、解除约束进行检查治疗时,由于固定不当,导致导管脱出。

(6) 拔管的高危人群:麻醉初醒及神志不清的患者、低年资护士护理时。

(7) 意外拔管的高危时段:工作繁忙,大、小夜班及晨会交接班等时段。

2. 处理措施 及时清除口咽部分泌物,保持气道通畅,根据患者情况给予吸氧或简易呼吸器通气,必要时放置口咽通气道,监测呼吸及血氧情况,做好再次气管插管的准备。

3. 预防措施

(1) 根据不同的情况遵医嘱予镇静药并观察药效。吸痰时应树立安全护理意识,用约束带给予有效、合适的四肢约束,并经常检查其可靠性,防止患者因躁动、挣扎而发生坠床、拔管事件。

(2) 对低年资护士及轮转护士进行培训,内容:①认知培训:使其掌握意外拔管的概念、常见原因、意外拔管的危险因素。②评估技巧培训:包括如何评估气管插管患者的意识、镇痛剂使用安全程度以及哪些是意外拔管后重置管的高危人群等。③护理措施培训:导管的固定、约束技巧、意外拔管后病情的正确评估及紧急处理等。

(3) 加强意外拔管高危时段的监控:加强对这些时段患者的观察、巡视,检查约束效果,防止患者自行拔管。

(4) 其他方面的防范：医护人员在为置管较多的患者进行护理操作、变换体位及做特殊检查治疗松脱约束时，应先适当地将固定的导管放松至可变换体位的长度，扶持患者的双手，并随时注意评估有无发生意外拔管或因变换体位导致导管脱落的可能，及时采取防范措施。

五、感染的预防

1. 体位的管理 患者仰卧位增加了细菌吸入和下呼吸道定植的危险性。当患者持续仰卧位时，气管内插管压迫上部食管括约肌群，使防止胃内容物逆流入食管的功能下降，加重胃食管反流。一般建议对没有禁忌证的患者可采用抬高床头 30°～45°的半卧位以减少胃反流。

2. 加强口腔护理 为减少细菌定植，加强口腔护理对患者有直接益处，且费用低。根据口腔的 pH、细菌培养的结果选择合适 3%双氧水、2%碳酸氢钠液、2%硼酸液的漱口液进行口腔护理，4～6 h 一次。

3. 加强气囊压力的管理 使用双气囊和最小漏气技术可有效地降低气囊压力，减轻黏膜受压，对潮气量影响小，而且气囊周围少量漏气机械通气患者尽管保持适当的气囊内压，同样有发生误吸的危险。

4. 加强声门下分泌物引流 气管插管机械通气的患者口咽部分泌物易积聚在声门下区的气囊上方，成为细菌定植场所。声门下分泌物引流对预防呼吸机相关性肺炎具有明显的效果。

5. 鼻饲方法的改进 鼻胃管胃肠内营养时，采取小口径鼻胃管持续点滴以减少胃膨胀从而减少反流误吸的可能。鼻饲后 30 min 内不宜行翻身、叩背、吸痰等操作，若患者突然出现呼吸道分泌物增多时，应警惕有无胃内容物反流误吸。

6. 预防交叉感染 床边隔离、无菌操作、采用规范的洗手方法是预防医院感染最简单有效的方法。

7. 加强呼吸机管路的管理 每周更换呼吸机管道 1 次或使用一次性呼吸机管道，遇到污染立即更换管道。直接或间接接触下呼吸道黏膜的设施或物品，须经灭菌或高水平消毒。连接呼吸机管道上面的冷凝水定期引流、及时倾倒。

第三节 呼吸机维护保养与消毒

呼吸机是当前大型医院必备的抢救设备，是延长患者生命，为进一步治疗争取宝贵时间的重要工具，所以机器性能的可靠性会直接影响到患者的治疗效果甚至生命安全，为了尽可能避免呼吸机在使用过程中发生故障或对患者造成伤害，应定期对呼吸机进行使用前的安全性检查、使用过程中的管理维护、使用后的消毒和预防性维护。保证呼吸机正常运作离不开医护人员及时对呼吸机进行保养，维护保养是一项细致复杂的工作，应注意的是：任何呼吸机都应该在患者使用之前，首先确保其各项功能均应处于正常运行并事先连接模拟肺进行应用调节后再与患者连接。否则，如果在患者应用之后才发现有故障或参数不合适，贻误抢救时机，甚至造成患者的意外伤害。呼吸机保养与使用准备工作的目的是及时消除呼吸机的隐患，保养与使用准备工作的内容有：定期清洗、消毒管路，更换消耗品。

一、呼吸机的维护与保养

1. 维护保养的目的 使机器处于良好的备用及运行状态，确保临床呼吸机应用的安全性和有效性，延长机器使用寿命。

2. 建立呼吸机的维护和保养制度 科室由一名护士主管所有呼吸机，掌握呼吸机使用动态情况，负责与相关人员联系和常规维护。根据呼吸机的性能，由厂家专业人员定期检测维护，由院内工程师检测和处理临时问题，有故障的呼吸机设专门区域放置，并有醒目提示，建立呼吸机使用档案，每次检修后签名以备查。

3. 使用前检查 大多数的中高档呼吸机均有气密性、压力、流量、氧传感器、电源、气源等一系列自检功能。自检通过，说明呼吸机基本完好，能给患者安全使用，对无自检功能的呼吸机，可采用以下方法大致判断：偏流量取 24 L/min，吸气时间取 1 s，或潮气量取 400 ml，呼吸频率取 15 次/min，氧浓度取 60%，若此时最大气道压力约为 25 cm H_2O，每分通气量约 6 L/min，可表示呼吸机性能基本正常。

4. 使用过程中的维护

(1) 检查管道内有无积水，定期倾倒接水瓶内的冷凝水。注意呼吸机管道的水平面应低于患者的呼吸道。

(2) 查看接水瓶是否滑脱、处于管道低位，管道有否漏气及打折。

(3) 查看湿化器是否需要增加无菌蒸馏水，湿化效果如何。

(4) 查看空气或氧气进气口端的积液瓶有无积水，机器的散热通风口及压缩机通风口过滤网应每天清洗 1 次。

(5) 呼吸机可自锁的轮子要锁住，防止机器移动，电源插头要插牢固。

(6) 长期使用呼吸机的患者呼吸机管路每周更换 1 次，污染时，随时更换。湿化罐及湿化液每日更换 1 次；人工鼻一般 24 h 更换 1 次。

5. 使用后的保养和维护

(1) 呼吸机使用后均要消毒、维护和保养，并由专人负责全面的维护。

(2) 内外管路的拆卸和安装：根据各种呼吸机说明书的要求保养、清洁、消毒呼吸机各部件。

(3) 注意呼吸机保养、清洁的方法。

(4) 定期更换消耗品（包括氧电池、活瓣、过滤网、皮垫、细菌过滤器等）；呼吸机每工作 1 000 h 应由工程师进行保养及检修。

(5) 如果设备使用低于常规频率，1 年内应由设备维护人员根据《维护手册》对其执行至少 1 次的预防性维护。

二、呼吸机的清洁与消毒

呼吸机要经常清洁，需要清洁的呼吸机部件可按呼吸机说明书的要求进行清洁和消毒，有些部件仅需清洁，而有的则必须消毒后再使用，这些部件主要包括以下几种。

1. **气源过滤网** 气源过滤网包括空气压缩泵和有些呼吸机主机中可清洗的空气滤网。该零件在气路的进气端，如不及时清洗，过滤网会被灰尘堵塞，引起呼吸机进出气不畅，增加负载，影响压缩泵寿命。具体清洁方法为：将过滤网从机器中取出，用清水洗净表面尘埃后，再用力甩干或烘干；或者用吸尘器吸尽灰尘，然后放回原位。一般每 48～72 h 清洁 1 次，无需常规消毒。

2. **呼吸机内部电子器件** 呼吸机内部电子器件表面的灰尘可用小功率吸尘器轻轻吸除或用专用吸球轻轻吹气去除，也可以用干净的软毛刷轻轻扫除，电子器件不能用消毒液浸泡，也不能接触水和油。

3. **传感器** 流量、压力等各种传感器为呼吸机的敏感电子零件，不能用水冲洗也不能用消毒液浸泡，以免损坏其性能，如有必要可使用气体消毒方法消毒，表面只能用 70% 的乙醇棉球十分小心地轻轻擦干净，有的传感器只能轻轻浸放在清水中，即刻取出，并自然晾干，切忌用力甩干或烘干。特别需要注意的是呼出流量传感器大多为铂金丝制作，比发丝还细几十倍，极易损坏，价格也非常昂贵，切不可盲目消毒，必须按说明书介绍的方法进行。

4. **湿化器** 湿化器电子加温部分和温控传感器探头的金属部分用清洁的软湿擦布轻轻擦净，不能用消毒液浸泡，以免影响加热功能和降低其感温的准确性。

5. **空气过滤器** 空气过滤器安装在呼吸机前面板上或是在患者呼吸气体管路中，以便于进行拆卸和更换，空气过滤器一般为一次性使用部件，空气过滤器作用是滤除呼吸机气体通路中的细菌，保证进出患者气体的洁净，空气过滤器要根据呼吸机使用手册的相关要求定期更换。

6. **机身** 机身与台面主要以软布及时去除表面的污物与灰尘。当需要推至层流无菌病房时，还需要用消毒液清洁表面，机架滚轮部分的污垢要仔细清除。主机和压缩泵的外表面用清洁的软湿擦布轻轻擦净即可，每日 1 次或隔日 1 次。必要时用消毒液如含氯制剂消毒液浸泡过的软布擦洗。

7. **呼吸机气体回路** 呼吸机使用后，无论时间长短，为了避免交叉感染，都要对管路进行严格消毒。管路的清洁、消毒前，可用清洁剂等溶液清洗，然后再用清水冲洗干净晾干；对于管道中的痰痂、血迹等其他残留物，应用生物多酶液，以便使其彻底分解，降低蛋白表面张力，增加管道的洁净度。管道的方法有药物浸泡、气体熏蒸和高压蒸汽等。使用浸泡的药物有多种，如戊二醛中性溶液、含氯消毒液等。按规定的比例将冲洗干净的管路浸泡 1～2 h，再用清水洗净，适用于金属、橡胶、塑料类。环氧乙烷熏蒸可穿透橡胶、塑料等，无腐蚀、无破坏性，但一次消毒后需 1 周时间环氧乙烷才能挥发完，有过程长、价格高、易燃等缺点，不常使用。高压蒸汽消毒法仅适用于金属及耐高温的部件，不可用于硅胶等材料的呼吸管道的消毒。气体管路是必须消毒的呼吸机的主要部件，凡是连接于患者与呼吸机之间的各螺纹管、联接管、接头、湿化器、雾化器和呼气瓣等均应彻底消毒，可先用清水冲去管路中的污物，然后将管路浸入规定的消毒液中约 1 h，取出后用清水冲去管路内外的消毒液，阴凉处晾干后再次使用。

（蔡　榕）

参考文献

[1] 郭军涛,王厚岭,张杰.呼吸机安全性能检查程序[J].医疗设备信息,2007,22(11):108-109.

[2] 郭瑞表.呼吸机临床应用中的安全管理[J].医疗设备信息,2006,21(4):65-67.

[3] 黄庆丰.呼吸机的基本原理及维修保养[J].医疗装备,2006,11:44-45.

[4] 纪翠红,翟惠敏,王惠珍.呼吸机相关性肺炎护理的研究进展[J].中华护理杂志,2010,(45)9:790-792.

[5] 李文涛,何晓明,孙丽娟,等.呼吸机湿化器温度设定的临床研究[J].实用护理杂志,2001,17(9):3.

[6] 李晓婷,彭慧,陈爱清,等.微量注射泵在人工气道持续湿化中的应用[J].现代医院,2009,9(3):103-104.

[7] 王欣然,杨莘.危重病临床护理实践[M].北京科学技术文献出版社,2008.

[8] 王玉真,王煜娟,高兰梅,等.呼吸机管道消毒方法改进[J].齐鲁护理杂志,2008,14(5):15.

[9] 俞森洋.现代机械通气的理论与实践[M].北京中国协和医科大学出版社,2000:709-711.

[10] 郑月姣.呼吸机的维护[J].中国医疗设备,2007,121-122

[11] 朱慧,朱瀛,颜航群.人工鼻的应用护理现状[J].上海护理,2008,8(4):63-65.

第十六章　机械通气的并发症及其防治

机械通气是危重症治疗的重要手段之一，但在机械通气过程中如管理不当可导致严重的并发症，如何降低机械通气并发症的发生是危重症医务人员面临的重要问题。

机械通气的主要并发症有：呼吸机相关性肺炎、通气不足（通气过度）、呼吸机相关性肺损伤、低血压、胃肠充气与水钠潴留，还有呼吸机故障所致的并发症等。

一、呼吸机相关性肺炎

呼吸机相关性肺炎（ventilator associated pneumonia，VAP）是机械通气的常见并发症，是儿科重症监护室（pediatric intensive care unit，PICU）和新生儿重症监护室（neonatal intensive care unit，NICU）第2位的医院获得性感染。数据表明，PICU机械通气患者的VAP发生率为3%～10%，NICU机械通气患者的VAP发生率为6.8%～32.3%，而VAP在成人则高达15%～30%。表16-1为不同出生体重NICU患儿的VAP发生率。无论成人或儿童病例，VAP通常会导致机械通气患者的死亡率、机械通气时间、住院时间和医疗费用增加。一项有8个国家20个单位（5个PICU，7个新生儿病房，2个血液肿瘤病房和8个一般儿科病房）710个PICU患者（14 675人天）参与的欧洲多中心有关医院获得性感染流行病学的研究表明，发生VAP的患者停留PICU的时间要长于没并发VAP的患者[(26.1±17.3)天比(10.6±6)天，$P<0.001$]。

表16-1　不同出生体重NICU患儿的VAP发生率

研究单位	数据来源	不同出生体重(g) VAP的发生率[①]			
		<1 000	1 001～1 500	1 501～2 500	>2 500
NNIS[②]	86～102个高危护理单元	0～8.5 (2.4)	0～8.0 (0)	0～6.1 (0)	0～3.2 (0)
Stover等	12个NICU	0～21.2 (3.5)	0～34.5 (4.9)	0～13.7 (1.1)	0～6.0 (0.9)

注：①括号内为中位数；②NNIS：National Nosocomial Infection Surveillance（美国）全国医院感染监控。

VAP按美国疾病控制中心的定义为在发生肺炎前48 h内经气管插管或气管切开行

持续机械通气直至撤机拔管后 48 h 以内所发生的肺炎。

VAP 的病原菌常见为铜绿假单胞菌、大肠埃希菌、阴沟肠杆菌、不动杆菌、肺炎克雷伯菌、金黄色葡萄球菌及真菌等。病原菌耐药率普遍较高，且常为多重耐药；金黄色葡萄球菌中耐甲氧西林者（MRSA）比例较高。

儿科 VAP 发生的危险因素虽然与成年人有所不同，但主要也是两个方面：一是患者的因素，包括本身机体免疫力较差、基础疾病和长时间住院；另一方面是外界的因素，这包括各种医疗行为：气管插管或气管切开、鼻胃管的放置、各种呼吸机装置、静脉穿刺留置导管和导尿管等管道、反复吸痰以及机械通气患者长期仰卧位；滥用抗菌药物、皮质激素和免疫抑制剂以及镇静、镇痛、骨骼肌松弛剂和制酸剂的使用；还有医护人员与患者间的交叉感染和消毒液、加湿器、通气管道被污染等。

理论上认为 VAP 的诊断“金标准”是组织病理学＋组织标本发现培养分离到病原体，但这在临床上很难做得到。

一般认为有创机械通气 48 h 以上，撤机拔管后 48 h 以内的患者具备以下 2 项或 2 项以上表现考虑 VAP：①发热，体温≥38 ℃或较基础体温升高 1 ℃。②外周血中白细胞＞10×10^9/L 或＜4×10^9/L。③脓性支气管分泌物，涂片见白细胞＞25/LP，鳞状上皮＜10/LP，培养出潜在的呼吸道病原菌。④胸部 X 线检查可见新的或进展性浸润病灶。

也有以临床肺部感染评分（clinical pulmonary infection score，CPIS）来诊断成人患者 VAP，评分＞6 提示 VAP 可能，见表 16－2。但是与定量支气管肺泡灌洗液培养相比，CPIS 诊断成人 VAP 的敏感性和特异性均较低，观察者间信度（inter-observer reliability）差。但 CPIS 不适用于儿科 VAP 的判断。儿科 VAP 的诊断流程可参考图 16－1、图16－2。

表16－2　临床肺部感染评分

标　准	CPIS 评分		
	0	1	2
温度（℃）	≥36.5 而＜38.4	≥38.5 而＜38.9	≤36.0 或≥39.0
血白细胞（$\times10^9$/L）	≥4.0 而≤11.0	＜4.0 或＞11.0	＜4.0 或＞11.0，同时带状核型白细胞≥500
气管分泌物	没有	有，非化脓性的（颜色：白色或浅黄色）	有，化脓性的（颜色：黄色、绿色或棕色）
PaO_2/FiO_2（mmHg）	≥240 或 ARDS		≤240，没有证据为 ARDS
胸部 X 线检查	无渗出	弥漫性或片状渗出	局部渗出
气管内吸引物定量培养（CFU/ml）	＜10^3	≥10^3 而≤100^3	＞100^3

病原学检查方面，标本非直视下采样有较大的盲目性，气道分泌物取样作革兰染色、半定量及定量细菌培养，对 VAP 的临床诊断敏感性较高，且具有可重复进行而不需要专门设备和技术的优点。但是，这些检验特异性很低，即使定量培养也不例外。因为气管插管数小时后，即使不存在肺炎的情况下，病原体也可在上呼吸道迅速定植。

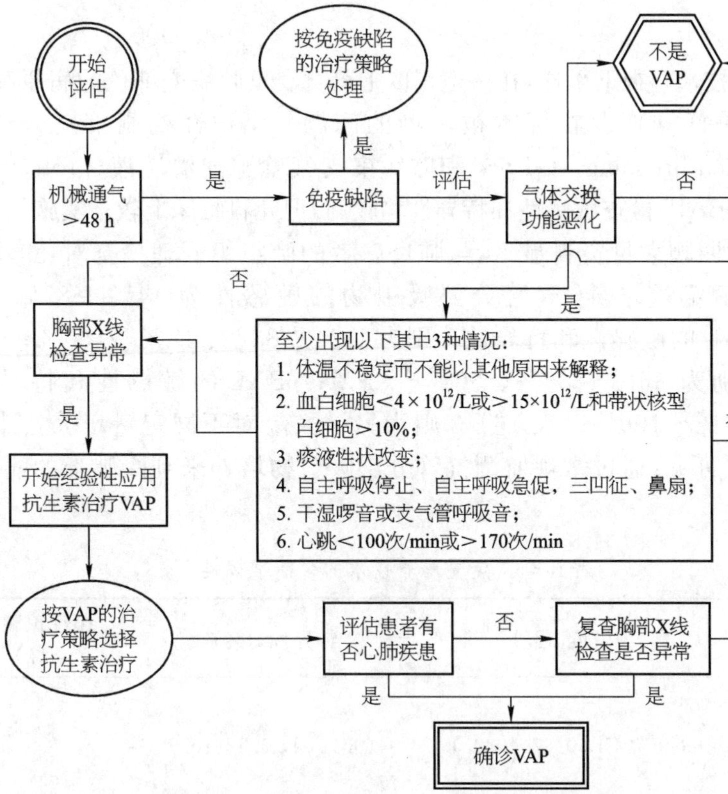

图 16-1　婴儿(<12 个月)VAP 的临床诊断流程

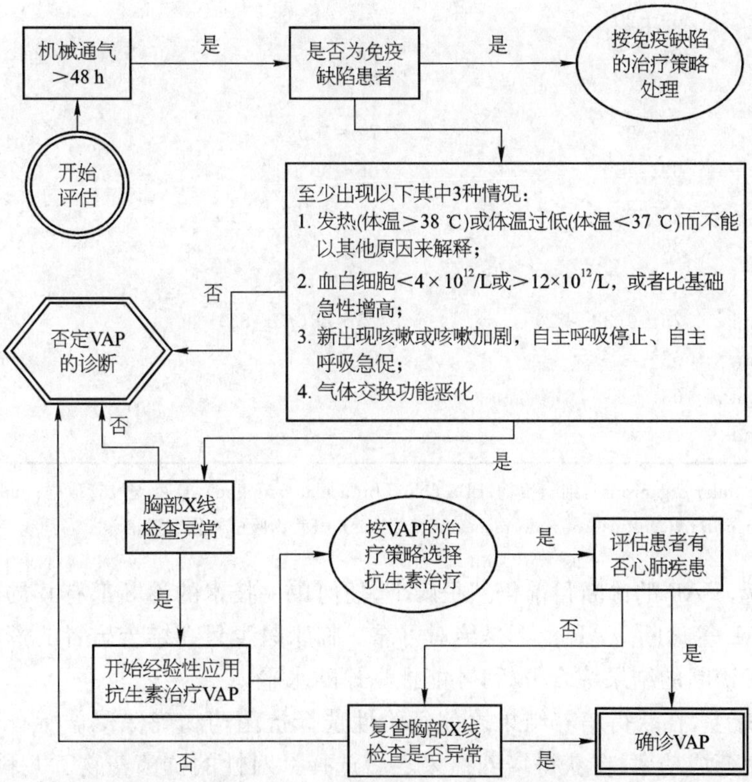

图 16-2　儿童(>12 个月,<12 岁)VAP 的临床诊断流程

应用纤支镜技术直视下采样，在一定程度上可真实反映病变部位的病原菌，但常规单纯纤支镜检查采样同样存在标本被污染的问题。保护性毛刷采样（bronchoscopic protected specimen brushing，B-PSB）和防污染支气管肺泡灌洗液（protected broncho-alvelar lavage，pBAL）检查敏感性和特异性均较高，但儿科临床上较难实施。

近年有文献回顾大量资料显示，与肺炎患者的肺组织病理检查对比，不同方法获取的样本作细菌定量培养，气管分泌吸引物的敏感性为 44%～87%，特异性为 31%～92%；BAL 的敏感性和特异性分别为 19%～83%、45%～100%；PSB 的敏感性和特异性分别为 36%～83%、50%～95%；pBAL 的敏感性和特异性分别为 39%～80%、66%～100%。表 16－3 则为另一文献对不同定量培养技术诊断准确性的回顾。由此可见，通过常规监测气管分泌吸引物培养来判断肺炎的病原学，其误导性相当大。

表16－3 定量培养技术的诊断准确性

技　术	灵敏度（%）	特异性（%）	阳性预测值（%）	阴性预测值（%）
支气管镜检				
PSB	89(95%CI，0.87～0.93)	94(95%CI，0.92～0.97)		
	82	77	74	85
BAL	73±18(42～93)	82±19(45～100)		
	91	78	83	87
ICOs	69±20	75±28		
	91	89	91	89
非支气管镜检				
BBS	74～97	74～100		
Mini-BAL	63～100	66～96		
PSB	58～86	71～100		
	86	85	80	90
QEA				
≥10^6 CFU/ml	76±9(38～82)	75±28(72～85)		
≥10^6 CFU/ml	68	84		
≥10^5 CFU/ml	63	55		
≥10^6 CFU/ml	75	85		

注：* ICOs (intracellular organisms)：细胞生物；BBS (blind bronchial sampling)：盲目支气管取样；mini-BAL：protected BAL；QEAs：(quantitative cultures of endotracheal aspirations)：气管内吸引物作定量培养。

总的来说，VAP 的诊断目前仍然很棘手，任何单一技术的诊断都有其局限性，即使是 B-PSB、P-BAL 等诊断 VAP 也不是绝对可靠。临床医生只有结合患者的资料、临床诊断标准和病原学诊断的结果综合分析，才能提高诊断水平。

VAP 治疗上，在获得培养结果之前经验性选择抗菌药物确保覆盖所有可能致病菌，以提高首次用药成功率；在获得培养结果之后选择针对性的抗菌药物。儿科呼吸机相关肺炎常用抗菌药物的剂量、用法、抗菌谱及不良反应见表 16－4。

表16-4　儿科呼吸机相关肺炎常用的抗微生物药物

药物名称	剂量	用药间隔	覆盖范围	不良反应	特殊用途
抗菌药物					
阿莫西林	30 mg/kg	tid	社区获得革兰阴性和阳性菌	过敏，腹泻和呕吐	可用于嗜血流感杆菌及中度耐药肺炎链球菌
氨苄西林	50 mg/kg	qid	社区获得性革兰阳性菌和嗜血流感杆菌	过敏，腹泻和呕吐	可用于嗜血流感杆菌及中度耐药肺炎链球菌
氨苄西林-舒巴坦	以氨苄西林50 mg/kg计算	qid	多重耐药不动杆菌	腹泻和呕吐	目前无
阿莫西林-克拉维酸	45 mg/kg	bid	厌氧菌与产β内酰胺酶菌	腹泻和呕吐	
克林霉素	10 mg/kg	bid	厌氧菌和革兰阳性菌，肺囊虫(*Pneumocystis jirovecii*)肺炎	腹泻和呕吐	联用氨苯砜(dapsone)治疗肺囊虫肺炎
甲硝唑(灭滴灵)	7.5 mg/kg	qid	厌氧菌	恶心	无
头孢曲松	50 mg/kg	bid	产β内酰胺酶的细菌	过敏，不能使用含钙液	产超广谱β内酰胺酶(ESBL)菌引致的VAP不应使用
头孢噻肟	50 mg/kg	tid	产β内酰胺酶的细菌	过敏	产ESBL菌引致的VAP
头孢吡肟	25 mg/kg	bid	产β内酰胺酶的细菌	过敏	产ESBL菌引致的VAP
哌拉西林	75 mg/kg	qid	铜绿假单胞菌	中性粒细胞减少	可考虑4 h一次
哌拉西林-他唑巴坦	75 mg/kg	qid	铜绿假单胞菌、产ESBL的细菌和厌氧菌	中性粒细胞减少，白细胞减少	需要高剂量才有临床疗效
氨曲南(菌克单)	30 mg/kg	qid	多重耐药病原菌	过敏	尚没有
氯唑西林	50 mg/kg	qid		过敏	长疗程治疗化脓性感染
万古霉素	10 mg/kg	qid	耐甲氧西林金黄色葡萄球菌(MRSA)	红人综合征，可缓慢出现程度不同的肾功能衰竭	
奎奴普丁/达福普汀	7.5 mg/kg	bid	耐万古霉素的肠球菌		非常规应用
利奈唑酮	7.5 mg/kg	tid	MRSA	头痛、腹泻	肺组织渗透能力好
夫西地酸	20 mg/d	qid	MRSA	血栓性静脉炎	口服吸收相当于静脉注射。需联合用药

（续　表）

药物名称	剂量	用药间隔	覆盖范围	不良反应	特殊用途
抗生素					
环丙沙星	10 mg/kg	bid	产广谱β-内酰胺酶的细菌（BSBL）	关节痛。国内不用于儿科患者	由于药代动力学的原因，需要高剂量
亚胺培南	15 mg/kg	qid	厌氧菌、BSBL、ESBL和铜绿假单胞菌	癫痫样发作，过敏性反应	诱导多重耐药菌产生
美罗培南	10～20 mg/kg	tid	厌氧菌、BSBL、ESBL和铜绿假单胞菌	过敏	诱导多重耐药菌产生
厄他培南	15 mg/kg	bid	BSBL、ESBL，除了铜绿假单胞菌	过敏	交叉耐药
红霉素	12.5 mg/kg	qid	非典型微生物及金黄色葡萄球菌	恶心，腹泻和呕吐	增加肺炎链球菌对大环内酯类抗生素耐药（*erm*和*mef*基因表型）
克拉霉素（甲红霉素）	7.5 mg/kg口服	bid	非典型微生物，幽门螺杆菌和非结核分枝杆菌（MOTTS）	腹痛	连用7日时间
阿奇霉素	10 mg/kg	qd	非典型微生物	腹泻和呕吐	连用3～5日时间
庆大霉素	首剂7.5 mg/kg，然后4.5 mg/kg	qd	革兰阴性菌	耳毒性和肾毒性。国内不用于儿科患者	应用3～5日时间可产生毒性
卡那霉素（阿米卡星）	首剂15 mg/kg，然后10 mg/kg	qd	革兰阴性菌	耳毒性和肾毒性。国内不用于儿科患者	峰值作用
抗真菌药物					
氟康唑（大扶康）	10 mg/kg	qd	隐球菌和念珠菌		监测耐药性
两性霉素	1 mg/kg	qd	隐球菌和念珠菌	肾毒性	监测药物水平
脂质体两性霉素	6 mg/kg	qd	隐球菌和念珠菌	安全	可用于肾功能衰竭
伏立康唑	负荷量每12 h 6 mg/kg，连用24 h，然后每12 h 4 mg/kg		所有的包括耐上述抗真菌药物的真菌	过敏，视力模糊	与抑制细胞色素P450的多种药物相互作用
抗病毒药物					
阿昔洛韦（无环鸟苷）	20 mg/kg	qid	水痘-疱疹病毒	无	疗程7～14日
更昔洛韦	30 mg/kg	tid	CMV	血小板减少	疗程6周

注：qd：每日1次；bid：每日2次；tid：每日3次；qid：每日4次。

由于VAP诊断、治疗的困难，采取必要的措施预防VAP的发生显得更为重要。

加拿大VAP指引委员会和加拿大危重病试验组（the VAP Guidelines Committee and the Canadian Critical Care Trials Group）系统地回顾了从1980年至2006年10月1日有关成人机械通气所有随机对照试验和综述，对VAP的预防作了系统分析，提取了数据，并提出了预防VAP的建议，见表16-5。

表16-5　预防VAP的建议

1.0	**物理策略**	
1.1	气管插管的途径	当需要气管插管时，建议经口腔插管
1.2	系统搜寻鼻窦炎	没有建议
1.3	更换呼吸机管路的频率	建议为每一个患者更换新的呼吸机管路，并且当呼吸机管路弄脏或损坏时也应更换。但不需要定期更换
1.4	气道湿化器的类型	没有建议
1.5	气道湿化器的更换频率	建议采用水热交换湿化器(heat and moisture exchanger, HME)。每个患者，每5～7日或根据临床需要更换
1.6	吸痰管的类型(开放或密闭式)	建议采用封闭式吸痰管
1.7	气管内吸痰管更换的频率	建议根据患者和临床的需要更换封闭吸痰管
1.8	声门下分泌物持续吸引	如预计患者机械通气＞72 h，建议采用声门下分泌物持续吸引
1.9	气管切开术的时间	没有建议
1.10	细菌过滤器	没有建议
2.0	**体位策略**	
2.1	旋转床	应考虑使用旋转床
2.2	半坐卧位	建议在床头提高到45°。如果无法做到这一点，则尽可能提高床头
2.3	俯卧定位	不提出任何建议
3.0	**药物策略**	
3.1a	预防性应用抗生素：雾化吸入抗生素	不提出任何建议
3.1b	预防性应用抗生素：经鼻给予抗生素	不提出任何建议
3.1c	预防性应用抗生素：单从静脉给予抗生素	不提出任何建议
3.1d	预防性应用抗生素：局部(局部＋静脉)给予抗生素	不提出任何建议
3.2a	口腔消毒：氯己定	可以考虑在口腔应用氯己定消毒
3.2b	口腔消毒：聚维酮碘(povidone-iodine，碘伏)	重度颅脑外伤的患者可考虑口腔使用聚维酮碘消毒
3.2c	口服抗菌药物：iseganan(一种口服多肽)	不提出任何建议
4.1	鼻窦炎的预防	不提出任何建议

预防VAP，医护人员应勤洗手，严格执行无菌操作。加强呼吸道管理，保持呼吸道通畅，防止呕吐物、引流物及呼吸道分泌物坠入。对机械通气患者提倡半卧位姿势，以利呼吸，防止胃液反流。翻身拍背，促进痰液的排出。保持呼吸机回路的清洁，根据需要更换呼吸机管道和湿化器。吸痰时严格无菌操作，有条件者应用密闭式吸痰管。监护室内保持恰当的温湿度，有条件者配备空气层流净化装置。合理应用抗生素，根据药敏试验结果选用有效的抗生素，慎用广谱抗生素，应用大环内酯类抑制细菌生物被膜(BF)的形成。改进应激性溃疡的防治方法。根据患者的具体情况进行鼻饲或肠外营养。提高患者的机体免疫力。

二、呼吸机诱导肺损伤

机械通气是一种生命支持技术，但是也可以引起医源性伤害。而且由机械通气引起的伤害不仅可能造成肺部的损伤，而且还可能引起远端器官损伤，甚至导致机械通气的患者死亡。

呼吸机诱导的肺损伤(ventilator induced lung injury, VILI)与呼吸机相关肺损伤

(ventilator associated lung injury, VALI)经常在文献中混用。一般来说 VALI 一词是指包括了呼吸机相关性肺炎、气陷(air trapping)、患者-呼吸机不同步、气压伤如气胸和纵隔气肿等一类的机械通气并发症。

VILI 肺损伤的病理与临床改变类似于 ARDS,动物模型和临床研究均表明它是由于采用不恰当的机械通气策略所致。事实上,至少有一部分急性肺损伤和 ARDS 病例可能是不恰当地使用呼吸机的结果,而不是疾病的进展。机械通气诱发的弥漫性肺损伤的病理变化及影像学特征均与 ARDS 极为相近。因此诊断较为困难。

VILI 包括气压伤(barotrauma)、容量伤(volutrauma)、萎陷伤(atelectrauma)和最终导致生物伤(biotrauma)。VILI 是机械通气最严重的并发症,其发生率占机械通气的 4%~15%。

(一) 呼吸机诱导肺损伤的发生机制

1. 气压伤 正压通气时,肺泡和周围血管间隙的压力梯度明显增大,如正压过高或肺泡有缺陷,可发生肺泡破裂形成肺间质气肿;如气体沿支气管血管鞘进入纵隔,则出现纵隔气肿;由于纵隔内平均压力低于周围肺实质压力,气体可沿其周边间隙进入而形成皮下组织;随着纵隔气肿加剧,纵隔压力继续上升,纵隔壁层胸膜破裂而气体进入胸腔则导致气胸;如果气体进入肺循环则导致气体栓塞。

气压伤的发生主要跟下列因素有关:①吸气峰压(PIP);②平台压(*P*plat);③平均呼吸道压(mean airway pressure, mPaw);④PEEP。

2. 容量伤 VILI 不仅与高气道压有关,更与机械通气所致肺容积(主要指吸气末容积)过大和肺组织过度膨胀有关——“容量伤”。高呼吸道压和大潮气量通气可使作用于肺泡结构的扩张力异常增高。而对于病理状态的肺组织,由于其病变不是均一的,因此各区域肺泡的顺应性也是不同的。即使应用被认为安全的潮气量(10~12 ml/kg)通气,顺应性相对较好的肺泡接受了较大的通气容量而过度膨胀,导致这部分区域的肺泡受应力(stress)作用而形成肺水肿。其结果是,毛细血管壁破裂及肺泡和毛细血管结构受反复机械刺激激发的局部炎症反应导致的渗出增加。通过肺泡和肺泡周围血管的漏出以及跨肺泡毛细血管屏障的渗出共同引发的间质和肺泡液体聚积,导致肺损伤的发生。动物研究表明低于 30 cmH_2O 通气压力即可出现肺损伤。

3. 肺萎陷伤 在正常呼吸过程中,肺泡在弹力和表面张力的相互作用下,吸气时开放;呼气时则因有表面活性物质的存在而克服表面张力,并不完全闭合,维持一定的肺容量,使肺泡维持稳定的型态。ALI/ARDS 时,由于Ⅱ型细胞受损,肺泡表面活性物质减少,加上炎症因子释放,血管通透性增加,肺泡顺应性下降。当采用不恰当通气策略(如 PEEP 设置过低)进行机械式通气时,正压吸气过程病变的肺泡虽可被重新扩张,但在呼气时由于气道压力下降,病变的肺泡无法克服增加了的表面张力而导致肺泡闭合,造成严重低血氧的同时,肺泡随着机械通气而反复开放和闭陷,已扩张的小气道和肺泡与塌陷的小气道和肺泡之间产生很强的撕拉力——剪切力(shear stress)。

剪切力损伤通常发生在两个相邻而病变程度、顺应性不同的肺单位之间,一个病变相对较轻(顺应性较好,时间常数较短),另一个是病变相对较重的(顺应性较差,时间常数较长)。机械式通气时随着气道压力的增加,顺应性较好的肺泡膨胀较快,而顺应性较差的肺泡却膨胀缓慢或闭合。于是由于这两个肺泡向相反方向移动而在两者的结合处产生一个撕拉力。随着不断通气，病变较重的肺泡反复撕拉病变相对较轻的肺泡，最终肺泡上皮细胞和肺毛细血管内皮细胞被破坏。

通过模型计算，当跨肺压为 30 cmH_2O 时，正常肺泡与闭合肺泡之间的剪切力达到惊人的 140 cmH_2O。由此可知，当出现肺萎陷时即使通气压力不高也可产生严重的后果。

通气肺泡如此反复开放和闭合就产生了另一个问题：由于肺泡萎陷，肺泡表面积减小，肺表面活性物质就“挤出”到终末小气道，反过来又使得肺泡难以复张。同时高气道压和大潮气量可导致肺组织扩张，肺毛细血管和上皮通透性增加，血浆蛋白、红细胞碎片、中性粒细胞和肺泡巨噬细胞活化后释放的磷脂酶等产物均可使肺表面活性物质失活。

这种肺损伤被认为与肺单位反复开放与关闭有关的肺损伤，一般译作“肺不张伤”或“肺萎陷伤”。

气压伤、容量伤和萎陷伤常同时存在，参见示意图 16-3、图 16-4。

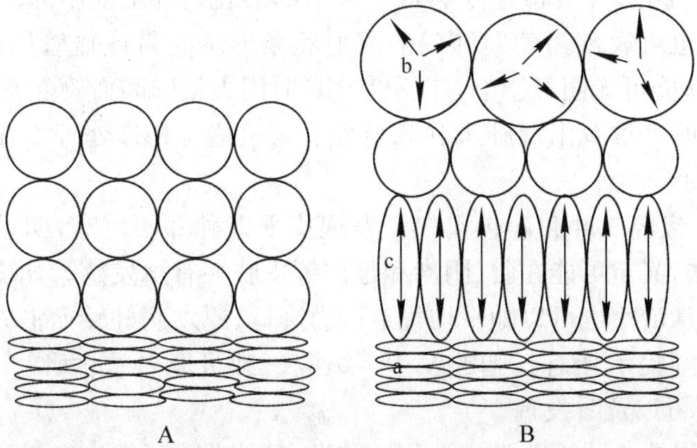

图 16-3 同一肺组织呼吸的不同阶段

A. 呼气末；B. 吸气末。在萎陷的肺单位(a)和过度膨胀的肺单位(b)之间的肺组织(c)因剪应力和过度伸展而导致损伤

4. 生物伤(biotrauma) 上述机械因素除了造成肺的机械损伤外，肺上皮细胞在受到肺过度扩张引起的机械刺激后，通过细胞感受器感知信号，将其转导成生物化学信号传入细胞内。细胞对机械牵张的感知包括以下 3 方面：整合素、黏附斑及细胞骨架感知和张力敏感的阳离子通道(Na^+/H^+泵、Ca^{2+}泵)。细胞感受机械力刺激后引起细胞内信号传导系统激活，通过 MAPK、Rho 等途径促炎症介质的基因表达和生物合成。活化多形核白细胞和肺泡巨噬细胞，激活系列信号转导通路，产生大量的趋化因子和细胞因子如 IL-1β、

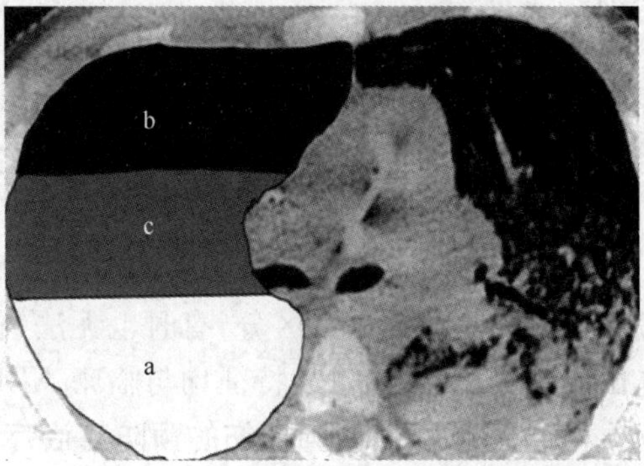

图 16-4 ARDS 患者的胸部 CT 照片

可见各部肺组织的 CT 值不同。底背部肺组织(a 区域)由于实变和不张而密度增加；胸前部肺组织(b 区域)透亮度增加，因为该部肺组织顺应性最好而过度膨胀(容量伤)；而介乎于这两区域之间的肺组织(c)则周期性开放和闭合(肺萎陷伤)

IL－8、IL－6、IL－2、γ干扰素（INF－γ）、单核细胞趋化蛋白1（MCP－1）、巨噬细胞炎性蛋白2（MIP－2）、TNF－α、单核粒细胞集落刺激因子和核因子－κB（NF－κB）激活释放，诱发炎症级联反应，导致肺部炎症反应，造成进一步肺损伤。同时大量渗漏到血管的炎症介质由循环带到其他靶器官，如肾脏、肠道和肝等，产生全身炎症反应综合征（SIRS），导致多器官功能衰竭——"生物伤"。

（二）呼吸机相关性肺损伤的临床表现

患者突然出现烦躁、呼吸困难、血压下降，气道压进行性升高（定容通气时）和肺顺应性进行性下降。

常见的VILI有肺间质气肿（pulmonary interstitial emphysema，PIE）、纵隔气肿、心包积气、皮下气肿、气胸、气体栓塞和弥漫性肺损伤。

1. **PIE** 在肺泡外气体中，PIE出现最早，发生率也最高，有报道ARDS患者PIE的发生率高达88％。胸部X线检查可早期发现PIE，表现为肺脏前中部、心脏周围和膈肌上方斑点状透亮影，也可表现为朝向肺门的放射状条形透亮带或血管周围低密度晕轮等。少量PIE对心肺功能可无明显影响，广泛性PIE时因大量肺间血管受挤压，导致肺循环阻力和肺内分流增加，严重者出现肺水肿和急性右心衰竭。PIE处理不及时可发展为纵隔气肿和张力性气胸等。

2. **皮下气肿、纵隔气肿和心包积气** 发现皮下气肿并不困难，明显时体检可在患儿的颈、面、胸部皮肤，甚至可能在腹、阴囊和足部等皮肤触有捻发感。如皮下气肿无其他并发症，即使不作特殊治疗也可以随平均气道压力降低、原发病好转而消失。但如果同时伴有呼吸困难、发绀则提示伴有气胸的发生。纵隔气肿可能导致食管、大血管和心脏被压迫，胸部X线检查可以及时发现。

3. **气胸** 气胸是常见的最严重的MV并发症，肺功能正常患者机械通气时气胸的发生率为3％～5％，ARDS患者则高达60％。

通常临床气胸的诊断并不困难，机械通气期间由于气胸的症状和体征常被基础病掩盖及患者表达困难，加上仰卧位床边片与常规立位时的气胸X线影像改变不同，有时不易识别。

4. **气体栓塞** 气体栓塞的临床表现与气体量和所在部位有关，轻者临床表现隐蔽不易发现，重者可引起严重后果。肺静脉气体栓塞可致通气/血流比值失调、肺动脉高压、血管内皮损伤和肺水肿，脑气体栓塞可致患者偏瘫、抽搐和意识障碍，冠状动脉气体栓塞可引致心肌缺血坏死、心律失常和心力衰竭。

5. **弥漫性肺损伤** 在机械通气期间，即使患者肺功能进行性恶化，因常与肺内原有基础病变相重叠而难以区分，有时也无法判断是VILI，还是原有疾病的自然进展，故很难作出准确的诊断，影像学特征均与临床ARDS极为相似。

（三）呼吸机所致肺损伤的预防与治疗

临床上可以根据压力容积曲线选择适当的PEEP和PIP，既可以减少吸气时肺泡的过度扩张，又可防止肺泡的萎陷从而减轻肺损伤。

（1）肺保护性通气策略（lung protective ventilating strategy，LPVS）：以低V_T作允许性高碳酸血症（PHC）通气，取V_T＝6 ml/kg。由于低V_T和低气道压，故允许一定的二氧化碳潴留（$PaCO_2$ 60～80 mmHg）和呼吸性酸中毒（pH 7.25～7.30），从而避免由

于高容量和高气道压引起的肺损伤，避免肺损伤加重。一般认为 pH>7.20 是可以接受的，但 PHC 通气禁忌用于脑水肿、颅内高压患者。

限制高气道压，Pplat≤30 cmH_2O，维持 SaO_2/SpO_2 在 88%～95%即可；可根据 FiO_2 值不同(表 16-6)或压力容积曲线来设置 PEEP 值。

表16-6　不同 FiO_2 建议采用的 PEEP 水平

FiO_2	PEEP(cmH_2O)	FiO_2	PEEP(cmH_2O)	FiO_2	PEEP(cmH_2O)
0.3	5	0.6	10	0.9	14
0.4	5	0.7	10	0.9	16
0.4	8	0.7	12	0.9	18
0.5	8	0.7	14	1.0	20～24
0.5	10	0.8	14		

(2) 肺复张：肺复张的手法包括控制性肺膨胀、PEEP 递增法和压力控制法(PCV法)。其中实施控制性肺膨胀采用恒压通气方式，推荐吸气压为 30～45 cmH_2O、持续时间 30～40 s。

(3) 适度镇静：适度镇静可降低氧耗，并减轻机械通气带来的不适感。应根据病情使用镇静、镇痛剂，可缓解焦虑、躁动、疼痛，减少氧耗。合适的镇静状态、适当的镇痛保证机械通气患者安全和舒适。

(4) 选择其他常用通气模式：包括反比通气(inverse ratio ventilation, IRV)、高频通气、俯卧位通气等。

(5) 出现纵隔气肿根据病情的严重程度作相应处理，必要时切开皮肤、皮下组织减压引流。出现张力性气胸则及时作闭式引流减压。

三、氧中毒

氧气虽为生命活动所必需，氧气治疗用于临床救治危重患者也已多年，但认识到氧气也可中毒则是相对近期的事。0.5个大气压以上的氧对任何细胞都有毒性作用，可引起氧中毒(oxygen intoxication)。氧中毒时细胞受损的机制一般认为与活性氧的毒性作用有关。氧在体内的中间代谢产物如过氧化物自由基、羟离子、过氧化氢、单态氧等，可使细胞膜磷酸脂中的不饱和脂肪酸起过氧化作用，抑制细胞内巯基酶活性，DNA 和细胞结构的完整性遭破坏及超氧化物歧化酶缺乏等，从而产生一系列的病理生理变化。早期，呼吸道柱状上皮细胞变为鳞状上皮，接着肺泡Ⅰ型细胞坏死，Ⅱ型细胞增生；中期，气道内充满嗜酸染色碎片、炎症细胞及黏液分泌物等导致肺不张、肺大疱和肺气肿；后期，肺毛细血管内皮细胞通透性增加，渗出物在肺泡内形成透明膜样改变；晚期，肺泡及间质出血、肺小动脉扩张、肺泡结构紊乱、间质纤维增生或形成纤维增生性毛细支气管；后遗症期，肺内有斑点状、大片状肺不张，间以局灶性肺气肿。

氧中毒的发生取决于氧分压而不是氧浓度。当吸入气的氧分压过高时，因肺泡气及动脉血的氧分压随着增高，使血液与组织细胞之间的氧分压差增大，氧的弥散加速，组织细胞因获得过多氧而中毒。

吸入气的氧分压(PiO_2)与氧浓度(FiO_2)的关系：

$$PiO_2 = (PB - 47) \times FiO_2$$

式中PB为吸入气压力(mmHg)。47 mmHg为水蒸气压。

人类氧中毒有眼型、肺型与脑型。当吸入450～750 mmHg的氧气时，其毒性突出地表现在视觉器官；吸入750～1 500 mmHg的氧气时，主要表现在呼吸系统；吸入2 250 mmHg以上的氧气时，主要出现中枢神经系统症状体征。

(1) 脑型氧中毒：主要是吸入2～3个大气压以上的氧，一般只发生在高压氧疗时。

(2) 肺型氧中毒：吸入1个大气压左右的氧8 h以后，可出现胸骨后疼痛、咳嗽、呼吸困难、PaO_2下降。肺部炎性细胞浸润、充血、水肿、出血和肺不张。氧中毒的临床改变不典型，类似于ARDS，表现为肺活量、弥散能力和肺顺应性下降。可出现PaO_2反而下降，缺氧加重。

(3) 眼型氧中毒：主要发生于早产儿，表现为视网膜病(retinopathy of premature，ROP)，可因此致盲。一般认为胎儿视网膜血管从视盘开始逐渐向周边生长，至足月时才能达到颞侧周边部。在胎儿足月前周边视网膜无血管，只有视网膜毛细血管的前身——原始梭形细胞。在宫内低氧环境下，梭形细胞先增殖成条索块，条索块再进一步管道化而形成毛细血管。不成熟的组织对高分压氧特别敏感，当早产儿吸入高氧时，梭形细胞遭到损害，刺激血管增生，从视网膜内长到其表面，再深入玻璃体中。同时伴有纤维组织膜生长，在玻璃体前、晶状体后形成纤维膜(晶体后纤维增生，retrolental fibroplasias)，膜收缩将周边视网膜拉向眼球中心，重症出现视网膜脱离。另外，高浓度氧可使视网膜血管反射性收缩，导致视网膜缺血性损伤，同时发生自由基损伤，在组织修复过程中，血管内皮生长因子、表皮生长因子、血管促白细胞生长因子等造成血管过度增生，最后导致多血管纤维化，主要表现为视网膜萎缩。

早产儿可在长时间吸入525～600 mmHg的氧气后，可十分缓慢地发病，吸入675～750 mmHg氧气，72 h后出现视网膜剥离、萎缩，视觉细胞破坏；随时间延长，有害效应可积累。

机械通气时应控制吸入氧的浓度，高浓度氧治疗时严格控制吸入时间，严防氧中毒的发生。新生儿，尤其早产儿避免长时间吸入高浓度氧，机械通气期间严密监测FiO_2、PaO_2及SpO_2。FiO_2一般以30%～40%为宜，如发绀消失、呼吸正常、循环良好，PaO_2在50～80 mmHg或$TcSO_2$在90%～95%则可。

及时对早产儿进行眼科筛查，早期发现早期手术。首次检查应在生后4～6周或矫正胎龄32周开始，此时是治疗的“时间窗”，错过“时间窗”将造成永久失明。治疗上早期应用激光治疗效果良好，手术清除病变视网膜而复原，以阻止瘢痕愈合而造成失明。药物治疗尚无特效药物，如果出现视网膜脱离，则视力恢复的可能性甚微。

四、循环障碍

由于机械通气与自然呼吸的呼吸力学截然相反，因此对机体血液动力学影响很大，尤其是血容量不足和心功能不全的患者。

机械通气时胸腔内压升高，导致静脉回流减少，心脏前负荷降低，其结果是心排血量降低，血压降低。血管容量相对不足或对前负荷较依赖的患者尤为突出。在机械通气开始时、增加 PEEP 水平或延长吸气时间时出现血压降低，快速输液或通过调整通气模式降低胸腔内压，可改善低血压。图 16－5、图 16－6 分别为血容量不足、充足时机械通气的病理生理改变示意图。另外，机械通气导致肺血管阻力增加、肺动脉压力升高、右室压力升高，影响右室功能。同时，由于左心室充盈不足，导致室间隔左偏，又能影响左心室功能。

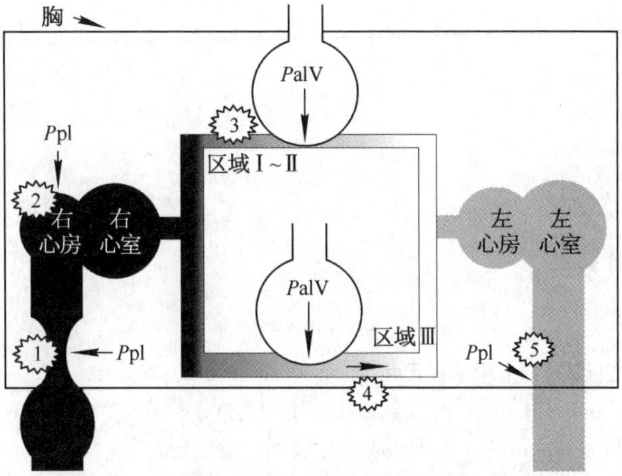

图 16－5　低血容量时机械通气的病理生理改变

由于胸腔内压力增加，上腔静脉受压(1)和右心房内的压力增加(2)，而跨右心房压力下降，导致右心室前负荷减小。在区域Ⅰ(肺动脉压＜肺泡压)和区域Ⅱ(肺静脉压力＜肺泡压力)的肺，由于肺毛细血管受压(3)，导致右心室后负荷增加。在区域Ⅲ(肺泡压力＜肺静脉压力)的肺，肺泡压力增加把毛细血管内的血液挤向左心(4)。胸腔内压力增加导致左室后负荷下降(5)

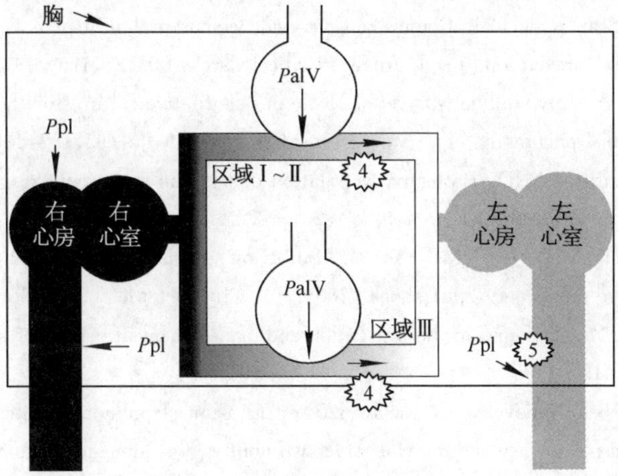

图 16－6　血容量充足时机械通气的病理生理改变

下腔静脉和右心房顺应性较差而不易受挤压，因而对胸腔的压力变化不敏感。区域Ⅲ(肺泡压力＜肺静脉压力)的肺随着每次正压通气使肺静脉血和左室负荷增加(4)。胸腔内压力增加导致左室后负荷下降(5)

气管插管和机械通气时麻醉诱发的交感神经张力的突然降低，也是正压通气患者血压降低的原因。

机械通气时因心排血量的下降而发生低血压，除适当调节潮气量、吸呼气时间比及选用最佳 PEEP 外，还可适当补充血容量，使静脉回流量增加，恢复正常的心排血量；同时还可应用增强心肌收缩药物，如多巴胺、多巴酚丁胺等增强心肌收缩力。

（陶建平）

参考文献

[1] 孙海蓉，孙伟. 早产儿与氧疗[J]. 中华现代儿科学杂志，2009，6(2)：86－88.

[2] Alvaro Rea-Neto, Nazah Cherif MY, Fabio T, et al. Diagnosis of ventilator-associated pneumonia: a systematic review of the literature [J]. Critical Care, 2008,12:R56.

[3] Bancalari E, Claure N. Bronchopulm onary dysplasia; changes in pathogenesis, epidemiology and definition [J]. Semin Neonatol, 2003,8(1):63－71.

[4] Cunha BA. Antibiotic essentials [M]. 5th ed. USA: Physician's Press, 2006.

[5] Elizabeth F, Mary DM, Alexis E. Ventilator-associated pneumonia in neonatal and pediatric intensive care unit patients [J]. Clinical Microbiology Reviews, 2007,4:409－425

[6] Elward AM, Warren DK, Fraser VJ. Ventilator associated pneumonia in pediatric intensive care unit patients: risk factors and outcomes [J]. Pediatrics, 2002,109:758－764.

[7] John M, Peter D, Sean K, et, al. Comprehensive evidence-based clinical practice guidelines for ventilator-associated pneumonia: prevention [J]. Journal of Critical Care, 2008,23,126－137.

[8] Jourdain B, Novara A, Joly Guillou ML, et al. Role of quantitative cultures of endotracheal aspirates in the diagnosis of nosocomial pneumonia [J]. Am J Respir Crit Care Med, 1995,152:241－246.

[9] Moloney ED and Griffiths MJD. Protective ventilation of patients with acute respiratory distress syndrome [J]. British Journal of Anaesthesia, 2004,92(2):261－270.

[10] Phillip RD, Mitchell ML, Jean MC, et al. Surviving sepsis campaign: international guidelines for management of severe sepsis and septic shock: 2008 [J]. Crit Care Med, 2008,36(1).

[11] Pieracci FM, Barie PS. Strategies in the prevention and management of ventilator-associated pneumonia [J]. Am Surg, 2007,73:419－432.

[12] Schurink CA, van Nieuwenhoven CA, Jacobs JA, et al. Clinical pulmonary infection score for ventilator-associated pneumonia: Accuracy and inter-observer variability [J]. Intensive Care Med, 2004,30:217－224.

[13] Steven MK, Jonathon D, Ventilator-associated pneumonia: diagnosis, treatment, and prevention [J]. Clinical Microbiology Reviews, 2006,10:637－657.

[14] Wright ML, Romano MJ. Ventilator-associated pneumonia in children [J]. Semin Pediatr Infect Dis, 2006, 17:58－64.

第十七章 呼吸机的撤离

第一节 概 述

呼吸机的撤离(weaning of mechanical ventilation),简称撤机(weaning),是指应用机械通气的患者,在原发病得到控制,气体交换功能得到改善后,逐渐地撤除正压通气对呼吸的支持,恢复完全自主呼吸的过程。

机械通气作为一种极为重要的生命支持手段,可为原发疾病的治疗创造条件和争取时间。但其本身也引起一些副作用和并发症,如呼吸机相关肺损伤、呼吸机相关性肺炎和对血流动力学影响等。因此,一旦病因消除或原发病好转,即需及时评估患者自主呼吸能力,尽早、安全、迅速地撤机,减少机械通气相关并发症,避免形成呼吸机依赖,提高治疗成功率。

撤机时机的把握是临床医生面临的难题。有报道撤机后再插管率为3%~19%,而究竟有多少机械通气患者已经具备撤机条件而又没有及时撤机尚无从确定。但有统计表明,50%意外拔管(unplanned extubation)的患者不需再插管。这表明有些机械通气患者存在撤机延迟倾向,致使患者承受不必要的痛苦,增加了并发症的发生率和医疗费用。但如果判断不准确,过早撤机拔除气管导管,也会增加患者危险,延长住院时间。拔管后出现的呼吸衰竭是导致死亡的独立影响因素。

机械通气治疗过程从气管插管和正压通气开始,通过调整呼吸机参数保证气体交换,同时进行病因治疗。患者病情好转,呼吸机条件开始降低,常常以平均气道压降低为标志,撤机开始。经过撤机过程,最终撤机成功及拔除气管内导管。从撤机角度可将整个机械通气过程分为6个阶段:①治疗急性呼吸衰竭:气管插管和机械通气,去除导致呼吸衰竭原因,为撤机作准备。②临床判断:医师从临床角度判断患者可以开始撤机过程。③参数测定:每日实际测定与撤机相关生理参数以确定撤机可能性,进一步验证临床判断的准确性。④自主呼吸试验:进行自主呼吸试验以判断患者自主呼吸能力。⑤拔管:拔除气管导管。⑥再插管:对不能维持自主呼吸的患者重新气管插管。如图17-1所示。

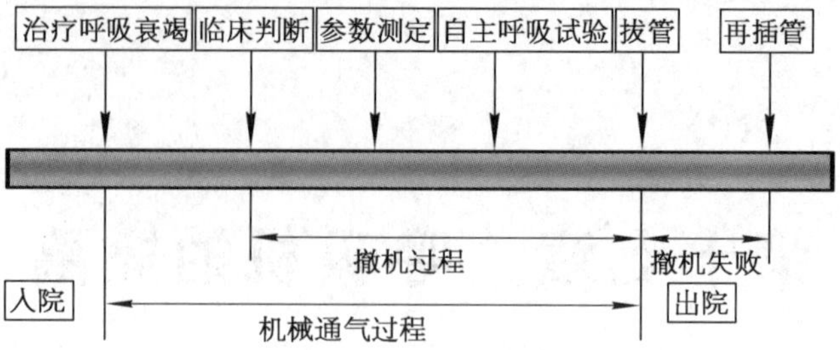

图 17-1　机械通气阶段图

撤机过程长短受多种因素影响，如原发病、心血管功能、液体平衡状况、肺动脉高压、呼气末正压、镇静药物、膈肌功能、意识状态和营养状况等，也与是否积极实施撤机过程有关。应综合分析患者情况，采取积极措施，争取尽早撤机。

第二节　撤机前的准备和评估

一、撤机前的准备

1. 有效治疗引起呼吸衰竭的原发病　只有去除直接原因，只有具备这一条件，才可考虑撤机。

2. 促进患者呼吸泵功能恢复　撤机前患者有良好睡眠，避免使用镇静、肌肉松弛剂，纠正代谢性碱中毒和电解质紊乱。

3. 纠正引起呼吸肌肌力下降和疲劳的因素　①纠正营养不良。②在病情允许的情况下尽早改用部分呼吸支持，防止呼吸肌废用性萎缩。③神经-肌肉病变者，需待病情较显著恢复后再考虑撤机。④肺气肿和肺动态过度充气将压迫膈肌下移，膈肌变平不利于做功，需扩张支气管，减小内源性 PEEP。

4. 减小呼吸负荷和呼吸功耗　①减小患者气道阻力：及时清除气道分泌物，支扩剂解除气道痉挛。②减小人工气道及呼吸机气路阻力：避免气管导管太细、呼吸机管道过细或过长增加气流阻力；吸气流速设置过低将增加吸气做功；供气方式中触发敏感的设置不当增加呼吸功耗。③改善肺和胸廓顺应性：治疗肺炎和肺水肿，引流大量胸腔积液、积气。

5. 减少呼吸前负荷　①发热、感染、代酸等明显增加氧耗和 CO_2 产生。②分析纠正引起死腔通气增加的原因。

6. 保持良好的营养状态　通过肠内、肠外途径增加热量摄入，改善患者营养状况，新生儿和小婴儿尤其重要。

7. 帮助患者做好撤机的心理准备　长期机械通气患者习惯于被动辅助通气，对呼吸机存在心理依赖感；部分患者对痛苦、死亡极度恐惧，一听到撤机即紧张、害怕、呼吸心跳加快，担心呼吸困难及窒息发生。在脱机前，应告知意识清楚的年长儿脱机的必要性、可行性。脱机开始时，医护人员在场严密观察患者有无呼吸困难及缺氧情况，提供信心和安全保证，确保顺利脱机。

二、撤机前的评估

如果对呼吸功能尚未恢复的患者过早的降低呼吸支持条件，很可能导致患者呼吸肌疲劳，继而使机械通气时间延长。相反如果未能及时对呼吸功能恢复、具备撤机条件的患者作出判断并及时撤机，也会导致机械通气时间不必要的延长，并发症增加。

1. **临床判断** 每日对机械通气的危重患者进行评估，及时发现具备撤机条件的患者。如达到以下标准，则认为患者具备了撤机条件：患者一般情况好转和稳定，导致呼吸衰竭机械通气的基础疾病好转；感染控制，胸片无新的浸润病灶；自主呼吸增强，呼吸节律规整；咳嗽有力，能自主排痰，气道分泌物减少；降低呼吸机条件时，患者能自主代偿维持有效通气；吸痰等暂时断开呼吸机时患儿无明显呼吸困难，无缺氧症；血流动力学稳定[多巴胺、多巴酚丁胺≤5 μg/(kg·min)]；电解质紊乱已纠正；血红蛋白≥80 g/L；无显著腹胀；12 h 内未使用肌肉松弛剂。

由于机械通气患者通常需使用镇静剂以缓解焦虑和烦躁，减少过度的氧耗。持续静脉注射比间断推注镇静剂可使血药浓度更加稳定，更易达到镇静效果。但持续镇静往往使患者神志、呼吸状况难以判断，可能导致撤机延迟。因此持续注射镇静剂的过程中有目的间断停药，使患者神志恢复并判断能否撤机，在一定程度上使撤机更及时。

2. **撤离呼吸机的生理指标** 床旁呼吸功能测定达到下列指标可考虑撤机。

(1) FiO_2≤40%时 SaO_2>90%，或 PaO_2/FiO_2≥150 mmHg。

(2) PEEP≤5～8 cmH_2O。

(3) 呼吸频率(RR)<35 次/min。

(4) 最大吸气负压(MIP)≤－25～－20 cmH_2O(成人)。

(5) 潮气量(V_T)>5 ml/kg。

(6) 浅快呼吸指数(RR/V_T)<105 次/(min·L)。

(7) CROP 指数(CROP index)>0.15 ml/(kg·min)。CROP 指数(compliance, resistance, oxygenation, pressure index)是用患者的肺动态顺应性(dynamic compliance, C)、自主呼吸频率(respiratory rate, R)、氧合情况(PaO_2/P_AO_2)和最大吸气压(maximal negative inspiratory pressure, NIP)通过公式计算得出。计算公式为：$CROP = C \times NIP \times (PaO_2/P_AO_2)/R$。

三、自主呼吸试验

患者经过撤机前的准备及临床判断，确定患者具备撤机条件后，应立即进行自主呼吸试验(spontaneous breathing trials, SBT)。SBT 作为判断能否成功撤机的重要诊断性试验，具有简单、实用、预测准确性较高的特点。大量研究证实规范化的 SBT 可为临床判断患者能否成功撤机提供信息，能耐受 SBT 的患者撤机成功率高，可考虑撤机。

SBT 的实施可用 T 形管、低水平持续气道正压(CPAP 5 cmH_2O)或低水平压力支持(PS≤10 cmH_2O，加或不加 PEEP 5 cmH_2O)。应避免用同步间歇指令通气(SIMV)做 SBT。SBT 一般持续 30～120 min 为宜。由于 SBT 失败的患者通常在 SBT 的前 20 min 内失败，而且有研究表明，初次 SBT 的成功率，30 min 与 120 min 的 SBT 没有差别。因此，主张初次 SBT 只要做 30 min。在进行 SBT 前，应先行 2～3 min 的自主呼吸，以判断患者能否耐受进一步的 SBT。

SBT 成功标准包括患者感觉舒适，呼吸、循环稳定，肺部气体交换充分。SBT 失败标准见表 17－1。

表 17－1　自主呼吸试验失败标准

临床评估和主观感觉	烦躁、焦虑；意识水平降低；出汗；发绀；呼吸费力： 增加辅助呼吸肌做功，面部表情紧张；鼻翼扇动：呼吸困难
客观监测指标	$FiO_2 \geqslant 50\%$时 $PaO_2 \leqslant 50 \sim 60$ mmHg 或 $SaO_2 \leqslant 90\%$ $PaCO_2 \geqslant 50$ mmHg 或 $PaCO_2$ 升高值$\geqslant 8$ mmHg pH$<$7.32 或 pH 下降$\geqslant$0.07 浅快呼吸指数(fR/V_T)$>$105 次/(min・L) 呼吸频率 35 次/min 或增加$\geqslant$50% 心率$>$140 次/min 或增加$\geqslant$20% 收缩压$>$180 mmHg 或增加$\geqslant$20% 收缩压$<$90 mmHg 或低于同年龄儿童的第 5 百分位 低血压 心律失常

对不能耐受 SBT 的患者，应积极寻找并纠正导致 SBT 失败的原因，并给予稳定的、不会导致呼吸肌疲劳的通气模式进行呼吸支持。一旦导致 SBT 失败的原因去除，且经评估发现患者已具备撤机条件，应每 24 h 进行一次 SBT。

第三节　撤机的技术方法

经过临床评估患者达到撤机条件，并耐受 SBT 后，应根据不同病情选择适当的撤机方法。有的患者一般状况好，自主呼吸良好，不需要过渡阶段，可直接从机械通气转为自主呼吸。而有些患者需要相当长的过渡阶段，采用撤机技术，反复试验才能成功。

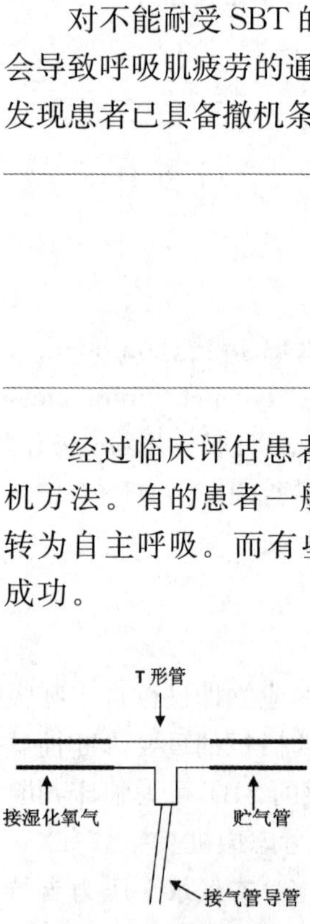

图 17－2　T形管装置

1. T形管撤机技术　T形管装置如图 17－2 所示。实行 T 形管撤机技术时，将呼吸机与患者断开，充分清理患者呼吸道分泌物。然后将 T 形管连接于气管导管外端。经过温化湿化的氧气从 T 形管左侧输入，右侧接贮气管。患者通过 T 形管进行自主呼吸，锻炼呼吸肌强调和耐力。氧气流量和贮气管容积决定 FiO_2 和 CO_2 重吸收量。当氧流量$>$10 L/min 时，FiO_2 可达 50%。贮气管容积越大，FiO_2 越高，CO_2 重吸收越多。为了避免重吸收过多，氧流量应大于患者的每分通气量。

初始可让患者在白天先经 T 形管自主呼吸 5～10 min，再接呼吸机通气 1～2 h。以后根据病情可逐渐延长用T形管时间。用T形管期间,应严密观察患者呼吸、心率、血压、经皮氧饱和度变化,注意患者有无出汗、呼吸困难、烦躁等,并间断抽取动脉血行血气分析。

T形管技术虽然简单易行,容易掌握。但须完全自主呼吸,无机械通气辅助支持,易诱发呼吸肌疲劳,有一定的危险性;也没有呼气末正压,难以防止部分未完全恢复的肺泡萎陷;T形管直接向病室开放,吸入气的温度湿度和清洁度都难以保证;并且现代呼吸机设有多种可作为撤机技术应用的通气模式。因此,T形管撤机技术现已不常用。

2. 持续气道正压(CPAP)撤机技术 CPAP是在自主呼吸条件下,整个呼吸周期均保持气道内一定正压,可保证吸入气氧浓度。CPAP的主要作用是增加功能残气量,防止肺泡萎陷,改善通气/血流比值,改善肺部氧合,减少呼吸作功。撤机中可交替使用CPAP和控制或辅助通气方式,逐渐延长CPAP条件下自主呼吸的时间,并逐渐降低CPAP水平,最后过渡到完全自主呼吸状态。一般当CPAP降至3～5 cmH_2O以下,患者能维持2 h以上自主呼吸而氧合良好时提示撤机基本成功。由于CPAP装置不提供辅助通气作功,反而需要用力启动按需供气系统,会增加呼吸功消耗。因此,CPAP作为撤机技术也较少应用。

3. 同步间歇指令通气(SIMV)撤机技术 是小儿撤机中最常用的技术。此方式不限制患者自主呼吸,呼吸机以同步方式按预设频率向患者传送正压通气,使患者呼吸兼有自主呼吸和辅助呼吸成分。需要设定SIMV的次数和潮气量(或吸气峰压)。随着自主呼吸功能的改善,逐渐减少SIMV频率,达5～10次/min,维持2 h平稳可撤机。新生儿和小婴儿呼吸频快,SIMV时同步效果较差,且新生儿能量储备少,若脱机过程较长,消耗能量过多,易造成呼吸肌疲劳,导致撤机失败。

4. 压力支持通气(PSV)撤机技术 PSV是相对较新的撤机方法,可根据需要,以一定的吸气压力辅助患者吸气,可不同程度分担患者的呼吸负荷,减少呼吸功耗。PSV模式下自主呼吸触发吸气,自主呼吸的大小对吸气时间、潮气量和吸气流速产生影响,但对预置压力水平无影响。起始压力以能达到正常潮气量为妥,逐渐减低支持压力(每次降低2～3 cmH_2O),减少呼吸机做功,患者做功逐步增加,当PSV水平降低到仅用来克服呼吸机管道及气管插管阻力时,结合患者全身情况可拔除气管插管。PSV时吸气-呼气时间、吸气深度均由患者控制,协调性好,患者舒适和易接受。PSV可以单独使用,也可以与CPAP或SIMV联合使用。不易导致呼吸肌疲劳和患者不适感,但当肺顺应性和气道阻力改变时,相同PSV下通气量随之改变,故需调整压力支持水平。呼吸中枢受抑制者不能应用。

5. 指令每分通气(MMV)撤机技术 MMV是呼吸机按预定每分通气量给患者通气。如果患者自主呼吸低于预设每分通气量,不足部分由呼吸机提供,如果自主通气已大于或等于预设每分通气量,呼吸机即不再送气。MMV主要是为了保证患者在撤机时从控制通气到自主呼吸的平稳过渡,避免通气不足的发生。有些呼吸浅快的患者,自主呼吸虽然能够达到预定每分通气量,呼吸机也不再给予通气支持,但每分有效通气量不足,从而导致缺氧和二氧化碳潴留。因此,自主呼吸频快患者不宜应用MMV。

第四节　撤机失败的常见原因

撤机失败是指:①SBT 失败。②或在拔管后重新插管和(或)再恢复通气支持。③或拔管后 48 h 内死亡。由于进行无创正压通气(NIV)不需要气管插管,因此有些患者拔管后,仍可继续应用 NIV 作序贯治疗。这种情况可称为"撤机正在进行中"(weaning in progress)。

撤机失败可能是由于呼吸负荷增加或呼吸能力下降,常见原因如下。

(1) 未具备撤离呼吸机条件,仓促撤机。

(2) 气道分泌物潴留:常由于肺部感染未控制、咳嗽无力、气道湿化不够、气管吸引不够等原因,使气道分泌物潴留,导致气道阻力增加,致呼吸做功增加。处理上应给予有效抗生素,加强气道管理,包括气体温化湿化、正确及时气管内吸引和胸部物理疗法(叩击、振动和体位引流)等。

(3) 呼吸肌疲劳:常见原因:①基础疾病未完全控制,呼吸肌功能未恢复或呼吸负荷太大,呼吸功增加。②心排血量降低。③低氧血症。④热量供应不足。⑤机械通气过程中人机不协调等。表现为呼吸急促或矛盾呼吸。治疗为积极治疗基础疾病,纠正血流动力学异常,纠正低氧血症、保证热量供给纠正营养不良,应用茶碱类药物增加膈肌强度,选用恰当的撤机技术,改善人机协调性。

(4) 呼吸中枢动力不足:由于镇静、中枢神经系统感染或脑外伤等原因,导致呼吸频率缓慢或呼吸浅速。可使用呼吸兴奋剂或继续机械通气治疗。

(5) 心理障碍:患者长期应用呼吸机,产生心理依赖。表现为一旦撤机出现气急、心率加快、出汗和恐惧等。应做好患者的思想工作使患者主动配合撤机。对于呼吸机严重依赖者,有时采用夜间睡眠时减少呼吸机辅助,可利于撤机。

第五节　气管导管的拔除

拔管是指拔除气管内导管(气管插管或气管切开套管)。虽然有些患者可以脱离呼吸机,但并不意味着可以拔管。无论是拔管失败再插管还是延迟拔管都会导致住院时间延长和死亡率增加。是否能拔管,应根据对患者气道通畅性和气道保护能力的评估作出决定。患者气道保护能力的评估是看咳嗽能力和气道分泌物的量,观察患者在气道吸引时是否咳嗽有力。只有患者气道通畅且保护能力良好时才能拔除气管插管。

一、气管导管拔除的指征

(1) 耐受 SBT 的呼吸机撤离成功患者。

(2) 咳嗽反射及吞咽反射正常。

(3) 咳嗽力量较大,可自行排痰。

(4) 检查喉头无水肿,上呼吸道通畅。长期气管切开者先做纤维喉镜,观察有无狭窄或息肉。

(5) 无严重胃食管反流。有些患者,尤其是小婴儿,胃食管反流可导致反复误吸胃内容物。

二、拔管方法

拔管前 4 h 禁用肌松剂,拔管前 2 h 禁食。向清醒年长儿做好解释工作,消除恐惧心理。对于带管时间长的患者,拔管前 1～2 h 给予地塞米松 0.5 mg/kg,有助于减轻喉头水肿,减少上气道梗阻的发生率。准备好物品,如负压吸引器、吸痰管、面罩、复苏囊、吸氧装置和喉镜等。

拔管时应充分吸净存留在口、鼻、咽喉部及气管内分泌物,放松套囊,再次吸引气管。给予 50%～80%氧气 1～2 min 后拔出气管导管,继续吸引口、咽部的分泌物,并将头偏向一侧,以防呕吐、误吸。随后给予面罩吸氧或无创呼吸支持。

拔管后应密切观察呼吸道是否通畅,有无声音嘶哑,有无缺氧、呼吸困难和发绀。严密监测生命体征:心率、心律、血压、脉搏、神志、经皮氧饱和度。拔管后 30 min 查血气分析,禁食 2～4 h,防止在会厌反射未完全恢复的情况下将食物吸入气管。应加强呼吸道管理:雾化、叩背、改变体位以协助患者咳痰,必要时可使用去甲肾上腺素和皮质激素雾化吸入以防止或治疗气道黏膜水肿。对高危病例作好再插管准备。若出现气道阻塞、呼吸窘迫、喘鸣、血气严重恶化等情况应及时再行插管。

对气管切开者,在决定拔管前,先换金属套管或者无气囊套管数日后再换较小的气管套管。更换小号导管 24 h、无不良反应可堵管,堵管后呼吸阻力上升,呼吸费力,经吸氧、湿化、吸痰无效时,说明患者尚不具备拔管条件。若堵管 24 h 无不良反应,则可拔管。拔管前,先清洁皮肤创口,气管内充分吸痰,拔管再吸引窦道分泌物,伤口肉芽组织多应刮除,以蝶形胶布将伤口拉拢固定,再以无菌纱布覆盖。3～5 日后切口一般可自行封闭愈合。

拔管成功是指拔管后没有正压通气支持而能维持 48 h 的自主呼吸。拔管失败是指拔管后 48 h 内需要重新插管,发生在拔管后 6 h 称为早期拔管失败,发生在拔管后 6～24 h 称中期拔管失败,发生在拔管后 24～48 h 称晚期拔管失败。

三、拔管后并发症及处理

1. 喉痉挛　表现为拔管后立即出现吸气性或呼气性呼吸困难,伴有尖调气流通过声。有缺氧征象,一般托起下颌或面罩吸氧后即可解除。持续不止者,静脉注射安定后加压给养,必要时再气管插管。

2. 喉或声门下水肿　表现为吸气时喘鸣、吸气性呼吸困难,常于拔管后数小时内发生并逐渐加重,是小儿拔管后需重新插管的常见原因。由于喉腔狭窄、黏膜后组织疏松等特点,小儿尤其是婴幼儿较易发生。拔管前 1～2 h 给予糖皮质激素可减轻喉水肿程度。

拔管后可继续用糖皮质激素雾化吸入。如用药后临床症状无显著好转，有必要重新气管插管。

3. **声带麻痹** 左侧多于右侧。发生机制与喉返神经分支受压有关，不影响呼吸时多不需处理。

4. **胃内容物反流误吸** 多见于饱胃、消化道梗阻、虚弱或意识不清患者。发生反流误吸时，应立即将头偏向一侧，吸引清除口咽部分泌物，必要时采用头低位。严重误吸且咳不出者应重新气管插管吸引，需全身应用抗生素。

5. **喉溃疡** 因长时间气管插管、咽喉反射、颈部活动、导管摩擦所引起的机械损伤、细菌感染等。多见于声带后部、勺状软骨声带部位，经口插管比经鼻腔插管易发生。一般可自愈。若伴有肉芽肿形成，可出现持续声嘶、咽喉痛，局部异物感，需行肉芽肿切除，并保证声带休息。

6. **气管狭窄** 常因气管导管套囊压力过高，气管黏膜受压过久导致缺血坏死，严重者出现气管软骨环破坏，继而出现环形瘢痕导致气管狭窄，也可因气管切开处畸形愈合所致。无呼吸困难者不必治疗。如狭窄严重导致呼吸困难，可先行气管扩张术治疗，无效者需行狭窄段气管切除修补。

7. **勺状软骨脱臼** 为罕见并发症。可能与插管操作不当、气管导管过粗、拔管时套囊未放气有关。脱臼后患者不能发生，应检查确诊，早期予以复位。顽固性脱臼者需要考虑行勺状软骨关节固定术。

（钱素云　曾健生）

参考文献

[1] Baisch SD. Extubation failure in pediatric intensive care incidence and outcomes [J]. Pediatr Crit Care Med, 2005,6(3):312 - 318.

[2] Chavez A, dela Cruz R, Zaritsky A. Spontaneous breathing trial predicts successful extubation in infants and children [J]. Pediatr Crit Care Med, 2006,7(4):324 - 328.

[3] De BY, De BD, Moraine JJ, et al. The cuff leak test to predict failure of tracheal extubation for laryngeal edema [J]. Intensive Care Med, 2002,28:1267 - 1272.

[4] Durward A, Ferguson LP, Taylor D, et al. A spontaneous breathing trial with pressure support overestimates readiness for extubation in children [J]. Arch Dis Child, 2011,96(1):50 - 57.

[5] Ferguson LP, Walsh BK, Munhall D, et al. Non invasive ventilation after extubation in paediatric patients: a preliminary study [J]. BMC Pediatr, 2010,10:29.

[6] Foronda FA, Troster EJ, Farias JA, et al. The impact of daily evaluation and spontaneous breathing test on the duration of pediatric mechanical ventilation: a randomized controlled trial [J]. Crit Care Med, 2011,15(S2):45. DOI: 10.1097/CCM.0b013e3182257520.

[7] Lucas dPS, de Carvalho WB. Unplanned extubation in pediatric critically ill patients: a systematic review and

best practice recommendations [J]. Pediatr Crit Care Med, 2010,11(2):287 - 294.
[8] Munson D. Withdrawal of mechanical ventilation in pediatric and neonatal intensive care units [J]. Pediatr Clin North Am, 2007,54(5):773 - 785.
[9] Neil, Mac Intyre. Discontinuing mechanical ventilatory support: removing positive pressure ventilation vs removing the artificial airway [J]. Chest, 2006,130(6):1635 - 1636.
[10] Newth C, Venkataraman S, Willson D, et al. Weaning and extubation readiness in pediatric patients [J]. Pediatr Crit Care Med, 2009,10(1):1 - 11.
[11] Thiagarajan RR, Bratton SL, Martin LD, et al. Predictors of successful extubation in children [J]. Am J Respir Crit Care Med, 1999,160(5 Pt 1):1562 - 1566.
[12] Wratney AT, Cheifetz IM. Extubation criteria in infants and children [J]. Respir Care Clin N Am, 2006,12(3):469 - 481.

第十八章　长期机械通气

一、长期机械通气概念

用人工呼吸机进行机械通气是治疗呼吸衰竭和呼吸支持的重要手段，由于先进的、功能强大的人工呼吸机不断出现，机械通气技术和重症医学的快速发展，挽救了很多急性呼吸衰竭的患者的生命，并且完全康复。但是，有些患者在渡过疾病的急性期后，神经、心、肾、消化等系统功能可能完全恢复正常，却很难从呼吸机上撤离，少数患者甚至不可能撤离呼吸机。有人将这些机械通气 4 周以上的患者称为慢性呼吸机依赖患者，亦称为长期呼吸机辅助患者(long-term ventilator-assisted individuals, VAIs)，对这些患者的机械通气称为长期机械通气(long-term mechanical ventilation, LTMV)。文献报道对 LTMV 的界定有很大差异，时限从 48 h 到 6 个月以上，因而 LTMV 的发生率差异很大，从 1%～37%。英国儿童长期通气工作组(Children's Long-term Ventilation Working Party, CLVWP)将医学稳定、脱机失败和呼吸机辅助呼吸 3 个月以上定义为长期通气，美国国家呼吸治疗医学指导协会(national association for medical direction of respiratory care, NAMDRC)在 2005 年召开的共识会议上将机械通气≥20 日、每天至少需要通气 6 h 定义为长期机械通气，需要长期机械通气的患儿越来越多。长期机械通气患者总的治疗目标是增强患者的生活潜能，增加体力，改善生理功能，减少并发症，缩短住院时间，延长生命，降低死亡率，尽量撤离呼吸机和实现较高的价效比。

二、长期机械通气患者的安置地点

1984 年美国呼吸治疗协会估计每例医院长期机械通气患者的费用为 270 830 美元/年，而每例家庭长期通气的费用为 21 192 美元/年；2004 年每例长期机械通气住院患者的费用达 720 000 美元/年，而每例家庭长期通气患者的费用为 10 000～60 000 美元/年。英国 2006 年的资料表明每例住 ICU 的长期通气患儿费用为 630 388 英磅/年，每例住非 ICU 病房长期通气患儿的费用为 301 888 英磅/年，每例家庭通气患儿的费用为 239 855 英磅/年，据推测英国全年有 141 例长期机械通气患儿，总费用将超过 25 000 000 英磅/年。为了降低费用，提供较高的价效比，根据病情将呼吸机依赖患者安置在急性病治疗区(acute care site)、过渡治疗区(intermediate care site)或家庭。

(一) 急性病治疗区

急性病治疗区包括 ICU 和 ICU 外的院内特设的机械通气病区，也包括长期机械通气医院。ICU 的作用是抢救患者，使病情稳定和生命支持，急性疾病或呼吸衰竭（如 ARDS，脓毒症，重症肺炎）应住 ICU，不能转出。但是，相关调查表明，大量的终末期疾病和情况稳定（2.1%～12%）的患儿仍住在 PICU，有些纯粹是为了机械通气。

由于一些慢性呼吸机依赖患者占用了部分 ICU 床位，而许多情况不稳定的患儿无法转入 ICU，且住 ICU 费用高。为了降低费用，欧美发达国家在 ICU 外建立了特别呼吸治疗室（respiereatory special care unit）、慢性呼吸机治疗室（chronic assisted ventilator care unit）和长期呼吸机治疗医院（long-term ventilator hospital）等。由于无创通气技术的发展，在 COPD、神经肌肉疾病等恶化时可采用无创通气，避免对这些患者的紧急气管插管，使呼吸机依赖患者转出 ICU 成为可能。早在 1985 年，美国胸科医师协会（american college of chest physicians，ACCP）就制定了 VAI 指南，明确提出了在急性疾病或慢性疾病相对稳定后，如神经肌肉疾病（如吉兰-巴雷综合征患者）或慢性肺疾病伴肺炎的恢复期患者应从 ICU 转到费用较低的长期机械通气单位，如慢性机械通气病房、呼吸科特护病室等继续进行机械通气治疗，治疗重点从急救转到康复。并制订了从 ICU 转入长期机械通气病房的标准，这些标准如下：①已建立可靠的气道或稳定的无创通气方法（non-invasive ventilation，NIV）方法，呼吸道分泌物少，气道阻力降到最低。②无呼吸功能不良，能自主呼吸，维持适当的肺泡通气，无需高浓度 O_2 和高 PEEP，无呼吸困难和氧饱和度降低。③无需静脉用药，无需 TPN，能经胃肠营养（避免胃肠黏膜萎缩，革兰阴性杆菌从肠道移位和应激性溃疡）。④无需复杂的机械通气模式和经常改变呼吸机参数。虽然住院机械通气的费用仍然很高，但患者更加独立，生活质量亦更高。

（二）过渡治疗区

过渡治疗区通常包括亚急性疾病治疗病区、长期机械通气医院和康复医院。亚急性疾病治疗病区患者可能需要生命体征监护、静脉用药或术后护理，因此，亚急性疾病治疗病区通常设在急性病治疗医院。长期机械通气医院接受需要较高 PEEP 和较高浓度 O_2 的长期呼吸机依赖患者，这些患者经过一段时间后，有的能最终撤离呼吸机，有的则可能改为无创通气转到呼吸机依赖患者的集中生活区或家庭。需要特殊治疗（如理疗、语言训练）的患者转入康复医院。

（三）家庭和社区

家庭机械通气开始于 1950 年代，由于当时脊髓炎流行，大量的患者需要完全或部分机械通气支持，促进了呼吸机的发展和呼吸管理的进步，有些不能撤离呼吸器的患者在家进行机械通气治疗得以长期成活。近 30 多年来，国外家庭通气快速发展，许多经济发达国家建立了家庭通气服务组织，如英国建立了儿童长期通气工作组，为需要长期机械通气的患者提供服务。美国宾夕法尼亚州专门成立了“呼吸机辅助儿童家庭项目”（ventilator assisted children home program，VACHP），每年行家庭机械通气的患儿从 1979 年的 2 例增加到 2005 年的 225 例，据推算美国有 4 300 例长期家庭机械通气的患儿。家庭机械通气可以在自己家庭中进行，只有一个患者；亦可以设在住宅区、公寓、抚育中心的集中生活中心，有的中心机械通气的患者多达 6～10 人。对急性疾病已稳定、神经肌肉疾病或进行性疾病的患儿可在家中有效地行长期机械通气支持，改善健康状况，增加康复潜能，增加患儿的生活质量，亦有利于患儿社会心理发育和家庭安宁，并降低费用，有很好的效价比，我国儿科尚缺乏这方面的报道。

三、长期机械通气患儿的选择

在选择长期机械通气患儿时应考虑疾病过程、临床稳定情况、家庭经济状况、患者和家庭成员的心理学评价等。对病情稳定或进展性疾病需要进行长期通气的小儿可以从ICU转出，在医院内继续进行机械通气，避免长期封闭在ICU内对小儿和家庭的不良影响，以改善患儿的社会心理发育和生活质量。许多患儿可选择在家庭或家庭样地点进行长期机械通气，以提高患儿的生活质量、改善健康状况、增强康复潜力、促进患儿社会心理发育和家庭安宁，或在不降低生活质量的前提下维持和延长生命。

（一）呼吸机依赖患者

（1）急性疾病或急性呼吸衰竭恢复后反复撤机失败的患儿，如ARDS、重症肺炎、凶险的术后过程、慢性疾病急性患病。这些患者有的虽然可以脱离呼吸机数小时，但时间一长便发生呼吸肌乏力。因此，需要延长机械通气时间，可能需几周或几个月才能最终完全恢复。

（2）每天需要部分时间（如晚上入睡后）进行机械通气，而白天能脱离呼吸机自然呼吸数小时的慢性疾病，如严重COPD、脊柱侧弯畸形、严重进行性神经肌肉疾病如侧束硬化性脊肌萎缩。

（3）无呼吸或自然呼吸严重受损，完全失去通气功能，无法治愈并持续进展需要持续机械通气才能生存的患者，如颅内出血、脑血管意外、中枢性肺泡通气不足综合征、膈肌瘫痪患者，也包括高位脊髓损伤、晚期肺间质纤维化和神经肌肉疾病所致的严重呼吸肌衰竭。

（二）需要长期机械通气的疾病

从病理生理角度可将导致小儿呼吸系统功能障碍需行长期通气的疾病分为3组：呼吸负荷增加（心肺疾病或骨骼异常）、呼吸肌无力（神经肌肉疾病或脊髓损伤）和神经控制功能衰竭（中枢性低通气综合征）。这些患儿在病情稳定后可转出ICU，继续机械通气治疗。

1. 呼吸负荷增加（心肺疾病或骨骼异常） 心肺疾病所致的慢性呼吸功能障碍经药物治疗无效的患者需要行机械通气治疗，必须记住婴幼儿严重慢性肺疾病可随年龄增加和生长发育而改善，在经过长期呼吸支持后最终脱离呼吸机，明显优于成人COPD的预后。这些疾病如下：①支气管肺发育不良（bronchopulmonary dysplasia，BPD），BPD常源于新生儿期机械通气或高浓度用氧之后，是长期机械通气治疗的最常见小儿慢性肺疾病，BPD急性期病情不稳定时应住院治疗，多数患者可在院内脱机，少数在家庭通气治疗后脱机。②低氧高碳酸血症，这组神经肌肉疾病患儿由于慢性通气功能障碍需要机械通气治疗，即使在呼吸机支持下仍病情不稳定，预后亦难断定，但很多患者在家庭长期机械通气后成功脱机。③其他类型的COPD患者，如囊性纤维化伴严重肺疾病的患者，这些患者理论上需要长期机械通气，但是在需要通气时已是成人。小儿慢性肺疾病常伴有气道高反应，必需配合家庭机械通气同时治疗。④限制性肺疾病，这类患者实施家庭机械通气困难很大，新生儿肺发育不良在肺功能不改善时可用长期机械通气等待肺移植，但不适于家庭机械通气，对此类预后不良的患儿进行家庭机械通气，只能是提高患儿最后几个月的生活质量。⑤胸廓异常，如严重的脊柱侧弯、驼背，胸廓发育不良，胸廓异常时肺扩张受限，足以需要长期机械通气。此类患者预后难于预测，一些患儿发生进行性限制性肺疾病，即使用呼吸机仍然死亡；少数患者胸廓畸形并无变化而临床改善，甚至最终脱离呼吸机。

2. **呼吸肌无力（神经肌肉疾病或脊髓损伤）** 呼吸肌无力时吸气不充分导致肺不张，而呼气无力时不能咳嗽致肺部感染，结果发生肺通气不足和气体交换障碍，由于这些小儿并无严重的肺实质疾病，很适宜行家庭机械通气。这些疾病如下：①神经肌肉疾病、代谢性疾病和胸廓畸形：这些患者由于肌肉无力、功能不良和麻痹等需要进行长时间机械通气，但随年龄增大、肺和胸廓的生长发育情况可能得到改善。②运动神经疾病：如膈神经产伤、脊肌萎缩、静止性运动神经病（如先天性肌病，随年龄增加呼吸肌力量不增加）、直接影响膈肌和呼吸肌的原发性肌病（如脊髓灰质炎，Duchenne 脊髓性肌萎缩），家庭机械通气能保持正常肺通气、延长生命和改善生活质量。③脊髓损伤：高位脊髓损伤（C_3 以上）时可致膈肌麻痹，单侧膈肌瘫痪将发生矛盾运动，双侧膈肌麻痹常致呼吸衰竭，发生永久性呼吸机依赖，需要长期机械通气。

3. **神经控制功能衰竭** 包括先天性中枢性低通气综合征，获得性中枢性低通气综合征（脑干损伤、肿瘤、出血、手术、放射、脑血管意外），脊髓脊膜膨出等，在药物治疗无效时应行机械通气。

四、家庭机械通气呼吸机和设备

家里的医疗设备资源无法与医院相比，要实现在家庭进行机械通气必须具备所有机械通气相关的设备和用具，并附详细的操作方法。呼吸机及相关设备包括呼吸机主机、备用呼吸机、空气压缩机、可反复使用或一次性使用呼吸回路、各种呼吸机回路接头和外接PEEP 活瓣、加温湿化器、直流电池和连接电缆、无创通气的患者应有面部适配器和固定装置。气道管理设备：便携式吸引器、合适的吸痰管、手套、备用气管套管和气管内导管、气管切开护理包等。其他设备包括用氧设备、消毒溶液、监护仪和报警器（包括操作手册）、患者呼叫系统（如呼叫按钮、呼叫铃、婴儿语音监听器）等。本节简要介绍常用的家庭通气呼吸机。

（一）适用于家庭机械通气的呼吸机

呼吸机是家庭通气的最重要设备，应根据患者的需要选择适合的呼吸机。ICU 呼吸机非常复杂，体积大，一般不用于家庭通气。家庭机械通气尽量用最简单技术、设备和专门设置的呼吸机满足以下要求。

（1）能可靠地、无故障地进行长时间机械通气，维修费用少。

（2）体积小、便携式、简单、便宜、易于安装，重量 5～20 kg。

（3）能在高氧环境下安全运转，具有高或低压报警、电池电量低报警、断电报警、通气回路脱落报警、机械故障报警和呼吸机工作异常报警。

（4）各旋钮功能易懂、操作简单，呼吸回路简单、易于更换，呼吸机能安置在轮椅上和汽车上。

（5）具有优良的同步功能，患者吸气时容易触发呼吸机，降低呼吸功。

（6）可用交流电、外接直流电和内置直流电池。

（7）必须具有后备通气功能，呼吸机在断电和发生故障时提供后备通气，如自充式气囊作为后备通气。

(二) 第一代便携式呼吸机

第一代便携式呼吸机为活塞驱动的容量呼吸机，重量轻(平均约 10 kg)、操作简单，能用于患者转运和长时间通气，如 Bear 33 (VIASYS, critical care systems), PB Companion 2800 (puritan bonnet), LP 系列呼吸机(aequitron tyco, health care, plymouth minn.), Life Care PLV 系列呼吸机(respironics inc. , murrysville PA)，现已少用。

(三) 第二代便携式呼吸机

目前所用的正压便携式呼吸机主要为微机控制的活塞驱动呼吸机，亦有用涡轮驱动或旋转压缩机驱动的呼吸机，第二代便携式呼吸机使用患者触发或定时触发，通气目标为压力或容积，切换方式为压力、容积、流速或时间。第二代呼吸机设计先进，具有更多的特殊功能，如 Pulmonetics LTV 系列呼吸机(colton, calf.)为便携式电脑呼吸机，该机体积小、内置旋转压缩机，具有很多的特殊功能和报警装置，通气模式有 CMV、SIMV、CPAP、NPPV、窒息后备通气，足可以在 ICU 使用。而 Achieva PSO_2 呼吸机(tyco health care, plymouth minn.)用流速触发、压力或容积为目标通气，通气模式采用持续气流的 SIMV、PSV(压力上升时间和流速终止标准可调)和后备通气，FiO_2 可调、内置 PEEP 控制、漏气补偿，体积小、重量轻，内置电池可用 4 h。其他第二代便携式呼吸机还有，如 iVent (versa med, hackensack, N.J.), Newport HT 50 (newport medical, newport calf.), T-Bird Legacy (VIASYS, critical care systems, palm springs, calf.)等。不断的软件升级使同一型号的呼吸机具有更加强大的功能和更好的同步性能。虽然呼吸机具有多种功能对长时间通气十分重要，但机器故障可能带来严重后果，使用人员应该对所用的呼吸机非常熟悉，与呼吸机维修公司保持密切联系，定期保养，确保患者的安全。

(四) 负压呼吸机

负压呼吸机研制开始于 20 世纪 40 年代，60～70 年代的许多研究资料表明，负压通气对治疗新生儿呼吸衰竭有效，并可降低支气管肺发育不良的发生率，但随着正压通气在新生儿的应用，负压通气再次受到冷落。负压呼吸机无需建立人工气道，可避免人工气道的并发症，因此患者能自由地进食、谈话，对呼吸肌疲劳有休息和恢复的作用，近年来重新受到关注，文献中有少数报道。

铁肺(iron lung)或风箱呼吸机(tank ventilator)为一端开口的横卧金属桶状箱，使用时患者身体卧于箱内，头从一端开口处伸出，颈部以颈圈密封。呼吸机工作时箱内产生的负压作用于胸腹部，并传递到胸膜腔和肺泡，使肺泡扩张吸进气体。铁肺的通气效率和可靠性在负压呼吸机中效率最高，但缺点为体积庞大笨重(长约 3 m，重 136 kg)，护理不便。

胸甲式呼吸器(chest cuirass)是只将胸部或胸腹部罩住的硬质外壳，工作原理类似铁肺，真空泵使胸甲内压力产生周期性变化而达到辅助呼吸的目的，但通气效率低。

其他负压通气用具有夹克式(jacket)，密封衣(airtight garments)，充气腹带(pneumobelt)，气体包绕式(pneumowrap)通气机等。双相正负压通气呼吸机 (RTX ventilator, medivent, london, UK)为一有趣的设备，既可以实现通气，亦可帮助排痰。摇滚床(rocking bed)在使用时患者平躺在床上，并用约束带固定，当头向下运动时腹内脏器压迫膈肌上移完成呼气，头抬起足向下运动时膈肌和腹内脏器向下移动产生吸气。

（五）膈肌起搏器

首先用外科手术方式将电极植入胸内膈神经周围，在皮下植入体内接收器，用导线连接膈神经电极和体内接收器。膈肌起搏器（diaphragm pacing）工作时由体外控制器发出呼吸频率和幅度的信号，当体内接收器获得体外发出的无线电信号后，将信号传到电极，刺激膈肌收缩，产生吸气。此技术适用于中枢性通气不足和无膈神经损伤的高位脊髓损伤患者，大多数膈肌起搏患儿需要气管切开和应用 CPAP，防止入睡时发生气道阻塞。

五、家庭机械通气的准备和实施程序

在 VAI 从一个病区转到另一个病区进行长期机械通气时接收单位必须作好充分准备以保证患儿安全，对转回家进行机械通气的患者准备工作极其重要。准备工作包括患者准备、家庭准备、设备选择、双亲和医护人员的培训、多个团队的协作和全面的转出计划。

（一）家庭机械通气的准备

1. 患儿情况医学稳定 家庭机械通气首先应保证患儿医学安全，必须建立稳定的气道、已行气管切开或能耐受面罩通气，用氧浓度$<40\%$（但不包括终末期疾病），心血管系统稳定指标持续心率，CO_2 和脉氧仪 PO_2 维持在正常范围，无反复呼吸感染，营养状况好，体重增加和生长曲线正常，最佳呼吸机参数设置，此外还需确定转运过程中不会发生问题。通常需要在院内准备 1 个月以上的时间。

2. 建立家庭通气团队 建立由社工人员、医师、护士和呼吸治疗师组成的家庭治疗团队（home-care team）或康复团队（rehabilitation team），完成包括医疗、教育、功能训练、营养支持、社会心理支持、语言沟通治疗、使用特殊设备等任务，使家庭通气随时得到全方位的专业医疗和护理支持，使患儿达到最佳生活质量，发挥最大的康复潜能。

3. 家庭成员的培训 由注册护士和社工人员访问家庭，使患儿父母对家庭机械通气的长期护理、家庭的巨大变化、患儿的临床情况、可能遇到的社会心理问题和长期机械通气的预后等有所准备，所有家庭成员均理解此种选择，愿意并能完成家庭通气的特殊护理需要。家庭成员的培训包括基本生命支持（BLS）培训、掌握特殊设备的（包括呼吸机）使用、气管切开的护理和解决许多问题的能力，制定家庭护理计划。

4. 家庭通气设备的准备 转运前安装好家庭通气呼吸机、吸引器、湿化器、备用氧气瓶、复苏气囊、脉氧仪、CO_2 监测等，并准备好第二台呼吸机、气管切开套管、气管内插管导管，转运时需有麻醉师和护士护送。

5. 家庭通气管理体系 在一些经济发达国家有一整套家庭通气管理体系，有儿科医师和呼吸治疗师常规评价患者，指导治疗。

（二）家庭机械通气模式选择

1. 正压机械通气模式 ICU 的呼吸机和许多通气模式在 ICU 外不适合或难于实施，家庭机械通气常用的通气模式如下。

（1）容量控制通气模式：容量控制通气模式是呼吸机以容积为目标对患者进行机械通气，其优点是呼吸机吸气流速恒定，成人推荐容量控制的 A/C 模式。选择容量控制通气需预置后备通气频率，当患者不能触发时呼吸机按预先设定的频率通气。由于小儿常用无套囊导管，存在经导管周围漏气，患儿获得的潮气量（V_T）可能明显低于呼吸机输送的

V_T，因此设置的 V_T 可能很大，需超过 10～15 ml/kg；另一方面，为防止吸入 V_T 过大致容量伤，除需设置高压报警（一般为 Ppeak 下 5 cmH_2O）外还需要调节高压放气活瓣（pop-off valve），通过调节 pop-off 压力相当于调节呼吸机的 Ppeak，改变患者的吸入 V_T，过多的 V_T 便释放到房间而未送入患儿肺内，定容呼吸机便成为时间切换、压力限制型呼吸机。

（2）压力控制通气模式：此种模式时呼吸机以压力（峰压）为目标，达到预设压力时形成吸气压力平台，预设的吸气时间完成后转为呼气。此种通气模式能提供恒定的压力和很高气体初流速，对小儿较适合。

（3）压力支持通气模式：此种模式时呼吸机以压力为目标，患者自主控制吸气时间和呼气时间，患者呼吸的深浅与预先设定的压力相互作用而改变吸入气体的流速和吸入潮气量，患者感觉更舒适。

2. 无创机械通气（non invasive mechanical ventilation，NIV） 无创通气是近年来发展的机械通气技术，成人 NIV 进展很快，采用正压通气、CPAP 或 BiPAP 等模式，减少了紧急气管插管。目前使用的无创呼吸机有法国 Eole 3 呼吸机（saime，savigny le temple，France）、美国 Harmony s/t 呼吸机（伟康公司生产）等。无创通气能增进婴儿和小儿的生长发育，达到临床稳定，增强呼吸功能的目的。但是对小儿实施 NIV 比成人难，通常用于较大的儿童，近年来报道增加，所用的鼻罩（Nasal Mask）或面罩必须与患儿面部完全匹配，如小儿不能耐受 NIV，应行气管切开和正压通气。反复撤机失败的急性呼吸衰竭患者或慢性疾病基础上（如营养不良）发生急性疾病的患者不适宜用 NIV，因为这些患者常常只能维持短时间自主呼吸，长期自主呼吸可能加重呼吸衰竭。

3. 其他通气模式 包括负压通气、摇滚床、膈肌起搏器等仅偶用于临床。

4. 咽喉呼吸（glossopharyngeal breathing） 咽喉呼吸亦称青蛙呼吸（frog breathing），是患者呼吸肌无力时辅助肺泡通气的技术。首先关紧口腔和鼻咽部，抬腭抬喉，舌头向前移动，将口腔内气体吞入喉和气管内，再关闭声门，10 s 内吞 10～15 次完成吸气，打开声门后被动完成呼气。此种技术虽然有用，但很难掌握。

（三）呼吸机参数设定

家庭机械通气时通常无需考虑脱机，呼吸机的参数设定应完全保证患者通气需要。对肺部无明显病变时氧疗目标为 PaO_2＞65 mmHg（海平面，大气压 760 mmHg），呼气末 PCO_2 保持在 30～35 mmHg，脉氧仪 SaO_2＞95％，对存在肺部疾病的患儿可能需要增加通气和提高氧浓度。有些患者白天可间断停机以便活动和提高生活质量，同时进行呼吸机的常规保养。

（四）辅助排痰技术

（1）应用电动吸引器吸痰，注意无菌技术。

（2）非入侵性手法辅助咳嗽，此法是先令患者深吸气（对患者潮气量太小者可用呼吸机或复苏囊提供正压吸气），在患者呼气过程中快速按压剑下区域（与 Heimlich 手法相似）增加呼气气流将痰排出，此法需要实施者与患者密切配合，空腹时应用。

（3）机械性肺吹气-抽气法 此法用肺吹气-抽气机（mechanical insufflator-exsufflator）经口含管、面罩或气管内导管以 30～65 cmH_2O 压力向肺内送气，再突然将压力降到－30～65 cmH_2O，在 0.2 s 内可产生＞90 cmH_2O 的压力差将气道内分泌物清除，此操作间隔 10～20 s 一次，连续作 5 次以上，直到气道无明显分泌物为止，必要时可每

10 min 重复操作，在手法辅助咳嗽无效时使用。

(4) 机械振荡：此法用高频振荡器在胸廓外、腹部或直接在气道内施加快速小振幅正负压高频振动，促进气道内黏液的转运，排除肺部分泌物，有的振动器还能调节吸呼气时间比。手提式气道内叩击机（hand-held internal airway percussor）可以 30 ml/次、20 Hz/min频率提供物理治疗和高频振动辅助排痰。

（五）长期机械通气并发症与预防

长期机械通气可发生与危重患者机械通气相同的并发症（如呼吸机故障，肺、心血管系统、气道和胃肠道等并发症）外还可能发生急性通气少见的并发症（如鼻、咽、喉和气管损伤），胃管摩擦和食管反流所致的食管炎，神经功能障碍，神经和神经肌肉功能不良等，早期活动和康复治疗可减轻肌肉、骨骼的废用性萎缩和褥疮。长期机械通气患者肺炎的病原菌常为革兰阴性菌如大肠杆菌、克雷伯菌和假单胞菌，且对多种抗生素耐药，无创通气时的金黄色葡萄球菌肺炎主要为面罩和呼吸回路污染所致。长期严重的疾病、大量用药、睡眠干扰、幻觉、烦躁不安和忧郁将对患者产生严重的心理问题。必须尽一切努力防止这些并发症，增加撤机机会和提高生活质量。

（匡凤梧）

参考文献

[1] Boroughs D. Dougherty JA. Care of technology-dependent children in the home [J]. Home Healthcare Nurse, 2009,27(1):37-42.

[2] Boroughs DS, Dougherty J. A multidisciplinary approach to the care of the ventilator-dependent child at home [J]. Home Healthcare Nurse, 2010,28(1):24-28.

[3] Cislaghia F, Condemia A, Coronab A. Predictors of prolonged mechanical ventilation in a cohort of 5 123 cardiac surgical patients [J]. Journal of Anaesthesiology, 2009,26(5):396-403.

[4] Edwards EA, Hsiao K, Nixon GM. Paediatric home ventilatory support: the Auckland experience [J]. J. Paediatr Child Health, 2005,41:652-658.

[5] Floris E. A, Barend J, Marc van Heerde. Incidence and risk factors of prolonged mechanical ventilation in neuromuscular scoliosis surgery [J]. Journal of Pediatric Orthopaedics B, 2008,17(4):203-2069.

[6] Maclntyre NR, Epstein SK, Carson S, et al. Management of patients requiring prolonged mechanical ventilation: report of a NAMDRC Consensus Conference [J]. Chest, 2005,128:3937-3954.

[7] Make BJ, Hill NS, Goldberg AI, et al. Mechanical ventilation beyond the intensive care unit: report of a consensus conference of the American College of Chest Physicians [J]. Chest, 1998,113(5):289S-344S.

[8] Noyes J, Godfrey C, Beecham J. Resource use and service costs for ventilator-dependent children and young people in the UK [J]. Health and Social Care in the Community, 2006,14(6):508-522.

[9] Ottonello G, Ferrari I. Home mechanical ventilation in children: retrospective survey of a pediatric population [J]. Pediatrics International, 2007,49:801-805.

[10] Tibballs J, Henning R, Robertson CF, et al. A home respiratory support programme for children by parents and layperson carers [J]. Journal of Paediatrics and Child Health, 2010,46:57 - 62.
[11] Traiber C, Piva JP, Fritsher CC, et al. Profile and consequences of children requiring prolonged mechanical ventilation in three Brazilian pediatric intensive care units [J]. Pediatr Crit Care Med, 2009,10(3):375 - 380.

第十九章　机械通气中的血气分析与酸碱平衡

血气是指溶解在血液中的气体，一般而言，指血液中所含的 O_2 和 CO_2。血气分析是应用现代气体分析技术，对血液中所含的气体成分或气体分压、H^+ 浓度进行直接的定量测定，并由此推算出有关参数，如 HCO_3^- 浓度、剩余碱(BE)及 SaO_2 等，借以估计血液运输气体和肺部气体交换能力，及时了解危重患儿体内酸碱平衡和氧代谢的变化，并可间接推算出心脏功能(Fick 法心排血量测定)，从而可以客观评定患者的氧合、通气及酸碱平衡情况，同时也可以反映患者肺脏、肾脏及其他内脏器官的功能状况，是监测呼吸机治疗效果的重要指标之一。

第一节　血气分析仪的发展史

1954 年，丹麦雷度公司与 Poul Astrup 教授合作研发，推出全球第一台 pH 分析仪即 Astrup Apparatus E50101，到 1959 年，推出了第一台检测 pH、PO_2、PCO_2 的分析仪，从此医院开始测量这些参数来诊断和挽救患者的生命。这一时期血气分析仪发展和应用起步不久，处于手动时代，结构笨重(100 kg)，所需样品量大(约为 2 ml)，可测定值较少。

20 世纪 70～80 年代，计算机和电子技术的应用导致血气分析仪进入全自动时代，由于采用了集成电路，仪器结构得到重要改进，重量降至 30 kg 左右。传感器探头小型化使得所需样品量降至几百到几十微升，工作菜单日趋简单，操作可在提示下进行，可测量和计算的参数也不断增多。各公司生产的仪器均实现了自动定标、自动进样、自动清洗、自动检测仪器故障和电极状态，并自动报警，电极的使用寿命和稳定性不断提高，仪器的预热和测量时间也逐步缩短。丹麦 Radiometer 公司的 ABL 系列、美国 IL 公司的 1300 系列、瑞士 AVL 公司的 AVL 系列、美国 CORING 的 16、17 系列都属于该类产品。

20 世纪 90 年代以来，计算机技术进一步渗透到血气分析领域，先进的界面帮助模式、图标模式使操作更为直观，许多厂家把血气和电解质等分析结合在一起，生产出了血气电解质分析仪。软件和硬件的进步使现代血气分析仪具有超级的数据处理、维护、贮存和专家诊断功能。为满足日益增长的 POCT (point-of-care testing，即时诊断)需要，血气分析仪正朝着便携式、免维护、易操作的方向发展。代表产品为美国 OPTI 干式血气系列(OPTI公司)、i-SATA 干片式血气分析仪(雅培公司)、IRMA TRUpoint 血液分析系统的干化学法设备(ITC 公司)、ABL77 便携式仪器(雷度公司)、Gem3000 高档重症监护血气分析仪(IL 公司)等等。

血气分析设备至今有了极大的发展，但从工作原理来说，其工作结构并没有发生什么根本的变化，主要由专门的气敏电极分别测出 pH、PO_2、PCO_2 三个参数，并由此推算出有关参数，如 HCO_3^- 浓度、剩余碱(BE)及 SaO_2 等，血气分析仪的结构大致分为电极系统、管路系统及电路系统三大部分。电极部分是由 pH 电极、二氧化碳电极、氧电极和参比电极组成，pH 电极是利用电位法原理来测溶液的 H^+ 浓度，其电极是一个对 H^+ 敏感的玻璃电极；氧电极是一个气敏电极，它们的测量是基于电解氧的原理而实现的；二氧化碳电极也是一个气敏电极，前部有一层半透膜，它只允许二氧化碳气体分子通过，而阻止其他气体分子和离子通过，测得的 pH 经过对数变换可以得到 PCO_2 值。各个公司的电极质量及使用寿命有所不同，但无论是哪种电极，对温度都非常敏感，通常血气分析仪的测量室都是一个恒温室，温度变化在正负 0.1 ℃范围。管路系统通常比较复杂，不同厂家及各种型号的仪器会有所不同。电路部分目前主要为由微电脑控制的数字显示方式，仪器将所测得的电信号经由放大器放大，然后由转换器转换为数字方式。依靠 pH 电极、PCO_2 电极、PO_2 电极和参比电极检测血样本中不同的参数所对应的电信号，把这些电信号分别放大、经模数转换号，送给仪器的微机部分，经微机处理运算后，再分别送到各自的显示单元显示，或经打印机打印出测量结果。

第二节　血气分析标本的采集

一、采血部位的选择

常用血管为桡动脉、股动脉、头皮动脉、颞浅动脉。桡动脉解剖位置表浅，与周围组织紧密，易于固定、按压，可避免血肿形成，动静脉分开，不易误采静脉血，穿刺成功率高，而且避免暴露患者，重复性好，故临床选用较多。但患者疼痛明显，穿刺时宜取与血管纵轴 30°～45°进针，可最大限度减少伤及骨膜引起的疼痛。股动脉直径粗，位置较浅，搏动明显，穿刺时患者痛苦相对较小。但股动脉压力较大，对凝血功能差的患者应延长拔针后按压时间，防止形成血肿。而且动静脉伴行，易误穿股静脉，股静脉压力也很大，也可自动回血，应注意鉴别。ICU 患者病情危重，生命体征不稳定，血液循环功能差，血压低，桡动脉搏动不明显，经股动脉穿刺可快速采血，且一次穿刺成功率高。小儿头皮薄，血管浅显易见，动脉血管既容易看到又易触摸，且头皮动脉及颞浅动脉穿刺采血暴露少，采血所需时间短，不易形成血肿，穿刺成功率高，是儿科动脉穿刺常选血管。因技术条件限制，不能反复动脉穿刺时，早产儿与小婴儿可在足后跟用肝素化毛细管采取动脉化毛细血管的血亦可。动脉化毛细血管采血，用不超过 42～45 ℃的湿巾热敷采血部位皮肤 5～15 min，使血液增加，血流加速，达到动脉化，然后穿刺，穿刺要深，使血流快速自动流出，弃去第一滴血，不能挤压，用肝素化的毛细管吸取（建议采用厂家配套提供的专用毛细管），吸满后一定要密封，混匀后立即送检。未充分动脉化的毛细管血的 PO_2 偏低，对 pH、PCO_2 和 HCO_3^- 的测定结果影响不明显。

二、采血用具和抗凝剂的选择

临床上常用 2 ml 注射器和一次性头皮针，用一次性头皮针连接注射器乳头采集动脉血，患者疼痛感轻，一次穿刺成功率高，方法简便。此外还可用一次性动脉血气针、动脉留置针等。抗凝剂用肝素稀释液，方法为抽取肝素钠 2 ml（2 ml/支，12 500 U）加入 0.9%氯化钠注射液 250 ml 中稀释，抽取稀释液润滑管壁后全部排出。抗凝剂少了会使血液凝集，堵塞血气分析仪的管路系统，抗凝剂多了会影响血气和离子的检测结果，误导临床。

三、穿刺技巧

（一）股动脉穿刺

患儿取仰卧位，脱去左侧或右侧内外裤，使腹股沟部位暴露，将大腿外旋与身体长轴成 45°角，小腿弯曲与大腿成 90°角，腹股沟下放枕垫，使腹股沟表面平展。摸清股动脉搏动点，以搏动点为中心，按常规消毒皮肤，面积为 8 cm×8 cm，再消毒操作者的左手中指、食指，从指尖开始螺旋式消毒到两个关节以上。右手持注射器以搏动点最明显处垂直进针，见有鲜红血液自动回流于注射器内，当针头刺入动脉后，从乳头侧方仔细观察，可见到流进乳头内的血液有与脉搏相一致的搏动现象；若误穿入静脉，则观察不到，以此能准确判断穿刺是否获得成功。立即左手固定针头不动，右手抽动针栓取血，取好后拔出针头，助手持干棉签按压穿刺点，立即将针头插入试管的橡皮塞内，适度转动注射器摇匀标本防止凝血，标本立即送检。

（二）桡动脉穿刺

患者平卧，掌心向上，患者手腕尽量背曲以绷紧皮肤，或用垫子垫高穿刺部位，以消毒好的左手食指和中指触摸桡动脉搏动最强处，稍用力按压、固定动脉，防止滑脱。右手持针于术者食指下端 0.5～1.0 cm 处以 30°角快速刺进皮肤，在向前斜行穿刺时，利用食指的触压觉判断动脉的深浅度和走向，快速刺入血管，如穿刺成功，动脉血会自动涌入，用左手妥善固定针头，采血至所需量后拔针，同时用无菌棉签按压穿刺部位（如未一针见血，没有直刺入血管，可以左手的食指和中指沿动脉走行触摸动脉作为引导，再进一步穿刺血管）。十字交叉定位法以桡骨茎突向前臂内侧中线作一水平线，并以此线的中点作一垂直平分线，即成“十”字，于十字交叉点，掌根第一横纹，或一二腕横纹为进针点，握住患儿四指轻向后拉约 40°，暴露腕部常规消毒患儿皮肤及术者左手食指中指，右手持头皮针，以 20°～30°角穿刺。反向桡动脉穿刺以操作者示指和中指在桡动脉搏动最强处下方触摸，用中指按压，示指轻微固定方向，右手持头皮针在示指上方搏动点以 30°～60°血流方向进针。指压法：穿刺前以左手拇指在婴幼儿的腕横纹处垂直按压，使局部皮肤苍白，按压时间为2 s，如此反复 2～3 次，尤其是新生儿，腕部会呈现一条笔直接近皮肤颜色的血管，显露约10～15 s，若患儿体温不升、四肢循环差，局部血管显露困难，可局部复温后操作。桡动脉穿刺时针头进入动脉后会引起血管收缩，往往不能马上见到回血，需稍待片刻可见血液涌出。因此，穿刺后如未见回血，不可急进退针头，以免造成穿刺失误，穿刺成功后，取用需要量后拔出头皮针，按压 3～5 min，放松无出血、无血肿即可。

第三节　血气分析的基础理论

一、酸与碱的概念

在化学反应中，凡能释放出 H^+ 的化学物质称为酸，例如 HCl、H_2SO_4、NH_4^+ 和 H_2CO_3 等；反之，凡能接受 H^+ 的化学物质称为碱，如 OH^-、NH_3、HCO_3^- 等。一个化学物质作为酸释放出 H^+ 时，必然有一个碱性物质形成；同样，当一个化学物质作为碱而接受 H^+ 时，也必然有一个酸性物质形成。因此，一个酸总是与相应的碱形成一个共轭体系。例如：

$$H_2CO_3 \rightleftharpoons H^+ + HCO_3^-$$

$$NH_4^+ \rightleftharpoons H^+ + NH_3$$

$$H_2PO_4 \rightleftharpoons H^+ + HPO_4^{2-}$$

$$HPr \rightleftharpoons H^+ + Pr^-$$

酸碱蛋白质（Pr^-）在体液中与 H^+ 结合成为蛋白酸（HPr），而且结合较牢固，所以 Pr^- 也是一种碱。

二、体液中酸碱物质的来源

（一）酸性物质来源

来源最多的酸性物是糖、脂肪、蛋白质等分解产生的二氧化碳。CO_2 与 H_2O 在碳酸酐酶作用下结合成 H_2CO_3，后者又可解离成 CO_2 从肺排出，故称挥发性酸。

$$CO_2 + H_2O \rightleftharpoons H_2CO_3 \rightleftharpoons H^+ + HCO_3^-$$

体内营养物质代谢产生的乳酸、丙酮酸、酮体、H_2SO_4、尿酸、磷酸等不能变成气体由肺呼出，而只能通过肾由尿排出，这类酸性物质被称之为固定性酸或非挥发性酸。固定酸主要由蛋白质生成，体内生成固定酸的数量和食物蛋白质含量成正比，机体产生的固定酸，每日为 40～60 mmol 氢离子。

（二）碱的来源

体内碱性物质主要来自食物，特别是水果蔬菜中的有机酸盐，如草酸钾、柠檬酸钾、苹果酸盐等。体内代谢过程中也可产生某些碱性药物，如氨基酸分解产生的 NH_3，机体代谢产生的碱性物质少于酸性物质。

三、酸碱平衡的调节

人体的体液环境必须具有适宜的酸碱度才能维持正常的代谢和生理功能，正常人体血浆的酸碱度在范围很窄的弱碱性环境内变动，用动脉血 pH 表示是 7.35～7.45，平均值为 7.40。虽然在生命活动过程中，机体不断生成酸性或碱性的代谢产物，并经常摄取酸性食物和碱性食物，但是正常生物体内的 pH 总是相对稳定的，这是依靠体内各种缓冲系统以及肺和肾的调节功能来实现的。机体这种处理酸碱物质的能力，以维持 pH 值在恒定范围内的过程称为酸碱平衡（acid-base balance），这对保证生命活动的正常进行至关重要。

（一）血液缓冲体系及其作用

血浆中三对缓冲对：$NaHCO_3/H_2CO_3$；Na_2HPO_4/NaH_2PO_4；Na－Pr/H－Pr。

红细胞中缓冲对有：$KHCO_3/H_2CO_3$；K_2HPO_4/KH_2PO_4；KHb/HHb 和 $KHbO_2/HHbO_2$。

上述七对缓冲对，实际上是三个体系即碳酸氢盐缓冲体系、磷酸盐缓冲体系和蛋白质（包括 Hb、HbO_2）缓冲体系。这些缓冲对中，血浆中以碳酸氢盐缓冲体系最为重要，红细胞中以 Hb、HbO_2 缓冲体系最为重要。

碳酸氢盐缓冲系统的特点如下。①可以缓冲所有的固定酸，不能缓冲挥发酸。②缓冲能力强，是细胞外液含量最高的缓冲系统，含量占血液缓冲总量的 1/2 以上；该系统可进行开放性调节，碳酸能和体液中溶解的 CO_2 取得平衡而受呼吸的调节。③缓冲潜力大，能通过肺和肾对 H_2CO_3 和 HCO_3^- 的调节使缓冲物质易于补充和排出。

磷酸盐缓冲系统存在于细胞内外液中，主要在细胞内液中发挥缓冲作用；蛋白质缓冲系统存在于血浆及细胞内，只有当其他缓冲系统都被调动后，其作用才显示出来；而血红蛋白和氧合血红蛋白缓冲系统主要在缓冲挥发酸中发挥作用。

总之，由于碳酸氢盐缓冲系统不能缓冲挥发酸，挥发酸的缓冲主要靠非碳酸氢盐缓冲系统，特别是 Hb 及 HbO_2缓冲；而固定酸和碱能够被所有的缓冲系统所缓冲，其中碳酸氢盐缓冲系统尤为重要。碳酸氢盐缓冲对所以重要，是因为其含量多，缓冲能力量大，$NaHCO_3$ 是体内缓冲固定性酸的主要物质。缓冲结果，较强的固定性酸变成挥发性酸，易于从肺排出，同时正常情况下 $NaHCO_3/H_2CO_3$ 的比值（20/1）与血液 pH 7.4 有直接关系，当 $NaHCO_3/H_2CO_3$ 比值改变时，pH 随之发生变化。

（二）肺的调节

肺在酸碱平衡中的作用是通过改变 CO_2 的排出量来调节血浆碳酸（挥发酸）浓度，使血浆中 HCO_3^- 与 H_2CO_3 比值接近正常，以保持 pH 相对恒定。肺的这种调节发生迅速，数分钟内即可达高峰。

呼吸运动的调节是通过中枢或外周两方面来进行的。①呼吸运动的中枢调节：肺泡通气量是受延髓呼吸中枢控制的，呼吸中枢接受来自中枢化学感受器和外周化学感受器的刺激。由于呼吸中枢化学感受器对 $PaCO_2$ 变动非常敏感，所以呼吸能调节 $PaCO_2$，$PaCO_2$ 升高虽不能直接刺激中枢的化学感受器，但可以通过改变脑脊液和脑间质液的 pH，使 H^+ 增加，刺激位于延髓腹外侧浅表部位对 H^+ 敏感的中枢化学感受器，从而兴奋呼吸中枢，明显增加肺的通气量。$PaCO_2$ 的正常值为 40 mmHg，若增加到60 mmHg时，肺通气量可增加 10 倍，结果导致 CO_2 排出量显著增加，从而降低血中 H_2CO_3 浓度或

$PaCO_2$，实现反馈调节。但如果 $PaCO_2$ 进一步增加超过 80 mmHg 以上时，呼吸中枢反而受到抑制，产生 CO_2 麻醉(carbon dioxide narcosis)。②呼吸运动的外周调节：呼吸中枢也能由外周化学感受器的刺激而兴奋，主动脉体特别是颈动脉体感受器，能感受缺氧、pH 和 CO_2 的刺激，当 PaO_2 降低、pH 降低或 $PaCO_2$ 升高时，通过外周化学感受器反射性引起呼吸中枢兴奋，使呼吸加深加快，增加 CO_2 排出量。但 PaO_2 过低对呼吸中枢的直接效应是抑制效应。

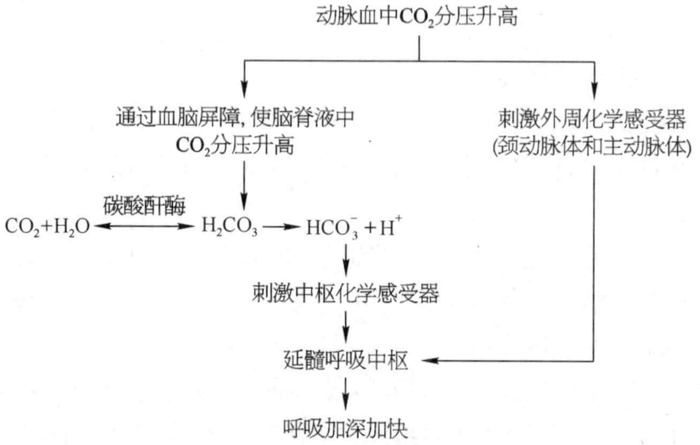

图 19-1　血中二氧化碳分压升高对呼吸运动的调节

(三) 肾的调节作用

主要是调节 $NaHCO_3$ 的浓度。主要通过 H^+-Na^+ 交换和 NH_3 的分泌而实现。

体内的 H^+ 需不断通过肾小管细胞分泌到肾小管中排出，近曲小管、远曲小管、集合管细胞都可以泌氢。此过程包括三方面作用。

(1) H^+ 进入小管中换回小管液中的 Na^+，Na^+ 进入细胞内与细胞内产生的 HCO_3^- 结合，$NaHCO_3$ 回到血浆，即被滤出到肾小球滤液中的 HCO_3^- 重吸收入血液。

(2) 分泌到小管液中的 H^+，被小管液中的弱酸根离子(主要是 HPO_4^{2-})结合，Na^+ 回收后与细胞内新生成的 HCO_3^- 一起回到血浆而尿液被酸化，使尿液 pH 下降；

(3) 尿液 pH 明显下降时，不利于肾小管细胞继续分泌 H^+，因此肾小管细胞通过 NH_3 的分泌，分泌的 NH_3 可与肾小管细胞分泌的 H^+ 结合成 NH_4^+ 排出，同时换回 Na^+。肾小管分泌的 NH_3 主要由肾小管细胞内通过谷氨酰胺分解产生，所以肾脏的泌 NH_3 作用，扩大了肾脏排酸的能力。

(四) 组织细胞在酸碱平衡中的调节作用

机体大量的组织细胞内液也是酸碱平衡的缓冲池，细胞的缓冲作用主要是通过离子交换进行的，红细胞、肌细胞和骨组织均能发挥这种作用。如 H^+-K^+、H^+-Na^+、Na^+-K^+ 交换以维持电中性，当细胞外液 H^+ 过多时，H^+ 弥散入细胞内，而 K^+ 从细胞内移出；反之，当细胞外液 H^+ 过少时，H^+ 由细胞内移出，所以酸中毒时. 往往可伴有高血钾，碱中毒时可伴有低血钾。$Cl^--HCO_3^-$ 的交换也很重要，因为 Cl^- 是可以自由交换的阴离子，当 HCO_3^- 升高时，它的排出只能由 $Cl^--HCO_3^-$ 交换来完成。

上述四方面的调节因素共同维持体内的酸碱平衡，但在作用时间上和强度上是有差别的。血液缓冲系统反应最为迅速,一旦有酸性或碱性物质入血,缓冲物质就立即与其反应,将强酸或强碱中和转变成弱酸或弱碱,同时缓冲系统自身被消耗,故缓冲作用不易持久;肺的调节作用效能大,也很迅速,在几分钟内开始,30 min 时达最高峰,通过改变肺泡通气来控制血浆 H_2CO_3 浓度的高低,但仅对 CO_2 有调节作用,不能缓冲固定酸;细胞内液的缓冲作用强于细胞外液,约 3～4 h 后才发挥调节作用,通过细胞内外离子的转移来维持酸碱平衡,但可引起血钾浓度的改变;肾脏的调节作用发挥较慢,常在酸碱平衡紊乱发生后 12～24 h 才发挥作用,但效率高,作用持久,对排出非挥发酸保留 $NaHCO_3$ 有重要作用。

四、氧和二氧化碳在血液中存在的形式

O_2 和 CO_2 都以两种形式存在于血液:物理溶解的和化学结合的。

气体在溶液中溶解的量与分压和溶解度成正比,和温度成反比。温度 38 ℃时,1 个大气压(760 mmHg)的 O_2 和 CO_2 在 100 ml 血液中溶解的量分别是 2.36 ml 和 48 ml。按此计算,静脉血 PCO_2 为 46 mmHg,则每 100 ml 血液含溶解的 CO_2 为(48×6.12)/101.08＝2.9 ml;动脉血 PO_2 为 100 mmHg,每 100 ml 血液含溶解的 O_2 为(2.36×13.3)/101.08＝0.31 ml。可是,血液中实际的 O_2 和 CO_2 含量比这数字大得多,以溶解形式存在的 O_2、CO_2 比例极少,显然单靠溶解形式来运输 O_2、CO_2 不能适应机体代谢的需要。例如,安静状态下人体耗 O_2 量约为 250 ml/min,如只靠物理溶解的 O_2 来提供,则需大大提高心排血量或提高肺泡内的 PO_2,这对机体极其不利,所幸在进化过程中形成 O_2、CO_2 极为有效地化学结合的运输形式,大大减轻了对心脏和呼吸器官的苛求。

虽然溶解形式的 O_2、CO_2 很少,但也很重要。因为在肺或组织进行气体交换时,进入血液的 O_2、CO_2 都是先溶解,提高分压,再出现化学结合;O_2、CO_2 从血液释放时,也是溶解的先逸出,分压下降,结合的再分离出现补充所失去的溶解的气体。溶解的和化学结合的两者之间处于动态平衡。

血液中 O_2 溶解的量极少,仅占血液总 O_2 含量的约 1.5%,结合的占 98.5%左右。O_2 的结合形式是氧合血红蛋白(HbO_2)。血红蛋白(hemoglobin, Hb)是红细胞内的色蛋白,它的分子结构特征使之成为极好的运输 O_2 工具。Hb 还参与 CO_2 的运输,所以在血液气体运输方面 Hb 占极为重要的地位。

(一) Hb 分子结构简介

每 1Hb 分子由 1 个珠蛋白和 4 个血红素(又称亚铁原卟啉)组成。每个血红素又由 4 个吡咯基组成一个环,中心为一铁原子。每个珠蛋白有 4 条多肽链,每条多肽链与 1 个血红素连接构成 Hb 的单体或亚单位。Hb 是由 4 个单体构成的四聚体。不同 Hb 分子的珠蛋白的多肽链的组成不同。成年人 Hb (HbA)的多肽链是 2 条 α 链和 2 条 β 链,为 $\alpha2\beta2$ 结构。胎儿 Hb (HbF)是 2 条 α 链和 2 条 γ 链,为 $\alpha2\gamma2$ 结构。出生后不久 HbF 即为 HbFA 所取代。多肽链中氨基酸的排列顺序已经清楚。每条 α 链含 141 个氨基酸残基,每条 β 链含 146 个氨基酸残基。血红素的 Fe^{2+} 均连接在多肽链的组氨基酸残基上,这个组氨酸残基若被其他氨基酸取代,或其邻近的氨基酸有所改变,都会影响 Hb 的功能。可见蛋白质结构和功能密切相关。

Hb 的 4 个单位之间和亚单位内部由盐键连接。Hb 与 O_2 的结合或解离将影响盐键

的形成或断裂，使 Hb 四级结构的构型发生改变，Hb 与 O_2 的亲和力也随之而变，这是 Hb 氧离曲线呈 S 形和波尔效应的基础。

(二) Hb 与 O_2 结合的特征

血液中的 O_2 主要以氧合 Hb（HbO_2）形式运输。O_2 与 Hb 的结合有以下一些重要特征。

(1) 反应快、可逆、不需酶的催化、受 PO_2 的影响。当血液流经 PO_2 高的肺部时，Hb 与 O_2 结合，形成 HbO_2；当血液流经 PO_2 低的组织时，HbO_2 迅速解离，释放 O_2，成为去氧 Hb。

(2) Fe^{2+} 与 O_2 结合后仍是二价铁，所以该反应是氧合（oxygenation），不是氧化（oxidation）。

(3) 1 分子 Hb 可以结合 4 分子 O_2。Hb 分子量是 64 000～67 000 道尔顿(Da)，所以1 g Hb 可以结合 1. 34～1. 39 ml O_2，视 Hb 纯度而异。100 ml 血液中，Hb 所能结合的最大 O_2 量称为 Hb 的氧容量。此值受 Hb 浓度的影响；而实际结合的 O_2 量称为 Hb 的氧含量，其值可受 PO_2 的影响。Hb 氧含量和氧容量的百分比为 Hb 氧饱和度。例如，Hb 浓度在 15 g/100 ml 血液时，Hb 的氧容量＝15×1. 34＝Hb 20. 1 ml/100 ml 血液，如 Hb 的氧含量是 20. 1 ml，则 Hb 氧饱和度是 100％。如果 Hb 氧含量实际是 15 ml，则 Hb 氧饱和度＝15/20×100％＝75％。通常情况下，溶解的 O_2 极少，故可忽略不计，因此，Hb 氧容量，Hb 氧含量和 Hb 氧饱和度可分别视为血氧容量(osygen capacity)、血氧含量(oxygen content)和血氧饱和度(oxygen saturatino)。HbO_2 呈鲜红色，去氧 Hb 呈紫蓝色，当体表表浅毛细血管床血液中去氧 Hb 含量达 5 g/100 ml 血液以上时，皮肤、黏膜呈浅蓝色，称为发绀。

(4) Hb 与 O_2 的结合或解离曲线呈 S 形，与 Hb 的变构效应有关。当前认为 Hb 有两种构型：去氧 Hb 为紧密型(tense form，T 型)，氧合 Hb 为疏松型(relaxed form，R 型)。当 O_2 与 Hb 的 Fe^{2+} 结合后，盐键逐步断裂，Hb 分子逐步由 T 型变为 R 型，对 O_2 的亲和力逐步增加，R 型的 O_2 亲和力为 T 型的数百倍。也就是说，Hb 的 4 个亚单位无论在结合 O_2 或释放 O_2 时，彼此间有协同效应，即 1 个亚单位与 O_2 结合后，由于变构效应的结果，其他亚单位更易与 O_2 结合；反之，当 HbO_2 的 1 个亚单位释出 O_2 后，其他亚单位更易释放 O_2。因此，Hb 氧离曲线呈 S 形。

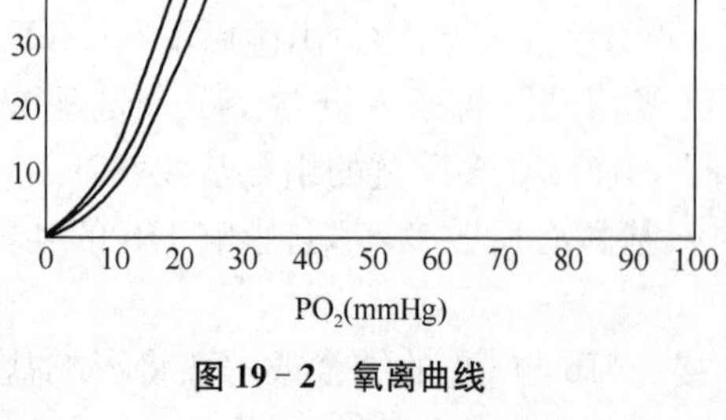

图 19－2　氧离曲线

(三) 氧离曲线

表示氧分压与血氧饱和度关系的曲线，以氧分压(PO_2)值为横坐标，相应的血氧饱和度为纵坐标，称为氧解离曲线(oxygen dissociation curve)，或简称氧离曲线。

氧离曲线或氧合血红蛋白解离曲线是表示 PO_2 与 Hb 氧结合量或 Hb 氧饱和度关系的曲线。该曲线既表示不同 PO_2 时，O_2 与 Hb 的结合情况。上面已经提到的曲线呈 S 形，是 Hb 变构效应所致。同时曲线的 S 形还有重要的生理意义，下面分析氧离曲线各段的特点、功能及其意义。

1. 氧离曲线的上段　相当于 PO_2 60～

100 mmHg，即 PO_2 较高的水平，可以认为是 Hb 与 O_2 结合的部分。这段曲线较平坦，表明 PO_2 的变化对 Hb 氧饱和度影响不大。例如 PO_2 为 100 mmHg 时(相当于动脉血 PO_2)，Hb 氧饱和度为97.4%，血 O_2 含量约为 19.4 ml%；如将吸入气 PO_2 提高到 150 mmHg，Hb 氧饱和度为 100%，只增加了 2.6%，这就解释了为何 VA/QS 不匹配时，肺泡通气量的增加几乎无助于 O_2 的摄取；反之，如使 PO_2 下降到 70 mmHg，Hb 氧饱和度为 94%，也不过只降低了 3.4%。因此，即使吸入气或肺泡气 PO_2 有所下降，如在高原、高空或某些呼吸系统疾病时，但只要 PO_2 不低于 60 mmHg，Hb 氧饱和度仍能保持在 90%以上，血液仍可携带足够量的 O_2，不致发生明显的低血氧症。

2. 氧离曲线的中段　该段曲线较陡，相当于 PO_2 40～60 mmHg，是 HbO_2 释放 O_2 的部分。PO_2 40 mmHg，相当于混合静脉血的 PO_2，此时 Hb 氧饱和度约为 75%，血 O_2 含量约 14.4 ml%，也即是每 100 ml 血液流过组织时释放了5 ml O_2。血液流经组织液时释放出的 O_2 容积所占动脉血 O_2 含量的百分数称为 O_2 的利用系数，安静时为 25%左右。以心排血量 5 L 计算，安静状态下人体每分耗 O_2 量约为 250 ml。

3. 氧离曲线的下段　相当于 PO_2 15～40 mmHg，也是 HbO_2 与 O_2 解离的部分，是曲线坡度最陡的一段，意即 PO_2 稍降，HbO_2 就可大大下降。在组织活动加强时，PO_2 可降至 15 mmHg，HbO_2 进一步解离，Hb 氧饱和度降至更低的水平，血氧含量仅约 4.4 ml%，这样每 100 ml 血液能供给组织 O_2 15 ml，O_2 的利用系数提高到 75%，是安静时的 3 倍。可见该段曲线代表 O_2 贮备。

(四) 二氧化碳的运输

细胞代谢所产生的 CO_2 进入组织间液，再依分压差透过毛细血管壁扩散到血浆中，一小部分溶解的 CO_2 缓慢地和水结合生成碳酸，碳酸又解离成碳酸氢根和氢离子，H^+ 被血浆缓冲系统缓冲，pH 无明显变化。溶解的 CO_2 也与血浆蛋白的游离氨基反应，生成氨基甲酰血浆蛋白，但形成的量极少，而且动静脉中的含量相同，表明它对 CO_2 的运输不起作用。

在血浆中溶解的 CO_2 绝大部分扩散进入红细胞内，与水反应生成碳酸，碳酸又解离成碳酸氢根和氢离子，反应极为迅速，可逆。这是因为红细胞内含有较高浓度的碳酸酐酶，在其催化下，使反应加速 5 000 倍，不到 1 s 即达平衡。在此反应过程中红细胞内碳酸氢根浓度不断增加，碳酸氢根便顺浓度梯度红细胞膜扩散进入血浆。红细胞负离子的减少应伴有同等数量的正离子向外扩散，才能维持电平衡。可是红细胞膜不允许正离子自由通过，小的负离子可以通过，于是，氯离子便由血浆扩散进入红细胞，这一现象称为氯离子转移(chloride shift)。在红细胞膜上有特异的 $HCO_3^- - Cl^-$ 载体，运载这两类离子跨膜交换。这样，碳酸氢根便不会在红细胞内堆积，有利于 CO_2 的运输。在红细胞内，碳酸氢根与 K^+ 结合，在血浆中则与 Na^+ 结合成碳酸氢盐。上述反应中产生的 H^+ 大部分和 Hb 结合，Hb 是强有力的缓冲剂。

在肺部，反应向相反方向进行。因为肺泡气 PCO_2 比静脉血的低，血浆中溶解的 CO_2 首先扩散入肺泡，红细胞内的 $HCO_3^- + H^+$ 生成 H_2CO_3，碳酸酐酶又催化 H_2CO_3 分解成 CO_2 和 H_2O，CO_2 又从红细胞扩散入血浆，而血浆中的 HCO_3^- 便进入红细胞以补充消耗的 HCO_3^-，Cl^- 则出红细胞。这样以 HCO_3^- 形式运输的 CO_2，在肺部又转变成 CO_2 释出。

在血浆中溶解的小部分 CO_2 进入红细胞内与 Hb 的氨基结合生成氨基甲酸血红蛋白

(HbNHCOOH)，这一反应无需酶的催化、迅速、可逆，主要调节因素是氧合作用。HbO_2 与 CO_2 结合形成 HbNHCOOH 的能力比去氧 Hb 的小，O_2 与 Hb 结合将促使 CO_2 释放，这一效应称作何尔登效应(Haldane effect)。在相同 PCO_2 下，动脉血(HbO_2)携带的 CO_2 比静脉血少，这主要是因为 HbO_2 酸性较强，而去氧 Hb 酸性较弱的缘故。所以去氧 Hb 易和 CO_2 结合生成 HbNHCOOH，也易于和 H^+ 结合，使 H_2CO_3 解离过程中产生的 H^+ 被及时移去，有利于反应向右进行，提高了血液运输 CO_2 的量。在组织里，解离释出 O_2，部分 HbO_2 变成去氧 Hb，与 CO_2 结合生成 HbNHCOOH。在肺的 HbO_2 生成增多，促使 HHbNHCOOH 解离释放 CO_2 和 H^+，反应向左进行。氧合作用的调节有重要意义，虽然以氨基甲酸血红蛋白形式运输的 CO_2 仅占总运输量的 7%，但在肺排出的 CO_2 中却有 17.5%是从氨基甲酸血红蛋白释放出来的。

第四节 血气分析的常用术语、指标及临床意义

一、血液酸碱度

血液酸碱度(pH)是血液内氢离子浓度的负对数值，反映血液的酸碱度。现国际单位以 H^+ 浓度表示，因习惯仍用 pH 表示。$[H^+]$与 pH 的关系：在 pH 7.4 左右(7.28～7.45)很狭窄的范围内，两者呈近似直线的关系；pH 每降低或升高 0.01 则$[H^+]$升高或降低 1 nmol/L(毫微摩尔/升)。但在这个范围之外则呈曲线关系。pH 为 7.4 时，$[H^+]$为 40 nmol/L。为方便起见，pH 每变化 0.1 时的$[H^+]$换算系数为：pH>7.4，40 nmol/L×0.8；pH<7.4，40 nmol/L×1.2，即所谓“0.8/1.2 法”。近年有人提倡用氢离子浓度来代替 pH。因为 pH 是一个没有确实单位的指标，它只是间接地代表氢离子浓度，$[H^+]$能更直接而灵敏地反映氢离子的高低。根据亨德森-哈塞尔巴赫(Henderson-Hassalbach)方程(简称 H-H 方程)：

$$pH = pk' + \lg[A^-]/[HA]$$

血液缓冲对以 H_2CO_3 为主：

$$pH = pka + \lg[HCO_3^-]/[H_2CO_3]$$

H_2CO_3 由 CO_2 溶解量(dCO_2)决定，而 dCO_2≈溶解度(α)×$PaCO_2$(Henry 定律)，正常人 37 ℃时，动脉血$[HCO_3^-]$为 24 mmol/L，$PaCO_2$ 为 40 mmHg，pka＝6.1，血浆内 CO_2 溶解度为 0.03 mmol/(L·mmHg)，所以上述公式可改写为：

$$\begin{aligned} pH &= pka + \lg[HCO_3^-]/[\alpha \times PaCO_2] \\ &= 6.1 + \lg 24/[0.03 \times 40] \\ &= 6.1 + \lg 20 \\ &= 7.4 \end{aligned}$$

以上公式反映了 pH、HCO_3^- 和 $PaCO_2$ 三者参数的相互关系，$[HCO_3^-]/[H_2CO_3]$的比值决定了 pH 能否维持正常，比值降低，则 pH 降低；比值升高，则 pH 升高。动脉血 pH 是酸碱平衡测定中最重要的指标，它反映体内呼吸和代谢因素综合作用的结果，正常值为 7.35～7.45，动脉血 pH 的病理改变最大范围 6.80～7.80。pH＞7.45 为失代偿碱中毒，pH＜7.35 为失代偿酸中毒，pH 在 7.35～7.45 范围，说明没有酸碱失衡，或可能有轻度代谢性和呼吸性酸碱失衡，但已被代偿，要区别是前者或后者，必须结合其他有关指标，或可能存在强度相等的酸中毒和碱中毒，作用互相抵消，pH 表现正常。

二、非呼吸影响的 pH

非呼吸影响的 pH(pHNR)是 $PaCO_2$ 标定在 40 mmHg 时血液的 pH 值，即排除了呼吸影响，只反映代谢性酸碱状态。故可用 pHNR 与 pH 的差异来反映酸碱平衡受呼吸影响的程度，pH 与 pHNR 间的关系是：

$$PaCO_2 = 40\ \text{mmHg},\ \text{pHNR} = \text{pH}。$$

$$PaCO_2 > 40\ \text{mmHg},\ \text{pHNR} < \text{pH}。$$

$$PaCO_2 < 40\ \text{mmHg},\ \text{pHNR} > \text{pH}。$$

pH 与 pHNR 对照使用有如下意义。①预计患者恢复正常呼吸或取消呼吸代偿时的 pH。②反映呼吸代偿对 pH 的影响程度。③对代谢性酸、碱紊乱作出判断(但对混合性酸碱紊乱何者为主不能作定性诊断)。

三、二氧化碳分压

二氧化碳分压(PCO_2)指血液中物理溶解的 CO_2 气体所产生的压力，通常在 37 ℃测定不接触空气的动脉血 PCO_2(简写为 $PaCO_2$)，静脉血 PCO_2($PvCO_2$)略高，因 CO_2 分子具有较强的弥散能力(比氧气弥散能力大 20 倍)，故 $PaCO_2$ 基本上反映肺泡 PCO_2(简写为 P_ACO_2)，能了解肺泡的通气情况，是判断呼吸性酸、碱中毒的重要指标。

正常范围 $PaCO_2$ 为 35～45 mmHg，$PvCO_2$ 为 45～55 mmHg，病理改变最大范围 10～130 mmHg。

增高见于：①呼吸性酸中毒时，肺通气不足，致二氧化碳潴留。②代谢性碱中毒代偿期，由于体内碱性物质囤积过多，使机体代偿性肺通气减慢，二氧化碳潴留。降低见于：①呼吸性碱中毒时，肺通气过度，致二氧化碳排出过多。②代谢性酸中毒代偿期，由于体内酸性物质囤积过多，使机体代偿性肺通气加快，二氧化碳排出过多。

四、二氧化碳总量

二氧化碳总量(TCO_2)指 1 L 血浆中各种形式存在的 CO_2 总量，其中大部分(95%)是 HCO_3^- 结合形式，少量是物理溶解形式(5%)，还有极少量是以蛋白质氨基甲酸酯等形式存在，可忽略不计。动脉血浆二氧化碳总量＝HCO_3^-＋0.03×$PaCO_2$＝24＋(40×0.03)＝25.2 mmol/L，如按容积计算，$PaCO_2$ 为 40 mmHg 时，动脉血二氧化碳含量为 48.5 vol%，静脉血为 52.5 vol%，这是判断代谢性酸、碱中毒的指标之一。其临床意义与实际碳酸氢盐

(AB)相似，反映血液碱储存情况，因其包含了物理溶解的 CO_2，所以在呼吸性酸中毒的患者，TCO_2 比 AB 增加更明显，一般 TCO_2 高于 AB1.5～2.0 mmol/L 时，多反映血中有 CO_2 潴留。

正常范围动脉血为 23～27 mmol/L，平均 25 mmol/L。静脉血为 24～29 mmol/L，平均 27 mmol/L。增高见于：①代谢性碱中毒时，由于碱性物质产生过多或肾功能紊乱，使肾脏排出 HCO_3^- 减少，重吸收 HCO_3^- 增加，导致 TCO_2 升高，这是 TCO_2 升高的主要原因。②呼吸性酸中毒时，由于 CO_2 排出减少，也可使 TCO_2 增加。③代谢性碱中毒合并呼吸性酸中毒时，TCO_2 显著升高。降低见于：①代谢性酸中毒时，由于酸性物质产生过多或肾功能紊乱，使肾脏排出 HCO_3^- 增加，重吸收 HCO_3^- 减少，导致 TCO_2 减低，这是 TCO_2 减低的主要原因。②呼吸性碱中毒时，由于 CO_2 排出过多，也可使 TCO_2 减低。③代谢性酸中毒合并呼吸性碱中毒时，TCO_2 明显减低。

五、实际碳酸氢盐和标准碳酸氢盐

标准碳酸氢盐(SB)是指隔绝空气的全血标本，在标准条件下(温度 38 ℃，$PaCO_2$ 为 40 mmHg，血红蛋白完全氧合即血氧饱和度达 100%)测得的碳酸氢根离子 HCO_3^- 浓度，因影响 HCO_3^- 浓度的 $PaCO_2$ 及 SaO_2 已还原到正常条件，所以 SB 不受呼吸因素的影响，基本反映体内 HCO_3^- 储备量的多少，故 SB 的增减反映了体内 HCO_3^- 的储备量，反映了机体代谢性酸碱平衡的定量指标。

实际碳酸氢盐(AB)是指隔绝空气的条件下，实际 $PaCO_2$、体温和血氧饱和度条件下，测得的血浆 HCO_3^- 的浓度。正常人 SB 和 AB 两者无差异，但 AB 受呼吸和代谢双重因素的影响。AB 升高既可能是代谢性碱中毒，也可能是呼吸性酸中毒时肾脏的代偿调节反映。慢性呼吸性酸中毒时，AB 最大可代偿升至 45 mmol/L，AB 降低既可能是代谢性酸中毒，也可能是呼吸性碱中毒的代偿结果。

正常值：22～27 mmol/L(平均 24 mmol/L)，AB＝SB。AB 与 SB 的差值，反映呼吸因素对血浆碳酸氢盐(HCO_3^-)影响的程度。①AB＝SB，且同时升高，表示代谢性碱中毒，一般无呼吸性因素存在。②AB＝SB，且同时降低，表示代谢性酸中毒，一般无呼吸性因素存在。③AB＞SB，提示 CO_2 潴留，多见于通气功能不足所致呼吸性酸中毒。④AB＜SB，提示 CO_2 排出过多，多见于通气过度所致呼吸性碱中毒。

六、剩余碱

剩余碱(BE)是指在标准条件下，即温度为 38 ℃，1 个标准大气压，PCO_2 40 mmHg、Hb 完全氧合，用酸和碱将 1 L 血液 pH 调至 7.4 所需加入之酸碱量就是 BE 或 BD。如需用酸滴定，表明受测血样缓冲碱量高，为碱剩余，用正值表示(即＋BE)，见于代谢性碱中毒。如用碱滴定，表明受测血样缓冲碱量低，为碱缺失，用负值表示(即－BE)，见于代谢性酸中毒。BE 几乎不受呼吸因素的影响，只反映代谢的改变，与 SB 的意义大致相同，但因系反映总的缓冲碱的变化，故较 SB 更全面些。

正常范围新生儿：－10～－2 mmol/L，婴儿：－7～－1 mmol/L，儿童：－4～＋2 mmol/L，成人：－3～＋3 mmol/L。BE 为判断代谢性酸、碱中毒的重要指标。①病理性增高：体内碱储存过量，提示代谢性碱中毒。②病理性降低：体内碱储存不足，提示代谢性酸中毒。在呼吸性酸中毒或碱中毒时，由于肾脏的代偿作用，BE 也可分别出现正值增加或负值增加。

七、缓冲碱

缓冲碱（BB）是指 1 L 血中具有缓冲作用的阴离子总和。缓冲碱具有以下几种形式：①血浆缓冲碱（BBp）：由血浆中 HCO_3^- 和 Pr^-（蛋白质阴离子）组成，BBp＝［HCO_3^-］＋［Pr^-］＝24 mmol/L＋18 mmol/L＝42 mmol/L。临床上正常值为 42（40～44）mmol/L。②全血缓冲碱（BBb）：是指血浆中 HCO_3^-、Pr^- 加上 Hb^- 和少量 HPO_4^{2-} 组成。10 g/L 血红蛋白相当于 0.42 mmol/L 的缓冲力，因此当正常人血红蛋白为 150 g/L 时，BBb＝42＋15×0.42＝48.3 mmol/L。临床上 BBb 的正常值为 45.3～52 mmol/L，平均 48 mmol/L。③细胞外液缓冲碱（BBecf）：是由血浆中 HCO_3^- 和 Pr^- 及每 100 ml 血液中血红蛋白相当于 5 g 时的缓冲碱（BBHb5），正常值约为 44 mmol/L。④正常缓冲碱（NBB）：指在 38 ℃，1 个标准大气压下，PCO_2 为 40 mmHg，Hb 充分氧合并调整 pH 至 7.40 所测得的血样的 BB 值为 NBB。

BB 能反映机体对酸碱紊乱总的缓冲能力，与［HCO_3^-］有所不同，由于 Hb、血浆蛋白等均会影响血浆缓冲碱的含量，如 BB 降低而［HCO_3^-］正常，说明患者存在［HCO_3^-］以外的碱储备不足，如低蛋白血症、贫血等，纠正这种碱储不足，补充 HCO_3^- 是不合适的。

八、阴离子间隙

阴离子间隙（anion gap，AG）指血浆中未测定的阴离子（unmeasured anion，UA）与未测定的阳离子（unmeasured cation，UC）浓度间的差值，以 mmol/L 表示，即 AG＝UA－UC。由于细胞外液中阴阳离子总当量数相等，即已测定阳离子（Na^+）＋未测定阳离子（UC）＝已测定阴离子（Cl^-＋HCO_3^-）＋未测定阴离子（UA）。故该值可根据血浆中常规可测定的阳离子（Na^+）与常规测定的阴离子（Cl^- 和 HCO_3^-）的差算出，即 AG＝UA－UC＝Na^+－（Cl^-＋HCO_3^-），正常范围 8～16 mmol/L。

未测定阴离子包括乳酸、酮体、SO_4^{2-}、HPO_4^{2-}、蛋白质等，当这些阴离子在体内潴留时，便可使未测定阴离子增高，从而使 AG 增高，AG 即指此部分非挥发酸，未测定阳离子 K^+、Ca^{2+}、Mg^{2+} 含量很少。计算 AG 对鉴别不同类型的代谢性酸中毒，分析呼吸性碱中毒或代谢性碱中毒是否复合代谢性酸中毒，了解呼吸性酸中毒是否合并代谢性酸中毒，识别三重酸碱失衡等均有很大帮助。不少危重患者血 pH 和 HCO_3^-“正常”，但 AG 却明显增高，此时 AG 是诊断代谢性酸中毒的唯一依据。AG 升高的原因很多，除乳酸及酮症等代谢性酸中毒外，脱水、用含有未测定阴离子的钠盐治疗、低钾血症、低钙血症、低镁血症和实验室误差均可引起 AG 升高。AG 减低常无临床意义，见于低蛋白血症等。

目前一般认为 AG＞16 mmol/L 作为判断是否有 AG 增高的代谢性酸中毒的界限，AG＞30 mmol/L 时，肯定有酸中毒；AG 在 20～30 mmol/L 时，酸中毒可能性很大；AG 为 17～19 mmol/L，只有少数病例（29％）有酸中毒。

九、二氧化碳结合力

二氧化碳结合力（CO_2CP）系指血浆中以碳酸氢根离子形式存在的二氧化碳含量的多

少。测定时先用正常人的肺泡气(PCO_2 约 40 mmHg)将血浆平衡，温度 25 ℃，所测得的二氧化碳总量减去已知的溶解于血浆中的二氧化碳量，即为 CO_2CP，可取静脉血测定，单位是 mmol/L。正常值为 22～27 mmol/L，CO_2CP 的临床意义与 SB 相似。

十、血氧分压

血氧分压(PO_2)是指血浆中物理状态溶解的氧分子所产生的气体分压，动脉血氧分压(PaO_2)在气体交换中不断与肺泡的氧分压(P_AO_2)取得平衡，另外，动脉血中的含氧量又与血红蛋白所结合的氧量取得平衡。

正常吸入 21%O_2 时，PaO_2 为 100 mmHg，氧的溶解系数为0.003，即 100 ml 动脉血中含有 0.3 ml 以物理状态溶解于血浆中的 O_2。此量虽然很低，但是组织能够直接接触利用的 O_2。因此，PaO_2 是心肺功能及组织利用 O_2 能力的反映。弥散性肺部疾病、心功能不全和休克等情况下 PaO_2 明显下降。

正常动脉血氧分压(PaO_2)为 80～100 mmHg，静脉血氧分压(PvO_2)为 30～50 mmHg，通过动静脉血氧差值的大小可观察组织利用氧的情况，PaO_2-PvO_2 差值小，说明组织摄取氧的能力障碍，差值增大，说明摄氧的能力增加。所以，动静脉血氧分压差可以作为组织缺氧程度的一个指标。PO_2 在不同地区(高原、平原)有很大差异，高原地区 PO_2 低。PO_2 与年龄有一定的关系，随年龄增长 PO_2 下降。

表19-1 不同年龄组的 PO_2 正常参考值

年 龄	PO_2(mmHg)	年 龄	PO_2(mmHg)
新生儿	50～70	41～60 岁	75～90
30 岁以下	90～100	60 岁以下	65～80
30～40 岁	85～95		

临床上降低见于：①肺部通气功能障碍，如支气管痉挛、黏膜肿胀、分泌物增多、慢性阻塞性肺气肿等使气道狭窄，通气受阻。②肺部换气功能障碍，如肺泡周围毛细血管痉挛、血管栓塞、炎症、肺泡组织纤维化及肺不张、肺萎缩等，使肺泡组织不能有效地进行气体交换。③氧供应不足。

增高见于：①输氧治疗过度。②麻醉和呼吸功能衰竭治疗过程中，由于呼吸器的使用也可造成血氧分压升高。

十一、动脉血氧含量

动脉血氧含量(CaO_2)指每百毫升动脉血含氧的 ml 数，是实际红细胞和血浆中氧含量的总和，包括 HbO_2 中结合的氧和物理溶解氧两部分，由于每克血红蛋白可结合1.34 ml氧，氧在血中的物理溶解系数为 0.003 1 ml/(dl · mmHg)，故 CaO_2 的计算公式为：

$$CaO_2 = Hb(g/dl) \times 1.34 \times SaO_2 + PaO_2(mmHg) \times 0.0031$$

正常值为 15～23 ml/dl，均值为 20 ml/dl。静脉血氧含量(CvO_2)14～15 ml/dl，则 CaO_2-CvO_2 为 5 ml/dl。CaO_2 减少见于 3 种情况：①没有足够的 O_2 与 Hb 结合(SaO_2

降低)。②没有足够的 Hb 与 O_2 结合(贫血)。③两种情况都有。

十二、血氧容量

氧容量(CO_2max)指氧分压为 150 mmHg,二氧化碳分压为 40 mmHg,温度 38 ℃,在体外100 ml 血液内血红蛋白所结合的氧量。正常血红蛋白在上述条件下,每克能结合氧 1. 34～1. 36 ml。若按每 100 ml 血液含量含血红蛋白 15 g 计算,动脉血和静脉血氧容量约 20 ml%。

十三、血氧饱和度

血氧饱和度(SO_2)指结合 O_2 的血红蛋白量(HbO_2)占血红蛋白总量(HbO_2＋Hb)的百分比。监测动脉血氧饱和度(SaO_2)可以对肺的氧合和血红蛋白携氧能力进行估计。正常动脉血氧饱和度(SaO_2)95%～98%,静脉血氧饱和度(SvO_2)60%～85%。

临床意义如下。①由于氧供应不足或肺部通气、换气障碍,导致组织缺氧,此时,PaO_2、SaO_2、CaO_2 均降低。②由于患者贫血,血红蛋白降低,血液携带的氧减少,因而 CaO_2 降低,PaO_2 和 SaO_2 正常。③由于心力衰竭、休克等原因,血循环淤滞,流经组织的血液量不足导致组织缺氧,此时,PaO_2、SaO_2、CaO_2 可正常,但 PvO_2、SvO_2、CvO_2 明显降低。④严重的酸中毒、酒精中毒时,组织利用氧减少,PaO_2、SaO_2、CaO_2 正常,但 PvO_2、SvO_2、CvO_2 升高。⑤一氧化碳中毒、高铁血红蛋白血症时,血红蛋白和氧结合的能力降低,PaO_2 正常,而 SaO_2、CaO_2 下降。

十四、P_{50}

P_{50}指血红蛋白氧饱度为 50%时的氧分压。可从氧解离曲线求得,在正常情况下,当温度 38 ℃、pH 7. 40、PCO_2 40 mmHg 时,查氧解离曲线,P_{50} 为 26. 6 mmHg。正常范围 25～29 mmHg,临床意义为:P_{50}可反映血液运输氧的能力及 Hb 对 O_2 的亲和力。P_{50}增加,提示氧解离曲线右移,O_2 与 Hb 亲和力下降,Hb 易释放氧。P_{50}降低,提示氧解离曲线左移,O_2 与 Hb 亲和力增加,Hb 易结合氧。因此 P_{50}降低时,尽管 SO_2 较高,而实际上组织缺氧。

影响 P_{50}因素较多,凡能影响 O_2 与 Hb 结合的因素均可影响 P_{50},以下因素影响氧解离曲线而影响 P_{50}:体温高右移、体温低左移。PCO_2 增高右移、PCO_2 降低左移。pH 增高左移、pH 降低右移。红细胞内 2,3－DPG 增高右移、降低左移。

十五、肺泡-动脉氧分压差

肺泡-动脉氧分压差($A-aDO_2$)指肺泡气氧分压与动脉血氧分压之间存在的差值,是判断肺换气功能的重要指标,$A-aDO_2$ 是非直接测定数据。

$$A-aDO_2 = P_AO_2 - PaO_2$$

P_AO_2 为肺泡气氧分压,其数值与呼吸气体中二氧化碳分压有关。由于二氧化碳的弥散能力较氧气大 20 倍,一般认为肺泡内二氧化碳分压与动脉内二氧化碳分压是平衡的。因而:

$$P_AO_2 = PiO_2 - PaCO_2 \times 1/R$$（其中 PiO_2 为吸入气氧分压）

R 为呼吸商，指物质代谢时所消耗的氧气和产生二氧化碳的比值，正常人的呼吸商一般为 0.8，老年人和肥胖患儿的呼吸商偏低。空气是混合气体。我们把混合气体的压力称为总压力（比如空气的总压力是 760 mmHg），把其中每个气体的压力称为分压。根据道尔顿（Dolton）分压定律，混合气体的总压等于其中各个气体分压的总和。换句话说，混合气体中任何单一气体的分压，等于混合气体总压力乘以该气体的百分容积。如空气的总压力为 760 mmHg，其中氧气占 20.95%，氧气的分压就是 760 mmHg×20.95%＝159.2 mmHg。在呼吸过程中，进入人体后的空气的组成成分不断发生着变化。人呼吸时，空气经过鼻腔、气管和支气管进入肺泡。空气经过鼻腔、气管时，加入了呼吸道黏膜分泌的水气，称为"湿化"。呼吸道内水蒸气的分压为 47 mmHg，因而：

吸入气氧分压的计算公式为：

$$PiO_2 = FiO_2(\text{吸入气氧浓度}) \times (\text{大气压} - 47)$$

因而：

$$\begin{aligned} A\text{-}aDO_2 &= P_AO_2 - PaO_2 \\ &= (PiO_2 - PaCO_2 \times 1/R) - PaO_2 \\ &= FiO_2 \times (\text{大气压} - 47) - PaCO_2 \times 1/R - PaO_2 \end{aligned}$$

正常人吸入空气时：

$$\begin{aligned} PiO_2 &= FiO_2 \times (\text{大气压} - 47) \\ &= 21\% \times (760 - 47) \\ &= 149.73\ \text{mmHg} \\ P_AO_2 &= PiO_2 - PaCO_2 \times 1/R \\ &= 149.73 - 40 \times 1.25 \\ &\approx 100\ \text{mmHg} \\ A\text{-}aDO_2 &= P_AO_2 - PaO_2 \\ &= 100 - (80 \sim 100) \\ &\approx 0 \sim 20\ \text{mmHg} \end{aligned}$$

这是标准计算方法，一般来说 $A\text{-}aDO_2$ 正常值为 5～15 mmHg，随年龄增长而上升，吸空气时儿童为 5 mmHg，正常年轻人为 8 mmHg，60～80 岁可达 24 mmHg，但一般不超过 30 mmHg。吸纯氧时不超过 50 mmHg。

$A\text{-}aDO_2$ 是判断肺换气功能正常与否的一个依据，心肺复苏中反映预后的一项重要指标。当 $A\text{-}aDO_2$ 显著增大时，反映肺淤血和肺水肿，示肺功能严重减退。病理状态下 $A\text{-}aDO_2$ 增加，主要有 3 个重要因素：解剖分流、通气/灌注比例失调及"肺泡-毛细血管屏障"的弥散障碍。

$A\text{-}aDO_2$ 显著增大表示肺的氧合功能障碍，同时 PaO_2 明显降低，这种低氧血症吸纯氧不能纠正。如肺不张和急性呼吸窘迫综合征。

$A\text{-}aDO_2$ 中度增加的低氧血症，一般吸纯氧可望获得纠正。如慢性阻塞性肺部疾患。

由于通气不足造成的低氧血症，PCO_2 增加，$A-aDO_2$ 正常，则提示基础病因多半不在肺，很可能为中枢神经系统或神经肌肉病变引起的肺泡通气不足所致的低氧血症。

当 PO_2 降低，而 PCO_2 和 $A-aDO_2$ 正常时，要考虑此种低氧血症是吸入气氧浓度降低所致，而不是肺部本身病变所致，如高原性低氧血症。

十六、氧合指数

氧合指数(oxygenation index, OI)为 $FiO_2 \times MAP \times 100/PaO_2$，其中 MAP 为平均气道压，单位为 cmH_2O，PaO_2 为动脉氧分压，单位为 mmHg。OI 是目前国外儿科常用的参数，综合了供氧浓度、平均气道压及氧分压的实测参数，同时联系了人机两方面，直接反映了患儿呼吸衰竭程度和通气换气效果。正常 OI<5，当出现呼吸功能不全时 OI 在 10～15 有机械通气指征；当 OI 在 15～20 时，为呼吸衰竭；当 OI>25～30 时呼吸衰竭严重并可能向不可逆发展；当 OI>35～40 时，一般只有用体外膜肺才有挽救可能。如果 OI 在较短时间内上升 5～10 点，提示病情急剧恶化，需立即采取有效干预措施。

$OI=PaO_2/FiO_2$，正常值为 400～500 mmHg，如果 $PaCO_2$ 明显下降，加大吸入气中氧浓度无助于进一步提高 $PaCO_2$，氧合指数小于 300 mmHg，则提示肺呼吸功能障碍。ARDS 时由于存在严重肺内分流，PaO_2 降低明显，提高吸氧浓度并不能提高 PaO_2 或提高 PaO_2 不明显，故氧合指数小于 200 mmHg。

十七、呼吸指数

呼吸指数(RI)是肺泡-动脉氧压差与动脉氧分压的比值，即 $A-aDO_2/PaO_2$。其值受心排血量、混合静脉血氧分压、肺内分流、通气/血流比值、通气状况及弥散功能的影响，是反映呼吸功能的重要指标。用于评价 ARDS(急性呼吸窘迫综合征)病的程度时，比 $A-aDO_2$ 能更准确发现 ARDS 问题。

十八、混合静脉血氧

混合静脉血是指全身各部静脉血混合后的静脉血，须经心导管取肺动脉血，或应用右心房或右心室的静脉血。可分别测定其氧分压($P\bar{v}O_2$)、氧饱和度($S\bar{v}O_2$)和氧含量($C\bar{v}O_2$)等。混合静脉血来自全身各组织，可反映全身组织的供氧情况。也是反映心排血量、动脉血氧含量与机体氧耗量的综合指标。

$P\bar{v}O_2$ 正常值为 40(37～42)mmHg，混合静脉血氧饱和度($S\bar{v}O_2$)为 65%～75%。$P\bar{v}O_2$ <4.0 kPa (30 mmHg)提示组织缺氧；$C\bar{v}O_2$ 的绝对值虽受血红蛋白影响变化较大，但它与动脉血氧含量(CaO_2)的差却相当恒定，正常为 50～60 ml/L，如动脉和混合静脉血氧差增大，提示心排血量减低。

十九、氧供与氧耗

氧供(oxygen delivery, DO_2)：是机体通过循环系统单位时间内向外周组织提供的氧量，也就是动脉血运送氧的速率，其数值为心排血量与动脉血氧含量的乘积，即：

$$DO_2 = CI \times CaO_2 \times 10，单位为 ml/(min \cdot m^2)，$$

其中CI为心脏指数，CI=心排血量(CO)/体表面积，正常CI为2.5～4.2 L/(min·m^2)。氧供正常值为520～720 ml/(min·m^2)。

氧耗(oxygen consumption，qxygen uptake，VO_2)：VO_2 表示组织单位时间内实际摄取的氧量。在正常情况下，VO_2 反映机体对氧的需要量。

通常用反向Fick公式：$VO_2=(CaO_2-C\bar{v}O_2)\times CI\times 10$ ml/(min·m^2)计算。

稳定状态时，人体氧耗约250 ml/(min·m^2)，运动时，组织氧耗增加，$C\bar{v}O_2$ 下降，同时心排血量和通气量代偿性增加，以维持正常 SaO_2，这样 $CaO_2-C\bar{v}O_2$ 可能增加。运动后，计算氧耗量的多少是了解心肺功能的方法之一。

二十、氧摄取率

氧摄取率(oxygen extraction ratio，O_2ER)是组织在毛细血管从动脉血中摄取氧的百分比。可用公式：$O_2ER=VO_2/DO_2$。正常值为22%～32%。氧摄取率改变的代偿意义为 DO_2 减少时，机体通过增加 O_2ER 而维持 VO_2 恒定，O_2ER 最高可超过70%。

二十一、氧供临界值

氧供临界值(DO_2crit)它代表充足的组织氧合所需要的最低水平 DO_2。如果 DO_2 低于这个水平，VO_2 就会低于正常水平。据报告在ARDS患者，DO_2crit 为300 ml/min/m^2。此时，VO_2 随着 DO_2 改变而变化，氧摄取率却不随 DO_2 改变而变化。危重患者 DO_2 依赖性 VO_2 是经常见的。

二十二、氧债

氧债(oxygen debt)是在缺血缺氧期间所积累的、必须在缺血缺氧期后组织供氧恢复时偿还的氧缺失量。在循环功能衰竭时 VO_2 很低，后来在循环功能改善后的一段时间内达到超正常水平(超射)。就 VO_2 来说，低于正常值的时期代表持续存在的缺氧，这就是氧债形成时期。超正常水平的氧耗量就是偿还发生于缺血期形成的氧债的偿还期。

因组织灌注减少引起的氧债是引起器官衰竭和死亡潜在和首要的病理生理机制。所以，当氧债被预防或通过快速新增加CI和 DO_2 而快速偿还时，器官衰竭发生率和死亡率会明显降低。危重患者在复苏后应当以大于正常的CI、DO_2 和 VO_2 为治疗目标，并且要维持一段时间。

第五节　血气测定结果的分析与判定

一、呼吸功能的判断

(一) 呼吸衰竭的诊断

呼吸衰竭是由于各种原因引起的肺通气或换气功能严重障碍，以致不能进行有效的气体交换，导致缺氧伴(或不伴)二氧化碳潴留，从而引起一系列生理功能和代谢紊乱的临床综合征。根据动脉血气分析可以将呼吸衰竭分为Ⅰ型和Ⅱ型。

1. **Ⅰ型呼吸衰竭** 其标准为海平面静息状态吸空气时 $PaO_2<50$ mmHg，$PaCO_2$ 正常或下降。

2. **Ⅱ型呼吸衰竭** 其标准为海平面静息状态吸空气时 $PaO_2<50$ mmHg，伴 $PaCO_2>50$ mmHg。

3. **吸氧条件下如 $PaO_2>50$ mmHg 可通过计算氧合指数判断有无呼吸衰竭** 可计算 $OI=PaO_2/FiO_2$，正常范围 400～500 mmHg，如结果<300 mmHg，提示呼吸功能不全。

(二) 急性肺损伤或急性呼吸窘迫综合征的诊断

急性肺损伤(acute lung injury，ALI)是由多种损伤原因造成的肺损害，ARDS 则是 ALI 的严重阶段，目前大多采用 1994 年欧美联席会议(AECC)推荐诊断 ALI 标准：①急性起病。②胸片显示双肺浸润阴影。③低氧血症，$PaO_2/FiO_2\leqslant300$ mmHg(不管 PEEP 水平)。④肺动脉楔嵌压(PAWP)≤18 mmHg 或临床除外心源性因素。ARDS 诊断标准：低氧血症，$PaO_2/FiO_2\leqslant200$ mmHg；其他标准同 ALI。现行诊断标准在一定程度上已体现 ALI、ARDS 不是两种独立疾病，而是一种疾病发展的不同阶段。

二、判断酸碱失衡

对于酸碱平衡紊乱的实验室诊断，主要依赖于血气分析仪检测系列酸碱指标。除测出血 pH、PCO_2 指标外，还可能推算出多项指标，一般有 12～20 项之多。电解质测定也对临床判断酸碱平衡状态有较大的帮助。单纯性的酸碱平衡失调诊断并不困难，而对复杂的混合性的酸碱平衡失调的判断，要对血气分析、电解质检查结果并结合患者病史、症状、体征、治疗经过等临床资料进行综合分析，得出正确的判断结果。

酸碱平衡紊乱的诊断可分为三步。

第一步：初步观察 pH、PCO_2、HCO_3^-，按照 HCO_3^-/PCO_2 参数改变一致性原则，结合临床资料，按疾病的一般规律来判定原发性酸碱失衡的类型，初步判断有无混合性酸碱失衡的存在。一般在酸碱失衡中，原发性失衡决定了 pH 是偏碱或偏酸；如果 HCO_3^- 和 PCO_2 呈相反变化，必有混合型酸碱失衡存在；如果 HCO_3^- 和 PCO_2 明显异常但 pH 正常，应考虑有混合型酸碱失衡存在。

如幽门梗阻合并重症肺炎时，由于幽门梗阻通常引起代谢性碱中毒、pH 上升，重症肺炎通常为呼吸性酸中毒、pH 下降，此时可根据 pH 的改变来判定酸碱失衡的原发性类型。低血容量性休克时，原发改变通常为代谢性酸中毒，血气改变应为 pH 和 HCO_3^- 下降、按照参数改变一致性原则，代偿后 PCO_2 应下降，如上升则提示可能合并呼吸性酸中毒。

第二步：当酸碱失衡的原发性类型初步确定，血气指标 HCO_3^-/PCO_2 参数改变一致时，应当计算酸碱失衡的代偿预计值，在公式代偿的允许范围内判断为单纯性酸碱失衡，否则，可能为混合性酸碱失衡。

代偿是继发的而且是有限的，如代碱时、$PaCO_2$ 代偿性升高，但很少>55 mmHg，如果>60 mmHg，肯定合并呼吸性酸中毒。

表19-2　酸碱紊乱代偿预计值及所需时间和限度

原发	原变化	代偿	预计代偿公式	代偿时限	代偿极限
代谢性酸中毒	HCO_3^- ↓	$PaCO_2$ ↓	$\Delta PaCO_2$ ↓ =1.2 $\Delta[HCO_3^-]\pm 2$	12～24 h	10 mmHg
代谢性碱中毒	HCO_3^- ↑	$PaCO_2$ ↑	$\Delta PaCO_2$ ↑ =0.7 $\Delta[HCO_3^-]\pm 5$	24～36 h	55 mmHg
急性呼吸性酸中毒	$PaCO_2$ ↑	HCO_3^- ↑	ΔHCO_3^- ↑ =0.1 $\Delta PaCO_2\pm 1.5$	几分钟	30 mmol/L
慢性呼吸性酸中毒	$PaCO_2$ ↑	HCO_3^- ↑	ΔHCO_3^- ↑ =0.35 $\Delta PaCO_2\pm 3$	3～5 日	42～45 mmol/L
急性呼吸性碱中毒	$PaCO_2$ ↓	HCO_3^- ↓	ΔHCO_3^- ↓ =0.2 $\Delta PaCO_2\pm 2.5$	几分钟	18 mmol/L
慢性呼吸性碱中毒	$PaCO_2$ ↓	HCO_3^- ↓	ΔHCO_3^- ↓ =0.5 $\Delta PaCO_2\pm 2.5$	3～5 日	12～15 mmol/L

第三步：结合血电解质检查并测算阴离子间隙（AG），并应排除假性 AG 的升高，判断有无三重酸碱失衡（TABD），现认为 TABD 可分为二型。①呼吸性酸中毒型：呼吸性酸中毒＋代谢性碱中毒＋代谢性酸中毒。②呼吸性碱中毒型：呼吸性碱中毒＋代谢性碱中毒＋代谢性酸中毒。因呼吸性酸中毒和呼吸性碱中毒不可能同时存在，故判断 TABD 关键问题是代谢性酸中毒与代谢性碱中毒共存时的鉴别。

潜在 HCO_3^- 是近年来提出的新概念，其计算公式为：潜在 HCO_3^- ＝实测 HCO_3^- ＋ΔAG。ΔAG＝AG（测定值）－16.4（正常 AG 均值）。其原理是根据电中性原则，即 AG 增加多少，HCO_3^- 即减低多少，换言之 ΔAG↑＝ΔHCO_3^-↓。若潜能 HCO_3^- 超过呼吸性酸中毒预计代偿上限时，表示体内 HCO_3^- 异常增加，即表示高 AG 代酸存在的同时，合并有代谢性碱中毒存在。当原发代谢性酸中毒时，如潜能 HCO_3^- 高于正常 HCO_3^- 上限（28 mmol/L），可判断为代谢性酸中毒＋代谢性碱中毒。

三、常见的酸碱平衡紊乱

（一）代谢性酸中毒

临床上很常见，主要由于机体代谢性酸的产生增多（如长期饥饿、糖尿病等出现的酮血症、低氧血症、休克等情况下的高乳酸血症），肾脏排出 H^+ 离子减少（如慢性肾功能衰竭与远端型肾小管性酸中毒）及比较少见的 HCO_3^- 从细胞外液中丢失（如慢性腹泻、胆道或胰管瘘）与肾近端小管 HCO_3^- 再吸收障碍（近端型肾小管性酸中毒）所致。

血气分析：HCO_3^- 降低，AB＝SB，BE 负值增大，$PaCO_2$ 正常或降低，最低可降至 10 mmHg，pH 降低或正常。AG 是临床上估计代谢性酸碱平衡变化的粗略指标，如＞16 mmol/L 则提示有机阴离子增加，可能为代谢性酸中毒。

（二）代谢性碱中毒

代谢性碱中毒是以细胞外液获碱或丢失非挥发酸为特征的病理生理过程，发生机制可概括为 H^+ 损失或 HCO_3^- 的贮积增多，如见于慢性呕吐（胃液丢失），服用碱性药物过多（如重碳酸钠）或代谢性酸中毒的过度纠正。特殊原因有低钾血症。

血气分析：血 HCO_3^- 升高，AB＝SB，BE 正值增大。pH 正常或升高，$PaCO_2$ 正常或升高。血 K^+、Cl^- 降低，Ca^{2+}、Mg^{2+} 亦可降低，AG 可升高甚或明显升高。且不可误认为有代谢性酸中毒，因 AG＝UA－UC，由于 3 种未测定阳离子 K^+、Ca^{2+}、Mg^{2+} 同时减少，致差值明显增大。尿液 pH 偏碱，若呈反常性酸性尿，提示有严重低钾血症。

（三）呼吸性酸中毒

此类型发生机制为各种原因所致肺排出 CO_2 减少，可以由于通气的机械性梗阻（如哮喘、呼吸肌运动的中枢或周围性抑制），肺部的血液供应障碍（如肺淤血及栓塞），但弥散功能不好（如肺水肿）是次要的，因为 CO_2 易于弥散。

血气分析如下：①急性呼吸性酸中毒：$PaCO_2$ 升高，pH 正常或低于正常，HCO_3^- 正常或轻微增加（3～4 mmol/L），BE 基本在正常范围。血 K^+ 可增高，余均正常。②慢性呼吸性酸中毒：$PaCO_2$ 增高，pH 正常或降低，HCO_3^- 增加，在预计代偿范围内，AB＞SB，BE 正值可增大。血 Cl^- 降低，K^+ 增高或正常。Na^+ 变化无一定倾向，可增高、正常或降低。

（四）呼吸性碱中毒

发生机制为呼吸过度使 CO_2 排出过多，或低氧血症（高山缺氧、贫血、肺部疾病、心力衰竭等）刺激氧的化学感受器，导致呼吸中枢兴奋，或药物中毒与肝性昏迷等。

血气分析：$PaCO_2$ 下降，pH 正常或升高，HCO_3^- 在急性碱中毒时正常或轻度下降，慢性呼吸性碱中毒时下降明显，AB＜SB，BE 负值可增大。血 CL^- 可增高，K^+ 与 Ca^{2+} 降低，尿液呈碱性。

（五）混合性酸碱平衡紊乱

1. 呼吸性酸中毒合并代谢性碱中毒　此类型常见于毛细支气管炎患儿，在通气未改善之前滥用 $NaHCO_3$，或大量使用利尿剂之后等。

血气分析：$PaCO_2$ 升高，HCO_3^- 与 CO_2CP 明显增加。HCO_3^- 超过预计代偿增加的限度，BE 正常值明显增大，pH 正常、降低或升高均可。血 K^+、Cl^- 常明显降低，Na^+ 和 Mg^{2+} 亦常降低。尿液 pH 常偏碱。

2. 呼吸性酸中毒合并代谢性酸中毒　此类型常见于心跳和呼吸骤停、急性肺水肿、严重低血钾累及心肌或呼吸肌，药物及一氧化碳中毒等。

血气分析：$PaCO_2$ 明显升高，HCO_3^- 减少、正常或轻度升高，pH 明显降低。AG 升高，血 K^+ 常升高，Cl^- 降低或正常，Na^+ 正常或偏低。

3. 呼吸性碱中毒合并代谢性碱中毒　此类型常见于各种危重患者，引起呼吸性碱中毒的病因有机械通气过度、低氧血症、败血症、颅脑外伤、肝脏疾患等，引起合并代谢性碱中毒的病因有呕吐、胃肠引流、大量输入库存血及碱性药物、频繁使用利尿剂等。

血气分析：$PaCO_2$ 减低，虽然代谢性碱中毒时通过代偿作用可使其有所升高，但甚轻微。HCO_3^- 下降、正常或升高。这与呼吸性碱中毒和代谢性碱中毒两者的相对严重性有关。pH 升高明显。血 K^+、Ca^{2+} 降低，Cl^- 升高或降低。Na^+ 正常、降低、轻微升高均可。尿液偏碱。

4. 呼吸性碱中毒合并代谢性酸中毒　此类型常见于各种引起肺泡通气过度的疾病，因持久严重缺氧或合并周围性衰竭、糖尿病酮症等使产酸增多，固定酸排出减少，碱损失过多，均可合并代谢性酸中毒。

血气分析：$PaCO_2$ 减低，HCO_3^- 明显降低，BE 负值增大，AG 升高，pH 升高或接近正常。血 K^+ 正常，Cl^- 升高或正常，Na^+ 正常。

5. **代谢性酸中毒合并代谢性碱中毒** 此类型常见于严重胃肠炎时呕吐加腹泻并伴有低钾和脱水；尿毒症患者或糖尿病患者剧烈呕吐。

血气分析：血浆 HCO_3^- 及血液 pH 正常，$PaCO_2$ 也常在正常范围内或在略高、略低间变动。对 AG 增高性的代谢性酸中毒合并代谢性碱中毒时，测量 AG 值对诊断该型有重要意义，AG 增大部分应与 HCO_3^- 减少部分相等。但 AG 正常型代谢性酸中毒合并代谢性碱中毒则无法用 AG 及血气分析来诊断。需结合病史全面分析。

6. **三重酸碱失衡** 一种呼吸性酸碱失衡（呼吸性酸中毒或呼吸性碱中毒）合并代谢性酸中毒及代谢性碱中毒称为三重酸碱失衡。一般存在下述两种类型。

（1）呼吸性酸中毒合并代谢性酸中毒和代谢性碱中毒：此类型多见于较为严重的肺部病变合并心衰、呼吸衰竭时。

血气分析：$PaCO_2$ 明显增高；pH 多为下降或正常，亦或升高；AG 升高。HCO_3^- 多升高，亦可正常、下降，HCO_3^- 的变化与 AG 升高不成比例。血 K^+ 正常或下降，Cl^- 明显降低。血乳酸值与 AG 呈同向非等比例变化。

（2）呼吸性碱中毒合并代谢性酸中毒和代谢性碱中毒：此类型多发生于先天性心脏病患儿哮喘急性发作期。

血气分析：$PaCO_2$ 下降，pH 多升高，亦可正常或下降；AG>16 mmol/L，HCO_3^- 多下降或正常，HCO_3^- 的变化与 AG 成比例升高。血 K^+、Cl^- 下降或正常。

四、酸碱失衡的治疗

酸碱失衡的治疗，一方面要积极治疗原发病，消除病因，改善肺、肾功能；另一方面，根据血气分析结果给予对症治疗，抓住主要矛盾，兼顾其他综合治疗。

1. **代谢性酸中毒** pH 为 7.35～7.30 的轻度酸中毒患儿，只要改善肺、肾功能多可自行调节，不一定必须补碱；当 pH<7.30，特别是 pH<7.25 以下时，要及时补碱。可按下列公式计算，所需 5%碳酸氢钠毫升数＝BE×0.5×体重(kg)，先给计算量的 1/2～2/3，然后根据血气分析动态变化来纠正。在病情危重，无化验结果参考时，可按 5%碳酸氢钠 3～5 ml/kg，或 11.2%乳酸钠每次 2～3 ml/kg 计算给予。一般用等张含钠液，5%碳酸氢钠需稀释 3.5 倍，11.2%乳酸钠稀释 6 倍。对大多数情况来说补碱量宜小不宜大，急性代谢性酸中毒患儿补碱后 HCO_3^- 上升到 14～16 mmol 就可以了，因为随着酸的排出，肾可产生新的 HCO_3^-。

2. **呼吸性酸中毒** 主要是改善通气，保持呼吸道通畅，着重于呼吸因素的纠正，要慎重补碱，这是因为呼吸性酸中毒时肾回收 HCO_3^- 增加，补碱将会增加肾的负担。但当 pH<7.20，因酸中毒严重威胁患儿生命，可适当补碱，并积极进行病因治疗。

3. **代谢性碱中毒** 消除引起代碱的原因，因机械通气调节不当，要根据血气分析结果进行适当调整。一般认为，代谢性碱中毒没有不低氯的，所以对轻度代谢性碱中毒患儿，通过输液并适当补充 KCl 和 NaCl 往往可以达到疗效，Cl^- 是可以自由交换的阴离子，Cl^- 升高，HCO_3^- 即下降。低钾性碱中毒在补钾的同时，必须同时补 Cl^-，Cl^- 将 Na^+ 带出，H^+－Na^+ 交换受抑，肾小管排 H^+ 减少，因而减轻碱中毒；另外 Na^+ 被带出，使 HCO_3^- 减少，也纠正碱中毒。对 pH 增高明显患儿，可给予精氨酸治疗，公式：25%精氨酸毫升数＝BE×0.3×0.8×体重(kg)，先给计算量的 1/2～2/3，然后根据血气分析动态变化来纠正。

4. **呼吸性碱中毒** 主要是治疗原发病及对症治疗,可用重复呼吸或吸入5%～10%二氧化碳,必要时,可用安定抑制呼吸,但总的来说效果都不理想,ARDS早期,代偿性下降,如补钾就错了。

5. **对混合性酸碱失衡的患儿** 要抓住主要矛盾的一方进行处理,分清原发性和代偿性改变,针对主要的原发性改变进行治疗。并在处理和药物治疗过程中,作动态血气分析,防止判断上的错误。

6. **纠正酸碱失衡的同时必须重视纠正电解质的失常** 电解质的紊乱主要表现在血清钾离子改变:酸中毒⇌高钾,碱中毒⇌低钾,而过高钾或过低钾常危及患儿的生命。代谢性碱中毒合并呼吸性酸中毒的患者,在后期由于肾小管排H^+受限,影响到H^+与Na^+、K^+、Ca^{2+}的交换使其大量丢失,故应适当补充钙剂。某些严重的代谢性酸中毒或代谢性碱中毒患儿,可用透析疗法。

第六节 血气分析在机械通气中的应用

机械通气过程始终离不开血气分析,机械通气的建立、参数的调节以及撤机的依据都必须参考血气分析。根据血气分析结果及时作相应的调整和处理,才能避免各种通气并发症,使通气治疗取得理想效果。

一、血气指标是建立机械通气及参数初步调节的重要依据

机械通气的指征长期存在着"松与紧"的讨论,除了心跳呼吸骤停、严重的中枢性呼吸衰竭为呼吸机应用的绝对指征外,大量的临床病例均需根据原发病种类、病情发展速度和血气分析结果等综合考虑。在应用呼吸机前应行血气分析和同步电解质测定,判断酸碱和呼吸衰竭的类型,并据此选择呼吸机治疗的模式、参数和给氧的浓度。

Ⅰ型呼吸衰竭的患儿,在吸氧条件下$PaO_2>50$ mmHg,这时除了结合患儿的原发病、病情发展速度等作出判断外,还可计算PaO_2/FiO_2值。该项指标计算容易,如$PaO_2/FiO_2<200$ mmHg则提示氧合功能差,有机械通气的指征。反之如大动脉转位(TGA)、完全性肺静脉异位引流(TAPVC)、肺动脉闭锁、三尖瓣闭锁等发绀型先天性心脏病患儿,虽然$PaO_2<50$ mmHg,但并不是机械通气的指征。这时临床上物理检查不一定闻及心脏杂音,但可通过X线摄片、心脏B超检查而作出正确判断。

中枢性呼吸衰竭患儿如脑炎、脑膜炎、脑损伤等出现呼吸节律不整,或$PaCO_2>50$ mmHg时应考虑用人工呼吸机,否则会加重脑水肿。重症肺炎有较明显的呼吸费力,或$PaCO_2>65$ mmHg时可以考虑应用人工呼吸机。吉兰-巴雷综合征等神经肌肉障碍性疾患时,神经肌肉麻痹致肺活量减少至正常的1/3或1/4,虽然此时血气分析仍可能在正常范围,但应考虑机械通气支持。否则呼吸肌疲劳到一定程度可以突然发生呼吸衰竭而造成危险。严重哮喘患者,在哮喘发作的早期,常因过度通气,$PaCO_2$降低(30～33 mmHg),pH正常或偏高。若$PaCO_2>40$ mmHg,常反映了临床状态的恶化和早期呼

吸衰竭的开始，被称为“转折点”，为气管插管和机械通气的相对指征；若 $PaCO_2>45\ mmHg$，pH 减低，对药物治疗无反应，应予以气管插管机械通气。

急性呼衰时，PCO_2 在 60～70 mmHg 以上，吸入 60% 氧时，动脉血氧分压低于 60 mmHg 时，可考虑应用呼吸机。总之，呼吸机应根据具体情况在呼衰所致低氧血症和酸中毒尚未对脏器功能造成损害前应用。

呼吸机参数的初步调节须参考血气分析结果，例如对于Ⅰ型呼吸衰竭的患儿，主要是严重的低氧血症，不存在通气障碍甚至是代偿性通气过度，此时必须靠呼气末正压(PEEP/CPAP)来纠正低氧血症。

二、血气分析与机械通气过程中的参数调节

血气分析是监测呼吸机治疗效果的重要指标之一，通过血气分析可以：①判断血液的氧合状态，指导呼吸机的合理调节。②判断机体的酸碱平衡情况。③与呼吸监测结合判断肺气体交换情况。一般主要测动脉血气分析，必要时可测混合静脉血气分析。

一般在机械通气 20～30 min 后可检查血气分析来验证机械通气参数是否合理，以后每次参数有较大调整，均 30 min 后作动脉血气分析。应用呼吸机后须稳定一段时间再做血气分析是因为过早地查血气分析，其结果受应用呼吸机前患儿呼吸情况的影响，不能代表应用呼吸机后呼吸参数调节所致的气体情况。

机械通气的基本目的是促进有效的通气和气体交换，它包括 CO_2 的及时排出和 O_2 的充分摄入，从而使血气结果在正常范围内。动脉血 pH、PaO_2、$PaCO_2$ 和 $A-aDO_2$ 的水平，是设置和调整参数的最主要指标。动脉血与静脉血的 PCO_2 只差 6 mmHg，所以用静脉血或毛细血管血做血气分析时，其所测 PCO_2 可作为参考指导临床。但动脉血和静脉血的 PO_2 和 SO_2 相差十分大，动脉血和静脉血的 PO_2 相差 50 mmHg 左右，所以无论静脉血或毛细血管血的 PO_2 和 SO_2 都不能代表 PaO_2 和 SaO_2 指导临床。但经皮血氧饱和度($TcSO_2$)监测仪对 $TcSO_2$ 的监测，在患儿末梢循环正常，患儿指(趾)甲没有涂抹红或紫色染料的情况下，$TcSO_2$ 几乎与 SaO_2 数值一致，所以 $TcSO_2$ 可用来进行氧的监测，给临床带来很大方便。

$PaCO_2$ 是反映通气效果的指标，CO_2 极易从血液弥散到肺泡内，因此血中 CO_2 的排出主要取决于进出肺内的气体总量，即每分肺泡通气量，每分肺泡通气量＝(潮气量－死腔量)×呼吸频率，公式中死腔量相对恒定，所以增加潮气量或呼吸频率均可增加每分肺泡通气量，通气频率是影响每分肺泡通气量的重要因素，在一定范围内，频率的增加可使每分肺泡通气量增加，导致 $PaCO_2$ 下降。此外患儿在机械通气过程中自主呼吸频率的变化也是影响通气的因素。理想的通气状态下，患者的 $PaCO_2$ 应维持在 40～50 mmHg，通气一段时间后，患者 $PaCO_2$ 仍明显高于正常，说明通气量不够，在尽量处理好呼吸道不通畅的因素外，应增加呼吸频率和潮气量，不同类型呼吸机加大每分通气量的方式有所不同。

1. $PaCO_2$ 过高时的调节

(1) 定时限压呼吸机：①增加呼吸频率，此型呼吸机频率可直接调节。或可通过呼气时间和吸气时间的长短来调节呼吸频率；为增加呼吸频率，此时应缩短吸气时间，同时为维持吸呼比值而相应减少呼气时间。②增加潮气量，定时限压呼吸机潮气量的大小与压

力限制、流量、吸气时间和PEEP有关。为增加潮气量，应提高压力限制，即提高压力峰值(PIP)；提高流量可使压力波形成方形波，使潮气量增加；在肺顺应性相对恒定的情况下，其潮气量还取决于PIP与PEEP的差值，差值大则潮气量大，反之则小。延长吸气时间可使吸气平台压持续时间延长，从而增加潮气量。

(2) 定容型呼吸机：①增加呼吸频率，可直接调节。②如胸廓起伏不理想，应增加潮气量。定容型呼吸机大多可直接调节潮气量或每分通气量。

这里纠正一个错误概念：有人认为 $PaCO_2$ 过高时应延长呼气时间，以便多呼出 CO_2，这是完全错误的做法。因为人工呼吸机通气的基本原理是吸气相为主动，呼气相为被动。呼气时间延长并不增加呼气量。每次潮气量取决于吸气量。定时限压呼吸机愈增加呼气时间，频率就愈慢而 CO_2 更潴留。定容型呼吸机改变呼气时间只能影响吸呼比值及吸气流速而不能影响潮气量。

2. $PaCO_2$ 过低时的调节 除为了降低颅内压，使 $PaCO_2$ 维持在25～30 mmHg的范围，一般机械通气不希望出现过度呼碱，以免影响氧解离曲线导致组织供氧减少。碱中毒还可造成机体低钾和游离钙减少。所以当 $PaCO_2$ 过低时应减少每分钟通气量。

(1) 定时限压呼吸机：①应将频率减慢，即延长呼气时间并相应延长吸气时间。②如患儿此时胸廓起伏过大，可将峰压下降，潮气量即减少。为使压力曲线形态不变，流量亦可同时稍减少。

(2) 定容型呼吸机：①可直接减少呼吸频率。②胸廓起伏过大时适当减少潮气量；可直接调节潮气量或每分通气量。

PaO_2 是反映动脉血氧合状态的指标，动脉氧合主要决定于平均气道压力(MAP)和吸入气氧浓度。MAP是一个呼吸周期中施于气道和肺的平均压力，其计算值等于在这个呼吸周期中压力曲线下的面积除以该周期所用时间，其公式为：$MAP=K(PIP)\times T_I/(T_I+T_E)+PEEP\times T_E/(T_I+T_E)$，K为常数，正弦波为0.5，方形波为1.0，$T_I$ 为吸气时间，T_E 为潮气呼气时间，一般应用流速为8～10 L/min时K=1。MAP应用范围一般为5～15 cmH_2O。从公式可见：提高PIP、PEEP及 T_I 中任意一项均可使MAP值增大，PaO_2 提高。在考虑增大MAP时，应注意以下几个问题：①PIP或PEEP的改变优于吸/呼的改变。②当PEEP达到5～6 cmH_2O 时，进一步提高PEEP，PaO_2 升高不明显。③过高的MAP导致肺泡过度膨胀，静脉回流受阻，心搏出量减少，氧合降低。

有效的机械通气30 min后，PaO_2 应上升到60 mmHg以上，否则应视为无效机械通气。如 PaO_2 不能达到理想水平，应用以下方法：①适当提高吸氧浓度。②加用PEEP。③延长吸气时间。④提高PIP。

机械通气过程中 PaO_2 突然下降、CO_2 升高伴病情迅速恶化可因通气故障或患儿本身情况变化引起。对策是：立即停用呼吸机，用呼吸复苏囊连接气管导管作手控通气；如果患者情况好转，说明是呼吸机问题，应检查有无漏气、接头滑脱、电路故障、气路故障。如果患者情况不能好转，问题在患儿，立即听诊两肺呼吸音是否正常，若两肺呼吸音降低可能是：①气管导管脱出，立即用喉镜直视检查，必要时重新插管。②导管内分泌物黏稠阻塞，可作短时间吸引，无效需换管，同时要加强对呼吸道的温湿化。③张力性气胸，应及时处理。

若两肺呼吸音不等可能是：①导管滑入一侧支气管，将导管拉出0.5～1 cm，使两肺呼吸音相等。②一侧气胸,可用X线以确诊。③肺通气无异常,但患者情况不改善,应疑有颅内出血、低血糖、休克或败血症等,应给予相应处理。

呼吸指数是监测肺换气功能的主要指标之一,通气期间 PaO_2/FiO_2 的监测可动态反映肺换气功能的改善,作为呼吸参数调整的依据。

$A-aDO_2$ 反映肺换气功能,肺通气/血流失调、肺内分流、弥散障碍均导致 $A-aDO_2$ 增加。

三、血气分析在撤机时的应用

判断患者能否撤机,要仔细了解患儿的临床情况,必须基于气道梗阻症状和体征的逆转并参考撤机前所测定的各项生理学参数。血气分析是撤机前患者必须测定的重要生理学指标。通常采用的撤机血气标准是:pH 达正常范围,$PaCO_2$ 达通常水平,即原无基础疾病者,$PaCO_2$ 达大致正常水平(30～50 mmHg);在 $FiO_2<40\%$ 时,$PaO_2>60$ mmHg;$FiO_2=100\%$ 时,$PaO_2>300$ mmHg,$A-aDO_2<300\sim350$ mmHg。

在应用撤机技术或停机观察期间,也需较频繁的进行动脉血气分析,监测血气指标的变化趋势,一般来说,只有血气指标在停机后仍保持基本稳定,才能完全撤机。

(缪红军)

第二十章　呼吸机波形和环的分析与临床应用

近年来，随着电子技术与微型传感器技术的快速发展并渗入到医疗仪器设备，呼吸机的相关参数的监测也从简单的数字监测进展为以实时波形和呼吸环监测为主。其优点是把对机械通气的模式、压力、容量、流量（流速）、时间、肺力学（阻力、顺应性）等相关通气参数和呼吸作功，人机同步情况，从静态的，有限的数字（一般仅 10 项左右）演变为动态实时的智能化监测和分析。特别是近年来，许多学者和临床医生对机械通气的副作用提出了肺保护策略，也就是在保证适当氧合、合理通气的前提下，用合理的通气参数达到保护与改善肺功能，促进病变肺的恢复，降低机械通气可能所致的三大肺伤害（气压伤，容积伤，剪切伤）。如何才能做到保护性的肺通气？如何才能做到将传统的机械通气治疗理念从症状性治疗转换为肺保护性治疗？这就需要通过动态的观察、监测，并分析呼吸波形和呼吸环，为合理的调整模式和参数提供客观依据。因此，呼吸波、环的监测被称为是用第三只眼睛看肺的活动和变化。不仅是动态的观察，还可以通过波形的冻结、存储、回顾、趋势、测量、打印等现代电子技术手段对机械通气的呼吸波形和环中的相关参数进行定量分析。

从生理学角度机械通气的目的是：①维持肺的适当气体交换：维持通气平衡 $PaCO_2$＞50～60 mmHg；维持适当的动脉血氧合 PaO_2＞60 mmHg，A－aDO_2 即 P（A－a）O_2（Fi＝1.0 时）＞350～450 mmHg，血气血浆酸碱度平衡 pH＜7.20～7.25。②通过吸气末肺扩张维持适当的功能残气量（FRC）去增加肺容积。③减轻呼吸肌负荷。从临床学角度机械通气的目的更是为了：改善肺的气体交换；纠正严重的呼吸性酸中毒；纠正严重的低氧血症、缓解组织缺氧；缓解呼吸窘迫，降低呼吸氧耗，逆转呼吸肌的疲劳；改善压力-容量关系，预防和治疗肺不张，改善顺应性；预防进一步的肺损伤，保障镇静剂和肌松剂的安全应用；降低颅内压，维持胸壁的稳定性，有利于肺和气道的愈合，避免并发症。所以说机械通气不仅仅为了单一的改善氧合目的，如仅仅是为改善氧合应用无创氧疗（如鼻塞 CPAP）等其他技术就可满足，就没有必要采用有创伤性的机械通气。而是包括了很多综合目的，这就是为什么需要通过呼吸波形来分析而不仅仅用血气分析重要原因之一。

机械通气主要由 4 个基本参数——压力、容量、流速和时间组合而成。前面的 3 个参数和时间可组合成压力时间曲线、容量时间曲线和流速时间曲线。3 个参数之间又可互相组合成为压力容量环（顺应性环）、压力流量环（阻力环）和容量流量环（时间常数环）。这 4 个参数间有不可分割的联系。例如机械通气时的压力梯度必然产生气体的流动和容量的变化;容量的变化、吸气压力必须克服肺组织和胸壁产生的弹性回缩力。为了产生气体流动,吸气压力需要克服气道和弹性回缩阻力。所以,我们不但要动态的分析这 3 个控制变量(独立变量)压力、容量和流量之间的关系,更需要研究这 3 个参数与患者的非控制变量——气道阻力、胸肺顺应性之间肺力学的运动公式关系及临床意义。

我们要学会怎样看波形图。一看高,二看宽,三看形态直与弯。也就是说通过观察和比较不同时段的波形在纵坐标的高度、横坐标的宽度及整个波形形态这三方面的变化去综合分析,分析变化的原因从而为下一步合理修正相关通气参数提供参考,找出对策,达到安全有效的通气波形的目的。所以学习分析呼吸机波形的基本目的如下:①确定呼吸波形发生了怎样的变化。②分析波形变化的原因。③指导呼吸机参数的复调。

第一节　呼吸波和呼吸环的基本知识

通常我们把压力、容量、流量和时间看成是机械通气的四个基本参数。压力、容量、流速和时间可分别组成 3 个波形:流量时间波、容量时间波和压力时间波。还可以将两个参数之间关系组成 3 个呼吸环:压力容量环(顺应性环),流速容量环(阻力环)和流量压力环(时间常数环)。通过这些波与环的变化反映通气病情和呼吸机状态的变化。

压力时间曲线所绘的压力是从已知的气道阻力(R_{AW})、胸肺顺应性(C_{RS})和吸气流速变化中计算出的。在呼吸时,气流在气道运动中会遇到阻力和气体分子运动的摩擦导致压力的变化,为克服 R_{AW} 所要求的压力叫经气道压力(PTA)=流速×R_{AW}。一旦新鲜气体到达肺泡区,还需要压力为克服肺泡的反弹力才能将已吸入的潮气量弥散至远端肺小泡。该压力被称作平台压 $P_{PLATEAU}$,是由潮气量 V_T 和 C_{RS} 的乘积计算而来。$P_{PLATEAU}$ =潮气量 V_T/C_{RS}。

不论是流量时间波形,还是容量时间波形,或压力时间波形,机械通气呼吸波形基本都可以分为 6 个阶段(图 20-1)。

上图为流量时间波形。中图为容量时间波形。下图为压力时间波形。

A 点:吸气开始阶段-吸气的开始取决于触发机制。在控制模式(IMV)或者后备通气模式(BACK-UP)情况下,预定的通气循环时间结束,机械通气被触发,被称为“时间触发”。在辅助模式(A/C)或者同步间歇指令通气模式(SIMV)下,由患者来触发的机械呼吸则被称为“同步触发”。

B 段:吸气进行阶段。吸气的流量、容量以及压力克服呼吸管道阻力对肺泡送气的压力输送上升段。

C 点:吸气结束点。吸气什么时间结束,是由被称为循环机制的“吸气终止时间”决定的。这些机制包括:流量循环、容量循环、压力循环及时间循环。

C-D 段:吸气结束和呼气开始阶段。吸气结束,送气阀关闭,呼气阀同时开启。

通常 C, D 两个点是在一起的。特殊情况下,例如当吸气暂停控制被激活时,虽然吸气已经停止,但呼气阀并不同步打开,而是要延长一段时间才打开呼气阀,让肺泡中继续

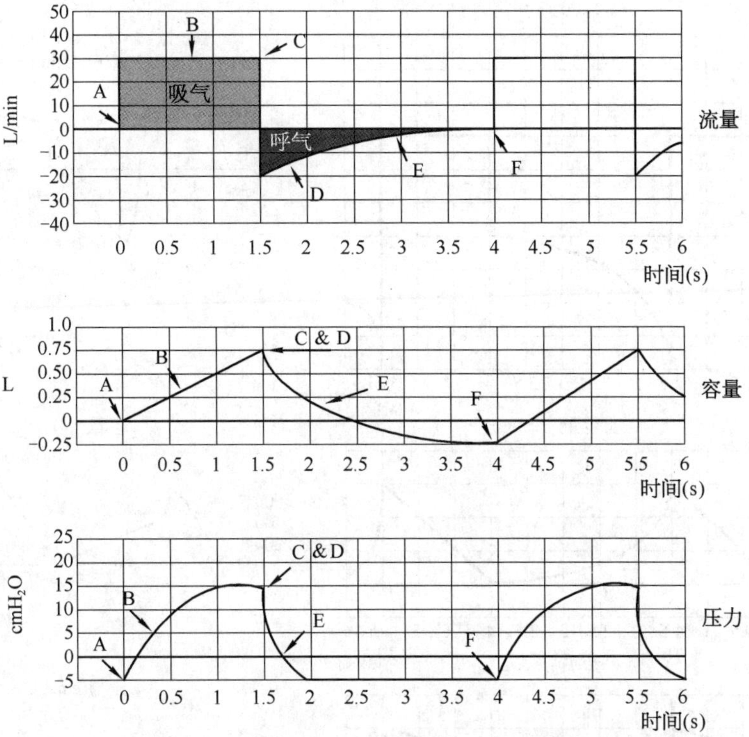

图 20-1　流量,容量,压力波形的 6 个时段分析

维持一定的传送容量,以继续获得静态压力或者平台期压力,这段时间常被叫做吸气平台或摒气。这种情况下,C-D 两个点才是分开的。

E:呼气进行阶段。吸气是肺泡在呼吸机压力的作用下把氧气送进肺泡的,压力大小由呼吸机可控,故称吸气是主动的。而呼气是肺泡在撤除了外界的压力后,依靠大气压的回弹力将肺泡压迫,把肺泡里的 CO_2 排向大气,呼气不是受呼吸机控制的,故认为呼气是被动的。呼气的特征(呼气波形的形态、高度、斜率、速率)取决于呼吸管道的和人工气道的阻力、肺的反弹力(顺应性)。在呼气相的起始点,因为肺泡内外有较大的压差,所以呼气起始流速是很高的,随着呼气内压的释放,内外压差渐趋平衡,流速呈指数状减慢。

F:呼气结束点。一轮呼吸循环的结束,新的一轮呼吸开始。

第二节　各种通气模式的波形

1. 容量控制的机械控制通气模式(VCV-IMV)的波形　见图 20-2。

从 0 cmH_2O 上升至 5 cmH_2O 处的起始阶段压力是气流为克服气道阻力(P_{TA})所需的压力。接着气流为克服肺顺应性所需压力。在设定的吸气时间终点,压力到达顶点,呼吸机停止送气,压力开始下降,转为呼气相,容量也同时下降。

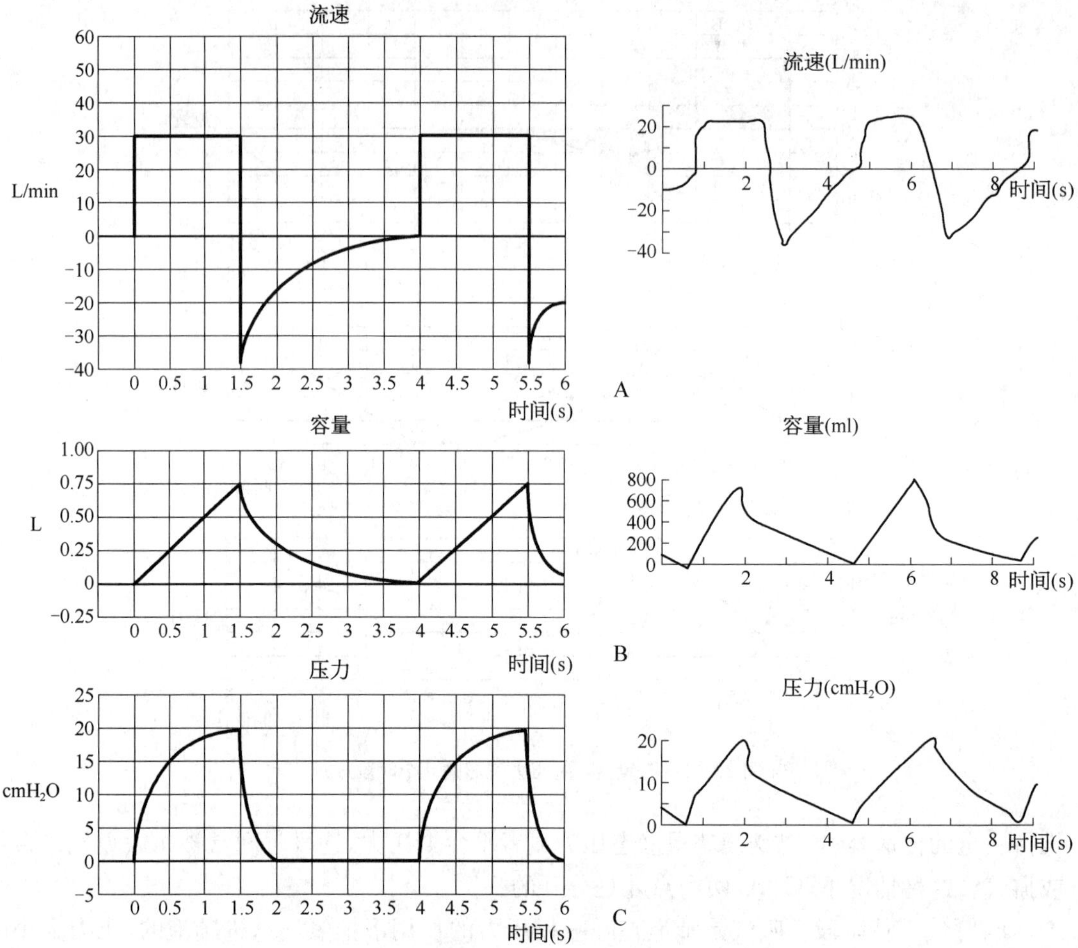

图 20－2　VCV－IMV 的波形

A. 容量控制,机械控制通气模式的流速(流量)时间波形(单位:L/min; ml/min); B. 容量控制,机械控制通气模式的容量时间波形(单位:L; ml); C. 容量控制,机械控制通气模式的压力时间波形(单位:cmH_2O 或 Bar,mbar)

吸气时间和呼气时间相当于吸气和呼气的终止。本例一次呼吸总时间为 4 s。其中吸气相为 1.5 s,呼气相为 2.5 s。IMV 主要特征为吸呼时间由机械设定,不接受自主呼吸的同步触发。

流速时间曲线,有横坐标上方的正相吸气流速和横坐标下方的负向呼气流速图形。在横坐标的上方是吸气流速,吸气气流的后半部流速看似在下降,实质仍为正向流速,因为气流它仍然是在向肺泡里充气,仅因为肺泡里已充有气体,肺的反弹力在逐渐增大,进气流速随反弹力的增加在慢慢降低,故呈下降形曲线。只有横坐标下方的负向流速才是代表呼气,是从高流速呈指数状向横坐标接近。

流速波形有方波,正弦波,上升波,下降波等多形式。方波表示是以恒定流速送气的一种流速波形,因此肺泡的容量是线性变化的。吸气平台长。压力和容量的呼气曲线随着流速的下降,故呼气支呈下降趋平坦状。

2. 容量控制的辅助/控制通气模式(VCV－A/C)的波形　见图 20－3。

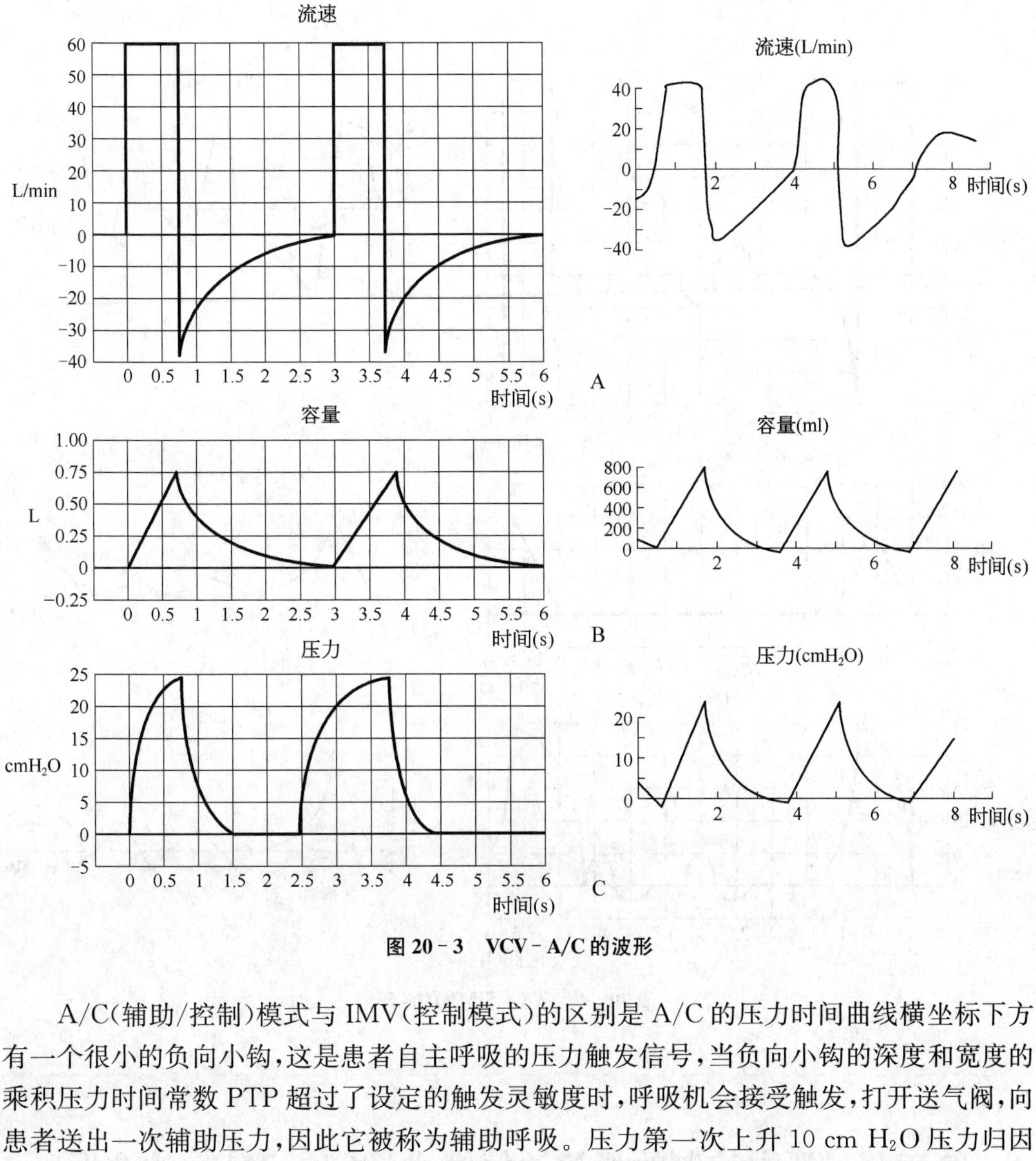

图 20-3 VCV-A/C 的波形

A/C(辅助/控制)模式与 IMV(控制模式)的区别是 A/C 的压力时间曲线横坐标下方有一个很小的负向小钩,这是患者自主呼吸的压力触发信号,当负向小钩的深度和宽度的乘积压力时间常数 PTP 超过了设定的触发灵敏度时,呼吸机会接受触发,打开送气阀,向患者送出一次辅助压力,因此它被称为辅助呼吸。压力第一次上升 10 cm H_2O 压力归因于克服气道阻力所产生的压力(PTA=流量×R_{AW})。由于本例的肺顺应性并未变化,所以将潮气量传送至肺泡所需要的压力是相同的(15 cmH_2O)。当压力在 0.75 s 内快速上升到设定的吸气峰压 PIP-25 cmH_2O。同时,60 ml 潮气量也被传送到肺泡,在设定的吸气时间到达,送气阀关闭,呼气阀打开,一次容量循环结束。开始下一轮循环。

A/C 和 IMV 的区别是 A/C 在呼气相里前者可以接受患者的自主呼吸触发,而 IMV 是不能的。A/C 触发后会递送给患者一次设定值的机械辅助通气。

3. 容量控制的同步间隙指令通气模式(VCV-SIMV)的波形 见图 20-4。

VCV-SIMV 波形与 VCV-A/C 波形的区别是:两者在呼气相里都可以接受患者的触发,但被触发后呼吸机提供的支持压力大小不同,A/C 模式呼吸机能提供和控制呼吸一样的辅助支持,而 SIMV 模式呼吸机不提供额外的辅助支持,只提供自身的吸气压力和新鲜氧气支持。

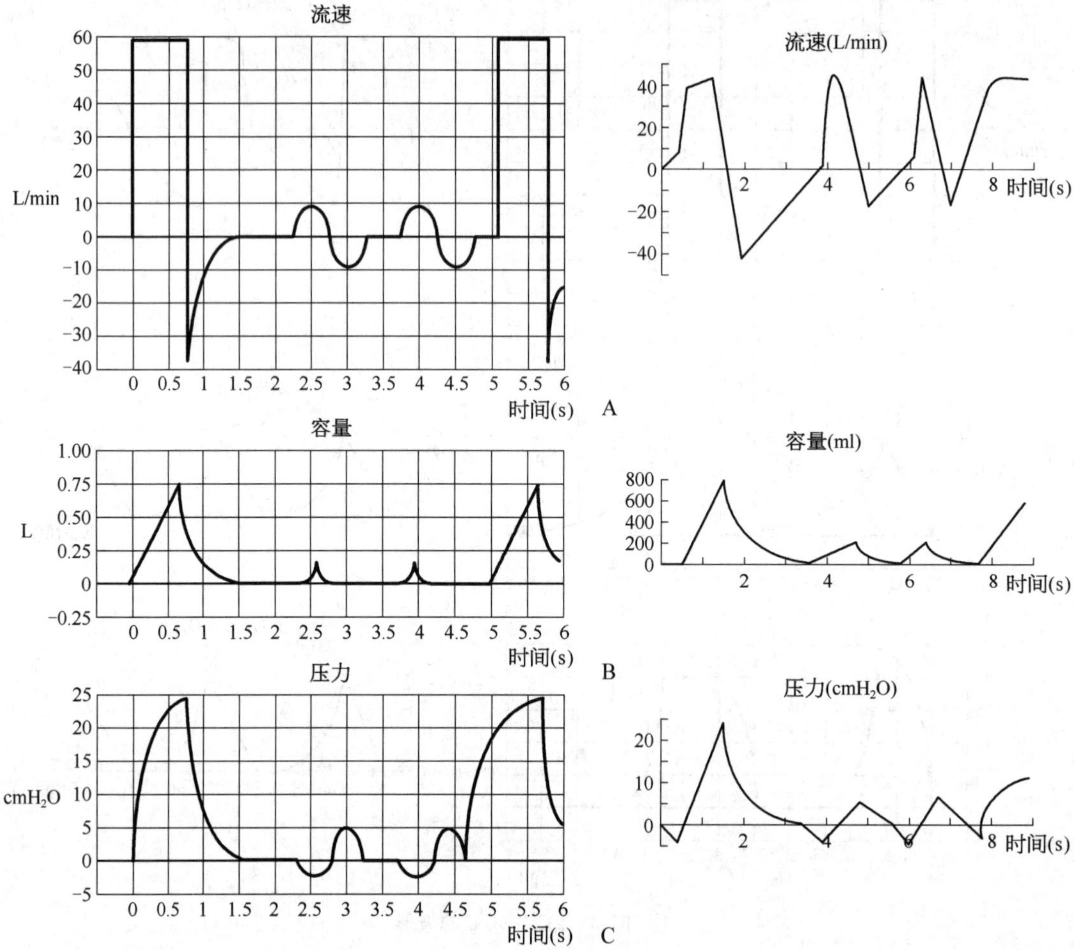

图 20－4　VCV－SIMV 的波形

第三节　压力控制的机控通气模式(PCV－IMV)的波形

1. **压力控制的机控通气模式(PCV－IMV)的波形**　见图 20－5。

(1) PCV 在整个吸气相内的压力为不变的恒量预置压力(本例为 30 cmH$_2$O)。

(2) 容量(潮气量)为可变量,它与气道阻力、肺顺应性有关。

(3) 循环比为时间控制,本例预设吸气时间为 1.5 s,呼气时间为 3.5 s。吸呼气时间比为 1∶2.3。

(4) 送气流速波形为递减型,快速上升,然后下降,从预设的流速峰值呈指数状逐渐下降到零。也可选其他流速波形。下降流速的时间长短、形态、斜率与气道阻力、肺顺应性有关。

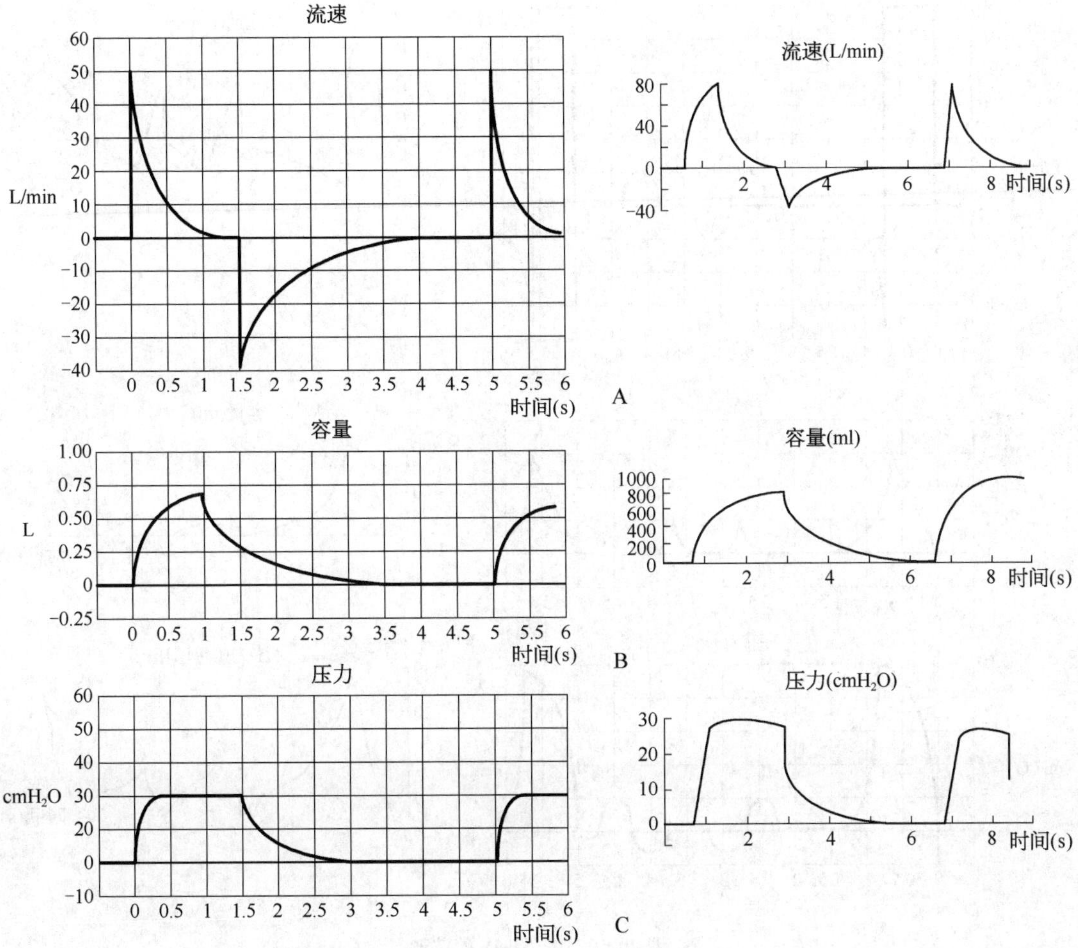

图 20-5　PCV-IMV 的波形

2. 压力控制的同步间歇指令通气模式(P-SIMV)的波形　见图 20-6。

注意本例在两次机械呼吸之间患者有两次 150 ml 潮气量的自主呼吸(在第 2 s 和第 4 s 两处),并请注意以下几个特点。

(1) 流量曲线为方波状,也可以选择其他波形。

(2) 容量曲线除机控呼吸的支持外,在两次机械通气之间有被触发的自主呼吸。

(3) 容量曲线——自主呼吸得到的容量仅为 150 ml。

(4) 三个波形的起始点相同在同一点上。

(5) 压力时间曲线,两次机械通气中间允许自主呼吸触发(第 2.25 s 和 3.75 s 处)。自主触发的吸气压力呈负相;而呼气压力呈正相。

(6) 请注意第三个往下的负向小钩(5 s 处),正好与设定的呼气相结束的预定时间重合,不是自主呼吸压力,而是预置的机械控制压力(25 cmH_2O)。

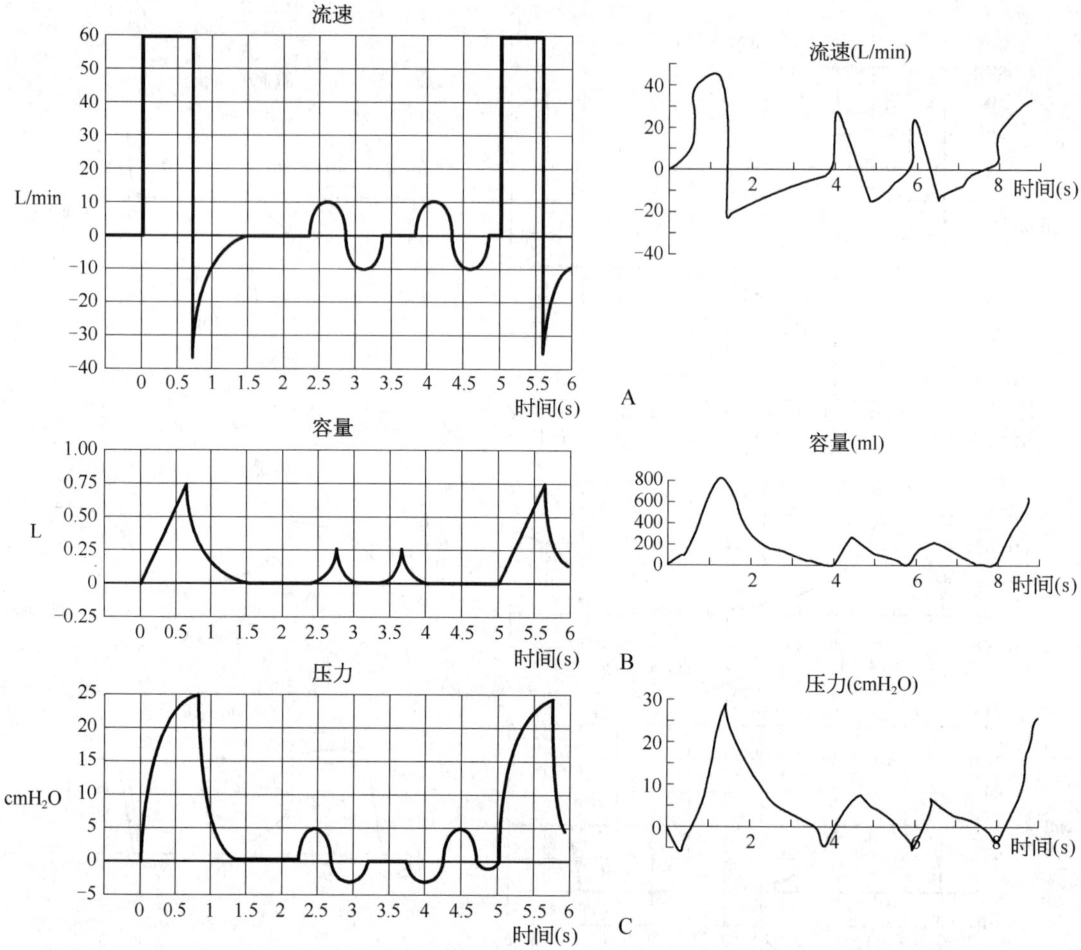

图 20－6　P－SIMV 的波形

3. 压力控制的同步间歇指令通气(P－SIMV)并叠加了压力支持通气 PSV 的波形见图 20－7。

通常 SIMV 模式被自主呼吸触发的吸气压力是很小的，基本上就是患者自发的压力，辅助潮气量也很小。为了使患者在脱机前减少吸气做功，帮助患者呼吸肌锻炼，加快脱机，呼吸机给自主呼吸患者叠加一个可调的支持压力，这就是 PSV 优点。本例设置支持压力为 10 cmH_2O 的，自主潮气量也从 150 ml 相应增加至 350 ml。

注意观察以下几点：①PSV 只是为吸气相提供压力支持，对呼气相不予支持。在流量时间波形中，压力支持呼吸 PSV 通常是一个递减型的流量波形。②容量时间曲线显示，为自主呼吸患者提高了 350 ml 的潮气量。

压力支持 PSV 可有两种解释。

第一种解释是通过调节吸气压力或吸气流速到达峰点的上升沿斜率，快速上升的包络面积大于慢速上升斜率包络面积。于是我们提高了为自主呼吸得到的压力支持或流量(或容量)值。

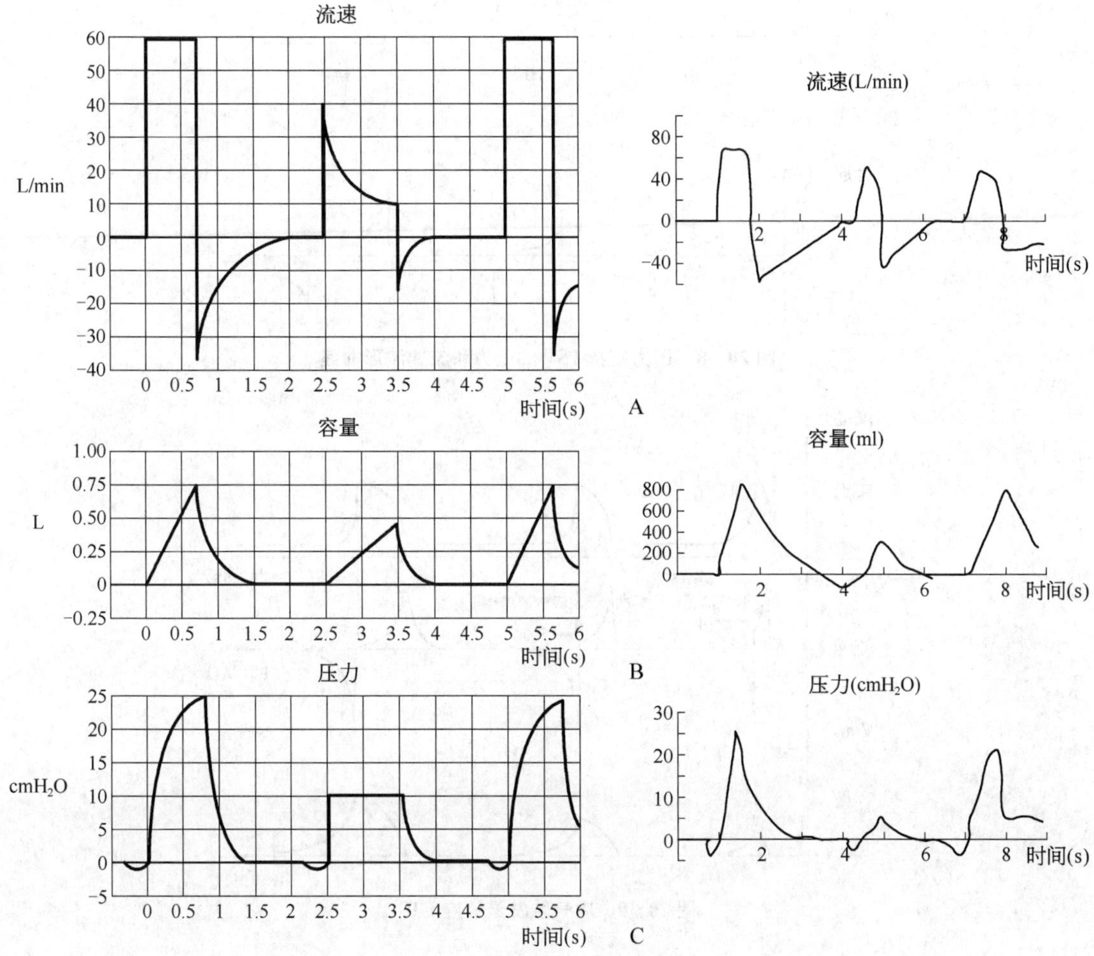

图 20－7　P－SIMV 并叠加了压力支持通气 PSV 的波形

第二种解释是通过调节送气压力或送气流速呼气段的切换点，通过切换时间提前或延后，也同样可以改变吸气相压力或容量的包络面积，实现改变对自主呼吸支持程度。

吸气相初始，流速克服了气道阻力和顺应性弹力向肺泡弥散，随着肺泡内压力上升肺泡充盈，流速渐趋变慢并呈下降状。我们通过调节气体流速从呼气的峰顶点下降到某点作为从吸气切换为呼气相的分支点，就会改变着吸气流量的面积大小，也就能改变支持压力和吸气容量的大小。因为流量和容量，压力都有一定的正相关性。大部分呼吸机默认当吸气峰值流速下降到 25％处切换为呼气相。如果我们把切换点设在高于 25％处，例如 40％或更大，意味着切换点的流速点离顶点近了，被提前切换了，对应的吸气时间变短，流量（容量）压力面积相应变小，也就是支持压力 PSV 跟着变小了。反之，我们把切换点设定到低于 25％处，例如 5％或更小，意味着流速下降切换点被向后延迟了，相对应的吸气时间变长，流量（容量）压力面积都相应变大，支持压力 PSV 也跟着变大了。因此，压力支持呼吸 PSV 在有的呼吸机里被称为呼气触发灵敏度可调系统 ETS。两者目的一样，只是手段和叫法有区别。

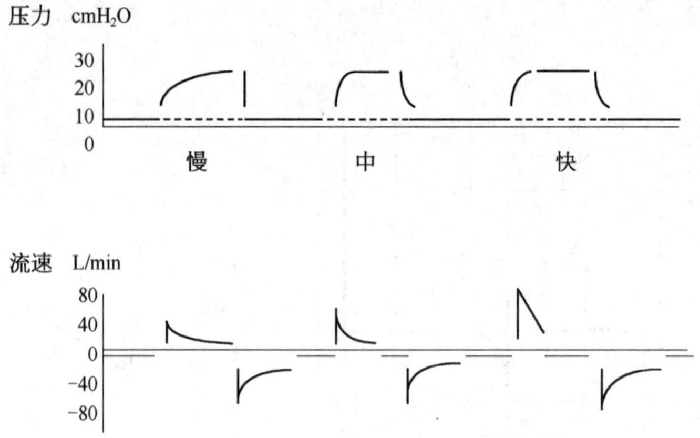

图 20 - 8　压力支持 PSV 的压力和流速波形曲线

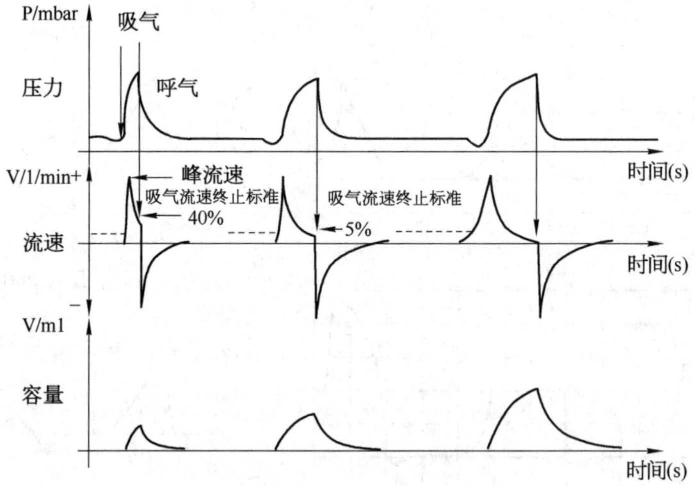

图 20 - 9　呼气触发灵敏度 ETS

第四节　压力控制及容量控制呼吸的监测

为了简化，在本例中，设定阻力值和顺应性值保持不变，且送入相等的目标潮气量。

图 20 - 10 上图左边两个曲线是 VCV - A/C 的流速时间波形图。VCV 的特点就是流量切换，时间循环。

图 20 - 10 上图右边两个曲线是 PCV - A/C 的流速时间曲线波形图。PCV 的特点是压力限制，时间循环。

图 20 - 10 中图左边两个曲线是 VCV - A/C 的压力时间曲线波形图。在横坐标下方可以看到来自自主触发的压力负向小钩。

图 20 - 10 中图右边两个曲线是 VCV - A/C 的压力时间曲线波形图。时间切换。在横坐标也可以看到来自自主触发的压力负向小钩。

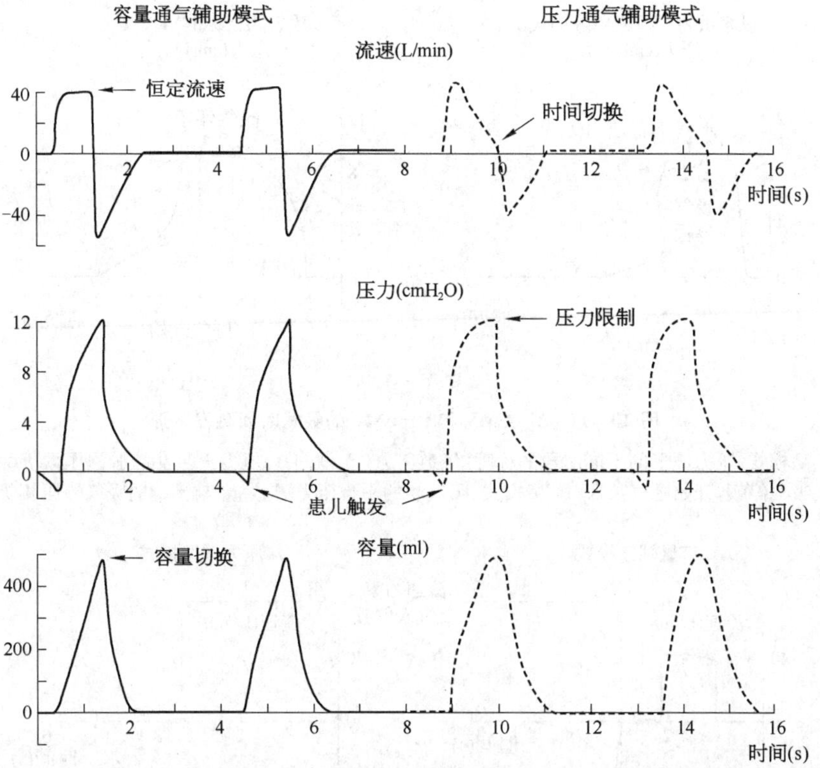

图 20－10　VCV－A/C 和 PCV－A/C 模式的流速时间、压力时间、容量时间波形的比较图

图 20－10 下图左边两个曲线是 VCV－A/C 的容量时间曲线波形图。

图 20－10 下图右边两个曲线是 VCV－A/C 的容量时间曲线波形图。

图 20－10 展示了同一位患者先采用容量控制 VCV 模式，然后采用压力控制 PCV 模式，看在两种控制模式下的流量压力波形和容量时间波形图有哪些异同。

容量控制 VCV 的流速波形可以采用方波、降低波或正弦波等不同的流速波形，无论采用哪种流速波形，当送达预定的容量值后，即停止送气。

压力控制 PCV 模式，见图 20－10 右半边的流量时间、压力时间、容量时间波形。临床医师须设定一个预置的吸气压力和吸气时间。当达到预设定的吸气压力后，即停止送气。起始的压力曲线是快速上升的，为克服气道阻力。接着是为克服肺泡顺应性的压力。随着肺泡不断被充气，预设的最高压力与气泡压力之间的压力梯度减小，上升速度就慢慢下降了。压力曲线的斜率随肺部阻力和顺应性变化而变化。但是压力目标峰值压是不变的。

对以容量为目标的 VCV 呼吸波形与以压力为目标的 PCV 呼吸的容量波形进行比较后发现，VCV 的流速波形呈方波形，而 PCV 的流速波形呈曲线式。还可以发现，送入的潮气量在 VCV 中是恒定的，而在 PCV 中吸入的潮气量将随肺部特征变化而变化。

图 20－11 在 VCV 模式，PIP 与 $P_{PLATEAU}$之间将会有效地产生一次吸气停顿和下降。这是送气压力克服气道阻力向肺泡传递潮气量的原因。直到肺泡压力与气道压力达到平衡，预定的潮气量被输送，吸气相结束。

图 20－11 PIP 与 $P_{PLATEAU}$之间的落差与呼吸系统的阻力有关。

在图 20－15 中，PCV 的吸气流量和容量随阻力的变化而发生变化，阻力增加，压力平台保持不变，流量和容量降低。而 VCV 的流量和容量是保持不变，但吸气压力峰值会增加。

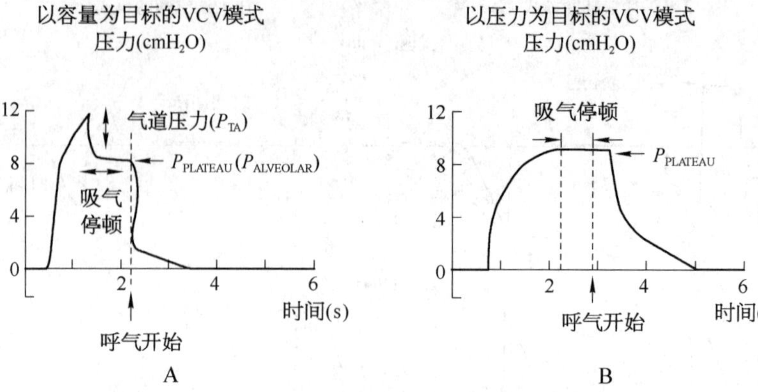

图 20-11　V-CMV 和 P-CMV 的吸气时间触发波形

A. VCV 模式，压力波形的不同时段的称呼：气道压力（P_{TA}）；平台压力 $P_{PLATEAU}$（肺泡压力 $P_{ALVEOLAR}$）；吸气停顿，开始呼气。B. PCV 模式，吸气相的平台压力 $P_{PLATEAU}$ 与预定的吸气峰压相等

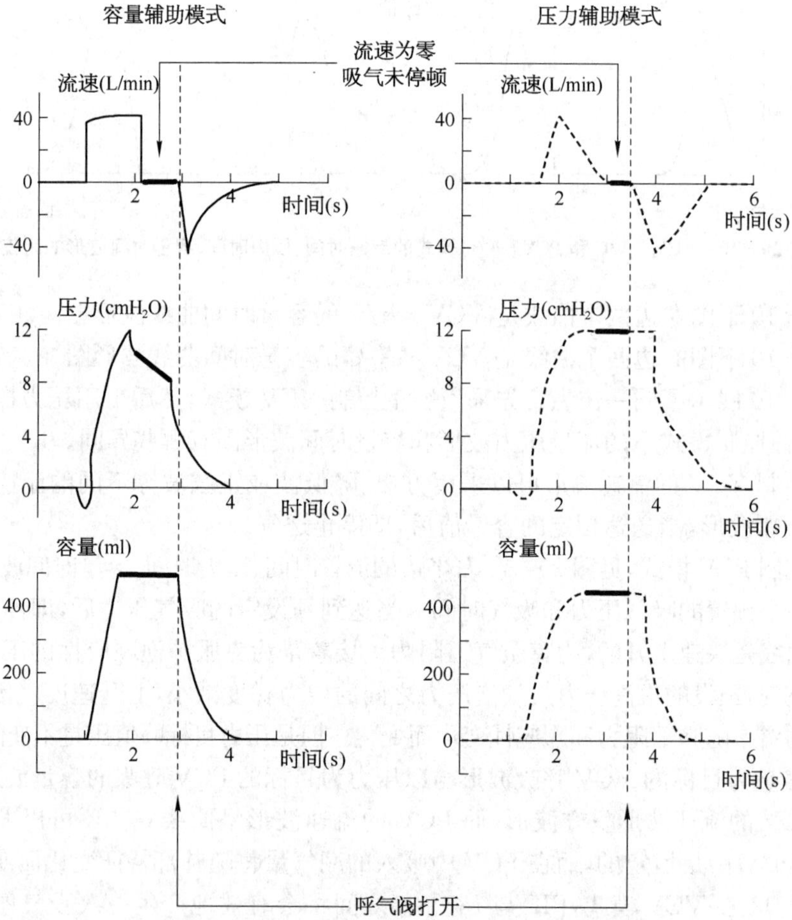

图 20-12　VCV-A/C 与 PCV-A/C 的吸气停顿波形

在 VCV(左图)送气气流暂停，致使流量迅速降至基线，这段时间内，送气阀门关闭，但呼气阀并没有打开，肺部是处在吸气相的摒气阶段，在停顿时间内送气气流始终保持为零，气体继续在肺泡内进行氧合，直到预设的吸气时间到，吸气停顿才结束，将呼气阀打开并开始呼气；在 PCV(右图)同样的是在第 3 s 到 3.5 s 时段里，此时的呼吸机与 VCV 一样，送气阀暂停送气，而呼气阀这时也并不打开，流量是处于零流量状态，对应于一次吸气停顿。在压力，容量波形中，都可以一样的看到对应的吸气摒气，吸气暂停的波形

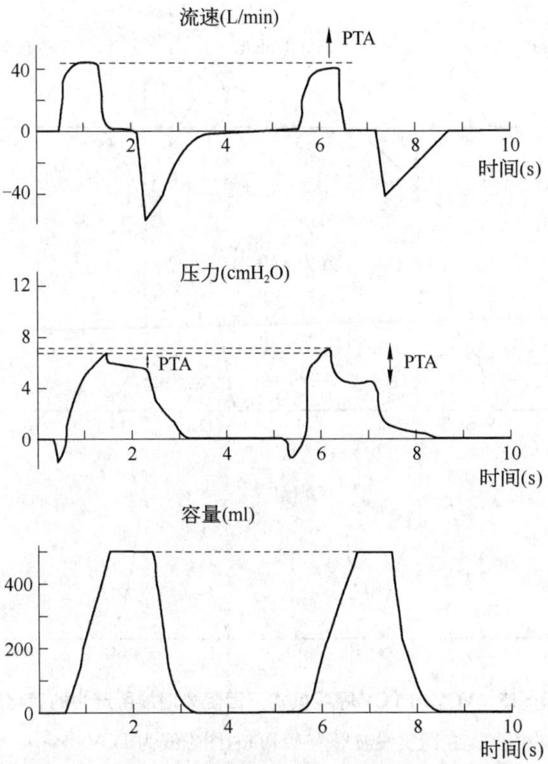

图 20－13　气道阻力增加对 VCV 呼吸波形的影响

右边的波形展示了因气道阻力增加，在右中图的压力波形中 PIP 与 $P_{PLATEAU}$之间压力出现了较大的压力梯度 PTA

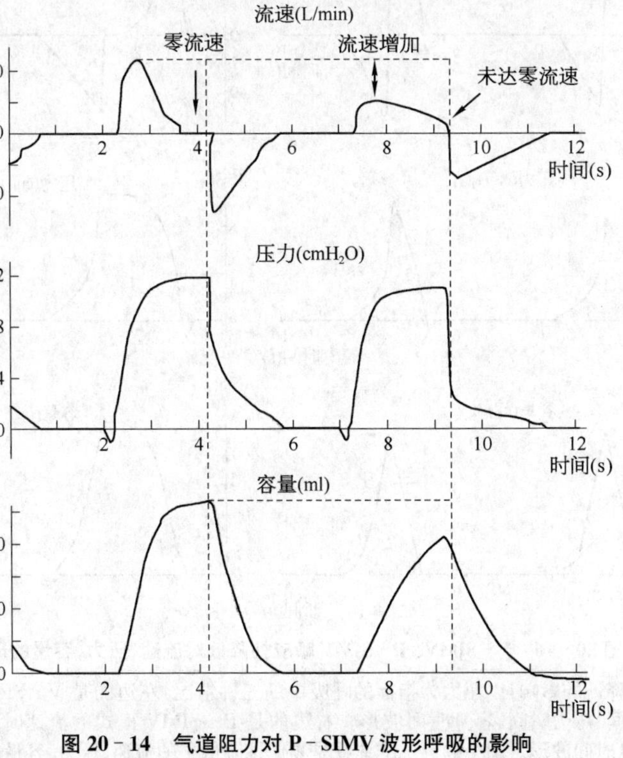

图 20－14　气道阻力对 P－SIMV 波形呼吸的影响

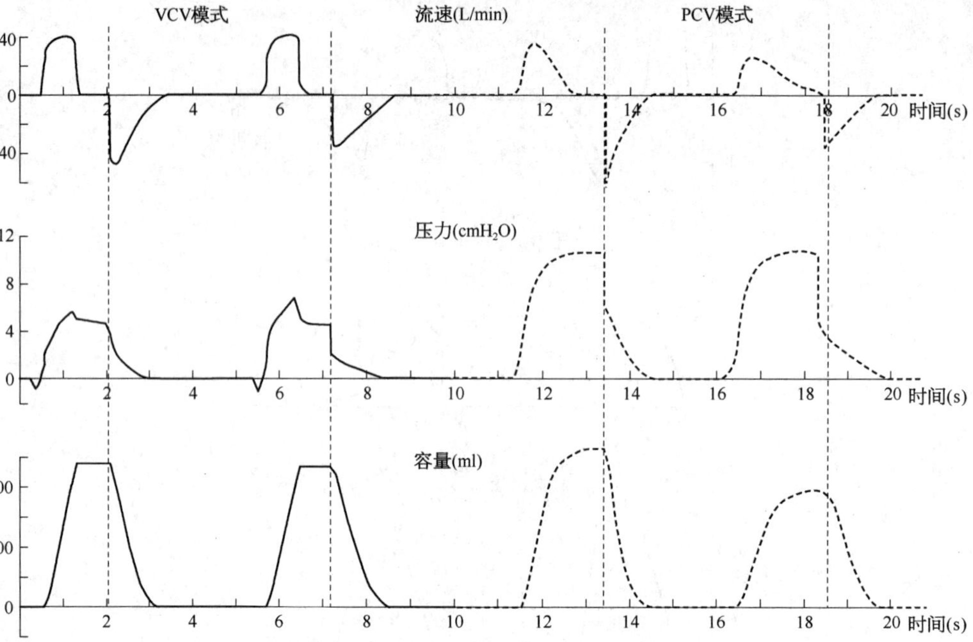

图 20-15　VCV 与 PCV 呼吸模式下因阻力增加所产生的变化对比

左图实线波形为 VCV;右图虚线为 PCV

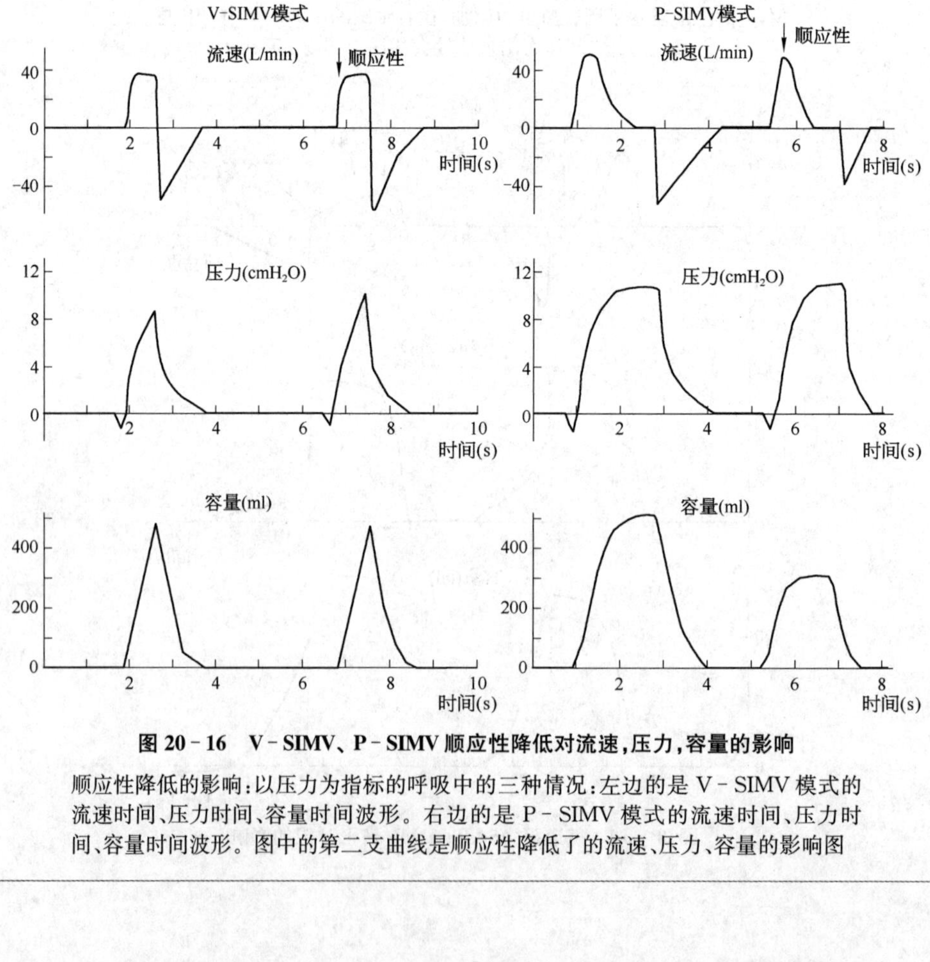

图 20-16　V-SIMV、P-SIMV 顺应性降低对流速,压力,容量的影响

顺应性降低的影响:以压力为指标的呼吸中的三种情况:左边的是 V-SIMV 模式的流速时间、压力时间、容量时间波形。右边的是 P-SIMV 模式的流速时间、压力时间、容量时间波形。图中的第二支曲线是顺应性降低了的流速、压力、容量的影响图

图 20-16 示在 V-SIMV 曲线中可以看出压力是随顺应性下降而提高了。而在 P-SIMV 的曲线中却看到的是容量随顺应性下降而降低了。

图 20-17 示 3 种具有不同循环变量的呼吸类型可具有类似的流量曲线,这取决于患者状况和控制设定。

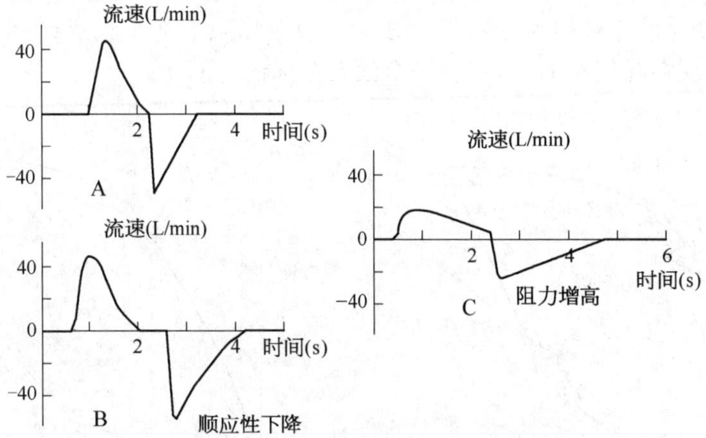

图 20-17 将 PCV 的 3 种情况显示在一起的流速波形变化

A. 正常流量波形; B. 阻力增加的流速波形; C. 顺应性降低的流速波形

在 PCV、P-SIMV 以压力为目标的控制模式里必须设定低容量警报,当阻力增加或顺应性减低而导致送入的潮气量减小时,可以提醒医师(类似以容量为目标的呼吸模式中的高压警报)。

第五节 压力容量环及流速容量环的分析

呼吸波形是描述一个参量与时间之间关系的图形,而呼吸环却是研究两个不同参量之间的相互关系的轨迹图形,通过观察,记录,回顾,比较并分析两参数之间变化的临床规律。学习呼吸波和环时,必须先记住他们正常状态下的图形形态,还要正确的设定纵坐标,横坐标的比例,然后再来对照不正常的图形,予以比较,分析,这是很有帮助的。

对气管插管患者在正压通气时,把施加给患者的通气压力(水平轴)和患者得到的容量(垂直轴)的相关性予以描绘记录,即是压力(P)-容量(V)环。图 20-18 示环从左下角的零点开始,沿环线轨迹一周再回到在左下角结束,周而复始。P-V 环的轨迹图通常呈椭圆形或像橄榄球形。用粗箭头表示压力增加与对应的容量变化轨迹,加大正压,使患者的肺缓慢膨胀并得到相应当容量(潮气量),压力和容量之间的相对变化所产生的变化轨迹,叫压力-容量环或 P-V 环,又叫肺顺应性环。

顺应性是用来描述胸膜腔内压力变化与肺容量变化间的相互关系的物理量。肺部疾病会改变曲线的形状。环的下端起始点与预设置 PEEP 有关,PEEP 设为零,起始点就在零点。

环的右上端标出了潮式动态顺应性是吸气的结束点，也是呼气开始的拐点，也是最大压力与最大容量的交点。吸气相的起始点和终点的虚拟连线和横坐标的虚拟夹角，代表肺顺应性。夹角越大，顺应性也越好，夹角越小，顺应性就越差。通过观察夹角就可以分析顺应性的动态变化通过观察曲线斜率的变化，可以直观地在 P－V 环中评估呼吸顺应性的变化。再通过图形的冻结、测量、比较，对肺顺应性评估将更具科学性和临床实际意义。

曲线斜率变化的点被称为“拐点”。图 20－19 环中具有 3 个拐点：一个出现在吸气相 A 中，另一个出现在呼气相 B 中，还有一个没有被标记的 UIP。

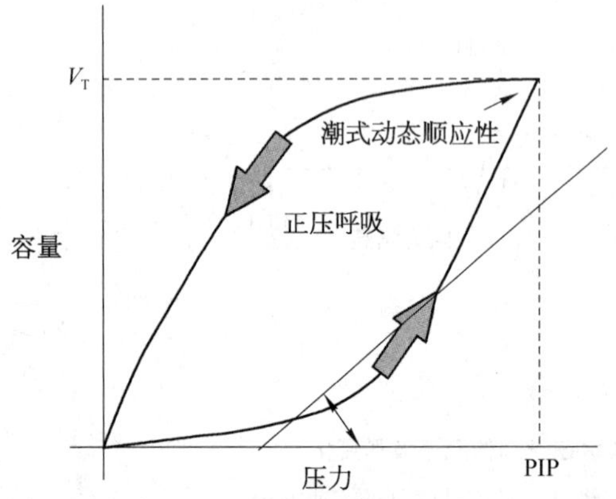

图 20－18　正压呼吸 P－V 环

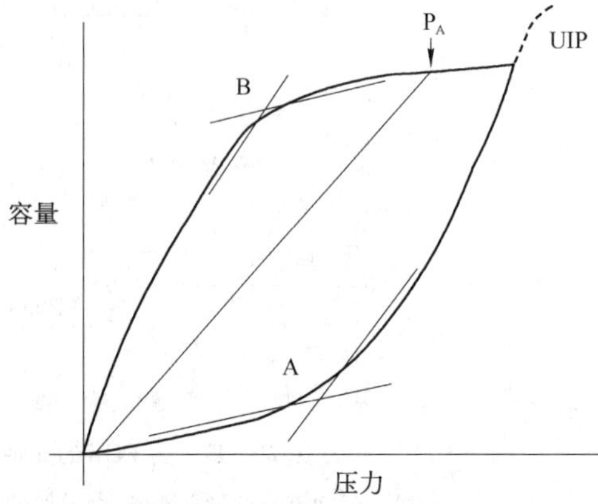

图 20－19　正压呼吸的吸气拐点和呼气拐点

A 点被称为吸气曲线的下拐点(LIP)：表示肺泡从不张状态转为肺泡打开的起始转折点。环线拐过这一点，肺泡进入开放状态，随着压力的增加，潮气量随之增加，呈线性关系上升。压力再度上升，容量也随之加大，直到曲线的上部，肺泡已得到充盈，通气效率随之下降，在最大曲率点(UIP)附近，肺泡已被全部充盈，如果呼吸机再给肺泡施加压力，也不能再有气体被输入，这时再加高压不但无济于事，反而有发生过度充气可能，甚至有发生气压伤和气胸的危险。我们把肺全部充盈的这一点，叫做上拐点。如果该拐点难以确定，可以沿图 20－19 的吸气和呼气曲线划两条切线，两条切线的交点就是上拐点。到达上拐点，呼吸机的送气阀关闭，送气压力随之下降，呼气阀打开，P－V 环下降。也有呼气阀虽然打开，而容量却没有随之下降的情况，例如顺应性很差的肺气肿患者，肺泡里的残余容量要等到压力下降到一定程度后才开始排气，这就出现了一个如图 20－19 的第三拐点 B 点。一般情况下，只要呼气阀打开，容量就随之下降，第三拐点是不出现的。

例如我们分别给它外加不同的通气压力 10 cmH_2O、20 cmH_2O 和 30 cmH_2O，对应得到的潮气量分别是 200 ml、400 ml 和 600 ml。说明压力与容量是呈相关性的(图 20－20)。

不同区段施加同等大小的压力 ΔP，我们在纵坐标上可以读出对应的容量变化 V_1，V_2，和 V_3，它们获得的容量是不相等的。中段的 V_2 最大，V_1 次之，V_3 更小。因为曲线的下端是肺泡处在不张状态，所以，只能得到较少的 V_1 潮气量。曲线的上端呈弯曲鸟嘴状，肺泡已处于接近满度的充盈，外施同样的压力 ΔP，得到的将是更小的潮气量 V_3。只有在曲线的中段，压力与潮气量是呈正比例关系进行着。同样的压力 ΔP 可以得到最大的有效潮气量 V_2。这张图为我们提示了我们应如何合理去设定外加压力 PEEP 与 PIP 即：最小压力 PEEP 应该设在下拐点＋1 cmH_2O 的地方。而 PIP 一般不要超过上拐点，以使外加压力能得到有效和安全的利用(图 20－21)。

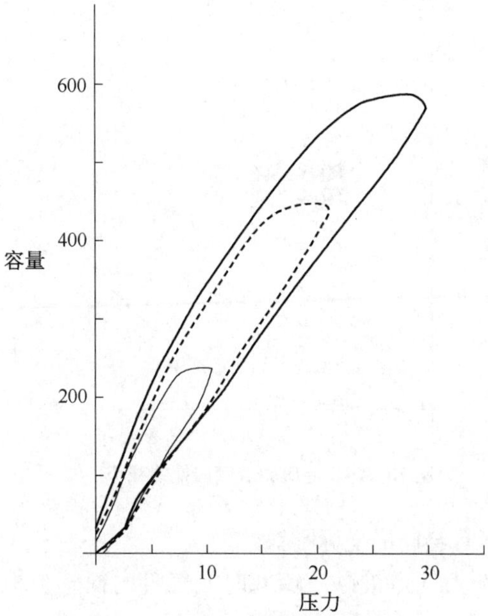

图 20－20 同一个肺，加以不同的压力，可得到不同的潮气量

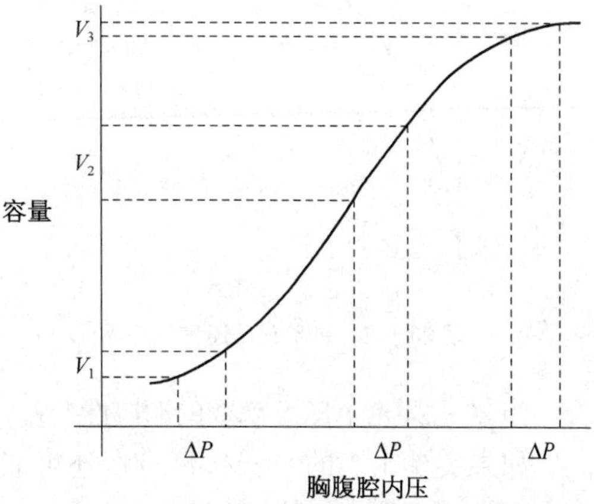

图 20－21 在同一个肺，在顺应性环的不同区段施加同样的压力差，可得到不同的容量

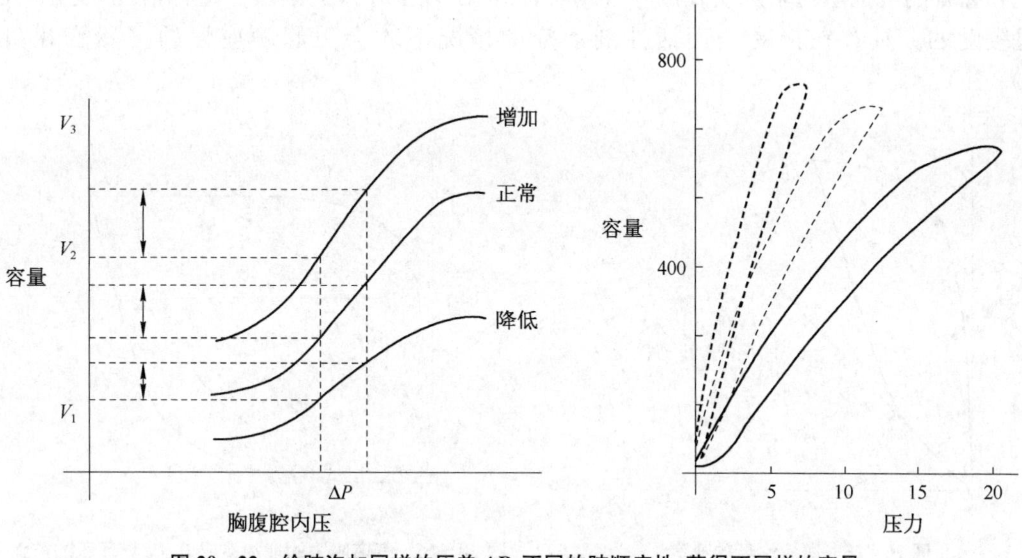

图 20－22 给肺泡加同样的压差 **Δ*P***，不同的肺顺应性，获得不同样的容量

图 20－22 示三条 P－V 环得到的容量分别是 $V_1 > V_2 > V_3$，提示我们可以从 P－V 环上升曲线与横坐标的角度(斜率)来判断肺顺应性的情况。右图的左环与横坐标的角度>中间环>右环，相应顺应性 C 左>C 中>C 右。

图 20－23 是 P－A/C 或 P－SIMV 模式的 P－V 环。吸气相(虚线段代表)是从图左下角焦点附近处的自主呼吸的小环开始，这个小环(俗称鱼尾巴)相当于 A/C 或 SIMV 患者自主触发引起的压力/时间曲线的负向下降小钩。呼吸机被触发后，机械通气开始，压力容量环的虚线是代表机械辅助通气吸气相波形。实线代表呼气相。患者的自主触发是在纵坐标的左侧负压外，辅助机械通气在纵坐标压力轴的右侧正压侧。

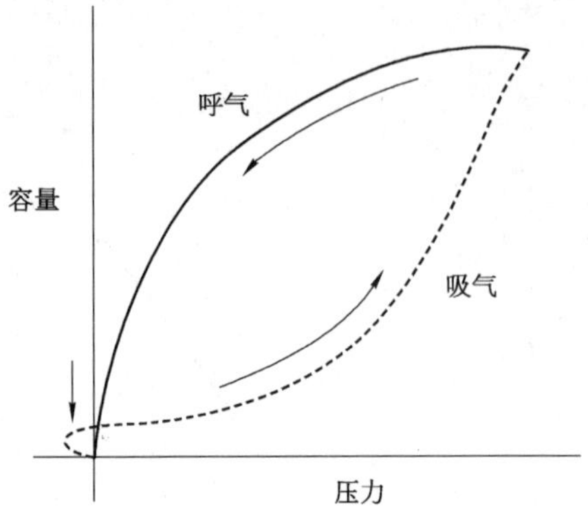

图 20－23　辅助正压通气机呼吸

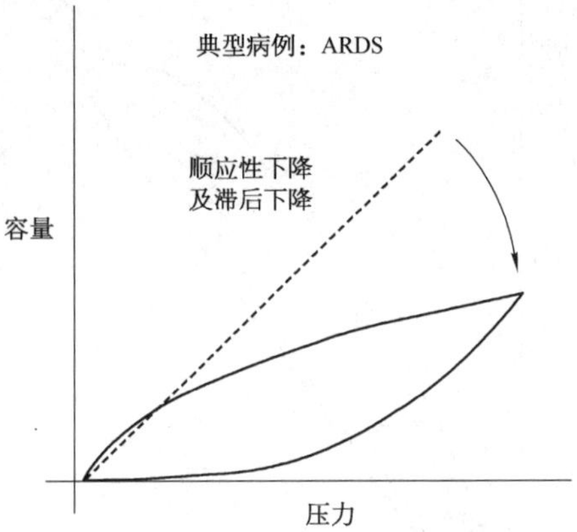

图 20－24　呼吸系统顺应性的减小

图 20－24 示 ARDS 病变的顺应性变差。P－V 环会向横坐标倾斜。

如果突然出现的 P－V 环下倾，还可能出现在大气道被黏液堵塞时或气管内插管被推到右主支气管造成了堵塞(图 20－24)。

呼气环向纵坐标偏移、环顶部变宽、环面积扩大，多见于肺气肿病患者。这是因为肺气肿患者的气道阻力增加引发的呼气困难，因而出现了呼气的延缓。这种情况，变化一般是缓慢的。只有在接受表面活性剂治疗的情况下才会引起顺应性的突然变化(图 20－25)。

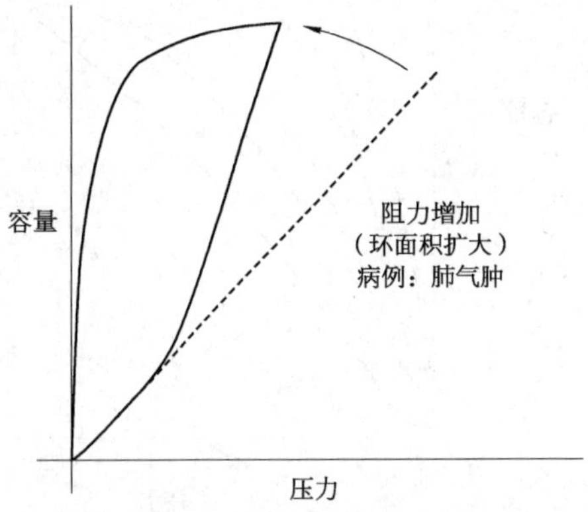

图 20－25　顺应性环的变宽

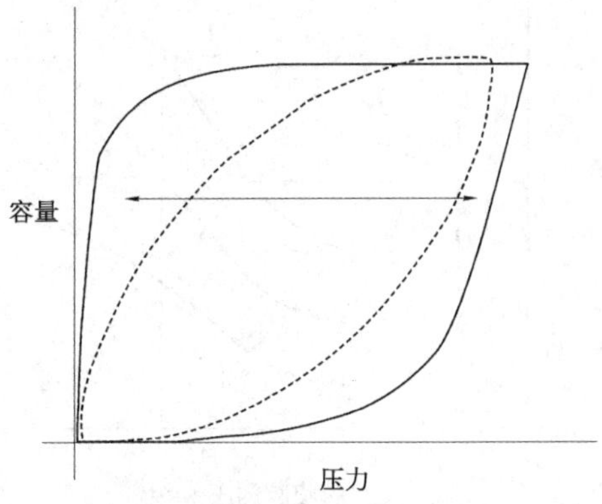

图 20－26　气道阻力的增加造成 P－V 环面积的扩大

大气道被黏液堵塞或气管插管被推到右主支气管而导致堵塞，气道阻力的增加导致 P－V 环的面积增加(实线环)。环面积增加说明在同样的容量下，需要有更大的压力值，表明通气效率的降低。临床应用时，从单一的一张图是很难看出环面积的变化的，但我们可以用前后多张环图，通过冻结、存储、比较等手段来比较气管插管带来的阻力改变情况。

图 20－27 P－V 环的非阴影区 A 是吸气过程中患者为克服气道阻力的作功。阴影区 B 是克服肺弹性扩张肺组织所需的作功。A 与 B 共同面积代表了在呼吸过程中所作的总机械功。A 与 B 所构成的面积越大，则呼吸功消耗越大。

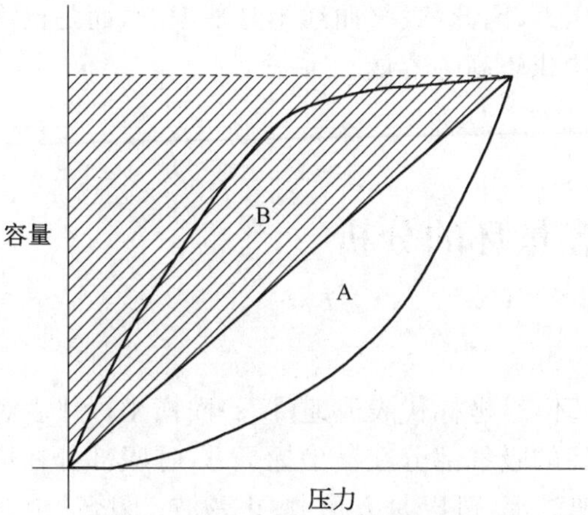

图 20－27　正压呼吸的呼吸功

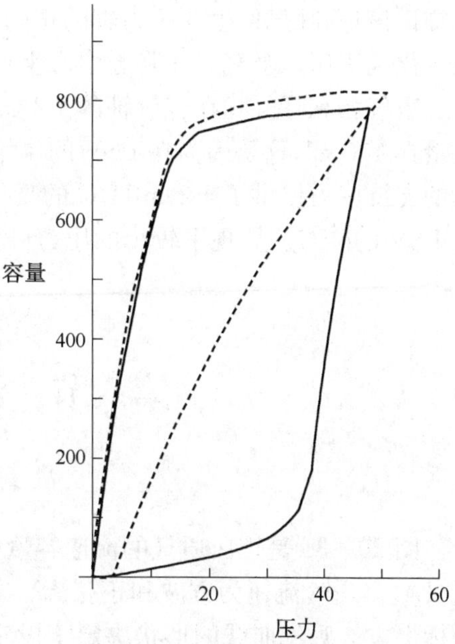

图 20－28　呼气道阻力正常，吸气气道阻力增加的 P－V 环

图 20－28 中的有自主呼吸的 P－V 环如果呼气曲线基本不变，吸气环向右侧扩大(虚线环变实线环)，同样的潮气量，实线环的吸气压力明显高于虚线环，可能是因为吸气阻力增加的缘故，例如，患者咬住了气管导管造成间隙性气管阻塞。

自主呼吸的 P－V 环(图 20－29)不同于机控辅助正压通气 P－V 呼吸环(图 20－30)。表现为环的形态不同；自主呼吸的吸气曲线是圆形的，基本为正弦图形；较低的吸气峰流速；自主呼气形状始终是降低的斜坡样的图形；尤其因为呼气是被动的，它是以顺时针方

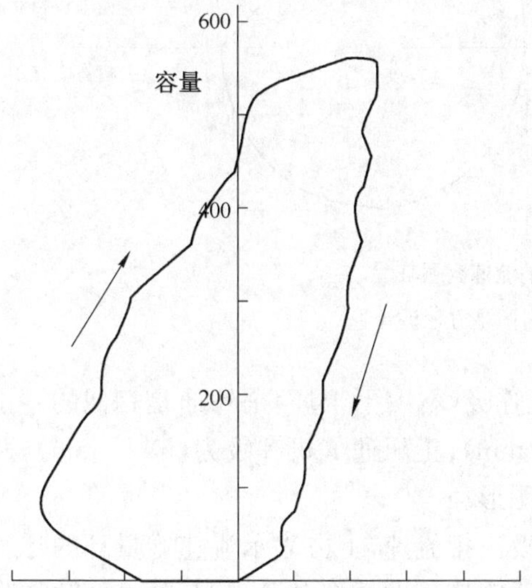

图 20－29　自主呼吸的 P－V 环

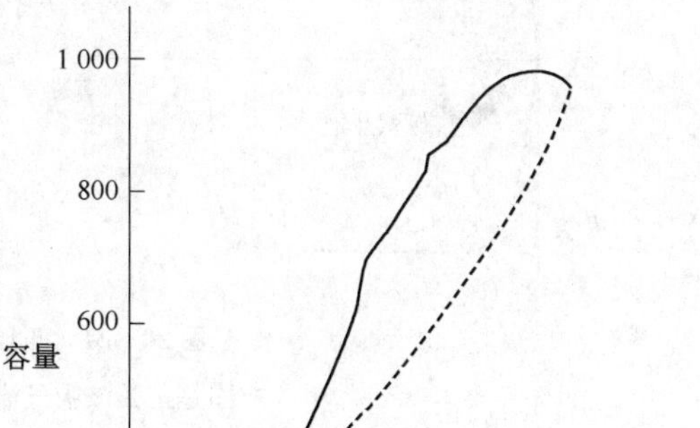

图 20－30　有 PSV 的 P－V 环

式描记该环，呼气发生在压力轴的正侧，这反映出在呼气过程中胸腔及气道中变化是从负压变化到正压。吸气时在胸腔中产生负压，引起 P－V 环向左凸出到压力轴的负侧。

吸气相和呼气相在容量轴的＋2 cmH_2O 处交叉切换而不再是在零点处。对应吸入潮气量在 100 ml，这是因为在 PSV 的作用使有自主呼吸的患者在吸气初瞬间就由呼吸机辅助的支持压力提供了＋2 cmH_2O 的吸气辅助压力，因此，吸气曲线不是平坦的，而是比没有 PSV 的陡直。体现了较小的压力可为肺泡提供更高的容量。

第六节　流速容量环的分析

图 20－31 是正压通气的流速容量(F－V)环，纵坐标代表流速(L/s)而横坐标代表容量(L)。(送气流速为方波和正弦流)。F－V 环的吸气部分在横坐标下方，呼吸部分在横坐标上方。吸气曲线的形状决定于设定的流速波形，可以是方形波、正弦波、下降波或其他波形。离横坐标的最远点是主动呼气过程中的最大呼气流速，也是峰值容量，也是这次流速容量环的起始点。吸气流速通过呼吸机的设定、气路状况以及呼吸的方式来改变流速形状都是相似的。呼气曲线的形态受患者病变如气道阻塞等客观因素的影响。

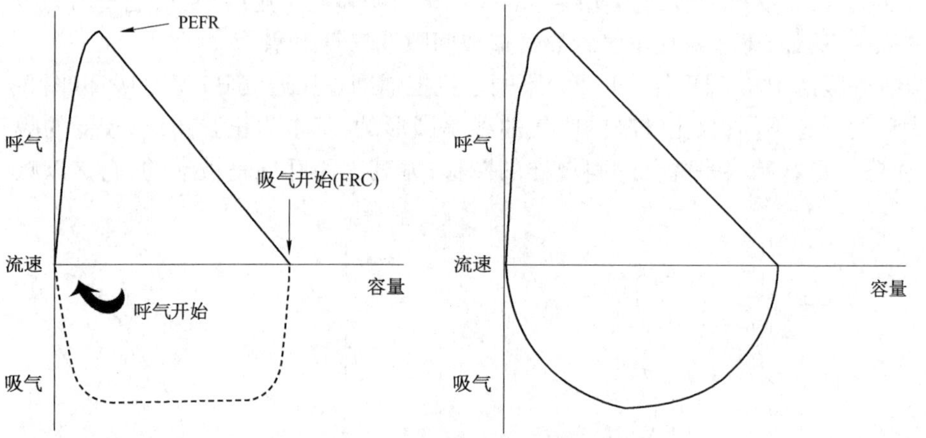

图 20－31　正压通气的流速容量环

左图是正弦波吸气流速。右图是方形波流速

自主呼吸的 F－V 环(虚线环)与正压通气机呼吸(右图下半环)是外形是相似的。主要的差异是在自主呼吸中吸气峰流速较低(20 L/min)；正压通气机呼吸为(50 L/min)，两者的呼气都是被动的，形状都是下降的斜坡样的图形。

图 20－34 示本流速容量环的横坐标下方为吸气相流速，上方表示流速容量环的呼气相流速，本图的 A 点提示在呼气相将要结束前，呼气流速曲线突然从 A 点向水平轴陡降低到零，呼气迅速停止，这会造成肺泡内留有被称之为内源性 PEEP，或 PEEPi 的残余内压，导致残留 CO_2 的潴留。

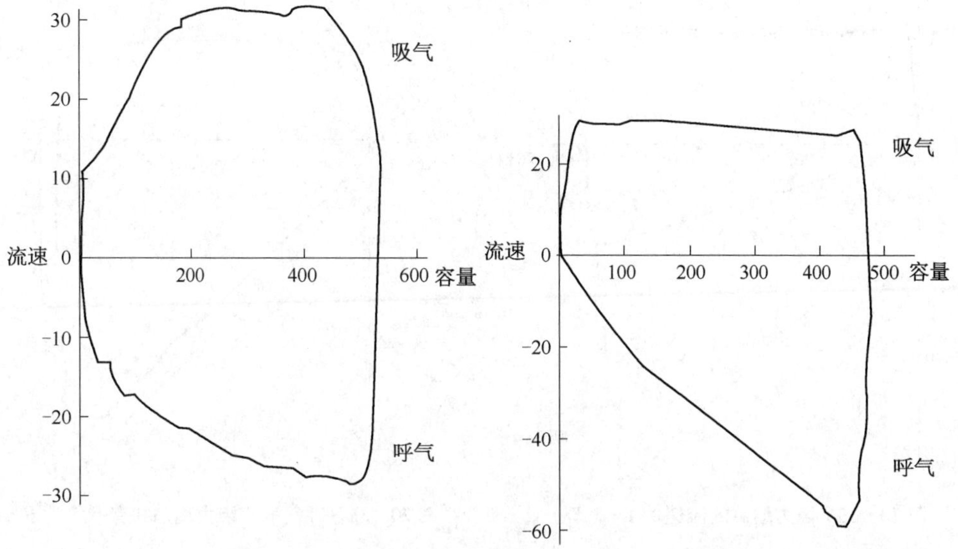

图 20 - 32　F - V 环也可以反过来，吸气相在上，呼气相在下

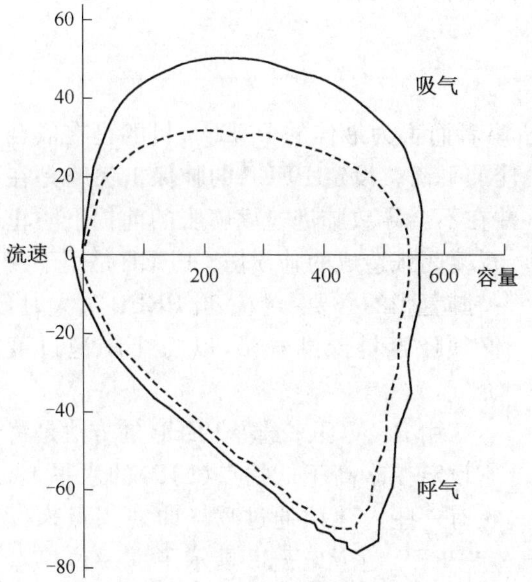

图 20 - 33　自主呼吸的 F - V 环

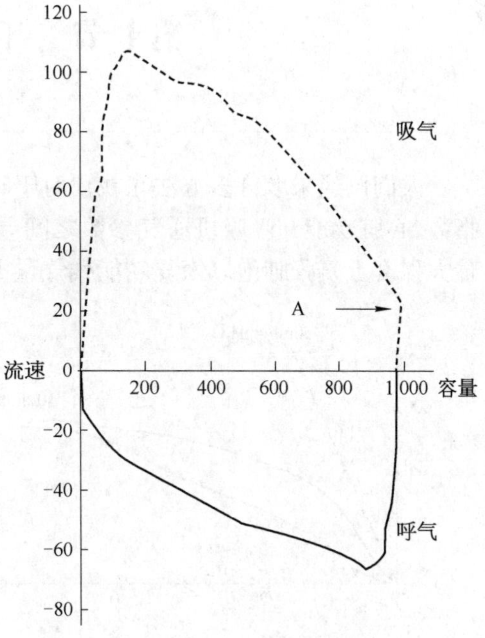

图 20 - 34　有 AUTO - PEEP 的 F - V 环

图 20 - 35 F - V 环对比了两个恒定流速的流速容量环，虚线环是正常气道阻力的 F - V 环，实线环的呼气峰流速下降，是因为呼气气道有高阻力导致，阻力增高的原因包括引起早期支气管塌陷的疾病，如肺气肿、支气管软化、及在呼气阶段患者咬到气管内导管。同时又看到红色环的呼气环线缩短，未能返回零焦点，表示呼气回路有泄漏。

图 20 - 36 示正常 F - V 环为虚线、实线环的吸气相高度（流速）没有变，但纵坐标和横坐标都有降低，表示吸气和呼气的阻力都有所增加，例如插管偏细、偏长，痰堵造成呼气峰流量峰下降。

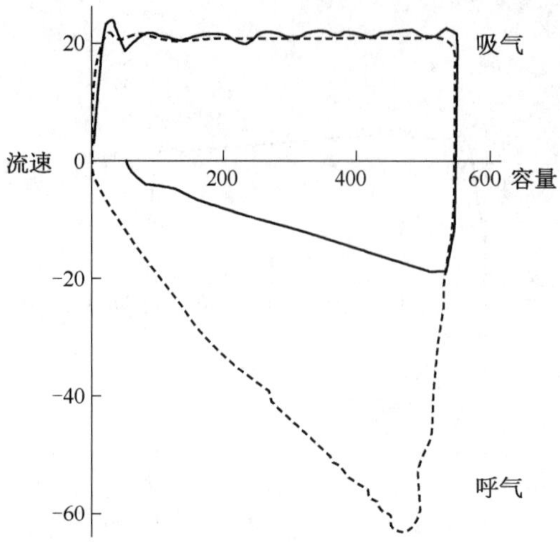

图 20-35　阻力增高的流速的 F-V 环

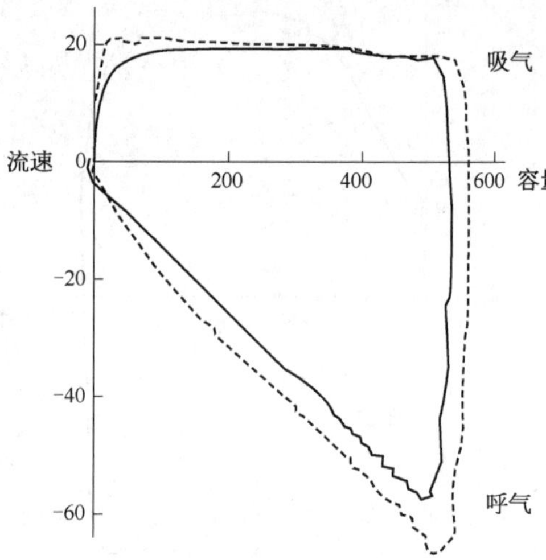

图 20-36　呼气气道阻力增加并有漏气的 F-V 环

第七节　呼吸环的临床应用

人们已经采取许多方法来找出对于呼吸机患者而言为最佳的 PEEP。目的是在氧合指数、心脏功能和呼吸机通气参数之间寻求最佳的平衡。设定 PEEP 的肺保护策略是在最大程度上复张肺泡以恢复功能残气量 FRC,并在不会导致肺泡过度膨胀的前提下防止反复闭张造成的肺损伤。PEEP 是用于保持肺复张的必要参数。当 PEEP 过大时,必须降容量低潮气量,以防止肺泡过度充气。

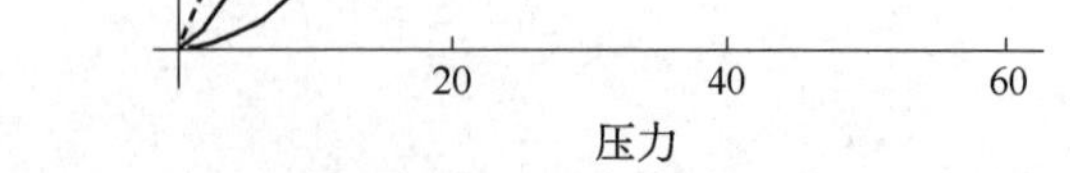

图 20-37　呼吸顺应性严重降低之患者的 P-V 环

用 P-V 环来选择 PEEP 的方法是将它设定在略高于低拐点(LIP)的水平上。也有一些人建议通过呼气曲线拐点来设定 PEEP。图 20-38 展示了在一位患者身上获得的动态、静态和准静态压/容量曲线的实例。

图 20-39 所示压力容量图说明吸气曲线的线性顺应性。通过设定 PEEP 以产生在此吸气 P-V 曲线线性部分中可获得的最高顺应性,也是一种设定最佳 PEEP 的方法。该例的最佳 PEEP 应在 A 点(10 cmH_2O)处;而 PIP 最高 cm 压力应在 B 点(20 cmH_2O)处。

该波形对于早期 ARDS 患者的通气治疗来说,有非常实用的价值。

当外加压力超出肺部允许容量时会出现肺的过度膨胀。过度膨胀可能导致容量伤及生物伤(释放出炎症介质),所以要予以限制。我们选择通常称作"鸟嘴"的上拐点 UIP 作为 PIP 压力(图 20-40)。

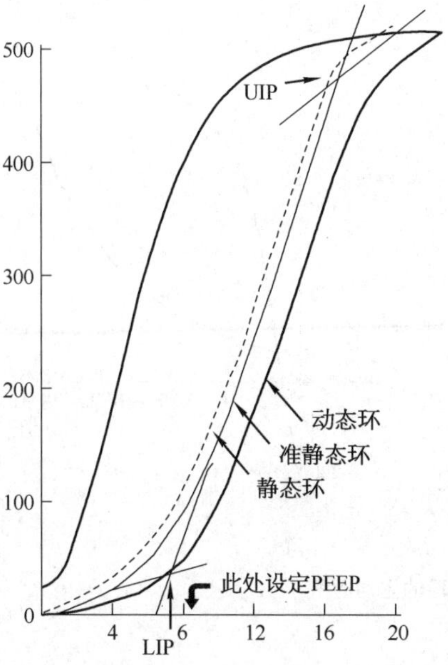

图 20-38　P-V 环拐点

UIP,高拐点;LIP,低拐点;动态环;准静态环;静态环

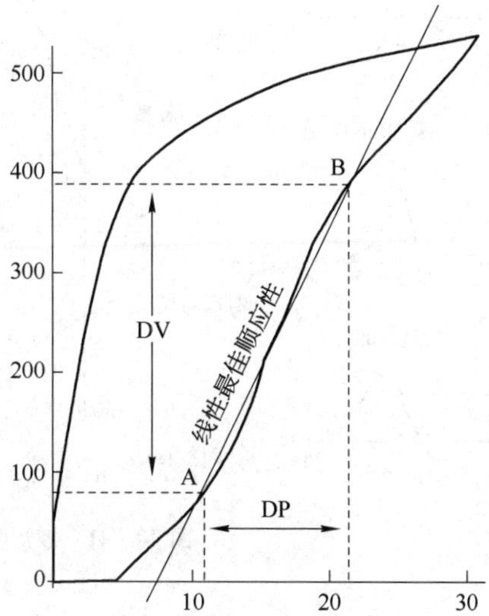

图 20-39　根据 P-V 环判定线性顺应性

DV,线性“最佳”顺应性;DP,线性“最佳”压力区段;PEEP 在容许范围内可谨慎增至约 10 cmH_2O

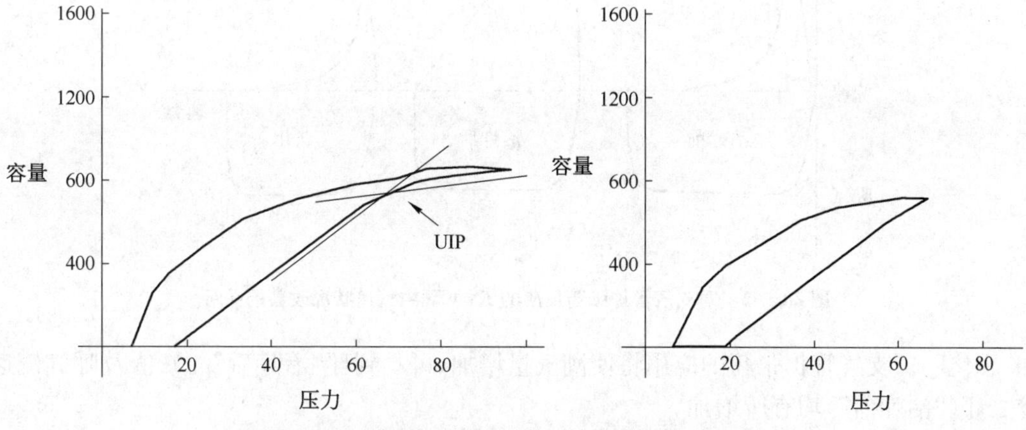

图 20-40　识别 P-V 环中的过度膨胀(UIP,高拐点)

当患者呼出的气体量超过吸入量时,说明已发生主动呼气。图 20-41 所示波形说明患者已主动呼气约 200 ml。呼出量大于吸入量在临床偶尔发生这种情形是正常的,例如当患者移动位置、经历阵痛或尝试咳嗽时。但如果经常发生就不正常了。患有气道梗阻的患者常表现为每隔数次呼吸发生一次主动呼气,以释放出潴留的空气,如果每次呼吸的呼出量均大于吸入量,可能呼吸机传感器未较准或发生故障。

(一) 效益分析

从 F-V 环中能够清楚地了解到支气管扩张药的作用(图 20-42)。表现支气管扩张疗效的两项主要变化为:呼气峰值流速增加并且呼气流速增加。气道梗阻;支气管痉挛导致呼气流速降低,呼气曲线的降低部分中会出现一铲状凹陷(见图 20-42 中的“治疗前”

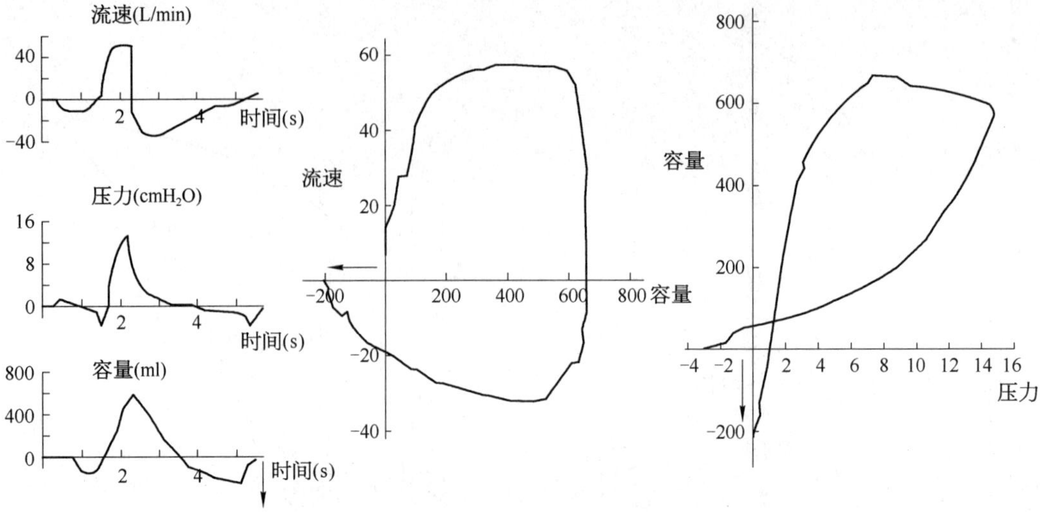

图 20-41　波形和 F-V 环,P-V 环的主动呼气

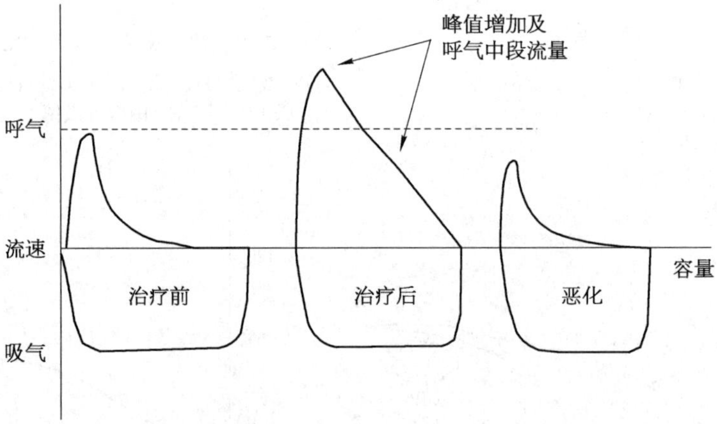

图 20-42　对支气管扩张药反应的 F-V 环中气道状况改善的图示

和“恶化”)。支气管扩张药的应用将使潮气量增加,可看到环“治疗后”的峰值及呼气流速较之环(“治疗前”)均有所增加。

图 20-42 的环“治疗后”表现出比环“治疗前”的呼气流速有所加大,最好将支气管扩张用药前与用药后 F-V 环存在电脑中或打印出来进行比较,回顾,并比较支气管扩张药的疗效。

空气潴留和 PEEPi 通常是由于两种原因所造成:动态肺部过度膨胀及气道不稳定在呼气期间造成的早期塌陷。呼吸速率过快而导致在下一次呼吸之前没有足够时间将空气完全呼出,则会产生动态肺部过度膨胀。可用图 20-45 说明。其中用箭头(横坐标 2 处)表示过早结束呼气造成 PEEPi。图 20-46 的 F-V 环也表示了过早结束呼气的实例。如果动态肺部过度膨胀是由于患者自身触发的呼吸速率过快造成的,则最好切换至 SIMV 模式或让患者服用镇静剂。如果必须要有较高的呼吸速率且发生了动态肺部过度膨胀,尤其在同时也存在支气管痉挛的情况下,可以增加吸气流速或通过延长呼气时间来进行改善。

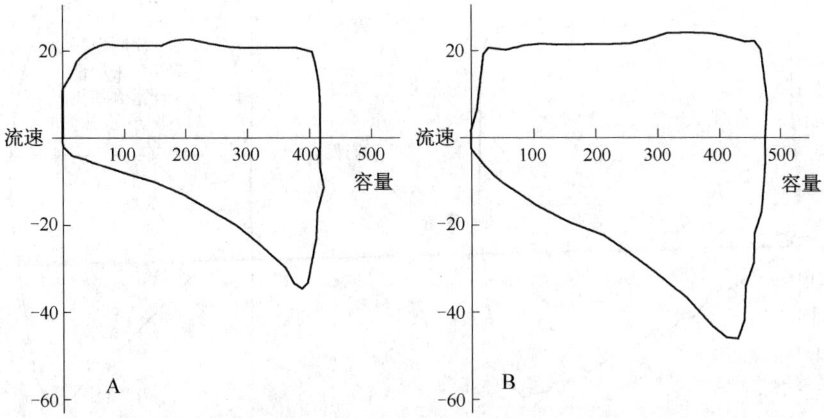

图 20－43　支气管扩张药用药前后 F－V 环呼气流速的变化

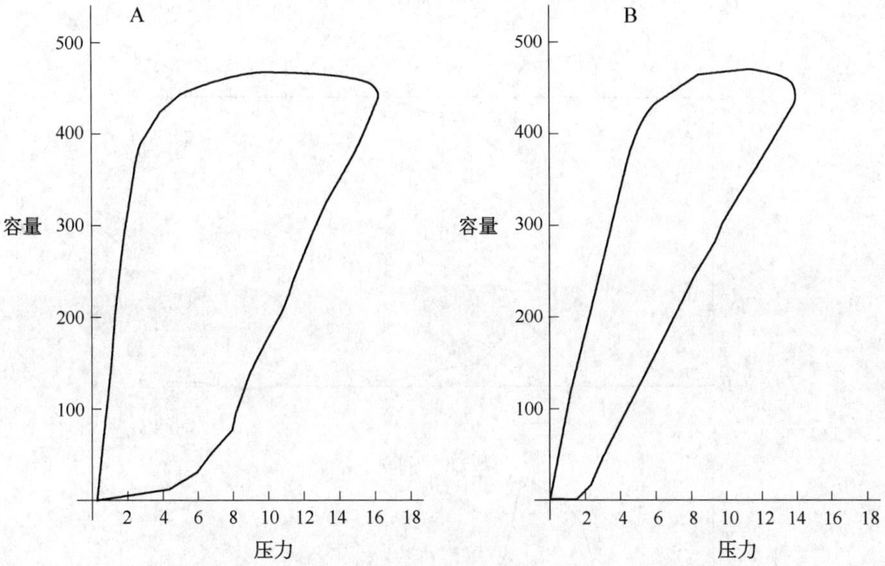

图 20－44　支气管扩张药用药前及用药后 P－V 环的变化

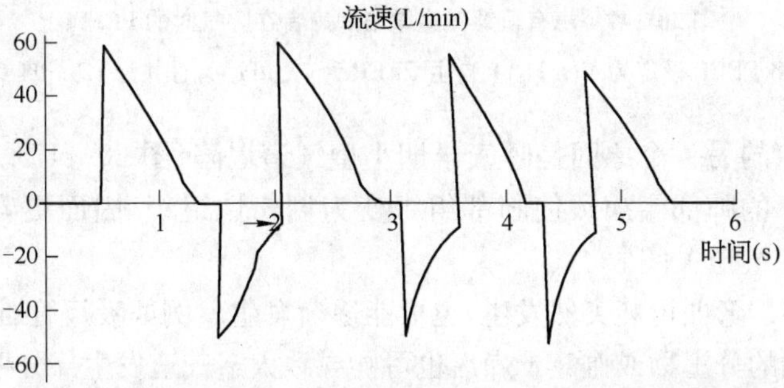

图 20－45　从流速波形看动态肺部过度膨胀而造成的空气潴留

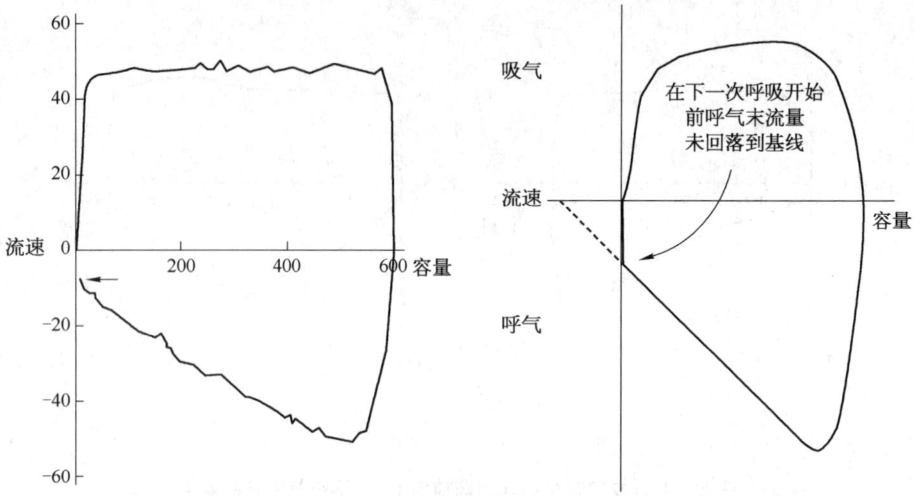

图 20-46　F-V 环中表现出的空气潴留

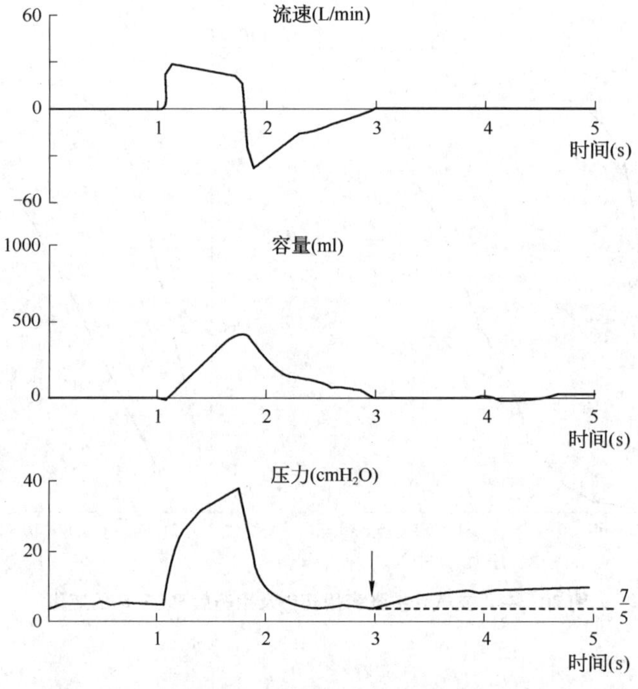

图 20-47　患有早期气道塌陷的患者在呼气时的 PEEPi

将 PEEP 设定为 5 cmH_2O，自主 PEEP 为 7 cmH_2O，总共为 12 cmH_2O

导致空气潴留的另一个原因是呼气早期小型气道塌陷(图 20-47)。一些会导致正常气道结构受到破坏的肺部疾病致使肺部组织变为创伤性组织，因而更容易塌陷。这会导致呼气时出现早期气道关闭。

气管导管(ETT)弯曲可能突然发生，也可能逐渐发生。例如吸痰管难以通过 ETT 时或管腔内或管道末端的分泌物或血液干燥后也可能导致人工气道发生部分梗阻。应考虑 ETT 发生部分阻塞。如图 20-48 的环 A 所示，此图属于上呼吸道梗阻的一种类型。注意 PIP 达到 22 cmH_2O 时，潮气量吸入明显滞后。环 B 显示在更换 ETT 之后，梗阻已解决。

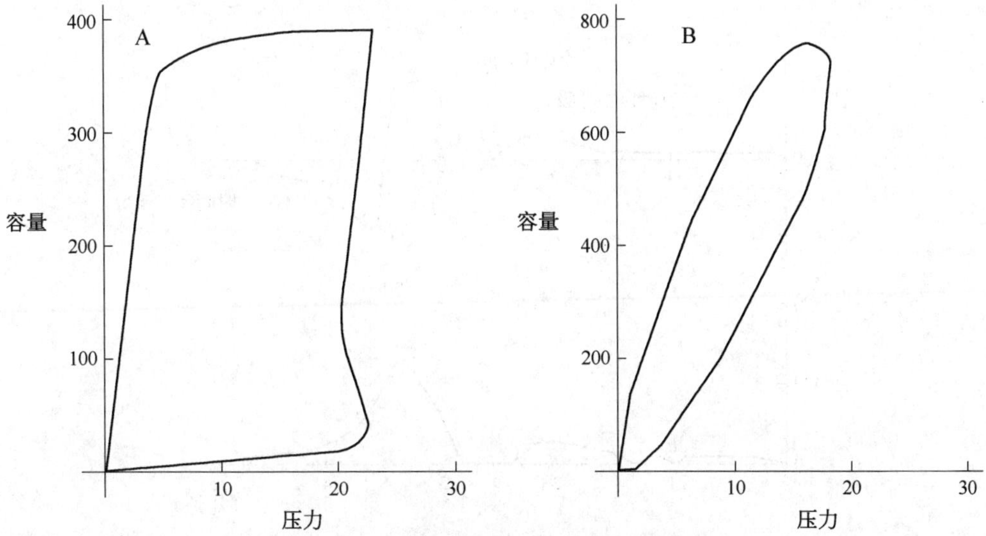

图 20－48　PCV 的气管导管屈曲对 P－V 环的影响

人们通常会忽视在 VCV 呼吸模式下如何设定最佳吸气流速。进行简单调节可改进患者舒适度，尤其对于那些长时间无自主呼吸，依靠呼吸机来维持生命的患者而言更是如此。在图 20－49 中，前一次呼吸的压力波形表现出流量明显不足，即在吸气阶段出现凹入或呈下铲形的压力曲线。后面的图是在增加峰值流速增后，更好地满足患者的吸气要求改进的流速波形和压力波形。但是如果将流量设定得过高则可能导致压力限制。

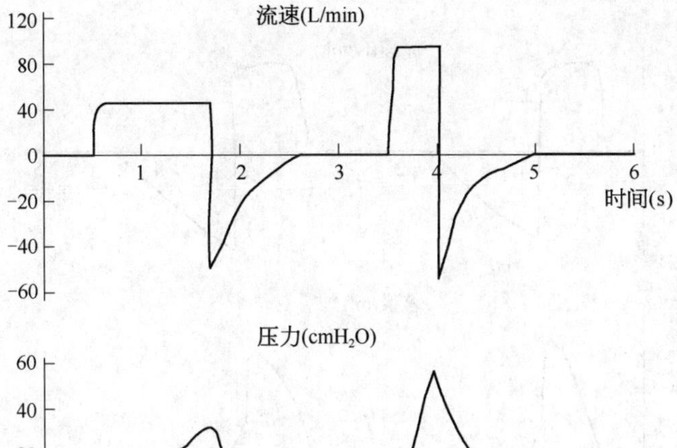

图 20－49　由于流量不足而导致人-机同步失调

(二) 触发敏感度调节不当

图 20－50 中的三个波形在 2 s 时标处出现有患者自主呼吸的迹象，但触发灵敏度不够，患者的横膈膜强度不能触发机械通气。患者持续的无效作用可能导致人机对抗，从而进一步危及横膈膜。

图 20－51 通过调节触发方式或触发灵敏度，实现了呼吸机的触发。

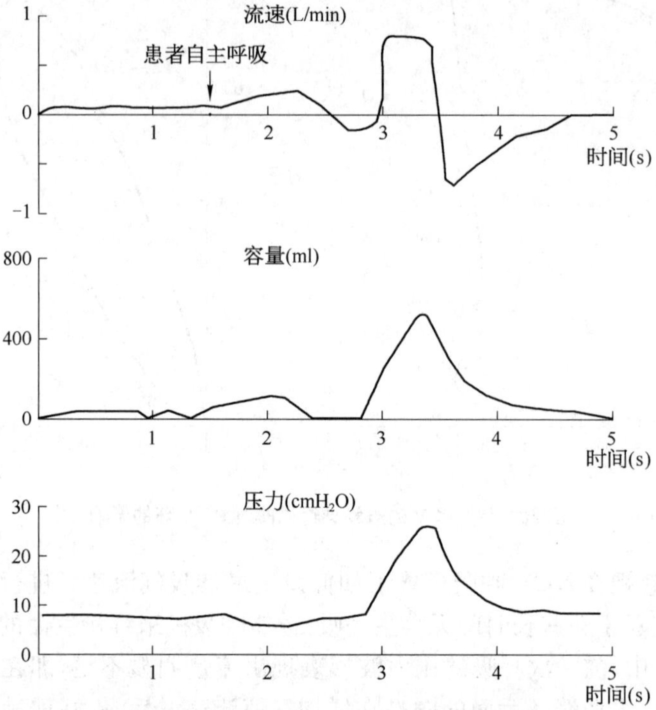

图 20-50　由于触发敏感度设定不当无法触发机械通气

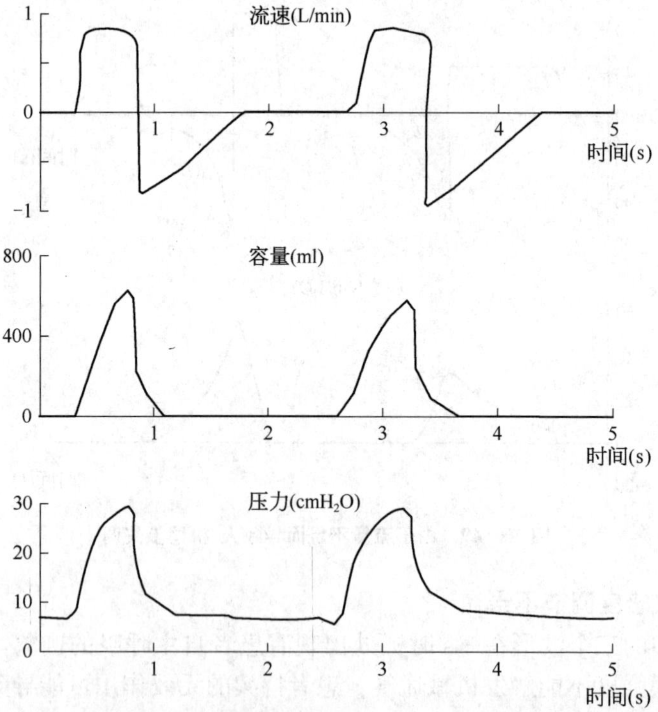

图 20-51　提高呼吸机敏感度使得呼吸机能够对患者的吸气作用作出回应

患者可能因为感觉空气不足(空气饥饿)或由于神经性损伤而具有极高的自主速率,患者速率与呼吸机速率不同步,较高呼吸频率可能导致酸碱问题及空气潴留,除此之外,如果顺应性和阻力正常,那么在某一点之前,机械呼吸可与患者保持同步。但超过该点之后,患者与机器模式就变得不匹配。受到神经性损伤的患者即使在正常的自主频率下也会变得与呼吸机模式不匹配。

临床医生有时会将速率不同步与流量不足(图 20-52)相混淆。和流量不足不同,图中的波形在呼气阶段和吸气阶段中均表现出异常,而且每一次呼吸的异常情况也会不同。而在流量不足的情况下,每一次呼吸的情况均极为相似。

选择初始送气较为迅速的呼吸模式(如含有 PSV 的 PCV)往往有助于优化这种类型的不同步。以此方式根据患者情况对呼吸机进行微调将有望减小患者对镇静剂的需求。

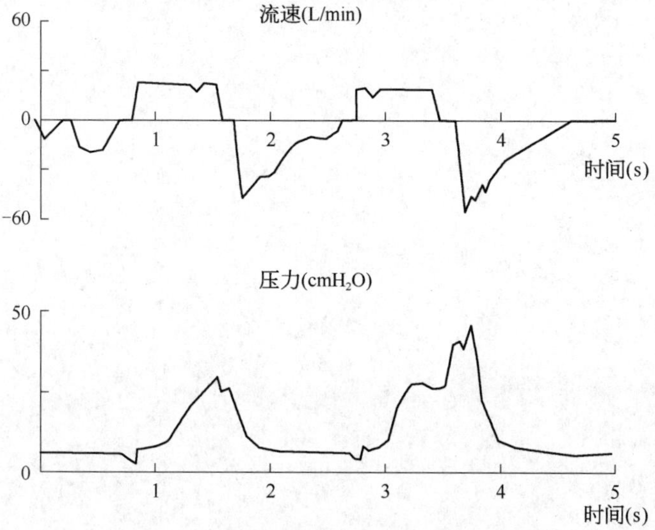

图 20-52　患者吸气速率与呼吸机速率不同步

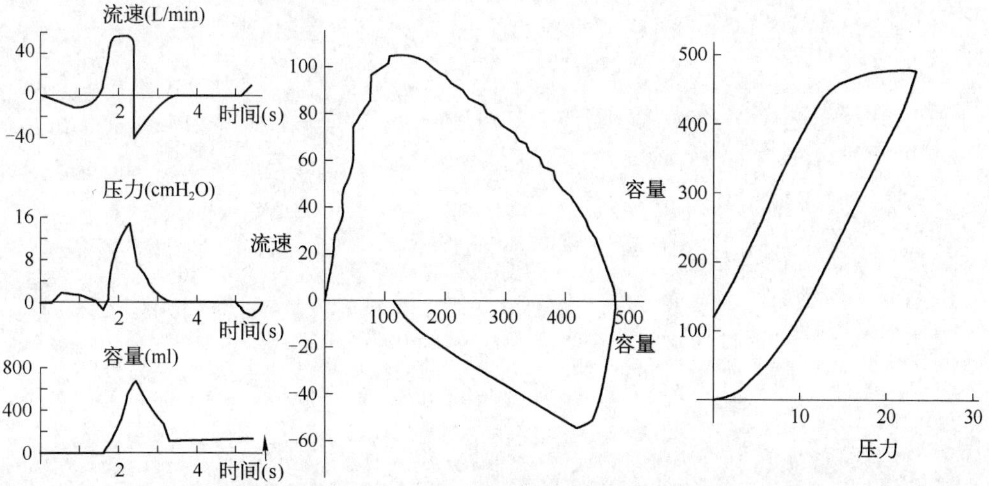

图 20-53　以 F-V 环来表现的容量泄漏

有些需要完全呼吸支持的患者即便使用 PCV 也难以同步而仅对 PSV 反应最佳。可以通过滴定法在保证充分气体交换的范围内使压力水平与患者情况达到最佳匹配效果。呼吸暂停患者的呼吸参数须在进行试验之前就设定好。

图 20－53 通过容量时间曲线、F－V 环和 P－V 环来检查容量泄漏。图的容量波形在呼气期末并未回到基线。零容量基线上方的高原期是由泄漏的容量(箭头)产生的。如果容量泄漏一直存在,则应进行系统性检查以便加以纠正。泄漏源头是放错的鼻饲管,而这往往难以发现,尤其当人们未意识到管子已经换过的时候。在此情况下,由于呼气容量损失,患者会更努力地触发呼吸机呼吸。

(陈观涛)

第二十一章　机械通气患儿的营养支持与液体疗法

第一节　概　　述

呼吸衰竭是各种危重患儿的常见临床表现，机械通气是治疗各种原因所致呼吸衰竭的重要手段。机械通气患者常处于应激引起的高分解代谢状态，该状态持续存在则使机体能量过度消耗，引起营养不良，患儿对疾病的抵抗和修复能力降低；尽快改善营养状况是保证危重患儿成功撤离呼吸机的关键因素之一。

营养支持方法包括肠外营养（parenteral nutrition，PN）和肠内营养（enteral nutrition，EN）。与普通食物不同，营养支持所用的是包括氮源（可以是氨基酸、蛋白质或多肽）、碳水化合物、脂肪、电解质、多种微量元素和维生素组成的、营养成份明确的肠外或肠内营养制剂。

肠内和肠外营养各有其特点和局限性。受早期“静脉高营养”和“营养多一些好”的观念影响，人们一度认为胃肠外营养优于肠内营养，致使其被过度应用。在使用过程中，人们逐渐发现胃肠外营养容易导致肝内胆汁淤积、肠黏膜萎缩、细菌移位等并发症。故近年营养支持的重点又重新回到肠内营养。目前普遍认为，只要消化道还有功能，就应尽可能地利用，给予肠内营养，不足部分再由胃肠外营养提供。临床医生应根据患儿情况，选择适当时机、方式和方案进行营养支持，并在使用过程中不断评估患儿病情变化和营养支持效果，根据病情及时调整营养支持的方式和方案，才能获得最好的效果。

第二节　机械通气患儿的代谢特点

机械通气患儿多数病情危重，其消化、吸收和代谢功能在应激状态下均有一定程度的紊乱，同时机械通气等治疗措施本身也对上述功能有一定影响。在进行营养支持时，应考虑这些因素，合理选择营养支持的方法、剂量和疗程。

一、高分解、高代谢状态

在一次应激打击后，高分解代谢很快出现，3～5 日达高峰，7 日后逐渐消退，当发生感染等并发症时该状态可持续存在。应激状况下，能量需求增大，使体内葡萄糖大量分解，肝糖原迅速消耗，新生儿数小时内糖原即可耗竭。由于脂肪分解供能较慢，在能量供应不足的情况下，机体主要依靠蛋白质的糖原异生继续供能，这加重了蛋白质的消耗。由于蛋白质分解远大于合成，致使机体蛋白质大量消耗，出现血清前白蛋白、白蛋白浓度降低；肌红蛋白的大量消耗导致患者肌力下降，脱离呼吸机困难；免疫球蛋白等减少使机体对感染的抵抗力下降，原有感染不易控制或容易继发新的感染，致使应激状态持续存在。大约 1 周后，脂肪分解代谢供能增加，大量的脂肪分解致使患者脂肪储备减少，出现消瘦。

二、应激性高血糖和水、电解质紊乱

应激时产生的大量糖皮质激素和生长激素对胰岛素有拮抗作用，可引起不同程度的胰岛素耐受，导致应激性高血糖。应激时体内盐皮质激素代谢紊乱、消化功能紊乱使摄入量减少、机械通气时湿化不足、腹泻、感染等均可导致水、电解质代谢紊乱。

三、对热量的需要增加

小儿的能量需求包括基础代谢、生长所需、活动所需、食物特殊动力作用及排泄消耗五个方面。正常生理状态下按单位公斤体重计算小儿对热量的需求即高于成人。不同年龄新生儿和儿童所需热量见表 21－1 和表 21－2。

表21－1　不同日龄/周龄新生儿每日所需热量

日　龄	热量 (kJ/kg)	日　龄	热量 (kJ/kg)
第 2～3 日	83.68～167.36	第 2 周	418.4～502.08
第 4～5 日	167.36～251.04	第 3 周	418.4～543.92
第 6～7 日	292.88～326.352	第 4 周	418.4～585.76

表21－2　不同年龄儿童每日热量和蛋白质需要量

年龄 (岁)	能量需要量 (kJ/kg)	蛋白质需要量 (g/kg)
＜1	376.56～502.08	2.0～3.5
～7	313.80～376.56	2.0～2.5
～12	251.04～313.80	2.0
～18	125.52～251.04	1.5

应激状况下患儿热量的需求增加。心力衰竭、大手术、严重脓毒症、烧伤时热量需要分别增加 5%～25%、20%～30%、40%～60%和 100%。发热时体温每增加 1 ℃，热量

需增加12%。

机械通气患儿每日的静息能量消耗平均约188.28 kJ/kg。不同通气模式的呼吸做功消耗不同。自然呼吸时呼吸做功占总耗能的2%～5%，新生儿可达10%。应用控制性指令通气可使呼吸做功消耗降至最低，但存在人机对抗时耗能可增加20%～30%；辅助通气时，依辅助模式和程度不同，自主呼吸做功有所不同；气管插管行持续气道正压或无任何辅助呼吸时，因死腔增加，呼吸做功消耗多于自然呼吸。

危重患儿入院后最初数日常因各种因素导致热量摄入不足。故应尽快开始肠内或肠外营养支持，及早提供适量的热量和营养素，以阻断负氮平衡。

四、液量特点

按单位体重计算，小儿年龄越小，对液体的需要量越大。生理状态下新生儿和儿童的液量需要见表21-3和表21-4。

表21-3　不同年龄新生儿每日所需液量

日龄/周龄	液量 (ml/kg)	日龄/周龄	液量 (ml/kg)
第2～3日	30～50	第2周	110～130
第4～5日	50～70	第3周	140～170
第6～7日	80～100	第4周	150～200

表21-4　不同体重儿童每日液体需要量

体重 (kg)	所需液量 (ml)
1～10	100×体重
～20	1 000+50×(体重～10)
>20	1 500+20×(体重～20)

多种情况可影响机械通气患儿对液体的需要量。一般每提供418.4 kJ热量，需予150 ml液体，再根据不显性失水、尿量、大便失水量、心肾功能和体重变化等调节。正常情况下，不显性失水约占体液丢失的30%，其中约1/3从呼吸道丢失。机械通气时，若加温、湿化良好，则经呼吸道的不显性失水极少；通气压力较高时胸内压升高，使静脉回流受阻，心排血量减少，肾血流降低，肾素-血管紧张素、抗利尿激素分泌增加，易发生水、钠潴留；ARDS患儿有肺间质水肿；多脏器功能障碍者可有脑水肿、充血性心力衰竭、肾功能障碍等，对上述危重患儿需适当限制液量。有呕吐、腹泻、尿崩、胃肠引流等异常液体丢失的患者，则需根据情况相应增加液量。

第三节　治疗措施对消化系统的影响

除疾病本身外，多种治疗措施如机械通气、某些药物等对消化系统功能有一定影响。

一、机械通气

无创通气或气管插管较细、气道阻力过大、肺顺应性过低时，易使气体进入消化道，引起腹胀。正压通气时压力过高使中心静脉压增高，静脉回流受阻，胃肠静脉充血，门脉高压，可导致胃肠功能障碍。尽管很难单独研究机械通气对消化道的影响，但目前研究表明，机械通气患儿常有消化道黏膜血流减少，组织因缺氧而进行无氧酵解，引起组织酸中毒，胃黏膜 H^+ 和 CO_2 浓度升高，通透性增加，可发生溃疡、坏死。此外，机械通气对肝脏、胰腺等也有一定影响。机械通气过程中消化道的并发症包括：侵蚀性食道炎、胃食道反流、应激性溃疡、胃排空障碍、肠道细菌过度繁殖和肠黏膜屏障受损引起的肠源性感染、肝酶或胆红素水平增高、胆囊排空障碍、无症状的胰淀粉酶和胰脂肪酶增高，甚至可能引起急性胰腺炎。其中尤以胃食道反流、应激性溃疡、胃排空障碍常见，这些均可导致患者对肠内营养不耐受、消化道出血等，影响营养素和能量的摄入。

二、药物的影响

机械通气患儿常须同时使用镇静镇痛剂、抑酸剂、血管活性药等，研究表明这些药物对胃肠功能有一定影响，可使患儿对肠内营养耐受性降低，在进行营养支持时须予考虑。

常用的镇痛镇静剂如咪哒唑仑、吗啡、芬太尼、异丙酚等均可抑制胃肠蠕动，降低胃动力，引起胃排空延迟。使用吗啡镇静的机械通气患者行肠内营养时胃潴留量明显增加。咪哒唑仑和吗啡联合应用时对消化道功能影响更明显，两者联用时胃排空时间和食物在消化道近端的潴留量明显高于单用异丙酚者。口服纳洛酮可减轻吗啡引起的胃肠动力减弱。

血管活性药物是机械通气患儿的常用药物，也是胃潴留量增加和对肠内营养耐受性降低的危险因素之一。不同血管活性药物、同一血管活性药物的不同剂量对胃肠的影响有所不同。儿茶酚胺类药物可引起肝细胞的炎症反应。多巴胺可抑制机械通气患儿胃肠动力，增加肠系膜血流但对肠壁微循环无改善作用。去甲肾上腺素对消化道血流的作用与多巴胺类似。肾上腺素则被证实在动物实验中可降低肠管血流量。

由于机械通气患者发生应激性溃疡的危险性明显增高，使用抑酸剂已成为机械通气患儿的常规治疗。虽然抑酸剂降低了应激性溃疡和消化道出血的危险，但同时因胃酸分泌减少，胃的消化功能受抑制，患儿对肠内营养的耐受性降低。

第四节　营养状态的判定

很多疾病初期只影响机体对食物吸收的量或质，随着病情的加重和病程延长，则对营养素需求增加，营养素利用、排泄异常，引起蛋白质热能营养不良，临床分为三型。

1. 急性内脏蛋白质消耗型(kwashiorkor)　常见于机械通气的危重患者，多因严重创伤、感染等应激状态所致。患者内脏蛋白质迅速消耗，血清蛋白质浓度明显下降，淋巴细胞计数降低，但脂肪储备和肌肉尚在正常范围，人体测量指标基本正常。此型患者常表现水肿、伤口愈合延迟。若营养状况未能及时纠正，易并发严重感染。

2. 单纯消瘦型(marasmus)　多因慢性疾病或长期进食少导致营养素和热量摄入均不足所致，常称为慢性营养不良。临床特点为严重的脂肪、肌肉消耗，消瘦，上臂肌围、三头肌皮褶厚度减少。早期表现体重不增，之后体重降低，身高与体重比值降低。长时间营养不良则身高也低于正常。血生化显示血清白蛋白水平显著降低，但免疫力、伤口愈合能力和短期应激能力尚可。

3. 混合型(mixed marasmus and visceral malnutrition)　最为严重。多在严重感染、创伤基础上，同时存在蛋白质能量摄入不足。以消耗性疾病晚期多见，患者极易发生严重感染、伤口不愈合等，病情危重，病死率高。

第五节　机械通气患儿营养支持方法

机械通气患儿营养支持的目的，是适时补充适当营养物质，逆转急性蛋白质能量营养不良所致机体变化，恢复患儿抵抗力和修复能力，提高原发病治疗效果，顺利度过呼吸衰竭急性期并尽快脱离呼吸机，改善预后。

营养支持方法的选择主要取决于患儿的胃肠道功能。消化吸收功能良好者选用完全肠内营养(total enteral nutrition，TEN)，消化吸收功能严重障碍者选择完全胃肠外营养(total parenteral nutrition，TPN)，介于两者之间则选择部分胃肠外营养(partial parenteral nutrition，PPN)。

一、胃肠外营养

指经静脉途径输注多种营养素混合溶液，为患者提供必需的营养素和热量。适用于胃肠功能严重受损或基本丧失的患儿。

(一) 胃肠外营养通路

详见第六节。

(二) 胃肠外营养液的组成和输注

1. 葡萄糖 为机械通气患儿配制营养液时，除需考虑血管对糖浓度的耐受能力外，更要关注患儿对输入葡萄糖速度的耐受情况。在不输入胰岛素的情况下，葡萄糖输注速率一般可由 2～4 mg/(kg·min)开始。如存在应激性高血糖，则需适当降低葡萄糖的输注速率，以维持血糖正常，避免高血糖。随输注时间延长和病情好转，患儿对葡萄糖耐受能力增加，再逐渐提高至 6 mg/(kg·min)左右。对糖耐受能力特别低的机械通气患儿，加用小剂量胰岛素可改善组织对糖的利用，加快输注葡萄糖的速率，增加热量摄入，及早达到患儿所需热量。小儿应激性高血糖使用胰岛素治疗的血糖值标准尚未确定，与成人相比，儿童更易出现低血糖，故应在密切监测血糖的条件下使用胰岛素。

2. 脂肪乳剂 剂量一般从 0.5～1.0 g/(kg·d)开始，若患儿耐受良好，可每 1～2 日增加 0.5 g/kg，最大剂量不超过 3.5 g/(kg·d)。全天总量输入时间不短于 16 h，最好 24 h 匀速输入。首次使用脂肪乳剂时，最初 15～20 min 应缓慢输入，观察患儿是否有变态反应。脂肪酸的氧化代谢在线粒体内进行。长链脂肪酸必须在肉毒碱参与下才能进入线粒体，疾病状态下因体内肉毒碱消耗增加可导致脂肪酸利用障碍。中链脂肪酸进入线粒体则不需肉毒碱参与，因而利用率较高，但不能提供必需脂肪酸。故推荐使用含长链和中链脂肪酸的混合制剂作为营养物质。由于长链脂肪酸和间接胆红素竞争性与白蛋白结合，使游离间接胆红素浓度升高，增加胆红素脑病的风险，生后 1 周内的早产儿、高胆红素血症的新生儿最好不用长链脂肪酸制剂。脂肪乳剂可抑制血小板凝聚，因此血小板减少的患儿应暂时不用或慎用脂肪乳剂，以免诱发或加重出血。原有高脂血症的患儿则应暂时不用脂肪乳剂，以免加重高脂血症。

机械通气患儿应适当增加脂肪乳剂的摄入。机械通气过程中，尤其在撤机前后，CO_2 产生过多可增加呼吸做功，不利于顺利撤机。脂肪产热是碳水化合物的 2 倍，呼吸商相对低(碳水化合物 1，蛋白质 0.9，脂肪 0.7)，适当增加脂肪的比例，不仅可减少 CO_2 生成，还可以减少液量。胃肠外营养使用脂肪乳剂时，除应选择中链或长链脂肪酸混合制剂外，还应注意选择 ω-6 多不饱和脂肪酸含量较低的制剂，如含鱼油或橄榄油的产品，以减少炎症因子生成。

3. 氨基酸 不可用成人氨基酸代替小儿氨基酸制剂。小儿氨基酸溶液的基本要求如下。①氨基酸种类、比例必须适合小儿需要，种类要多于成人，目前一般含 18～20 种氨基酸，且其必需氨基酸和总氮的比值应>3。②支链氨基酸、酪氨酸、半胱氨酸比例适当高于成人用氨基酸。③芳香氨基酸和硫化氨基酸的比例应适当降低。④应添加牛磺酸。

目前市场上销售的小儿氨基酸注射液浓度多在 5%～7%，均为 L-氨基酸结晶注射液，不含电解质和葡萄糖，渗透压 520～620 mmol/L，pH5.5～7.0。

首次用量为 0.5～1.0 g/(kg·d)，若患儿耐受良好，每日增加 0.5 g/kg，最大剂量可达 2.5～3.5 g/(kg·d)。氨基酸应与葡萄糖和脂肪乳剂同时或混合输入。

适当增加机械通气患儿总热量中氨基酸的比例，可改善负氮平衡，防止肌肉萎缩，维持机体免疫力，有利于患儿咳嗽、排痰，提高撤机成功率。

4. 矿物质 小儿宏量元素的需要量如下：钠离子 2～4 mmol/(kg·d)，常用 0.9%或 3%氯化钠注射液提供；钾离子 2～3 mmol/(kg·d)，常用 10%或 15%氯化钾注射液提供；钙离子 0.5～2 mmol/(kg·d)，常用 10%氯化钙注射液或 10%葡萄糖酸钙注射液提供；镁离子 0.25～0.5 mmol/(kg·d)，常用 25%硫酸镁注射液提供；氯离子 2～3 mmol/(kg·d)，可由氯化钠和氯化钾注射液提供；磷酸根 1～2 mmol/(kg·d)，可用甘油磷酸钠提供。微量元素的补充可用微量元素制剂如安达美(体重>15 kg)或派达益儿(体重<15 kg)，剂量根据药品说明书决定。

除钾、钠、钙外，机械通气患儿尤其应注意镁和磷。低镁血症可致神经肌肉兴奋性增加，诱发惊厥。低磷血症则使神经肌肉兴奋性减低，肌肉无力，不利于撤机前后维持呼吸肌功能。因重症肺炎机械通气的患儿常有锌缺乏，应适当补充。

5. 维生素　胃肠外营养时脂溶性维生素和水溶性维生素分别由特殊制剂提供，如维他利匹特、水乐维他等，剂量可参考药物说明书。维生素和微量元素是多种酶的辅助因子。能量转换、组织修复都需要多种酶的参与。机械通气患儿若存在营养不良或 HIV 感染，应适当补充维生素 A。

6. 特殊营养素　谷氨酰胺是人体最丰富的游离氨基酸，既可为蛋白质合成提供氮源，又可氧化提供热量，是肠黏膜细胞和免疫细胞的主要能量来源。但近年有多项荟萃分析显示，胃肠外营养液中加入谷氨酰胺并未能降低早产儿和严重胃肠疾病患儿的感染率和病死率，也不能降低手术后患者的感染率。因此目前不推荐小儿胃肠外营养时常规加入谷氨酰胺治疗。

生长激素可促进蛋白质合成，有利于合成代谢和撤机，在成人中的应用已取得一定效果，但对小儿是否应用及如何应用尚无定论。

(三) 胃肠外营养的终止

若原发病好转，特别是即将撤机的患儿，应考虑恢复肠内营养。须给予胃肠道充分的时间和条件“复苏”。可先经口、胃管等给予等渗葡萄糖溶液(5%葡萄糖)，每次 1～2 ml/kg 开始，每日 3 次。若能够耐受，逐渐增加量和次数，并改为 2∶1 稀释奶，1∶1 稀释奶或肠内营养制剂喂养。若耐受良好，过渡到不经稀释奶或肠内营养制剂。增加肠内营养量的同时，注意相应减少肠外营养液的量。当经肠道喂养量>50 ml/(kg·d)时，可逐渐减停胃肠外营养。此过程约需 1 周。

二、肠内营养

除部分气管切开且神志清楚的机械通气患儿外，经口或经鼻插管的机械通气患儿不能正常经口进食，有一定胃肠功能者需管饲肠内营养。与肠外营养比较，肠内营养的优点表现为：维持胃肠道结构和功能的完整；降低肠内细菌移位可能；含有更完全的营养素；无胃肠外营养的某些并发症；容易实施且费用低廉等。

(一) 肠内营养通路

详见第六节。

(二) 肠内营养制剂

已从早期的普通食物匀浆发展到今天的多种配方制剂。肠内营养的有效实施有赖于临床医生充分了解肠内制剂的类别、组成、特性及制备要求等。目前市售的肠内营养制剂按蛋白质来源可分为要素型(氨基酸型和短肽型)和非要素型(整蛋白型)两大类。

1. 要素型　氮源为游离氨基酸或蛋白质水解物短肽，以不需消化或极易消化的糖类、脂肪为能源，含有全面的矿物质、维生素和微量元素。其特点是营养成分全面，营养素极易消化，可被肠道完全吸收，因不含蛋白质和长肽，抗原性小，不易发生变态反应。但要素膳口感欠佳，应尽量采用管饲。

氨基酸型（如纽康特）以结晶氨基酸为氮源，几乎不需消化即可吸收，每 100 ml 可提供 301.248 J 能量，适用于严重消化功能紊乱的患儿以及对牛奶和多种食物蛋白过敏的婴儿。

短肽型以蛋白深度水解物为氮源，经少量消化过程便可吸收，儿科常用如小百肽（1 岁以上使用）、霭儿舒（0～3 岁使用）、肠内营养混悬液（如百普力）、短肽型肠内营养剂（如百普素）等。以小百肽为例，100 ml 可提供 418.4 J，不含乳糖，含谷胺酰氨，添加牛磺酸，其脂肪成分中 60%为中链脂肪酸，香草口味，适用于 1 岁以上消化道功能紊乱、胰腺炎等儿童，又称预消化匀浆。

2. 非要素型 其氮源为整蛋白。优点是营养全，渗透压低，口感好，对肠黏膜屏障功能有较好的保护作用。用于胃肠功能相对较好的患者。常用如配方奶、匀浆和小安素等。腹泻奶粉中为植物蛋白，不含乳糖配方，适用于腹泻或单纯牛奶蛋白过敏婴幼儿。厚奶为牛奶烧开加入 3%～7%的淀粉或糕干粉、藕粉等，使牛奶变稠，适用于习惯性呕吐、胃食道反流和需要增加能量的儿童患者。

（三）输注方式

管饲可通过间断输注、持续输注或两种方式结合进行肠内营养，具体方式选择取决于患儿的状况、置管位置、胃肠功能等。

1. 间断输注 模拟普通进食，比较方便，但应用血管活性药物或吗啡等镇静剂的机械通气患儿常伴有胃食道反流或胃排空延迟，可能较难适应。

2. 持续输注 是胃肠功能异常和幽门后置管患者的较好选择。危重患儿持续输注较分次注入更易耐受。如用鼻空肠管或空肠造瘘管，一般以 1～25 ml/(kg·h)的速度开始，每 1～2 日进行调整。根据患儿的年龄、体重及前一日的耐受情况确定每日输入量。

（四）输注量的调整

分次注入时，每次注入结束后其胃内残留量小于每次喂养量 50%，则可增加营养量 20%～30%；持续注入时，评估较困难，粗略估计胃内残留<2 h 喂养量，提示速度较适中。当胃内残留量增加或出现腹胀、腹泻时，考虑减量和减慢输注速度。肠内营养的浓度、喂养量和速率须从低值逐渐调节至能为患者耐受又可满足需要。具体方法参考表 21－5。

表 21－5 肠内营养输入方法和速度

方式	年龄	初始速度	增加速度	最终速度
持续输入	0～12 个月	1～2 ml/(kg·h)	1～2 ml/kg，2～8 h 一次	6 ml/(kg·h)
	1～6 岁	1 ml/kg·h	1 ml/(kg·h)，2～8 h 一次	4～6 ml/(kg·h)
	>7 岁	25 ml/h	2～4 ml/kg，2～8 h 一次	100～150 ml/h
间歇输入	0～12 个月	5～10 ml/kg，2～3 h 一次	每次 1～2 ml/kg	20～30 ml/kg，4～5 h 一次
	1～6 岁	8～10 ml/kg，3～4 h 一次	每次 30～45 ml	15～20 ml/kg，4～5 h 一次
	>7 岁	90～120 ml/h，4～5 h 一次	每次 60～90 ml	300～500 ml，4～5 h 一次

三、部分胃肠外营养

多数机械通气患儿尚保留有一定的胃肠功能，因此，根据胃肠道状态选择适当的肠内营养制剂，在此基础上，利用静脉途径补充肠内营养的不足部分。应用过程中需注意，部分胃肠外营养是指部分成份及量的补充，但营养液不应在部分时间内给予，仍需 24 h 匀速输入，以免发生代谢性并发症。营养支持过程中要根据胃肠道功能的变化，及时、适当的调整肠外营养在全部营养中所占比例，当肠外营养提供的能量低于全部能量的 20%时，可停用胃肠外营养。

第六节　营养通路的建立和维护

需根据患儿病情、营养支持的方法、预估需要营养支持的时间等因素，建立适当的营养支持通路。

一、胃肠外营养通路的建立及维护

(一) 外周静脉通路

适用于预计胃肠外营养时间不超过 1 周的患儿。常采用静脉穿刺针或短导管经皮下静脉穿刺，穿刺成功后即可连接胃肠外营养液输入。其优点是操作简单、容易实行，继发全身感染危险小。但维持时间短；管径细，输液速度受到限制；当营养液渗透压超过600 mOsm/L时会导致静脉炎。因此经外周静脉输入的营养液葡萄糖浓度不能超过12.5%，难以提供足够液体和热量，只适用于短时间、部分胃肠外营养支持的机械通气患儿。

(二) 中心静脉通路

具有耐受糖浓度高，维持时间长，液体外渗率低等优点，但操作相对复杂，容易出现严重并发症。为延长置管时间、减少并发症，除普通中心静脉导管外，近年逐渐开发、使用了经外周静脉放置中心静脉导管和植入式输液泵。新生儿还可选用脐动脉导管。预计胃肠外营养时间超过 7～10 日者，应选择中心静脉导管；需中、长期胃肠外营养者，应考虑经周围静脉置入中心静脉导管(peripherally inserted central catheters, PICC)、隧道式中心静脉置管或植入式输液港。

1. 中心静脉通路的建立

(1) 普通中心静脉导管：有两种置入方法，经皮穿刺置管和隧道式置管，后者适用于需长时间胃肠外营养的患儿。

1) 经皮穿刺放置中心静脉导管：常用 Seldinger 法。穿刺部位可选择颈内静脉、锁骨下静脉或股静脉。操作严格按无菌操作规程进行。根据患儿年龄、体重选择适当型号的中心静脉导管。

2) 隧道式中心静脉导管置入法：置入方法与 Seldinger 法类似，但所用导管为加长、带有袖套样外套的特殊导管，置管时需在皮下组织做一隧道，使导管在皮下穿行一段后再进入血管。其优点是导管固定好，导管相关性血流感染率低，留置时间比经皮穿刺置管长，可达数月。

(2) 经周围静脉放置中心静脉导管：穿刺部位首选贵要静脉，其次为肘正中静脉和头静脉。操作应严格执行无菌操作规程。静脉穿刺成功后将穿刺针外套管送入血管内，抽出穿刺针，逐渐将导管经外套管送入预定的长度，退出导引套管并移去导引丝。证实回血顺利后以生理盐水冲洗导管，连接肝素帽封闭导管，固定后备用。若护理适当，留置时间可长达 1 年。

(3) 植入式静脉输液港：植入式静脉输液港是一种可以完全植入体内的静脉输液器材。植入后只需使用无损伤穿刺针穿刺输液港底座，即可建立起输液通道，护理良好者可使用长达 5 年。因多数机械通气患儿仅需短期胃肠外营养，故较少采用。

2. 中心静脉通路的维护

(1) 保护固定好管道，防止脱管：导管固定要牢固，在各种治疗护理或患者自行活动时，密切观察导管有无移位、脱出、扭曲。患儿衣服应宽松，更换衣服时勿牵拉拖拽导管。昏迷和躁动患者给予适当约束。若导管脱出，则立即拔除。

(2) 保持局部清洁干燥：每日更换穿刺点敷料，并用 75％乙醇和聚维酮碘消毒。

(3) 确保导管通畅：每次使用中心静脉导管输液前先接注射器回抽，出血顺利则可连接输液器输液。回抽出血不顺者可用肝素稀释液(25 U/ml)20 ml 冲管后封闭。有堵管倾向者可用尿激酶溶栓。每日输液完毕以正压封管法用肝素稀释液(生理盐水 100 ml 加肝素 12 500 U)3～4 ml 封管。

(4) 严格无菌操作，预防导管相关性感染：每日更换全套输液装置，并用 2％碘酊和 75％乙醇消毒连接处后以无菌纱布包裹。

(5) 在采用中心静脉导管作为胃肠外营养通路时，禁用该导管测量中心静脉压和输入其他药物或血制品。

(6) 经周围静脉放置中心静脉导管的维护与中心静脉导管相似。但每日输液前后用肝素盐水或生理盐水以脉冲方式冲管，最后以 0.5～1 ml 正压封管；冲洗或封管时动作要轻柔，以防因冲洗压力过大致导管破损；经周围静脉放置中心静脉导管不可用作测压或采血通路。

二、胃肠内营养通路的建立及维护

(一) 胃肠内营养通路的建立

意识清醒、吞咽功能正常的无创通气和气管切开患儿可经口进食。对意识障碍、吞咽功能受损和气管插管的患儿，则应根据年龄、病情和预计需肠内营养的时间，选择下列方法建立肠内营养通路。

1. 经鼻或口放置胃管 适用于预计使用管饲肠内营养时间小于 4～6 周、胃功能良好的非胰腺炎患儿。优点是操作简单、容易放置、费用低廉。缺点包括鼻咽部刺激和容易发生鼻窦炎、胃食道反流和吸入性肺炎等并发症。

经鼻或口放置胃管的方法：多选用经鼻放置。新生儿、未出牙的小婴儿可经口放置，后鼻孔闭锁或严重狭窄、可疑或确诊的颅底骨折患儿必须经口放置。根据年龄和体重选择适当型号的胃管,预计置入的长度为鼻尖经耳垂到剑突或前额正中发际到剑突的距离。

2. **经鼻十二指肠或空肠置管** 适用于肠功能正常而胃功能受损、误吸风险较高和重症胰腺炎患儿。常用螺旋式鼻肠螺旋管,该管是由聚氨酯材料制成、具有记忆功能的螺旋型管道。生物相容性好,对机体无明显刺激,最长留置时间可达 42 日。在置管过程中,鼻肠管通过引导钢丝被拉直;引导钢丝撤除后,由于材料的记忆性能,管道远端呈螺旋状,有利于通过幽门,并能以理想的状态停留在小肠肠腔内。在胃动力障碍的情况下,可用药物如红霉素激发胃肠蠕动,也可在 X 线透视下或内窥镜引导下将导管放置在十二指肠或空肠。置管后常规抽取回抽液行回抽液查 pH,或作腹部透视或拍腹平片确定导管位置。

3. **胃或空肠造瘘置管** 适用于:①预计肠内营养时间超过 6 周,且有高度误吸风险者。②鼻胃管或鼻肠管喂养途径建立困难,不能及时予肠内营养者。

(二)胃肠外营养通路的维护

1. **妥善固定** 胃管或鼻肠管可用胶布固定在鼻尖部,胶布应每日更换。胃或空肠造瘘置管者,利用喂养管自带的固定装置,并外加敷料或缝线固定。各种原因导致局部湿滑影响固定时,要及时更换胶布。常规护理操作或使用前后,要仔细检查喂养管的深度有无变化、有无打折、扭曲。移动患儿时要避免牵拉引起喂养管脱出。不能配合的患儿应予适当镇静或束缚,以免误将喂养管拔出。

2. **保持局部清洁** 使用胃管或鼻肠管者,应每日定时清洁口、鼻腔。胃或空肠造瘘置管者,术后当时和 3 日内应观察切口局部有无出血、肿胀、疼痛或皮温升高。用无菌敷料覆盖切口,定时换药,防止感染。注意切口处有无胃肠内容物渗出,保持局部干燥清洁。造瘘口局部每日用 2%聚维酮碘消毒 2 次,然后以无菌纱布覆盖,胶布固定。

3. **保证喂养管通畅** 每次管饲前应先抽吸,注意抽吸物的量和性质,确认没有出血、喂养管通畅并且位置正确后再开始管饲。管饲结束时冲洗喂养管,以防食物残渣或凝块堵塞。喂养管最好只用于输注肠内营养液,必须经喂养管给药时,药物要研碎并用水溶开,给药前后应以无菌生理盐水冲洗。喂养管暂时不用时应每 4～8 h 用冲洗 1 次。冲洗时用力不可过猛,若有阻力应先回抽,如有胃肠内容物抽出,提示喂养管通畅,可再冲洗。若抽不出或冲洗阻力过大,则应更换喂养管。

4. **合理选择喂养方法** 使用鼻肠管或空肠造瘘置管者最好选择匀速持续输入,最好用营养泵控制输入速度。更换输注容器或怀疑管道位置不正确时应检查管道位置,每日至少检查 3 次。管饲营养制剂温度要适宜,以 35 ℃左右为宜。持续输入时温度应与室温相同。

第七节 营养支持相关并发症及其防治

一、胃肠外营养的并发症

主要有导管相关性(机械性和感染性)与代谢性并发症两大类。严重者可危及生命。

（一）与导管相关的并发症

1. **插管损伤** 多与静脉置管技术不熟练或操作不当有关。可发生气胸、空气栓塞、血胸或皮下血肿、臂丛损伤、纵隔血肿、心脏压塞等，若导管位置不当，还可能发生心律失常、心包积液等。

2. **感染** 留置的静脉导管作为微生物侵入路径，可导致静脉入口处感染、细菌栓塞、败血症，其中以败血症最严重，多由微生物在导管内繁殖，使导管周围包裹的纤维蛋白和血液受到感染，常见病原菌为金黄色葡萄球菌、表皮葡萄球菌和白念珠菌。

（二）代谢并发症

1. **低血糖或高血糖** 低血糖多因营养液输入突然中断或输入葡萄糖速度过慢所致，严重低血糖可致脑损害。高血糖则多因输入葡萄糖速度过快引起，也可因应激状态下发生"胰岛素拮抗"致使糖代谢紊乱引起。高血糖可导致渗透性利尿，引起水和电解质丢失过多。严重高血糖可致高渗昏迷。

2. **电解质紊乱** 常见钾、磷、镁的异常，发现异常应分析原因，确定病因后再决定处理方案。

3. **肝功能异常** 表现为肝酶学指标增高，胆红素增高，多发生于开始胃肠外营养后的2～14日，多数停用胃肠外营养后逐渐恢复正常。近年来随着营养液配方的改善，胃肠外营养引起的肝功能异常逐渐减少。

4. **胆汁淤积** 接受胃肠外营养的患者，不论成人还是小儿，均可发生胆汁淤积，其发生率与胃肠外营养持续时间呈正相关。有报道胃肠外营养超过6周，100%发生胆汁淤积。临床表现为肝脏肿大和黄疸。

5. **高脂血症** 脂肪乳剂输入量大或速度过快可致高脂血症，严重者脂肪在肺毛细血管和巨噬细胞内积聚，表现为发热、黄疸、肝脾肿大、消化道出血、肺部弥漫性浸润，甚至发生抽搐、休克，称脂肪超负荷综合征。

6. **高氨血症** 与氨基酸制剂输入过多、过快有关。均匀输入氨基酸溶液或每日供给精氨酸1 mmol/kg可预防。

7. **高氯性酸中毒** 与市售氨基酸制剂多为盐酸结晶体、氯含量高，所添加电解质液也多含氯有关。

二、肠内营养相关并发症

可分为机械性、物理性和代谢性三类。

（一）机械性并发症

1. **喂养管位置不当** 主要发生在鼻胃、鼻十二指肠或空肠置管者，插管时误将喂养管置入气管、支气管内。预防方法：严格执行插管操作程序和原则，输注营养液前应作X线检查以确定导管位置是否正确并仔细标记、固定。

2. **喂养管堵塞、脱出、拔出困难** 喂养管堵塞最常见的原因是膳食残渣和粉碎不全的药物碎片黏附于管腔内，或是药物与膳食混合液凝固。发生堵塞后可用温水、胰酶等冲洗，必要时可用导丝疏通管腔。喂养管留置时间过长，固定不牢，或患者躁动、严重呕吐均可使喂养管脱出。置管后牢固固定、加强护理与观察，可减少此类并发症。肠内营养时，导管可嵌入胃肠壁黏膜或在胃肠内扭结，造成拔除困难，可剪断导管，让其自动排出。

3. **鼻咽、食管、胃损伤** 可因插管时机械性损伤，或长期留置导管压迫鼻咽、食管、胃黏膜引起。预防的关键是插管时选用质地软、口径细的导管，操作仔细轻柔，遇有阻力查明原因，不可强行插入。

4. **鼻窦炎和中耳炎** 主要发生在鼻胃、鼻空肠或十二指肠置管者。由于长期置管妨碍鼻窦口通气引流及压迫咽鼓管开口引起。预防方法是采用质地柔软、口径细的喂养管，注意清洁鼻腔，每日向插管侧鼻孔内滴入润滑剂。一旦发生鼻窦炎或中耳炎，在采取相应治疗措施的同时，及时拔除喂养管改用其他途径喂养，或自另外一侧鼻孔插管继续肠内营养。

5. **误吸和吸入性肺炎** 是肠内营养常见且严重的并发症，病死率很高。误吸最容易发生在胃内喂养者，一旦发生，对支气管黏膜和肺组织将产生严重损害，须立即停用肠内营养，并尽量吸尽胃内容物，改行肠外营养；立即吸出气管内的液体或食物颗粒；积极治疗肺水肿；应用有效的抗生素防治感染。预防措施包括：床头抬高 30°～45°；尽量采用间歇性或连续性灌注而不用一次性灌注；定时检查胃残液量；对胃蠕动功能欠佳，易发生误吸的高危患儿，应采用空肠造瘘置管。

(二) 物理性并发症

1. **恶心、呕吐、腹胀** 主要因输注速度过快、乳糖不耐受、膳食有怪味、脂肪含量过多等原因所致，处理时须针对病因采取相应措施，如减慢滴速、加入调味剂或更改膳食品种。

2. **腹泻** 是肠内营养最常见的并发症。常见原因为同时应用某些治疗性药物、低蛋白血症和营养不良、乳糖酶缺乏、肠腔内脂肪酶缺乏、高渗性膳食、细菌污染、营养液温度过低及输注速度太快。一旦发生腹泻应首先查明原因，去除病因后症状多能改善。必要时可对症给予收敛和止泻剂。预防腹泻发生应从以上病因入手采取相应措施。

3. **肠坏死** 该并发症罕见但病死率极高，多在喂养开始后 3～15 日起病。患者无机械性梗阻和肠系膜血管栓塞，主要与输入高渗性营养液与肠道细菌过度生长引起腹胀，导致肠壁缺血有关。一旦怀疑出现此并发症，应立即停止输入营养液，改行肠外营养，同时尽早明确原因，并予以相应处理，防止发生肠坏死。

4. **肠黏膜萎缩** 与肠外营养及禁食相比，肠内营养在维持肠黏膜功能方面有更好的作用，但长期应用亦可引起肠黏膜萎缩，尤其是使用要素膳者。加用谷氨酰胺等可预防。

(三) 代谢性并发症

肠内营养代谢性并发症发生率远较肠外营养低。

1. **高血糖症和低血糖症** 高血糖常见于接受高热卡喂养者，监测尿糖和酮体是发现高血糖的有效方法。低血糖多发生于长期应用肠内营养而突然停止者，故肠内营养应逐渐停用，必要时可适当补充葡萄糖。

2. **高渗性非酮性昏迷** 甚为少见，预防方法是输注以糖为主要能源的膳食时速率不宜过快，定期查血糖、尿糖和酮体，使尿糖保持阴性，并补充足够的水分和电解质。

3. **电解质紊乱** 定期检查血电解质与及时补充不足可预防。

4. **高碳酸血症** 摄入大量碳水化合物时，分解后 CO_2 生成增多，若肺功能欠佳，可致高碳酸血症。故应避免碳水化合物摄入过多。

5. 再进食综合征　严重营养不良患者行肠内营养时，可导致一系列症状：如严重肌无力、精神状态改变、心律失常、心力衰竭等，称为再进食综合征（refeeding syndrome，RS）。预防的关键是在开始行肠内营养时，给予少于实际需要的热量、钠和液体，避免心脏负荷过重及电解质的迅速改变。

（钱素云　高恒淼　樊寻梅）

参考文献

[1] 中华医学会肠外肠内营养学分会儿科协作组. 中国儿科肠外肠内营养支持临床应用指南[J]. 中华儿科杂志，2010，48(6)：436－441.

[2] Arpino PA，Thompson BT. Safety of enteral naloxone for the reversal of opiate-induced constipation in the intensive care unit [J]. J Clin Pharm Ther，2009，34：171－175.

[3] Artinian V，Krayem H，DiGiovine B. Effects of early enteral feeding on the outcome of critically ill mechanically ventilated medical patients [J]. Chest，2006，129：960－967.

[4] Coss-Bu JA，Klish WJ，Walding D，et al. Energy metabolism，nitrogen balance，and substrate utilization in critically ill children [J]. Am J Clin Nutr，2001，74：664－669.

[5] Fusch C，Bauer K，Bahles HJ，et al. Neonatology/paediatrics-guidelines on parenteral nutrition，chapter 13 [J/OL]. German Medical Science，2009，7. http://www.egms.de/en/gms/2009－7/000074.shtml.

[6] Hasselmann M，Reimund JM. Lipids in the nutritional support of the critically ill patients [J]. Curr Opin Crit Care，2004，10：449－455.

[7] Hulst J，Joosten K，Zimmermann L，et al. Malnutrition in critically ill children：from admission to 6 months after discharge [J]. Clinical Nutrition，2004，23：223－232.

[8] Kan MN，Chang HH，Sheu WF，et al. Estimation of energy requirements for mechanically ventilated，critically ill patients using nutritional status [J]. Critical Care，2003，7：R108－R115.

[9] Koletzko B，Goulet O，Hunt J，et al. Guidelines on paediatric parenteral nutrition of the European Society of Paediatric Gastroenterology，Hepatology and Nutrition（ESPGHAN）and the European Society for Clinical Nutrition and Metabolism（ESPEN），supported by the European Society of Paediatric Research（ESPR）[J]. Journal of Pediatric Gastroenterology and Nutrition，2005，41：S1－S87.

[10] Long KZ，Montoya Y，Hertzmark E，et al. A double-blind，randomized，clinical trial of the effect of vitamin A and zinc supplementation on diarrheal disease and respiratory tract infections in children in Mexico City，Mexico [J]. Am J Clin Nutr，2006，83：693－700.

[11] Mayes T，Gottschlich MM，Kagan RJ. An evaluation of the safety and efficacy of an anti-inflammatory，pulmonary enteral formula in the treatment of pediatric burn patients with respiratory failure [J]. J Burn Care Res，2008，29(1)：82－88.

[12] Meert KL，Daphtary KM，Metheny NA. Gastric vs small-bowel feeding in critically ill children receiving mechanical ventilation：a randomized controlled trial [J]. Chest，2004，126：872－878.

[13] Mutlu GM，Mutlu EA，Factor P. GI complications in patients receiving mechanical ventilation [J]. Chest，

2001,119:1222－1241.
[14] Nilesh MM, Charlene Compher, A. S. P. E. N. Board of Directors. A. S. P. E. N. Clinical guidelines: nutrition support of the critically ill child [J]. JPEN J Parenter Enteral Nutr, 2009,33:260－276.
[15] O'Meara D, Mireles-Cabodevila E, Frame F, et al. Evaluation of delivery of enteral nutrition in critically ill patients receiving mechanical ventilation [J]. Am J Crit Care, 2008,17:53－61.
[16] Singer P, Berger MM, Van den Berghe G, et al. ESPEN guidelines on parenteral nutrition: intensive care [J]. Clinical Nutrition, 2009,28:387－400.
[17] Singer P, Shapiro H. Enteral omega-3 in acute respiratory distress syndrome [J]. Curr Opin Clin Nutr Metab Care, 2009,12:123－128.
[18] The ASGE Technology Committee. Enteral nutrition access devices [J]. Gastrointestinal Endoscopy, 2010, 72:237－248.
[19] Van Waardenburg DA, de Betue CT, Van Goudoever JB, et al. Critically ill infants benefit from early administration of protein and energy-enriched formula: a randomized controlled trial [J]. Clinical Nutrition, 2009,28:249－255.
[20] Verbruggen S, Sy J, Arrivillaga A, et al. Parenteral amino acid intakes in critically ill children: a matter of convenience [J]. JPEN J Parenter Enteral Nutr, 2010,34:329－340.

第二十二章　机械通气患儿的镇静镇痛

镇静镇痛是机械通气患儿治疗的重要部分。对 PICU 中的危重患儿实施镇静镇痛，其目的就是确保患儿在监护及治疗过程中平静、免于痛苦，能够自主呼吸，同时尽可能减少过度镇静的副作用、缩短机械通气时间及 PICU 中的住院时间。英国一项研究发现，仅有 43%的 PICU 具有镇静的方案，约 18%的儿童认为住在 PICU 不快乐，29%的患儿讲述他们在 PICU 时曾经历过疼痛。

PICU 患儿，因与父母分离、生活在一个高度紧张的环境、需经常接受检查及一些操作，容易产生恐惧焦虑心情。与成人不同的是，对小儿来说，即便是低强度刺激也会引起显著的生理学变化，且不能说出其疼痛的强度及位点。美国儿科学会于 2006 年发布了儿科镇静指南。

在 PICU 中对患儿实施镇静目前已成为共识，但随着镇静技术在 PICU 的推广与实施，临床医生关注的是如何评估实施的镇静措施是否恰当有效，但到目前为止，没有一项金标准评估患儿的镇静状况，大多数镇静评估工具来源于手术室且未经过危重患儿中应用的有效度评估。大多数评估工具均依赖于血液动力学参数的变化、临床量表及脑电图分析。本文试就 PICU 中危重患儿镇静深度评估、镇静镇痛的治疗策略作一介绍。

第一节　镇静深度的临床评估

一、血流动力学

过去常用交感神经反应性（血流动力学指标）作为镇静深度评估的间接指标。但许多危重患儿本身即存在心血管功能紊乱或所用药物本身对机体血流动力学有影响，干扰了用血流动力学指标评估镇静深度的准确性。既往研究业已证实血流动力学指标与镇静临床量表间并无相关性，不能作为危重患儿镇静评估的可靠指标。

二、临床量表

一个优秀的临床评估量表应当具有易于操作、可重复、可正确解读的特征，其结果需能准确界定镇静的不同程度或水平。

Ramsay 镇静评分是目前应用最广泛的危重患儿评分。它通过临床目击评估将患儿的意识水平从兴奋到睡眠分为六类。随后的修改又将其分为八类(表 22-1)。这一量表的优势是可在床边操作及可易于反复评估,广泛用于在成人及儿童危重患者镇静评估及镇静操作过程中。研究认为它与其他临床评估量表相关性很好,目前已成为衡量其他评估手段是否准确有效的标准。如脑电双频指数(bispectral index, BIS)及中潜听觉诱发电位(MLAEPs)。

表 22-1 Ramsay 修正量表

分值	指 标
1	患儿清醒,焦虑、激惹、不安
2	患儿清醒、安静,可正常对话
3	欲睡。对言语命令有反应
4	欲睡。对大声讲话及轻度触觉刺激有反应
5	入睡。对大声讲话及强触觉刺激反应慢
6	入睡。只对疼痛刺激有反应
7	入睡。疼痛刺激时无目的肢体伸展
8	没有反应

COMFORT 量表用于评估机械通气患儿的应激水平;已有研究证实其在各年龄段及各个神经发育阶段的患儿均是有效的。共有八个参数,每个参数评分为 1～5 分(表 22-2)。最近有学者设计了一个简化的 COMFORT 量表评分,去除其中的生理性参数,研究证实其效果与原量表一致。该量表的缺点是工作量大,某些参数偏主观,不能用于瘫痪患儿。该量表中包括的血流动力学参数易受非镇静因素影响。

表 22-2 COMFORT 量表

内 容	分值
警觉	
深睡	1
浅睡	2
思睡	3
完全清醒且警觉	4
高度警觉	5
平静或焦虑	
平静	1
轻度焦虑	2
焦虑	3
极度焦虑	4
恐慌	5
呼吸反应	
无咳嗽无自主呼吸	1
几乎没有自主呼吸或对机械通气无反应	2
偶尔咳嗽或偶尔对抗呼吸机	3

（续　表）

内　　容	分值
呼吸活跃，影响呼吸机，规律咳嗽	4
人机对抗；咳嗽或窒息	5
活动	
无运动	1
偶尔、轻微运动	2
频繁轻微运动	3
仅肢体运动活跃	4
躯干、头部运动活跃	5
血压	
血压低于正常	1
血压大致正常	2
偶尔抬高超过正常值 15%左右(1～3 次)	3
经常抬高超过正常值 15%左右(超过 3 次)	4
一直超过正常值 15%	5
心率	
心率低于正常	1
心率大致正常	2
偶尔心率增快超过正常 15%左右(1～3 次)	3
经常心率增快超过正常 15%左右(超过 3 次)	4
心率一直增快超过正常 15%	5
肌张力	
肌肉完全放松	1
肌张力降低	2
肌张力正常	3
肌张力增高，手指、脚趾屈曲	4
肌张力僵硬，手指、脚趾屈曲	5
面部紧张度	
面部肌肉完全放松	1
面部肌肉张力正常，无明显肌肉紧张	2
某些面部肌肉紧张	3
整个面部肌肉紧张	4
面部肌肉扭曲痛苦	5

密歇根大学评估量表(表 22 - 3)根据患儿对言语刺激及躯体刺激的反应，将意识状态分为五类。目前该量表主要用于患儿镇静实施过程中的评估。

表 22 - 3　密歇根大学镇静评分

分值	
0	清醒或警觉
1	轻度镇静：倦怠或困乏，言语对话及声音刺激后反应恰当
2	中度镇静：昏昏欲睡，轻轻触觉刺激即易于唤醒
3	深度镇静：深睡，强烈躯体刺激可唤醒
4	无法唤醒

ATICE(adaptation to the intensive care environment,重症监护环境优化量表)量表分为两大类五个部分(表 22-4),该系统包括:清醒度(wakefulness)、理解能力(comprehension)、安静度(calmness)、呼吸机同步(ventilator)和面部放松(face relaxation)五个组成部分。前两部分构成"意识单元",后三部分构成"耐受单元"。该量表具有高度的内在一致性、有效性、评估人之间及评估人本人不同次评估间可重复性,但其很少用于危重患儿。

表 22-4 ATICE 镇静评分

意识状态				耐受性					
清醒度 (1~5 级)		理解有反应 1 分		安静 (0~5)		呼吸机同步(有反应 1 分)		面部放松	
闭眼,无动作	0	"把眼睁开(闭起来)"	1	威胁生命的焦虑	0	吸气相无阻断	1	一直扭曲	0
闭眼,强刺激时仅面部动作	1	"张开你的嘴巴"	1	焦虑,无视语言命令	1	吸气率不>30	1	刺激后严重扭曲	1
强疼痛刺激时睁眼	2	"看着我"	1	焦虑,对言语有反应	2	无咳嗽	1	刺激后中度扭曲	2
轻疼痛刺激时睁眼	3	"说对时点头"	1	平静	3	辅助肌不参与呼吸	1	面部放松	3
一讲话眼即睁	4	"闭起眼张开嘴"	1						
眼自发睁开	5								

比较所有量表(表 22-5),COMFORT 更适合于应用危重患儿,而密歇根大学评估量表更适合于患儿镇静实施过程中的评估。但这些量表均有以下局限。①除了评估意识水平外,多数评估量表均评估了其他主观参数如焦虑、对疼痛的反应、应激性等。②某些量表评估了血流动力学参数,而这些参数与镇静关系不大,这就给这些量表评估结果的解读增加了难度。③没有一个量表适用于应用神经肌肉阻滞剂的患儿。④只有 COMRORT 量表其目的是用于机械通气患儿,且被研究证实为有效。

表 22-5 儿童镇静临床评估量表中常用参数

	意识状态	焦虑	通气状态	疼痛	血液动力学	证实有效
COMFORT	√	√	√	√	√	儿童
RAMSAY	√	√				成人
ATICE	√	√	√			成人
MICHIGAN	√	√				儿童

第二节 镇静深度的客观评估

目前已有大量研究证实 EEG 波形变化与镇静深度存在相关。在轻度麻醉状态下,α

波形占优势，β波形减弱，而δ和θ波形在睡眠时及深度麻醉时开始出现。当出现过度镇静时，可见持续δ电活动。

有多个评价系统应用皮质电活动分析及对脑电图信号进行处理来评估镇静深度；应用最多的是脑电双频指数(bispectral index，BIS)、中潜听觉诱发电位(MLAEPs)、患者状态指数(PSI)、脑状态监护仪(CSM)、Narcotrend、反应熵及状态熵监测等。所有这些手段均对患者意识状态提供了持续、量化的监测。

一、脑电双频指数

BIS分析基于健康成人全身麻醉时脑电图的数学分析，对测试对象的脑电图非抑制性非伪影片断进行分析获取结论。该监护仪应用3～4个电极粘贴于前额皮肤，并监测到以下数据：①BIS值：藉以评判患者意识水平，在0～100之间。②肌电活动性：可反应30～300 Hz之间脑电活动的肌电图活动性。③抑制比率：即先前63 s内抑制性脑电波形所占时间的百分比。④总能率：即脑电图总能率。⑤光谱边缘频率：指95%EEG波形出现时频率值。

二、小儿清醒与自然睡眠时BIS正常值

很少研究探讨正常儿童的BIS值。患儿清醒时BIS值要显著高于睡眠时；随着睡眠程度的逐渐加深，BIS值逐渐减低，可低至40或45。不论病因为何，BIS均可测定患儿意识水平，但BIS不能区分自然睡眠和药物诱导睡眠之间的差异。

1. 小儿镇静过程中BIS的应用 有多个研究证实在患儿镇静过程中应用BIS控制镇静深度，其与临床量表如镇静躁动评分(sedation agitation score)、Ramsay评分、密歇根大学评分具有很好的相关性，BIS值在70左右，认为是适当的。最近研究发现BIS在鉴别轻度镇静、中度镇静、深度镇静、及极深度镇静方面具有很高的敏感性与特异性，但当患儿从中度镇静转向深度镇静时识别能力欠佳。

2. 危重患儿BIS的应用 由于危重患儿的镇静深度须根据患儿的疾病及临床状态作出及时调整，目前在危重患儿中尚无一个BIS的理想值指导监测。目前认为对非机械通气患儿BIS值在80～100比较合理，而对临床状况不稳定、需高参数机械通气且应用神经肌肉阻滞剂患儿BIS值设定于40～60比较合理。

临床评估量表在深度镇静及瘫痪患儿中的应用存在局限，这方面BIS在判断及完成正确的镇静深度具有独特优势。有学者应用BIS进行监测研究时发现瘫痪儿童有34%的时间在过度镇静，而有8%的时间镇静不足，有大约30%的病例无需进行补充镇静。在大约65%的病例在深度镇静及极深度镇静中。

与成人一样，在儿童镇静评估中，BIS与临床量表间的相关性报道各不相同，其与Ramsay评分的相关度报道有低有高，非瘫痪患儿相关度高，应用神经肌肉阻滞剂者则无相关。BIS与COMFORT量表间相关度为中度或高度相关，但与机械通气患儿间无相关度。BIS与血流动力学参数间无相关。

很少研究探讨BIS对危重儿受到刺激后的反应。有研究发现深度镇静患儿气管插管内吸引时BIS值增高幅度高于轻度镇静患儿，但无统计学意义。亦有学者比较了机械通气患儿在听觉、触觉及疼痛刺激后BIS及MLSEP值的区别，发现BIS更敏感。

危重患儿应用异丙酚后其BIS值要比咪唑安定加芬太尼要低。但亦有学者认为BIS值与镇静剂种类及剂量无相关。在药物剂量与镇静深度间未见相关可能是由于危重患儿的镇静深度依赖于多种因素，如每种药物的药代学及药动学、基础疾病、年龄、给药间期、耐受性及药物间相互作用等。危重患儿对镇静药物的反应具有个体化差异且不可预测，即使在应用镇静持续泵入的患儿，其剂量与镇静深度相关度亦不高，因而患儿镇静药物使用剂量应充分个体化，主要根据临床应用效果决定。

有研究建立了一个BIS预测模型，旨在观察其鉴别危重儿不同水平镇静的能力。Berkenvosch等依据Ramsay评分将镇静深度分为轻度镇静及深度镇静两类，BIS值70分能最好地区分恰当镇静和镇静不足（敏感度89%、阳性预测值68%），BIS值50分能最好区分适度镇静与过度镇静（敏感度70%、阳性预测值35%）。Aneja等根据Ramsay评分将镇静深度分为三类：镇静不足、适度镇静、过度镇静。BIS≥76分预测其为镇静不足的敏感度及特异度均为85%，ROC曲线下面积为0.91。BIS值42分时预测其过度镇静的敏感度为100%、特异度为86%，ROC曲线下面积为0.93。Triltsch等应用COMFORT评分量表为参照，BIS值在83分时可区分80%轻度及深度镇静，其敏感度75.9%，特异度81.8%（ROC曲线下面积0.83）。应用ROC曲线，以Ramsay评分及COMFORT评分量表为参照，Lamas等建立一个预测模型寻找最佳BIS值以区别机械通气患儿的中度及深度镇静，以Ramsay评分为参照，BIS值为63.5分时，可区分73.3%中度镇静及深度镇静，敏感度76.9%，特异度71.9%，曲线下面积0.773。基于COMFORT评分，BIS值67分可正确区分86.7%的患儿，敏感度83.3%，特异度74.4%，曲线下面积0.821。

3. BIS的局限 BIS具有在危重患儿应用时具有其特定的局限，如起搏器、加温系统、内窥镜的应用可人为增加BIS值。低血糖、低血容量性心力衰竭、脑缺血、体外循环时的深低温均可使BIS值增高或降低。BIS不能区分自然睡眠与药物诱导睡眠，镇静患儿的深睡眠相易被误判为镇静过度。

若EEG异常亦可影响BIS值。抽搐后产生的极慢波δ波，可在BIS反应为假性抑制，BIS值极低。在人群中有5%～10%的人没有任何神经系统疾病但呈现出先天性EEG低电压，波幅低于20 mV。对这类人群，即使意识完全正常，其BIS值异常低。而对脑死亡患儿，BIS却与心电图同步，出现异常人为高值。

BIS值最大的干扰因素为肌电图；在前部肌电图与BIS间出现30～47 Hz的频率重叠，如肌肉收缩时，即使患儿意识水平无变化，其BIS值依然升高。在深度镇静患儿应用神经肌肉阻滞剂对BIS值几乎没有影响，但若为浅表镇静时，则BIS值下降，说明此类药对中度以下镇静患儿的意识水平具有直接作用。

脑死亡时无脑电波形，此时肌电图（EMG）对BIS影响较大，此时测定BIS时可能需要应用神经肌肉阻断剂避免干扰。在BIS XP仪器上，已加载一过滤器以减少EMG干扰，然而作用有限。

温度亦可干扰BIS读数，但这方面的研究互相矛盾，有的认为温度增高可致BIS增高，有的认为无变化。

三、中潜听觉诱发电位

MLAEPs通过头颅皮肤电极评测脑听觉波形。它通过耳机进行反复嘀哒声进行听觉刺激，这种声音产生的信号要比 EEG 小 100 倍，故不会对 EEG 或 BIS 产生干扰，且可同时反应各种监护系统。

中期或早期皮质诱发反应与意识水平有关，这种反应用来监测镇静深度。MLAEP 将其计算成数值指数，直接反应镇静深度。

成人 MLAEP 分值与镇静深度相关：100～60，清醒；60～40，轻度镇静；40～30，轻度麻醉；30～15，深度麻醉；＜15，极深度麻醉。

1. 清醒及睡眠状态下的 MLAEP 正常值　清醒儿童的正常 ALAEP 值与成人相似。但仅有的一项研究表明，2 岁以下小儿其清醒时 MLAEPs 显著高于睡眠状态，说明 MLAEPs 在区别小龄儿童清醒及睡眠相有重要作用。

2. 危重患儿 MLAEP 的应用　成人所有评分量表中 Ramsay 临床量表与 MLAEPs 相关性最好，反过来亦如此，其次为 BIS。危重患儿则显示 MLAEPs 与 Ramsay 及 COMFORT 评分量表呈中等度相关，无年龄差异。同样，未发现 MLAEPs 与血流动力学指标有任何关联。

在麻醉过程中，清醒儿童其 MLAEPs 为 79，当其自行闭眼时为 59，插入喉罩时 34。Lamas 等发现以 Ramsay 量表为依据，当以 MLAEP 值 33.5 区分中度及深度镇静患儿，可正确区分 77.8% 患儿，其敏感度 69.2%，特异度 81.2%，ROC 曲线下面积 0.740。若以 COMFORT 为依据，MLAEP 值 37.5 区分中度及深度镇静患儿，可正确区分 86.7% 的儿童。

有学者研究以 Ramsay 评分为参照，比较了 MLAEPs、BIS、及边缘频谱仪（spectral edge frequency）预测患儿对不同刺激的反应。三种方法均预测患儿受到刺激后的睁眼动作及气管内吸引后的咳嗽；其中 MLAEPs 的预测性最强，其次为 BIS 及边缘频谱仪。但有研究认为危重患儿中，BIS 在探测听觉、触觉及疼痛刺激方面要优于 MLAEPs。

3. MLAEPs 的局限性　2 岁以下的儿科人群研究极少，故该年龄段的有效性尚未建立。MLAEPs 可持续监测，但在间歇性监测中显示效果更佳。因持续监测由于声音刺激会对轻度镇静患儿有干扰。某些仪器如起搏器、升降温毯等可影响仪器的信号检出及测量。与 BIS 一样，肌电活动可增加 MLAEPs 值，未发现 MLAEPs 值与镇静剂用量相关等。

患者状态指数测定、大脑状态指数、Narcotrend、Entropy 等监测原理均由脑电图衍生而来，但均未在危重儿中获得应用，不作阐述。

镇静是 ICU 中危重患儿管理的重要组成部分。要为所有患儿提供一个最佳水平的镇静几乎没有可能，因为每个个体的临床状况在不断变化，为及时调整用药剂量以免过度镇静或镇静不足，镇静深度的监测显得尤为重要。临床量表较主观但经济简便，更适合于中度镇静患儿，COMFORT 量表适用于机械通气危重患儿，密歇根大学评分量表适合于镇静流程中评估。

在镇静的客观监测方面，BIS 和 MLAEPs 能持续监测患儿镇静深度，可及时发现患儿镇静深度的变化，有利于早期、精确调整用药，但他们均从麻醉患儿的经验中衍生而来，尚须进一步在危重患儿中验证。现有的研究中，BIS 已显示出在危重患儿中良好的应用价值及前景。

（喻文亮）

第三节　机械通气中镇静镇痛治疗策略

机械通气中患儿常和父母隔离，频繁的各种侵袭性操作，饮食睡眠生物钟被打断，大量陌生面孔和仪器的出现，使得患儿更加焦虑、恐惧和疼痛，并由此产生通气过程中的人机对抗，导致通气困难和脱机延迟，目前在 PICU 中仍然强调治疗的安全性和有效性，而对患儿的舒适性重视不够，机械通气中患儿舒适性的治疗策略对成功通气非常重要。

一、镇静

(一) 适应证

机械通气患者使用镇静剂的适应证不尽相同。虽然首选非药物方法，例如合适的卧床体位、言语安慰等，但是也常常需要使用镇静镇痛剂。对危重患儿有效使用镇静镇痛药物应始于对其不同适应证的了解。机械通气患儿常有焦虑情绪，这是镇静最常见的适应证之一。焦虑的原因如下：①患儿对其所处环境的陌生和不确定。②气管插管、有创诊断或治疗操作等不适的经历。③与父母分开。镇静可以使机械通气患者的日常护理更为方便如气管内吸痰、更换衣服，翻身等。对伴有休克或严重低氧性呼吸衰竭的机械通气患儿来说，可以减少氧耗量。自主神经失调和内源性儿茶酚胺活性增加在机械通气患儿十分普遍，可以造成血流动力学改变，从而引起部分患儿心肌缺血，使用镇静剂可以对抗上述自主神经活性增高作用。此外遗忘通常被作为机械通气患儿镇静的适应证之一。

(二) 苯二氮䓬类

是 PICU 中最常用的镇静药，苯二氮䓬类(benzodiazepines)药物以地西泮(安定，diazepam)、咪哒唑仑(咪唑安定，midazolam)最为常用。地西泮因价格便宜是目前国内 PICU 应用最广的镇静剂。咪哒唑仑是水溶性药物，能很快透过血脑屏障而起效快，无残余效应，半衰期短，不良反应少，与安定比较药效强 4 倍，无注射部位疼痛和血栓性静脉炎发生，更适用于儿科患者(尤其是新生儿)，目前已逐渐替代安定，采用连续静脉给药方法，一般 1～5 μg/(kg · min)，可达到所要求的清醒镇静程度。所有的苯二氮䓬类药物都能引起剂量依赖性的呼吸动力抑制，这种通气抑制比阿片类药物引起的呼吸抑制更为缓和，表现为与阿片制剂协同作用引起呼吸抑制。苯二氮䓬类药物可以引起遗忘，因而具有潜在的抗焦虑作用。这些药物的另一个普遍特性是具有可靠的抗惊厥作用。

(三) 苯巴比妥、戊巴比妥、硫喷妥钠

曾普遍用于 PICU，也具有引起遗忘和意识丧失的作用，但它们不能作为机械通气患者的镇静剂，因为这类药物可以引起血流动力学不稳定，其脂溶性也决定了它们可以在末梢组织中蓄积而造成持续影响。目前作为单纯的镇静催眠药现已少用，苯巴比妥(phenobarbital；鲁米那，luminal)能降低脑组织的耗氧量，具有保护脑组织及潜在的抗惊厥作用，可用于脑外伤和持续惊厥机械通气患儿。首剂每日 10 mg/kg，维持每日 5 mg/kg。

(四) 丙泊酚

为短效镇静催眠药,其起效迅速、苏醒快,没有蓄积作用,容易控制镇静深度,使用时有舒适感,镇静 0.3～4 mg/(kg・h),麻醉 9～15 mg/(kg・h)。然而丙泊酚(propofol;异丙酚,普鲁泊福,disoprofol)用于年龄较小的危重患儿可出现顽固性低血压、代谢性酸中毒、心率增快,故药典说明仍不推荐 3 岁以下小儿使用本品。该药物被认为是一种脂肪乳剂,具有疏水性。由于其脂溶性特点,异丙酚可以迅速通过血-脑屏障快速镇静,异丙酚通常快速输注用于全身麻醉。异丙酚的镇痛活性无法检测,因此不推荐作为治疗机械通气患者的基本药物。

二、镇痛

因为不充分的镇痛会给接受机械通气治疗的患儿留下痛苦的回忆,如果仅用镇静剂来治疗这些患儿往往会使治疗不充分,导致用药过量。最终会使机械通气患儿处于疼痛的不适境况,其表现为烦躁和人机对抗。

(一) 适应证

机械通气时镇痛的适应证直接源于患儿的多种疼痛原因。手术切口和创伤引起的疼痛是不证自明的适应证,但镇痛的其他适应证还包括气管内吸引术、置引流管或静脉置管。长期制动卧床休息等可能也是疼痛的潜在原因。如果没有意识到这些问题,不做处理,那么这些镇痛适应证常常会引起机械通气患儿的不适。

疼痛可以造成许多负面影响,包括增加内源性儿茶酚胺活性、心肌缺血、高凝状态、高代谢状态、失眠、焦虑等。治疗疼痛被可以减轻这些有害作用。

不可否认,大多数机械通气患儿有疼痛经历。忽视疼痛可以引起精神激动这一现象,可能导致非镇痛药物的不合理使用。因此,积极实现机械通气患儿的镇痛已得到一致推荐。正确确认疼痛是困难的,因为许多机械通气患儿不能表述疼痛存在,而且监护器也常常不能显示临床参数例如重要体征的改变,正因为如此,必须对机械通气患者保持较高的镇痛意识。

(二) 阿片制剂

阿片受体无处不在,既存在于中枢神经系统,又存在于末梢组织。临床上最重要的阿片受体是 μ 受体和 κ 受体。μ 受体有两种亚型,$\mu 1$ 和 $\mu 2$。其中 $\mu 1$ 受体兴奋调节镇痛,而 $\mu 2$ 受体兴奋则引起呼吸抑制、恶心、呕吐、便秘和欣快感。κ 受体主要有镇静、缩小瞳孔和脊麻作用。

吗啡(morphine)、芬太尼(fentanyl)仍是目前 ICU 中最常用的镇痛药。非麻醉状态首剂 20～50 μg/kg,然后 10～40 μg/(kg・h),但也有学者指出持续静脉阿片类药物输注可至机械通气延长,以及无法评估患儿的神经系统功能等缺陷。早产儿和足月儿用吗啡有增加呼吸抑制的危险,因此在新生儿必须降低输注速率。为临床工作方便可采用如下公式计算吗啡用量:体重(kg)×剂量[μg/(kg・h)]×溶液量(ml)/推注器速度(ml/h)=需加入药物量(μg);一般将溶液量定为=100 ml;推注器速度定为=1 ml/h;初始剂量定为=10 μg/(kg・h);公式简化为:体重(kg)=需加入药物量(mg)。芬太尼可在吗啡基础止痛的前提下配合临时使用,多用于先天性心脏病术后患儿有肺动脉高压者,吸痰前常规给芬太尼 10 μg。常规使用剂量 1～2 μg/(kg・次)或 1～4 μg/(kg・h)。

三、神经肌肉松弛剂

(一) 适应证

神经肌肉松弛剂曾经被认为是上机插管的一种策略,它可以确保临床医生在机械通气中能完全控制局面,不会发生人机对抗。然而在重症患儿身上持续使用这些药物所产生的并发症大大降低了这些药物的使用率,一般不建议机械通气患儿常规使用肌肉松弛剂使患儿麻痹,因为在麻痹状况下更难从行为观察评估疼痛而指导用药,除非各种方法均不能达到满意的人工机械通气协调一致,才考虑使用。使用肌肉松弛剂时一定要密切观察,以防止气管插管阻塞和呼吸机管道脱落,神经肌肉松弛剂的使用指针包括上机过程中使用了强烈的镇静及镇痛药后依然有人机对抗的患儿。或调整呼吸机参数(如更换模式从而达到同步)及加深镇静和镇痛效果仍然无效的患儿,以及有持续肌肉强直的患儿。而且神经肌肉松弛剂只需要用很短时间即可。目前临床常用的药物包括去极化肌松剂和非去极化肌松剂。

(二) 琥珀胆碱

琥珀胆碱是唯一的一个去极化肌松剂药物。它具有快速准确的肌松效果,单次给药后肌松效果足以在 60 s 完成,因此,琥珀胆碱仅适用于气管插管,而不用于需要持续肌松的重症患儿。

(三) 泮库溴铵

泮库溴铵是一种作用时间很久的非去极化神经肌肉松弛剂,不仅仅是全身麻醉,ICU 中也很常见。它有氨基甾体分子结构,半衰期长,以 0.1 mg/kg 剂量单次静推作用时间可维持 60~90 min。它的迷走神经作用(最明显的是心律增快约 10 次/min)、活性代谢产物(3-羟基泮库溴铵)和依赖肾脏清除限制了其在重症患儿身上的适用。

(四) 维库溴铵

维库溴铵也用氨基甾体分子结构,但半衰期比泮库溴铵短。以 0.1 mg/kg 静推后,作用时间仅维持 30 min。药物有一半分泌到胆汁中,因而有肝脏功能障碍的患儿药物作用时间相对而言会延长。另外,1/3 会通过肾脏排泄,所以当有肾功能不全时会出现蓄积。维库溴铵(仙林),首剂 0.08~0.1 mg/(kg·次),经静脉持续输注 0.5~1 μg/(kg·min)。

四、心理治疗

焦虑、恐惧和疼痛不仅是一个生理过程,同时也是一个复杂的心理表现过程。分散注意力(看卡通片、听故事、与双亲交谈、改善就诊环境)等方法不但能转移孩子的注意力,而且可改变孩子的情感经验,从而达到改善其心理状态,消除或缓解疼痛的目的。虽然目前尚无任何一种方法可以使机械通气患儿达到完全舒适无痛苦,但对于大部分患儿,使用中等剂量的阿片类药物(吗啡)加(咪哒唑仑)常可达到满意效果。

镇痛、镇静和肌松是上机患儿治疗的重要组成部分。特异的和个体化的治疗能确保患儿达到理想的治疗目标。目前在机械通气患儿身上可使用的镇痛、镇静及肌松剂都具有局限性。当上述这些药物用在某个患儿身上时,只要能达到理想的目标,应该采用个性化的用药策略,提高患儿的短期和长期预后。

(许 峰)

参考文献

[1] American Academy of Pediatrics, American Academy of Pediatric Dentistry. Guidelines for monitoring and management of pediatric patients during and after sedation for diagnostic and therapeutic procedures: an update [J]. Pediatrics, 2006,118(6):2587 - 2602.

[2] American Academy of pediatrics. Committee on psychosocial aspects of child and family health: the assessment and management of acute pain in infants, children, and adolescents [J]. Pediatrics, 2000,108: 793 -797.

[3] Aneja R, Heard AM, Fletcher JE, et al. Sedation monitoring of children by the bispectral index in the pediatric intensive care unit [J]. Pediatr Crit Care Med, 2003,4(1):60 - 64.

[4] Berkenbosch JW, Fichter CR, Tobias JD. The correlation of the bispectral index monitor with clinical sedation scores during mechanical ventilation in the pediatric intensive care unit [J]. Anesth Analg, 2002,94 (3):506 - 511.

[5] Bursch B, Zeltzer LK. Pediatric pain management [M]//Behrman RE, Kliegman RM, Jenson HB. Nelson textbook of pediatrics. 17th ed. Saunders an Imprint Elsevier Science, 2004:358 - 365.

[6] Davidson AJ, Kwok T. Performance of BIS in children using the paediatric BIS Quattro sensor [J]. Anaesth Intensive Care, 2008,36(6):807 - 813.

[7] Doi M, Morita K, Mantzaridis H, et al. Prediction of responses to various stimuli during sedation: a comparison of three EEG variables [J]. Intensive Care Med, 2005,31(1):41 - 47.

[8] Esau R. British columbia's children's hospital pediatric drug dosage guidelines [M]. 4th ed. Department of pharmacy children's and women's health centere of British columbia, Vancouver, BC, 2003:233 - 241.

[9] Gommers D, Bakker J. Medications for analgesia and sedation in the intensive care unit: an overview [J]. Critical Care, 2008,12(Suppl. 3):S4.

[10] Gozal D, Gozal Y. Pediatric sedation/anesthesia outside the operating room [J]. Curr Opin Anaesthesiol, 2008,21(4):494 - 498.

[11] Kazak Z, Sezer GB, Yilmaz AA, et al. Premedication with oral midazolam with or without parental presence [J]. Eur J Anaesthesiol, 2010,27(4):347 - 352.

[12] Lamas A, López-Herce J, Sancho L, et al. Assessment of the level of sedation in children after cardiac surgery [J]. Ann Thorac Surg, 2009,88(1):144 - 150.

[13] Lamas A, López-Herce J, Sancho L, et al. Analysis of bispectral index and middle latency auditory-evoked potentials parameters in critically ill children [J]. J Clin Neurophysiol, 2009,26(3):150 - 154.

[14] Lamas A, López-Herce J, Sancho L, et al. Assessing sedation in critically ill children by bispectral index, auditory-evoked potentials and clinical scales [J]. Intensive Care Med, 2008,34(11):2092 - 2099.

[15] Lamas A, López-Herce J, Sancho L, et al. Bispectral index and middle latency auditory evoked potentials in children younger than two-years-old [J]. Anesth Analg, 2008,106(2):426 - 432.

[16] Lamas A, López-Herce J. Monitoring sedation in the critically ill child [J]. Anaesthesia, 2010,65(5): 516 - 524.

[17] Polaner DM. Sedation-analgesia in the pediatric intensive care unit [J]. Pediatr Clin North Am, 2001,48(3): 695 -715.

[18] Sessler CN, Jo Grap M, Ramsay MA. Evaluating and monitoring analgesia and sedation in the intensive care unit [J]. Critical Care, 2008,12(Suppl. 3):S2.

[19] Spentzas T, Minarik M, Patters AB, Children with respiratory distress treated with high-flow nasal cannula [J]. J Intensive Care Med, 2009,24(5):323 - 328.

[20] Tobias JD, Grindstaff R. Bispectral index monitoring during the administration of neuromuscular blocking

agents in the pediatric intensive care unit patient [J]. J Intensive Care Med, 2005,20(4):233 - 237.
[21] Tobias JD. Tolerance, withdrawal, and physical dependency after long-term sedation and analgesia of children in the pediatric intensive care unit [J]. Crit care med, 2000,28(6):2122 - 2132.
[22] Voepel-Lewis T, Zanotti J, Dammeyer JA, et al. Reliability and validity of the face, legs, activity, cry, consolability behavioral tool in assessing acute pain in critically ill patients [J]. Am J Crit Care, 2010,19(1): 55 - 61.
[23] Ward-Begnoche W. Posttraumatic stress symptoms in the pediatric intensive care unit [J]. J Spec Pediatr Nurs, 2007,12(2):84 - 92.

第二十三章　小儿机械通气中的一氧化氮吸入疗法

1980年前后，纽约州立大学Furchgott教授及其同事发现内皮依赖性血管舒张现象，并提出这一现象是由内皮细胞释放的所谓"内皮源性舒张因子（endothelium-derived relaxing factor，EDRF）"所介导。至1986年，Furchgott和加州大学洛杉矶分校的Ignarro分别独立提出EDRF的本质是一氧化氮（nitric oxide，NO）。此后，关于NO及其生理、病理生理作用及临床应用的研究得到迅速发展。1992年Roberts和Kinsella同时报道了应用NO气体吸入疗法成功地治疗新生儿肺动脉高压和低氧血症，随后，NO吸入疗法的临床应用研究愈来愈多。本章主要就NO的基础及临床应用做一介绍。

第一节　一氧化氮和一氧化氮吸入疗法

一、NO的生物合成、代谢及作用机制

1. 内源性NO的生物合成、代谢　NO存在于许多种属包括人在内的许多组织细胞中，由内皮细胞产生，其合成是体内L-精氨酸的末端胍基氮原子通过NO合成酶（NOS）催化而生成。NO具有很强的亲脂性，可以很快扩散入邻近血管平滑肌细胞，激发细胞内可溶性鸟苷酸环化酶使环磷酸鸟苷（cGMP）升高，cGMP又激活蛋白激酶G，增加细胞膜Ca^{2+}-ATP酶活性，使细胞内游离Ca^{2+}浓度降低，导致肌球蛋白轻链激酶活性降低，肌球蛋白轻链脱磷酸化松弛平滑肌。

2. 肺内NO的调节及吸入NO在肺部的作用　肺内NO的生理作用主要是对肺内血管平滑肌张力和气道平滑肌张力的调节。NO具有亲脂性和易于在细胞间扩散，可以很快通过肺泡壁弥散入肺内阻力性小血管壁平滑肌，包括小动脉和小静脉，使血管松弛扩张，Frostell等报道，在人为诱发的成年羊肺动脉高压征时，吸入NO气体可以产生持续地、选择性地扩张肺血管作用，且随着NO浓度的增加，肺动脉压和肺血管阻力可下降50%以上。Dupuy等报道乙酰甲胆碱诱发豚鼠气道痉挛后，吸入NO可立即减少气道阻力，提高肺顺应性，改善肺通气-灌流比例，降低肺血管阻力。吸入NO可以抑制肺部血小

板聚集，有利于肺损伤时肺部血液灌流。

此外，NO 核转录因子介导的促炎因子的合成和释放，抑制肺部炎症细胞趋化因子，因此，吸入 NO 参与了肺内炎症反应过程和局部免疫。NO 尚可抑制多种细菌在肺部繁殖和复制，对病毒繁殖和复制的影响尚不清楚。

3. NO 降低肺动脉压力的机制 NO 是简单小分子物质，具有一额外电子，其化学性质活跃且不稳定，半衰期仅 3～5 s，可溶于水和脂肪，能自由弥散于细胞周围。NO 与 O_2 和过氧亚硝酸根均为强氧化剂，其潜在的毒性远比 NO 大，并且对肺脏有毒性作用。NO 是亲脂性内皮衍生舒张因子，可激活可溶性鸟苷酸环化酶并生成环磷酸鸟苷(cGMP)。cGMP 介导血管平滑肌的舒张，调节局部血流，并降低血管对缩血管物质的反应性。吸入的 NO 通过肺气血屏障后迅速与血中血红蛋白的血红素结合，生成亚硝基血红蛋白而失活；后者很快被氧化生成高铁血红蛋白(MetHb)，经肾代谢后以 NO_3^- 的形式从尿中排出。因此，NO 吸入能选择性作用于肺血管，使肺动脉压及肺血管阻力降低，而体动脉压和外周血管阻力不受影响；肺血管扩张后，血流灌注增加，肺内分流降低，改善了通气/血流比值和气体交换，提高了氧合。

二、吸入 NO 的适宜浓度及副作用

目前吸入 NO 治疗肺动脉高压的适宜浓度、使用持续时间及停用指征尚未有统一意见。但有实验证实，短期吸入低浓度 NO 可促进新生儿早期支气管肺发育不良(BPD)通气/血流比例协调，降低氧合指数及吸氧浓度，减轻高氧诱导肺损伤。由于 NO 是一种有毒气体，故要求达到有效治疗作用时吸入的浓度尽可能低。治疗肺动脉高压的 NO 浓度 3×10^{-6}～80×10^{-6} 均有报道。有报道对吸入 20×10^{-6} NO 无完全反应的低氧血症新生儿(胎龄≥34 周)改吸 80×10^{-6} NO，仅 15％的患儿反应改善，故认为吸入高浓度 NO 受益者数量有限。Skimming 等分别用 5×10^{-6} 和 20×10^{-6} 浓度的 NO 吸入治疗早产儿呼吸窘迫综合征，15 min 后动脉氧分压及氧饱和度均明显升高，且两种剂量疗效差异无显著性。通过随机对照试验发现，孕龄≥33 周的早产儿吸入 10×10^{-6} NO 与对照组比较能明显改善氧合；而＜33 周的早产儿吸入同剂量 NO 疗效与对照组差异无显著性，说明 NO 的量效可能与胎龄有关。

由于 NO 的半衰期只有 3～5 s，加上 NO 进入血液后能迅速与氧合血红蛋白结合，形成 MHb 而失活，因此 NO 只能选择性地作用于肺内小动脉，而对体循环血压无显著影响。但是，NO 与氧接触后能很快生成具有很强毒性的二氧化氮(NO_2)，当 NO_2 达到一定浓度时，可产生严重的急性肺水肿，并且作为氧化物，它还可使细胞受损或死亡。

Roberts 等报道 1 例吸入 80×10^{-6} NO 的肺动脉高压患儿出现 MetHb 升高。国外多数研究者认为，患儿 MetHb 浓度与累计 NO 吸入剂量有关，而笔者临床研究发现，患儿 MetHb 浓度与患儿当时吸入 NO 浓度有关，而与累计吸入剂量关系不大。因此，当确因需要吸入较高浓度 NO 时，应密切监测 MetHb 浓度。有学者报道机械通气婴儿在 90％氧浓度下吸入≥80×10^{-6} NO 导致中毒浓度的 NO_2。但吸入≤40×10^{-6} NO 时，即使氧浓度为 95％，生成的 NO_2 也低于 0.3×10^{-6}，符合有关职业与健康方面对 $NO_2<5\times10^{-6}$ 的有关规定。Albman 等用 3×10^{-6}～10×10^{-6} NO 治疗 17 例肺动脉高压患儿最长时间 24 日，未出现肺损伤、NO_2 中毒和 MetHb 异常。通过对 NO 吸入患儿的连续监测，发生 NO_2

中毒和 MetHb 异常者很少。有报道肺动脉高压患儿在吸入 40×10^{-6} NO 后 30 min 发现出血时间延长；吸入 1×10^{-6}～20×10^{-6} NO 会增加早产儿(孕龄 25～32 周)颅内出血的发生；对＜32 周的早产儿产生慢性肺疾病的危险增高。但 Kinsella 等对 80 例孕龄≤34 周的早产儿进行随机对照试验显示，吸入 5×10^{-6} NO 的早产儿未发现颅内出血增加，也未见出血并发症的升高和加重，且可能减少慢性肺损伤的发生。

另外，病室内有患儿进行 NO 吸入治疗时，是否会引起病室内 NO 浓度升高而对其他患儿及医务人员产生潜在不利影响？国内外研究较少，笔者曾对室内 NO 浓度进行测定，发现若排除 NO 意外泄漏等因素，即使呼吸机的呼出气直接排在室内，患儿 NO 吸入治疗时对病室内 NO 浓度的影响远小于气候因素(季节、天气、风速等)的影响，但谨慎起见，笔者仍建议将呼吸机呼出气经连接管道排出病室外。

三、NO 吸入所需设备及连接

NO 吸入主要是将由流量控制仪严格控制流量的 NO 气体通过适当的方式(多数通过三通管)接入呼吸机供气管道。研究表明，接入位置距患儿端 30 cm 左右较合适，既可以减少 NO 与氧气接触时间，从而降低生成的 NO_2 浓度，又能达到 NO 与供气的充分混合，经混合后稀释到目标浓度，在接近患儿气管插管处(供气管道末端，见下图)抽样分析实际进入患儿气道的 NO 浓度，若与目标浓度有悬殊，可以通过流量控制装置调整 NO 气体流量(装置连接如图 23-1)。

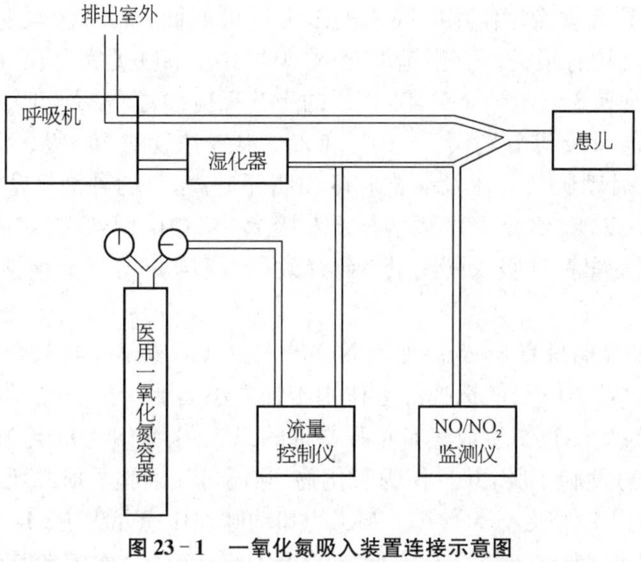

图 23-1　一氧化氮吸入装置连接示意图

(1) 医用 NO 气体及吸入气 NO 浓度监测：一般医用 NO 浓度为 $(1\,000\pm50)\times10^{-6}$，$NO_2$ 浓度小于 10×10^{-6}，容器一般为铝合金钢瓶。由于医用 NO 气体浓度较高，经呼吸器的供气系统稀释至目标浓度，NO 的流量与浓度的关系由下式计算：预设 NO 的浓度×(呼吸器的流量＋NO 的流量)＝钢瓶中 NO 的浓度×NO 的流量，如呼吸器的流量是 6 L/min，预设的 NO 浓度为 10×10^{-6}，钢瓶中 NO 的浓度是 $1\,000\times10^{-6}$，而 NO 的流速假设为 X，依公式：$10\times(6+X)=1\,000\times X$，算出 $X=0.606$ L/min。但是，现代许多呼吸机在使用过程中其流量并不能显示出来，因此需要监测仪对 NO/NO_2 浓度进行监测，即使已知呼吸机流量，为安全起见，仍应对吸入气中 NO/NO_2 浓度进行检测。NO/NO_2 浓度测定有专用监测仪，其原理多采用电化学法，该仪器适用的工作范围[NO]0～200×10^{-6}，[NO_2]0～50×10^{-6}。监测仪需定期使用标准气体校准，以防工作状态漂移致使吸入 NO 浓度偏差过大。NO 吸入治疗时，考虑到采样对呼吸机供气流量的影响及检测仪的寿命，一般不必连续采样监测，可以每隔数小时测一次。若行 NO 治疗患儿氧合状态、肺动脉压力或血压波动较大，则需频繁监测。呼吸机参数及 NO 流量调整时也需要检测。

(2) 国外多采用间歇同步供气技术，少数采用基于转子流量控制连续供气装置，国内目前多应用质量流量控制的连续供气装置，其呼吸机管道内的 NO 浓度在供气相和呼气相基本保持稳定，具有较高的稳定性、安全性和经济性。

四、NO 吸入的监测

患儿在接受吸入性 NO 疗法时随时监测吸入气中 NO、NO_2 浓度、生命体征、动脉血气分析外，尚需定时监测出血时间及血液中 MetHb 的浓度，在 MetHb 达到 3%时就应当警惕，务使 MetHb<5%，若 MetHb 浓度过高可给予亚甲蓝 0.1～0.2 ml/kg或维生素 C。

五、NO 吸入的停用

在患儿病情稳定后及早终止吸入性 NO 疗法，其停止的标准为开放的动脉导管前后的血氧饱和度≥95%且无明显差异、生命体征稳定且心脏超声证实肺动脉高压已有改善。而停止 NO 吸入的方式有两种，第一种是先降低呼吸机的条件，如先降低 FiO_2、PIP 及 RR，当 FiO_2<50%、PIP<15 cmH_2O(或 MAP<12 cmH_2O)时，可维持血氧饱和度≥95%，而 PDA 前后的血氧饱和度无明显差异时开始降低 NO 浓度，以每 5 min 降低 5×10^{-6}，若血氧饱和度下降超过 10%以上，则恢复 NO 至上一次的浓度，如果顺利降低到5×10^{-6}时则维持 2～3 h，再逐步停止 NO 吸入，以避免反弹，在终止 NO 的同时可将 FiO_2 调高 10%～20%。第二种是先降低吸入 NO 的浓度，当患儿达到上述停止 NO 吸入的标准后，先降低 NO 的浓度，每 10 min 降低 5×10^{-6}，在降低 NO 浓度的过程中，若血氧饱和度下降超过 10%以上或动脉氧分压下降超过 10 mmHg，则把 NO 恢复到前一次的浓度并维持 2～3 h，当降低到 5×10^{-6}时也维持 2～3 h 的稳定状态，再逐步停止 NO 的使用。

六、一些情况的处理

1. NO 吸入治疗无效的处理　如果超声心动图确诊 PPHN，绝大多数患儿对 NO 反应较好，对部分反应不好或无反应的患儿可以采取如下措施。①纠正酸中毒：缺氧和酸中毒常是新生儿继发 PPHN 的原因，PPHN 患儿常有混合性酸中毒，此时可以先提高呼吸机参数，增加每分通气量，以纠正呼吸性酸中毒，同时给予碳酸氢钠，血 pH 升高可以增加肺动脉对 NO 的反应性。②提高 PEEP：Jay A. Johannigman 曾报道，适当增加 PEEP 使患儿肺泡达到最佳募集，可使 NO 无反应者对 NO 反应增强。③HFOV：由于 HFOV 较常频通气(CMV)更能改善患儿肺泡募集，也有报道 HFOV 时可加用 iNO，患儿对 NO 的反应较好。④应用肺表面活性物质(PS)：PS 能够使部分萎陷的肺泡重新张开，改善肺泡通气，更有利于NO的弥散。

2. iNO无效时NO的停用 停止iNO导致难治性低氧血症主要与内源性NO合酶下调有关，因此，NO合酶下调可能与NO暴露的时间相关。临床研究发现，如果iNO时间不超过30 min，因iNO无效停止吸入治疗，出现难治性低氧血症的比例明显小于吸入NO时间较长者，因此，应尽早停止iNO。停止iNO导致难治性低氧血症可能还有其他机制。

3. NO吸入撤离后反跳性肺动脉高压 在许多疾病治疗过程中，NO吸入疗法撤离后，会出现肺血管阻力突然急剧升高的现象。在PPHN患儿中，表现为全身的氧合突然下降，伴或不伴有低血压。在先天性心脏病的患儿中，表现为肺血管阻力升高，心排血量下降。在急性肺损伤的患儿，表现为全身的氧合下降，肺血管阻力升高，可有心排血量下降。即使NO吸入疗法只进行了数小时，或者NO吸入并没有使肺血管舒张，在NO撤离后也会出现肺血管收缩的反应，常常持续15～60 min。反跳性肺高压在重新给予NO吸入后，可得到缓解。其发生机制可能是由于外源性的NO通过抑制内源性的NOS活性、cGMP特异的磷酸二酯酶活性增高、内皮素-1(ET-1)合成增多、环加氧酶(COX)表达增加等机制，导致体内的血管收缩因子超过了舒张因子，使肺血管压力增高。NO吸入撤离时采取上述逐步降低NO吸入浓度的方法可能会减轻反跳性肺高压的程度，同时联合其他治疗方法如加用潘生丁，可能对减轻反跳性肺高压以顺利撤离NO有一定帮助，但因其对肺血管缺乏特异性，且有抑制血小板聚集的作用，与NO吸入联合使用在有颅内出血倾向的新生儿，尤其早产儿有可能导致病情恶化，因此应谨慎。也有报道，NO吸入撤离出现反应性肺动脉高压时，给予西地那非(sildenafil)后，顺利撤离。另外，因为NO吸入后增加了COX的表达，COX抑制剂可能消除NO吸入撤离后的反跳性肺高压。

第二节 新生儿持续肺动脉高压

一、概述

1969年由Gersony和colleagues1最先描述了持续性肺动脉高压导致新生儿呼吸衰竭。Fox报道一组围生期吸入综合征患儿出现肺动脉高压及全身氧饱和度降低，而心导管检查没有发现先天性心脏病。这些新生儿缺氧是因卵圆孔或动脉导管开放，由右至左的血液分流所致，这种综合征最初称为持续胎儿循环，随后，为了更准确地描述其病理生理，改为新生儿持续肺动脉高压(persistent pulmonary hypertension of the newborn, PPHN)。出生后肺血管阻力(pulmonary vascular resistance, PVR)不下降，即发生了PPHN。发生PPHN的新生儿在出生后无法为机体提供足够的氧，随后可能发生多脏器功能障碍。这种情况多在出生后不久发生。虽然胎儿期间肺动脉高压和20～30 mmHg的氧分压是正常的，但是，出生后却难以耐受。PPHN可以从轻微和短暂的呼吸窘迫到重度低氧血症和心肺功能不稳定，需要特别的监护和生命支持。PPHN病死率在20世纪80年代为11%～34%，目前在三级医疗中心病死率多低于10%。大部分PPHN病例伴有肺实质疾病，如胎粪吸入综合征(meconium aspiration syndrome, MAS)和呼吸窘迫综合征

(respiratory distress syndrome, RDS),但是,也有一些没有肺部原发疾病称为原发性肺动脉高压。

动物模型的研究使我们对 PPHN 的认识和处理能力得到迅速提高。PPHN 是指在出生时发生的胎儿肺循环不能迅速转变为正常肺循环。胎儿的肺是一个充满液体的器官,不参与气体交换,并且循环阻力高。只有 5%~15%的右心室排血量进入胎儿肺循环,其余的通过开放的动脉导管(patent ductus arteriosus, PDA)分流到降主动脉和胎盘的血液循环。胎儿时期氧分压低,肺血管内皮释放内源性血管收缩物质 ET-1 和血栓素(thromboxane)促进并维持高 PVR 的存在。随着胎儿发育,约在妊娠 31 周后,胎儿肺循环变得对氧的血管扩张效应更加敏感。出生时肺承担气体交换功能后,PVR 急剧下降。在生后的最初几分钟的胎儿肺循环向正常肺循环过渡的时期内,PVR 的下降使得肺动脉压力下降了 50%,同时肺血流量增加了近 10 倍。肺血流量的增加有利于整个肺气血界面的气体交换。引发肺血管舒张因素包括肺液清除、肺含气量增加、氧分压的增加、血流量增加导致的剪切应力。虽然在二氧化碳分压降低和 pH 的增加有利于肺血管舒张,但氧是刺激肺血管舒张最重要的因素。上述生理刺激促进一些扩血管物质,包括内皮源性介质如一氧化氮和具有扩血管作用的前列腺素(prostaglandins, PGs)的释放。

内皮型一氧化氮合酶(endothelial nitric oxide synthase, eNOS)通过释放 NO 在肺循环过渡起着关键作用。在氧存在时,eNOS 转换 L-精氨酸为 L-瓜氨酸和 NO。氧可直接刺激 NO 释放,也可通过氧化磷酸化和从含氧胎儿红细胞释放 ATP 而间接促进 NO 释放。上述适应性变化中,eNOS 的蛋白水平随着胎儿的逐步成熟而增加,因为 NO 不能储存在细胞内,在出生时需要 eNOS 的高表达。NO 通过刺激血管平滑肌细胞内可溶性的鸟苷酸环化酶生成环磷酸鸟苷(cyclic guanosine monophosphate, cGMP),而发挥快速舒张血管效应。在细胞内 cGMP 水平的提高导致了 Ca 内流和血管平滑肌细胞松弛。5 型磷酸二酯酶(type 5 phosphodiesterase, PDE-5)分解 cGMP 消除了其血管扩张作用。除了血管舒张效应外,NO 通过血管内皮生长因子(vascular endothelial growth factor, VEGF)介导,在促进宫内肺循环血管发育过程中也起着关键作用。在宫内,NO 减少及 VEGF 受体抑制会导致肺血管和肺泡发育的障碍,提示胎儿期肺血管和肺实质发育是协调一致的。除了 NO-cGMP 系统外,利钠肽(natriuretic peptide, ANP)-cGMP 和前列环素(PGI_2)-cAMP 也对血管平滑肌细胞收缩和舒张起着重要作用。因此,肺血管舒张可以通过增加 eNOS 的底物氧气和精氨酸而实现,或通过前列环素或西地那非(PDE-5 抑制剂)抑制其相应的 cGMP 的降解而实现。尽管经过几十年的研究,氧、缺氧以及酸中毒对肺和全身血管作用的基本机制仍不明。了解肺和全身血管的基本生理的这些特性及差异可能为选择性降低 PPHN 时肺动脉压提供更多有针对性的治疗。

二、PPHN 时肺血管生物学

出生后肺血管舒张障碍可能由出生时肺膨胀或氧合不足以及 NO 或 PGs 释放障碍所导致。患有 MAS 或 RDS 的新生儿可能由于肺泡扩张和氧合障碍而出现可逆性肺动脉高压。患有 PPHN 的新生儿 NO-cGMP 通路发生了诸如 eNOS 表达降低、可利用的精氨酸减少、NO 生成的减少(尿中 NO 的代谢物减少)等生化改变。胎羊的 PPHN 模型显示:肺动脉 eNOS 表达持续下降,精氨酸类似物(非对称二甲基精氨酸可以诱导 eNOS 的竞争性抑制)的出现,均导致 NO 的生成减少。

PPHN 患儿 ET-1 水平增加能通过抑制 eNOS 和收缩血管平滑肌而出现肺动脉高压。过氧化物作为一种自由基能够清除 NO 而收缩血管引发肺动脉高压。已证明患有 PPHN 胎羊肺动脉中超氧化物水平升高,同时可溶性鸟苷酸环化酶水平降低,从而导致肺动脉平滑肌细胞内的 cGMP 减少。总之,PPHN 时 NO-cGMP 通路中一个或几个步骤可能发生改变导致肺血管舒张功能受损。产前暴露于前列腺素合成抑制剂非甾体抗炎药(non-steroidal anti-inflammatory drugs, NSAIDs)能抑制环氧化酶,也增加了 PPHN 的风险。产前摄入 NSAIDs 的产妇,由于抑制 PG 的合成引起动脉导管的关闭,从而导致肺动脉高压。在胎羊模型中,产前动脉导管收缩总会导致胎羊出现 PPHN 的临床和病理结构特征,PDA 收缩导致宫内肺动脉压力持续升高和出生后持续存在从右到左分流。在此动物模型研究,促进了对肺血管改变的生物学的理解,大大促进了我们对 PPHN 的理解。在 PPHN 模型显示肺动脉减少了 NO 的释放,活性氧、超氧自由基、过氧化氢、过氧化亚硝酸盐水平升高。最近的研究还表明:宫内导管收缩导致肺动脉高压,进一步阻碍肺血管和肺泡发育,这些资料显示在发育的关键阶段,肺动脉高压导致的胎儿肺脏结构性变化。

三、PPHN 的流行病学

PPHN 主要影响足月和近足月新生儿,但一些不到 32 孕周早产新生儿超声心动图也显示 PPHN。最初流行病学资料显示,MAS 是 PPHN 最常见的基础疾病,其次是原发性 PPHN,其他基础疾病包括 NRDS、肺炎或败血症、窒息引起的肺血管收缩、继发于先天性膈疝或羊水过少的肺发育不良等。近年流行病学资料显示,由于过期产的减少,MAS 的总发病率有所下降;相比之下,由于各种原因(选择性或具有适应证)34~37 孕周剖宫产早产儿 RDS 的已成为 PPHN 常见的原因。

1. 胎粪吸入综合征 虽然 10%~15%的孕妇发生羊水胎粪污染,大约只有 5%的羊水胎粪污染的新生儿发生 MAS。如前所述,在胎粪污染新生儿 MAS 的发生率有所下降,发生 PPHN 的新生儿多发生于宫内窘迫的胎儿。胎粪可能有下述机制导致呼吸衰竭:①胎粪造成机械阻塞呼吸道,尤其是在呼气发生气体陷闭,造成肺部过度充气,并增加了气胸的危险。②胎粪成分灭活肺表面活性物质。③促发炎症反应与细胞因子的释放,增加血管收缩物质内皮素和血栓素的产生。

2. 原发性持续性肺动脉高压 原发性 PPHN 新生儿,通常指在没有明显肺部实质疾病的低氧血症新生儿。原发性 PPHN 原因仍不清,但产前的动脉导管收缩是一个重要因素。20 世纪 70 年代即有报道提示 PPHN 与产前产妇摄入 NSAIDs 有关。有对照的前瞻性研究显示,88%发生 PPHN 的胎儿,胎粪中可检测到 NSAIDs,并且胎粪中 NSAIDs 浓度与 PPHN 发病率和严重程度呈正相关。

3. 肺炎和败血症 PPHN 可能继发于肺炎或败血症,其常见病原体为 B 组链球菌和革兰阴性细菌。肺动脉高压的原因可能有:释放血栓素、内皮素以及多种细胞因子(如肿瘤坏死因子-α)。脓毒症激活 eNOS,过量 NO 释放于全身血管床,导致全身性低血压、心肌功能受损和多器官功能衰竭。

4. 新生儿呼吸窘迫综合征 PPHN 可以作为近足月儿 RDS 的一个并发症,通常发生在 34~37 孕周剖宫产(选择性或具有适应证)早产儿。由于此发育阶段早产儿肺血管反应性的增强，容易使这些早产儿由于表面活性物质缺乏，而出现气体交换障碍时发生肺动脉高压。

5. **肺发育不全** 膈疝和继发于肾功能异常或胎膜早破导致的羊水过少常可导致肺发育不全。由于肺血管床发育障碍以及肺血管反应性增加，常出现肺动脉高压。这些新生儿 PPHN 通常发生较慢并且对血管扩张剂反应较差。这些婴儿的预后与肺发育不良的程度、相关的其他异常、PPHN 持续时间有关。

四、PPHN 的诊断

如上所述，许多新生儿肺部疾病可导致足月和近足月儿生后很快出现呼吸窘迫的症状。PPHN 的新生儿体检常有：心动过速、吸气凹陷、呻吟和发绀；心脏听诊异常，如可能会听到三尖瓣关闭不全导致的收缩期杂音或第二心音亢进，但这些都不能诊断 PPHN。因为许多与新生儿发绀型先天性心脏病也具有这些临床表现，肺疾病导致的 PPHN 与发绀型先天性心脏病鉴别诊断比较困难。

对 PPHN 及时和准确的诊断需要一个系统的方法对缺氧新生儿进行干预和试验。有症状的新生儿首先摄胸部 X 线片和动脉血气分析。胸部 X 线片在原发性 PPHN 可以是正常的，因为患有该病的新生儿很少有或根本没有实质肺疾病。然而，PPHN 更常见的是继发于肺实质疾病，胸部 X 线片常显示异常。在胸部 X 线肺部异常者也不能排除先天性心脏缺陷。对于肺泡表面活性物质治疗反应不佳以及低氧血症与呼吸困难不成比例时应考虑发绀型心脏病或严重 PPHN。氧是一种强效和选择性肺血管扩张剂，吸氧后 PaO_2 ＞20 mmHg 或 SO_2＞10％时，表明缺氧是继发于肺部疾病或轻度 PPHN。动脉导管前的氧分压高于导管后氧分压常提示在动脉导管处存在右向左分流，约有一半 PPHN 患儿会出现上述情况。然而，导管依赖的左心缺陷，也常伴有导管处右到左分流，以及动脉导管后血氧分压及血氧饱和度较低。对 iNO 反应可能有助于区分发绀型先天性心脏病和 PPHN。患有 PPHN 的新生儿对 NO 吸入反应迅速，动脉血氧分压和氧饱和度在增加。然而，有发绀型先心病和严重 PPHN 的新生儿和婴儿，吸入 NO 动脉血氧分压增加较小或不增加。但是，要注意患有导管依赖的右向左分流的先天性心脏病(如主动脉缩窄、左心发育不全综合征)患儿，吸入高浓度氧或 NO 等血管扩张剂时患儿可能出现全身灌注障碍。因此，需要超声心动图检查，以作出准确的诊断，并对导管依赖的先天性心脏病开始前列环素(PG)治疗。超声心动图还可以发现动脉导管或卵圆孔处右到左或双向分流的存在，并且超声多普勒可根据三尖瓣返流的射流速度估计肺动脉压力。

五、iNO 治疗 PPHN

一氧化氮吸入疗法是 PPHN 血管扩张剂治疗时代最重要的里程碑，也是从实验室到临床应用的极好例子。在发现 NO 作为内源性血管舒张因子后不久，绵羊肺动脉高压模型上即证明在吸入剂量小于 100×10^{-6}的 NO 可以选择性舒张肺血管，NO 吸入后可以到达肺泡腔并从肺泡腔弥散到邻近的血管平滑肌。NO 吸入可以增加肺动脉平滑肌细胞内 cGMP 水平，从而扩张肺动脉。随着 NO 继续扩散到了肺部动脉，它迅速与血红蛋白结合并被灭活。一氧化氮吸入也是优先分布到肺通气较好的肺段，在该部分肺段灌注增加，通气/灌流比得到优化。iNO对肺循环的影响并不受肺外的右到左分流限制，而静脉给予血管扩张剂时常导致低血压。这些特性使得吸入NO成为新生儿呼吸衰竭时肺血管扩张的理想选择。最近的研究表明，早产儿鼻腔的NO水平可以达到50×10^{-9}～100×10^{-9}（十亿分之一体积），呼出气中可以测出一定浓度的NO，表明潮气呼吸的生理过程中即有NO吸入。实验表明，iNO在新生儿PPHN时可以快速、持续改善氧合。常常在开始iNO几分钟内，就可显示明显的氧合改善，有利于迅速稳定严重缺氧的新生儿。几个大型随机临床试验表明，在足月和近足月新生儿，iNO疗法不仅降低死亡率，而且降低了对ECMO的需要。

70%的患有PPHN新生儿iNO后氧合改善。2000年美国食品和药品管理局（FDA）批准iNO临床用于足月或近足月（>妊娠34周）低氧性呼吸衰竭新生儿。一般情况下，继发性PPHN患儿，由于原发疾病的差异，部分患儿对iNO反应不理想，对iNO反应好的患儿，随着原发疾病的控制，iNO浓度可迅速下调。而原发性PPHN患儿，多数对iNO反应较好，但由于其PPHN常由肺动脉结构异常所致，常需要较长时间吸入较高浓度的NO。

iNO增加通气肺段的灌注，改善通气/血流失调和实质肺疾病的氧合。临床试验表明，对于持续性肺动脉高压的新生儿，理想的iNO起始浓度为20×10^{-6}，有效浓度为5×10^{-6}～20×10^{-6}，超过20×10^{-6}的剂量并不能增加疗效，但副作用显著增加。iNO治疗开始的时机是在PPHN治疗时需要考虑的重要因素。有人建议在至少两次血气分析提示呼吸衰竭在进展并且氧合指数达到20或以上时开始iNO治疗，目前认为，iNO的最佳开始时间是在肺部疾病或肺损伤之后继发严重呼吸衰竭之前。随机对照研究也证明了患有PPHN的婴儿进行短期和长期iNO治疗时是安全的。NO吸入治疗可导致三个潜在的不良反应：NO氧化血红蛋白产生的高铁血红蛋白血症，NO与氧气反应产生二氧化氮，以及NO抑制血小板的聚集。iNO治疗试验显示当剂量小于20×10^{-6}时，生成的高铁血红蛋白水平较低，二氧化氮的浓度也不高。Davidson等报道，当iNO浓度为80×10^{-6}时，平均高铁血红蛋白的水平最高超过5%，1/3的新生儿最高水平超过7%。吸入NO浓度80×10^{-6}时，吸入气中二氧化氮的含量也显著增高。虽然血小板聚集性下降是一个潜在的并发症，Christou发现iNO 40×10^{-6}的新生儿和安慰剂组由ADP对血小板活化没有差异。

即使是短时间接受iNO治疗的患儿，停止吸入NO时，肺血管阻力（肺动脉压）也会出现反弹。iNO浓度逐步下调，可以避免iNO撤离过程中动脉血氧分压显著降低，在停止NO吸入前可以最低吸入浓度（0.5×10^{-6}～1×10^{-6}）维持一段时间。即使对iNO没有反应的患儿，突然停止iNO也会诱发肺血管收缩和病情迅速恶化。

第三节　先天性心脏病合并肺动脉高压

一、概述

反应性或持续肺动脉高压在先天性心脏病手术后发病率高，也是导致患儿死亡的最重要原因之一。肺动脉高压（pulmonary arterial hypertension，PAH）是以肺血管阻力进行性增高，并导致右心室衰竭及死亡为特征的一组疾病。是指在静息时平均肺动脉压(mean pulmonary arterial pressure，mPAP)＞25 mmHg，或运动时 mPAP＞30 mmHg。吸入一氧化氮(iNO)治疗，已经用来选择性扩张先天性心脏病患儿手术后肺血管。iNO 目前已广泛用于心脏导管实验室诊断测试，以及手术室和重症监护病房治疗肺动脉高压。吸入一氧化氮的有效性取决于多种因素，包括肺动脉高压的程度和肺血管阻力(PVR)的可逆性，先天性心脏病的类型和矫正手术的性质。

二、先天性心脏病合并肺动脉高压的发生机制

术后肺动脉高压的危象是先天性心脏病术后死亡的重要原因，先天性心脏缺陷是导致肺血流量增加或肺静脉阻塞的重要原因，其病理上往往导致肺血管收缩、肺动脉平滑肌细胞增生和肥大。手术创伤，包括体外循环造成的血管内皮损伤，即使不是很严重的手术应激，也可能会进一步促进肺血管反应性增加，从而导致 PVR 的急剧增加，若患者合并右心室功能不全，这可能会导致急性右心室扩张、血液循环障碍，甚至死亡。目前一般认为，术前肺动脉高压的存在是发生术后肺动脉高压和早期死亡的最重要的危险因素。某些类型的先天性心脏病术后肺动脉高压发生率高于其他类型，虽然不同作者报告的实际发生率不同，房室管异常、永存动脉干、大血管错位、室间隔缺损、左心发育不全综合征、完全性肺静脉异位引流患儿发生术后肺动脉高压的风险较高。

虽然对肺动脉高压发生的分子机制尚不清楚，但有人认为长期肺循环血流量和(或)压力增加破坏了内皮细胞的完整性，可能是造成血管平滑肌肥厚及细胞外基质变化的关键因素。内皮源性血管舒张因子 NO 缺乏容易使患者在术后肺部血管收缩和肺动脉高压。上述观点，可以从外源性一氧化氮吸入或 L-精氨酸或 P 物质注入体内刺激 NO 释放，可以明显地改善儿童术后肺动脉高压这一现象得到证实。

三、吸入 NO 治疗先天性心脏病手术后肺动脉高压

吸入 NO 可以改善先天性心脏病术后肺动脉高压，降低术后体外心肺支持(ECMO)的需要。Russell 等人在一个随机双盲研究中，研究了术后肺动脉高压先天性心脏病患儿手术后吸入 NO 的影响。患者体外循环后平均肺动脉压与体循环动脉压之比＞50%，吸入浓度 80×10^{-6}的 NO 后平均肺动脉压降低 19%，而安慰剂组肺动脉压则升高了 9%。而在 Miller 等人进行的另一项随机双盲安慰剂对照的研究中，发现对于术后发生肺动脉高压风险较大的先天性心脏病婴儿，术后直到拔管前一直吸入浓度 10×10^{-6}的 NO，可以减少肺动脉高压危象和更早的撤机、拔管。这些结果提示，常规吸入浓度 10×10^{-6}的 NO 的预防性使用可以安全降低术后患者肺动脉高压的程度和发生概率，并缩短术后机械通气时间。但是，先天性心脏病体外循环手术后常规吸入 NO，是否能使所有肺动脉高压风险较大患者围手术期肺动脉高压的发病率和死亡率降低，尚需进一步研究。

大量临床试验已经证明先天性心脏病患儿术后吸入 NO 能改善氧合，氧合的改善可能是由于增加了肺血流量，减少了肺内分流。因为吸入 NO 应该有选择改善通气较好区域的灌注。

NO 吸入有效剂量因人而异，取决于预期的终点、先天性心脏病的种类和疾病状态。

吸入在肺动脉高压的治疗早期报道多所采用浓度为的 $5\times10^{-6}\sim80\times10^{-6}$，现在研究证实：大多数心脏手术的患儿，NO 吸入浓度超过 $10\times10^{-6}\sim20\times10^{-6}$ 后难以获得更好的血流动力学效应。急性低氧性呼吸衰竭患者吸入浓度为 100×10^{-9} 的 NO，即可改善氧合。因此，目前建议吸入 NO 浓度不超过 20×10^{-6}。

四、吸入 NO 在先天性心脏病术前肺血管扩张性检测中的应用

先天性心脏病合并肺动脉高压患者，对血管扩张剂的反应性对确定手术时间或手术方式至关重要。最近的研究表明，吸入 NO 是确定儿科先天性心脏病合并肺动脉高压肺循环血管扩张性的安全、有效的方法。术前应对患者血流动力学进行评估，了解患儿肺血管扩张能力，在评估试验中，吸入氧气和 NO 比单纯吸入氧气能更好地确定哪些患儿适于做矫正手术哪些患儿适于做移植手术。虽然肺血管反应性测试使用吸入 NO 目前在大多数导管实验室已广泛应用，但是根据测试结果作出的诊断以及患儿治疗方案的调整，是否确实改善了患儿的临床预后尚不清楚。在心脏手术后新生儿和婴儿吸入 NO 可能是有用的，对于区别肺动脉解剖异常和可逆阻塞性肺血管收缩所导致的肺动脉高压提供极有价值的信息，对吸入 NO 无反应者应尽快做进一步检查，以排除残余梗阻。

五、吸入一氧化氮和磷酸二酯酶 5 抑制剂

每个个体对吸入 NO 的反应不同，有些患儿对 iNO 无反应。另外，由于 NO 半衰期很短，其疗效依赖于持续吸入。为了克服这些缺陷，但一直在寻求能替代 NO 的肺血管扩张剂，期望其在扩张肺血管的同时，也提高 iNO 的生理效应。磷酸二酯酶 5(PDE5)的抑制剂，如扎普司特和西地那非在肺动脉高压绵羊模型中显示能够促进和/或延长 iNO 对肺血管的扩张作用。先天性心脏病合并肺动脉高压患儿临床试验也发现，西地那非本身就具有选择性肺血管扩张作用，同时能够增强患儿术后 iNO 的疗效。然而，静脉注射 PDE5 抑制剂可产生明显的全身性低血压，增加肺内分流，减少全身氧合。另一方面，吸入适当剂量的 PDE5 抑制剂(扎普司特和西地那非)能够增强 iNO 的扩张肺血管效应，而不产生全身降压作用和肺内分流。如何发挥单独吸入 PDE5 抑制剂或与 iNO 同时应用的作用需要进一步的临床研究。

第四节　支气管肺发育不良

一、概述

由于围生期保健及诊疗水平的提高，早产儿尤其是在小于 28 周胎龄的早产儿得以存活，但是，这些早产儿常存在新生儿期后的与发育相关的问题如支气管肺发育不良(BPD)、神经认知障碍、早产儿视网膜病等。BPD 最初由 Mathway 于 1967 年描述肺部 X 线具有条纹状过度透亮区的一种肺损伤。随后，随着产前类固醇和产后肺表面活性物质

的应用和采用肺保护策略的通气模式，使机械通气肺损伤所致的经典 BPD(old BPD)发病率减少，而以新型 BPD(new BPD)为主。近年国外文献中 BPD 的定义多采用 2000 年 NICHD 的 BPD 研讨会提出的分度诊断标准，即“持续用氧超过 28 日的早产儿，根据纠正胎龄 36 周或出院时(选两者中先达到者)的 FiO_2，将 BPD 分为：①轻度：吸入大气。②中度：$FiO_2<30\%$。③重度：$FiO_2\geq30\%$，和(或)需要正压呼吸支持(PPV 或 NCPAP)”。新型 BPD 的主要人群为肺发育极不成熟的超低体重儿，且出生时可以没有严重的 RDS 或未曾接受机械通气。由 Alan H Jobe 提出了所谓“新 BPD”的概念，其病理特点是肺发育的停滞(肺泡化和肺部血管发育障碍)，形成的肺泡大而少，结构简单。表面活性物质缺乏、呼吸机相关性肺损伤、氧中毒和炎症对未成熟肺都有损伤作用。近年研究表明，肺血管正常发育对肺泡的正常发育有积极促进作用，相反，通过 BPD 患儿尸检发现其肺血管破坏，血管内皮生长因子(VEGF)及其受体表达下调。因此，对血管内皮生长因子和血管内皮前体细胞的调节可能对包括 BPD 在内的肺泡损伤性肺部疾病可能具有治疗作用。

动物试验表明，即使吸入氧浓度及呼吸机参数设置不高，不成熟动物肺的血管发育和肺泡化的过程也会出现停滞。呼吸机诱发的肺损伤(VILI)主要是由于正压通气对气道和肺的牵拉作用导致了肺部复杂的炎症瀑布，即使短暂(如在产房中复苏)的正压通气，可导致支气管上皮细胞和内皮细胞损伤，从而启动进行性的肺部炎症和损伤。研究还发现，在肺小动脉内皮细胞和小气道上皮细胞内皮 NO 合酶(eNOS)减少，提示早产(不成熟)动物肺循环和气道上皮 eNOS 合成减少可能是 BPD 发生的病理生理学机制之一。敲除 eNOS 基因的动物试验表明，NO 在宫内肺血管和肺泡发育过程中起着重要作用。NO (10×10^{-6})能促进高氧导致的停滞发育的肺再发育。此外，iNO 还能减少过多弹力蛋白的沉积(BPD 的病理特征之一)。

二、iNO 对 BPD 的防治作用

近年来，早产儿使用 iNO 经历了从拯救性治疗急性低氧性呼吸衰竭和严重 BPD 到预防 BPD 的发展。下面从两个方面分别总结 iNO 对防治 BPD 的疗效。

1. 拯救性治疗 虽然不同研究者得出的结论不同，但通过对近年发表的有关 iNO 预防 BPD 的随机或半随机对照的临床研究的荟萃分析表明：iNO($5\times10^{-6}\sim10\times10^{-6}$) 2 h 内，氧合明显改善。iNO 对校正胎龄 36 周时的死亡率、BPD 发生率、脑室内出血的发生率均无明显影响。而严重脑室内出血(intraventricular haemorrhage，IVH，3 或 4 级)及脑室周围白质软化(periventricular leucomalacia，PVL)的发生率有下降，更令人高兴的是除了这种短期的神经系统预后改善外，在为期 2 年的随访中发现 iNO 小儿认知功能障碍的风险较对照组降低 47%。

2. 常规使用一氧化氮 “常规使用一氧化氮吸入”的婴儿一般<34 周，生后 3 日以内，除了需要气管插管外，其疾病严重程度比“拯救性治疗”者轻。Cochrane 荟萃分析发现“常规使用一氧化氮吸入”对 BPD 的发生率影响不大。Kinsella 等的研究发现，对于出生体重 1 000～1 250 g 的早产儿，一氧化氮吸入治疗降低了 BPD 的发生率，并且对严重脑室出血没有影响。但是，“常规使用”的早产儿重度脑室出血或 PVL 总的发生有减少。研究还发现早产儿常见其他并发症发生率(包括气胸、动脉导管开放、坏死性小肠结肠炎、早产儿视网膜病或脓毒症)没有影响。Ballard 等研究发现：iNO 患儿除了校正孕龄 36 周时

BPD 发生率降低外，住院时间、上机时间及需要其他方式呼吸支持时间均缩短。

目前，对于 iNO 在预防或减少 BPD 的严重程度的作用的观点是：iNO 既不是标准的治疗方法，也没有明确的适应证。不过，假如对长期神经发育没有不良影响，iNO 可能会成为生后几天或更长时间需要机械通气的极低出生体重儿（VLBW）的一种选择。在特定的早产儿群中其 BPD 的发病率可能会大幅减少。

目前，许多关于早产儿 iNO 防治 BPD 的问题尚未解决，主要有：如果 iNO 确实有效，是否还有其他提供 NO 的方式（比如 NO 供体，可能使用起来既便宜且更有效）？是否有改变内源性或外源性 NO 代谢（如西地那非）的其他方法？如果对病情严重早产儿采用 iNO 有价值的话，那么在病情不是非常严重的早产儿，包括那些不再需要使用气管插管，可以通过鼻导管（可以采用 iNO）或 CPAP 治疗的患儿疗效如何？如果 NO 和表面活性物质联合应用，对于生后 48～72 h 以后的早产儿是否还有其他益处？是否有某些基因或表型特征的极低体重早产儿采用 iNO 受益更大或受益较小？对于可能从 iNO 受益的患儿，可否从呼出的气体、血浆或尿液中实时监测 NO 或其代谢产物以了解其“NO 缺乏状况”？如果常规氧化氮吸入疗法与常规咖啡因应用相结合，对患儿是否还有其他益处？如果是这样，最好的使用和停止点如何确定？这些问题将会成为未来临床研究的重点。

总之，随着研究的深入，作者乐观地认为，如果以合适的方式和浓度吸入 NO，对于 BPD 发生可能性极大的部分早产儿在出生后数日开始吸入 NO 可能受益。

第五节　急性肺损伤

ALI 和 ARDS，是各种原因导致的急性低氧血症并且胸部 X 线显示两肺浸润（排除左心房压力增高所致），其特点是多种原因所致的肺泡-毛细血管膜炎症。由于肺通气-灌流不匹配及肺动脉高压是其低氧血症的机制之一。NO 作为一种选择性肺血管扩张，并具有抗炎的特性，依据有限的关于其疗效的资料，临床医生迅速采用 iNO 治疗。

根据近 20 年发表的十余篇（均包括小儿，不包括新生儿）关于 iNO 治疗 ALI 或 ARDS 文章，均是队列、随机、对照的临床研究，对这十余个临床研究进行系统评价和荟萃分析表明：iNO 没有降低死亡率和呼吸机使用天数。尽管如此，依据上述随机对照临床研究数据，iNO 对 ALI 或 ARDS 患者呼吸生理（氧合和肺动脉压）和重要的临床结局（死亡率、通气时间以及副作用）具有以下影响。

1. 呼吸生理　在治疗的第一日，PaO_2/FiO_2 升高（9 个试验，升高 13%，16 mmHg），氧合指数（OI）降低（3 个试验，降低 14%，22.5 cmH_2O/kPa）。部分资料显示，iNO 氧合改善超过一日，PaO_2/FiO_2 在第二日和第四日仍高于对照组。OI 在第二、第三、第四天仍较对照组低。平均肺动脉压，一直没有明显差别。

2. 临床结局　对其中 9 个临床试验进行综合死亡率分析表明 iNO 不能降低死亡率；其中 3 个临床试验的综合分析显示机械通气的天数略有增加；对 5 个试验分析表明停用机械通气时间无显著差异。

3. 副作用 对 1 237 例纳入随机试验的患者高铁血红蛋白浓度分析显示：iNO 组(651 人)有 4 名患者>5%，对照组(586 人)3 名患者>5%。其中 1 个试验显示有 3 名患者吸入 NO_2 较高，不过它们吸入的 NO 浓度均为 80×10^{-6}。同时，iNO 也增加了肾功能障碍的风险。

总之，常规 iNO 对于 ALI 或 ARDS 患者并无益处。且不能降低死亡率，增加了肾功能障碍的风险。除非吸入 NO 浓度较高(80×10^{-6})，高铁血红蛋白和吸入气 NO_2 浓度升高发生率较低。

常规吸入 NO 治疗 ALI 或 ARDS 患者疗效不好的原因可能有以下几方面。第一，可能氧合与肺损伤的严重程度并不一定相关，因此，短时间的氧合改善对患者生存的影响不大。第二，由于大部分急性呼吸窘迫综合征患者死于多器官功能衰竭而不是难以纠正的低氧血症，可能小幅度的的氧合改善并不能导致患者预后的改善。第三，多数临床试验采用的较长时间固定浓度的 iNO 方案，该方案氧合改善的效用可能会由于持续 NO 暴露而导致的毒性作用(如氧化损伤)而大打折扣。第四，机械通气导致的肺损伤(常促进多脏器功能衰竭)超过了 NO 吸入后改善氧合对机体的效用。

(吕　勇)

参考文献

[1] 吕勇，孙波. 吸入一氧化氮对儿科患者高铁血红蛋白浓度的影响[J]. 中国当代儿科杂志，2008，10(2)：257-258.

[2] 孙波. 呼吸机治疗低氧性呼吸衰竭吸入一氧化氮的作用[J]. 中国实用儿科杂志，2010，25(2)：110-111.

[3] 孙波. 吸入一氧化氮在肺部疾病中的治理应用和安全性[M]//钟慈声，孙安阳. 一氧化氮的生物医学. 上海：上海医科大学出版社，1997：222-223.

[4] Abman SH. Bronchopulmonary dysplasia: a vascular hypothesis [J]. Am J Respir Crit Care Med, 2001, 164: 1755-1756.

[5] Adatia I, Atz AM, Jonas RA, et al. Diagnostic use of inhaled nitric oxide after neonatal cardiac operations [J]. J Thorac Cardiovasc Surg, 1996, 112: 1403-1405.

[6] Andrade SE, McPhillips H, Loren D, et al. Antidepressant medication use and risk of persistent pulmonary hypertension of the newborn [J]. Pharmacoepidemiol Drug Saf, 2009, 18(3): 246-252.

[7] Arrigoni FI, Vallance P, Haworth SG, et al. Metabolism of asymmetric dimethylarginines is regulated in the lung developmentally and with pulmonary hypertension induced by hypobaric hypoxia [J]. Circulation, 2003, 107(8): 1195-1201.

[8] Atz AM, Wessel DL. Sildenafil ameliorates effects of inhaled nitric oxide withdrawal [J]. Anesthesiology, 1999, 91: 307-310.

[9] Balasubramanian V, Maxey AM, Morgan DB, et al. Inhaled nitric oxide restores lung structure in eNOS-deficient mice recovering from neonatal hypoxia [J]. Am J Physiol Lung Cell Mol Physiol, 2006, 291: L119-

127.
[10] Ballard RA, Truog WE, Cnaan A, et al. Inhaled nitric oxide in preterm infants undergoing mechanical ventilation [J]. N Engl J Med, 2006,355:343-353.
[11] Balzer DT, Kort HW, Day RW, et al. Inhaled nitric oxide as a preoperative test (INOP Test Ⅰ): the INOP Test Study Group [J]. Circulation, 2002,106:176-181.
[12] Banks BA, Seri I, Ischiropoulos H, et al. Changes in oxygenation with inhaled nitric oxide in severe bronchopulmonary dysplasia [J]. Pediatrics, 1999,103:610-618.
[13] Barrington KJ, Finer NN. Inhaled nitric oxide for respiratory failure in preterm infants [J]. Cochrane Syst Rev, 2007,3. CD000509.
[14] Brown KL, Ridout DA, Goldman AP, et al. Risk factors for long intensive care unit stay after cardiopulmonary bypass in children [J]. Crit Care Med, 2003,31:28-33.
[15] Ehrenkranz RA, Walsh MC, Vohr BR, et al. Validation of the National Institutes of Health consensus definition of bronchopulmonary dysplasia [J]. Pediatrics, 2005,116:1353-1360.
[16] Fan E, Mehta S. High-frequency oscillatory ventilation and adjunctive therapies: inhaled nitric oxide and prone positioning [J]. Crit Care Med, 2005,33:S182-7.
[17] Grover TR, Parker TA, Markham NE, et al. rhVEGF treatment preserves pulmonary vascular reactivity and structure in an experimental model of pulmonary hypertension in fetal sheep [J]. Am J Physiol Lung Cell Mol Physiol, 2005,289(2): L315-321.
[18] Jobe AH, Bancalari E. Bronchopulmonary dysplasia [J]. Am J Resp Crit Care Med, 2001,163:1723-1729.
[19] Kinsella JP, Abman SH. Inhaled nitric oxide in the premature newborn [J]. J Pediatr, 2007,151(1):10-15.
[20] Konduri GG, Solimano A, Sokol GM, et al. A randomized trial of early versus standard inhaled nitric oxide therapy in term and near-term newborn infants with hypoxic respiratory failure [J]. Pediatrics, 2004,113(3 Pt 1):559-564.
[21] MeadeMO, JackaMJ, Cook DJ, et al. Survey of interventions for the prevention and treatment of acute respiratory distress syndrome [J]. Crit Care Med, 2004,32:946-954.
[22] Miller OI, Tang SF, Keech A, et al. Inhaled nitric oxide and prevention of pulmonary hypertension after congenital heart surgery: a randomized double-blind study [J]. Lancet, 2000,356:1464-1469.
[23] Montgomery AB, Stager MA, Carrico CJ, et al. Causes of mortality in patientswith the adult respiratory distress syndrome [J]. Am Rev Respir Dis, 1985,132:485-489.
[24] Morley CJ, Davis PG, Doyle LW, et al. Nasal CPAP or intubation at birth for very preterm infants [J]. N Engl J Med, 2008,358:700-708.
[25] Northway Jr WH, Rosan RC, Porter DY. Pulmonary disease following respiratory therapy of hyaline membrane disease: bronchopulmonary dysplasia [J]. N Engl J Med, 1967,267:357-368.
[26] Pearson DL, Dawling S, Walsh W, et al. Neonatal pulmonary hypertension: ureacycle intermediates, nitric oxide production and carbamoylphosphate synthetase function [J]. N Engl J Med, 2001,344(24):1832-1838.
[27] Ranieri VM, Suter PM, Tortorella C, et al. Effect of mechanical ventilation on inflammatory mediators in patients with acute respiratory distress syndrome: a randomized controlled trial [J]. JAMA, 1999,282:54-61.
[28] Russell IA, Zwass MS, Fineman JR, et al. The effects of inhaled nitric oxide on postoperative pulmonary hypertension in infants and children undergoing surgical repair of congenital heart disease [J]. Anesth Analg, 1998,87:46-51.
[29] Stenmark KR, Abman SH. Lung vascular development: implications for the pathogenesis of bronchopulmonary dysplasia [J]. Annu Rev Physiol, 2005,67:623-661.
[30] Steudel W, Hurford WE, Zapol WM. Inhaled nitric oxide: basic biology and clinical applications [J].

Anesthesiology, 1999,91:1090－1121.
[31] Tang JR, Markham NE, Lin YJ, et al. Inhaled NO attenuates pulmonary hypertension and improves lung growth in rats after neonatal treatment with a VEGF receptor inhibitor [J]. Am J Physiol Lung Cell Mol Physiol, 2004,287:L344－351.
[32] Tasaka S, Hasegawa N, Ishizaka A. Pharmacology of acute lung injury [J]. Pulm Pharmacol Ther, 2002, 15:83－95.
[33] Thébaud B, Abman SH. Bronchopulmonary dysplasia. Where have all vessels gone? Roles of angiogenic growth factors in chronic lung disease [J]. Am J Respir Crit Care Med, 2007,175:978－985.
[34] Van Meurs KP, Wright L, Ehrenkranz RA, et al. Inhaled nitric oxide for premature infants with severe respiratory failure [J]. N Engl J Med, 2005,353:13－22.
[35] Walsh-Sukys MC, Tyson JE, Wright LL, et al. Persistent pulmonary hypertension of the newborn in the era before nitric oxide: practice variation and outcomes [J]. Pediatrics, 2000,105(1 Pt 1):14－20.

第二十四章　肺表面活性物质替代疗法

肺表面活性物质(pulmonary surfactant, PS)是由肺泡Ⅱ型上皮细胞产生,并分布在肺泡表面的磷脂蛋白质复合物,具有降低肺泡表面张力,防治肺不张和肺水肿,保持肺泡稳定等重要功能。1980年日本藤原哲郎(Fujiwara)首次应用牛肺提取的PS治疗新生儿呼吸窘迫综合征获得成功。此后国内外开展了大规模的临床药理试验,并相继将各种不同种类PS应用于临床,使得RDS的病死率明显下降。近年来,PS的临床应用范围已扩大到治疗重症肺炎、胎粪吸入综合征、ARDS及支气管哮喘等疾病。

一、原理

(一) PS的化学成分

PS是由肺泡Ⅱ型上皮细胞产生的磷脂蛋白质复合物,主要成分包括脂类和蛋白质,其中脂类占90%,蛋白质占5%～10%。脂类由磷脂和中性脂肪组成,其中磷脂为主要成分,占85%～90%;磷脂中以磷脂酰胆碱(PC)为主,约占60%～80%,磷脂酰甘油(PG)占5%～10%,其他磷脂如磷脂酰乙醇胺(PE)、磷脂酰丝氨酸(PS)和磷脂酰肌醇(PI)等,占10%～15%;磷脂酰胆碱分为饱和与不饱和磷脂酰胆碱两大类,前者占50%～60%,主要为二棕榈酰磷脂酰胆碱(DPPC),系最具表面活性的物质;后者占25%～40%。中性脂肪主要为胆固醇、三酰甘油和脂肪酸,其功能尚不清楚。蛋白质中50%为肺表面活性物质蛋白(surfactant protein, SP),可分为A、B、C、D四种(SP-A、B、C、D),它们不仅与表面活性相关,还与肺部局部免疫有关;其中疏水性蛋白SP-B和SP-C可促进磷脂在肺泡气-液界面的吸附和扩展,并有助于单分子层的形成和稳定;SP-B还通过改变磷脂膜的结构,增强磷脂表面活性;亲水性蛋白SP-A、SP-D可促进肺泡巨噬细胞的活性,抵抗渗出到肺泡的蛋白质等对PS的抑制作用,促进肺泡上皮细胞再吸收PS。另外50%为非特异性蛋白,主要为白蛋白。

(二) PS的生理功能

1. **降低肺表面张力**　按Laplace定律(压力=2×张力/半径),肺泡内压力与表面张力成正比,与肺泡半径成反比。吸气使肺泡扩张,PS分子分散,回缩力增高,以防止肺泡过度扩张;呼气时肺泡收缩,PS密集而使作用增强,肺泡腔内表面张力降低,回缩力减弱,使肺泡在呼气时仍保持一定程度的扩张,不至于发生肺泡萎陷。PS分布在肺泡液层表面(气-液界面)展开形成单分子表面膜,使肺泡表面张力降低。其作用机制与PS磷脂的特性有关。在呼气相，肺泡表面积缩小，至呼气末肺泡表面积最小。此时表面膜磷脂分子中，不饱和磷脂被"挤出"磷脂膜层，而留下以 DPPC 为主的饱和磷脂膜。紧密排列的饱和磷脂以其极性基团（磷酸、胆碱）朝向液面，非极性基团（脂肪酸）朝向气层，形成具有高表面能的分子膜层，使液体表面张力迅速降低。PS 磷脂的这一特性，使肺泡在呼气末仍保持扩张状态。在吸气相，很低的吸气压可使肺泡迅速张开，表面积增大，已被"挤出"的不饱和磷脂再回到磷脂膜中，使原来的分子膜软化，防治了液体表面张力的增高。

2. 促进液体吸收 足月胎儿娩出时，气道和肺泡内液体约 20 ml/kg 体重，内含 PS 约 20 mg 磷脂/kg 体重。自主呼吸建立，肺泡扩张，肺泡Ⅱ型上皮细胞受机械牵拉和交感神经兴奋的刺激，大量合成分泌 PS，使肺泡内液保持高 PS 浓度（可达 2～3 mg 磷脂/ml），促进肺液吸收。

3. 保持小气道开放 与肺泡连接的毛细支气管末端也有 PS，它主要来自肺泡，其作用是降低该处的表面张力，使毛细支气管末端开放，防止小气道萎陷和气体滞留，保持小气道的稳定。如此处 PS 缺乏，易导致毛细支气管痉挛和阻塞。

4. 维持气道黏膜的黏液-纤毛系统的功能 PS 还可以从肺泡沿气道向心流动，降低气道黏膜表面张力，保持小气道黏膜完整，维持黏膜的黏液-纤毛系统的正常功能，增加气道黏液-纤毛系统的运输，有助于气道分泌物的排除。

5. 局部免疫防御功能 SP－A 可与细菌体表面多糖和病毒表面蛋白结合，并活化肺泡巨噬细胞，通过受体作用与巨噬细胞结合。SP－A 和 SP－D 亦参与对炎性细胞因子的调控。表明 PS 可阻止细菌在肺内繁殖，或使病毒凝集，活化巨噬细胞将病原体吞噬清除。

（三）PS 的代谢特点

Ⅱ型肺泡细胞具有细胞核、内质网、高尔基体和板层小体等结构，板层小体是 PS 贮存的地方。当板层小体成熟后，脱离细胞，沿细胞壁间隙进入肺泡。胎儿肺在 20～24 周已有板层小体形成，但 30 周内胎儿肺 PS 极少，总量不足足月儿的 10%。31～37 周胎儿肺内可有较多板层小体，肺液及羊水中 PS 量呈迅速增加趋势。38 周后出生的婴儿肺液 PS 含量丰富。足月儿生后 24～48 h 肺内 PS 总量可达 80～100 mg 磷脂/kg 体重，随后几天逐渐减低到 10～20 mg 磷脂/kg 体重，接近成人水平。在呼吸过程中，PS 逐渐消耗。代谢后的产物少部分被巨噬细胞吞噬、降解、清除，或经气道排出。大部分被肺泡重吸收，进入Ⅱ型肺泡细胞形成新的板层小体。PS 的半衰期为 12～20 h。外源性 PS 并不影响体内 PS 的代谢，但可增加肺泡内 PS 的吸收。

二、PS 制剂的种类

1. 天然 PS 主要来源于健康人羊水和异种动物的肺脏。从健康人羊水中提取制备的 PS 来源于胎肺液，它含有 PS 所有的磷脂和特异蛋白质成分。在其所含蛋白质成分中，除 SP－B、SP－C 外，还有大量的 SP－A，后者具有强化表面活性及局部免疫调节作用，因而，此制剂对感染和损伤为主的肺病变（如 ARDS）会产生较好疗效。但它在制备上易受 HIV 和肝炎病毒污染的限制，故在临床应用上较困难。动物源性 PS 多采用猪肺、牛肺提取，这些制剂均含有 40%～50%的以 DPPC 为主的饱和磷脂，以及 1%左右的 SP－B、SP－C，共同作为主要活性成分，一般不含有 SP－A。

2. 半合成 PS 有些制剂在天然 PS 中加入一定量有效成分，以增强疗效。如

Survanta、Surfactant - TA 等。

3. **合成PS** 美国生产的Exosurf由85% DPPC、9% 16烷醇和6%四丁酚醛配制而成。DPPC为降低肺表面张力的活性成分;16烷醇和四丁酚醛为非离子表面活性剂,能促进DPPC展开和吸附。英国生产的ALEC,由DPPC和PG(不饱和磷脂酰甘油)按7∶3组成。由于这两种制剂均不含蛋白质成分,故临床上不必考虑异源蛋白对机体的影响。

4. **重组天然PS** 它是在人工PS的基础上,利用DNA重组技术合成人类全部SP,然后在体外将之重组为天然PS。尚处于研究阶段。

表24-1 不同种类PS制剂的来源、产地及剂量

种类	制剂	来源	产地	剂量(mg/kg)
天然	人类肺表面活性物质	人羊水中提取		60
	Infasurf	牛肺提取	美国	100
	BLSE(bLES)	牛肺提取	加拿大	75～100
	CLSE	牛肺提取	美国	90
	固尔苏	猪肺提取	意大利	100～200
	Alveofact	牛肺提取	德国	50
	珂立苏	牛肺提取	中国北京	70
半合成	Survanta	牛肺PS+DPPC+脂质	美国	100
	Surfactant - TA	牛肺PS+DPPC+脂质	日本	120
	肺活通	猪肺PS+DPPC+PG	中国上海	100～120
人工合成	Exosurf	DPPC,16烷醇,四丁酚醛	美国	67.5
	ALEC	DPPC,PG	美国	100
人工重组	KL_4 - Surfactant	用赖氨酸、亮氨酸按SP-B序列合成的肽与磷脂混合	美国	200

三、PS用药指征与时机

1. **预防性给药** 对接近分娩的高危早产儿,并证实存在PS缺乏者,可考虑产前羊水内注入PS,以预防其发生NRDS。产后应用PS预防NRDS尚无统一指征,一般认为适用于以下情况:①出生体重<1 000 g或胎龄<28周的极不成熟儿。②未接受产前糖皮质激素预防者。③证实胎儿存在肺成熟度差、PS缺乏者。亦有学者认为,出生体重<1 250 g或胎龄<32周有可能发生NRDS的高危早产儿,均为产后PS预防性用药指征。在产后15～30 min内或在呼吸机通气前用药疗效最佳。

2. **治疗性给药** 用药范围包括RDS及PS继发性缺乏或失活性疾病(如胎粪吸入综合征、重症肺炎、重度窒息及ARDS等)。当临床出现肯定的呼吸窘迫征象时应尽早用药,以生后6 h内给药效果最好,一般不超过生后12 h,12～24 h或更晚给药临床疗效较差。

四、PS用药方法

1. 给药方法

(1) 气管内滴注法:为目前常用方法,根据给药速度快慢分为两种:①快速给药法:将PS溶解后置手心温化,然后吸入5～10 ml注射器中,连接一细鼻胃管,经气管插管伸入气

管分叉处，将 PS 分成 2～4 等分，按不同体位分次快速注入肺内，每次注药后应用复苏囊加压给氧或机械通气 2～3 min，以使 PS 在肺泡内均匀分布。也可置患儿于仰卧位，不改变体位，一次性快速注入全量 PS，然后应用复苏囊加压给氧或机械通气。②慢速给药法：按不同体位将 PS 分次从气管插管侧孔缓慢滴入肺内，给药期间应用复苏囊加压给氧或机械通气，以使 PS 在肺泡内均匀分布，总给药时间 15～20 min。

(2) 雾化法：尚处于实验阶段。将 PS 制剂 5 ml/kg(100 mg/kg) 置于雾化器中，试用于动物和成人 ARDS 取得较好效果。雾化吸入可使 PS 在肺内均匀分布，但要求 PS 的微粒小于 5 μm 才容易分布到肺泡内。其优点在于 PS 用量少，避免了大量液体团块一次性进入肺内对肺的损伤作用。缺点为气雾剂易沉淀失效，并需很长时间才能给足治疗剂量；另外，当肺部病变不均匀时，气雾剂优先分布于病变轻的肺叶内，而病变重的肺叶内分布极少，故影响疗效。

2. 给药剂量 多数临床报告 PS 制剂用药剂量为 50～120 mg/kg，也有低至 25 mg/kg，高至 200 mg/kg 的报告。不同种类 PS 制剂性质及药效不同，故推荐剂量亦不同。

3. 给药次数 给予首剂 PS 后 6～24 h，若患儿病情需要可重复给药，最多可应用 3～4 次，但一般给予 1～2 次即可。

五、临床应用

1. RDS 该病是最早认识到的因 PS 缺乏所致疾病，多发生于早产儿，生后 6 h 内出现呼吸窘迫症状，病死率较高。外源性 PS 替代治疗是 RDS 的特效疗法。自 80 年代开始应用 PS 治疗以来，病死率下降近 50%。

2. 窒息缺氧 缺氧可直接损害肺泡Ⅱ型细胞，同时还可引起肺水肿和肺出血，抑制 PS 活性，因而，窒息缺氧患儿易出现呼吸窘迫。给予 PS 治疗可明显改善肺氧合功能，缓解临床症状。

3. 胎粪吸入综合征 当肺内大量吸入羊水胎粪时，胎粪颗粒可阻塞大小气道，造成肺通气障碍，影响 PS 的分泌。胎粪在肺内可直接抑制 PS 活性，干扰肺泡的换气功能。胎粪还可刺激肺组织产生化学性炎症，也抑制 PS 活性。故应用 PS 可改善因 PS 缺乏或活性抑制所致的呼吸症状。

4. ARDS 成人和小儿在休克、严重感染、烧伤等原发疾病基础上均可发生，其原因包括：直接损伤肺Ⅱ型细胞，以及炎性渗出或浆液渗出物对 PS 活性具有抑制作用。因而，亦可采用 PS 治疗。

5. 支气管哮喘 由于 PS 具有保持小气道通畅的功能，有人在哮喘发作时喷雾吸入 PS 得到肺功能改善的效果。动物实验也发现，当出现毛细支气管梗阻时用 PS 可缓解症状。因此，有人提出对婴幼儿哮喘或哮喘持续状态时的呼吸衰竭，可考虑试用 PS 治疗。

六、PS 的副作用及其并发症

治疗剂量 PS 一般无副作用。但在应用 PS 后往往出现一些并发症，值得重视。

1. 肺血流改变与动脉导管开放(PDA) 应用 PS 后使肺膨胀，肺血管阻力下降，肺血流增加，有可能造成肺间质和肺泡水肿，此时，可伴有 PDA 和左向右分流增加，临床表现为 PS 阻力反应不良。亦有学者认为 PDA 的存在不是应用 PS 所致。

2. 脑血流改变与脑室内出血 有研究表明，应用 PS 后由于肺内血流增加，可出现一过性脑血流降低和体循环血压下降，用药 10 min 内脑电活动处于抑制状态。随着血氧水平的提高，脑血流波动可能超过正常水平。若脑血流波动过大或血压变化过大，可引起脑室内出血。

3. 呼吸暂停与肺出血 应用 Exosurf 治疗的极不成熟早产儿，发生反复呼吸暂停和肺出血较多，其原因不明。推测呼吸暂停与撤机过早有关。肺出血与肺内血流增加，加之伴随出现 PDA，可发生肺水肿，血液有形成分经损伤的肺泡壁漏出有关。

4. 气漏 应用 PS 后肺顺应性改善，表面张力迅速降低，此时若不及时调整吸气峰压，易引起气压伤，出现纵隔气肿、气胸等。因此，临床应用 PS 后应及时调节吸气峰压于相对安全水平，以用最低吸气峰压和最低吸入氧浓度维持正常血气水平为佳。

七、PS 应用后的监护与注意事项

(1) PS 替代疗法应由经过专门训练、并具有新生儿复苏经验的医生使用。

(2) 常规放置心电及血氧饱和度电极和传感器，监护心电及血氧饱和度。

(3) 用药前应肯定气管插管位置正确，并吸净气道分泌物。

(4) 用药时有些患儿可能出现气道一过性堵塞的表现，如青紫、心率减慢、血氧饱和度降低等，立即采用复苏囊加压给氧或接呼吸机进行机械通气后症状很快消失。

(5) 用药时改变体位有利于药液在肺内均匀分布，但应避免牵拉颈部，以免刺激迷走神经，导致心率减慢或心跳骤停。

(6) 除非有气道堵塞症状，一般用药后 6 h 内不作气管内吸引，以免将药液吸出。

(7) 用药后根据患儿皮肤颜色、胸廓运动、血氧饱和度监护、血气分析及胸部 X 线检查，及时调整呼吸机参数，以防止气压伤及氧中毒发生。调节呼吸机压力及吸入氧浓度以维持 PaO_2 50～70 mmHg，$PaCO_2$ 40～45 mmHg，pH＞7.31 为宜。

（周晓光）

第二十五章 液 体 通 气

一、概述

急性呼吸窘迫综合征(acute respiratory distress syndrome, ARDS)是一种危及生命的复杂疾病,导致 ARDS 的病因非常多,其关键问题在于弥漫性肺泡损伤导致低氧性呼吸衰竭,每年由此导致 43 000～107 000 名患者死亡。尽管近年来各种先进的辅助呼吸技术层出不穷,但是,在非新生儿人群中仍维持了高达 30%～50%高死亡率。

使用氟化液体(氟化碳)进行液体通气是一种可供选择的用于治疗呼吸衰竭的医疗技术,由于氟化碳的高呼吸气体(包括 O_2、CO_2)溶解度和低表面张力,而成为用于液体通气的最佳媒介。液体通气分为部分液体通气(partial liquid ventilation, PLV)和完全液体通气(total liquid ventilation, TLV)两种操作模式。TLV 是将相当于肺功能残气量(functional residual capacity, FRC)的氟化碳灌注入肺内,然后使用一台特殊的液体呼吸机将相当于潮气量的液体反复注入肺内,以达到气体交换、改善氧合的目的。PLV 则使用常规呼吸机,使用气体的潮气量,而肺内事先灌注相当于功能残气量的氟化碳。越来越多的基础研究和临床研究表明:液体通气是一种针对严重呼吸衰竭患者的有效支持和治疗手段,本章节中将对上述问题给予逐一介绍。

二、液体通气的历史

液体通气的相关研究已经有 50 年了,尽管 20 世纪初就有研究者使用的生理盐水作为媒介进行包括肺灌注等生理学的相关研究工作,但是直到 1962 年,Kylstra 等在动物实验中证实了含有高氧的生理盐水可以作为一种自主呼吸过程中的气体交换媒介。而后,通过多次实验证明了由于 CO_2 在生理盐水中的溶解度较低、且难以排出,使得实验动物发生高碳酸血症和酸中毒而最终死亡。以后的研究集中于寻找一种可以用于气体交换的液体,而由于硅酮和植物油的毒性较大,研究人员逐渐将目光集中于氟化碳溶液,此溶液是在赫赫有名的二次世界大战之曼哈顿计划中的一个原子核反应副产物。此溶液为无色、透明、无味、惰性,其表面张力非常低(15～19 dyn/cm, 25 ℃)、具有高 O_2(45～55 ml/dl, 25 ℃)和 CO_2(140～200 ml/dl, 25 ℃)的溶解度。1966 年 Clark 和 Gollan 证明了在常规大气压下,浸没在氟化碳溶液中的小鼠可以自主呼吸并存活。这是一个里程碑式研究,由此建立了一个理念:液体通气可以进行气体交换。

尽管动物实验模型中氟化碳所导致的氧合情况非常好,但是其高密度特性和低 CO_2

总含量,使之暴露出低 CO_2 清除能力、酸中毒等副作用。1970 年代早期,Moscowitz 和 Shaffer 尝试使用增加呼气流量、减少呼吸作功和同步呼吸机等措施来试图弥补这些缺陷。由此,有关 TLV 的动物实验研究中所使用的呼吸机得到了很大的改进,使之实验范围能从新生早产羊扩展到成年羊。同时,有关氟化碳的研究也涉及到深度潜水后减压病的预防等。TLV 的主要功能在于:针对新生动物所发生的呼吸窘迫综合征(respiratory distress syndrome, RDS)能够改善气体交换和肺顺应性、改善肺膨胀不全。同样的针对成年动物 ARDS 模型的实验也获得了令人鼓舞的成绩。更多的关于氟化碳的毒理学、摄取和清除等研究证明了其对肺组织和机体整体无显著的毒副作用。1989 年 Greenspan 和他的同事首次将此运用于人类,证实了氟化碳所引导的液体通气可以明显改善机体的氧合状态。尽管由于首例使用液体通气患儿的肺损伤非常严重,而最终未能获得一个良好的结局,但是,三个濒死的早产儿使用 TLV 证明了其可以支持气体交换、改善肺顺应性的能力。

相对于 TLV, PLV 可以避免使用一个复杂的、巨大的液体通气呼吸机和大剂量的氟化碳预充量,最早提出 PLV 理念的是 Shaffer,但是首次成功报道的却是 Fuhrman 和他的团队在 1991 年完成的。大量的关于 PLV 动物实验证实:相对于常规气体通气,无论是新生动物,还是成年动物,通过静脉注射油酸、误服、生理盐水肺灌洗等方法所导致的肺损伤,均可以从 PLV 应用中获得良好的气体交换和肺顺应性改善。目前有关严重呼吸衰竭的治疗研究中,从新生儿到儿童,再到成人,均有使用 PLV 进行相关临床 PLV 应用研究。

三、氟化碳的生理学作用

通过将普通的碳氢化合物进行氟化而产生全氟化碳,以往是使用一种特殊的蒸汽法来进行,而 1950 由 Simmons 采用一种电化学法替代了原有的制造技术,这种技术可以制造各种氟化碳溶液,这些品种的氟化碳溶液由于碳链长短、附加基团的不同而各具独一无二的特性。

氟化碳溶液是一种透明、无味、惰性的液体,其密度几乎为水的 2 倍,动力学黏性(黏滞度与密度之比)与水接近;其外周的氟原子造成其分子间力微弱而导致其表面张力很低,同时又极易气化挥发,其蒸气压为 37 ℃下 11～85 mmHg,各种氟化碳溶液的蒸气压决定了其一旦被注入气道后从肺内气化挥发的速率。此外,外周氟原子也保证了氟化碳的热稳定性和化学惰性。氟化碳不溶于水或酒精,但各种类型的氟化碳与碳氢化合物有不同程度的溶解度,具有非常好的呼吸用气体(O_2 和 CO_2)的溶解、携带能力,在一个大气压下,氟化碳的 O_2 含量几乎是水的 20 倍、血的 2 倍,且容量为同等 O_2 的气体容量一半。作为一个理想的呼吸通气媒介,氟化碳必须具备高气体溶解度、中等程度的蒸气压和动力学黏性,迄今为止尚未发现有一种单一分子量的氟化碳溶液同时具有上述特性,因此近期的研究热点之一是寻找一种新的氟化碳以适应医学领域的特殊需求。

有研究者通过动物实验和人体实验对氟化碳的潜在毒性作用进行了深入探究,在 TLV 过程中,有少量氟化碳被吸收,并于液体通气后 15～30 min 后达到稳态。这些化合物在脂肪含量高的组织中优先沉积,但不会发生生物转化。氟化碳首先在肺内通过气化而排出体外,其次在肺和其他组织中的氟化碳被巨噬细胞吞噬。即使脱离液体通气后 3 周,仍可以从肺呼出的气体中检测到氟化碳。

由于氟化碳具有高呼吸气体溶解度，因而在常规大气压下可以支持气体交换。同时，由于其高密度性，对于那些因严重肺损伤而趋于塌陷、或被炎性分泌物所充实的肺泡，可以因氟化碳的充盈而发生肺泡复苏，使得肺血更多地流向通气改善的肺组织区域。在急性肺损伤时，液体通气可以使得白蛋白渗出减少，肺水肿减少。上述作用可以改善严重肺损伤的肺通气/血流比和氧合。

由于氟化碳充盈引起的气体-液体作用力下降，使得原来导致肺泡塌陷的表面张力和表面活性力均降低。氟化碳表现出一种类似表面活性物质的特性而增加了肺泡的稳定性，但是其并不影响内源性肺表面活性物质的活性和产生。这些结果，可以使得肺泡在一个较低的膨胀压下获得复苏。

减少肺损伤而体现的肺保护作用是使用氟化碳的另一个优势，这涉及改善肺泡的扩张、取代和清除损伤部位肺组织中的炎性介质和分泌物。这些涉及氟化碳的高密度性而利于其清除分泌物、在TLV过程中的肺灌洗作用、PLV过程中的简单置换作用。氟化碳在体外实验中表现出抗炎活性，例如：降低中性粒细胞的趋化性、NO的产生、内毒素刺激巨噬细胞产生炎性介质（白介素类等）。体内实验中证实了氟化碳充盈的肺，其肺泡巨噬细胞所产生的肿瘤坏死因子（tumor necrosis factor－α，TNF－α）、白介素－1（interleukin－1，IL－1）、白介素－6（interleukin－6，IL－6）。

四、完全液体通气

完全液体通气（TLV）是指通气过程中注入和移除相对于潮气量的氟化碳液体以达到气体交换的目的，即液体通气时，将事先充分氧合、加温的氟化碳溶液按照事先评估的FRC同等量注入肺内，通过胸廓的活动和氟化碳的重力作用，逐步将剩余的肺内气体清除，然后开始液体通气，这样将不会产生由于肺内负压过高而引起肺内大量出血。与常规气体通气不同，达到相应的每分通气量和氧合可以使用各种不同的呼吸机参数设置，由于气道内充满的液体而气道阻力较大，导致流速较慢、吸气或呼气时间较长，而弥散性的限制导致潮气量较大。尽管维持适当的每分通气量需要大潮气量（15～20 ml/kg），但是肺泡水平的气-液表面张力降低使得肺泡的膨胀压降低。这就造成了肺顺应性和肺泡复苏的显著改善，肺的扩张同样得到改善。其次，氟化碳的作用对整个肺是均一的。其三，TLV可以最有效地排除气道分泌物和去除肺泡炎性损伤因子。上述的作用，可以使得TLV在ARDS的肺损伤治疗中发挥有效的作用。

由于需要新鲜的潮气量使得TLV的使用需要配置特殊的设备，虽然使用简单的重力引流装置是有效的，但是更基本的需求是能良好地控制潮气量和流量的设施。TLV相关的液体通气呼吸机的研究依然在不断地进行，其研究的重心在于增加CO_2的清除、减少液体呼吸做功、更简洁的装置。1970年Moskowitz首先发明了第一套真正意义上用于液体通气的液体通气呼吸机，以后Shaffer等研究者将其改良为能同步的呼吸机、并运用于极早产的动物RDS模型。1990年Curtis等研究者使用改良的体外生命支持（extracorporeal life support，ECLS）环路描绘了第二代液体通气呼吸机的蓝图，并最终由Hirschl等研究者在最近的20年里不断简洁化设计并成功制造。相对于滚筒驱动技术，Meinhardt等研究者使用活塞驱动的液体通气呼吸机能提高呼出流量，目前一种双活塞驱动、结合先进的复杂计算机软件的液体通气呼吸机已经开始将TLV用于成年的急性呼吸窘迫动物模型。近期，一项关于双活塞驱动液体通气呼吸机的多中心研究已经开始用于评估油酸诱导的肺损伤的疗效，结果表明与控制通气相比液体通气可以改善 PCO_2、PO_2、S_AO_2、S_VO_2 和心排血量，但是 pH 和 CO_2 的清除均无改变。此外，组织学检测证据表明肺损伤减轻了。最近，硅树脂膜技术的出现使得液体通气呼吸机更为简洁，且只需要使用单个活塞驱动设施。

在液体通气中，不仅仅需要设备简洁化，CO_2 的清除、气道内液体阻力更是亟需解决的核心问题。故此，近期的研究设计为在 TLV 系统中使用更为有效的气体交换器。有数位研究者使用商业化的血液环路（如动脉-静脉、静脉-静脉）膜氧化器，但是额外的液体蒸发量、通过多孔的膜所发生的泄露、材料的相容性等都是不可避免的难点。喷柱型气泡吸收柱是另一种气体交换方法，虽然气体交换的有效率下降了、相对于膜交换器氟化碳的耗损增加了，但是仍不失为另一种选择。最新的设备中使用硅树脂空心纤维气体交换器，其液体流动阻力较低，气体交换率较高。低的流动阻力提供的优势包括：仪器设计简单、潮气量和流量控制精准，这就保证了气道压力处于一个恰当的范围。TLV 使用过程中限制呼吸频率的一个因素是流量限制，这就是所谓的“阻塞流量（choked flow）”，这将导致液体上的呼出气道的塌陷。根据 Dawson 和 Elliot 的波速理论，最大的呼出流量受限于液体的波速。如果引流的液体量超过波速所决定的最大流量，将导致气道的塌陷。一旦阻塞流量出现，气道压力（变为极度负值）下降，引起气道关闭，其发生处是远高于肺泡水平的大气道。液体被截留在肺内，使得呼气末肺容量增加，同样，也增加了气压伤和血液动力学紊乱的危险性，如同自发性 PEEP。虽然肺容量、潮气量、氟化碳、呼气波形均可以影响呼气流量，但是通过调整呼气时间可以避免阻塞流量的发生。

五、部分液体通气

部分液体通气（PLV）是指使用通过对充满氟化碳的肺进行气体通气的一种混合性气体交换方法。Shaffer 等人观察到在动物实验中即使在气道内仍有相当数量的氟化碳残留在肺内，仍有从 TLV 到气体通气的平稳变化。1991 年 Fuhrman 与他的研究团队首先报道了 PLV 实验，即在健康猪的实验中发现，使用 PLV 可以到达与气体通气相当的气体交换。使用这种技术，通常根据年龄、体重和疾病的状况，肺内注入相当于 FRC（5～30 ml/kg）的氟化碳，使用标准呼吸机进行气体通气。早期的临床试验中，每次注入的氟化碳量为 5～30 ml/kg，3 h 内每 30 min 重复一次，达到血流动力学稳定、或根据体重调整达到 FRC、或影像学证实呼气末气管插管中出现半月形的氟化碳阴影和 PEEP 为零。以后每日的补充量根据临床情况、最后一次影像学检查提示的肺内氟化碳充盈情况、气管插管中出现半月形氟化碳阴影。

相对于 TLV，PLV 的主要优势表现在相当简洁，无需使用新的、复杂的设备，无需了解气道内液体的动力学机制，无气管插管。大量的实验证明了 PLV 在治疗呼吸衰竭中，通过复张肺的膨胀不全、重新调整肺血流分布、降低表面张力来改善气体交换和肺顺应性的有效性。

PLV 治疗呼吸衰竭的相关机制如下。①PFC 提高氧和二氧化碳的溶解度，因而具有较高的携带氧及二氧化碳的能力，在肺内起着气体转运的作用。②降低肺泡表面张力，由于PFC的高密度、低表面张力，在重力作用下能进入并扩张萎陷的肺泡，以液-液界面替代通常的气-液界面，迅速降低肺泡表面张力，使萎陷的肺泡重新开放。此外，有研究表明，PFC可以参与维持肺表面活性物质的活性、促进磷脂合成与分泌。③促进肺泡复张，恢复功能残气量，PFC通过降低表面张力、消除炎性渗出物、改善肺表面活性物质活性、重力作用，使得萎陷的肺泡复张，实现在较低的气道压力条件下，肺换气功能得到改善。PFC复张肺泡后，表面张力较低，故肺泡不再萎陷，肺顺应性显著升高。④调节肺内通气/血流比值，受PFC的重力作用，肺内上、下区域的血流得以重新分布，尤其是肺下垂部位的血流相对减少，进一步改善了通气/血流比值。⑤局部抑制炎症作用，尽管目前作用机制尚未明了，但是研究发现PFC可以降低肺部炎症，减轻肺损伤的程度，加快肺部的恢复。⑥有利于肺泡及小气道分泌物的排出。

由于对部分液体通气的研究主要集中在动物实验部分(包括早产、足月、幼年和成年动物的肺损伤模型)，尤其是国内，因而缺乏相应的系统的临床研究。Leach等人报道了早产羊发生RDS在接受肺表面活性物质治疗前，PLV可以显著改善实验动物的气体交换和肺顺应性。经过6 h的胃酸吸入导致肺损伤模型建立，相对于控制型气体通气，使用PLV后实验猪的动脉氧合显著改善。即使新生动物RDS模型中高频通气相对与常频通气无显著优势，使用PLV结合常规机械通气和高频通气，可显著改善气体交换和肺的动力学变化。Curtis等研究者报道：在狗油酸诱导的ARDS模型中，动脉氧合的增加与氟化碳的剂量正相关，使用60 ml/kg的氟化碳，效果最好；而使用40 ml/kg的氟化碳，肺顺应性改善最好，再增加剂量可以使得肺顺应性下降。Hirschl等报道：油酸诱导年轻成年羊肺损伤后2.5 h，采取的小剂量FRC(35 ml/kg)进行静脉-静脉ECLS救治过程中使用PLV疗法，可以改善气体交换和肺功能，其特征包括：肺内分流(Qps/Qt)降低和轻微的肺顺应性改善。另外一些类似的肺损伤实验研究证实了氧输送的增加和混合的静脉氧增加与氟化碳的剂量相关，其剂量峰值在40 ml/kg。这些均证明了无论是新生动物还是成年动物，各种原因导致的肺损伤-呼吸衰竭模型，使用PLV后可以改善动脉氧合和CO_2的清除。

根据已有的资料，提示部分液体通气可能与气胸、心动过缓、心跳骤停、呼吸性酸中毒、低氧血症、痰栓阻塞等并发症相关，但缺乏进一步的理论基础研究资料。

最新研究表明，PLV治疗技术对新生儿、儿童和成年人是安全的，可用于治疗临床发生各类呼吸衰竭的各年龄段人员，但是目前主要的临床研究是集中于新生儿以及先天性膈疝患者。2001年Greenough A认为液体通气是NICU中有希望解决的新生儿呼吸衰竭的新技术之一，但是在早产儿中的应用尚未成熟。2003年美国Mott儿童医院为首完成的共6个医疗中心参加的研究表明：部分液体通气可以安全地应用于新生儿，尽管有关生存率、初生28日内呼吸机使用时间、体外膜肺(extra-corporeal membrane oxygenation，ECMO)的使用时间等的比较结果尚未完全定论，但预初的结果令人鼓舞。2003年Kacmarek提出对特殊的患者群使用何种通气模式与PLV联合是亟需解决的问题之一。2004年Davies MW等完成的荟萃分析显示：鉴于目前所掌握的资料，暂时不能完全支持或否定对发生ARDS的年龄段为生后28日至18岁小儿使用PLV，需对其临床应用相关方面(病死率比较、呼吸支持时间、住院时间和远期神经系统发育等)作更深入的权威性研究。2004年Migliori等报道对两例新生儿使用高频振荡通气和PLV联合治疗慢性肺部疾病(chronic lung disease, CLD)和急性呼吸衰竭,并取得成功。2004 年 Ivascu FA 等认为使用 PLV 可以降低先天性膈疝患儿术后的死亡率和相关并发症的发生率。

尽管目前 PLV 的使用技术尚未规范,但可以肯定 PLV 是最新治疗各类呼吸衰竭的有效方法之一。迄今为止,国际上报道的新生儿使用 PLV 为 10 余例,其中 Hirschl 等报道的使用成功率为 75%。上海交通大学医学院附属新华医院朱晓东医师和他的团队率先在国内成功使用 PLV 抢救 1 例重症胎粪吸入综合征的新生儿获得成功,且没有发生不良反应。而在此之前相关人员已经完成了由上海市教委资助的动物研究,这些成果与国内其他研究者的成果都将为今后 PLV 的进一步临床实践和相关研究奠定扎实的基础。

六、展望

液体通气正处于发展的初期,虽然关于儿科和成人的呼吸衰竭患者早期的 PLV 临床应用研究尚未获得令人鼓舞的结果,许多问题仍需进一步的研究、证实,但是目前有关新生儿临床应用的研究正在如火如荼地进行,针对先天性膈疝的新生儿使用这种新的治疗模式以提高其肺的生长发育是有希望的,并在今后的临床研究中获得进一步的验证。而 TLV 相关的许多问题,例如:整个技术应用和相关的仪器设计都需要更进一步的学习与研究,一旦这些问题被解决,TLV 是有潜力被应用于临床治疗领域的,初期的临床前期研究结果显示:TLV 将使我们今后面对呼吸衰竭的患者时拥有更强有力、更有效的治疗手段。

(朱晓东)

参考文献

[1] 朱晓东,陈菲,嵇若旭,等. 部分液体通气对胎粪性急性肺损伤的病理学影响[J]. 中华儿科杂志,2008,46(10):774-778.

[2] 朱晓东,陈菲,张忠德,等. 高频振荡通气对胎粪性急性肺损伤的影响[J]. 上海第二医科大学学报,2005,25(11):1093-1096.

[3] 朱晓东,朱建幸,单炯,等. 部分液体通气治疗新生儿胎粪吸入性综合征疗效观察[J]. 临床儿科杂志,2005,23(6):345-347.

[4] Avery ME, Mead J. Surface properties in relation to atelectasis and hyaline membrane disease [J]. Am J Dis Child, 1959,97:517-532

[5] Baba A, Kim YK, Zhang H, et al. Perfluorocarbon blocks tumor necrosis factor-alpha-induced interleukin-8 release from alveolar epithelial cells in vitro [J]. Crit Care Med, 2000,28(4):1113-1118.

[6] Bartlett RH, Morris AH, Fairly HB, et al. A prospective study of acute hypoxemic respiratory failure [J]. Chest, 1986,89:684-689.

[7] Clark LC, Gollan F. Survial of mammals breathing organic liquid equilibrated with oxygen at atmospheric

pressures [J]. Science, 1966,152:1755 - 1756.
[8] Clark LC. Introduction to federation proceedings [J]. Fed Proc, 1970,29:698.
[9] Clark LC Jr, Gollan F. Survival of mammals breathing organic liquids equilibrated with oxygen at atmospheric pressure [J]. Science, 1966,152(730):1755 - 1756.
[10] Clements JA. Surface tension in lung extracts [J]. Proc Soc Exp Biol Med, 1957,10:170 - 172.
[11] Clements JA, Tierney DF. Alveolar stability associated with altered surface tension [M]// Clements JA editor. Handbook of physiology: Respiration, Bethesda, MD: American Physiological Society, 1964:1565 - 1583.
[12] Costantino ML, Fiore GB. A model of neonatal tidal liquid ventilation mechanics [J]. Med Eng Phys, 2001, 23(7):457 - 471.
[13] Davies MW, Sargent PH. Partial liquid ventilation for the prevention of mortality and morbidity in paediatric acute lung injury and acute respiratory distress syndrome [J]. Cochrane Database Syst Rev, 2004, (2):CD003845.
[14] Dunster KR, Davies MW. A novel expiratory circuit for recovery of perfluorocarbon liquid during partial liquid ventilation [J]. Intensive Care Med, 2004,30(3):514 - 516.
[15] Fuhrman BP, Paczan PR, DeFrancisis M. Perfluorocarbon associated gas exchange [J]. Crit Care Med, 1991,19:712 - 722.
[16] Garver KA, Kazerooni EA, Hirschl RB, et al. Neonates with congenital diaphragmatic hernia: radiographic findings during partial liquid ventilation [J]. Radiology, 1996,200(1):219 - 223.
[17] Gauger PG, Pranikoff T, Schreiner RJ, et al. Initial experience with partial liquid ventilation in pediatric patients with the acute respiratory distress syndrome [J]. Crit Care Med, 1996,24:16 - 22.
[18] Greenough A. Respiratory support techniques for prematurely born infants: new advances and perspectives [J]. Acta Paediatr Taiwan, 2001,42(4):201 - 206.
[19] Greenspan JS, Wolfson MR, Rubenstein SD, et al. Liquid ventilation of human preterm neonates [J]. J Pediatr, 1990,117(1 Pt 1):106 - 111.
[20] Hardt K, Kandler MA, Brenn G, et al. Comparison of aerosol therapy with different perfluorocarbons in surfactant-depleted animals [J]. Crit Care Med, 2004,32(5):1200 - 1206.
[21] Hirschl RB, Philip WF, Glick L, et al. A prospective, randomized pilot trial of perfluorocarbon-induced lung growth in newborns with congenital diaphragmatic hernia [J]. J Pediatr Surg, 2003,38(3):283 - 289.
[22] Hischl RB, Merz SI, Montoya JP, et al. Development and application of a simplified liquid ventilator [J]. Crit Care Med, 1995,23:157 - 163.
[23] Hischl RB, Overbeck M, Parent A, et al. Liquid ventilation provides uniform distribution of perfluorocarbone in the setting of respiratory failure [J]. Surgery, 1994,116:159 - 168.
[24] Hischl RB, Parent AP, Tooley R, et al. Liquid ventilation improves pulmonary function, gas exchange and lung injury in a model of respiratory failure [J]. Ann Surg, 1995,221:79 - 88.
[25] Hummler HD, Thome U, Schulze A, et al. Spontaneous breathing during partial liquid ventilation in animals with meconium aspiration [J]. Pediatr Res, 2001,49(4):572 - 580.
[26] Ivascu FA, Hirschl RB. New approaches to managing congenital diaphragmatic hernia [J]. Semin Perinatol, 2004 Jun, 28(3):185 - 198.
[27] Kacmarek RM. Combination therapy [J]. Respir Care Clin N Am, 2001,7(4):663 - 681.
[28] Kawamae K, Pristine G, Chiumello D, et al. Partial liquid ventilation decreases serum tumor necrosis factor - alpha concentrations in a rat acid aspiration lung injury model [J]. Crit Care Med, 2000,28(2):479 - 483.
[29] Kylstra JA, Pagenelli CV, Lanphier EH. Pulmonary gas exchange in dogs ventilated with hyperbarically oxygenated liquid [J]. J Appl Physiol, 1966,21:177 - 184.
[30] Kylstra JA, Schoenfish WH. Alveolar surface tension in perfluorocarbon-filled lung [J]. J Appl Physiol,

1972,33:32－35.
[31] Kylstra JA, Tissing MO. Fluid breathing [M]// Boerema L, Brummelkamp WH, Meyne NG, editors. Clinical applications of hyperbaric oxygen. Amsterdam: Elsvier, 1964:371－379.
[32] Mead J, Whittenberrger JL, Radford EP. Surface tension as factor in pulmonary volume-pressure hysteresis [J]. J Appl Physiol, 1957,10:191－196.
[33] Migliori C, Bottino R, Angeli A, et al. High-frequency partial liquid ventilation in two infants [J]. J Perinatol, 2004,24(2):118－120.
[34] Milberg JA, Davis DR, Steinberg KP, et al. Improvement survival of patients with acute respiratory distress syndrome (ARDS):1983－1993 [J]. JAMA, 1995,273:306－309.
[35] Moskowitz GD. A mechanical respirator for control of liquid breathing [J]. Fed Proc, 1970,29:1751－1752.
[36] Moskowitz GD, Shaffer TH, Dublin SE. Liquid breathing trails and animal studies with a demand-regulated breathing system [J]. Med Instrum, 1973,9:28－33.
[37] Richman PS, Wolfson MR, Shaffer TH. Lung lavage with oxygenated perflurochemical liquid in acute lung injury [J]. Crit Care Med, 1993,21:768-776.
[38] Shaffer TH, Douglas PR, Lowe CA, et al. The effects of liquid ventilation on cardiopulmonary function in preterm lambs [J]. Pediatr Res, 1983,17:303－306.
[39] Shaffer TH, Moskowitz GD. An electromechanical demand-regulated liquid breathing system [J]. IEEE Trans Biomed Eng, 1975,22:24－28.
[40] Shaffer TH, Moskowitz GD. Demand-controlled liquid ventilation of the lungs [J]. J Appl Physiol, 1974,36: 208－213.
[41] Tham MK, Walker RD, Modell JH. Physical properties of and gas solubilities in selected fluorinated ethers [J]. J Chem Eng Data, 1973,18:385－386.
[42] The Acute Respiratory Distress Syndrome Network. Ventilating with lower tidal volumes for acute lung injury and the acute respiratory distress syndrome [J]. New Engl J Med, 2000,342:1301－1308.
[43] Thome UH, Schulze A, Schnabel R, et al. Partial liquid ventilation in severely surfactant-depleted, spontaneously breathing rabbits supported by proportional assist ventilation [J]. Crit Care Med, 2001,29(6): 1175－1180.
[44] Valls-I-Soler A, Alvarez FJ, Gastiasoro E. Liquid ventilation: from experimental use to clinical application [J]. Biol Neonate, 2001,80 Suppl 1:29－33.
[45] Vazquez de Anda GF, Lachmann RA, Verbrugge SJ, et al. Partial liquid ventilation improves lung function in ventilation-induced lung injury [J]. Eur Respir J, 2001,18(1):93－99.
[46] Winternitz MC, Smith GH. Preliminary studies in intratracheal therapy [M]// Winternitz MC. Pathology of war gas poisoning. New Haven: Yale University Press, 1920:144－160.
[47] Wolfson MR, Shaffer TH. Liquid ventilation during early development: theory, physiologic processes and application [J]. J Appl Physiol, 1990,13:1－12.
[48] Zander R. O_2-Loslichkeit in fluorocarbonen [J]. Res Exp Med (Berl), 1974,164:97－109.

第二十六章　体 外 膜 肺

第一节　体外膜肺概述

一、体外膜肺氧合概念

体外膜肺(ECMO)是一种呼吸循环支持技术，其原理是经导管将静脉血引到体外，在血泵的驱动下，经过膜式氧合器氧合，再输回患者体内，能同时提供左、右心室辅助，而且可代替肺功能，使心脏和肺脏得到休息的同时，为心肺复苏患者提供稳定的循环血量，及时有效地恢复心、脑等重要脏器的血供和氧供。为肺功能和心功能的恢复赢得宝贵时间。为呼吸机和心脏起搏器等其他辅助治疗不能改善的心肺功能衰竭提供有效的治疗手段。

二、体外膜肺的发展历史

1953 年——鼓泡式氧合器：Gibbon 成功应用于体外循环心脏直视手术，但鼓泡式氧合器并发症较多，其应用时间仅限数小时。

1956 年——气体交换膜：Clowes 等研发了气体交换膜，随着交换膜材料的不断改进，仿生呼吸的膜式氧合器(膜肺)逐渐在临床普及使用，膜肺的气体交换能力强、生物相容性好、血液破坏少、气栓发生率低，尤其是纤维膜肺的研制，其良好的稳定性和安全性为长时间体外氧合应用提供了可能。

1969 年，有人尝试用体外心肺支持技术治疗呼吸功能衰竭，并提出 ECMO 的概念。

1972 年，Hill 采用 ECMO 技术成功治愈了一位 24 岁合并呼吸衰竭的复合伤患者。

1986 年，Bartlett 等报道了首例新生儿急性肺损伤应用 ECMO 技术治疗并存活。此后 ECMO 的应用逐渐增多，多项研究表明 ECMO 可显著降低新生儿急性肺损伤及小儿急性呼吸衰竭的死亡率，这是吸入 NO、高频振荡通气、肺泡表面活性物质替代等治疗措施都无法实现的。

1986 年，Bindslev 等报道用肝素涂抹新型膜肺建立 ECMO。

1989 年以来，体外生命支持组织(ELSO)临床应用 ECMO 的例数超过 24 000 例，多数为新生儿。

1993年,Zwushenberrger等对5 000例ECMO治疗的呼吸衰竭患儿调查表明,其生存率为82%。

三、体外膜肺的原理

ECMO治疗时先将体内血液引流至贮血罐,然后由机械泵将血泵入氧合器,经膜肺将血液氧合、排出CO_2并加温后再通过另一路管道回输患者体内。引流体外和泵入体内的管道之间有一备用的短路,其作用是一旦回路或机械故障时可迅速将机体与ECMO系统脱离,从而确保临床使用安全。ECMO的基本结构:血管内插管、连接管、动力泵(人工心脏)、氧合器(人工肺)、供氧管、监测系统。

1. **氧合器(人工肺)** 其功能是将非氧合血氧合成氧合血,又叫人工肺。ECMO氧合器有硅胶膜型与中空纤维型两种。硅胶膜型膜肺相容性好,少有血浆渗漏,血液成分破坏小,适合长时间辅助。例如支持心肺功能等待移植、感染所致呼吸功能衰竭。其缺点是排气困难,价格昂贵。中空纤维型膜肺易排气,2～3日可见血浆渗漏,血液成分破坏相对大,但由于安装简便仍首选为急救套包。如需要,稳定病情后可于1～2日内更换合适的氧合器。

2. **动力泵(人工心脏)** 作用是形成动力驱使血液向管道的一方流动,类似心脏的功能。

临床上主要有两种类型的动力泵:滚轴泵、离心泵。由于滚轴泵不易移动,管理困难。在急救专业首选离心泵作为动力泵。其优势是安装移动方便,管理方便,血液破坏小;在合理的负压范围内有抽吸作用,可解决某些原因造成的低流量问题;新一代的离心泵对小儿低流量也易操控。

3. **肝素涂抹表面(HCS)技术** 在管路内壁结合肝素,肝素保留抗凝活性,这就是肝素涂抹表面(HCS)技术。目前常用的有Carmeda涂抹。HCS技术的成功对ECMO技术有强大的促进作用。使用HCS技术可以使血液在低ACT(Activated Clotting Time of whole blood即激活全血凝固时间)水平不在管路产生血栓;HCS技术可减少肝素用量、减少炎症反应、保护血小板及凝血因子。因此HCS可减少ECMO并发症延长支持时间。

四、体外膜肺呼吸和循环支持的优越性

1. **较长时间呼吸循环支持** ECMO是基于仿生学原理研制的氧合器,氧合过程中血液损伤轻,经材料生物相容性的改进,体外循环其他措施的改善,使ECMO可以长时间的替代心肺功能,为心肺功能恢复赢得时间。

2. **有效地改善机体低氧血症** 氧合器能将静脉血氧合为动脉血,每分流量可达1～6 L。在急性肺损伤、呼吸窘迫综合征等情况下出现肺气体弥散功能障碍,肺小动静脉分流时,ECMO可为满足机体组织细胞的氧合需要,并排出二氧化碳。

3. **有效地循环支持** ECMO治疗期间可进行左、右心功能辅助,并可通过调节静脉回流,降低心脏前负荷。在没有或较少的正性肌力药物条件下,心肌可得到充分休息。

4. **避免长期高氧吸入引起的氧中毒** 膜式氧合器可根据血气分析结果调整 FiO_2 和通气量，给空气时膜肺就可达到正常肺的氧合效应，可以避免长期吸入高浓度氧所致的氧中毒。

5. **避免机械通气所致的气压伤** ECMO 治疗期间，可保证充分氧供，机器通气的目的是为了避免肺泡萎陷，不需要很高的压力，避免了机器通气所致的气道损伤。

五、体外膜肺同传统的体外循环的区别

ECMO 区别于传统的体外循环有以下几点。①ECMO 是密闭性管路无体外循环过程中的储血瓶装置，体外循环则有贮血瓶作为排气装置，是开放式管路。②ECMO 由于是由肝素涂层材质，并且是密闭系统管路无相对静止的血液。激活全血凝固时间（ACT）120～180 s，体外循环则要求 ACT＞480 s。③ECMO 维持时间 1～2 周，有超过 100 日的报道，体外循环一般不超过 8 h。④体外循环需要开胸手术，需要时间长，要求条件高，很难实施。ECMO 多数无需开胸手术，相对操作简便快速。

第二节　体外膜肺转流方式

一、静脉-静脉转流

经静脉将静脉血引出经氧合器氧合并排除二氧化碳后泵入另一静脉。通常选择股静脉引出，颈内静脉泵入，也可根据患者情况选择双侧股静脉。原理是将静脉血在流经肺之前已部分气体交换，弥补肺功能的不足。

静脉-静脉（V－V）转流适合单纯肺功能受损，无心脏停跳危险的病例。可在支持下降低呼吸机参数至氧浓度＜60％、气道压＜40 cmH_2O，从而阻断为维持氧合而进行的伤害性治疗。需要强调 V－V 转流是只可部分代替肺功能，因为只有一部分血液被提前氧合，并且管道存在重复循环现象。

二、静脉-动脉转流

经静脉将静脉血引出经氧合器氧合并排除二氧化碳后泵入动脉。成人通常选择股动静脉；新生儿及幼儿由于股动静脉偏细选择颈动静脉；也可开胸手术动静脉置管。

静脉-动脉（V－A）转流是可同时支持心肺功能的连接方式。V－A 转流适合心功能衰竭、肺功能严重衰竭并有心脏停跳可能的病例。由于 V－A 转流 ECMO 管路是与心肺并联的管路，运转过程会增加心脏后负荷，同时流经肺的血量减少。长时间运行可出现肺水肿甚至粉红泡沫痰。这也许就是 ECMO 技术早期对心脏支持效果不如肺支持效果的原因。当心脏完全停止跳动，V－A 模式下心肺血液滞留，容易产生血栓而导致不可逆损害。

三、体外膜肺方式的选择

要参照病因、病情，灵活选择。总体来说 V－V 转流方法为肺替代的方式，V－A 转流方法为心肺联合替代的方式。心脏功能衰竭及心肺衰竭病例选 V－A；肺功能衰竭选用 V－V 转流方法。而在病情的变化过程中还可能不断更改转流方式。例如在心肺功能衰竭急救过程中选择了 V－A 转流方法，经过治疗心功能恢复而肺还需要时间恢复。为了肺功能的快速恢复，转为 V－V 模式。不合理的模式选择则可能促进原发症的进展，降低成功率；正确的模式选择可对原发病起积极作用，提高成功率。

第三节　体外膜肺应用适应证

ECMO 适应证因其强大的心肺替代功能并且操作简单而非常广泛。由于 ECMO 的出现使许多危重症的抢救成功率明显上升，如 ARDS。更令人振奋的是使许多令医生束手无策的难题有了新的有效解决方法，如心跳呼吸骤停。

一、各种原因引起的心跳呼吸骤停

心跳呼吸骤停的抢救首选传统急救同时实施 V－A ECMO。此方案的优点如下：①最短的时间支持呼吸循环，保护重要脏器。②防止反复出现心跳呼吸骤停。③在安全的状态下寻找并治疗原发病。

在有效的心肺复苏支持下，尽快启动循环，是可以保护重要脏器不发生不可逆损害。实施 ECMO 支持下寻找原发病并积极治疗。某些原发病经过支持可以逐渐恢复，待恢复后可脱离 ECMO 系统。

二、急性严重心功能衰竭

严重的心功能衰竭不但会减少组织器官血供，更严重的是随时会有心跳骤停的可能。ECMO 可改善其他器官及心脏本身的氧合血供，控制了心跳骤停的风险。

常见于重症暴发性心肌炎、心脏外科手术后、急性心肌梗死。

三、急性严重呼吸功能衰竭

用于急性呼吸功能衰竭的替代治疗是研制 ECMO 的初衷。一般认为，误吸、创伤、严重肺部感染、脓毒血症等直接或间接造成肺损伤，继而引起的呼吸衰竭和 ARDS 是 ECMO 的适应证，特别适用于小儿或成人的急性肺损伤。但作为一种操作复杂、管理繁琐、费用昂贵的治疗手段，临床上通常在常规呼吸支持和辅助治疗无效后才考虑使用 ECMO。

四、各种严重威胁呼吸循环功能的疾患

各种严重威胁呼吸循环功能的疾患如酸碱电解质重度失衡、重症哮喘气道梗阻、肺梗

死、溺水、冻伤、外伤、感染。这些是常见的 ECMO 治疗适应证。有的虽然心肺功能尚好，但心肺功能随时可受原发病影响。可导致功能下降甚至丧失。出于保障可预见性地实施 ECMO 支持，或准备随时实施。

对于一些心肺功能没有恢复可能的病例，仍能通过日益强大的移植技术来脱离 ECMO 达到康复。这就使一些被认为是禁忌证的疾患仍可延伸使用 ECMO 技术，并与移植技术结合形成一个理想的救治过程，甚至促进了移植技术的发展。目前已有一些医疗中心在作这方面的探索，并取得了一定成绩。而这一切工作的基础就是其他器官的保护，避免多个器官损害是成功的关键。

第四节　体外膜肺的建立和撤除

一、建立体外膜肺前准备

1. 插管前准备

(1) 常规：向患者家长交代病情，告知 ECMO 的适应证，操作方法，费用，可能存在的风险如出血、感染、血栓形成、其他器官功能衰竭、设备故障等并签订知情同意书。

(2) 制定 ECMO 操作备忘录：罗列 ECMO 物品清单，包括 ECMO 工作车物品目录(如 ECMO 套包、血流量仪、准备各种型号的动静脉插管、附件包等)和 ECMO 主机物品目录(如氧合器、动力泵、支架、氧气流量表、氧饱和仪、ACT 机、氧气源等)。

(3) 建立 ECMO 操作记录单：包括 ECMO 运作时间、ECMO 模式、膜肺型号、驱动泵型号、血流动力学参数、血管活性药物应用、呼吸参数、ACT 监测、血气监测、动脉及混合静脉血氧饱和度监测、并发症及其他护理记录单等。

(4) 配置预充液：准备白蛋白、红细胞悬液、肝素、葡酸钙等按一定配方配置。

(5) 麻醉：局部用 2% 的利多卡因浸润麻醉，患者要处于良好的麻醉状态，可使用镇静、镇痛和肌松药物，需要给予芬太尼和维库溴铵作为基础麻醉。严格无菌操作，局部消毒铺单。

(6) 抗凝：插管前 5 min 使用肝素 1～2 mg/kg 静脉推注，维持血液抗凝。插管完成后再根据凝血功能情况予以鱼精蛋白中和，检查 ACT 保持在 140～200 s。

2. ECMO 方式及插管途径选择　V－A ECMO 方式适用于心肺功能不全患者，也可用于单纯呼吸辅助。V－V ECMO 方式适用于单纯肺功能不全，心功能良好者。

(1) 动脉插管途径有：①升主动脉插管。②腋动脉插管。③股动脉插管。④颈动脉插管。

(2) 静脉插管途径有：①右房插管。②股静脉插管。③颈静脉插管。

3. ECMO 前设备检查

(1) 机电部分：检查电源，备用电源，离心头是否安装到位，检查流量计安装方向，打开主电源，旋转流量开关观察泵头运转情况，有无震动和异常声音，检查流量报警设定，流量和压力调零点，检查动静脉氧饱和度仪是否矫正。

（2）管道部分：检查管道各个接口是否牢固，管道是否扭曲打折，固定管道防止脱落，检查桥连管、预充管和内循环管是否夹闭，检查气源连接管道，氧气管连接无误，有气体流出，变温水管正确连接，无渗漏，关闭血样采集三通，检查静脉负压监测管路连接牢固，确保动静脉管道夹闭到位。

二、体外膜肺的启动

动静脉插管与动静脉管道连接完成后，分别检查动静脉管道，确保无误，台上先松开动静脉管道钳，台下先松开静脉管道钳，旋转流量开关，转速达 1 500 r/min 以上后，再打开动脉管钳，ECMO 开始运转，首先观察血流方向和流量读数，打开气体流量计（1～3 L/min，FiO_2 80%），观察动脉颜色，检查动静脉氧饱和度读数是否正常，观察静脉有无抖动和负压读数（<40 mmHg），检查膜肺和各个接头有无渗漏，观察患者动脉血压、中心静脉压、左房压、动脉和混合静脉血氧饱和度。

三、体外膜肺的参数调整

1. 流量 ECMO 辅助的初始流量一般较高，达到全流量的 1/2～2/3［新生儿 100～150 ml/（kg·min），儿童 80～120 ml/（kg·min）］，目的是尽快改善氧合，改善微循环，使心肺得到休息，表现为动静脉氧饱和度升高，末梢循环改善，有尿排出，血乳酸水平下降，代酸减轻。维持平均动脉压 60～80 mmHg，CVP 5～12 cmH_2O，静脉氧饱和度>75%。随着患者生命体征的逐渐稳定，流量逐渐下调，维持在心排血总量的 80%，此阶段主要是维持较为满意的生命体征，为心肺功能恢复争取时间。

2. 气体 当 ECMO 开始运转后先将膜肺氧浓度调至 70%～80%，气流量与血流量比为（0.5～0.8）∶1，必要时使用高气流量或纯氧，观察 ECMO 动静脉氧饱和度，动脉氧饱和度要达到 95%以上，静脉氧饱和度 65%以上，如果静脉氧饱和度较低，要考虑辅助流量是否充分，体温是否过高，下半身高氧等因素，通过增加流量，适当降温，调高氧浓度等措施来改善。机械通气方面要降低呼吸机参数，尽量使肺得到充分休息。ECMO 稳定期膜肺氧浓度下调至 40%～50%，持续维持较低的呼吸机参数，并定期监测血气，保持较好的氧供和酸碱平衡。

四、血管活性药物的调整

ECMO 开始运转后正性肌力药物如肾上腺素和去甲肾上腺素要逐渐减量至停用，主要观察动脉血压和中心静脉压，可给予少量的多巴胺和多巴酚丁胺，维持较为满意的血流动力学指标。减少正性肌力药用量的目的是让心脏得到充分休息，充分发挥人工心肺的辅助作用，在 ECMO 支持下维持机体生理需要，以期心脏功能得以康复。

五、抗凝与监测

通常使用肝素抗凝，用量 4～30 U/（kg·h），维持 ACT140～200 s，随着 ACT 值调整用量。肝素配置：用 200 U/kg 肝素加入 50 ml 盐水中，输入速度为 1 ml/h 时，肝素用量为

4 U/(kg·h)。常用 ACT 监测抗凝效果，一般每 3 h 测 1 次，早期调整肝素用量时每 1 h 测 1 次。

六、体外膜肺的疗效评估

开始运转后体内氧合血增多，静脉血和氧饱和度逐渐升高，血气表现为 PaO_2 升高，$PaCO_2$ 降低，酸中毒减轻，即使减低呼吸机参数，也能维持良好的氧代谢，表明 ECMO 呼吸支持有效。当采取股动脉插管进行 V-A ECMO 时，如果患者自体肺氧化功能差，可能会造成下半身高氧合，上半身低氧合情况，这样会导致脑部低氧，需要加用腋动脉插管，提高上半身的氧分压，改善脑部低氧状态。如果患者意识清醒，肺功能良好，可以停用呼吸机，拔除气管插管，减少肺部感染机会。

运转后动脉血压能够维持，平均动脉压大于 60 mmHg，左房压降低，随着辅助时间的延长，血压会逐渐升高，此时需要减少正性肌力药的用量，而平均动脉压无明显降低，表明 ECMO 循环支持有效，表现为患者四肢逐渐温暖，皮肤花纹消失，尿量增加，血乳酸下降，末梢循环改善。需要注意容量负荷，如果辅助流量提高困难，动脉血压不升，静脉管道抖动明显，静脉端负压升高，提示可能存在容量不足，可以适当补充容量，观察动脉血压和中心静脉压。

早期肺部胸片改善往往不明显，部分会出现加重现象，随着辅助时间的延长，血液氧合的提高，呼吸参数的降低，体内多余水分的排出，肺部 X 线表现肺纹理逐渐清晰肺门影和心影缩小。胸片还能准确显示插管位置，以便及时调整。注意观察胸腔和心包腔积液情况。

超声心动图可以实时观察左右室收缩和舒张情况，监测心脏射血分数(EF)、心室收缩指数(FS)等代表心功能的指标，房室壁厚度，室间隔运动，心内血栓形成，畸形矫治情况。运态观察更加有意义，可以反映心功能恢复趋势，判断 ECMO 预后。

七、体外膜肺的撤除

经过一段时间的 ECMO 支持后，患儿心电图正常；动脉和混合静脉血氧饱和度正常；血流动力学参数正常；呼吸机参数明显改善；血气分析正常；胸片改善，可考虑试行撤离 ECMO。如 ECMO 支持 1 周后出现不可逆的脑或肺损伤；其他重要脏器功能不可逆衰竭等，要建议亲属终止 ECMO。撤离 ECMO 前先准备需要用物品，如 PDA 包、辅料包、手术衣、管道钳子、消毒物品等。

1. V-A ECMO

(1) V-A ECMO：ECMO 辅助期间血液动力学稳定，当机械通气达到 $FiO_2<50\%$，$PIP<30\ cmH_2O$，$PEEP<8\ cmH_2O$，血气指标正常，可逐渐降低膜肺氧浓度至 21%，并逐渐减低辅助流量(<1 L/min)，观察患者生命体征，当流量降至正常血流量的 10%～25% 后，仍能维持血流动力学稳定，血气指标满意，可考虑停机。

(2) 具体操作：夹闭动静脉管道停机，并保持动静脉桥连开放，以防再次辅助。拔管前 30 min 需要静脉注入肝素 1 mg/kg，严格消毒铺单，一般先拔除静脉插管，再拔除动脉插管。新生儿可直接结扎动静脉，缝合皮肤伤口，覆盖无菌敷料。

2. V-V ECMO

(1) V-V方式 ECMO 撤出前可以通过减低流量(最小流量 40 ml/(kg · min)或 200 ml/min)和降低膜肺氧浓度的方法评价患者自体肺功能。加大通气氧浓度到 1.0,观察患者 PaO_2,如果随着 FiO_2 的提高 PaO_2 也迅速提高,证明患者肺功能良好。调节通气参数到预计停 ECMO 后可接受的状态,低流量下血气指标较好,可以关闭膜肺气源,分别封闭膜肺气体进出口,观察 1～2 h 再查血气,如果血气指标正常可以考虑停止 ECMO。

(2) 相对于 V-A 方式较为简单,停机后在无菌条件下拔出静脉管,修复血管,新生儿不需要修复结扎即可,体内也不需要使用肝素。

第五节 体外膜肺的并发症

ECMO 的并发症主要包括机械原因和生理原因两大类。前者如回路血栓堵塞或脱落、氧合器功能不良、机械泵或加热器故障、置管和拔管相关并发症等。一旦发生上述并发症,应迅速让机体从 ECMO 上脱离,并恢复治疗前的机械通气,同时处理相应的回路问题。生理原因主要跟 ECMO 扰乱了凝血功能和动脉搏动灌注方式有关,主要包括以下几个方面。

一、中枢神经系统

ECMO 无脉搏转流和右颈动脉的结扎改变了正常的血液循环方式,有可能导致右脑损伤和听力损害,ECMO 期间保持正常的头位以利于良好的颅内血供对预防中枢神经系统并发症十分重要。为避免右颈内静脉血液淤滞,有人建议经颈内静脉向脑端置管,充分引流颅内血液从而减轻脑淤血。此外,镇静剂的应用可减少 ECMO 期间躁动和癫痫的发生。

二、血液系统

全身肝素化是最主要的出血原因。颅内出血尤其是新生儿脑室出血发生率在 14%左右。在不足 35 周的新生儿应用 ECMO,几乎 100%发生脑室出血,因此 ECMO 禁用于不足 36 周的新生儿。ECMO 转流期间血小板易黏附于硅胶膜和管道表面,导致血小板的持续破坏和消耗,因而 ECMO 对血液系统损害最大的是血小板。故 ECMO 治疗期间一般需每天补充浓缩血小板。因血管插管较粗,切开伤口容易渗血,需加压包扎。另外因转速过快,长时间高流量,静脉引流负荷过大及离心泵内血栓形成等原因部分患者会出现红细胞破坏和溶血,表现为血尿,血色素下降等情况,通过减慢转速常能改善。有时需补充浓缩红细胞或输注血浆增加容量可得到缓解。肝素化回路可减少血细胞的破坏,降低出血的发生率,但价格较昂贵。

三、心血管系统

ECMO 期间有时出现心搏出压和搏出量极度降低的现象，即所谓的心脏晕厥现象，一般持续时间较短暂，具体机制不明，但与死亡率有关。此外，高血压也是 ECMO 期间一种危险的并发症，可增加颅内出血的危险，甚至诱发心包填塞。栓塞也是常见并发症，气栓或者血栓可引起神经系统和外周组织梗塞的相应症状。

四、其他

ECMO 早期因低血压、低容量导致肾灌注不足出现少尿、水电解质紊乱、酸碱平衡失调等，预防措施主要是 ECMO 前适当增加机体容量。另外因 ECMO 插管多，留置时间长，为有创操作插管部分血肿形成等原因容易发生血液细菌感染。严格无菌操作，及时加压包扎和止血。发现感染征象及时应用抗菌素。其他还有血栓、气栓形成等，严格规范操作，及时有效检测，调整肝素用量，才能确保 ECMO 顺利进行。

ECMO 的临床应用给体外呼吸循环支持带来新的理念和定位，众多实验和临床资料证实 ECMO 对改善机体氧合、排除多余二氧化碳、维持血流动力学的稳定、促进心肺功能的恢复十分有效。而正确掌握适应证和选择转流方式，尽可能降低和减少相关并发症，才能更好地提高 ECMO 对危重患者治疗的成功率。

［附］ 病例：患儿，男，9 岁 8 月，咳嗽半月，气促伴咯血 1 h 于 09 年 8 月 20 日 16:40 入院。在输液时，病情急剧变化。出现气促，窒息感，四肢冷，血压下降。过去史：曾有虾过敏史。入院查体：T 37 ℃，P 160 次/min，BP 70/35 mmHg，SpO_2 80％，体重35 kg，神志不清，烦躁不安，气管插管内可见大量泡沫样淡血性液体涌出，双肺可闻及大量细湿啰音，心音低，心律齐，未及杂音，肝脾肋下未及，四肢末梢凉，全身未见明显皮疹。血气及电解质：pH 6.93，$PaCO_2$ 85.6 mmHg，PaO_2 32.4 mmHg，K^+ 3.3 mmol/L，Na^+ 139 mmol/L，Cl^- 107 mmol/L BE －13.6 mmol/L Lac 8.7 mmol/L。血常规：WBC 28.7×10^9/L，N 0.75，Hb 122 g/L，PLT 316×10^9/L，CRP＜1 mg/L。胸片：急性肺水肿（图 26－1）。

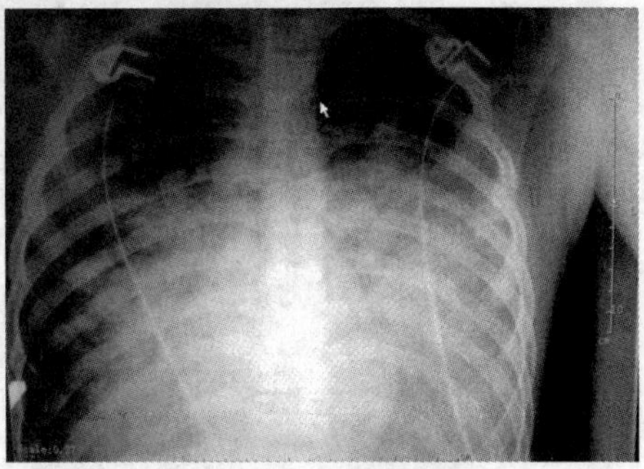

图 26－1　患者胸片

初步诊断：急性支气管炎、过敏性休克。

入院后经扩容 1 900 ml（晶体液、胶体液）、肾上腺素（1 μg/kg·min）、吗啡（100 μg /kg·h）、米力农［0.5 μg/(kg·min)］、甲泼尼龙（10 mg/kg）应用，亚胺培南-西拉司丁钠抗感染，维生素 C、果糖二磷酸钠支持心脏功能。头部亚低温，甘露醇、白蛋白降颅压。呼吸机 SIMV 模式进行机械通气，呼吸机参数逐渐上调至：FiO_2 95％，V_T 210 ml，IT 0.7 s，PEEP 15 cmH_2O，VR 35 bpm。SaO_2 波动在75％～85％。心超：EF 33％。

因尿量少同时存在急性肺水肿，入院 1 h 予以 CRRT（图 26－2）。

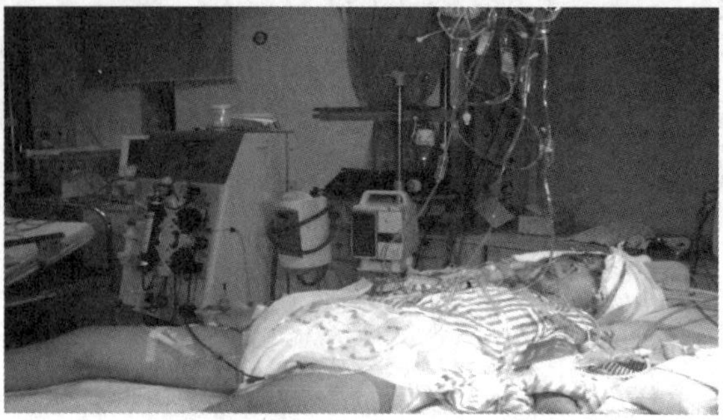

图 26-2　患者 CRRT

治疗过程中，血压持续不能改善，心肺功能不断恶化。通过调整呼吸机参数，应用强心，血管活性药物仍不能改善。21:20 应用 ECMO 进行心肺功能替代治疗（图 26-3）。

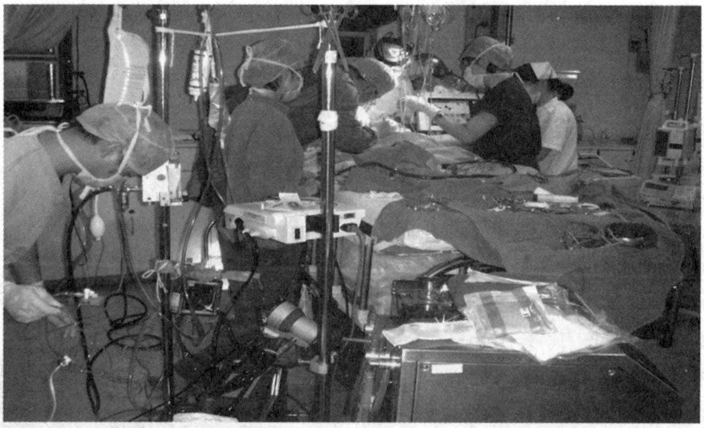

图 26-3　应用 ECMO 进行心肺功能替代治疗

选用离心泵和中空纤维氧合器，应用变温水箱，选择 V-A ECMO（左股动脉、右颈静脉）模式（图 26-4）。

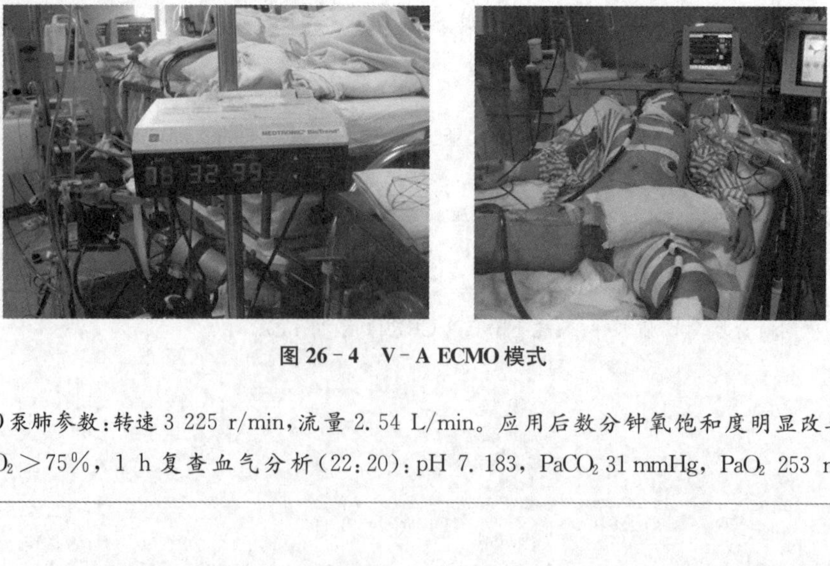

图 26-4　V-A ECMO 模式

ECMO 泵肺参数：转速 3 225 r/min，流量 2.54 L/min。应用后数分钟氧饱和度明显改善，SaO_2 达 100%，SvO_2 > 75%，1 h 复查血气分析（22:20）：pH 7.183，$PaCO_2$ 31 mmHg，PaO_2 253 mmHg，K^+

3.1 mmol/L，Na^+ 140 mmol/L，Cl^- 113 mmol/L，BE −15.5 mmol/L，Lac 7.8 mmol/L。22:30 后逐渐下调血管活性药物用量和呼吸机参数，次日呼吸机参数：FiO_2 40%，V_T 210 ml，IT 0.7 s，PEEP 5 cmH_2O，VR 25 bpm，SaO_2 稳定在 95%以上。ECMO 泵肺参数：8 月 21 日转速 2 400 r/min，流量 2.30 L/min；8 月 22 日转速 2 000 r/min，流量 2.0 L/min。病情稳定，血压正常，氧合正常。8 月 22 日复查血气：pH 7.433，$PaCO_2$ 32 mmHg，PaO_2 107 mmHg，K^+ 3.6 mmol/L，Na^+ 144 mmol/L，Cl^- 108 mmol/L，BE −2.5 mmol/L，Lac 1.1 mmol/L。ACT：160～200 s。心超：EF 56%。胸片（图 26－5）：肺水肿明显改善。

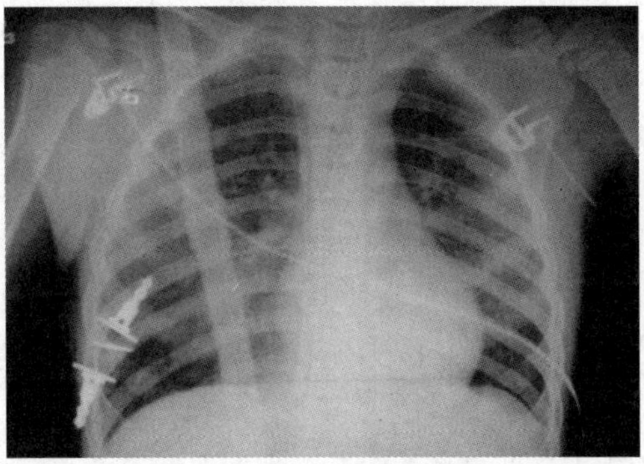

图 26－5　复查胸片

8 月 23 日撤 ECMO，撤离前 ECMO 泵肺参数：转速 1 925 r/min，流量 0.5 L/min。ECMO 应用过程中，出现切口渗血，经加压包扎后控制；出现血尿，血色素下降，经适当减慢转速和输血浆后改善；出现静脉引流管抖动，经补液增加容量后好转。无其他并发症出现。

8 月 24 日撤呼吸机，病情稳定。1 周后伤口愈合良好，治愈出院。

（张晨美）

参考文献

[1] 黄宇戈，封志纯，HUANG-Yuge. 体外膜式氧合在儿科应用[J]. 国际儿科学杂志，2008，35(2).
[2] 蒋崇慧，黄子通，谢钢，等. 体外膜肺氧合在心肺脑复苏中的应用[J]. 中华急诊医学杂志，2008，6.
[3] 刘东，王盛宇，孙凌波，等. ECMO 临床应用[J]. 北京生物医学工程，2008，27(3).
[4] 刘东，王盛宇，孙凌波，等. 体外膜肺氧合的术后并发症(附 7 例报告)[J]. 解放军医学杂志，2008，6.
[5] 龙村. ECMO 手册[M]. 北京：人民卫生出版社，2006：174.
[6] Fisher JC, Stolar CJ, Cowles RA. et al. Extracorporeal membrane oxygenation for cardiopulmonary failure in pediatric patients: is a second course justified? [J]. Journal of Surgical Research, 2008, 1.
[7] Fleming GM, Gurney JG, Donohue JE, et al. Mechanical component failures in 28 171 neonatal and pediatric extracorporeal membrane oxygenation courses from 1987 to 2006 [J]. Pediatric critical care medicine, 2009, 4.
[8] Flick RP, Sprung J, Gleich SJ, et al. Intraoperative extracorporeal membrane oxygenation and survival of pediatric patients undergoing repair of congenital heart disease [J]. Paediatric Anaesthesia, 2008, 8.
[9] Kugelman A, Gangitano E, Taschuk R, et al. Extracorporeal membrane oxygenation in infants with meconium aspiration syndrome: a decade of experience with venovenous ECMO [J]. Journal of Pediatric Surgery, 2005, 7.
[10] Thourani VH, Kirshbom PM, Kanter KR, et al. Venoarterial extracorporeal membrane oxygenation (VA-ECMO) in pediatric cardiac support [J]. The Annals of Thoracic Surgery, 2006, 1.

第三篇　机械通气各论

第二十七章　呼吸系统机械通气的应用

第一节　急性喉梗阻

因喉部或其邻近组织的病变，使喉部通道（特别是声门处）发生狭窄或阻塞，引起呼吸困难者称喉梗阻（laryngeal obstruction），亦称喉阻塞。任何原因使喉部通道狭窄或阻塞正常气流不能通过，均可以引起喉梗阻，因此它不是一个独立疾病，而是一个症状。但若不立即处置，患者可因窒息而死亡。在婴幼儿，由于声门狭小，喉黏膜下组织松弛，喉部神经极易受刺激而引起痉挛，喉部气流途径弯曲，发生喉梗阻的机会较成人多，表现危急，必须及时抢救处理。

一、临床特征

（一）病因

1. **喉部急性炎性疾病**　为引起喉部梗阻最常见的原因，小儿急性喉炎、急性会厌炎、急性喉支气管炎、喉白喉等引起喉梗阻者较为常见。邻近组织的急性炎症如咽后脓肿、下颌下淋巴结炎、下颌下脓肿及口底蜂窝织炎等，如病变向下蔓延，也可发生喉梗阻。

喉部特殊感染，如喉梅毒、结核、麻风等，如发生肉芽肿或继发感染，亦可引起急性喉梗阻的症状。

2. **喉部外伤**　包括来自喉外和喉内部的外伤。如挫伤、挤压伤（骨折、裂伤）、切割伤或烧灼伤等。

3. **喉部水肿**　如血管神经性水肿、药物变态反应等，造成喉黏膜水肿，声门狭窄，呼吸困难。另外，如支气管镜检查或麻醉插管时间过长，或手术操作不当，损伤喉部黏膜，亦可导致黏膜水肿引起喉阻塞。

4. **喉痉挛**　喉异物或下呼吸道非嵌顿性异物随呼气气流冲至声门下腔时，均可引起喉痉挛。破伤风感染可引起阵发性喉痉挛。此外，儿童佝偻病时血钙过低的手足抽搐症、水和电解质紊乱、刺激性气体或化学药品接触到喉黏膜（如应用硝酸银涂抹喉部）时，也能引起严重的喉痉挛。

5. **喉部肿瘤** 如喉癌、喉乳头状瘤、喉囊肿、喉息肉等。

6. **先天性喉畸形** 各种原因如新生儿分娩时颈部迷走神经受损、先天性心脏病致左侧喉返神经麻痹、甲状腺手术致两侧喉返神经受损引起的双侧声带外展麻痹、声带固定于中线不能外展,可发生急性喉梗阻。

(二)临床表现

1. **吸气性呼吸困难**(inspiratory dyspnea) 为喉梗阻的主要症状。患儿吸气困难,呼吸急促,鼻翼扇动,烦躁不安,面色苍白,大汗,四肢发绀,脉搏加速。

2. **吸气性喘鸣**(inspiratory stridor) 为喉梗阻的重要症状。体检时扪触喉或气管,可有颤动症。患儿在咳痰时有哮吼声,凡阻塞发生于声带或其以上部位者引起吸气性喘鸣;位于声带以下部位者常引起双重性或呼出性喘鸣。喘鸣声之大小与阻塞程度有关,阻塞愈重,喘鸣声愈响。

3. **吸气性软组织凹陷** 患儿因吸气时空气不易通过声门进入肺部,表现为呼吸极度困难,胸腹部辅助呼吸肌均代偿性增强运动以助呼吸,吸气时胸骨上下、两侧锁骨上及下部肋间隙均凹陷,称"三凹征"。

4. **声音嘶哑** 为常见而非必有的症状。病变发生在声门裂或其附近者声嘶甚至失音常为首见症状。当病变发生在声带或声门下腔者,声嘶发生较晚或不出现,但在呼吸时可发生哮鸣音或笛鸣音。

5. **缺氧症状** 患儿因缺氧而烦躁不安,因用力呼吸而极感疲倦,倦极则转而嗜睡,但1～2 min后因缺氧窒息而突然惊醒,并可表现为四肢发冷、面色苍白或发绀、出冷汗、血压升高等。

6. **心力衰竭** 喉梗阻时虽有呼吸困难,但呼吸频率一般不加快,有时反而变慢至10～15次/min,脉搏有力而疾速。若发现脉搏微弱,快速或不规则,呼吸快而浅表,口唇及指甲发绀,肝肿大,则为心力衰竭、循环不良的表现,重者迅速昏迷死亡。

(三)喉梗阻分度

根据梗阻的程度的不同可将喉梗阻分为四度。

一度:安静时无呼吸困难表现,活动或哭闹时,有轻度呼吸困难。稍有吸气性喘鸣和吸气性胸廓周围组织凹陷。

二度:安静时也有轻度吸气性呼吸困难、吸气性喘鸣和吸气性胸廓周围组织凹陷。活动时上述症状加重,但饮食、睡眠好,无烦躁不安表现,脉搏尚正常。

三度:吸气性呼吸困难明显,喘鸣声较响,胸骨上窝、锁骨上窝等处软组织凹陷显著。出现烦躁不安、不易入睡、不愿进食等现象。

四度:患者有更为严重的三度呼吸困难各症状。出现坐卧不安、手足乱动、出冷汗、面色苍白或发绀等明显缺氧征象。最后昏迷、大小便失禁、窒息,以至呼吸心跳停止。

(四)诊断及鉴别诊断

1. **诊断** 根据病史、临床表现,喉梗阻的诊断并不困难。检查咽、喉、胸部可以明确梗阻的原因,但要依病情的轻重而定。病情轻者可以做纤维喉镜检查以查明喉部病变情况以及声门裂大小。但因做纤维喉镜检查时可使呼吸困难明显加重,应做好气管切开术的准备。病情重者则应首先进行急救处理,解除喉梗阻后再行进一步的检查,明确病因。

2. 鉴别诊断

(1) 支气管哮喘、急性或慢性支气管炎:主要表现为呼气性呼吸困难,呼吸运动增强、延长,呼气时有哮喘,无三凹征,咽喉无狭窄性病变,肺部有充气过多体征。

(2) 肺炎、喉支气管炎:主要表现为混合性呼吸困难,吸气与呼气均费力,呼吸表浅而增快,除上呼吸道伴有病变外,呼吸时不伴发异常声音,一般无明显三凹征(吸气性呼吸困难为主则有之),肺部可闻及呼吸音粗糙、干湿性啰音或支气管呼吸音。

(3) 破伤风:发生喉痉挛时常伴有其他肌群痉挛,可为主要鉴别点。

(五) 辅助检查

对明确病因和鉴别诊断有帮助。

1. 血常规 喉部急性炎性疾病所致喉梗阻患儿的血象可增高,其他原因所致的则大多正常。

2. X线检查 胸片上可见肺充气量减少或正常,颈部正侧位片可了解咽喉部气道有无占位性病变、气道狭窄,下咽腔可见扩张。

3. 喉部CT检查 可了解喉梗阻程度和明确病因。

二、一般治疗

(一) 治疗原则

急性喉梗阻患儿的治疗原则应该是针对不同程度的喉梗阻采取不同的措施,尽快设法解除其呼吸困难,使其尽早脱离缺氧状态,以挽救生命。

一度:明确病因,针对病因进行积极治疗。大多由炎症引起的患儿,积极使用抗生素和足量类固醇激素,消除黏膜和软组织肿胀,可解除喉梗阻。

二度:积极治疗病因。一般炎性疾病,使用抗生素和类固醇激素治疗,大都可避免气管切开术,但应做好气管切开术的准备工作。若为呼吸道异物,应立即取出。如为喉部肿瘤,可考虑行气管切开术。

三度:因炎症引起的喉梗阻,在严密观察呼吸变化的情况下,可先试用药物治疗和给氧,并做好气管切开术的准备。若经上述治疗未见好转,或喉梗阻时间较长,全身情况较差时,应及早手术,以免造成窒息或心力衰竭。因肿瘤等其他原因引起的喉梗阻,宜先行气管切开术,待呼吸困难解除后,再根据不同病因,给予相应治疗。

四度:立即行气管切开术。若病情十分紧急,可用输血浆针头(九号针头)先行环甲膜切开术。

(二) 氧气吸入

对于喉梗阻,给予氧气吸入是完全必要的,但只能作为辅助治疗措施。因为在喉梗阻较重,特别是已经出现发绀时,提示血液中二氧化碳浓度已高,呼吸中枢对二氧化碳已不敏感,仅仅只靠缺氧(低氧血症)刺激颈动脉窦及主动脉体的化学感受器来维持呼吸中枢的兴奋。此时如单纯给氧,则会使缺氧兴奋化学感受器的作用减弱,通气量更加减少,二氧化碳潴留更多,则呼吸更受抑制,甚至停止。此时最主要的办法是要迅速解除喉梗阻,使肺泡能够充分地进行气体交换,迅速排除潴留的二氧化碳。因此单纯给氧的治疗办法并不可取。

（三）喉插管术

在特殊情况下可使用Mosher急救管(Mosher's lifesaver tube)插入喉,以解除呼吸困难。该管为一弯曲的具有侧孔的金属管,顶端稍圆钝。

三、机械通气

（一）气管内插管术

可解除呼吸困难,保证呼吸道通畅,并在必要时可进行人工呼吸。

适应证:①病情十分紧急,不能承受气管切开术者。②估计呼吸困难短期内可缓解而不必行气管切开术者。婴幼儿行气管切开术之前,为便于手术的正常进行及减少手术的并发症如气胸等,可先行气管内插管。

禁忌证:喉部水肿较重、喉部烧灼伤、喉部肿瘤或有异物存留者,不宜采用插管术。

（二）气管切开术

同气管内插管术一样,可以迅速解除呼吸困难。

适应证:①咽部阻塞而有呼吸困难者,如咽部肿瘤及脓肿者。②喉梗阻。③各种原因所致的下呼吸道分泌物潴留。④其他手术的前置手术。

禁忌证:气管切开术无绝对禁忌证但常伴有术后并发症。

（三）呼吸机治疗

1. 机械通气指征 气管内插管术或气管切开术虽为抢救急性喉梗阻的重要措施,但患儿有时因种种原因(喉梗阻致呼吸心跳骤停、病情危重致全身状况极差、镇静剂的使用等)导致单行气管内插管术或气管切开术不能完全纠正通气情况,严重的低氧血症(PaO_2<60 mmHg)或二氧化碳潴留($PaCO_2$≥70 mmHg)且常规给氧及保守治疗后无效,应考虑行呼吸机治疗以解除低氧血症,消除二氧化碳潴留。

2. 机械通气模式选择 喉梗阻患儿呼吸机治疗常用的方法有:①间歇正压呼吸(IPPV)。②呼气末正压(PEEP)呼吸。③持续正压通气(CPAP)等。

3. 机械通气初调参数

(1) 呼吸频率(RR):小于6个月患儿40～50次/min,6个月至2岁患儿30～40次/min,小于3岁患儿20～30次/min,3岁以上患儿16～20次/min。

(2) 潮气量(V_T):6～8 ml/kg。

(3) 吸呼气时间比(I∶E):呼吸功能正常,1∶1.5～1∶2;阻塞性通气障碍,1∶2～1∶2.5;限制性通气障碍,1∶1～1∶1.5。

(4) 触发灵敏度(sensitivity):压力触发－2～－1 cmH_2O,流量触发1～3 L/min。

(5) 吸气压力(PIP):一般15～20 cmH_2O,不超过30 cmH_2O。

(6) 呼气末正压(PEEP):多数患者在3～6 cmH_2O即可。

(7) 吸入氧浓度(FiO_2):现代呼吸机FiO_2可在21%～100%之间任意选择,正常值40%～50%。FiO_2 100%不能超过6 h,60%不能超过24 h。一般情况下25%～35%即已足够,因其肺部无疾患。

机械通气参数调节注意事项:在喉梗阻患儿,无论用哪一种机械通气方法治疗,呼吸机的各项参数均不能设定得太高,因此类患儿大多无肺部疾患,故尽量接近该患儿的呼吸生理指标,以免造成气道或肺的损伤。

4. 注意事项

(1) 注意让患儿安静卧床，如有人机对抗应适当给予镇静剂。

(2) 加强呼吸道护理，防止肺部感染：上机患儿的护理应注意无菌操作，定时翻身、叩背、吸痰以保持呼吸道通畅。及时倾倒呼吸机管道中的水，防止误吸引起呛咳和肺部感染。

(3) 蒸气加温湿化：温度 32～35 ℃。湿化罐只能装无菌蒸馏水，禁用生理盐水或药物。水量要适当，防止蒸干。

(4) 妥善固定气管插管或气管切开插管，防止移位、脱出、阻塞。

(5) 气管套囊适当充气，定时放气。充气量 8～10 ml，气囊压力不宜超过 15 mmHg。4～8 h 放气 1 次，每次 3～5 min。

5. 撤机原则 喉梗阻患儿呼吸机治疗的时间不能过长，一旦病情允许，患儿的喉梗阻症状解除，在呼气末正压呼吸或持续正压通气辅助通气条件下呼吸平稳，无肺部严重感染情况，动脉血气基本正常，应尽早撤机，以防呼吸机相关性肺炎(ventilator associated pneumonia, VAP)的发生。

(孙继民)

第二节 小儿重症肺炎

小儿肺炎是最常见的和最主要的导致患儿住院的原因之一。然而，小儿重症肺炎的病死率仍居住院疾病首位。小儿重症肺炎的特点：发病快、进展快、变化快、并发症多、治疗矛盾多，及易产生医源性疾病，促使病情恶化甚至死亡，故小儿重症肺炎的诊断和正确治疗仍为今后儿科重点关注的重要课题之一。

一、临床特征

几乎所有的肺炎都可表现为发热、咳嗽、气急，肺部听诊可听到啰音，小儿常见的为支气管肺炎。从引起肺炎的常见病原来说有细菌性肺炎、病毒性肺炎、支原体肺炎等。对肺炎早期进行有效的、合理的治疗，则起效快、疗程短、并发症少，不需要特殊治疗即可痊愈。但是，要特别注意伴有高危因素的肺炎患儿，有可能出现各种并发症和(或)合并症，引起小儿重症肺炎。

(一) 高危因素

引起重症肺炎的高危因素有：①新生儿尤其是早产儿、非母乳喂养、严重营养不良、空气污染、低体重、未接种麻疹疫苗、昏迷、异物吸入及反复呼吸道感染等。②患有严重先天性心脏病、先天性或获得性免疫功能缺陷、先天性代谢遗传性疾病。③过敏性体质和(或)支气管哮喘等。④医源性：长期住院尤其久住 ICU、机械通气、长期经鼻留置胃管、外科手术，以及长期应用广谱抗生素、糖皮质激素、组织毒性药物和免疫抑制剂等。⑤对一些变异的或者特殊种类的病毒缺乏特异性免疫功能的易感人群。

(二) 并发症

重症肺炎患儿由于其肺部炎症的作用引起通气功能和(或)换气功能障碍。所有的重症肺炎患儿都伴有不同程度的低氧血症、酸碱失衡及电解质紊乱,由于低氧血症导致无氧酵解增加,乳酸等酸性代谢产物增多,堆积引起代谢性酸中毒。造成机体重要器官的正常功能异常,甚至出现严重的代谢紊乱和衰竭。同时二氧化碳潴留,引起呼吸性酸中毒;严重时可引起呼吸抑制。上述诸因也是造成多器官功能不全或衰竭的主要因素。最常见的器官功能不全或衰竭有以下几个方面。

1. 呼吸系统功能不全或衰竭 患儿起病急、进展快。最初出现流涕、咳嗽、发热、热型不规律。有喘息、出虚汗、呼吸增快、食欲减退、拒食。睡眠不稳、烦躁不安、哭闹和(或)嗜睡交替出现。出现严重喘憋、鼻翼扇动、三凹征阳性、点头样呼吸,双肺可闻及哮鸣音、痰鸣音、喘鸣音和湿啰音。随着病情的加重,肺部的并发症发生和出现相应的表现:①肺不张:由于小儿支气管道内痰液或者痰痂阻塞而引起肺不张。可以是小段或者是小叶甚至是整个大叶,引起严重的肺不张,缺氧明显,呼吸困难。②脓胸、气胸、脓气胸:多见于葡萄球菌肺炎时,表现为高热、咳嗽、胸痛及气急等。③皮下气肿:首先在下颌部、颈部、胸部等出现广泛的隆起和肿胀。有明显的握雪感。病情逐渐加重,影响正常的呼吸功能,严重的可能引起猝死。

2. 心功能不全或衰竭 由于心脏受到缺氧、二氧化碳潴留和(或)肺动脉压力增高等多方面的影响,心脏的负荷加重,表现为心率增快,不同程度的呼吸频率增快和呼吸困难,极度烦燥不安,明显发绀,面色灰白,指甲微循环再充盈时间延长,肝脏迅速增大。心音低钝,或有奔马律,颈静脉怒张。少尿或无尿,颜面、眼睑或下肢浮肿。严重时出现端坐呼吸、咳嗽、咳粉红色泡沫样痰、气促、两肺干湿性啰音、心悸等。双侧肺(泡)间质水肿、大汗淋漓、面色苍白、血压显著升高是急性左心衰的特征性体征。

3. 胃肠功能紊乱 胃肠功能紊乱是重症肺炎患儿最常见的临床表现。初始为纳差、呕吐、腹泻、腹胀和间断性腹痛,而有些则表现为便秘。腹胀会使膈肌抬高,阻碍肺的膨胀,加重呼吸困难,同时由于腹腔压力增高、肠道微生物的移位和(或)肠道毒素进入体内引起严重的感染中毒症状。严重时出现中毒性肠麻痹,引起不全性肠梗阻,听诊肠鸣音减弱或消失,严重时出现消化道的出血,甚至出现新生儿坏死性小肠结肠炎或穿孔表现。同时也会加重或者促使其他组织器官功能的损伤。

4. 中枢神经系统功能紊乱(中毒性脑病) 随着缺氧、二氧化碳潴留、水电解质和酸碱平衡紊乱、神经细胞的代谢功能出现异常和损伤,患儿出现烦躁、嗜睡、双眼上翻、斜视、凝视、球结膜水肿、前囟紧张。严重时出现昏迷、昏睡、反复惊厥(高热、低钙除外)、瞳孔改变、对光反射迟钝或消失、中枢性呼吸节律不整或暂停。脑脊液压力增高,细胞数、蛋白正常或仅轻度偏高。

5. 其他 随着病情的进一步加重,继发出现肾、肝等器官的受累表现,并且出现相应的临床症状和体征。其反过来又促进病情的恶化,形成恶性循环。最后导致全身衰竭,直至死亡。文献报道多脏器功能衰竭、并发症、电解质紊乱、小年龄四个因素对婴幼儿重症肺炎的高死亡率有明显影响。其中,多脏器损害是重症肺炎死亡的主要原因。

(三) 诊断

1. 诊断依据 ①临床表现和临床症状。②影像学改变(胸部 X 线、CT、MRI 等)。

③超声检查。④实验室检查(常规、病原学、生化、电解质)和血气分析等。近年来 Cheong HF 等的研究表明:尿液肺炎链球菌抗原检测(PUAT)可作为辅助诊断肺炎链球菌引起重症肺炎的重要检测手段之一。

2. 临床诊断

(1) WHO《儿童急性呼吸道感染防治规划》认为,小儿在患肺炎的基础上同时出现的激惹或嗜睡、拒食、下胸壁凹陷及发绀等临床症状时,可诊断为重症肺炎。

(2) 英国胸科学会(British Thoracic Society, BTS)提出的重症肺炎诊断标准:①体温>38.5 ℃,全身中毒症状重,或有超高热。②呼吸极度困难,发绀明显,肺部啰音密集或有肺实变体征,胸部 X 线检查示片状阴影。③有心力衰竭、呼吸衰竭、中毒性脑病、微循环障碍、休克中的任一项者。④并有脓胸、脓气胸和(或)败血症、中毒性肠麻痹者。⑤多器官功能障碍者。其中①、②为必备条件,同时具备③~⑤中任一项即可诊断为重症肺炎。

(3) 中华医学会儿科分会呼吸学组制定的重度肺炎诊断标准:①婴幼儿:体温≥38.5 ℃,呼吸频率≥70 次/min(除外发热、哭吵等因素),胸壁吸气性凹陷,鼻翼扇动,发绀,间歇性呼吸暂停,呼吸呻吟,拒食。②年长儿:体温≥38.5 ℃,呼吸频率≥50 次/min(除外发热、哭吵等因素),鼻翼扇动,发绀,呼吸呻吟,有脱水征。

(4)《小儿内科学》重症肺炎诊断标准:①病情重,全身中毒症状明显。②除呼吸系统严重受累外,其他系统亦明显受累如急性心力衰竭、末梢循环衰竭、心肌炎,急性呼吸衰竭,中毒性脑病,败血症,明显水、电解质紊乱,中毒性肠麻痹,脓胸、脓气胸、张力性气胸、肺脓肿。③小儿肺炎合并下列疾病者:先天性心脏病并发严重心血管功能不全,Ⅱ度以上营养不良,严重佝偻病,免疫功能缺陷。

(5) 病理生理界定:①严重的通气、换气功能障碍。②重症全身炎症反应(出现低灌注、休克或多脏器功能障碍)。

目前对于重症肺炎的定义尚未统一。最简单的也是目前认为比较认同的诊断标准是:肺炎患儿出现严重的通、换气功能障碍或全身炎症反应时,即可诊断为小儿重症肺炎。

3. 临床监测　重症肺炎的血气分析监测、电解质监测、血液生化监测、心电血压监护、影像学监测和实验室监测(外周血白细胞、C 反应蛋白、红细胞沉降率)、炎症介质监测[血清降钙素原(procalcitonin, PCT)是细菌感染很好的标志物。PCT 作为炎症指标,其敏感度优于 C 反应蛋白,可以作为反应炎症强弱的指标]。有条件的医院可以进行有创的血压、中心静脉压、心功能等生命体征方面的监测。

二、一般治疗

(一) 治疗原则

小儿重症肺炎的治疗原则是在积极抗感染治疗的同时努力改善缺氧状况,稳定机体内环境,调整机体的水、电解质的相对平衡,加强支持疗法、对症治疗和辅助治疗的相结合,合理应用激素,防止并发症发生。参照临床监测的各种数据适时调整治疗方案,有条件的可使用新的治疗技术或手段。

(二) 治疗方法

1. 常规治疗　患儿需要绝对卧床,尽量减少活动,避免躁动。保持室温在 18~

22 ℃，湿度 50%～60%。以流食为主，重症患儿需要禁食，以液体治疗为主。可根据年龄、并发症的情况以及每日出入量调整液体的总量。伴有传染病的患儿要求隔离治疗，或者进入负压病房。

2. 保持呼吸道通畅 对于重症肺炎的患儿由于气道分泌物增加，痰液较黏稠，加之气道黏膜的水肿，痰液常排泌不畅，影响正常的气体交换，甚至导致气道梗阻和肺不张，造成窒息、死亡。尤其在机械通气的过程中，也是导致撤机失败和死亡的重要原因。所以，正确、合理、有效地吸痰是一项非常重要的抢救措施。大约有 60%的呼吸阻力是由上呼吸道重症肺炎患儿呼吸道的分泌物所致，造成气道梗阻，引起呼吸困难，出现缺氧和二氧化碳的潴留。应当加强呼吸道管理，定时做好体位引流、翻身、拍背和吸痰，特别要注意操作的规范性和有效性，熟练操作技巧，改善患儿的通气，尽早、及时、间断地清理呼吸道内分泌物。同时还要加强雾化吸入疗法。目前主张使用电子空气压缩泵驱动雾化吸入器(由于目前浮标式的氧气驱动的雾化吸入的危险性较大，目前已不主张使用)。

3. 氧气疗法 氧疗指征：PaO_2＜60 mmHg 或 SaO_2＜80%～89%；存在明显呼吸急促、困难、口周及四肢末梢发绀、喘息等临床症状应给予氧气疗法。吸入氧气治疗是一种安全的方法。氧疗的目的是提高肺泡氧分压，增加氧的弥散，提高 PaO_2，从而使因缺氧所致的重要器官损害得到减轻，因此，氧疗应争取在短时间内使 PaO_2 提高至60 mmHg、SaO_2 至 90%以上。吸氧的方法可根据缺氧的程度分别给予鼻导管、口罩、头罩、文丘理口罩和经鼻气道正压给氧及气管插管等方法。

4. 纠正酸中毒 高碳酸血症主要是通过改善通气得到纠正。混合型或代谢性酸中毒常用碱性药物来调节。当 pH＜7.25 可用碱性液。一般用 5% $NaHCO_3$ 2～3 mmol(3～5 ml)/(kg·d)，先用半量。或者通过计算获得需要[碳酸氢钠(mmol)＝BE×0.3×体重(kg)]的总量，先给于总量的一半，后根据血气分析得出的指标进行调整。特别注意：①混合性酸中毒及代谢性酸中毒的患儿，如仅给碱性药而未注意改善通气，可使 PCO_2 升高。②纠酸勿矫枉过正。碳酸氢钠过量可能引起高钠血症，使心脏的负荷加重；可能导致肺水肿的程度加重；引起代谢性碱中毒使得组织器官缺氧加重。

5. 血管活性药物的应用

(1) 多巴胺：对心脏的作用是兴奋β受体，增加心肌收缩力，使心排血量增加；对血管的兴奋作用主要是直接兴奋血管的α受体，使血管收缩，但作用弱。小剂量多巴胺对外周血管有轻度收缩作用，但对内脏血管有扩张作用。大剂量多巴胺[20 μg/(kg·min)]则主要兴奋α受体，使全身小血管收缩。常用量为 10～20 mg 溶于 5%葡萄糖溶液 200 ml 内，滴速 5～10 μg/(kg·min)。在心、肾功能不全的休克患者，多巴胺的强心作用减弱，而加速心率作用增强，故应慎用。

(2) 间羟胺(阿拉明)：是间接兴奋α与β受体。间羟胺与去甲肾上腺素相比较，间羟胺的血管收缩作用弱，但作用慢而持久，维持血压平稳。常用剂量为 10～20 mg 溶于 5%葡萄糖溶液 200 ml 中静滴。

(3) 去甲肾上腺素：对α受体作用较β受体作用强，前者使血管收缩，后者加强心肌收缩力。去甲肾上腺素虽然使血压升高，但缩血管作用强，使重要脏器血流灌注减少，不利于纠正休克，故目前很少用来升压。

(4) 异丙基肾上腺素：是一种纯粹的β受体兴奋剂。β受体兴奋时可增加心率及增加心肌收缩力，同时可扩张血管，解除微循环的收缩状态。本药通过增加心率和减低外周阻力的机制使心排血量增加，该药可引起心律失常。常用剂量为 0.2 mg 于 5%葡萄糖溶液 200 ml 中静滴。

(5) 酚妥拉明、酚苄明：属 α 肾上腺素能受体阻滞剂，使微循环扩张，改善血液灌注。酚妥拉明的作用迅速，但维持时间短。需要持续静脉维持，常用剂量为 2～3 μg/(kg·min)。酚苄明的作用时间长，可扩张微血管改善微循环灌注，对增加肾血液量有一定作用。

6. 脑水肿的治疗 重症肺炎合并中毒性脑病或脑水肿临床症状的患儿应用脱水剂和(或)利尿剂。常用 20%甘露醇 0.25～0.5 g/kg 每 4～8 h 1 次，3%的 NaCl 每次 2～3 ml/kg，人体白蛋白每次 0.5～1.5 g/kg。可以交替静脉输入。根据病情酌情加减。呋噻米 0.25～1 mg/kg，每 8～12 h 1 次，有惊厥可给予苯巴比妥(鲁米那)、地西泮(安定)单用或者交替使用，或咪哒唑仑(咪唑安定)持续静脉滴注，维持 0.01～0.05 μg/(kg·min)。

7. 抗感染治疗 主要依据：①病原流行病学资料、当地病原学分布和敏感性结果。②患者的临床情况，如用药限制因素(如肝肾功能损害)、免疫状态、临床病情严重性。③抗生素的药理特性、抗菌活性、药代动力学、药敏学、支气管肺渗透性及合理剂量、药物后效应、不良反应、给药途径及间隔等。

2002 年欧洲临床微生物和感染会议提出了抗生素的选择原则：①抗生素应尽早使用。②基于局部情况和药代动力学的足够剂量及个体化用药。③选择具有良好肺穿透性的抗生素。④最初采用强力广谱抗生素经验治疗，一旦获得可靠的细菌培养和药敏结果，及时换用有针对性的窄谱抗生素，即降阶梯治疗。以防病情迅速恶化，逆转感染进程，减少细菌耐药，改善患者预后，避免广谱抗生素的不良反应或产生并发症，并减低费用。WHO 对重症肺炎的治疗原则包括：早期住院治疗，早期静脉使用抗生素。对于重症肺炎患儿，多数学者仍主张采用抗生素静脉给药或抗生素序贯治疗。

8. 激素的应用 对于重症肺炎，临床上对激素的使用尚有争议。一方面，部分专家认为重症肺炎由于 IL-6、CRP、TNF 等炎症介质的大量释放，引起全身炎症反应，出现了各个组织器官的并发症，而糖皮质激素可减轻炎症反应。Confalonieri M 等的随机对照临床试验结果表明：小剂量糖皮质激素可加速重症肺炎患儿的肺部炎症消退，减少由于 SIRS 引起的并发症，此外，还可缩短机械通气时间，减少住院日期。另一方面，Salluh 等根据 GRADE 系统检索文献荟萃分析得出以下结论：激素作为重症肺炎的基础用药并不值得推荐，在有效的抗感染治疗的情况下，使用激素是安全的，但是加用激素并不能提高疗效。

9. 其他辅助治疗

(1) 锌的使用：国际上尚有争议。锌对重症肺炎的辅助治疗效果有待进一步研究。

(2) 静脉用丙种球蛋白：静脉用丙种球蛋白(IVIG)是由人体 B 细胞产生的免疫球蛋白，除能防止某些细菌感染外，对许多呼吸道病毒、禽流感病毒、H1N1 型流感病毒引起的感染性疾病也有较好的治疗作用。IVIG 静注后 15 min 可达峰值，24 h 内约降低峰值的 20%～30%，第 3 日末降低至 50%，以后 3～4 日约递减 10%，半衰期 18～32 日。使用剂量为 200～500 mg/(kg·d)，每日或隔日使用，连用 3 次。

(3) 干扰素：干扰素能够诱导靶器官的细胞转录出 TIP-mRNA 蛋白，是正常人体体液中存在的一种具有抗病毒作用的低分子蛋白质，具有抗病毒、调节免疫细胞等作用和免疫调节活性及增强巨噬细胞功能，对治疗病毒性肺炎疗效较好。一般的治疗剂量为0.3～0.5万U/kg，每日1次，肌注，7日为一疗程。或者2岁以内100万U，2岁以上200万U，每日肌注1次，疗程4～5日。

(4) 胸腺肽：重症肺炎可引起患儿产生免疫功能紊乱，机体的特异性免疫功能低下。胸腺肽是一种较好的细胞免疫功能调节剂，可维持机体的免疫平衡状态。联合应用胸腺肽治疗后，机体免疫功能被调整，可辅佐抗生素的抗菌作用，同时胸腺肽对于病毒性肺炎具有良好的治疗作用，并有提高患儿机体T细胞亚群的作用。胸腺肽的用法：静脉注射剂量是≤6个月为3～4 mg/次，6个月～1岁为4～6 mg/次，＞2岁10 mg/次，每日静脉给药1次，疗程1周。肌内注射剂量为≤1岁每次1 mg，＞1岁每次2 mg，每日1次，疗程6日。

(5) 纳洛酮：纳洛酮为β-内啡肽抑制剂，能迅速通过血-脑屏障，与阿片受体呈专一性结合，消除β-内啡肽对心血管功能的抑制，从而提高平均动脉压，增加心肌收缩力，有利于心衰的纠正；纳洛酮可提高呼吸系统对二氧化碳的反应，增加呼吸频率，改善通气障碍，缓解低氧呼吸衰竭；纳洛酮还能改善脑血流量，减轻脑水肿。纳洛酮在体内代谢快，作用时间短，需重复给药，皮下、肌内、静脉及气管内给药均可。

(6) 肝素：肝素具有抗感染、抗凝、抗免疫反应的作用。应用微量肝素不必做血小板及出、凝血时间测定，易于临床推广。给药途径：①以皮下注射为最佳，超微剂量为24 U/(kg·d)，分4次皮下注射。②超声雾化吸入，1～2岁500 U，3岁以上500～1 000 U加生理盐水20 ml，每次吸入10～15 min，每日2次，连用3～5日。

(7) 一氧化氮(NO)：NO作为一种内皮衍生舒张因子，由气管吸入后通过肺泡壁进入肺毛细血管平滑肌细胞，直接以NO气体形式或间接以*S*-亚playing基硫醇的形式激活鸟苷酸环化酶，使cGMP增加，后者能阻止肌浆网的钙离子释放，最终使平滑肌舒张。外源性NO气体经气道吸入肺，可以迅速弥散进入肺泡周围组织，选择性舒张小血管，从而降低血管阻力，这一方法属于肺局部替代治疗。吸入NO通常与呼吸机联合应用，要具备能准确控制NO流量和监测NO浓度的仪器，从临床安全性出发，应强调NO应在最低有效浓度，即低于$5\times10^{-6}\sim10\times10^{-6}$，逐渐减少浓度，再适当调高吸入氧浓度10%～30%。因此，将吸入NO作为一种治疗手段时，应注意NO的毒副作用。

三、机械通气

(一) 呼吸机通气指征

重症肺炎患儿出现呼吸表浅、节律不整，出现中枢性呼吸节律、嗜睡或昏迷状态，口、鼻、咽、气道分泌物增多伴呼吸道阻塞症状；血气分析结果显示重度低氧血症和二氧化碳潴留和呈进行性加重；经过吸氧、吸痰、镇静等治疗后无明显效果；伴有严重的呼吸、心血管、中枢神经系统的并发症的表现而引起呼吸衰竭及呼吸节律、幅度有严重异常表现可能出现呼吸停止的患儿。我们认为对于有需要进行呼吸机支持指征的患儿需结合并发症的不同、疾病进展速度和严重程度、多器官功能障碍综合征(MODS)、患者代偿能力以及血气分析结果等综合考虑，宜早不宜迟，尽早使用呼吸机支持，及时纠正低氧血症和二氧化碳潴留，防止由此而引发的各器官功能的进一步恶化和衰竭，而丧失抢救时机。不应将机械通气作为最后临终的治疗手段。

（二）呼吸机通气模式选择

（1）强制通气方式（A/C、SIMV、PRVC、PCV、VCV），存在或没有自主呼吸时的通气。

（2）辅助通气方式（CPAP、PSV、VSV、PTV），完全依靠自主呼吸存在的通气。

（3）同步触发。充分利用自主呼吸，可以有利于气道分泌物排出，锻炼呼吸肌，减少正压通气损伤，有利于监测中枢自主呼吸冲动发放程度，判断大脑皮质及延髓中枢是否有水肿和抑制，及治疗的改善程度。

（三）呼吸机参数的基本设置

1. 呼吸频率（RR） 常用范围为 20～40 次/min。实际应用中常根据患儿的年龄、生理、病理情况、血气分析结果来设置呼吸频率，并且随时调整到最佳状态。例如，原发疾病为肺部疾病或 $PaCO_2$ 过高时，通气频率可选得较高；中枢性呼吸衰竭则通气频率不宜过快。

2. 吸呼气时间比（I∶E） 通常使用 1∶1～1∶2 的比例，其中吸气时间（T_I）在 0.4～0.6 s，否则可影响肺泡充分扩张或使 PIP 较高。呼气时间（T_E）一般不小于吸气时间。当存在小气道阻塞，或 Tc 增大时，T_E 设置应足够长，否则会引起肺内气体潴留，内源性 PEEP 增高和肺气肿，结果使肺内残气增多和有效通气量下降。反比通气（IRV）为 $T_I > T_E$，可用于提高肺内氧合和血氧分压，临床仅用于治疗严重低氧血症、ARDS 等一些特殊的低氧性呼吸衰竭。

3. 气道峰压 一般选择气道峰压（PIP）在 15～20 cmH_2O（正常-中度呼吸困难），20～25 cmH_2O（中-重度），25～30 cmH_2O（重度）。

4. 呼气末正压 呼气末正压（PEEP）在 0～2 cmH_2O（无-轻度肺扩张困难），3～6 cmH_2O（中度肺扩张困难），5～10 cmH_2O（重度肺扩张困难，持续低氧血症）。合理设置 PEEP 应以达到下列条件为标准：能维持 $PaO_2 > 60$ mmHg 或 $SpO_2 > 90\%$，并降低 FiO_2 至安全范围；无显著心功能下降。

5. 流量 在保证每分通气量时，低流量 PIP 平台期时间短，则肺不易损伤，但氧合效率低；高流量 PIP 平台期时间长，则肺容易损伤，但氧合效率高。持续流量指在呼气阶段，供气管道有附加恒流量气流（偏流），清除二氧化碳，有利流量触发、管道预充。

6. 氧浓度 在保持经皮氧饱和度（SpO_2）88%～95%时，使用尽可能低的氧浓度。在持续依赖高浓度氧（$FiO_2 > 60\%$，>12 h）时，可以吸入 NO 预防过氧化损伤。

7. 潮气量 目前多采用小潮气量（6～8 ml/kg）通气，美国 NIH ARDS 协作网认为，小潮气量（≤6 ml/kg）治疗与大潮气量治疗（12 ml/kg）相比，可显著降低 ARDS 患者死亡率。此项研究被当期新英格兰医学杂志社论誉为“ARDS 治疗史上一个时代的巅峰”。

8. 吸入氧浓度（FiO_2） 一般情况下设置为 30%～60%。吸入 60%～70%以上高浓度氧可对肺产生毒副作用和加重肺组织损害。一般给高浓度氧应尽可能减少使用时间。在 FiO_2 为 60%时，持续使用时间应尽量不超过 24 h，FiO_2 为 100%时不超过 6 h。如高 FiO_2 使用时间较长，可考虑通过提高平均气道压（MAP）来降低 FiO_2。

（四）呼吸机各种参数的调整

（1）根据患儿血气分析当时的测定指标和患儿的呼吸状况和心功能情况为辅助指标作为调整呼吸机参数的依据。

(2) 调整呼吸机的时间为呼吸机治疗后 30 min 左右经过血气分析的测定指标，如动脉血氧分压、二氧化碳分压、氧饱和度进行调节。

(3) 主要调整的参数为氧浓度、潮气量、吸气时间、PIP、PEEP、呼吸频率。

(4) 患儿的情况：肺的发育情况、气管内分泌物的清除、支气管痉挛的解除等都影响呼吸机的正确调整。

(5) PaO_2：是低氧血症是否被纠正的标准。$PaO_2 \geqslant 60$ mmHg，说明所设置的参数基本合理，如果 FiO_2 水平已经降至 40%～50%，可以暂不做调整，待 PaO_2 稳定一段时间后再作调整，直至降低至准备脱机前的水平；如果所设置的 FiO_2 水平较高，应逐渐降低 FiO_2，直至降低至相对安全的水平（FiO_2 40%～50%）。

(6) 低氧血症未被纠正时，可从三方面着手调整机械通气参数。具体方法如下。

1) 分析低氧血症产生的原因，调整相应参数。Q_S/Q_T 增加时，选择 PEEP；弥散障碍时，提高 FiO_2；通气功能障碍时，去除呼吸道分泌物、保持呼吸道通畅，并适当增加 V_T。低氧血症原因一时无法确定时，可以借助上述方法鉴别产生低氧血症的可能因素。PEEP 可以纠正的低氧血症，预示 Q_S/Q_T；提高 FiO_2 可以纠正的低氧血症，预示弥散障碍。两种方法均可以纠正的低氧血症，通过观察哪一种方法最为明显，分析产生低氧血症的主要原因。低氧血症由多种原因造成同时合并 Q_S/Q_T 和弥散障碍时，分析哪种原因占的比例大，无法分辨时，可同时应用两种方法纠正低氧血症。合并二氧化碳潴留时，调节方法为 $PaCO_2$ 升高的处理方法。

2) 盲目采用各种能纠正低氧血症的方法，如增加 V_T、延长吸气时间、增加吸气平段或吸气屏气的时间、应用 PEEP、提高 FiO_2 等，并观察疗效，酌情选择最佳方法。应用机械通气纠正不同病理生理改变造成低氧血症的过程复杂，只有通过大量临床实践才能掌握。

3) $PaCO_2$ 是判断呼吸性酸、碱中毒的主要指标。呼吸性酸中毒预示通气不足；呼吸性碱中毒预示通气过度。机械通气治疗时，$PaCO_2 < 35$ mmHg，提示过度通气；$PaCO_2 > 50$ mmHg，提示通气不足。过度通气时，降低 V_T、缩短呼气时间；严重低碳酸血症，如心功能和血流动力学状况允许，采用反比通气。通气不足时，保持呼吸道通畅，增加 W、MV、呼吸频率和延长呼气时间。

(7) 心功能和血流动力学状况：已存在心功能障碍和血流动力学紊乱，慎用 PEEP、吸气延长、吸气末屏气和反比通气等。

(8) 肺组织气压伤：熟悉容易引起气压伤的通气功能和模式，如 PEEP、PSV、高 V_T 等。如有肺组织气压伤易发因素（先天或后天性肺大泡、肺损伤）时，避免使用容易引起气压伤的通气模式和功能；无法避免使用这些模式和功能时，严密观察，及时发现和处理。没有肺组织气压伤易发因素时，也应严密观察，警惕气压伤。

(五) 呼吸机通气效果的判断

1. 氧合指数(oxygenation index, OI)　是目前国内外儿科常用的参数，综合了供氧浓度、平均气道压及氧分压的实测参数，同时联系了人机两方面，直接反映了患儿呼吸衰竭程度和通气换气效果。正常时 OI<5，OI 为 10～15 有机械通气指征；OI 为 15～20 时，为呼吸衰竭；OI>25～30 时呼吸衰竭严重并可能向不可逆方向发展；OI>35～40 时，一般只有用体外膜肺才有挽救可能。OI 在较短时间内上升 10 点，提示病情急剧恶化，需立即采取有效干预措施。

2. 经皮氧饱和度(SpO_2) 用于判断动脉氧分压和氧饱和度的常用方法。最重要的通气效果的判断指标之一为 SpO_2。测定 SpO_2 的目的为了判断动脉血氧水平及避免低氧和高氧血症。从临床安全与实际出发,应将 SpO_2 的水平设置在小于 95%。同时应该将呼吸机的 FiO_2 设置得尽可能低,避免累积的高氧对肺部和其他脏器组织的损害。相应的呼吸机通气模式和参数的调节及治疗效果也应依此给予考虑。

3. 呼气末二氧化碳分压(end-tidal carbon dioxide, $EtCO_2$) 是无创性通气监测方法,以减少有创的血气分析的检测,辅助判断通气和换气效率,并判断肺内通气死腔/潮气比值的变化。正常值小于 0.4,有病变时大于 0.5。如果大于 0.6,提示死腔过大,预后不佳。婴儿 $EtCO_2$ 的准确度容易受通气频率过快的影响。在通气频率小于 40 次/min,其测定数值接近 $PaCO_2$。通气频率快时可以观测其相对数值变化程度来判断通气和换气效率。

4. 动脉/肺泡氧张力比值 正常值在 0.8～1.0, ARDS 时小于 0.5,接受肺表面活性物质治疗前一般在 0.2～0.3。

5. 肺泡-动脉氧张力差 正常值小于 10 mmHg, ARDS 时可达 300 mmHg 以上,代表肺通气/灌流比值的失调。

(六) 呼吸机报警参数设置和调节

1. 容量(V_T 或 MV)报警 临床意义是预防漏气和脱机。多数呼吸机监测呼出气 V_T、MV 或 V_T 和 MV 同时监测;设置依据 V_T 或 MV 的水平不同而异,高水平设置与 V_T 或 MV 相同;低水平设置为能维持生命的最低 W 或 MV 水平。

2. 压力(高、低)报警 分上、下限,用于对气道压力的监测。气道压升高,超过上限水平时,高压报警;气道压降低,低于低压水平时,低压报警装置被启用。低压报警装置是对脱机的又一种保护措施,高压报警多提示咳嗽、分泌物堵塞、管道扭曲、自主呼吸与机械通气拮抗或不协调等。高、低压报警参数设置依据正常情况下的气道压水平,高压报警参数设置正常气道最高压(峰压)上 5～10 cmH_2O 水平;低压报警参数设置以能保持吸气的最低压力水平。

3. 低 PEEP 或 CPAP 水平报警 临床意义是保障 PEEP 或 CPAP 的压力能在所要求的水平。未应用 PEEP 或 CPAP 时,不需要设置。

4. FiO_2 报警 临床意义是保障 FiO_2 在所需要的水平。设置依据病情,一般高于或低于实际设置 FiO_2 的 10%～20%即可。

(七) 呼吸机与自主呼吸协调

呼吸机与自主呼吸不协调的危害很大,主要是 MV 或 W 下降、呼吸做功增加、低氧血症加重、循环负担增加等,严重时可危及患者生命。呼吸机与自主呼吸协调的方法主要从以下几个方面着手。

1. 去除呼吸机对抗的原因

(1) 患者方面:如使用前未采取过度措施、缺氧未得到纠正、合并急性左心衰和中枢性呼吸频率(节律)改变等,也可能因咳嗽、分泌物堵塞、体位不当等直接或间接地引起呼吸机对抗,还可能因精神或心理因素引起呼吸频率(节律)改变(如疼痛和精神紧张等);有时代谢性酸中毒、发热、抽搐、肌肉痉挛等产生过度通气,也可引起呼吸机对抗。

(2) 机器方面:最常见的是呼吸机同步性能不好,其次是同步功能的触发灵敏度装置故障或失灵；管道漏气所致的通气不足也可能使呼吸频率增加致呼吸拮抗。当两方面因素无法分清时，应首先排除患者方面的因素。

2. 药物处理 呼吸机与自主呼吸不协调的原因去除后仍不协调或短时间内无法去除时，可采用药物处理，以减少呼吸机对抗所致的危害。这些药物作用的环节是抑制自主呼吸，常用的药物分两类：镇静镇痛药与肌肉松弛剂。

(1) 镇静镇痛药：西地泮(安定)、苯甲二氮䓬(valium、diazepamum)，10～20 mg/次，静脉注射。咪哒唑仑(多美康)，5～8 mg/次，静脉或肌内注射，15～30 mg/次，持续静脉滴注。吗啡 5～10 mg/次，静脉注射，应用时应重视对循环系统的影响。哌替啶 50～100 mg/次，静脉注射，应用时无需顾忌对呼吸的抑制，只需注意血压下降、恶心、呕吐、久用后成瘾等副作用；可与异丙嗪(非那根)、氯丙嗪等合用，作为冬眠合剂持续静脉滴注或间断肌内注射，并通过镇静、抗癫痫和抽搐协调机械通气。芬太尼 0.1～0.2 mg/次续静脉注射。异丙酚能使患者处在自然睡眠状态，完全控制呼吸时，需与肌肉松弛剂合用。

(2) 肌肉松弛剂(muscle relaxant)：常用琥珀酰胆碱(司可林)每次 1～2 mg/kg，静脉注射，然后再加入液体中持续静脉滴注(0.1%～0.2%)。非去极化肌肉松弛剂常用的制剂是管箭毒、卡肌宁(阿屈可林)、三碘季胺酚(弗来西德)、潘库溴铵(潘侃朗宁、本可松、椒雄酮)。混合型肌肉松弛剂常用的以氨酰胆碱为代表，作用缓慢而持久，有蓄积作用，仅 2 h 从尿中排出 5%，8 h 排出 75%；新斯的明和其他抗胆碱脂酶药不是可靠的拮抗剂，2～4 mg/次，40 min后追加 1～2 mg/次。

肌肉松弛剂协调机械通气是近年来随呼吸机临床广泛应用而兴起的，应用时应注意水、电解质平衡，以免加重或诱发肌肉松弛剂的副作用；先给予镇静剂，消除意识，减少痛苦；撤除呼吸机治疗时，应先停用肌肉松弛剂；应用非去极化肌肉松弛剂的拮抗剂(新斯的明)前 5 min，可先静注阿托品 1 mg，以防严重的心动过缓或心跳停止。

(八) CPAP 的应用

CPAP 使用主要在上机前有轻度呼吸功能不全或者撤机前与撤机后过渡期的 3 个阶段，分为有创和无创两种模式。近年北欧国家的儿科普遍鼓励使用 CPAP，认为气道插管本身是对小儿的损伤性刺激，加上正压通气会造成气道伤和感染。鼻塞管道供气原理为吸气相由 Venturi 现象将预设气流和外界空气混合，由患儿吸入；在呼气相，随气体由肺内呼出，供气气流改变方向而被排出，但可保持呼气相压力高于大气压。通气效率高、供氧水平低且可以控制、压力波动小为此装置的优点。一般的婴儿呼吸机均具有 CPAP 功能，需要在气道插管时使用。CPAP 的适宜供氧浓度在 25%～35%，压力在 2～5 cmH_2O。当 CPAP 压力提高后，随通气改善，呼吸频率会下降，呼吸潮气量增加，氧合改善。先天性心脏病和支气管肺发育不良的婴儿，长期依赖呼吸机治疗，可以存在气道内壁软化塌陷，采用 CPAP 治疗，可以维持气道持续扩张，刺激时气道壁不塌陷。对 1 岁以上的儿童可以使用 10～15 cmH_2O 压力，可以显著增加潮气量和提高顺应性。

(九) 高频震荡通气(HFOV)

通气模式：可与常频通气合用以提高通气效果或单独应用。主要用于初始通气参数：HFOV 或 HFFI 的通气频率为 5～15 Hz，I∶E 为 1∶1～1∶3，除 I∶E>1 外，均需设置 PEEP 至 5～20 cmH_2O，以防止肺泡萎陷。振荡压为 10～50 cmH_2O。常频部分、吸入氧浓度及湿化温度等按常频通气参数设定。

(十) 呼吸机进行通气治疗所致的并发症

1. **通气不足** 由于呼吸机调节不当或故障所致,或者由于气道阻力增加或顺应性降低之故。使用定压型呼吸机时更易出现通气量的改变,故呼吸机使用的动态无效腔需要考虑。吸气压力越高,动态无效腔越大,而有效通气量越小。通气不足可导致呼吸性酸中毒加剧,出现与呼吸机对抗,进一步加剧通气不足。

2. **通气过度** 使二氧化碳在短期排出过快,$PaCO_2$ 下降太快,造成呼吸性碱中毒,影响氧合血红蛋白的离解,导致组织缺氧加重,并使脑血管收缩,血流减少,加重脑缺氧。碱中毒可诱发低血钾、心律失常,甚至心室颤动,危及生命。

3. **低血压** 机械通气时,气道正压可使胸内压增高、外周静脉血回流受阻、肺血管床受压、右心负荷增加、右心室扩张、心脏和大血管受压、心脏舒张受限,产生类心脏压塞作用,导致吸气压力过大、肺泡内气体潴留,形成内源性呼气末正压,并能进一步增加肺循环阻力和右心负担,使心排血量降低、动脉血压下降、通气过度、碱中毒,严重时引起心、脑、肾等器官的灌注障碍。低血压通常多见于呼吸机使用初期,通气量过大使二氧化碳迅速排出,二氧化碳对心血管运动中枢和交感神经的兴奋作用突然消失,周围血管张力骤降,对存在血容量不足和心功能不全者,机械通气对循环功能的抑制将更为明显。

4. **气压伤** 正常肺泡能耐受较高压力,一般能耐受 60～75 mmHg,肺部病变时耐压能力降低。当肺泡内压力过高,进入气量过多,可造成不同程度的气压损伤,出现肺间质水肿、纵隔气肿、皮下气肿等。气压伤的发生与气道的峰压和肺组织情况有关。

5. **其他脏器的损害**

(1) 肾:由于机械通气引起下腔静脉压升高而致肾静脉淤血,使心排血量下降、肾动脉血流减少、肾内血流重新分布和肾素-醛固酮系统兴奋,导致肾小球滤过减少、肾小管重吸收增加、水钠潴留;机械通气引起的大血管腔内和心房压力的变化也可反射性引起加压素(抗利尿激素)的分泌增加和心房肽(ANP)的分泌减少,进一步加重水钠潴留。

(2) 肝:腹腔内压、肝静脉与门静脉压升高、肝淤血可引起肝缺血性损害,导致血清胆红素增加、肝功能损害。

(3) 肠道:主要表现为胃肠胀气、消化道出血。

6. **氧中毒** 高浓度氧的吸入、长时间使用呼吸机,可以使肺顺应性进行性下降,PaO_2 不断下降,$PaCO_2$ 不断上升,产生氧中毒。在中枢神经系统、视网膜、造血系统、内分泌系统都有可能发生,通气治疗时以呼吸系统最明显。肺氧中毒的危险程度取决于 PaO_2(如肺泡 $PaO_2>400$ mmHg)和时间的长短。吸入湿化的纯氧,在 6～24 h 开始呼吸增快、肺活量降低,连续应用纯氧 48 h,可能出现不可逆的出血性肺水肿和实变、肺毛细血管壁和肺泡上皮细胞改变。严重分流所致缺氧时,此种变化则可推迟。

7. **呼吸道感染** 由于人工气道的建立,使气管直接向外开放,失去正常防御功能,病原体可直接进入下呼吸道,吸气正压可将气管分泌物推向细支气管或肺泡,导致感染的播散和加剧,再加上如护理操作不严、吸入气体未适当湿化、分泌液黏稠,使纤毛运动功能减弱、咳嗽反射减弱、吸引不及时、未变动体位等均可造成呼吸道感染的发生和发展。应经常变动体位,滴入生理盐水,加压送气使液体分布均匀,必要时行支气管冲洗及吸引。

（十一）预防

在我国乃至全世界，儿童重症肺炎的高发病率、高死亡率引起了儿科医师的高度关注和深入的研究。早期的控制和及时正确的诊疗可以显著地降低重症肺炎的发生率，同时也能降低其死亡率，更重要的是应及早采取措施预防其发生。疫苗接种是一种减少重症肺炎发病率的有效措施，包括麻疹疫苗、流感疫苗和肺炎链球菌结合疫苗。近年来，重症肺炎早期诊断以及新的治疗技术和方法的临床应用，使重症肺炎的死亡率明显下降。

（刘　政）

第三节　危重型哮喘

近20年来哮喘患病率在全球很多地区呈显著上升趋势，不同地区和人群的哮喘患病率有很大差异。哮喘是一种慢性支气管疾病，患者的气管因发炎而肿胀，呼吸管道变窄，因而导致呼吸困难。病情极危重的哮喘常被称为“致死型哮喘”或“危及生命的哮喘”，表现为严重的低氧血症、呼吸性酸中毒、呼吸肌疲劳、肺性脑病等，可危及生命，药物治疗通常不能缓解控制。为及时控制病情、赢得救治时间，大多需要无创或有创的呼吸机辅助呼吸。

一、临床特征

（一）病因

支气管哮喘的病因复杂，目前认为是遗传因素和环境因素共同作用的结果。

1. 遗传因素　哮喘发病具有家族聚集性，有研究发现哮喘患者家属的患病率为13%，对照组则为4%。对双生子女的研究表明在不同个体间遗传因素对哮喘发病的风险作用可达36%～75%。目前认为哮喘是一种多基因遗传病，位于不同染色体上多对致病基因各自对表现型影响很弱，但有累加效应，这些累加基因在适当环境中可发病，而支气管哮喘就是由很多作用弱但有累加效应的致病基因构成了遗传因素，这些遗传因素决定了个体的易感性。

2. 膳食　研究提示摄取植物性食物对于哮喘发作有潜在保护效应，食用新鲜蔬菜和水果可能通过维生素A、C、E以及β胡萝卜素的抗氧化作用而保护儿童免于发生哮喘。而食物中的防腐剂、微量杀虫剂和食物添加剂如重硫酸盐等与哮喘急性加重有关。

3. 感染　呼吸道病毒感染是诱发儿童反复喘息的重要病因，婴幼儿以呼吸道合胞病毒(RSV)最为常见。除病毒外，其他如支原体、衣原体、细菌等感染也可能造成哮喘发作。

4. 过敏原　与哮喘相关的主要过敏原存在地区差异，且随气候、季节、居室和卫生不同而不同。例如在温和潮湿地区，尘螨过敏是哮喘最强的危险因素；在城市家庭中，蟑螂也是与哮喘相关的主要过敏原之一；花粉过敏可以成为急性哮喘加重的触发因子；在某些干燥气候条件下，链格孢属真菌过敏是最强的危险因素。有关居室宠物是否诱发哮喘发作尚无统一研究结果。

5. 环境污染 甲醛是挥发性有机混合物之一，在西方国家的家庭中很常见。频繁使用化学制剂产品与学龄前儿童持续喘息相关。城市空气污染由多种可能导致呼吸道疾病的因素组成，如臭氧、二氧化氮、二氧化硫、颗粒物等，许多哮喘儿童当室外空气污染加重时症状恶化，但还没有证据表明空气污染加重可引起哮喘患病率增加。

6. 香烟暴露 是哮喘的一个重要危险因子。母亲吸烟与婴儿出生后最大呼气流率减少和儿童期肺功能降低相关，香烟暴露对于支气管高反应性也有影响。暴露于被动吸烟环境增加了婴儿在生后第一年发生喘息的危险性。

7. 其他 儿童哮喘的诱因还包括运动、情绪及心理因素、药物等。

(二) 高危因素

(1) 外源性过敏因素持续存在。

(2) 肺部难治性细菌感染。

(3) 患者由于张口呼吸、大量出汗致使体内水分丢失过多，痰液黏稠，痰栓形成。

(4) 机体摄入不足、消耗过多引发严重水、电解质及酸碱平衡紊乱。

(5) 合并其他严重基础疾病等。

(三) 临床表现

1. 症状 主要表现为呼吸困难、喘息、咳嗽、呼吸频率增加。重症哮喘患儿常表现为极其严重的呼气性呼吸困难，吸气浅呼气长且费力。患者呈强迫端坐呼吸状态、不能平卧、不能整句说话、大汗淋漓、焦虑、表情痛苦而恐惧，病情进一步严重可出现意识障碍，甚至昏迷。另外，也可用简单的办法进行判断。如果患者能够不费力地以整句方式说话，表明其呼吸困难不严重；如果说话中间时而有停顿，则为中度呼吸困难；如果只能以单音节说话为重度呼吸困难；若不能说话则为危重状态。

2. 体征 患儿常面色苍白，口唇发绀，可有三凹征，双肺满布哮鸣音，有时不用听诊器也可听到。但是，很危重的患者呼吸音或哮鸣音反而明显降低甚至消失，表现为所谓的"静息胸"，可有血压下降、心率增快、奇脉。

(四) 诊断及鉴别诊断

1. 诊断 符合哮喘诊断标准的患儿，当出现严重的低氧血症、呼吸性酸中毒、呼吸肌疲劳、肺性脑病等表现时可诊断为危重型哮喘或致死型哮喘。此类哮喘患儿采用常规药物治疗通常不能起效。

2. 鉴别诊断

(1) 呼吸道感染性疾病：婴幼儿呼吸道感染容易引起喘息，如毛细支气管炎、支气管肺炎等，需注意鉴别；此外还应与咽后壁脓肿、喉白喉、支气管淋巴结核等鉴别。

(2) 先天性气道异常：如先天性喉、气管缺乏软骨支架，造成吸气性喉喘鸣，合并感染时喉喘鸣加重；先天性喉蹼、气管食管瘘使大气道受压也可出现哮鸣。上述疾病所致的喘鸣常持续存在，喉镜、纤维支气管镜检查等可协助确诊。

(3) 先天性心血管异常：先天性心脏病严重的左向右分流、引起肺动脉扩张或心脏扩大，可压迫大气道引起哮鸣；主动脉弓处环状血管畸形或双主动脉弓，可出现吸气时胸骨上窝凹陷伴哮鸣和哮吼样咳嗽，喂奶和俯卧时明显。心脏超声和胸部 CT 检查可协助诊断。

(4) 异物吸入：一般有异物吸入史，喉镜、纤维支气管镜、胸部 CT 加气道重建等检查可协助确诊。

(5) 心源性哮喘：由左心衰引起，可见于急、慢性肾炎和二尖瓣狭窄患儿，初次发作表现与哮喘急性发作相似，需鉴别。

(6) 纵隔气道周围肿物压迫：见于甲状腺瘤、畸胎瘤、结核性淋巴瘤和转移性肿瘤，因气道受压阻塞出现呼气性或双相哮喘。

(7) 其他：如胃食管反流、喉返神经麻痹等可通过测定 24 h 食管 pH、喉镜检查等方法鉴别。

(五) 辅助检查

1. 外周血常规 嗜酸性粒细胞可增高至 6%以上，有特应性体质的患儿可高达 20%～30%。

2. 痰液检查 在急性发作时多呈白色泡沫样。有时可见到半透明且有弹性的胶冻样颗粒的"哮喘珠"。痰涂片显微镜下检查可见库什曼螺旋体及夏科-来登结晶；痰细胞学检查有较多嗜酸性粒细胞，多大于 2.5%，并可见到嗜酸性粒细胞脱颗粒现象。合并感染时，嗜酸性粒细胞比例下降，中性粒细胞比例增加。

3. 肺功能检查 可评价气流受限及其可逆性和变异性。

4. 支气管激发试验 是了解气道高反应性的重要方法，哮喘患者气道对某些药物和刺激物的反应程度可比正常人或患有其他肺与支气管疾病的人高出数倍甚至数十倍，气道反应性的高低与气道炎症的严重程度相关。可以根据不同测试目的选择不同的激发物。注意气道反应性测定应在哮喘的缓解期进行。

5. 影像学检查 在重症哮喘和婴幼儿哮喘急性发作时，两肺透光度增加或肺气肿表现多见。X 线检查在儿童反复喘息性疾病的鉴别诊断中有重要意义，如先天畸形、支气管肺发育不良、结核等，尤其对于婴幼儿反复喘息应列为常规检查项目。

二、一般治疗

(一) 气道管理

哮喘患者因气道黏膜干燥、分泌物排出不畅，可形成痰栓、痰痂，导致气道阻力增加，甚至气道阻塞，故气道管理极为重要。氧疗和机械通气过程中要保持呼吸机管道系统良好的温化和湿化，及时拍背、吸痰、清理气道。对有条件的医院，当普通吸痰不能有效清除深部气道分泌物时，可在床边应用纤维支气管镜做支气管肺泡灌洗术，直接清除深部痰栓及各类炎症细胞，从而减轻气道炎症反应，缓解气道痉挛和狭窄。

(二) 维持内环境稳定

营养支持，纠正水、电解质及酸碱紊乱等是关键性综合治疗措施之一，因内环境紊乱本身就是危重型哮喘形成的重要因素。

(三) 糖皮质激素

糖皮质激素（ICS）是控制、防止哮喘发作最有效的药物。尽管全球哮喘防治倡议（GINA）方案强调哮喘患者应该长期规律吸入糖皮质激素以控制病情，但 Rabe 等在欧洲 7 个国家的调查显示，哮喘患者平时吸入 ICS 的比例仅有 23.0%，而且 76.5%的成人与 65.9%的儿童及其家长对自己或孩子的病情低估。这种情况在我国可能更为严重。其原因有患儿依从性差、家长对ICS治疗的重要性认识不足、惧怕ICS的副作用而不愿给孩子规范使用等，但更可能与医生的宣教不足有关。因此对哮喘患儿、家长及儿科医师加强有关哮喘防治的宣教工作十分重要。

三、机械通气

1961年Leonhardt首次报道了危重型哮喘用机械通气治疗，现在机械通气已成为治疗这类患者的重要手段。哮喘患者的机械通气治疗分有创通气和无创通气两大类。收住儿童加强监护病房(PICU)的急性重症哮喘患者中，仅有约8%的少数极危重患者需要气管内插管机械通气。

(一) 无创通气

无创呼吸机操作简便、无创，不影响上呼吸道防御功能以及进食、服药等活动，费用相对低，易被年长哮喘儿童接受。通常试用于严重呼吸困难，又无紧急气管插管指征的患儿。

用面罩行持续气道内正压通气(CPAP)虽可降低气道阻力，减少呼吸功，但很难改善气体交换。双水平气道正压通气(BiPAP)需要患者合作及一个合适和密封良好的面罩，婴幼儿应用有一定难度，且排痰受到一定影响，CO_2排出不充分，成功率不高。即使有符合要求的面罩，取得焦虑烦躁患儿的配合也有困难。

若应用无创通气后患儿病情无改善甚至恶化，宜尽早改为气管插管有创通气，以免延误治疗时机。

(二) 呼吸机治疗

1. 气管插管指征 哮喘患者的气管插管指征并没有十分明确的定义，很大程度上取决于临床判断。气管插管的绝对指征包括心跳或呼吸骤停、严重发绀、低氧血症及意识状态急剧恶化。血气分析不是决定是否气管插管的唯一根据。然而，当患者出现混合性酸中毒、持续低氧血症、烦躁或反应迟钝时，预示患者严重呼吸衰竭，将很快发生呼吸骤停。此时不论是否已给予适当治疗，都要紧急气管插管进行机械通气。

重症哮喘患者常因酸中毒及缺氧等烦躁不安，气管插管有一定难度，因此应该由操作熟练的医生完成。插管前先给100%氧气吸入，吸痰清理气道，对烦躁患儿应先使用镇静剂或麻醉剂甚至肌肉松弛剂。

推荐经口气管插管，优点是：①经口插管相对容易，操作快。②尽量选择口径相对较大或带套囊的导管，以便于吸痰并减少漏气。③哮喘插管上机时间一般较短，无需长期进行口腔护理。

在任何可能的情况下都要尽早放置鼻胃管以降低胃内压。若非紧急插管，应先放置鼻胃管，排空胃内容物后再行气管插管可降低吸入性肺炎的风险。

2. 机械通气目的 对急性重症哮喘，机械通气可纠正低氧血症，缓解呼吸肌疲劳，维持肺泡通气量，同时避免医源性过度通气。

3. 机械通气模式选择 急性重症哮喘的机械通气模式可分两大类：压力控制和容量控制。目前尚无一种通气模式明显优于另一种模式的循证医学证据。为保证哮喘患儿的机械通气安全，首先必须充分理解不同通气模式的特点。

压力控制模式采用递减气流，有利于达到吸气峰压(PIP)；其不足是随着气道阻力的变化，潮气量也变化多样，可致通气不足。容量控制模式在没有明显漏气的情况下可输送恒定潮气量；容量控制通气的另一优点是通过测量和比较 PIP 和平台压，可动态观察气道阻力变化，了解治疗效果。平台压可通过机器内置软件计算获得，多数呼吸机具备此功能。PIP 与平台压的差值升高提示气道阻力增加，差值降低则说明治疗有效。容量控制模式的不足是，每次通气的潮气量是恒定的，若呼气不完全可致肺过度膨胀。

目前常用的通气模式有：同步间歇指令通气（SIMV）＋压力支持（PSV）、控制/辅助（定容）通气、压力控制通气（PCV）等。通气模式的选择主要依据医生的经验以及患者的气道压力水平、人机是否同步等因素。如果能够触发呼吸机，同步性好和气道峰值压＜40 cmH_2O，首选 SIMV＋PSV；如果不能达到理想的人机同步或者气道峰值压＞40 cmH_2O，则可在充分镇静下选用控制性定容通气或 PCV。近年来，一些新的通气模式已经应用于临床，如压力调控容量转换（PRVC）、容量支持（VS）等，PRVC 模式在保留 PSV 优点（吸气流量可变、衰减型吸气流量、同步性好）的同时，又提供最小的通气量保证。然而，这些新的通气模式是否更适合于严重哮喘发作的治疗，有待临床进一步研究。

4. 机械通气初调参数　设置机械通气参数时应首先考虑到急性重症哮喘的病理生理学特点，即气道阻力增高、呼吸功和静态肺容量增加。若试图获得正常的 $PaCO_2$ 则需要呼吸频率快、每分高通气量和非常高的气道压力支持，这将容易导致气压伤和病死率的相应升高。目前主张应用低通气、低呼吸频率和允许性高碳酸血症的通气方式。所谓“允许性高碳酸血症”，是指在进行低通气机械通气纠正低氧血症的同时，可以允许 $PaCO_2$ 有一定程度的升高，血液 pH 在允许的范围内（一般为 pH＞7.20），而不强调使 $PaCO_2$ 迅速降至正常。但是允许性高酸血症对重症哮喘机械通气的患者而言只是一种策略，而不是一种常规通气方式，只有在常规通气方式和相应治疗措施无效时才考虑应用。允许性高碳酸血症是为避免并发症的一个过渡阶段，待肺过度充气缓解、胸廓运动幅度增大、气道压力降低时，则不必刻意追求允许性高碳酸血症的应用。

呼气末气道正压（PEEP）在哮喘插管患者中的应用存在一定争议。有学者认为，哮喘患者存在内源性呼气末正压（PEEPi），即呼气末肺泡压力依然保持正压，PEEP 使呼气状态肺泡内压增大，加重了肺过度膨胀，影响了肺循环，并且功能残气量增加还会影响胸腔内压和体循环，因此认为对危重哮喘患者应用 PEEP 是有害的。但多数学者认为，适当的 PEEP 可改变小气道“等压点”的位置，对缩窄的支气管起机械性支撑作用，可降低肺泡内压及减少过度充气；可以对抗哮喘时的 PEEPi，减轻呼吸肌负荷，降低气道阻力，改善通气/灌流比值（$\dot{V}/Q$）和增加肺顺应性，缓解呼吸肌疲劳，促进人机合拍，从而缓解呼吸困难，可从中受益。钮善福等报道，当 PEEP 为 85%PEEPi 时并不增加甚至降低气道峰压和平台压。在临床应用时，应仔细观察患者在不同水平 PEEP 时吸气峰压和平台压的变化，如增加 PEEP 后，吸气峰压及平台压不升高反而下降，血压回升，X 线检查示肺过度充气减轻，则说明所设定的 PEEP 适宜。

作者所在医院在哮喘机械通气治疗初期多选用压力控制模式，如 PC 或 PRVC 方式。与定容通气相比，PRVC 方式可控制吸气峰压，此模式下，潮气量初步设置在 6～10 ml/kg，吸气峰压≤40 cmH_2O；呼吸频率低于该年龄组正常呼吸频率，吸气时间 0.75～1.5 s，延长呼气时间，调整吸气氧浓度（FiO_2）使经皮氧饱和度≥92%；PEEP 初设为 0～3 cmH_2O，低水平

PEEP(低于测得的内源性 PEEP)更易于人机合拍。

(三) 通气监测

由于哮喘患者存在肺过度膨胀,机械通气时容易造成肺损伤,不论应用何种通气模式,都应该严密监测。频繁地听诊两侧呼吸音是否对称有助于及时发现气胸和痰液堵管,同时也有助于调节最佳呼气时间。动态观察胸廓的饱满度是判断有无肺过度充气最简单的监测方法,若胸廓越来越饱满或潮气量不变时胸廓的活动度越来越小,提示肺过度充气在进行性加重。

监测和分析机械通气时压力、容量、流量和时间等变化有助于调整最佳通气参数。监测 PIP -平台压差值的变化有助于推断气道阻力的变化以及对治疗的反应。PEEPi 是反映肺过度膨胀的另一指标,若气体呼出受阻,肺泡内气体未完全排空,出现气体陷闭,则导致呼气末肺泡压力依然保持正压。如在呼气末瞬间阻断呼气口,气道中央的压力与肺泡压相等,则可测出 PEEPi。当使用 PEEP 方式的机械通气时,需测定 PEEPi,因如前所述,所用 PEEP 宜小于 PEEPi 才不致产生不良影响。

插管后患儿若出现低血氧饱和度和低血压,应注意排除是否有机器故障并确定气管导管的位置是否合适。若采用最佳通气(或短暂的气管导管与呼吸机断开,接复苏器囊按压通气)和液体复苏后仍不能使患者血氧饱和度和血压快速升高,尤其当患者两侧呼吸音不对称时,应考虑是否发生了张力性气胸。

(四) 镇静、麻醉剂和肌肉松弛剂的应用

应用机械通气治疗的危重哮喘患儿需要充分的镇静。镇静、麻醉剂能给患儿舒适感,防止人机对抗,降低氧耗和 CO_2 的产生。咪哒唑仑持续静脉注射多能达到较理想的镇静效果。麻醉剂中首选氯胺酮,因它同时具有镇静、镇痛和舒张支气管的作用。首次 2 mg/kg,之后为 0.5~2 mg/(kg · h)持续静脉注射。氯胺酮与苯二氮䓬类药物(如地西泮、咪哒唑仑)联合应用可以确保充分镇静并降低哮喘患儿在恢复期产生幻觉的危险。但氯胺酮有扩张脑血管的作用,颅内压增高的患儿慎用。应用阿片类制剂时,首选芬太尼,吗啡有诱导组胺释放,加重哮喘的危险。

部分患儿尽管已使用镇静、麻醉剂,但人机对抗仍未解决,造成气道高压,甚至 PaO_2 下降,此时需持续应用肌肉松弛剂以抑制患者的自主呼吸。常用维库溴铵(万可松)、泮库溴铵等。维库溴铵的参考用量:新生儿和 4 个月以内的小婴儿首次剂量为 0.01~0.02 mg/kg,5 个月以上小儿为 0.08~0.1 mg/kg,持续静脉注射速度为 0.8~1.4 μg/(kg · min)。然而,肌肉松弛剂不宜长时间应用,特别是与糖皮质激素合用时有发生急性肌病综合征的可能。已有关于联合应用糖皮质激素和维库溴胺或泮库溴胺后发生持续肌肉麻痹和肌病的报道。

吸入麻醉剂有舒张支气管的作用,氟烷、异氟烷、恩氟烷和七氟烷等药物已成功用来治疗成人和儿童难治性重症哮喘。其舒张支气管的确切机制尚不清楚,可能与阻滞迷走神经张力有关。氟烷有抑制心肌功能、导致心律失常的副作用,因此临床医生更愿意选用异氟烷治疗儿童哮喘。

吸入麻醉剂可通过能提供低压力气流的传统麻醉机输送,也可通过专用麻醉呼吸机的雾化器雾化输送。为防止麻醉剂污染 ICU 环境,应重视呼出气的处理,使其进入换气系统。连续监测吸入和呼出气中的药物浓度有助于确定输入麻醉剂的准确剂量。常用剂量是 0.5%～2%，通常在开始治疗 15～30 min 后可观察到疗效。

(五) 机械通气的撤离和预后

多数哮喘患者经过数日治疗后病情能够迅速缓解。当治疗过程中出现分泌物增多、痰液变稀薄时可能预示着哮喘的改善，这一现象尤其见于致死性哮喘。一旦气道阻力开始下降，PaO_2 恢复正常，镇静、麻醉剂和肌肉松弛剂已撤除，症状、体征明显好转，则应考虑撤机。

除个别合并严重肺部感染及伴有严重并发症的患儿预后不良外，多数重症哮喘的患儿经机械通气治疗预后良好。

(钱素云)

第四节 气 胸

气胸(pneumothorax)是指脏层胸膜或壁层胸膜破裂导致气体在胸膜腔内蓄积。可继发于外伤、手术、某些疾病或原因不明的自发性气胸或医源性气胸。机械通气治疗过程中出现的气胸是医源性气胸中的一种。机械通气时由于肺泡内压力增加引起肺泡破裂，使肺泡外气体积聚称为气压伤。气压伤是机械通气的重要并发症之一。

气胸是机械通气患儿常见的、具有生命威胁的并发症。机械通气患儿气胸的发病率为4%～15%，而 ARDS 患儿，机械通气常引起气压伤和呼吸机相关性肺损伤，这类患儿气胸的发病率明显升高。Gammon 等对 139 例机械通气患儿的研究表明，气胸的发病率为 14%，而其中 29 例 ARDS 患儿气胸的发病率可达 60%。其他的一些 ARDS 相关研究亦有气胸发病率为 30%～87%的报告，这与 ARDS 的严重程度、病程长短和通气策略有关。机械通气患儿的风险因素包括高吸气压力、高吸气容积、高呼气末正压和肺弥散功能受损。

对机械通气患儿，及早地发现和治疗气胸十分重要，因为当其进展为张力性气胸时危险性极大。ARDS 患儿气胸的影像学表现和临床症状有着不寻常的微妙的特征。此外，在这类患者，即使很小的气胸也能引起严重的血流动力学和肺顺应性改变。目前，对于何时以何种方式治疗 ARDS 患儿的气胸尚缺少相关的临床文献。

一、临床特征

(一) 病因和发病机制

1. 机械通气　机械通气时存在很多潜在因素可引起气胸，任何突然的肺泡内压力增高均足以撕裂肺泡壁。机械通气一旦建立，足够压力梯度的形成致肺泡破裂，气体就可以沿支气管血管束和小叶间的疏松结缔组织进入，在内侧就进入肺门，在外侧则进入脏层胸膜。在那里，气体积聚在胸膜下结缔组织或形成肺大疱。由于纵隔胸膜并不像脏层胸膜那样有足够厚度和强度，空气往往进入肺门，通过肺门进入纵隔，形成气肿。随后纵隔胸膜的破裂，使空气进入胸膜腔并形成气胸。这条线路主要指肺间质气肿所形成的气胸，而不是外周肺大疱通过脏层胸膜破裂所致。Gammon 等发现，在 ARDS 患儿，61%的气压伤患儿的纵隔气肿只是早期的表现，其中的 42%将在 3 日内进展为气胸。加之颈部、纵隔和胸膜后腔均通过连续的筋膜相连，因此纵隔内气体可以向压力低的部位扩散，如颈部软组织、前胸壁和其他分隔部位，导致皮下气肿、腹膜后腔积气和气腹。

临床研究已经证实机械通气时有一些危险因素与气胸的发生有关。这些因素包括高气道峰压、高 PEEP、高潮气量和高每分通气量。一些回顾性研究表明，气胸与高气道峰压相关。气胸在肺部正常的插管患儿中很少见，但常发生于 ARDS 的插管患儿。

ARDS 是一种病态肺组织与相对正常肺组织同时存在的异质性疾病。下垂部位的肺组织（通常指背段和肺底）容易塌陷，非下垂部位肺组织则相对开放并可能正常工作。ARDS 时肺因为间质水肿和生理性缩小而变得僵硬。机械通气时，PEEP 使部分塌陷的肺组织膨胀和重新开放，但也会使部分正常的非下垂部位肺组织过度膨胀。大多数受高压力而过度膨胀和破裂的肺组织位于非下垂部位，造成空气进入纵隔和纵隔壁胸膜破裂。局部压力增高引起的健康肺组织过度伸张，称之为压力伤或容量伤，它导致的肺弥散障碍在组织结构上与其他原因导致的 ARDS 难以区分。非均匀性肺疾病过度通气产生的潮气量造成了容量伤。

气胸是机械通气的新生儿死亡率的重要影响因素。因为 5%～20%的 ARDS 新生儿存在气胸，而气胸常致这类患儿快速死亡，所以需要尽快的干预和高度的临床警觉性。

2. 心肺复苏术　在心肺复苏抢救过程中，口对口呼吸、手控通气或胸外按压，可引起肺泡破裂。

3. 气管切开　在气管切开术中，切开部位过低穿破胸壁造成气胸。

4. 有创的侵入性操作　在胸腔穿刺、锁骨下静脉置管时进针太深，直接划破肺组织造成气胸。

5. 呼吸道严重梗阻　在呼吸道严重梗阻时，比如气管支气管异物、新生儿胎粪吸入综合征、严重哮喘发作引起肺组织破裂产生气胸。

6. 肺部存在基础疾病　患儿自身的基础疾病，如 ARDS、肺大疱、肺气肿、细菌性坏死性肺炎、恶性组织细胞增生症等肺部弥散性病变可引起空气漏入胸膜而进展为气胸。

7. 获得性免疫缺陷综合征(AIDS)　患有 AIDS 的患儿发生非创伤性气胸的概率是普通人的 450 倍。据报道 AIDS 和卡氏肺囊虫肺炎的患儿发生气胸的概率高(2%～9%)，AIDS 患儿经常性需要机械通气和支气管活检，进一步增加了气胸的发生率。这类气胸经常是双侧的，易反复，且保守治疗效果欠佳。

（二）临床表现

1. 典型表现　在原发病变的基础上，出现突发性剧咳、烦躁、发绀、气促。年长儿则诉胸痛、胸闷和气短。胸腔内大量积气时，膈肌下移，纵隔被挤压到对侧，气管和心脏（心尖搏动）向健侧移位，肝浊音界和心浊音界消失，呼吸困难加重，血压下降，脉细弱，出现低心排血量性休克。

张力性气胸是指患侧胸腔之气体只进不出或进多出少，使胸腔内压力增高，超过大气压而形成。随着胸腔内压力不断上升，纵隔移位加重，影响健侧肺的呼吸，严重者患侧胸膜通过胸骨后间隙疝向健侧形成纵隔气疝。这类患儿在临床上会出现严重的呼吸循环功能障碍，严重者可出现心跳、呼吸骤停。通常大多数张力性气胸患儿的显著临床表现是极度烦躁、呼吸机通气情况下出现自主呼吸和人机对抗、呼吸极度困难、低血压、心动过速和低氧血症。可能会发生肺力学改变，如气道阻力增高、肺顺应性下降、自发性呼吸末正压呼吸。

2. 机械通气时的临床表现 机械通气期间，患儿发生气胸时的临床表现常不典型，难以早期发现，大约30%的ICU危重气胸患儿因为初始的胸部X线检查较轻而被漏诊。其原因是，在机械通气患儿，经典的气胸体征如呼吸音减弱、胸廓起伏变小、叩诊呈过清音等很难被发现。加之ICU嘈杂的环境和机械通气往往掩饰这些体征。另外，患儿基础疾病严重，基础疾病的症状和体征常掩盖气胸的表现也是一个原因。1/3～1/2的气胸因漏诊而发展为张力性气胸。临床上，机械通气患儿气胸的敏感症状可通过X线检查和不明原因的呼吸功能下降而表现。逐渐恶化的低氧血症、气道峰压增高、肺顺应性下降都是气胸进展的信号。

当然，ARDS患儿的低氧血症可能先于气胸表现出来，而不具有特异性。在机械通气患者，任何临床表现的恶化均应想到气胸发生的可能。ARDS患者的气胸如未经处理进展为张力性气胸的风险非常高，因此应该被及早排除。

(三) 诊断

气胸是机械通气患儿常见的、最严重的、潜在致死性的并发症。及早地发现并治疗可以尽可能地降低发病率和死亡率。因机械通气患儿发生气胸时症状不典型，易被漏诊，故无论何时，只要患儿突然发生临床状况恶化，均应怀疑发生气胸的可能。以下临床情况要考虑发生气胸。

1. 患者临床情况突然变化 表现为呼吸急促和呼吸困难，自主呼吸与呼吸机对抗。血氧饱和度下降，面色青紫，唇色发绀。

2. 体格检查 发现患侧呼吸音降低或消失，患侧胸廓隆起，叩诊呈过清音或鼓音，触诊语颤减弱或消失，听诊呼吸音减低或消失。胸腔内大量积气时，可见气管和心脏(心尖搏动)向健侧移位、膈肌下移、肝浊音界和心浊音界消失，张力性气胸或纵隔气肿时，出现呼吸困难加重、血压下降、脉细弱，甚至出现低心排血量性休克。

3. 影像学检查

(1) X线检查发现一侧肺或肺的某区域透亮度增加，可与近期胸片比较。具有深沟征；一侧肋膈角或一侧膈肌下移。

(2) CT检查可明确气胸的部位和范围。凡是怀疑气胸的患儿都应该做CT检查来证实这个诊断。CT检查可以显示在胸片上不易被发现的气胸。但对血流动力学不稳定或氧合很差的患儿，如远离重症监护室进行CT检查依然存在风险性。然而，放弃潜在气胸的诊断可致其风险更大。所以对于这些患儿来说，采用便携式CT扫描仪是一种新的选择。

4. 提示发生气胸高度危险的临床情况

(1) 高水平PEEP(>15 cmH_2O)。

(2) 高潮气量(>12 ml/kg)和高每分通气量。

(3) 高气道峰压(>40 cmH_2O)。

(4) ARDS患儿，尤其在病程晚期(2～3周)。

(5) 肺部感染并发ARDS。

(6) 行创伤性操作时(如胸腔穿刺术或导管置入术或纤维支气管镜、肺组织针吸活检术)。

(7) AIDS和卡氏肺囊虫肺炎的患儿。

二、影像学特征

(一) 前内侧和肺底部气胸

在气管插管的危重患者,胸部摄片往往只能采取卧位或半卧位。因此,熟悉的气胸的 X 线表现,如透亮度增高、白色的脏层胸膜线、肺纹理消失、紧靠胸壁的透亮带等常不显现。在 ICU ARDS 患儿处于仰卧位时,气胸常发生于前内侧(心旁)和肺底部。因为在卧位时,内侧胸膜相对游离,在此位置的气体积聚往往是最早的和最敏感的,故此为早期气胸的 X 线标志。随着气体积聚增加,在肺底部可发现气胸的影像学证据(图 27-1)。Tocino 等报道在一组 112 例气胸患儿的研究中,其中 ICU 卧位患儿 88 例,包括 9 例 ARDS 患儿,气胸的发生部位及概率如下:38%前内侧,26%肺底,而在肺尖部只有 22%,值得注意的是上述气胸中有 33%(多在前中位和肺下)起初漏诊,后经胸部 CT 检查或发展为张力性气胸(50%)后才被发现。在多组 ARDS 患儿的研究中,气胸大多常见于前内侧和肺底部。

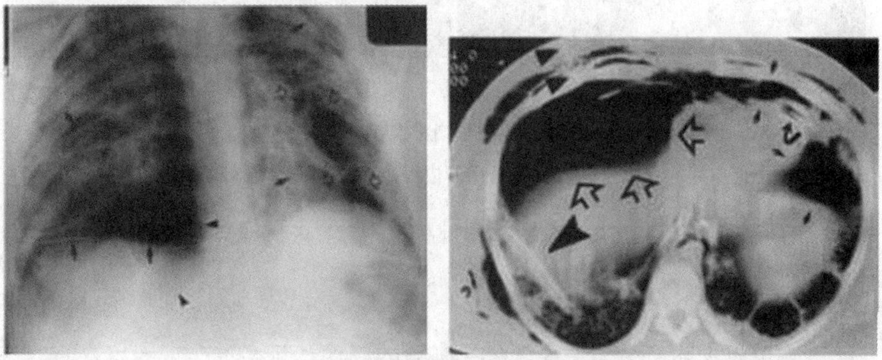

A　　　　B

图 27-1　一个外伤的 ARDS 患儿并发大面积右前内侧气胸。胸腔导管置入未成功,气胸通过在 CT 引导下经皮置管而得到缓解

A. 胸片显示右侧基底部和左内侧大面积气胸(开放箭头),右侧箭头显示右侧胸膜腔内 2 根外科胸腔导管并未成功缓解气胸。同样的,封闭箭头指示左侧的外科胸腔导管。B. CT 显示开放箭头指示右侧基底部大面积气胸。右侧的大箭头指示外科胸腔导管。左侧小箭头指示左边的气胸。左侧弯曲的箭头指示另一根导管。右侧两个较小的箭头指示 CT 引导下 22 号经皮穿刺针的置入部位

前内侧气胸,气体聚积在纵隔旁,把肺组织向外推移,气体与压缩的肺组织间有脏层胸膜相隔,有时气体沿膈面和胸顶部延伸包绕于肺的周围。肺底部气胸的最常见 X 线胸片表现是在肺底部或局限于上腹部的透光区。肋膈角加深且透亮度增高,被称为深沟征(肋膈沟异常显著)(图 27-2)。

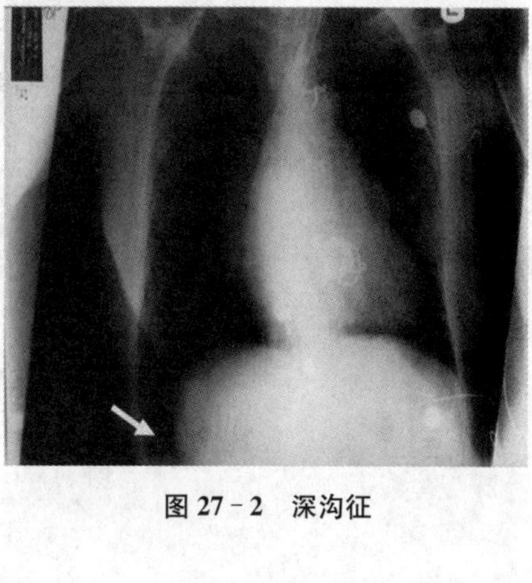

图 27-2　深沟征

在仰卧位的影像学资料上,肺尖侧气胸的显现需要胸膜腔积聚更多的气体,而且在前内侧和肺动脉下出现的胸膜腔积气通常较明显。在合并肺实质和胸膜疾病的 ARDS 患儿,一侧肺尖气胸可能处于分隔状态,这样就不会导致典型的肺压缩改变

（图 27－3）。胸膜线可能被邻近的实质性疾病所遮挡。胸膜粘连和 ARDS 患儿肺顺应性的差异可能导致许多肺段的萎陷，相反其他肺段则看似正常或过度膨胀。因此，肺纹理超出胸膜线的表现并不能排除 ARDS 患儿有气胸存在的可能。在急性 ARDS 中，由于胸膜粘连或无顺应性的肺实质妨碍了肺的压缩导致影像学检查难以发现被局限和分成小腔的气胸。

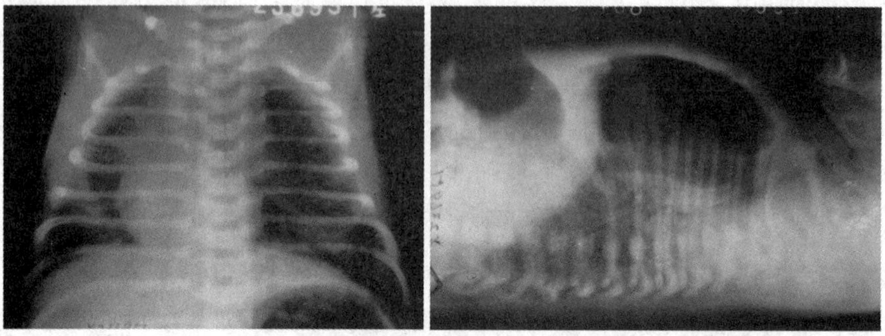

A　　　　　　　　　　　　B

图 27－3　合并肺实质和胸膜疾病的 ARDS 患儿胸片

A. 胸正位片示右侧自纵隔向外双弧形边缘之半透光区。左肺透光度强，纹理延伸，肺底与膈间有窄带状透亮影（深沟征），纵隔明显右移。B. 水平向侧位片示前胸隆起，胸骨后多量气体积聚，心肺后移，为双侧气胸

（二）张力性气胸

张力性气胸可迅速致死，但并不总是有典型的影像学征象。

典型的张力性气胸影像学特点包括肺组织几乎被完全压缩，其周围的胸膜腔有大量的气体，心脏、纵隔向对侧移位和横膈倒转（图 27－4）。此三联征很少发生在 ARDS 合并张力性气胸患儿身上。在张力性气胸患儿中，患侧肺压缩程度取决于它的硬度和可压缩性，纵隔移位取决于对侧肺体积的减少程度。如果患侧肺病变严重并且完全不允许纵隔移位，那么将导致仅有心脏轮廓变化。如果肺的硬度或张力很大，会导致横膈轮廓变化或者横膈下降。患侧肺时常很少容积减少（图 27－5）。

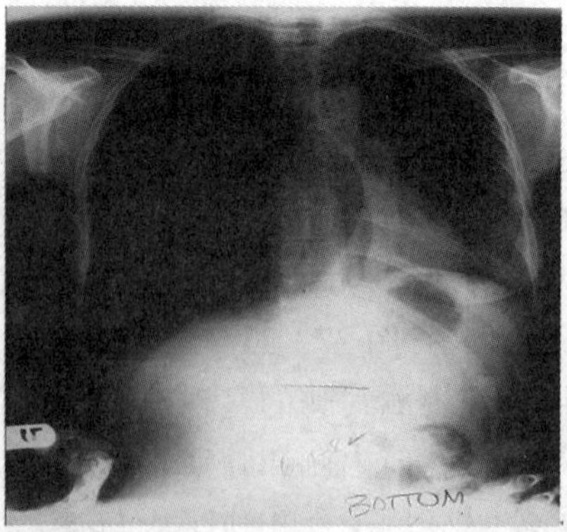

图 27－4　胸片示张力性气胸患儿的心脏、纵隔向对侧移位

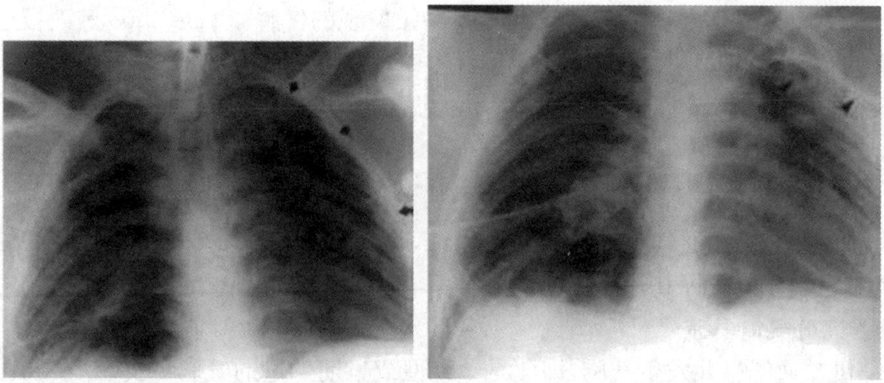

A B

图 27-5　一位原发病为肺炎的 ARDS 患儿的胸片，存在局部气胸，已经放置导管进行引流

A. 气管造瘘和鼻饲管可见。胸片证实左侧有气胸。B. 从胸片上可见一根 7 号猪尾形导管自左上方进入胸腔已经排空了气体。该导管 4 日后被移出

（三）纵隔积气

纵隔积气为肺泡破裂，气体沿血管、支气管鞘进入纵隔内所致。X 线胸片表现为少量积气于纵隔旁呈纤细的条带状透亮影，其外侧为边缘锐利的纵隔胸膜影。病变可为单侧或双侧，随着积气量的增多，纵隔两旁呈现圆形或椭圆形的透亮影，其中可有分隔，外围有弧线状的纵隔胸膜影（图 27-6）。纵隔积气可进入后纵隔脊柱旁的肺韧带处。向下进入腹膜后间隙导致气腹。

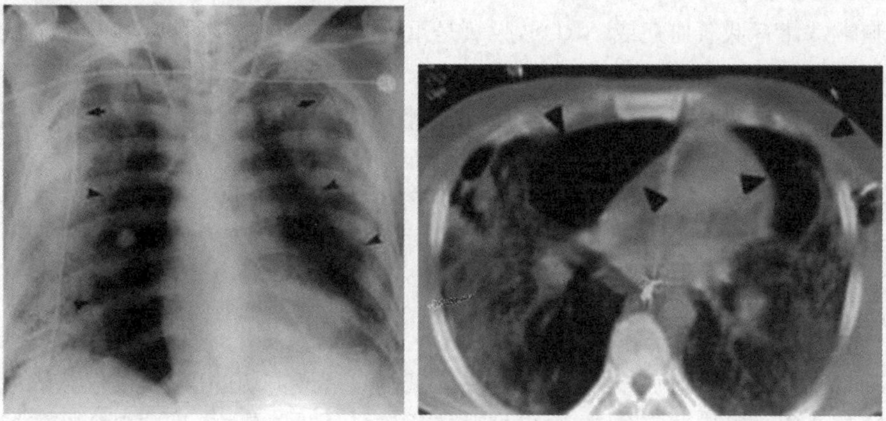

A B

图 27-6　胸片示严重 ARDS 患儿的纵隔气肿

A. 示纵隔旁大的透亮阴影，上方两箭头示外科引流管。B. CT 检查示纵隔积气聚积在两侧，注意肺实质存在严重的异常改变

Heffner 等人发现 34%的机械通气患儿（16/47）在患侧胸腔引流下仍有气胸反复发作。复发性气胸在 ARDS 患儿（14/21）较之无 ARDS 患儿（2/26）更常见。气胸复发似乎与胸腔引流管错位进入叶间裂或患侧胸廓后部有关系。胸片见胸腔引流管呈水平位对 ARDS 患儿的气胸复发有着很高的阳性预测价值（86%）。

CT 检查可以显示在普通 X 线胸片上不易被发现的气胸。Tagliabue 等人报道了接受 CT 检查的 74 位 ARDS 患儿，发现 CT 阳性中有 66％的气胸不能通过 X 线胸片获得。对 20 位分隔状气胸患儿做 CT 检查，发现 13 位患儿的胸腔引流管放置位置无效。

三、一般治疗

对气胸患儿，机械通气不是绝对的禁忌证，只是相对禁忌证，只有先解除了胸腔内高压后，机械通气才能发挥其治疗作用。

（一）充分气体引流

凡是机械通气患儿发生气胸，即使是单纯性或早期少量的气胸，也应尽早放置胸腔引流管，以免发展为张力性气胸。张力性气胸是临床最危险的并发症。对病情恶化的患儿应根据临床表现尽快治疗而不必等待 X 线胸片证实。患儿可吸入高浓度氧，可进行胸腔穿刺抽气治疗。可用穿刺针或套管针在锁骨中线第二肋间刺入胸腔，从针内逸出气体可证实诊断。减压后针应留置原位，直到胸腔引流管植入后才拔除穿刺针。在整个机械通气期间一般需要保留胸腔引流，即使胸腔放置了持续引流管，然而气胸仍有可能发生或者恶化。经穿刺排气、胸腔闭式引流可以有效地缓解纵隔气肿或气胸引起的呼吸困难。对皮下气肿一般无需特殊处理均自行消退，如压力过大可予粗针头留置排气。对单纯性纵隔气肿如无症状或轻微症状可保守治疗。如有明显的呼吸困难可纵隔穿刺减压。

注意，在机械通气下患儿出现支气管胸膜瘘或持续应用负压引流无好转者，应将负压引流的负压绝对值大于 PEEP，否则无法复张肺。

（二）吸入氧气

气胸常常伴有低氧血症或 ARDS，吸氧是重要措施。研究显示，吸纯氧造成胸膜腔及血液的氧梯度差增大，有利于气胸的吸收。吸氧除了有利于改善缺氧，维护支气管和肺泡上皮自洁功能，维护肺表面活性物质的免疫活性外，还有利于肺泡水通道的主动吸收功能，减少渗出和感染。

所以吸氧和充分气体引流是气胸机械通气治疗的重要前提。

四、机械通气

（一）机械通气的目标

气胸常常伴有低氧血症或 ARDS，解决低氧血症是最迫切的事情，仅仅依靠吸氧和气体引流治疗往往难以迅速奏效，气胸机械通气的目标是改善氧合，为破口愈合或通过特殊治疗促进愈合赢得时间。

气胸患儿机械通气的目的是为了使受压的肺保持适当的膨胀和维持适当的气体交换。这类患儿机械通气时应考虑采用各种措施来尽可能减少漏气和降低因机械通气对肺造成的损伤。从减少漏气的观点看，应该尽可能缩短机械通气时间，在具备条件时尽早地撤离呼吸机。

（二）机械通气的通气策略

如果撤机不可行，那么应该选择减少通气量和降低胸腔内压的通气策略。对于肺顺应性差和需要高通气量的患儿可采用“肺保护性策略”。肺保护性通气策略强调对潮气量进行限制，使吸气末肺容积和压力不超过某一水平，以减少容量伤和气压伤，即小潮气量通气策略。同时给予一定程度的PEEP，可使更多肺泡维持在开放状态，以减少肺萎陷伤。现在积极提倡的通气策略是：小潮气量（5～8 ml/kg），限制气道平台压和适当 PEEP 水平，尽量使萎陷的肺泡复张，并保持呼气末肺单位的开放，避免吸气后屏气和肺开放手法，允许高碳酸血症，必要时使用镇静药和肌肉松弛剂保证肺保护性通气策略实施。

对于儿科患者来说，用压力控制通气比较安全，可以较好地控制肺泡峰压。呼吸机参数的设置欲达到的目的是尽量减少跨肺压力梯度，使气体漏出最少而又能提供适当的气体交换，所以调节呼吸机参数的原则是用最低的气道峰压来维持一个最有效的肺泡通气量。PEEP 设置的原则是能使 SpO_2 维持在 88%、PaO_2 维持在 60 mmHg 前提下的最低 PEEP 水平。适当调高吸入氧浓度、呼吸频率和吸气时间。然而，对于 ARDS 患儿，低氧血症可能是非常严重的，低气道峰压和 PEEP 有时很难改善机体的组织缺氧，所以要采用减少机体氧耗和增加氧供的一些其他措施，比如镇静、俯卧位、纠正贫血、避免发热、限制液体量和强心利尿等措施。

高频震荡通气被认为对合并气漏及气胸患儿具有较好的效果，有研究通过动物模型显示高频震荡通气的确可缓解气胸，因而几乎成为临床共识，但临床相关研究不多，详见高频通气章节。

气胸时机械通气的原则：①减少漏气。②减轻进一步的肺损伤。③纠正低氧血症。④减少氧耗，防止呼吸(肌)衰竭。

（谢敏慧）

第五节　急性肺水肿

急性肺水肿(acute pulmonary edema)是指由于某种原因，肺脏内血管与组织之间液体交换功能紊乱所致肺含水量增加的病理状态。

一、临床特征

(一) 病因及发病机制

根据病因不同可分为心源性和非心源性两种。前者临床常见，主要见于急性左心功能衰竭引起的肺水肿，后者主要包括感染、中毒、缺氧、尿毒症、过敏性休克、免疫反应及神经源性肺水肿。根据体液聚集部位不同又分为间质性肺水肿、肺泡性肺水肿及混合性(间质性+肺泡性)肺水肿。发病机制主要有：①肺毛细血管静水压增高。②肺毛细血管通透性增加。③血浆蛋白渗透压降低。④肺淋巴回流受阻。⑤组织间质负压增加。⑥神经源性肺水肿。⑦其他如医源性、高原性肺水肿等。急性肺水肿的病理生理改变主要为低氧血症、二氧化碳潴留、心源性休克、肺顺应性下降、气道阻力增加等。

（二）临床表现

早期肺间质性水肿引起刺激性干咳、呼吸加快、面色稍苍白、精神差、烦躁不安；中期肺间质水肿的上述症状进一步加重，表现为呼吸急促、鼻翼扇动、三凹征明显、发绀，临床表现与上呼吸道感染或气管炎相类似；晚期肺间质水肿的上述症状进一步加重，表现为呼吸急促、鼻翼扇动、三凹征明显、发绀，常误诊为支气管肺炎合并心衰。当晚期肺间质水肿合并肺泡水肿时，可咳出大量白色或粉红色泡沫痰，伴有呼吸短促、烦躁不安，严重者可出现陈-施呼吸、周围性呼吸衰竭，它是由于呼吸中枢对缺氧不敏感，靠潴留的二氧化碳周期性兴奋所致；当大脑皮质严重缺氧时，可出现意识障碍，甚至昏迷、呼吸和心跳停止。

（1）体征：早期呼吸增快，肺部尚无湿啰音；中期双肺可闻及干湿啰音及哮鸣音，心率加快，血压升高，心源性肺水肿可发现心脏病体征；晚期病情加重可出现端坐呼吸、面色苍白或发绀、心率减慢、血压下降（休克），甚至心律紊乱。

（2）血气分析：提示早期肺间质水肿时 PaO_2 和 $PaCO_2$ 均轻度降低；晚期肺泡水肿时低氧血症加重，甚至出现二氧化碳潴留和混合性酸中毒。

（3）X线检查：肺间质性水肿时肺血管纹理模糊、增多，肺门阴影不清，肺透光度降低，肺小叶间隔增宽，两下肺肋膈角区可见与胸膜垂直横向走行的Kerley B线，偶见上肺呈弧形斜向肺门的Kerley A线。肺泡性肺水肿时表现多样，分布和形态不同，可分为3种：①中央型：呈大片状模糊阴影，聚集于以肺门为中心的肺野部分，两侧较对称，形似蝶翼状，肺尖、肺底及肺外围部分清晰。②弥漫型：为两肺广泛分布的大小不一、密度不均、边缘模糊的阴影，常融合成片，分布不对称，以肺野内中带为主。③局限型：仅累及单侧或局限于一叶。有时可伴少量胸腔积液。

（三）诊断依据

1. **病因**　具有发生肺水肿的因素（心源性或非心源性）。

2. **症状**　突然发生呼吸困难、发绀、咳嗽，呈刺激性，或伴泡沫样痰（血性或非血性）。

3. **体征**　两肺底可闻及细湿性啰音或散在哮鸣音，早期心率增快，血压升高，晚期下降。

具备以上条件，无论实验室与X线检查如何，均应考虑急性肺水肿可能。

二、一般治疗

（一）基础治疗

1. **吸氧**　吸氧浓度30％～60％，必要时＞60％（鼻塞、鼻导管或面罩）。

2. **抗泡沫疗法**　在吸氧的玻璃瓶中装入50％～75％乙醇吸入（氧流量4～6 L/min），每次吸氧10～20 min，间隔15～30 min，重复1～2次。目的是使肺泡内泡沫的表面张力降低而破裂，增加气体与肺泡壁的接触面积，改善气体交换。有机械通气后，此法已不常使用。

3. **体位**　坐位或半坐位，并使两下肢下垂，目的是减少右心静脉回流量，休克者禁用。

（二）药物治疗

1. **吗啡**　0.05～0.1 mg/kg皮下注射或静脉缓注，2～4 h可重复1次，必要时10～20 μg/(kg·h)持续静脉点滴。吗啡类药物对左心衰引起的肺水肿有显著效果。作用机制:①抑制呼吸中枢改善呼吸困难,降低胸廓负压。②镇静。③降低心脏代谢,减轻心脏负荷。对新生儿、休克、溺水、过敏、中枢性疾病等引起的肺水肿禁用。

2. 去乙酰毛花苷(西地兰) 0.02～0.05 mg/kg,首剂给予 1/2 量加入 5%葡萄糖 10～20 ml 静脉注射,余量分 2 次分别于 4～6 h 给予,如不能肯定近期内是否用过洋地黄制剂时,首剂给予 0.01 mg/kg 加入 5%葡萄糖 10～20 ml 静脉注射,必要时同样剂量于 6～8 h 重复 1～2 次。溺水引起的肺水肿慎用。

3. 呋塞米(速尿) 1～2 mg/kg,静脉注射。可减少血容量,降低毛细血管压,使肺水肿症状改变。休克、低血压者慎用。

4. 酚妥拉明(苄胺唑啉) 2～6 μg/(kg·min)持续静脉点滴,最大量不超过 30 μg/(kg·min),必要时 5 mg/次+5%葡萄糖 10 ml 缓慢静脉注射,常与多巴胺配用,必要时与间羟胺(阿拉明)配用。酚妥拉明使全身皮肤及内脏血管扩张,使回心血量减少,肺毛细血管压下降,改善肺水肿,该药有迅速降压作用,用药期间注意血压的监测。

5. 硝普钠 0.2 μg/(kg·min)持续静脉点滴,每 5 min 递增 0.1～0.2 μg/(kg·min),直到获得疗效,最大量不超过 3～5 μg/(kg·min)。硝普钠通过扩张动、静脉平滑肌,减轻心脏的前后负荷,长期用药可引起氰化物和硫氰酸盐中毒(一般使用不超过 3 日),近年来,已逐渐被硝酸甘油取代。

6. 硝酸甘油 1 μg/(kg·min)持续静脉点滴,每 20～60 min 递增 1 μg/(kg·min),直至合适剂量,最大剂量不超过 10 μg/(kg·min)。硝酸甘油主要扩张动静脉平滑肌,减轻心脏前后负荷,同时有扩张冠状动脉的作用。

7. 米力农 负荷量 50～75 μg/kg,维持量 0.5～0.75 μg/(kg·min),可直接用维持量。米力农为磷酸二酯酶抑制剂,除增强心肌收缩力外,有扩张体循环和肺循环血管的作用,神经源性肺水肿可以使用。

三、机械通气

机械通气的工作原理是建立气道口与肺泡间的压力差,通过无创或有创机械通气方式,向呼吸道送气,从而保证肺有效的通气和换气,来改善缺氧,甚至部分或全部取代自主呼吸。在治疗急性肺水肿时,机械通气不作为首选,但是当常规方法如吸氧、吗啡、强心剂、利尿、血管活性药(酚妥拉明、硝普钠、硝酸甘油、多巴胺)等治疗不能缓解,出现致命性缺氧时,机械通气则是改善缺氧的最好治疗手段。以往认为机械通气会加重心脏负担和心肌的氧耗量,尤其是急性左心衰引起的肺水肿,目前此观念正在发生改变,一些研究显示,如果机械通气适当,不但可以改善缺氧,不影响心排血量,甚至还可增加心排血量。近年来许多临床观察资料表明,急性肺水肿时早使用无创人工辅助通气可明显改善肺水肿的缺氧症状,特别是出现呼吸窘迫症状时。

(一) 无创正压通气(NPPV)

它是一种无需人工气道来提供呼吸支持的机械通气模式,一般标准呼吸机或有无创通气设计的呼吸机均有此模式。目前常用的无创正压通气模式有 5 种:持续气道正压通气(CPAP)、双水平气道正压通气(BiPAP)、面罩压力支持通气、持续气道正压通气和面罩压力支持通气的结合、辅助控制通气。所有这些模式均通过面罩、鼻面罩或头盔与面部紧密贴紧,其呼吸周期由患者控制。应用 NPPV 的目的是为了降低呼吸做功,改善氧合及气体交换，同时避免气管插管和有创机械通气带来的并发症。NPPV 治疗急性肺水肿的机制为：①通过正压通气造成胸内正压，减少回心血量，减轻心脏前负荷，缓解肺淤血，使肺毛细血管压力下降。②使肺泡内压增加并对肺间质起到加压作用，减少血液渗出，利于肺间质水肿消退。③吸气时正压通气有利于克服通气阻力，呼气末正压（PEEP）可扩张呼吸道及肺泡，防止肺泡和小气道萎陷，增加呼气末肺容量，改善血流通气比例，增加肺氧合，有效提高 PaO_2。④可避免呼吸肌疲劳，减轻氧耗和酸中毒。⑤有利于通畅气道，加速二氧化碳的排出，纠正高碳酸血症。Nava 和 Winck 等对心源性肺水肿患者进行了多中心研究及 meta 分析，结果发现 NPPV 能迅速改善患者的氧合指数（PaO_2/FiO_2）、呼吸频率及呼吸困难程度，减少气管插管率及死亡率。Acosta 等观察到 BiPAP 治疗充血性心力衰竭患者时，能明显改善患者的自觉症状并能增加心排血量和舒张末期容积。目前临床上对急性肺水肿，特别是心源性肺水肿常采用 BiPAP 模式。BiPAP 双水平气道正压通气是指在吸气相（高压相）和呼气相（低压相）两个水平都有持续气流，BiPAP 的实质是压力支持通气（PSV）和持续气道正压（CPAP）两种模式的组成。在这里 PSV 又称为吸气相气道正压（IPAP），因为 BiPAP 在吸气相和呼气相皆允许自主呼吸存在，机械呼吸与自主呼吸频率是一致的，故 BiPAP 可看成是压力控制通气和自主呼吸相结合的通气模式。在不同的自主呼吸情况下，BiPAP 可有多种通气模式，如 BiPAP 的高压与低压均为零时，则为自主呼吸；而高压与低压一致时，即为 CPAP，当 CPAP 在高于大气压情况下，通过气源进行自主呼吸时，它在功能上等于 PEEP。

NPPV 通气初始参数设置为：通气模式 S/T，呼吸频率（RR）12～20 次/min，氧浓度 40%～60%，吸气相压力（IPAP）初设为 8 cmH_2O，根据需要逐渐增加到 12～16 cmH_2O，呼气相压力（EPAP）2～5 cmH_2O，可视病情增至 10 cmH_2O，一般不超过 15 cmH_2O，氧流量 5～10 L/min。NPPV 适合于清醒、能够配合、血流动力学稳定及呼吸状况预计在 48～72 h 可以改善的患者。在应用 NPPV 时要密切观察患者的生命体征，有条件最好 1～2 h 复查血气分析 1 次，如果动脉血气分析提示未明显改善或应用 4～6 h 内未能达到治疗目标时，需进行气管插管。治疗目标包括以下 4 点：①呼吸困难明显改善或消失，呼吸频率减低，心率和血压恢复正常。②肺部湿啰音明显减少或消失。③胸片提示肺水肿表现明显好转或消失。④动脉血气分析正常。

（二）有创机械通气

有创机械通气，指经口或鼻通过气管插管进行的机械通气，有创机械通气是保证氧合与通气的最终干预措施。通常呼吸机有 3 种呼吸类型：容量切换呼吸、时间切换呼吸、流量切换呼吸。通过这 3 种呼吸类型，可获得多种机械通气模式，如容量控制通气、压力控制通气、压力支持通气，它们可以联合 PEEP 一起应用。临床上常用的呼吸机通气模式有 IPPV（间歇正压通气）、CMV（持续指令通气）、A/C（辅助-控制通气）但很多生产商用 CMV 来代替名词 A/C、IMV（间歇指令通气）、SIMV（同步间歇指令通气）、PSV（压力支持通气）、CPAP 等。儿童常选择压力限制、时间切换、持续气流型呼吸模式，具体选择呼吸机通气模式时，还要考虑引起肺水肿的原因、患儿的年龄、有无自主呼吸及自主呼吸强弱程度等几个方面的因素。急性肺水肿引起的缺氧多为弥散障碍所致，机械通气的目的是通过提高氧浓度来迅速改善缺氧，所以对呼吸机的类型、模式要求不高，通常选用 PSV＋PEEP（或 CPAP）及 PSV＋SIMV 联合应用，也可选择其他自主性模式。呼吸机设置原则为：高氧浓度、低潮气量、快呼吸频率、短的吸/呼比值，必要时用药抑制自主呼吸。呼吸机常用的几个工作参数设置包括：①吸气峰压(PIP)：根据肺的顺应性及气道阻力来设定，原则是以最低的 PIP 维持适当的通气，保证动脉血气分析在正常范围内。急性肺水肿时 PIP 可设在 20～30 cmH_2O，设置应由低值开始，逐步向上调节，每次上调 1～2 cmH_2O。在调节时应观察胸廓起伏幅度、实际测定的 PIP 水平，以及动脉血气分析结果，判断 PIP 是否合适。这样才能保证既能使肺泡打开，充分进行氧合，又能减少较大流速气流对肺的强烈冲击。临床上当患儿的呼吸平稳、心率减慢、血压恢复，可认为通气压力合适。②PEEP：主要作用是增加肺泡内压和功能残气量，促进氧气向血液内弥散。但 PEEP 过高或过低对治疗都是不利的，PEEP 过高时会引起气压伤，增加死腔，影响静脉回流，而太低会引起肺不张，影响氧合。在急性肺水肿时 PEEP 初设在4～10 cmH_2O，设置应由低值开始，逐步向上调节，每次上调 1～2 cmH_2O。③呼吸频率(RR)：是决定每分通气量(V_E)的主要因素，频率的预设应依据疾病的种类、自主呼吸的强弱及治疗目的来设定。肺水肿时呼吸频率可设定在同龄儿正常值范围内，但如患儿有明显的呼吸困难、气促、烦躁不安、呼吸频率快时，开始预设的呼吸频率可适当增快，目的是为了提高 V_E，避免人机对抗，提高气体交换，必要时适当药物镇静(如吗啡、地西泮等)，待病情稳定后再逐渐减慢呼吸频率直到合适值。④吸气时间与呼气时间比值(I∶E)：是指一次自主呼吸或机械通气时吸气与呼气的时间比例，一般吸气时间短于呼气时间，原则上既能使吸气时气体在肺内分布均匀，呼气时气体充分排出，又不增加心脏负担。急性肺水肿时，吸气时间(T_I)一般设置为 0.5～0.7 s，I∶E 为 1∶1.5 左右比较合适。总之，给急性肺水肿患者行机械通气时，选择哪种通气模式及工作参数，应结合具体患者情况，在治疗过程中，要密切观察病情，随时进行调整，若低氧血症和临床症状明显改善，说明肺水肿明显好转，应适当下调各参数值，尽量减少由于机械通气引起的并发症。

(三) 脱机指征

急性肺水肿患儿缺氧纠正，症状、体征消失，动脉血气分析正常时可以撤机。但是对于有基础心脏病变的患儿，如果突然撤机，容易导致心脏负荷的突然加重，可能再次诱发心功能不全和呼吸衰竭，所以要逐渐降低通气支持，直至撤机。撤机后 24 h 内应严密观察患者的生命体征，脱机后短期内还应常规吸氧。

病例举例：女，12 岁，30 kg。因发现颈淋巴结肿大 1 个月，呼吸困难 10 日，加重 2 日，就诊住院。入院诊断：淋巴瘤可能，胸腔、心包积液。并行胸腔、心包穿刺，抽出双侧胸腔积液共 1 600 ml，心包积液 500 ml。术后不久，患儿出现呼吸急促，呼吸困难加重，R 52 次/min，HR 161 次/min，SpO_2 71 mmHg，端坐呼吸，口唇发绀明显，频繁咳嗽，咳白色泡沫痰，双肺较多湿性啰音及哮鸣音，当时考虑并发急性肺水肿(复张性)立即给予无创 CPAP(压力 6 cmH_2O，氧流量 6 L/min)，吗啡 3 mg(0.1 mg/kg)静脉缓注，呋噻米 30 mg(1 mg/kg)静脉推注，酚妥拉明 5 μg/(kg·min)，经上述处理后，患儿症状改善不明显，烦躁不安。血气分析：PO_2 62 mmHg，PCO_2 53 mmHg，氧合指数(PO_2/FiO_2)137。行气管插管呼吸机辅助通气，呼吸机模式：SIMV＋PSV＋PEEP，PIP 23 cmH_2O，PEEP 8 cmH_2O，压力支持 10 cmH_2O，FiO_2 60%，呼吸频率 50 次/min，吸气时间 0.65 s。吗啡 500 μg/h[16 μg/(kg·h)]持续静滴，酚妥拉明 5 μg/(kg·min)和多巴胺 5 μg/(kg·min)静滴，1 h 后，患儿 SpO_2 80～87 mmHg，呼吸、心率逐渐减慢，肺部啰音减少，3 h 患儿 SpO_2 90～94 mmHg，R 38

次/min，HR 120 次/min。调节呼吸机参数：PIP 20 cmH_2O，PEEP 5.5 cmH_2O，压力支持 10 cmH_2O，FiO_2 35%，呼吸频率 30 次/min，吸气时间 0.65 s。停用吗啡，继续酚妥拉明、多巴胺持续静滴。上机 16 h 患儿呼吸平稳，SpO_2 95～98 mmHg（FiO_2 25%），R 25 次/min，HR 103 次/min，双肺偶有干性啰音，停止呼吸机辅助通气，带管呼吸观察 1 h，患儿无呼吸困难，SpO_2 90～94 mmHg，血气分析：PO_2 95 mmHg，PCO_2 32 mmHg，PO_2/FiO_2 为 380 mmHg，拔出气管插管，继续鼻导管吸氧（图 27-7）。

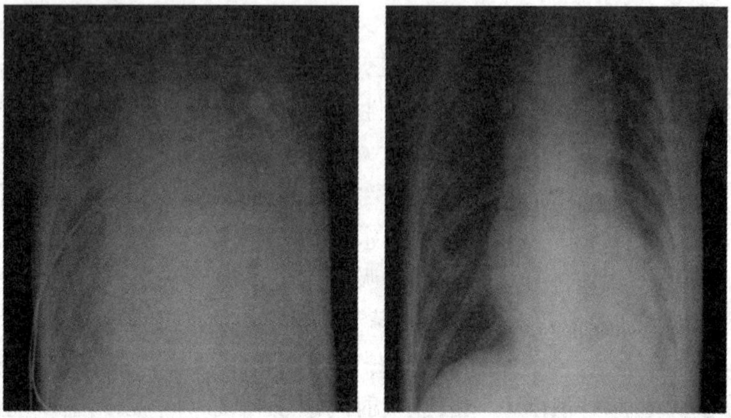

A　　　　　　　　B

图 27-7　急性肺水肿上机、脱机前后对比图

A. 为上机前；B. 为脱机后

（韦　丹）

第六节　肺　出　血

小儿肺出血（pulmonary hemorrhage）多见于新生儿、早产儿，儿童肺出血是一个相对少见的疾病，虽然发病率较低，但起病突然，往往发生于许多严重的原发疾病的急性期或晚期，治疗难度大，预后较差，具有潜在致死性。小儿肺出血的病因多样，部分病因隐匿，究其病因有低氧、各种感染（包括部分传染病如手足口病和肺出血型钩端螺旋体病）、低体温、充血性心力衰竭、肿瘤、肺水肿、肺动脉高压、肺栓塞、系统性红斑狼疮、部分血液系统疾病（出血性疾病、白细胞等）、肺出血-肾炎综合征、中毒、毒蛇咬伤等。近年来，肠道病毒 71 型（EV71）感染重症病例，病情凶险，病死率高。EV71 感染相关的神经源性肺水肿和肺出血，是导致手足口病重症病例死亡的主要原因。

由于肺出血可以突然起病，来势凶险，大量出血使肺泡腔和气管、支气管腔内充满血性液体，可造成通气和换气功能障碍，并引发急性呼吸衰竭，如不能得到及时有效的救治，在极短时间内可导致患儿死亡，对儿童的生命构成严重威胁。

一、临床特征

（一）病因

根据出血的范围，肺出血分为局灶性肺出血（focal hemorrhage）和弥散性肺出血（diffuse hemorrhage），不同类型肺出血的常见病因有所不同。

局灶性肺出血常见病因：支气管炎和支气管扩张常见于囊性纤维化（cystic fibrosis）、急性或慢性感染、肺结核、肺外伤、肺动静脉畸形、慢性异物、赘生物如血管瘤、肺栓塞。

弥漫性肺出血常见病因：特发性肺出血（idiopathic pulmonary hemorrhage，IPH）、先天性心脏病（如肺动脉高压、发绀型先天性心脏病、慢性左心竭）、早产儿、婴儿牛奶过敏症（heiner syndrome）、肺出血-肾炎综合征（good-pasture syndrome，GPS）、自身免疫性疾病如系统性红斑狼疮（systemic lupus erythematosus，SLE）、风湿性关节炎、Henoch-Schonlein 紫癜、Wegenert 肉芽肿病、先天性和后天性凝血障碍疾病、恶性肿瘤、免疫缺陷病、外源性毒素、特发性肺含铁血黄素沉着症、淋巴瘤或淋巴肉芽肿、躯体挤压伤、药物滥用、肠道病毒 EV71 感染等。

（二）发病机制

急性肺出血的发病机制尚未完全阐明。1973 年 Colo 分析了肺出血的渗出液，其中红细胞数比血液中的红细胞数少，而渗出液体的成分则与血浆相仿，因此他认为肺出血主要是由于肺毛细血管渗透性增加，引起出血性肺水肿所致。此外，窒息、缺氧、感染、创伤、休克和低体温，可使血小板减少，有的患儿还可能发生弥散性血管内凝血。

急性肺出血可继发于各种感染（如细菌、分枝杆菌、寄生虫、病毒或真菌感染）、肺脓肿、支气管扩张（如囊性纤维化）、支气管异物、凝血障碍性疾病（常伴有凶险的脓毒血症）、肺静脉压升高（如充血性心力衰竭或先天性心脏病）、外伤引起的肺挫伤、肿瘤（如支气管腺瘤）、肺结构异常（包括动静脉反流、单侧肺动脉发育不全、肺隔离症）等。其他如肺栓子引起肺梗塞出血在儿科极其少见。

自身免疫性和特发性疾病都可以引起弥散性肺泡内出血（diffuse alveolar hemorrhage，DAH），少数 SLE 患儿以肺出血为首发症状，可无任何先兆。DAH 是 SLE 一种少见的致死性并发症，狼疮性肺出血发病机制并不十分清楚，多数学者认为可能与免疫复合物沉积在肺泡毛细血管基底膜引起基底膜损伤和血管炎有关，还可能与继发感染、充血性心力衰竭、机械通气、活动性肾炎、肾功能衰竭、神经源性肺水肿和颅内压增高等有关。

肺出血-肾炎综合征是一种以反复咯血、肺部浸润、血尿和增生性肾小球肾炎为特征的疾病，由抗基底膜抗体介导，属少见的自身免疫性疾病，小儿临床有四大症状：不同程度的贫血、咯血、肺部浸润和肾小球肾炎伴肾功能不全。肺损害表现包括血丝痰到大咯血、咳嗽、气促、肺部啰音，以大咯血多见，且以肺、肾症状同时出现的情况较多见。个别患儿伴有血压升高、不规则发热，病情进展较成人更凶猛，从发病到死亡的时间明显短于成人，死亡原因主要是大量出血引起窒息、休克、呼吸衰竭及肾功能衰竭。

复杂的先天性心脏病极易合并急性肺出血，如大动脉转位、肺动脉高压、二尖瓣狭窄、肺动静脉瘘、较大的动脉导管未闭、发绀型先天性心脏病（肺静脉异位引流、完全性房室间隔缺损、肺动脉严重发育不良、重度法洛四联症）等均有可能导致肺部血液循环发生改变而诱发肺出血。由于心脏畸形，肺循环血量增加，导致肺静脉流入左心的血量也增加，可造成明显的左向右分流和左室容量超负荷，引发充血性心力衰竭、肺水肿、肺出血。

发绀型先天性心脏病术后容易发生肺出血，其机制可能为：①心脏畸形导致血液形成涡流，损伤血小板，使其脆性增加，寿命缩短。②体外循环中人工心肺机又使血小板的机械损伤加剧，造成凝血功能障碍。③由于肺动脉狭窄，肺血管床发育差，机体长期缺氧，发绀型先天性心脏病均有广泛的体循环-肺循环间侧支循环形成，在肺内表现为支气管动脉与肺动脉的深浅两组吻合支增多，扩张增粗。④心脏畸形矫治后，肺循环血流增多，侧支循环内的压力必然会增加，由于侧支循环由极小的吻合支扩张形成，管壁薄弱，压力增加后容易破裂造成出血，是术后肺出血的根本原因。

肠道病毒 EV71 感染相关性肺水肿或肺出血，其发病机制为 EV71 引起的脑干脑炎并发神经源性肺水肿所致。尸检结果证实心脏和肺均无炎症改变，X 线显示心胸比率均正常，不支持心源性肺水肿和肺炎引起肺水肿，有学者认为，脑干损害同时全身炎症反应可引起心肺功能衰竭。更多观点认为神经源性肺水肿或肺出血是由于中枢性肾上腺素能神经兴奋，引起体循环血管收缩，短时大量血液涌入肺循环而引起肺水肿或肺出血。患儿出现外周血管收缩、心动过速、高血压等临床征象均提示交感神经亢进。病理检查发现，人体组织光镜下可见肺间质、肺泡存在不同程度的水肿，肺泡毛细血管扩张，肺小动脉和毛细血管淤血及大量炎性细胞浸润，部分可见透明血栓、肺泡间隔增宽、炎性细胞浸润，部分肺泡萎陷，肺泡内充满红染均质的液体、红细胞及脱落上皮细胞。

（三）临床表现

症状和体征分原发疾病和肺出血两种表现，两者为一连续过程，原发疾病的表现各有不同，在发生肺出血前原发疾病已至严重程度，可在短时间内病情突然恶化，当肺部出现粗湿啰音时，则可能已发生肺出血，不少患儿呈濒死状态。患儿从鼻孔内流出泡沫状液体或粉红色泡沫状液体，最后喷出大量血性液体，此时肺出血诊断虽很明确，但往往已失去最佳救治时机。

肺出血的临床表现多样，可以从仅表现为非常轻微的症状（如咳嗽）到危及生命的急性呼吸衰竭。典型的临床表现为：咯血、呼吸困难、低氧血症、X 线提示肺部有浸润阴影。呼吸困难合并喘鸣往往容易误诊为哮喘。儿童很少出现咯血的症状，有时会将血液或血凝块吞入消化道。部分患儿会因慢性贫血表现为苍白或疲倦。缺乏典型的呼吸系统症状并不能排除肺出血，2006 年，Minkov 等报道了一个 6 岁的儿童患严重的小细胞低色素性贫血，表现为轻咳和运动不耐受，经 CT 确诊为 IPH。

肺部听诊可闻及湿啰音或喘鸣音。部分患儿可出现杵状指，有文献显示大部分 IPH 患儿有肝肿大，皮肤、关节异常见于血管炎。

EV71 感染并发神经源性肺水肿、肺出血的临床表现是，多发生在疾病的第 4 期（心肺功能衰竭期），多数患者在肺水肿、肺出血前有手足口症状或疱疹性咽峡炎，可有发热、精神差、肌阵挛、眼球震颤、易惊恐或惊吓、惊跳甚至抽搐。肺出血多发生在病程 5 日内，年龄以 0～3 岁为主。可表现为突然发生面色苍白、心动过速（个别患儿心动过缓）、呼吸急促、口唇紫绀，很快出现咳粉红色泡沫痰或血性液体自口鼻涌出，持续血压降低或休克。

（四）影像学及其他辅助检查

1. 胸部 X 线检查 诊断肺水肿、肺出血有局限性，当肺水肿量超过 30%时胸片才有所显示，且肺水肿、肺出血和肺炎等常有相似的胸部 X 线表现。X 线提示早期肺门及中内带渗出影,其后有肺泡浸润阴影,以双下肺为主,可表现为双肺纹理增多,网格状、斑片状阴影;部分病例可见 Kerley 线。EV71 感染的部分病例以单侧为主。高分辨 CT 检查显示在浸润部位呈毛玻璃样改变(图 27－8)。

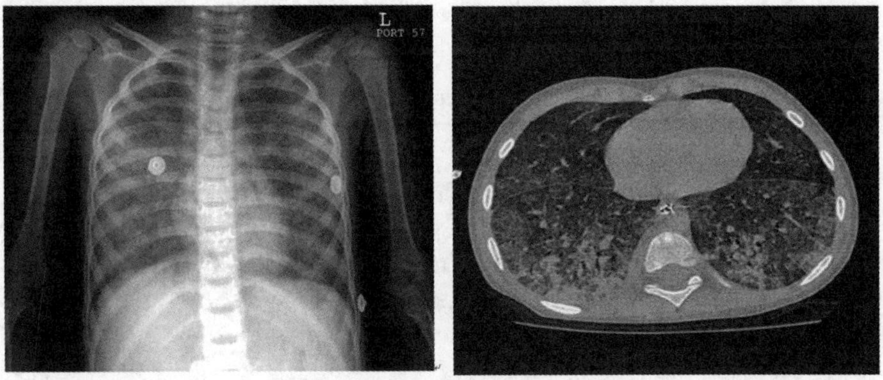

A B

图 27－8 肺出血影像学图片

A. 肺出血 X 线可见浸润阴影,以双下肺为主;
B. 高分辨 CT 显示在浸润部位呈毛玻璃样改变

2. 超声心动图检查 床旁超声心动图可以评估心肌和瓣膜的功能,对确定肺水肿或肺出血的病因有帮助。但一些危重症患儿,经胸壁超声心动图检查不能明确病因,可经食管超声心动图确诊。虽然超声心动图对左心室的收缩功能和瓣膜功能异常的诊断是有效的,但对心脏的舒张功能异常的判断并不敏感。新的超声技术如二尖瓣瓣膜环的组织多普勒成像技术可应用于确定左室舒张末压和评估左心室的功能。

3. 肺动脉插管评估肺动脉楔压 肺动脉楔压被认为是诊断急性肺水肿或肺出血病因的金标准。肺动脉插管在治疗过程中也可以用于监测心脏充盈压、心排血量和外周血管的紧张度。当肺动脉楔压>18 mmHg 时,表明心源性肺水肿或肺出血是由于容量负荷过重引起。

4. 支气管镜检查 可发现出血部位。肺泡灌洗液(bronchoalveolar lavage, BAL)在肺出血中的诊断价值较高,呈现血性液体或发现含铁血黄素细胞(hemosiderin-laden macrophage, HLM)。

(五) 诊断思路

肺出血的诊断思路见图 27－9。

二、一般治疗

肺出血的病因多种多样,应尽早确定病因,针对病因积极治疗。

1. 先天性心脏病合并急性肺出血的紧急处理方法 ①左心室减压:在术中如果发生急性肺出血,首先进行左心室减压。②气道内滴入肾上腺素。③降低肺动脉高压,吸入前列环素、一氧化氮。④机械通气。⑤严格控制液体量,积极纠正酸碱失衡。

2. 肺出血-肾炎综合征(GPS)的治疗 ①激素和免疫抑制剂。②血浆置换(CRRT)。③大量咯血时需气管插管并行机械通气。

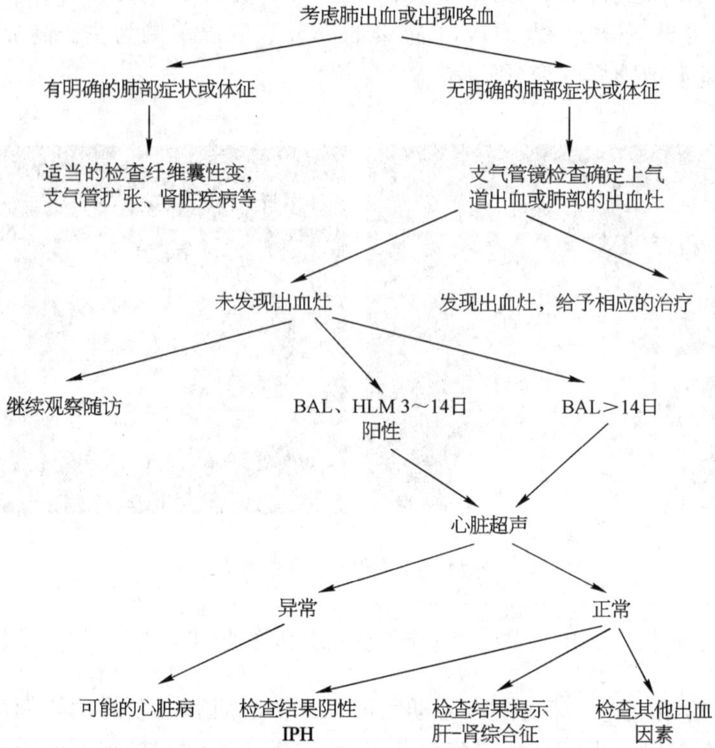

图 27－9　肺出血诊断思路

3. SLE 的治疗　肺出血是SLE的一种少见并发症，尤其以其为首发表现者更少见，但进展迅速且最难控制，死亡率高。糖皮质激素是治疗本病的首选药物，目的在于迅速控制SLE活动性，以期减轻肺血管炎症损伤。其他治疗包括环磷酰胺、硫唑嘌呤等免疫抑制剂及丙种球蛋白的应用。也有关于应用环磷酰胺＋血浆置换疗法可挽救严重的SLE并发肺出血患者的个案报道。部分学者分析治疗失败的原因，考虑与诊断延误、激素用量不足、机械通气应用过晚、支持治疗不够及反复予以环磷酰胺冲击治疗有关。

4. 维持循环稳定　肺出血量多可导致贫血与休克，特别需要注意早期的休克状态。如果贫血严重，还应给予输血。

三、机械通气

（一）机械通气治疗的基本原则

1. 肺出血机械通气的指征　严重的急性肺出血往往会出现低氧血症，如何保证肺部气体交换与心血管的稳定是治疗的基础。一旦怀疑肺出血且有严重通气不足、换气障碍，即有明显缺氧或二氧化碳潴留，经吸入高浓度氧后无改善者，均应考虑机械通气。

2. 人工气道的建立　应做到早期诊断，早期气管插管。考虑到患者的舒适性和气道的密闭性，有条件的应选择经鼻插入带囊的气管插管。经鼻插管可减轻患者的痛苦，固定较牢固，同时可减轻护理压力。气管插管的气囊充气后，气道密闭性相对较好，漏气的发生率较低，能维持较理想的气道压力。

3. **机械通气的模式** 考虑到压力控制模式能较好地控制气道压力，比容量控制模式造成的气压伤要小等多种因素，机械通气模式可选择压力控制模式。

4. **呼吸机初调参数** PIP 15～20 cmH_2O，PEEP 10～15 cmH_2O，FiO_2 50%～80%，RR 20～30 次/min，I∶E 不小于 1∶1.5，潮气量 10 ml/kg。

5. **PEEP** 可恢复肺的功能残气量，减少血液外渗，提高氧分压，预防在低氧水平下的持续性肺泡塌陷及尽量减少氧中毒。选择合理的 PEEP 非常重要，既要利于氧合又要避免对回心血量的影响，可选择 10～20 cmH_2O。

6. **氧浓度** 因肺出血患儿可能存在有效容量不足，吸入氧浓度的调节应从高浓度给氧开始，如从 60%开始，给予一定的 PIP、PEEP 后如果患儿低氧状况仍不能改善，改给予 100%氧浓度，低氧改善后逐渐下调氧浓度。注意高浓度氧不能持续太久，以防氧中毒。

7. **气道管理** 肺出血时，血液或血痂容易堵塞气道，造成通气功能障碍。因此，通过吸痰来保证气道通畅非常重要。但是，吸痰时可降低呼气末正压而影响疗效，甚至有发生再次出血的可能。因此应严格掌握吸痰时机，原则上既要保持呼吸道畅通又要避免吸痰过于频繁，不宜做任何降低呼吸机气道压力的护理。根据病情确定吸痰频率，既要保证呼吸道通畅又要避免因过频吸痰脱离呼吸机不能保证呼气末正压呼吸而影响疗效。可考虑使用密闭式吸痰管吸痰。密闭式吸痰管可将吸痰回路与呼吸管道密闭起来，操作时无需脱机，能最大限度地减少吸痰时因脱机导致的呼气末正压缺失，此外能有效减少因吸痰操作而导致的呼吸机相关性肺炎的发生。

8. **高频通气(high frequency ventilation, HFV)** 是以小潮气量、高频率方式进行通气。与常规机械通气(CMV)相比，HFV 的优越性主要在于减少气道中的压力波动，采用 HFV 时因能募集更多的肺泡使肺处于均匀充气及合适容量状态。故减少了 CMV 过程中的短期及长期并发症，如气漏及慢性肺部疾病(CLD)。

9. **撤机的指征**

(1) 患儿的病情好转、稳定，肺出血与呼吸功能障碍已消除或得到控制，已建立自主呼吸。

(2) 呼吸功能改善明显，肺活量>15 ml/kg，潮气量>5 ml/kg。

(3) 具备维持气道通畅的条件，如分泌物减少，咳嗽有力。

(4) 患儿自主呼吸增强，常有人机对抗。

(5) $PaO_2>60$ mmHg，$PaCO_2<55$ mmHg。

10. **机械通气评估**

(1) 气道通畅性评估：肺部体检是最方便有效的气道通畅性评估方法之一。有经验的 ICU 医生可通过肺部的视、触、叩、听诊，综合分析后判断出插管位置是否正确、是否存在局部堵塞、痰液黏稠度、气道水肿狭窄的程度、肺顺应性的改善情况、肺通气功能的变化等等。此外，床边胸片是判断气道通畅程度的非常直观的手段。呼气末二氧化碳监测的波形分析不仅可以有效评估气道通畅性，而且可以从通气效果来指导呼吸机参数的调整。

(2) 肺出血的活动性评估：吸痰是否有血是最直接有效的评判肺出血存在与否的手段。此外还可以通过肺部湿啰音变化情况、胸片中肺出血阴影吸收情况来评估肺出血的活动程度。

(3) 肺通气功能评估:可通过血气分析、氧合指数、潮气量监测、$P_{ET}CO_2$、SpO_2 等有效评估肺通气功能的变化。

(4) 心血管功能评估:肺出血往往合并了心血管器质性或功能性病变。在机械通气过程中,较高的 PIP 和 PEEP 常常对心血管系统造成影响。如肺动脉高压、心功能衰减等。此时,应注意监测血压、心率、上下腔静脉淤血相关体征、心脏彩超、中心静脉压监测、肺动脉压监测、有(无)创心排血量监测等。

(5) 呼吸力学监测:目前较先进的呼吸机均配置了呼吸力学监测模块。通过对各种监测参数、曲线的分析,能科学、有效地指导呼吸机参数的调整。

(二) 特殊疾病的机械通气治疗

1. 先天性心脏病合并急性肺出血的机械通气 首选 HFV。将频率调整为 9～10 Hz,保持气道平均压在 15～20 mmHg,待出血症状有所好转后再改用(SIMV)模式通气支持。心室辅助装置(VAD)和体外膜肺氧合(extracorporeal membrane oxygenation, ECMO)的选择指征依赖于患者的心功能表现。

2. 肺出血-肾炎综合征的机械通气 大量咯血时需行气管插管并机械通气治疗。机械通气的目的是保持气道通畅,改善肺泡通气。在进行有效的血浆置换(CRRT)和液体疗法的同时可使用 PEEP 治疗。使用 PEEP 时应注意,正压通气应用较高的 PEEP 可增加胸内压,减少回心血量,降低心排血量,可导致低血压和休克,同时可降低肾灌注。在通气过程中,应采取肺保护性通气方案,采取小潮气量通气,并采取允许的高碳酸血症策略。保持气道通畅,有报道指出,特殊情况下,联合应用支气管镜冲洗或肺泡灌洗可清除气道内血痰及血痂,能改善肺通气功能。

3. 系统性红斑狼疮合并肺出血的机械通气 早期确诊,可在免疫抑制剂、激素治疗的同时,联合使用体外膜肺、CRRT、机械通气治疗。机械通气可使用较高的 PEEP,注意保持气道通畅。有报道使用 ECMO 治疗,并予支气管镜清理气道,采取小潮气量通气和可允许的高碳酸血症通气策略。

4. EV71 感染重症病例肺出血的治疗

(1) 重症病例早期识别:具有以下特征,尤其是 3 岁以下的患者,有可能在短期内发展为危重病例,应密切观察病情变化,进行必要的辅助检查,有针对性地做好救治工作。①持续高热不退。②精神差、呕吐、易惊、肢体无意识抖动、肢体无力、抽搐、双眼凝视或眼球上翻。③呼吸、心率增快或节律改变。④出冷汗,末梢循环不良。⑤高血压或低血压。⑥外周血白细胞计数明显增高。⑦高血糖。

(2) 机械通气应用:及早应用呼吸机,进行正压通气或高频通气。对肺水肿和肺出血患者,应适当增加 PEEP,不宜频繁吸痰。对低血压休克患者可应用多巴胺、多巴酚丁胺、肾上腺素和去甲肾上腺素等。严重心肺功能衰竭的病例,可考虑体外膜肺氧合治疗。

1) 机械通气时机:早期气管插管应用机械通气,尤其是 PEEP 对减少肺部渗出、阻止肺水肿及肺出血发展、改善通气和提高血氧饱和度非常关键。出现呼吸频率或节律改变、肺部啰音、胸片有渗出性改变者,应放宽呼吸机使用的指征。

2) 机械通气指征:①呼吸急促、减慢或节律改变。②气道分泌物呈淡红色或血性。

③短期肺部出现湿性啰音。④胸部X线检查提示肺部渗出性病变。⑤脉搏容积血氧饱和度(SpO_2)或动脉血氧分压(PaO_2)明显下降。⑥频繁抽搐伴深度昏迷。⑦面色苍白、发绀。⑧血压下降。

3)机械通气模式:常用压力控制通气,也可选用其他模式。有气漏或顽固性低氧血症者可使用高频振荡通气。

4)机械通气参数调节:①目标:维持 PaO_2 在 60～80 mmHg 以上,$PaCO_2$ 在 35～45 mmHg,控制肺水肿和肺出血。②有肺水肿或肺出血者,建议呼吸机初调参数:FiO_2 60%～100%, PIP 20～30 cmH_2O(含 PEEP), PEEP 6～12 cmH_2O, RR 20～40 次/min,潮气量 6～8 ml/kg。③呼吸机参数可根据病情变化及时调高与降低,若肺出血未控制或血氧未改善,可每次增加 PEEP 2 cmH_2O,一般不超过20 cmH_2O,注意同时调节 PIP,确保潮气量稳定。④仅有中枢性呼吸衰竭者,FiO_2 21%～40%, PIP 15～25 cmH_2O(含 PEEP),PEEP 4～5 cmH_2O, RR 20～40 次/min,潮气量 6～8 ml/kg。

5)呼吸道管理:肺水肿和肺出血患者不能频繁吸痰,正压通气是唯一止血的方法。避免频繁、长时间吸痰造成气道压力降低,且要保持气道通畅,防止血凝块堵塞气管、导管。

6)注意事项:①密切监护:血常规、血气、电解质、肾功能、血糖、胸片、心电图。有条件的医疗机构可采用中心静脉压(CVP)、有创动脉血压(ABP)、脉搏指数连续心排血量监测(PICCO)指导补液。②适当给予镇静、镇痛药,常用药物包括:咪哒唑仑 0.1～0.3 mg/(kg·h),芬太尼 1～4 μg/(kg·h)。③预防呼吸机相关性肺炎及呼吸机相关性肺损伤。

7)撤机指征:①自主呼吸恢复正常,咳嗽反射良好。②氧合指数($OI=PaO_2/FiO_2\times100$)≥300 mmHg,胸片显示好转。③意识状态好转。④循环稳定。⑤无其他威胁生命的并发症。

(3)体外膜肺氧合应用:虽然 ECMO 已成功救治很多心肺功能衰竭患者,但治疗 EV71 感染重症病例的经验很少。当 EV71 感染重症病例经机械通气、血管活性药物和液体疗法等治疗无好转时,可考虑应用 ECMO。而脑功能衰竭患者不宜应用 ECMO。

(4)伴发其他重症的处理

1)神经系统重症的治疗:①控制颅内压增高:限制入量,积极给予甘露醇降颅压治疗,每次 0.5～1.0 g/kg,每 4～8 h 1 次,20～30 min 快速静脉注射。根据病情调整给药间隔时间及剂量。必要时加用呋噻米。②酌情应用糖皮质激素治疗,参考剂量为甲基泼尼松龙 1～2 mg/(kg·d);氢化可的松 3～5 mg/(kg·d);地塞米松 0.2～0.5 mg/(kg·d),病情稳定后,尽早减量或停用。个别病例进展快、病情凶险可考虑加大剂量,如在 2～3 日内给予甲基泼尼松龙 10～20 mg/(kg·d)(单次最大剂量不超过 1 g)或地塞米松 0.5～1.0 mg/(kg·d)。③酌情应用静脉注射免疫球蛋白,总量 2 g/kg,分 2～5 日给予。④其他对症治疗:降温、镇静、止惊。⑤严密观察病情变化,密切监护。

2)呼吸、循环衰竭治疗:①保持呼吸道通畅,吸氧。②确保两条静脉通道通畅,监测呼吸、心率、血压和血氧饱和度。③在维持血压稳定的情况下,限制液体入量(有条件者根据中心静脉压、心功能、有创动脉压监测调整液体量)。④头肩抬高 15°～30°,保持中立位;留置胃管、导尿管。⑤药物应用:根据血压、循环的变化可选用米力农、多巴胺、多巴酚丁胺等药物,酌情应用利尿药物治疗。⑥保护重要脏器功能,维持内环境的稳定。⑦监测血糖变化，严重高血糖时可应用胰岛素。⑧抑制胃酸分泌：可应用胃黏膜保护剂及抑酸剂等。⑨继发感染时给予抗生素治疗。

（王 波）

第七节 急性呼吸窘迫综合征

急性肺损伤（acute lung injury，ALI）和急性呼吸窘迫综合征（acute respiratory distress syndrome，ARDS）是由非心源性的各种肺内外致病因子所引发的急性进行性呼吸衰竭。ARDS为1967年Ashbaugh首次报道，因其症状、病理均与早产儿呼吸窘迫综合征（RDS）相似，故开始命名为成人呼吸窘迫综合征（adult respiratory distress syndrome，ARDS）。但该病非成人专有，小儿亦可出现，且Ashbaugh首次报道的12例中即有一例为11岁的患儿，故1994年美欧ARDS联席会议决定将其更名为急性呼吸窘迫综合征。ALI与ARDS本质上是同一病理过程的两个阶段，ARDS是ALI的最严重阶段。

机械通气几十年的进步与变迁，无一不与ARDS的救治紧密相连，从上世纪五六十代的PEEP之争，到上世纪90年代的大小潮气量之争，到最近的肺复张技术、液体通气技术及体外膜肺技术的兴起，无不以ARDS为救治对象，一句话，一部ARDS的救治史，实质上是机械通气的进步史。如果我们对ARDS理解清楚并对其机械通气方式有深刻的理解，必将有助于我们对整个机械通气的理解。

一、临床特征

（一）流行病学

小儿ARDS缺乏以人群为基数的流行病学研究。国外报道其在PICU中的发病率为1%～3%，我国上海2003年报道，小儿ARDS在PICU中的发病率为1.34%。病死率国外报道近年为40%～60%，我国上海的报道为71.4%。但采取的ARDS定义及PICU的基数均存在差异。2005年全国25家儿童医院PICU中ARDS的临床流行病学研究结果显示，ARDS在PICU中的发生率为1.44%，病死率为61.0%。

（二）病因

直接对肺部的损伤，如细菌、真菌、病毒性感染、有害气体或液体吸入、高氧、栓塞、挫伤、抗辐射、持续气道正压通气、手术导致肺缺血再灌注等。此类ARDS常被称为肺源性ARDS或原发性ARDS。

间接性肺损伤，如心跳呼吸骤停、休克、败血症、创伤和烧伤、大量输血、弥散性血管内凝血、药物性伤害、代谢性疾病等。近年来危重病房多见因脏器移植手术后抗排异药物和肿瘤化疗导致免疫功能低下并发肺部感染而发展为ARDS的患儿，预后差。此类ARDS常被称为肺外源性ARDS或继发性ARDS（表27-1）。

表 27-1　肺源性及肺外源性 ARDS 常见病因

肺源性	肺外源性
肺炎(细菌、病毒、支原体、真菌等)	脓毒症
胃食管反流性肺炎	严重非胸部创伤合并休克及反复输血
溺水	心肺分流术后
吸入中毒(烟雾、氧气)	紧急心肺复苏时血制品输注过多
胸部创伤、肺挫伤	药物中毒
肺脂肪栓塞	急性胰腺炎
肺移植术后或肺栓塞切除术后再灌注性肺水肿	代谢性疾病
机械通气	

(三) 病理

典型的 ARDS 在病理上分为可以相互重叠的 3 期:渗出期、增生期及纤维化期。在这 3 期中均可伴有呼吸机相关性肺损伤及院内感染性肺炎。渗出期一般在 ARDS 起病后持续 1 周,其组织学变化为弥漫性肺泡损害。肺组织重且僵硬,由于此时肺泡液中富含蛋白质,切开后剖面无液体渗出。在起病 24 h 内肺泡即可见蛋白样物质、出血性间质及肺泡水肿伴有透明膜形成。毛细血管、间质及肺泡腔均可见到中性粒细胞增多。ARDS 起病后第二周开始进入增生期,一般持续 1 周。渗出物的机化和纤维化是本期的两个特征。此期肺组织依然重且坚实,镜下肺组织结构更加紊乱,毛细血管网受损,肺组织剖面示毛细血管数目进一步减少。小血管内膜增生,血管腔进一步缩小。间质腔隙增大,肺泡Ⅰ型细胞坏死使肺泡上皮基底膜暴露,肺泡Ⅱ型细胞增生以覆盖裸露的肺泡上皮表面并衍化为Ⅰ型细胞。肺泡腔内充满了白细胞、红细胞、纤维蛋白及细胞碎片。成纤维细胞开始在肺泡间质,随后在肺泡腔内明显增多。这些均导致气道、肺泡狭窄甚至阻塞。纤维蛋白逐渐为胶原纤维所替代。纤维化过程主要发生在肺泡内,亦可发生在肺泡间质。ARDS 起病 10 日后进入纤维化期。肺外观呈鹅卵石样,肺血管排列紊乱,管腔因内膜肌层增厚及黏膜纤维化而变窄。至于病情恢复期病理变化,因标本受限尚不清楚。研究发现恢复期患者支气管肺泡灌洗液中中性粒细胞显著下降,淋巴细胞及巨噬细胞有所增多。最富戏剧性的变化是肺胶原纤维的变化,ARDS 最初两周肺部总胶原量为正常的两倍,但研究证实幸存者肺功能能恢复到相对正常状态。

(四) 病理生理

ARDS 的特征是肺泡-毛细血管膜通透性增高,形成肺泡及间质水肿,进而导致肺顺应性下降、功能残气量降低、死腔样通气增大。肺高压及气道压增高导致的胸内压增高、淋巴回流减少可进一步加重水肿的形成,血管和肺泡损伤导致大分子蛋白质也可以通过膜屏障,肺泡液和血浆的蛋白质比值>0.7(心源性肺水肿<0.5),为富含蛋白质的水肿渗出液。大量肺内分流引起顽固性低氧血症,即使用高氧也难以纠正,$PaCO_2$ 由于代偿性过度通气早期通常偏低。ARDS 在细胞水平上的肺损伤呈均匀一致的改变,但其早期阶段的肺水肿多为非均一性改变,以下垂部位显著。相对正常的肺组织或正常肺组织的邻近区域易致呼吸机相关性肺损伤。ARDS 后期,弥漫性肺纤维化病变常伴有局限性肺气肿及气道阻塞,其改变类似于支气管肺发育不良。

肺血管阻力增加和肺动脉高压。持续低氧血症可以导致肺阻力血管平滑肌收缩，增加肺血管阻力，使肺血流显著减少，表现为肺动脉高压，进一步加重呼吸功能障碍。目前以多普勒彩超技术检查小儿ARDS肺外分流、肺动脉压和肺血管阻力比较安全。如果没有此条件，在机械通气时，$FiO_2>60\%$时，$SpO_2<80\%$，应该考虑存在肺内分流。

缺氧可以导致肺泡上皮细胞代谢障碍，高氧及过氧化导致肺泡上皮细胞变性，细菌毒素和促炎症介质的抑制作用，均会影响表面活性物质的合成和代谢。肺泡内液可以稀释表面活性物质，改变其降低表面张力的作用。此外，肺泡内血浆蛋白、代谢产物、细菌毒素也抑制表面活性物质，导致继发性表面活性物质缺乏，肺泡因此萎陷。

肺部损伤导致肺外脏器损伤和功能障碍。肺部大量毒素、炎症介质可以不断释放经循环带到肺外脏器，致心、肝、脾、肾、脑、肠道功能障碍和损伤，最终导致多脏器功能衰竭的后果。

（五）发病机制

急性肺损伤的发病机制不很清楚。如相同易感因素为什么有些患儿发展为ARDS，而另一些患儿则几乎无反应？为什么在肺部纤维化病例中，仅ARDS的肺部纤维化在一些患儿能几乎完全消退？目前已清楚ARDS在病理上的某些损害是由于机械通气所致或加重的。

某些特定的诱因可致肺损伤，但不恰当的机械通气策略可加重肺损伤。如肺泡过度扩张可产生促炎症反应，而不适当地应用低水平PEEP所致的肺泡周期性开放与闭合又可加重这种促炎症反应并导致肺结构的损害。

ALI或ARDS本质上是失控的炎症反应的结果，或是失控的炎症反应在肺部的表现。炎症反应经过始动和放大引发全身炎症反应综合征（SIRS），失控的SIRS发展为MODS。在MODS中，肺脏是这一病理过程中成为易受损伤的首位靶器官。炎症反应过程一旦启动，白细胞产生增加并迅速向炎症区迁移积聚，同时激活炎症暴发，产生细胞因子、趋化因子、急性时相蛋白、自由基、补体、凝血途径激活物等，黏附分子表达亦上调。同时启动抗炎症反应。

ALI或ARDS时，循环中的白细胞被激活后，相互粘连聚集并在肺循环中被扣押，继而黏附于内皮细胞表面，白细胞内的相关酶类被激活，发生呼吸暴发，产生和释放大量自由基、细胞因子、蛋白酶和阳离子蛋白质等细胞产物，造成血管壁损伤；黏附的白细胞通过通透性增加的血管壁，游走、渗出到肺组织间隙和肺泡腔，进一步造成肺组织间隙和肺泡上皮细胞的损伤。造成广泛的肺泡炎症及肺泡毛细血管膜损伤，肺泡Ⅱ型细胞的损害造成肺表面活性物质合成和再生障碍，富含蛋白质的水肿液又抑制了表面活性物质的活性，从而产生肺水肿、肺不张及形成透明膜。

中性粒细胞是介导肺损伤的主要成分。研究发现IL-8、ENA-78、MIP等均是较为强烈的中性粒细胞的趋化因子，黏附分子尤其是β_2整合素介导了中性粒细胞与肺泡上皮细胞的结合。NF-κB由于能调控许多细胞因子的表达而在肺损伤的研究中日益受到重视，但众多的促炎症介质系统参与ALI或ARDS的肺损伤过程，要寻求一个“共同通路”似乎不太可能。

肺动脉高压是ARDS顽固性低氧血症的原因之一。研究证实内皮素-1（ET-1）、血栓素-B_2（TBX-B_2）在肺高压的形成中起重要作用。TNF-α、IL-1β、TGF-α、Th2细胞因子、IL-4、IL-13等在诱发、促进ARDS肺纤维化中起重要作用，肺泡上皮细胞、TGF-β1、整合素则在炎症与修复过程中起重要作用。

(六)临床表现及分期

Royall等将小儿ARDS分为4期：急性肺损伤期、潜伏期、急性呼吸衰竭期、严重生理异常期。

1. 急性肺损害期 患儿主要表现为与原发病相关的症状。原发病为肺部疾病者可表现为早期ARDS的呼吸急促、窘迫，经吸氧无法改善；对原发病为肺外疾病者，此期可无明显呼吸功能不全的表现，易被临床医师所忽略。

2. 潜伏期 出现在原发肺损伤后6～72 h，此阶段经过机械通气或氧疗，患儿病情相对稳定或较前有所改善，某些患儿PaO_2虽正常，但因过度通气出现呼吸性碱中毒，致$PaCO_2$下降。此期胸片上可示两肺细网格状影，为间质水肿的征象。

3. 急性呼吸衰竭期 此期临床多可诊断。患儿病情急剧进展，呼吸急促、窘迫，出现顽固性低氧血症，吸高浓度氧不能缓解，胸片示双侧肺部弥漫性渗出及不透亮影，如蒙"面纱"，称"面纱征"(hazy appearance)，示间质及肺泡内均有肺水肿，肺顺应性下降。听诊时可听到广泛的湿啰音。

胸片提示肺水肿似乎呈弥漫均一性改变，但CT检查显示水肿液积聚在两肺下垂区域。顽固性低氧血症的首要原因是大量肺内分流，需用CPAP方可纠正，单纯吸氧无效。肺顺应性进行性下降，常需依赖高气道压力进行机械通气。

本期中，部分患儿因为呼吸衰竭以外的原因死亡，部分患儿逐步缓解，另一部分继续发展为难治阶段。

此期应注意将ARDS的肺水肿与心源性肺水肿加以区别。

4. 严重生理异常期(终末期) 无明确界限，在病理上可与纤维化期相对应。患儿病情继续恶化，出现高碳酸血症、间质纤维化、进行性和不可逆性呼吸衰竭，对呼吸机治疗反应差，最后导致死亡。近年随着呼吸管理技术的提高，ARDS多死于多器官功能衰竭而非呼吸衰竭，幸存者多需长达数月的呼吸支持。

以上分期只是相对的，临床上或由于原发病引起的肺损伤过程隐匿且难以辨别，或由于病情发展迅速，往往难以确定急性肺损伤期及潜伏期，多到急性呼吸衰竭期才明确诊断。故对有潜在肺损伤易感因素的患儿，应及时行相关检查，以尽早识别并处理ARDS。

(七)诊断与鉴别诊断

1. 诊断 数十年来ARDS的诊断标准差异较大。具有较大影响的诊断标准是1971年的Petty和Ashbaugh标准，为严重呼吸窘迫、呼吸急促，吸氧时发绀，肺顺应性下降，胸片示肺部弥漫性浸润影，尸解示肺不张、肺充血、肺出血、肺水肿及肺透明膜形成。1988年，Murray等提出了扩大的肺损伤定义，应用肺损伤评分诊断ALI或ARDS，分别从胸片、低氧血症、呼吸系统顺应性及PEEP 4个方面对患儿进行评分，提出0分为无肺损伤；0.1～2.5为ALI；>2.5为ARDS。

1994年美欧联席会议提出ALI或ARDS的新定义：①急性起病。②胸片示两侧浸润影。③PAWP≤18 mmHg或无左心房压增高的证据。④$PaO_2/FiO_2 \leq 300$ mmHg时考虑ALI；≤200 mmHg时考虑ARDS。

1994年的美欧标准目前已得到了广泛的认可。尽管存在争议，但为流行病学调查及临床研究提供了统一的参照体系，有利于多中心协作研究的开展及比较。

争议表现在几个方面，如急性起病的判定，胸片受个人临床经验的影响，ARDS 可以与左心房压增高并存，以及 PEEP 水平会显著影响 PaO_2/FiO_2 比值等。尽管争论仍在继续，但其仍是目前唯一在研究中被广泛应用的标准。

目前已公认美欧标准中“急性起病”是指原发病后 1 周内出现 ARDS 为急性起病，美国西雅图的流行病学研究显示在 136 例 ARDS 患者中，76%是在原发病起病后 2～24 h 出现 ARDS；93%为原发病后 72 h 内出现 ARDS。

美欧标准中“两肺浸润影”意指肺水肿，包括轻度、小叶性肺水肿。须避免待全肺呈“大白肺”时才诊断肺水肿，我国多数医院有这种倾向，“大白肺”时方诊断为时已晚，已延误了抢救时机，同时造成了相对轻症病例的漏诊。据国外统计，ARDS 患者胸片呈现“大白肺”改变的大约只占 10%。故当 $PaO_2/FiO_2 \leqslant 300$ mmHg 时即须注意胸片有无渗出影，只要两肺均有渗出影，无左心功能不全，就应高度怀疑 ALI；若 $PaO_2/FiO_2 < 200$ mmHg，必须高度怀疑 ARDS；若能确诊胸片渗出影为肺水肿，无左心功能不全，则可确诊 ALI 或 ARDS。

2. **鉴别诊断**

(1) 心源性肺水肿：有心血管疾病史或过量快速输液史，一般有呼吸困难，听诊出现啰音，伴 X 线检查心影显著增大。经氧疗、控制输液量、强心、利尿等措施治疗后，情况会迅速改善。

(2) 继发性肺炎：可以在持续呼吸机通气治疗(>3 日)时出现胸片弥漫性渗出阴影，气道分泌物细菌培养阳性。如果 $PaO_2/FiO_2 > 300$ mmHg，则为继发性肺炎，$PaO_2/FiO_2 \leqslant 300$ mmHg，则按急性肺损伤对待。在此种状况下，也可作为呼吸机相关肺炎(VAP)或呼吸机诱发肺损伤(VILI)对待。在成人中，也有用纤维支气管镜做深部小气道保护性刷取分泌物进行细菌培养，然后针对性应用敏感抗生素治疗的办法。但无论何种方法从气道获得的细菌培养，并不对病因诊断有所帮助，因为许多寄生菌群的培养可呈阳性，但并不致病。

(八) 辅助检查

1. 常规检查 血、尿、大便常规，肝肾功能，血电解质，出凝血状况及病原学检查为 ARDS 的基本检查项目。ARDS 早期，由于中性粒细胞在肺内稽留，外周血中性粒细胞>10%。白细胞常一过性下降，最低$<1\times10^9$/L，杆状核粒细胞>10%。随着病情的发展，外周白细胞很快回升至正常。血红蛋白、血细胞比容等可反映失血的情况。后者还可作为补液量间接监控的指标。

2. 血气分析 动态反复检查血气，如果表现为持续低氧和高二氧化碳血症，并伴代谢性或混合性酸中毒，应考虑出现急性肺损伤和向 ARDS 发展的可能。PaO_2/FiO_2 为主要判断 ARDS 危重程度的指标。$PaO_2/FiO_2 \leqslant 300$ mmHg 提示急性肺损伤，≤200 mmHg 表明符合 ARDS 诊断(尚须结合临床、影像学检查和呼吸机参数判断)。低氧血症持续时可以出现肝功能损害、心肌缺血缺氧、肾功能低下等继发改变。作为最初的吸氧治疗，应该注意对吸入氧浓度的监测。如果是鼻导管或头罩供氧，一般实际吸入氧浓度在 40%～70%。有条件时可以在鼻旁取样，测定氧浓度，作为判断肺损伤的依据。

3. 气道清洗液中分泌物的分析 主要看肺表面活性物质饱和磷脂与总蛋白的比值，前者代表肺泡上皮细胞磷脂合成，后者代表肺泡通透性和血浆蛋白渗出程度，可以反映肺损伤的程度。在疾病不同时期检查，也可判断治疗对肺泡通透性和肺泡上皮细胞修复的影响。其他蛋白质类的检测没有特异性和敏感性，但可能有助于提示炎症反应程度或肺纤维化等病变转归。测定其他特定蛋白、细胞因子、炎症介质均不具有对肺损伤和ARDS发展和预后的特异判断作用。

4. X线检查 ARDS患儿的第一张胸片多表现为两侧对称、弥漫、不均一或均一的不透亮影。很快，可以是几个小时或几日，不透亮影变得更加均一，表明肺水肿由间质向弥漫性肺泡进展，肺泡水肿及出血。最富特征性的是，第一张胸片的不透亮影多位于肺的周边，当然位于肺中央区的胸片亦可见到。心影及血管影正常。

将ARDS的肺水肿与心源性肺水肿区别是较难的。一般认为血管影增宽、胸膜渗出、支气管周围袖口征及叶间积液为心源性肺水肿的特征，但有学者认为这些特征在ARDS都可见到。尽管如此，胸片依旧是评价肺水肿的重要工具。

急性期以两肺广泛的渗出阴影为特征，与临床气道吸引出多量液体相吻合，代表肺血管向间质及肺泡渗出增加。渗出液先积聚在大血管周围，X线检查表现为肺纹理增加和微细网格状影。进一步发展到大量肺泡渗出时，表现为斑片状和实变，甚至有胸腔积液。在合并金黄色葡萄球菌感染时，可以出现小囊泡影。肺泡水肿和萎陷严重时，出现支气管扩张和充气征。

增生期由于成纤维细胞增多及胶原沉积，胸片示粗糙的、不均一的、线状及网格状影。在某些患者，胸片所有的异常都会消散，但常需几个月的时间。大多数患儿呈现出继发于ARDS的慢性改变，X线胸片显示粗糙的线状、弧线状及网状的不透亮影，提示纤维化。肺内囊肿在急性期出现多由脓肿引起，在增生期及纤维化期出现多由气压伤或斑块形成所致，常永久存在。

5. CT检查 CT的价值正受到重视，它在判断ARDS患儿的肺水肿及其分布起到X线胸片无法替代的作用(图27-10)。

ARDS早期的CT显示正常及相对正常的肺组织常位于非下垂部位；毛玻璃样变见于肺组织的前中侧；实变区见于下垂部位。导致CT这种改变的原因在于肺组织的重力对下垂部位的肺泡产生压力，导致不透亮影的不均一分布。

纤维化期CT显示呈粗糙的网格状，且多分布于肺组织的前侧伴肺组织结构紊乱及支气管扩张。有学者认为此现象与反比通气时间的长短有关，亦有学者认为与前侧肺泡的过度扩张有关，且急性期前侧肺组织的毛玻璃样变表明是由于这种扩张所致的肺泡间隔炎症，从而最终导致纤维化。

6. 超声心动图 ALI或ARDS病例的确诊条件之一是肺动脉楔压≤18 mmHg或临床无左心房压增高的证据。根据我国儿科医学的现状及目前国际上的相关文献，我们在全国25家儿童医院进行的ARDS流行病学研究中建议采用超声心动图对ARDS患者进行床边心功能测定。测定时间为X线胸片显示有肺水肿时，间隔不超过24 h。

(1) 收缩压(指全身血压，BPs)-二尖瓣反流(MR)压差≈左房压(即肺动脉楔压，前提条件：存在二尖瓣反流)。若>18 mmHg，考虑为心源性肺水肿，不能诊断ARDS。

(2) 肺静脉血流频谱AR波流速>0.3 m/s或时间>30 ms，不能诊断ARDS。

(3) 射血分数(EF)<50%或短轴缩短率(FS)<30%，不能诊断ARDS。

7. 心导管测定 测定肺动脉楔压(PAWP)，ARDS患儿PAWP≤18 mmHg。若>

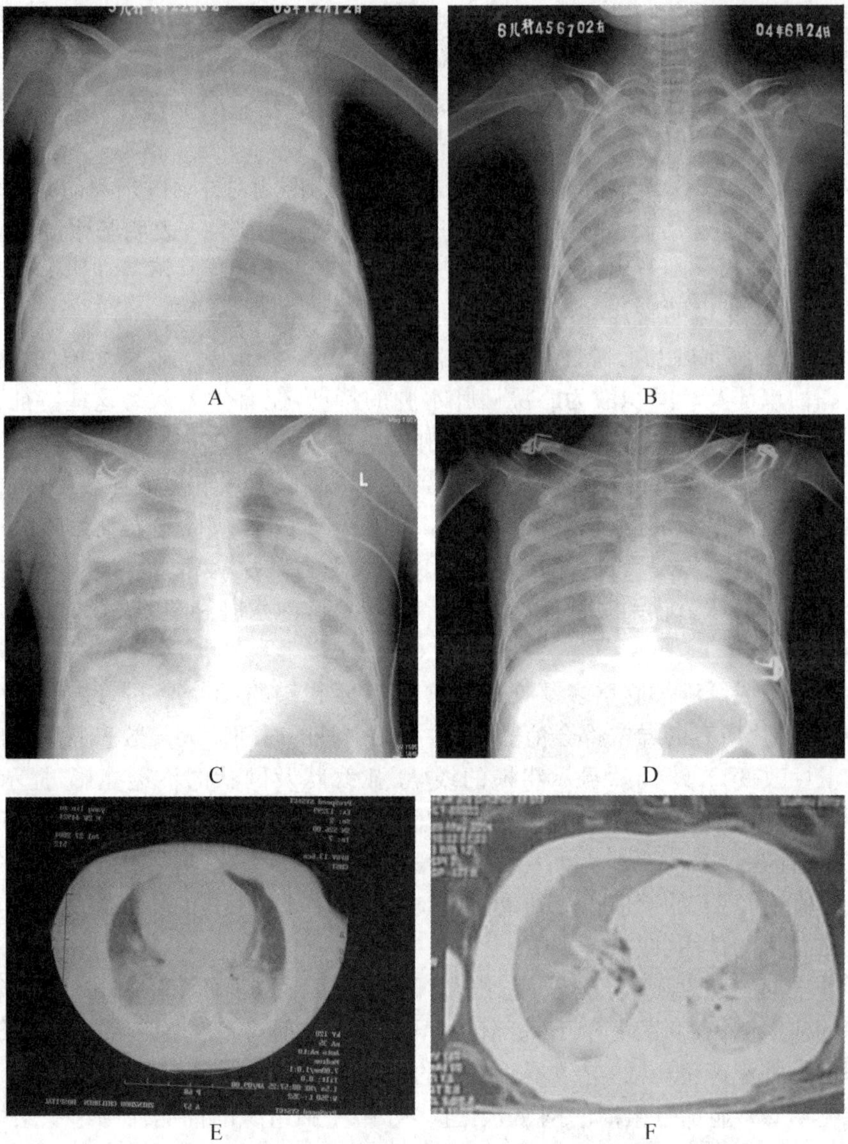

图 27-10　ARDS 患儿的胸片与 CT 表现

A. 患儿,女,8 岁。水痘肺炎合并 ARDS,本例示"大白肺"。B. 患儿,女,4 岁。急性淋巴细胞白血病化疗后,脓毒症合并 ARDS。C. 患儿,女,7 岁。急性淋巴细胞白血病化疗后合并 H1N1 感染,ARDS。D. 患儿,男,11 岁。肾病综合征合并曲霉菌肺炎,ARDS。E. 患儿,男,29 日。心肺复苏后,ARDS。F. 患儿,男,5 个月。重症肺炎,ARDS

18 mmHg,应考虑肺水肿为心源性。

二、一般治疗

(一) 注意避免 ARDS 各种易患因素

分秒必争进行心肺脑复苏。尽快纠正休克。仔细清创,切除坏死组织。对昏迷患者,应放置胃管,以免胃肠吸入。避免长时间(>15 h)高浓度吸氧(>50%)。避免过量、过快或多次反复输血(液),避免输库存血。切实控制严重感染:①防止交叉感染。②防止医源性感染。③少用或不用 H_2 受体阻滞剂和强制酸剂。④清除口咽部及胃肠道感染源:呋喃西林液漱口等,以防肺部感染。⑤及时、有效、合理地应用抗生素。

(二) 常规监护

ARDS 患儿一经诊断,均应收入 PICU 进行治疗。需行心电图、呼吸、血压及血氧饱和度监测,有条件者应进行肺功能、呼气末二氧化碳、有创血压、中心静脉压监测,并进行肺动脉楔压测定以指导治疗。

(三) 营养支持

尽快建立肠道营养,可减轻肠道上皮细胞损害。对脓毒症者显得尤为重要,因可减少胃肠道菌群向门脉循环移位。应用促胃肠动力药,避免应用影响胃排空的药物,如多巴胺、山莨菪碱等;避免应用幽门后鼻饲,早期给予含 ω-3 脂肪酸、嘌呤核苷、精氨酸、谷氨酰胺及超常剂量维生素的食物。

(四) 输血与补液

有研究证实,ARDS 患者最初 3 日的液体量呈负平衡状态可显著降低患儿的病死率。

在无条件测中心静脉压或肺毛细血管楔压以指导补液的情况下,补液量保持在常规需要量的 70%为宜,早期应用胶体液不一定有利于肺液吸收。根据病情可以通过输入红细胞,提高血细胞比容达到 40%~49%。有条件时可参照表 27-2 进行补液。

表27-2 输液的参考指标

PAWP	MAP	CO	组织供氧不良	处理方案
↓	↓	↓	是	补液
↓	↓	↑	是	血管升压药±补液
↓	↓	↑	否	血管升压药
↓	↑	↑	否	利尿剂+液体负平衡
↓	↑	↓	是	血管扩张剂
↓	↑	↓	否	血管扩张剂+液体负平衡
↑	—	—	—	血管扩张剂+液体负平衡

注:PAWP,肺动脉楔压;MAP,平均动脉压;CO 心排血量。若条件受限,可用 MAP 单项做参考

维持 ARDS 患儿液体负平衡是 ARDS 患儿救治的重要措施。应每日计 24 h 出入量,4~8 h 评估 1 次,确保患儿最初 1 周的出入量在负平衡状态,并维持患儿在轻度脱水状态。若患儿一个时间段内出现入量大于出量的情形,下一个时间段即开始给予利尿剂,以维持负平衡的存在,同时应避免出现休克。需指出的是,若患儿同时出现休克及 ARDS,应优先救治休克,因休克可短时间内导致患儿死亡,而 ARDS 因有机械通气,除极少数外,很少导致短时间内死亡。

(五) 氧疗

在 ARDS 的早期,可以通过面罩,提供持续气道正压通气(CPAP)或经呼吸机联合提供压力支持通气(PSV)或容量支持通气(VSV)。这些通气模式的特点为保持通气量时,显著降低平均气道压(MAP),而且不需要气道插管。可以调节触发灵敏度并监测通气潮气量和每分通气量控制通气适度。在 ARDS 早期经气道插管吸氧和辅助通气有一定的好

处。首先，可以比较可靠地判断 PaO_2/FiO_2 比值，对病情危重程度可以正确掌握。其次，便于了解并处理由于肺部炎症、吸入等气道出现梗阻的原因，比如气道深部痰栓去除后的症状迅速缓解。再次，一旦病情恶化，可以及时给予适当的通气和特殊呼吸支持治疗，以免延误。

（六）肺表面活性物质

肺泡上皮细胞损伤会影响肺泡Ⅱ型细胞合成分泌表面活性物质，Ⅰ型细胞可促进水电解质代谢和肺液转运。肺表面活性物质可以起到降低气液界面表面张力、减少呼吸做功、促进肺液吸收、防止血管通透性增加的作用。随着肺表面活性物质治疗早产新生儿 RDS 的普遍应用，20 世纪 90 年代中期国外开始用于治疗小儿肺炎并发低氧性呼吸衰竭。对于气道峰压＞25 cmH_2O，顺应性＜0.5 ml/(cmH_2O · kg)，氧和指数(OI)＞10，且持续低氧血症不得改善者，可以气道内滴入肺表面活性物质 100～200 mg/kg，必要时可以间隔6～12 h，再给予 2～3 次，每次 100 mg/kg，可以迅速改善氧合、降低供氧浓度、缩短呼吸机治疗时间、提高存活率等效果。治疗宜在早期开始。在大量渗出时效果差，需要大剂量反复给药。在有肺血管痉挛导致通气/血流比值失调时，要考虑扩张肺血管措施。

既往对肺表面活性物质救治 ARDS 的临床研究均显示其不能降低病死率。2005 年 JAMA 发表了一篇美国小儿急性肺损伤及脓毒血症协作网发表的一篇文章，显示小牛肺表面活性物质可显著降低病死率。这是小儿急性肺损伤临床研究的一个突破性进展，说明肺表面活性物质在 ARDS 的救治中占有很重要的一席之地。

（七）吸入一氧化氮(NO)

ARDS 患儿多合并肺动脉高压，可以通过气道吸入 NO 治疗。起始浓度在 1～3 mg/L，一般在 5～30 min 内可以将动脉血氧分压提高到＞52 mmHg，SpO_2＞85%，并可以低 NO (＜5 mg/L)持续维持，将呼吸机参数逐渐下调，经 1～3 日后停止吸入 NO，根据需要可适当延长时间，转回常规呼吸机治疗。必要时可以将吸入 NO 与高频振荡通气或肺表面活性物质联合应用，可以获得更好的治疗效果。吸入 NO 治疗也适宜在 ARDS 早期开展，效果快速持久。在气道阻塞、大量水肿渗出时效果差。

ARDS 时吸入 NO，与先天性心脏病时吸入 NO 不同，先天性心脏病时吸入 NO，由于其肺部正常，可以较高剂量(10～20 mg/L)吸入以扩张肺动脉，达到理想的通气/血流比值，而 ARDS，由于肺部病变较重，若以较高剂量吸入 NO，可致血流过多，使得通气/血流比值过高，引起另一种通气/血流比例失调，反而不利于气体交换。

（八）俯卧位通气

俯卧位通气本质上可减轻不张伤，有助于淋巴液的引流及分泌物的清除，同时可解除心脏重力对两肺下叶的压迫。第一周内最好不少于 24 h，现有一种翻身床，专供由仰卧位翻转至俯卧位。但现有研究均认为其仅能改善氧合不能降低病死率，已为成人大量文献所证实。儿科仅见零星报道，亦显示改善氧合，不能改善预后。

1. 治疗时机及禁忌证 俯卧位通气适用于氧合功能障碍的患者，对于其应用时机目前有两种观点。一种认为，无论何种原因的肺水肿，合理使用 PEEP 仍不能将吸入氧浓度(FiO_2)降至 60%以下，即可以使用。另一种认为，在 ARDS 早期，即使没有严重的氧合功能障碍，也可以使用俯卧位通气。如果存在血流动力学不稳定、颅内压增高、急性出血、脊柱受损、骨科手术、近期腹部手术、妊娠、不能耐受头部朝下的姿势等情况，建议不采用俯卧位通气。

2. 具体方法 可使用特定的翻身床操作，若无翻身床亦可操作，注意床面必须柔软。先充分吸净气管内分泌物，给予适当的肌肉松弛剂及镇定剂，稳定 10 min，然后由 2～3 人一起将患儿移至一侧再转俯卧位，并用软垫垫起双肩及髂部以保证胸腹部的活动，头偏向一侧，注意检查各种导管有无脱落并做好固定。

3. 治疗时间 每次俯卧时间尚无统一标准，大多根据临床经验来确定，临床研究报道从 45 min～136 h 不等，目前判断治疗有效的唯一标准是 PaO_2，而治疗效果及显效时间存在较大的个体差异，这可能与患者每阶段病理变化的程度不同有关。有人提出如果 $PaO_2/FiO_2>100$ mmHg，则每 6 h 施行 1 次俯卧位通气；如果氧合指数为 60～100 mmHg，于 4 h 后进行俯卧位通气治疗，一次俯卧位时间 8 h。如果氧合指数<60 mmHg，应立即行俯卧位通气治疗。在 ARDS 急性期，几乎 20%患儿需俯卧位通气治疗 8 h 以上。俯卧位通气治疗需持续维持到 PEEP 降至 5～7.5 cmH_2O、$FiO_2<40\%$、气道压力<15 cmH_2O，同时胸部 X 线或 CT 检查有改善方能停止。

操作时应密切监测患儿生命体征及其他参数变化，严防管道脱落，严防神经损伤及面部眼鼻损害。

（九）肾上腺皮质激素

肾上腺皮质激素作为抑制炎症反应的药物，可以减少炎症介质及促纤维化介质的释放，20 世纪 80 年代起动物实验证实它可显著减轻肺部炎症。但临床研究表明短期大剂量强的松龙冲击疗法（30 mg/kg，q6 h，连用 24 h）并不能降低脓毒症、吸入及外伤所致早期 ARDS 病死率。相反，其增加了感染的风险，降低了 ARDS 恢复的可能性，同时也增加了病死率。meta-分析认为该疗法尤其可增加脓毒症所致 ARDS 的相关副作用。

关于 ARDS 应用激素问题，历来存有争论。目前的研究多集中于成人，近 20 年来的研究发现，在 ARDS 早期即开始 7 日应用大剂量短疗程激素，不能降低 ARDS 病死率，这一点似已成定论；而另一些小样本研究认为在长期 ARDS 患儿中应用中等剂量激素可能有益，有些研究认为中等剂量激素可降低病死率。

美国 NIH ARDS 协作网于 2006 年发布了他们的大样本随机多中心对照研究，该研究对 ARDS 起病至少 7 日的患者应用中等剂量甲基强的松龙治疗，首剂 2 mg/kg，继之 0.5 mg/kg，q6 h，连用 14 日；然后 0.5 mg/kg，q12 h，连用 7 日；再慢慢减量。如果该患儿完成了全部 21 日疗程或预期 48 h 内不能撤机，则选择在 4 日内减完；如果该患者出现了真菌感染或在 48 h 内可以撤机，则选择将甲基强的松龙在 2 日内减完。研究结果提示治疗组与对照组的 60 日病死率及 180 日病死率无显著差异。而对那些在 ARDS 起病后 14 日以上才用甲基强的松龙的患儿，其病死率显著高于对照组。

2009 年 Crit Care Medicine 发表了一篇由 Benjamin 等对 ALI 或 ARDS 患儿应用小剂量激素[0.5～2.5 mg/(kg·d)]的所有相关临床研究文献进行了系统回顾及 meta-分析发现，小剂量甲基强的松龙可显著降低 ALI 或 ARDS 病死率。

综合目前的研究可以发现，在 ARDS 患儿中应用大剂量甲基强的松龙无效，但中等剂量及小剂量甲基强的松龙尚有待进一步证实。若欲用激素，可于明确诊断后大于 7 日选用，须在 ARDS 原发病控制及确认无感染后方可应用，可用甲基强的松龙 2 mg/(kg·d)，3～4 周后减量。

(十) 利尿

适当应用呋塞米类药物利尿，可有利于肺水肿的改善，促进肺液吸收，减轻心脏后负荷。

(十一) 血液净化技术

近年应用血液净化技术救治 ARDS 屡有报道，提示具有很好的救治效果，可清除毒素及各种炎症因子，更重要的是其可控制液体平衡，即刻解除肺水肿。宜早期应用。

对于肾功能障碍者可以联合应用血液透析或腹膜透析技术，有利于排出代谢废物和细菌毒素，促进肺液吸收。

三、机械通气策略研究进展

机械通气是 ARDS 最重要的治疗措施，然而不恰当的机械通气策略又可加重 ARDS 已存在的肺损伤，延缓或加重患者的病程，ARDS 居高不下的死亡率引发了危重病医学界对呼吸机相关性肺损伤(ventilator associate lung injury, VALI)的关注，并由此产生了旨在避免 VALI 的两大原因(肺泡过度扩张及周期性肺泡萎陷与复张)，且维持肺泡开放的肺保护性通气策略。

近年来，由于小潮气量治疗 ARDS 取得突破性进展，肺保护性通气策略越来越受到危重病医学界的关注，相关研究及技术正逐步深入与完善。

(一) 小潮气量治疗

1972 年，新英格兰医学杂志发表署名文章认为，经数千例机械通气的临床验证，潮气量为 10～15 ml/kg 的患者无肺损害证据。此后，潮气量 10～15 ml/kg 几乎成为所有呼吸机治疗师的共识。但 30 年后，美国 NIH ARDS 协作网经 861 例临床验证，并提前中止试验，认为小潮气量(≤6 ml/kg)治疗与大潮气量治疗(12 ml/kg)相比，可显著降低 ARDS 患者的死亡率。此项研究被当期新英格兰医学杂志社论誉为“ARDS 治疗史上一个时代的巅峰”。

小潮气量治疗是与呼吸机所致肺损伤(ventilator induced lung injury, VILI)研究的进展相伴行的。实验动物模型中由机械通气所致的肺损伤，称为 VILI，VILI 在形态学、生理学及放射学上均与急性肺损伤中肺泡弥漫性损害难以区分。而临床患者机械通气时所出现与 ARDS 相似的肺损伤，因难以证实其原因，且可与 ARDS 及其他肺部病变并存，称为 VALI。

肺泡过度扩张是 VILI 的重要机制之一，潮气量过大及跨肺压过高则是肺泡过度扩张的原因。既往临床医师多注重气道压过高所致的气漏等气压伤，且认为 VALI 多由气道压过高所致。Dreyfuss 等发现，在动物模型中高气道压大潮气量组及低气道压大潮气量组动物都出现严重肺水肿，而高气道压小潮气量组动物则未见肺水肿样变化，提出肺泡过度扩张即容量伤(volutrauma)而非压力伤(barotrauma)是 VILI 的主要原因。在实验模型中，肺泡过度扩张可启动炎症反应，增加血管通透性，使肺表面活性物质失活及产生类似急性肺损伤的临床表现。Gattinoni 等发现成人 ARDS 患者的有效通气肺泡仅占正常时的 30%，其功能仅相当于 5～6 岁儿童的肺，称之婴儿肺，故 ARDS 患者应用 10 ml/kg 的潮气量即相当正常肺的 33 ml/kg，极易造成肺泡过度扩张引起的 VALI。ARDS 病死者的肺组织病理显示存在肺泡过度扩张、囊泡化及细支气管扩张者超过 85%。尽管多器官功能衰竭(multiple organ failure, MOF)有多种原因，ARDS 时 VALI 确可启动炎症暴发，引起 MOF。有证据显示，ARDS 居高不下的死亡率大多归因于 MOF，不恰当的机械通气策略可能无意中增加了 ARDS 患者的死亡率。

Hickling 等首次报道，通过限制潮气量以降低气道压进而减轻肺泡过度扩张治疗 50 例 ARDS 患者，同时允许患者出现高碳酸血症（允许性高碳酸血症），ARDS 患者的死亡率比预期值降低 60%，但该研究系非前瞻性、非对照性研究，其可信度存在疑问。尽管如此，潮气量 5～7 ml/kg、平台压<35 cmH_2O、允许性高碳酸血症渐为临床医师所接受，并为 1994 年欧美 ARDS 联席会议所采纳。

关于小潮气量治疗 ARDS 的临床验证，国际上在 20 世纪 90 年代中后期先后进行了 5 次样本量不同的临床多中心随机对照研究，所得结论不一，其中 3 项研究认为无效，2 项研究显示能显著降低死亡率。2 项显示有效的研究与 3 项显示无效的研究在研究设计上的区别在于前者治疗组的潮气量更小，均≤6 ml/kg；对照组潮气量更大，均为 12 ml/kg。有学者对这 5 项研究死亡率相对危险度及各自提前结束研究所产生的偏倚等诸因素进行综合评价后得出结论，2 项显示有效的研究显然更具说服力。其中最具说服力的是美国 NIH ARDS 协作网进行的大样本（861 例）研究，其肺保护性通气策略已广为国际学术界所接受，具体方案是：潮气量≤6 ml/kg；平台压≤30 cmH_2O；呼吸频率 6～35 次/min；吸呼气时间比1∶1～1∶3；氧合目标 PaO_2 55～80 mmHg；SpO_2 85%～95%；PEEP 依据相应的吸入氧浓度进行调节为 5～24 cmH_2O 不等；出现高碳酸血症引起酸中毒时用碳酸氢钠校正。尽管存在许多争议，在没有出现新的更好的 ARDS 治疗方案的时候，该方案应视为标准方案，目前国际上进行的 ARDS 大规模临床研究均以此方案为基础。

小潮气量治疗是 ARDS 迄今为止唯一被证明是有效的治疗，它首次从临床上证实了避免肺泡过度扩张，让肺“休息”或采用更温和的治疗，可减轻 ARDS 时 VALI，并降低死亡率。其缺点是由于潮气量过小，易致新的肺泡萎陷，解决方案是加用叹息样呼吸或采用气管内吹气治疗。其机制在于小潮气量可能使局部区域通气灌注不良，产生吸收性肺不张，而附加低频率、高潮气量的叹息样通气或恒定气流的气管内吹气，可在通气不良区域提供足够的新鲜气体，阻止此类吸收性肺不张的形成。

（二）肺复张策略

蛋白质渗出性肺水肿及肺不张是 ARDS 患者肺部的特征性变化，已证实这种改变在肺部并非如过去所认为的弥漫性、均匀性改变，而是呈重力相关性、非均匀性改变，即从前侧到背侧、从肺尖到肺底均呈阶梯性改变，以下垂部位及背区（仰卧位）最明显。而打开肺泡所需的压力亦因为疾病的不同而不同（图 27－11）。ARDS 传统机械通气治疗中由于 PEEP 设置过低，呼气末容量过低，造成部分肺不张区域在吸气末肺泡复张、呼气末肺泡萎陷，周而复始，产生肺泡周期性萎陷与复张，在受累区产生高剪切力及不张邻近区域的高机械应力，导致 VILI，又称不张伤。与容量伤的实质是吸气末容量过高相对应，不张伤的实质是呼气末容量过低。

若 ARDS 机械通气过程中在患者肺部背区及下垂区域闻及吸气末捻发音或水泡音，多提示存在肺泡周期性萎陷与复张，此时提高 PEEP 或采用肺复张手法，肺部啰音可消失。

ARDS 肺复张策略，目的就在于阻止不张伤的形成，关键是 PEEP 的调节。其主要内容及方法不一且相互重叠，为便于叙述的方便，本文将可阻止肺萎陷并维持应用的 PEEP 称最佳 PEEP；将可促进部分或大部分肺泡复张，并短暂重复应用的高 PEEP 或 CPAP 称

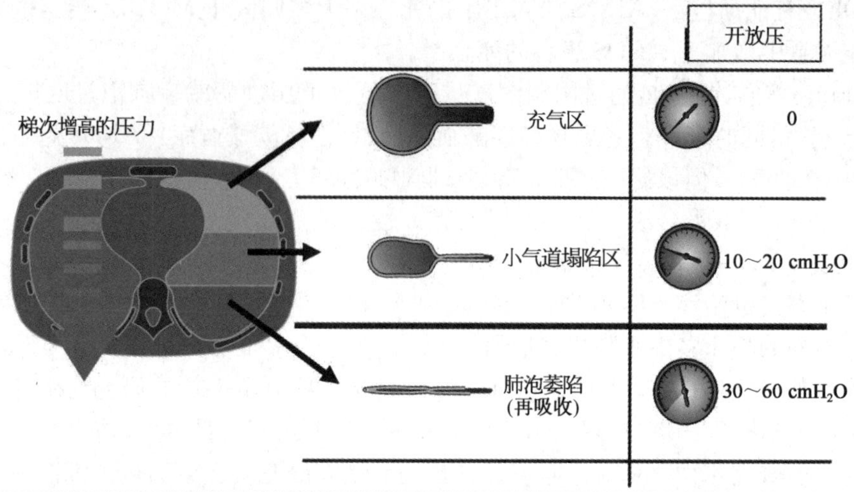

图 27-11　ARDS 肺部病变不均匀

为肺复张手法(recuitment maneuver，RM)，该手法多在容量通气模式中应用；将旨在完全打开肺泡、联合逐步应用高 PIP 及高 PEEP 的手法称为开放肺技术(open lung concept，OLC)，该手法应在压力通气模式下应用。值得注意的是，肺复张手法及开放肺技术在许多文献中是同一概念。

1. **最佳 PEEP**　Esteban 等对 20 个国家 361 家 ICU 机械通气患者的研究发现，16%的 ARDS 患者第一日未用 PEEP，另有 25%的患者其 PEEP<4 cmH_2O。动物模型表明更高的 PEEP 具有肺保护作用，能够阻止肺泡周期性萎陷与复张，降低不张邻近区域过高的机械应力。在 ARDS 治疗中，恰当的 PEEP 能够提高功能残气量、防止肺萎陷、促进肺内液体由肺泡向间质分布，从而达到以更低的氧浓度维持更好的氧合。最佳 PEEP 值应该是多少，目前尚无定论。

(1) 根据压力容量曲线选择 PEEP：理论上最佳 PEEP 选择应根据静态压力容量曲线(P-V 曲线)吸气相找出低位拐点所对应的压力 P_{flex}，然后将 PEEP 定位在 P_{flex} + 2 cmH_2O 的水平(图 27-12)，动物模型及临床研究均有文献证实该设置可有效减轻肺损伤。但无论采用大注射器法还是慢流速法或其他方法，静态 P-V 曲线在危重患者如 ARDS 的抢救过程中进行描记都欠可操作性，很难找出明确的拐点，故临床应用很少，且 P-V 曲线受胸壁顺应性等因素影响。Hickling 应用 ARDS 数学模型证实静态 P-V 曲线吸气相低位拐点不一定标志着肺泡的复张，吸气相高位拐点也不一定标志着肺的过

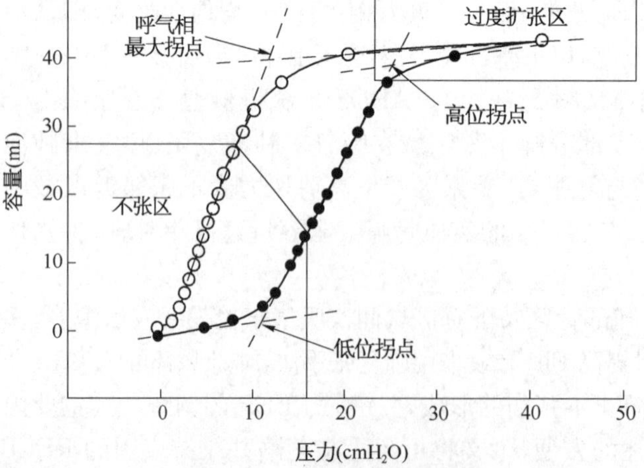

图 27-12　ARDS 的压力容量曲线

度扩张，相反高位拐点可能标志着肺刚刚完成复张。呼气相最大拐点显示了最佳顺应性。现有用静态 P－V 曲线呼气相最大拐点决定最佳 PEEP 的倾向，因为本质上呼气相最大拐点才切实反映了肺泡的闭合压，所谓滴定法（titration）确定 PEEP 本质上即是如此。近年，新型呼吸机如 Servo i、Evita XL 等提供了较为简易的准静态 P－V 曲线测定方法，为临床应用 P－V 曲线指导 ARDS 患者最佳 PEEP 的选择提供了可能。

(2) FiO_2/PEEP 法：根据 Brower 等的建议，最佳 PEEP 的选择应根据 NIH ARDS 协作网的研究来设定。NIH 协作网首先设定患者的目标氧合为 PaO_2 为 55～80 mmHg，SaO_2 为 88%～95%，为达到这一目标进行 FiO_2/PEEP 的捆绑式调节，NIH 协作网设定 PEEP 依据相应的吸入氧浓度进行调节（FiO_2/PEEP：0.3/5，0.4/5，0.4/8，0.5/8，0.5/10，0.6/10，0.7/10，0.7/12，0.7/14，0.8/14，0.9/14，0.9/16，0.9/18，1.0/18，1.0/20～24）。亦有建议可将 PEEP 设置在 14～16 cmH_2O，但均为成人设定，对 8 岁以上小儿可照搬，但 8 岁以下小儿只能参照。我们的经验是原则上新生儿 PEEP 最高不超过 12 cmH_2O，婴儿随月龄增长 PEEP 最高不超过 12～16 cmH_2O，2～8 岁随年龄增长 PEEP 不超过 16～20 cmH_2O。有学者认为 PEEP 最高值不能大于胸廓前后径距离的厘米数。

(3) 顺应性-FiO_2/PEEP 法：美国危重症学会对机械通气患者提出了根据顺应性进行 FiO_2/PEEP 捆绑式调节的方法。同样，首先设定目标 PaO_2 为 60～80 mmHg。对顺应性正常者，FiO_2/PEEP 捆绑式调节为 0.3/5，0.4/8，0.5/10，0.6/12，0.7/14，0.75/16，0.8/18，0.9/20，1.0/22；对顺应性低者，FiO_2/PEEP 捆绑式调节为 0.3/10，0.4/12，0.5/14，0.6/16，0.7/18，0.75/20，0.8/22，0.9/22，1.0/24。与上段相似，此为成人设定，小儿可参照（表 27－3）。

表 27－3 NIH ARDS 协作网设定 FiO_2 及其对应 PEEP 值

FiO_2	0.30	0.40	0.40	0.50	0.50	0.60	0.70	0.70	0.70	0.80	0.90	0.90	0.90	1.0	1.0
PEEP (cmH_2O)	5	5	8	8	10	10	10	12	14	14	14	16	18	18	20～24

(4) 顺应性法：依据床边测定的肺顺应性来设定 PEEP，即认为获得最大顺应性所需的 PEEP 水平为最佳 PEEP。以往一般以静态顺应性来指导 PEEP 的选择，临床应用十分繁琐。具体方法是，在充分肺复张的基础上，首先设定较高的 PEEP 水平（如 20 cmH_2O），然后逐步缓慢降低 PEEP 水平，同时观察每次 PEEP 调整后的肺动态顺应性变化，直到肺动态顺应性突然下降，然后重新肺复张后将 PEEP 水平调至肺动态顺应性突然下降前的水平。最大顺应性法的实施要求呼吸机具有监测肺动态顺应性的功能，最好能监测每次呼吸肺动态顺应性的变化曲线。

最佳 PEEP 应是个体化的设置，应综合考虑患者呼吸力学、循环状况及全身情况，不应有固定的模式，但最佳 PEEP 值应高于传统机械通气的设定值。

2. 肺复张手法 RM 是在设定潮气量的基础上，在一短暂的时间内以较高的 CPAP 或 PEEP，一般是 30～45 cmH_2O，使尽可能多原先萎陷的肺泡复张，其目的是把具有潜在复张可能的肺泡都打开。持续时间一般是 30 s～2 min。其依据有二：某些肺泡需要这么长时间才能打开；肺表面活性物质需要一定的时间在新复张的肺泡表面展开重构。

Rimensberger 等将生理盐水灌洗肺损伤兔模型，随机分为两组进行机械通气 4 h，复张组应用 1 次 CPAP 30 cmH_2O 持续 30 s，两组均用 P－V 曲线的低位拐点来确定 PEEP 水平，潮气量均选择 5 ml/kg，结果发现复张组在通气期间 PaO_2 显著高于对照组。van der Kloot 等将狗分为 3 组，分别用生理盐水、油酸、大肠杆菌气管内注入造成 ARDS 模型，然后各组均给予连续 3 次 RM，CPAP 40 cmH_2O 30 s、CPAP 60 cmH_2O 30 s、再次 CPAP 60 cmH_2O 30 s，然后均进行机械通气 30 s，他们发现灌洗组、油酸组对 RM 反应良好而大肠杆菌组反应欠佳，说明细菌性肺炎所致损伤肺相对较难复张。

Amato 等在应用小潮气量治疗 ARDS 患者时，首次应用肺复张手法维持肺的开放。其方法是当患者因吸痰等操作或意外脱机后，应用 CPAP 35～45 cmH_2O，然后小心地回到原先设定的 PEEP 水平。Grasso 等对 22 例 ARDS 患者在应用 NIH ARDS 协作网肺保护性通气策略的基础上同时应用肺复张手法，CPAP 40 cmH_2O，持续 40 s，同时观察 PaO_2/FiO_2，发现 50%即刻有反应，无反应者 50%；2 min 后有反应组的 PaO_2/FiO_2 增加 (20±3)%，无反应组的 PaO_2/FiO_2 增加(175±23)%。

Lim 等将 47 例起病 7 日内的 ARDS 患者分为 3 组，复张高 PEEP 组，PEEP 从 10 cmH_2O 在 7 min 之内逐步升到 30 cmH_2O 再降到 15 cmH_2O，然后维持常频通气；高 PEEP 组直接将 PEEP 从 10 cmH_2O 升到 15 cmH_2O 维持常频通气；复张组，应用肺复张手法后回到 10 cmH_2O 维持常频通气。结果发现 3 组在干预后即刻 PaO_2 均有显著增高，以复张高 PEEP 组及复张组为著，但 15 min 后复张组 PaO_2 即降到高 PEEP 组水平，而复张高 PEEP 组 PaO_2 则能持续维持不变。由此得出结论认为，ARDS 患者在应用肺复张手法后应给予更高的 PEEP 以维持新复张肺泡的开放。他们在研究中还发现由肺外疾病引起的 ARDS 应用肺复张手法后其 PaO_2 要显著高于由肺内疾病所致 ARDS 的 PaO_2 水平。

NIH ARDS 协作网经 550 例的临床验证认为，肺复张手法可短暂改善氧合，不能降低死亡率，但可增加气胸发生率。目前法国及加拿大正在进行两项多中心临床研究，尚未报道结果。

肺复张手法中应注意的问题包括复张前需评价复张的可能性、肺内疾病引起的 ARDS 可能更难于复张、复张时需要足够的 PEEP、复张结束后需将 PEEP 较原先水平抬高。

3. 开放肺技术　将肺打开取决于吸气相压力，严格地说应是跨肺压。跨肺压是气道压与胸膜内压的差值，气道压在压力控制模式是指吸气峰压，在容量控制模式是指平台压。跨肺压受诸多因素影响，如胸壁弹性、腹腔内压等。而维持肺的开放取决于跨肺泡压，即施加于肺泡上的压缩力与应用于肺泡内的压力之差值，若为负值，则肺泡开放，反之，肺泡趋于萎陷。故 PEEP 对于维持肺泡的开放很重要。

根据 OLC 首倡者 Lachmann 的定义，"肺开放"是指气体交换达最佳水平，肺内分流 <10%，吸纯氧下 PaO_2 > 450 mmHg，该技术应用有 3 个关键点：在吸气相需要一个足够的、能够打开肺泡的开放压即气道峰压；这一开放压需维持足够长的时间；在呼气相应用足够高的 PEEP 或内源性 PEEP 阻止肺泡萎陷。

Schreiter 等对 17 例严重胸部外伤引起的 ARDS 患者应用开放肺技术，全部存活。所有病例在进行 OLC 时均应用高频(80 次/min)反比通气(吸呼气时间比 2∶1)以造成内源性 PEEP，同时应用外源性 PEEP 为 10 cmH_2O。两者均应用动态血气监护系统连续监测

PaO_2 及 $PaCO_2$。OLC 开始后从低到高间歇性应用 3 个水平的开放压（50 cmH_2O、65 cmH_2O、80 cmH_2O），直至 $PaO_2/FiO_2 > 400$ mmHg，间歇期为 5 min，间歇期时 PIP 回到初始设定 35 cmH_2O，并检查血流动力学状况。一旦开放肺成功后，将 PIP 降至 35 cmH_2O，然后再缓慢继续降低 PIP（注意此时内源性 PEEP 随 PIP 同步升高及降低，相应总 PEEP 亦随 PIP 同步升高及降低），直到血气出现明显变化时，记录此临界值，然后再以原先成功的开放压再应用 1 次，此时肺再次打开。然后将 PIP 调至高于临界值 2 cmH_2O，同时将外源性 PEEP 调高 2 cmH_2O，稳定后维持 24 h 不变。全部患者中，开放压 65 cmH_2O，稳定后平均总 PEEP 21 cmH_2O。

Okamoto 等对 17 例临床相对稳定的 ARDS 患者应用 OLC，应用前呼吸机设置 PEEP 10 cmH_2O，潮气量 6 ml/kg。应用时保持 PCV 在 PEEP 之上 15 cmH_2O，FiO_2 100%，每隔 2 min 逐步提高 PEEP 水平（25、30、35、40、45 cmH_2O），直至 $PaO_2 + PaCO_2 > 400$ mmHg，然后在 6 h 内每隔 15～20 min 逐步调低 PEEP 水平，直至 PaO_2 比前一次 PaO_2 数值下降超过 5%，将 PEEP 调回前一次 PEEP 数值以维持 PaO_2 稳定。OLC 后，$PaO_2 + PaCO_2$ 由 178.4 ± 76.5 mmHg 上升到 487.8 ± 139.1 mmHg，6 h 后 PEEP 调低时 $PaO_2 + PaCO_2$ 维持在 521.4 ± 95.4 mmHg，调低稳定后 PEEP 平均 22 ± 4 cmH_2O，若低于此值，PaO_2 立刻显著下降。

Marini 等认为，应用此技术若氧合状况及肺力学不能显著改善，则说明在这种体位及这一特定时间肺泡复张的可能性低，可据情形多次应用。若有效，应维持高水平的 PEEP 以避免肺泡再萎陷；若无效，应尽可能调低 PEEP，维持在 5～10 cmH_2O 为宜，无论有无效果，稳定后吸气末平台压均应 <30 cmH_2O。

OLC 的缺点在于可能会出现肺部相对正常区域肺泡过度扩张，解决方法包括通气模式应用压力控制模式、监测潮气量避免过高、应用俯卧位通气等。

4. 俯卧位通气　见本章第二节。

5. 争议与研究　应用肺复张手法及开放肺技术治疗 ARDS 患者目前争论较多，且结论截然相反。可能有两个原因：方法不一，在全部已发表的相关文献中，很难找出两种完全相同的肺复张手法及开放肺技术；标准不一，在病种、时机选择上存在很大差异。

进一步研究认为，肺的病理学变化不同对肺复张策略的反应不一。如果肺泡充满了水肿液、纤维蛋白质及细胞碎片，无论开放压用多高，要复张肺泡几乎不可能。但如果肺部病理学变化主要是间质性水肿，如果腹压过高或心脏压迫肺，就会出现小气道塌陷，从而远端小气道及肺泡会出现吸收性肺不张（黏性肺不张）。在这种情形下，如果应用足够的开放压，肺泡能够复张。前者多见于直接肺损伤如肺炎引起的 ARDS；后者多见于间接肺损伤如脓毒血症引起的 ARDS。

但无论是临床还是影像学技术，都没有直接的方法将肺泡萎陷引起的肺不张与肺水肿引起的实变加以区别，CT 值与其他影像学技术所指的密度值均是指实体（mass）与容量（volume）的比率，故同样的 CT 值既可源于实体增加如肺水肿，也可源于气体减少如肺不张。在 CT 上 1.5 mm×1.5 mm×10 mm 的组织，若在肺水肿则相当于 1 个腺泡，大约 2 000 个肺泡，若是在肺不张则相当于 8～12 个腺泡，大约 20 000 个肺泡。这种情形无疑给肺复张策略的预评估带来了困难。

肺部病变的不均匀分布使得肺部同一区域甚至很小区域不同肺泡所需的跨肺压差异

很大。同样的吸气压力及PEEP可能使同一区域某些肺泡过度扩张，某些肺泡周期性萎陷与闭合，另一些则根本不开放，使得交界区的机械应力及剪切力显著升高。这种情形亦给肺复张策略的具体实施带来了困难。肺复张策略的进一步完善尚有待临床与科研工作者更多的探索。

小潮气量治疗最重要的目的是保护相对正常的肺泡免受肺损伤，是一种温和的治疗方法，但可能因通气量过低引起新的不张伤。而肺复张策略则是设法打开损伤的肺泡且阻止其再萎陷，相对来说是一种较为激进的治疗。其缺点是肺部疾病分布不均匀，可能会引起正常的肺泡过度扩张，产生新的容量伤。如何利用两者优点并避免其缺点，或者如何完善两种策略，尤其是肺复张策略，是临床医师及科研工作者迫切需要解决的问题。

四、机械通气设置

(一) 机械通气模式

机械通气初始模式一般多选压力控制通气模式，根据使用者的习惯亦可使用容量控制通气、同步间歇正压通气等模式。目前对成人的研究，有主张对轻症ARDS可选用无创通气模式，但对经济不发达地区的儿科限于经济条件或没有呼吸机可用，亦可试用CPAP。

严格地说，所有的机械通气模式都适于小儿ARDS。迄今所有关于机械通气模式的研究均未得出结论哪一种模式更优。从理论上说，压力控制通气要优于容量控制通气。因为一方面，在顺应性较低的情形下，要维持一定的潮气量，由于压力控制通气有一压力平台可持续充气而不超过一定压力，其所需压力要比容量控制通气低，从而避免了压力伤；另一方面，ARDS肺部病变多为不均匀分布，每个肺泡的顺应性不一样，若有一持续的压力平台，可率先充气一些顺应性好的肺泡，随着压力的持续及时间的迁移，另一些顺应性稍差的肺泡亦得到充气而不致压力过高。故目前多推崇压力控制通气。

(二) 机械通气参数调节

1. ARDS初调参数　参数调节为：潮气量6～8 ml/kg，吸气峰压15～25 cmH_2O(以潮气量为目标)，呼气末正压6～8 cmH_2O，吸气时间0.6～1.0 s，呼吸频率20～40次/min，吸入氧浓度60%～100%。触发灵敏度压力触发为0.5～4.0 cmH_2O，流量触发为1.0～3.0 L/min。

潮气量在设置初调参数后，应该维持PaO_2在70 mmHg以上，$PaCO_2$在35～45 mmHg为目标，尽量下调潮气量，可达4～6 ml/kg；必要时可允许$PaCO_2$在45～50 mmHg。

2. PIP　若为压力控制模式，可逐步下调PIP，监测潮气量以求达到期望水平。注意当PIP>30 cmH_2O时，应谨慎调节，须征求上级医师的意见，或有两名以上医师讨论决定。国际上通行的做法是注意维持平台压≤30 cmH_2O，平台压仅见于容量控制通气，理论上说平台压为吸气时相最终的肺泡内压，压力控制通气及容量控制通气时PIP均高于平台压。儿科常用压力控制通气，压力控制通气由于其PIP本身会形成一平台，故虽高于平台压但较容量控制通气更接近于平台压。一般情况下，压力控制通气时其PIP不超过30～35 cmH_2O。值得注意的是不要拘泥于PIP限定在某值以下。有时当无法达到有效潮气量，或者存在胸壁水肿、气道梗阻等情形下，可先用气囊面罩通气，若发现挤压气囊很费劲时，可抬高 PIP 达 40～50 cmH_2O，甚至 60 cmH_2O。在极高压力时，应注意镇静，维持镇静深度在 Ramsay 评分 3～5 级。

3. PEEP 详见本章第二节。一般情况下，若氧合维持不佳，可参照吸入氧浓度逐步上调 PEEP，每次 2 cmH_2O，最高根据年龄可调至 16～20 cmH_2O，注意当应用较高 PEEP 时，应给予镇静，维持镇静深度在 Ramsay 评分 3～4 级。

4. 吸入氧浓度 当血气维持在目标值时，应注意及时下调氧浓度。注意 ARDS 患儿应尽可能快地将吸入氧浓度调至 60%以下，以避免由此导致的高氧性肺损伤。对病情特别严重者，亦应尽量避免纯氧治疗，因纯氧可致失氮性肺不张。

五、肺源性、肺外源性 ARDS 的机械通气策略异同

小儿 ARDS 的起病原因很多，1994 年 AECC 针对 ARDS 的起病原因将其分为两大类，直接性即肺源性 ARDS(ARDSp)和间接性即肺外源性 ARDS(ARDSexp)。ARDSp 在有些教科书中又被称为原发性 ARDS，ARDSexp 又被称为继发性 ARDS。我国 2005 年全国 25 家儿童医院 PICU 中 ARDS 的临床流行病学研究结果显示，ARDSp 占 ARDS 总例数的 59%，ARDSexp 占 41%；而病死率 ARDSp 为 58.1%，ARDSexp 为 65.1%。为更好地理解 ARDSp 及 ARDSexp 机械通气的异同，有必要对其病理生理及肺力学作一简要的叙述。

(一) 病理生理机制

肺泡毛细血管屏障主要由两部分组成，肺泡上皮细胞及毛细血管内皮细胞。ARDSp 首先打击的是肺泡上皮细胞，而 ARDSexp 首先打击的是毛细血管内皮细胞，但它们均有一个共同的归宿，即弥漫性肺损害。

在 ARDSp，各种因素首先打击肺泡上皮细胞，肺胞上皮细胞损害后可激活肺泡巨噬细胞及炎症网络。由于肺泡上皮细胞的连接要比毛细血管内皮细胞的连接更为紧密，故当肺泡上皮细胞受损后，肺泡毛细血管屏障的通透性大为增加，引起肺泡积液；肺泡Ⅱ型上皮细胞受损，可致肺液清除能力下降，肺表面活性物质生成及转移减少；肺泡上皮细胞的严重受损及排列紊乱无序，可引起肺纤维化。ARDSp 的损害发生在肺泡内，病变肺泡内充满了水肿液、纤维素、胶原及中性粒细胞聚集物、血液等，在影像学上表现为肺实变。由于完整的肺泡上皮可抑制肺纤维增生及基质沉积，有效的肺泡上皮细胞修复可抑制肺纤维化的发生、发展。肺泡上皮细胞的修复有赖于多种分子机制的协作运行，包括肺泡Ⅱ型上皮细胞与基质的相互作用等。

在 ARDSexp，其发病机制遵循远隔器官或系统发生损伤，释放大量炎症因子，形成全身炎症反应综合征，释放的炎症因子通过循环进入肺毛细血管，进而打击肺毛细血管内皮细胞。毛细血管内皮细胞是一个具有高度代谢活性的细胞，具有重要的生理学、免疫学及合成功能，具有许多酶、受体及转录分子等，与血管壁的其他组分及血液组分发生相互作用。作为肺泡毛细血管屏障的构成部分，肺血管内皮细胞的损害可引起肺胞毛细血管屏障的通透性增高。激活损伤的毛细血管内皮细胞可招募中性粒细胞、单核细胞、血小板等渗透至受损部位。因而 ARDSexp 的病理学改变主要是微血管充血及肺间质水肿，肺泡内实变较 ARDSp 为少。

相对而言，ARDSp 更多的是肺实变(图 27-13)，而 ARDSexp 的肺部表现更多的是肺不张，包括肺萎陷、压迫性肺不张(图 27-14)。

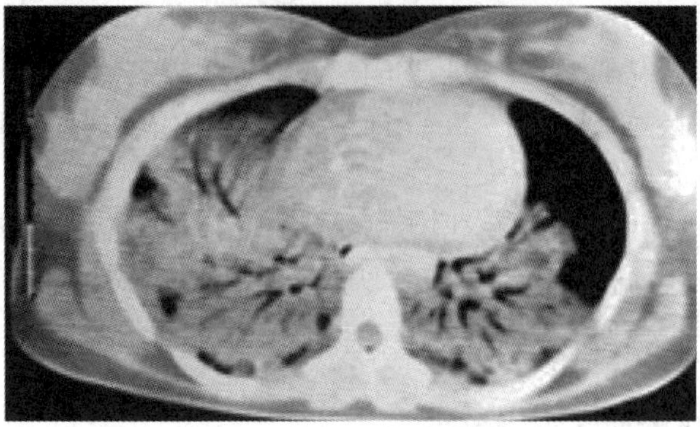

图 27－13　ARDSp 的 CT 图像:毛玻璃影＋支气管充气征

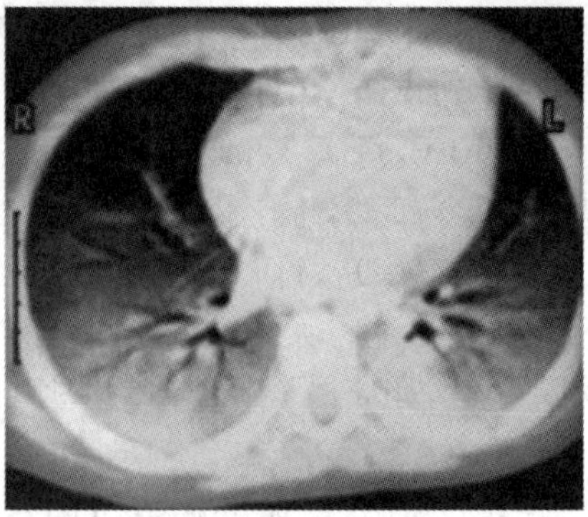

图 27－14　ARDSexp 的 CT 图像:毛玻璃影

需要注意的是,ARDSp 和 ARDSexp 有时可共存于同一个患儿的 ARDS 发生和发展过程中,如一位患儿患一侧肺炎,几小时或几日后另一侧也出现了肺炎,那么原先的一侧则为肺源性的,而后来的另一侧肺则有可能是肺外源性的。

鉴别 ARDSp 及 ARDSexp 很重要,因其病理生理机制不一,相应的治疗亦不相同。有学者曾应用大鼠做研究,发现 ARDSp 肺泡灌洗液中 IL－6、IL－8、IL－10 的含量为 ARDSexp 的 3 倍。

(二) 呼吸力学特征

在涉及 ARDS 呼吸力学时,我们必须综合考虑肺与胸廓两者的力学特性,那些无视胸壁力学特性、孤立地看待肺力学特性的人注定会错误地理解肺源性及肺外源性 ARDS 的呼吸力学。因为根据 ARDSp 及 ARDSexp 的病理生理特点,很明显,ARDSp 的肺泡内充满炎症分泌物,呈实变表现,而 ARDSexp 的肺泡内炎症分泌物相对较少,而肺间质病变相对明显。根据这个特征我们会得出 ARDSp 的肺顺应性较 ARDSexp 更差,因而在临床上 ARDSp 患儿可能比 ARDSexp 需要更高的呼吸机设置压力。这个观念貌似正确,其实不然。在这里,我们忽略了呼吸系统一个重要的组成部分——胸壁。呼吸系统的顺应性由两部分组成,即肺与胸壁。我们心中常有的定式为肺顺应性大家都一样,或者忘记了胸壁顺应性,一直以肺的顺应性来决定呼吸机的设置。有研究证实,ARDSexp 的胸壁弹性阻力是 ARDSp 的 2 倍还多,即 ARDSexp 胸壁顺应性是 ARDSp 的一半,其本质是 ARDSexp 的腹腔内压力是 ARDSp 的 3 倍以上。曾有研究通过腹部 B 超发现,在正常小儿,其肠壁、肠腔界限不清;而在腹部疾患合并 ARDSexp 患儿,其肠腔多扩张,肠壁增厚,且肠腔内残留物及液体增多,肠蠕动降低;在 ARDSp 患儿,其肠腔轻度扩张,肠壁无增厚,肠腔内无积聚的残留物及液体。B 超的发现可有助我们推断腹部问题所致 ARDSexp 的腹腔内压力增高。而这些发现也帮助我们证实在 ARDS 患儿,确实存在两种不同类型的发病机制:在 ARDSp 患儿,肺的弹性阻力增高、顺应性下降是呼吸系统力学改变的主要组成部分;而在 ARDSexp 患儿,肺的弹性阻力增高、顺应性下降和胸壁的弹性阻力增高、顺应性下降共同构成了患儿呼吸系统力学改变,两者均为主要组成部分。进一步分析发现,呼吸系统非弹性阻力,包括气道阻力及黏性阻力,ARDSp 与 ARDSexp 相似,而 ARDSexp 胸壁非弹性阻力明显增高,且与腹腔内压力显著相关,说明腹腔内压力可以影响胸腹壁的黏性阻力。

（三）机械通气特征

1. 小潮气量治疗 前文已述，2000 年，新英格兰医学杂志发表了美国国立健康研究院 ARDS 协作网的临床研究，研究发现在 ARDS 患者，机械通气中应用小潮气量明显优于大潮气量。有学者针对该研究纳入病例进行二次分析发现，在 ARDSexp 中，脓毒症所致的 ARDS 病死率最高，而外伤所致的 ARDS 病死率最低。但就 ARDSp 和 ARDSexp 而言，小潮气量具有相似的效果，因而作者得出结论，小潮气量治疗适用于所有 ARDS 患者。

2. PEEP 与肺复张方法 PEEP 的功能在于其可以增加呼气末肺泡内压及功能残气量，有利于氧向血液中弥散，使萎陷的肺泡复张，对容量和血管外肺水的肺内分布产生有利影响，改善通气/血流比例，增加肺顺应性，减少呼吸做功。因而，对肺不张患儿来说，其主要作用在于增加潮气量，使萎陷区复张；对肺水肿患儿来说，其主要作用在于肺水的重新分布；而对阻塞性疾病的患儿来说，其主要作用在于降低呼气相气流阻力，对抗内源性 PEEP。

PEEP 及肺复张手法目前在 ARDS 的救治中已经得到广泛应用。但 ARDSp 及 ARDSexp 不同的病理生理学机制及不同的呼吸力学特点决定了其对 PEEP 及肺复张手法反应性的不同。很明显，从病理及病理生理学上来说，ARDSexp 具有潜在复张可能的肺泡要比 ARDSp 多；从肺力学来说，根据胸壁的弹性阻力不同，同样的肺泡开放压可产生不同的跨肺压。同样的 PEEP，由于 ARDSp 的胸壁弹性阻力低，跨肺压相对高，可能产生肺泡过度扩张；而 ARDSexp 因其胸廓弹性阻力高，跨肺压相对低，即出现肺泡的相对合理的复张。Gattinoni 等发现 PEEP 对呼吸系统的弹性阻力有作用。在 ARDSp 患者，增加 PEEP 可致呼吸系统中弹性阻力增高，其增高部分主要来自于肺，而胸廓的弹性阻力无变化。相反，在 ARDSexp 患者，应用 PEEP，其呼吸系统的弹性阻力下降，其中肺及胸廓的阻力均下降。他们还观察到，提高 PEEP 可使 ARDSp 及 ARDSexp 的呼气末容量均获得提高，但肺泡出现复张主要发生在 ARDSexp。这一研究结果显示，PEEP 或肺复张手法可能对 ARDSexp 更有效，而对 ARDSp 则无显著效果。其他研究结果亦类似。

在动物实验中亦有证实，有学者研究发现，当 PEEP 对动物 ARDS 早期模型的血气状况无显著提高时，其肺部存在广泛的组织毁损、肺出血及炎性渗出；当 PEEP 对动物 ARDS 早期模型有反应时，其肺泡损害相对较少，但存在广泛的充血及局限性肺不张。但 PEEP 对 ARDS 早期模型的这种不同反应可能会随着病程的进展而消失。到了 ARDS 晚期，ARDS 肺已经历了重大变化，走向了共同的结果即肺泡重塑修复和肺纤维化。

从以上分析与研究可以看出，ARDSp 患儿和 ARDSexp 患儿对 PEEP 和肺复张手法的反应可能是不一样的，例如脓毒症所致 ARDS，即 ARDSexp 应用较高 PEEP 及肺复张的效果可能较好，而肺炎所致 ARDS，即 ARDSp，应用较高 PEEP 及肺复张的效果可能相对较差。而且一旦欲用较高 PEEP 及肺复张手法，应抓紧时机早用，不能拖到晚期用，因为到 ARDS 晚期，效果较差。

3. 俯卧位通气 机械通气时应用俯卧位通气已越来越成为重症医学工作者的选择，有的 ICU 为此订制了专门的翻身床供俯卧位通气用。我们在实践中也发现，俯卧位通气确实具有改善 ARDS 患儿氧合的效果，但国际上多个多中心临床研究证实其并不能降低 ARDS 病死率。

由于胸壁顺应性、腹腔内压及病理生理学机制的不一致，ARDSp 和 ARDSexp 患儿对俯卧位通气的反应不一致是正常的，国外的临床研究也证实了这一点。Lim 等研究了 47 名成人早期 ARDS 患者，其中 31 名为 ARDSp，16 名为 ARDSexp，他们发现：①在氧合改变方面，ARDSexp 优于 ARDSp。②在氧合改善速度方面，ARDSp 要快于 ARDSexp。③呼吸系统顺应性降低，以 ARDSexp 为著。④从胸片看肺实变影减少，ARDSexp 减少更明显。

如图 27-13、图 27-14 所示，ARDS 患儿肺部病变呈重力依赖性，当患儿仰卧时，其病变为背侧重，腹侧轻；当患儿为直立位时，病变为肺尖部轻，肺底部重。在 PICU，患儿多呈仰卧位，由于重力依赖，胸膜腔压力由腹侧至背区呈阶梯式增高，与此相应，应用呼吸机时，相同的压力应用于肺，其跨肺压呈阶梯式下降，造成背区实变区有效跨肺压最低，使得背区肺泡无法复张。当将患儿由仰卧位改为俯卧位时，背区胸膜腔压力由于重力依赖显著减低，而有效跨肺压明显增加，可发现氧合显著增高。研究发现，在 ARDSexp 患者，由于其背部病变以压迫性肺不张为主，这种显著变化通常可即刻出现；但对 ARDSp 患者，由于其背部病变同时存在肺实变与肺不张，且以肺实变为主，这种显著变化通常不会即刻出现。有研究应用 CT 检查证实，当应用俯卧位通气时，ARDSexp 患者的背部实变区减少要明显多于 ARDSp。

在 ARDSexp 患儿，肺泡萎陷、压迫性肺不张及腹腔内高压共同构成了低氧血症的原因，俯卧位可使压迫性肺不张发生从背区向腹区转移，由此改变了区域性跨肺压，引起氧合状况的即刻改善。而在 ARDSp 患儿，由于其构成低氧的原因主要是肺泡实变及部分肺不张，当俯卧位时，发生转移的肺不张自然较少，因而氧合的改善虽然存在，但不如 ARDSexp 明显。

（喻文亮）

第八节　慢性呼吸衰竭

一、临床特征

慢性呼吸衰竭的定义是指在慢性基础疾病或状态下，通气功能逐渐受损，肾脏有足够时间用碳酸氢盐（HCO_3^-）增加进行代偿的一种病理生理过程。因基础疾病、呼吸障碍病理生理机制不同，慢性呼吸功能障碍呈现不同症状、体征，如呼吸动作可增强或减弱、精神（神志）烦躁或嗜睡，通常以 $PaCO_2$ 升高、pH 正常或基本正常为特点。

（一）病因

1. 肺部慢性器质性病变或气道梗阻性疾病　婴幼儿慢性肺疾患如支气管肺发育不良、肺含铁血黄素沉着症、肺泡蛋白沉积症、慢性间质性肺炎、闭塞性细支气管炎或睡眠呼吸暂停、慢性迁延性肺炎、重度持续性哮喘、肺血管疾病等。

2. **呼吸系统先天性畸形和先天性代谢遗传性疾病** 如先天性喉气管软化、支气管狭窄、肺动脉高压、先天性窒息性胸廓畸形、脊柱后突侧弯畸形、纤毛不动症、囊性纤维化等。

3. **呼吸泵异常或全身性疾病** 如慢性神经肌肉疾病、重症缺血缺氧性脑病、脑炎、脑出血后遗症、脊髓前角病变、先天性肌营养不良、感染性多发性神经根炎、重症肌无力、膈肌麻痹或损伤等。

(二) 诊断

1. **原发病的表现** 如相应肺部疾病或中枢神经系统疾病表现。

2. **慢性呼吸衰竭的临床表现** ①呼吸动作增强：呼吸频率和深度增加，呼吸困难、急促，烦躁，吸气三凹征，辅助呼吸肌参与呼吸动作。②呼吸动作减弱：呼吸频率和深度减弱，嗜睡，意识不清，鼾声。③呼吸肌功能减弱：胸廓矛盾活动，呼吸浅表，咳嗽弱。④呼吸肌疲劳：反常的矛盾呼吸，呻吟，呼吸不规则和暂停。⑤呼吸道保护性反射动作减弱：恶心、咳嗽反射消失，呼吸时伴呼吸道痰声。⑥肺部疾病状态：肺部听诊啰音和哮鸣音，呼吸音不对称。⑦上呼吸道梗阻证据：喘鸣，呼吸音减弱和消失，流涎。⑧急性或慢性低氧血症：发绀，心率增快，血红蛋白增高，杵状指。⑨急性或慢性高碳酸血症：神志淡漠，心率减慢，可有头痛、血压增高、面色潮红等。

3. **慢性呼吸功能不全的临床过程**

(1) 由呼吸功能障碍逐渐发展为慢性呼吸衰竭。多由呼吸泵障碍或特发性肺高压晚期引起。起病时 CO_2 轻度潴留，随着基础疾病逐渐加重，缓慢发展为慢性呼吸衰竭。CO_2 潴留伴慢性低氧血症，实验室检查可表现为红细胞增多、右心室肥大，发生发展可持续数月、数年。慢性呼吸性酸中毒状态下的动脉血 pH 多为正常。由于呼吸中枢的驱动主要决定于 $pH(H^+)$ 而非 $PaCO_2$，因此一般不出现呼吸急促、呼吸困难。病程中晨起头痛、睡眠异常、白天困倦等精神变化常提示病情加重。

(2) 以慢性低氧血症为主(无或伴轻度 CO_2 潴留)的亚急性或慢性呼吸功能不全或呼吸衰竭。如重症新生儿或小婴儿支气管肺发育不良或先天性心脏病伴肺高压肺淤血等。平时就存在呼吸急促和低氧血症等症状体征，当发生呼吸道感染、肺不张、发热等情况时，病情加重，发展为亚急性Ⅱ型呼吸衰竭。

(3) 慢性呼吸功能不全急性恶化。有人称为潜在性呼吸衰竭或临界呼吸衰竭。某些亚急性、急性疾病状态(如重症感染性多发性神经根炎、中枢神经系统疾病)也可在数分钟、数小时发展为明显的心肺衰竭甚至呼吸、心跳骤停。

4. **慢性呼吸功能障碍的血气特点和变化规律**

(1) 慢性呼吸功能障碍典型的动脉血气值变化：随着肺泡通气量下降，$PaCO_2$ 成比例升高，而 PaO_2 与 $PaCO_2$ 呈相同数值的反方向变化，到 CO_2 潴留达警戒水平时(70～80 mmHg)，表现为低氧血症($PaO_2 < 60$ mmHg)。如同时伴呼吸道和肺氧合功能损害，则 $PaCO_2$ 轻度上升亦可引起低氧血症。

(2) 慢性呼吸衰竭和慢性呼吸衰竭急性加重的血气表现：在无代谢性因素影响情况下，慢性呼吸衰竭和慢性呼吸衰竭急性加重的血气表现见表 27-4。

表27-4 慢性呼吸衰竭和慢性呼吸衰竭急性加重的血气表现

体 征	pH	$PaCO_2$(mmHg)	PaO_2(mmHg)	HCO_3^-(mmol/L)
正常	7.40	40	100	24
急性呼吸衰竭	7.24	60	50	24
慢性呼吸衰竭	7.35	60	50	34
慢性呼吸衰竭急性加重	7.28	70	50	34

(3) 脉搏血氧饱和度不是慢性呼吸功能障碍诊断的敏感指标:低流量给氧时脉冲氧饱和度维持正常范围,不是呼吸功能障碍缓解的证据,也不是判断无创或有创呼吸支持时机的指标,此时判断有无通气障碍主要应看 $PaCO_2$ 水平。

5. 慢性呼吸功能障碍患儿的监测和评估

(1) 对住院的呼吸功能障碍高危儿或已处于慢性通气功能不全状态的患儿,应经常作出评估。

(2) 对慢性婴幼儿呼吸功能障碍患儿的门诊跟踪检测:对已确定为慢性呼吸功能障碍的高危人群,定期检测和记录呼吸功能指标极为重要,其中血气 HCO_3^-、CO_2 水平及肺功能参数是了解病情进展和对通气功能最有价值的客观指标。另外,还有其他实验室检查,如血常规发现红细胞增多症,心电图和超声心动图显示右心室肥厚等。

二、一般治疗

(一) 积极治疗原发病

防止慢性呼吸功能不全发生或逐渐加重。应用支气管扩张剂、激素减轻气道痉挛和气道高反应的治疗、气道梗阻的治疗、胸廓畸形的纠正、神经系统疾病的治疗等。

(二) 加强呼吸道和呼吸管理

主要包括定时变换体位、呼吸道湿化、胸部理疗、排痰吸痰、足够液体供应、必要的镇静止痛、谨慎喂养、防止呛奶和胃食管反流等。

(三) 氧疗

慢性呼吸衰竭多属Ⅱ型呼吸衰竭,既有缺氧,又有 CO_2 潴留。当 CO_2 达到一定浓度时,呼吸中枢对 CO_2 的刺激不敏感,机体主要依靠缺氧的刺激来维持其兴奋性,若给予较高浓度氧,使体内缺氧迅速纠正,则失去缺氧对呼吸中枢的刺激,势必加重 CO_2 潴留,使病情恶化。因此,应采用限制性吸氧,通常采用低流量持续鼻导管吸氧,氧浓度≤35%,氧流量 1～2 L/min,并且在氧疗过程中,需根据血气指标的变化来调整吸氧浓度。若基层医院无此条件,则需通过严密观察临床症状来调节氧浓度。辩证地认识氧疗对慢性呼吸功能障碍患儿的有利和不利作用,及时给氧,有利于防止或减轻缺氧对各脏器的损伤。但必须意识到给氧可能引起某些患儿呼吸中枢驱动力的下降,甚至出现意识障碍、呼吸停止。对低流量给氧时脉冲氧饱和度维持 90%以上的患儿,需严密监测其神志状态和精神反应的变化,以防病情恶化。

(四) 呼吸兴奋剂

目前成人使用较多的是纳洛酮,纳洛酮可兴奋慢性阻塞性肺疾病呼吸衰竭患者的呼吸，并能增加呼吸中枢对 $PaCO_2$ 的敏感性，从而解除呼吸抑制及高碳酸血症，取得平喘、改善肺通气功能。

（五）营养支持

许多慢性呼吸衰竭患者常有营养不良，这会导致呼吸肌无力加重，也使免疫功能下降，易导致呼吸道感染或感染不易控制，对呼吸机的依赖增加，或导致撤机困难，因此需准确评估营养状态，给予合适的能量和营养，避免呼吸衰竭加重，有利于感染控制。

（六）纠正内环境紊乱

慢性呼吸衰竭患者多数都有各种类型的酸碱平衡紊乱，其中呼吸性酸中毒最为常见，此外还有其他类型的混合型酸碱平衡紊乱，需查明原因进行纠正。注意呼吸性酸中毒不可过快纠正。慢性呼吸衰竭行机械通气时需注意不要短时间内迅速降低 $PaCO_2$，因为由于慢性呼吸衰竭机体的代偿，血中碳酸氢盐水平较高，如果 $PaCO_2$ 迅速降低，但 HCO_3^- 不能快速下降，常导致严重碱中毒，而严重碱中毒会使氧离曲线左移，不利于向组织释放氧，增加病死率。碱中毒严重时可补钾或使用盐酸精氨酸等纠正。

（七）使用扩血管药物

对存在肺高压患者可使用扩血管药物，如酚妥拉明、卡托普利、前列腺素 E 等，有条件者可吸入 NO 降低肺动脉压。

（八）抗感染

肺部感染常加重呼吸衰竭，需积极合理地选择抗生素控制肺部感染。注意这类患者常有反复的呼吸道感染，细菌以耐药菌较多，另外由于肺部结构功能及免疫功能降低常使感染迁延不愈，难以控制，选择药物时应注意，必要时要联合用药，重拳出击。

（九）优先无创呼吸支持原则和制定整体心肺功能支持方案

对于不可痊愈的慢性基础疾病或状态的患儿，儿科医师应为其设计、制定家庭或社区医院通气支持和监测方案，积极防治导致呼吸功能恶化的各种因素，使其获得更长久的生存，并改善其生活质量。

三、机械通气

（一）慢性呼吸衰竭行机械通气和撤机的指征

由于慢性呼吸性酸中毒时肾脏的代偿作用，即使 CO_2 明显潴留（如 $PaCO_2$ 70～80 mmHg），但只要 $pH > 7.20$，仍有保守治疗的可能。观察呼吸中枢驱动力和呼吸肌力是否衰弱，是判断此类患儿插管、机械通气时机的主要依据，发现患者呼吸频率明显减慢、呼吸无力，或呼吸衰竭导致意识明显改变或生命指征不稳定时均应及时给予机械通气。

撤机的呼吸力学参数也不同于急性呼吸衰竭，取决于基础疾病是否稳定、呼吸泵功能恢复程度等因素，无统一的规定。慢性呼吸衰竭撤机速度往往要慢，某些患者可能需长期依赖呼吸机。

（二）无创通气

对于多数慢性呼吸衰竭的患儿最好采用无创通气方式，可避免有创机械通气的并发症如呼吸机相关肺炎、气压伤等，而且便于慢性呼吸衰竭患者的家庭或社区治疗。无创通气有负压通气和正压通气。前者由于存在很多问题，目前主要以正压无创通气为主，可采用定量型呼吸机、压力控制呼吸机，由于定量型呼吸机常需较高的气流和气道压力，患儿常不能耐受，目前采用压力控制呼吸机较多，可采用压力支持通气、双水平正压通气、持续气道正压通气等。近年来鼻塞持续呼吸道正压已成为小婴儿慢性呼吸功能障碍治疗的首选，并取得良好效果。儿童可考虑应用鼻面罩持续呼吸道正压或双水平呼吸道正压无创呼吸支持。对某些神经肌肉疾病、胸廓畸形患者或呼吸睡眠暂停的患者可在夜间给予无创通气，能明显改善白天的动脉血气，增加呼吸肌肉力量，并减少此类患者呼吸衰竭入院的次数。对基础疾病不可痊愈导致呼吸衰竭持续存在者可能需长期依赖呼吸机，此时以无创通气首选，对顽固性呼吸暂停患者无创通气也是一种选择。

与经人工气道的有创机械通气相比，无创通气其主要缺陷为不能有效引流痰液和通气效果不稳定。此外，尚有面(鼻)罩不适或漏气、面部皮肤压红、眼损伤和胃肠胀气等，故应严格掌握无创辅助通气的指征。关于无创通气治疗的适应证与禁忌证，目前仍没有明确统一的标准。选择进行无创通气的患者，必须清醒与合作，血流动力学稳定，不需要气管插管来保护气道或清除过多的分泌物，无急性面部创伤，有适合患者的面(鼻)罩。慢性呼吸衰竭患者早期 CO_2 潴留及低氧程度较轻，只要调控好呼吸机无创通气的各项参数，可避免病情加重，减少有创通气的使用，避免呼吸机有创通气并发症的发生。对于轻、中度急性呼吸衰竭患者，早期可尝试性使用无创辅助机械通气，但应严密监测患者的血气分析及各项生命体征，一旦出现加重的趋势，则应立即给予有创辅助通气。对于感染较重或气道分泌物较多者，为了避免延误抢救时机，应适时采取经人工气道机械通气法，以利于更迅速、有效地控制和纠正通气功能衰竭，在较短时间内使病情缓解。无创呼吸机可对抗患者内源性呼气末正压(PEEPi)，有利于 CO_2 排出；根据需要适当提高呼气正压，起到PEEP的作用，防止气道闭陷，改善气体分布和通气/血流比例，更有利于 CO_2 的排出。由于大多数慢性呼吸衰竭患者有一定的自主呼吸能力，选择同步性能好的呼吸机是很重要的。因为符合呼吸生理的通气模式更能适合患者的通气需要，而BiPAP呼吸机通气方式的始动正是源于患者的自主呼吸，克服了患者自主呼吸与机械通气对抗的缺点，降低了患者自主呼吸做功和氧耗量，因此较其他通气模式更接近于生理状态，对患者疲乏呼吸肌的恢复也起到重要作用。压力参数设置应个体化，不宜千篇一律，一般由低水平开始，再逐渐增高，以患者能耐受为宜。给氧流量不宜过高，使 SaO_2 达 90%以上即可，以免氧中毒。密切注意有无其他严重的通气相关并发症。

慢性肺疾病和神经肌肉病患者撤机速度应缓慢，应以日计而不是以小时计。最初可去掉面罩几个小时，如果可以耐受，则逐渐增加撤离面罩的时间间隔一直到完全脱离。最初1～2日可在白天进行间断撤机试验，若耐受好，则晚上也可进行，直至最终撤机。整个过程中严密的临床及血气评估是非常重要的。

(三) 有创通气

对于呼吸衰竭严重或气道分泌物较多或存在血流动力学不稳定或不能耐受无创通气的患者，如慢性呼吸衰竭急性加重等可考虑使用有创通气，待病情好转可逐渐过渡到无创通气或撤机。

(刘春峰)

参考文献

[1] 陈爱斌.婴幼儿重症肺炎死亡高危因素分析[J].实用全科医学,2005,3(5):437-439.

[2] 高恒妙,钱素云.长期吸入糖皮质激素对儿童哮喘治疗的安全性[J].临床合理用药杂志,2010(3):44-46.

[3] 耿荣,陈贤楠.婴幼儿重症肺炎临床过程分析和治疗[J].实用儿科临床杂志,2005,20(10):763.

[4] 胡皓夫.重症肺炎的诊断与治疗[J].实用儿科临床杂志,2008,3(6):408-410.

[5] 胡亚美,江载芳.诸福堂实用儿科学[M].第7版.北京:人民卫生出版社,2002.

[6] 胡亚美.实用儿科学[M].第7版.北京:人民卫生出版社,1999:1409-1569.

[7] 胡永启,赵仁国,王和阙,等.急诊早期支气管肺泡灌洗术对机械通气支持下重症哮喘的作用[J].中国急救医学,2006, 26(7):554-555.

[8] 黄选兆,汪宝吉.实用耳鼻咽喉学[M].北京:人民卫生出版社,2006:468-472.

[9] 李昌崇,单小欧.急性肺水肿发病机制和临床评估[J].中国循证儿科杂志,2008:S155-S156.

[10] 李峥,钱素云,陈晖,等.气管插管治疗急性喉气管支气管炎和急性喉炎[J].实用儿科临床杂志,2007,22(10):745-746.

[11] 林荣海,沈华浩,应可净,等,机械通气在危重型哮喘中的应用[J].实用医学杂志,2004,20(12):1383-1385.

[12] 刘玉贤,曲东杰,葛洪州.小儿急性喉炎Ⅱ度以上呼吸困难的治疗体会[J].中华临床杂志,2002,2(6):39-40.

[13] 陆鹏,刘炜,张晓辉,等.喉部炎症性急性喉梗阻82例治疗体会[J].中国医药导报,2007,5(14):27.

[14] 孟祥贵.严重喉气管阻塞处理中的危象[J].临床耳鼻咽喉科杂志,1993,7(3):170.

[15] 卿艳华.BiPAP无创机械通气治疗20例重症支气管哮喘[J].中国现代医生,2007,45(12):64-65.

[16] 宋志芳.现代呼吸机治疗学[M].第2版.北京:人民军医出版社,2008:212.

[17] 宋志芳.现代呼吸机治疗学——机械通气与危重病[M]. 北京:人民军医出版社,1999:349-357.

[18] 王保国.实用呼吸机治疗学[M].第2版.北京:人民卫生出版社,2005:255-258.

[19] 王东,邱书奇,岳峰青.小儿急性阻塞性喉气管支气管炎诊治2例体会[J].临床耳鼻咽喉科杂志,1998,12(2):88.

[20] 吴梓梁.小儿内科学[M].郑州:郑州大学出版社,2003.

[21] 夏恩忠,马召花,刘玉春.儿童急性喉梗阻120例治疗体会[J].中国妇幼保健,2005,20(7):894.

[22] 向莉.支气管哮喘[M]. //江载芳主编,实用小儿呼吸病学.北京:人民卫生出版社,2010:375-395.

[23] 徐赛英.实用儿科放射诊断学[M].北京:北京出版社,1998:258-261.

[24] 薛辛东.儿科学[M].北京:人民卫生出版社,2006:495.

[25] 俞森洋.机械通气临床实践[M].北京:人民军医出版社,2008.

[26] 袁壮,马沛然,邓力,等.50年来小儿肺炎诊治策略的变迁[J].中国实用儿科杂志,2006,21(12):881-908.

[27] 张爱如.实用儿科药物手册[M].上海:上海科学技术出版社,1999:194-356.

[28] 张训,侯凡凡.危重症肾脏病学[M].北京:人民卫生出版社,2009:275.

[29] 张志远,陈萍,戚好文,等,重症哮喘机械通气治疗指征的探讨[J].中国全科医学,2006,9(12):973-975.

[30] 张志远,陈萍,孙丽,等.需机械通气治疗的哮喘严重急性发作危险因素分析[J].中国全科医学,2007,10(1):26-28.

[31] 中华人民共和国卫生部,《肠道病毒71型(EV71)感染重症病例临床救治专家共识(2011年版)》(卫办医政函〔2011〕382号).

[32] 中华人民共和国卫生部,《手足口病诊疗指南(2010年版)》(卫发明电〔2010〕38号).

[33] 中华医学会儿科学分会呼吸学组,《中华儿科杂志》编辑委员会.儿童社区获得性肺炎管理指南(试行)(上)[J].中华儿科杂志,2007,45:83-90.

[34] 周晓光,肖昕,农绍汉.新生儿机械通气治疗学[M].北京:人民卫生出版社,2004:167-201.

[35] 朱蕾.机械通气[M].第2版.上海:上海科学技术出版社,2007:116.

[36] 邹典定. 现代儿科诊疗学[M]. 北京：人民卫生出版社，2002：68－75.
[37] Acosta B, Dibendtto R, Rahima A, et al. Effects of noninvasive bilevel positive airway pressure on patients with chronic congestive heart failure with systolic dysfunction [J]. Chest, 2000, 118(4): 1004－1009.
[38] Alasdair Gray, M. D., Steve Goodacre, Ph. D., David E. Newby, M. D., et al. Noninvasive ventilation in acute cardiogenic pulmonary edema [J]. N Engl J Med. 2008, 359: 142－151.
[39] Amato MBP, Barbas CSV, Medeiros DM, et al. Effect of a protective-ventilation strategy on mortality in the acute respiratoy distress syndrome [J]. N Engl J Med, 1998, 338: 347－354.
[40] Ashbaugh DG, Bigelow DB, Petty TL, et al. Acute respiratory distress in adults [J]. Lancet, 1967, 2 (7511): 319－323.
[41] Ashok M, Karnik. Management of pneumothorax and barotrauma: current concepts [J]. Comp ther, 2001, 27(4): 311－321.
[42] Bernard GR, Artigas A, Brigham KL, et al. The American-European Consensus Conference on ARDS, definitions, mechanisms, relevant outcomes, and clinical trial coordination [J]. Am J Respir Crit Care Med, 1994, 149(3Pt1): 818－824.
[43] British Thoracic Society of Standards of Care Committee. BTS guidelines for the community acquired pneumonia in childhood [J]. Thorax, 2002, 57(1): S1－S24.
[44] Brower RG, Rubenfeld GD. Lung-protective ventilation strategies in acute lung injuty [J]. Crit Care Med, 2003, 31: S312－S316.
[45] Chadda K, Annane D, Hart N, et al. Cardiac and respiratory effects of continuous positive airway pressure and noninvasive wentilation in acute cardiac pulmonary edema [J]. Crit Care Med, 2002, 30: 2457－2461.
[46] Cheong HF, Ger LP. Clinical application of the rapid pneumococcal urinary antigen test in the treatment of severe pneumonia in children [J]. J Microbiol Immunol Infect, 2008, 41(1).
[47] Colin D. Rudolph. Rudolph's Pediatrics [M]. 21st ed. New York: McGraw Hill, 2002: 1686.
[48] Confalonieri M, Trevisan R. Prolonged infusion of hydrocortisone in patients with severe community acquired pneumonia [J]. Recenti Prog Med, 2006, 97(1): 32－36.
[49] Dreyfuss D, Soler P, Basset G, et al. High inflation pressure pulmonary edema: respective effects of high airway pressure, high tidal volume, and positive end-expiratory pressure [J]. Am Rev Respir Dis, 1988, 137: 1159－1164.
[50] Eisner MD, Thompson T, Hudson LD, et al. Efficacy of low tidal volume ventilation in patients with different clinical risk factors for acute lung injury and the acute respiratory distress syndrome [J]. Am J Respir Crit Care Med, 2001, 164: 231－236.
[51] Esteban A, Anzueto A, Frutos F, et al. Characteristics and outcomes in adult patients receiving mechanical ventilation: a 28-day international study [J]. JAMA, 2002, 287(3): 345－355.
[52] Gattinoni L, Bombino M, Pelosi P, et al. Lung structure and function in different stages of severe adult respiratory distress syndrome [J]. J Am Med Assoc, 1994, 271: 1772－1779.
[53] Gattinoni L, Caironi P, Pelosi P, et al. What has computed tomography taught us about the acute respiratory distress syndrome? [J] Am J Respir Crit Care Med, 2001, 164: 1701－1711.
[54] Gattinoni L, Pelosi P, Suter PM, et al. Acute respiratory distress syndrome caused by pulmonary and extrapulmonary disease: different syndromes? [J] Am J Respir Crit Care Med, 1998, 158(1): 3－11.
[55] Gattinoni L, Pelosi P, Vitale G, et al. Body position changes redistribute lung computed tomographic density in patients with respiratory failure [J]. Anesthesiology, 1991, 74: 15－23.
[56] Godfrey S. Pulmonary hemorrhage/hemoptysis in children[J]. Pediatr Pulmonol, 2004, 37(6): 476－484.
[57] Haitsma JJ, Lachmann RA, Lachmann B. Open lung in ARDS [J]. Acta Pharmacol Sin, 2003, 24: 1304－1307.
[58] Heffelfinger JD, Davis TE, Gebrian B, et al. Evaluation of children with recurrent pneumonia diagnosed by

World Health Organization Criteria [J]. Pediatr Infect Dis J, 2002,21(2):108 - 112.

[59] Hickling KG, Henderson SJ, Jackson R. Low mortality associated with low volume pressure limited ventilation with permissive hypercapnia in severe adult respiratory distress syndrome [J]. Intensive Care Med, 1990,16:372 - 377.

[60] Hore ct. Non-invasive positive pressure ventilation in patients with acute respiratory failure [J]. Emergency Medicine, 2002,14(3):281 - 296.

[61] João C Winck, Luís F Azevedo, Altamiro Costa-Pereira, et al. Efficacy and safety of non-invasive ventilation in the treatment of acute cardiogenic pulmonary edema-a systematic review and meta-analysis [J]. Crit Care, 2006,10(2):R69.

[62] Kenneth J. Woodside, Eric van Sonnenberg, Kenneth S. Chon, et al. Pneumothorax in patients with acute respiratory distress syndrome: pathophysiology, detection, and treatment [J]. Journal of Intensive Care Medicine, 2003,18(1):9 - 20.

[63] Lara AR, Schwarz MI. Diffuse alveolar hemorrhage [J]. Chest, 2010,137(5):1164 - 1171.

[64] Lim CM, Kim EK, Lee JS, et al. Comparison of the response to the prone position between pulmonary and extrapulmonary acute respiratory distress syndrome [J]. Intensive Care Med, 2001,27:477 - 485.

[65] Marais BJ, Donald PR, Gie RP, et al. Diversity of disease manifestations in childhood pulmonary tuberculosis [J]. Ann Trop Paed, 2005,25(2):79 - 86.

[66] Memet B, Ginzler EM. Pulmonary manifestations of systemic lupuserythematosus [J]. Semin Respir Crit Care Med, 2007,28(4):441 - 450.

[67] Michael H, Baumann. Pneumothorax [J]. Seminars in Respiratory and Critical Care Medicine, 2001,22(6): 647 - 655.

[68] Michael P. Miller and Mayer Sagy pressure characteristics of mechanical before and after the implementation of ventilation and incidence of pneumothorax management of pediatric patients with protective lung strategies in the severe ARDS [J]. Chest, 2008,134:969 - 973.

[69] Minkov M, Kovacs J, Wiesbauer P, et al. Severe anemia owing to occult pulmonary hemorrhage [J]. J Pediatr Hematol Oncol. , 2006,28:467 - 470.

[70] Mure M, Glenny RW, Domino KB, et al. Pulmonary gas exchange improves in the prone position with abdominal distension [J]. Am J Respir Crit Care Med, 1998,157:1785 - 1790.

[71] Nava S, Carbone G, Dibattisha N, et al. Noninvasive ventilation in cardiogenic pulmonary edema [J]. Am J Respir Crit Care Med, 2003,168(12):1432 - 1437.

[72] Nieszkowska A, Combes A, Luyt CE, et al. Impact of tracheotomy on sedative administration, sedation level, and comfort of mechanically ventilated intensive care unit patients [J]. Crit Care Med, 2005,33(11): 2527 - 2533.

[73] Ozmen S, Ozmen OA, Unal OF. Pediatric tracheotomies: a 37-year experience in 282 children [J]. Int J Pediatr Otorhinolaryngol, 2009,73(7):959 - 961.

[74] Pelosi P, Caironi P, Gattinoni L, et al. Pulmonary and extrapulmonary forms of acute respiratory distress syndrome [J]. Seminars Respir Crit Care Med, 2001,22(3):259 - 268.

[75] Richard E. Behrman, Robert M. Kliegman. Nelson textbook of pediatrics [M]. 18th ed. Philadelphia: Saunders, 2007:1828.

[76] Rocco PRM, Pelosi P. Pulmonary and extrapulmonary acute respiratory distress syndrome: myth or reality? [J]. Curr Opin Crit Care, 2008,14(2):50 - 55.

[77] Rocco PRM, Zin WA. Pulmonary and extrapulmonary acute respiratory distress syndrome: are they different? [J] Curr Opin Crit Care, 2005,11(1):10 - 17.

[78] Rojas MX, Granados C. Oral antibiotics versus parenteral antibiotics for severe pneumonia in children [J]. Cochrane Database Syst Rev, 2006,19(2):CD004979.

[79] Rotta AT, Asthma. in Pediatric critical Care [M]. 3rd ed. 2006, by Mosby Inc. 588 - 607.
[80] Rudan I, Boschi-Pinto C, Biloglav Z, et al. Epidemiology and etiology of childhood pneumonia [J]. Bull World Health Organ, 2008,86(5):408 - 416.
[81] Rusterholtz T, Kemp T J, B erton C, et al. Noninvasive pressure support ventilation (NIPSV) with face mask in patients with acute cardiogenic pulmonary edema (ACPE) [J]. Intensive Care Med, 2006,25(1):21 - 28.
[82] Salluh JI, Povoa P, Soares M. The role of corticosteroids in severe communityacquired pneumonia: a systematic review [J]. Crit Care, 2008,12(3):R76.
[83] Samir J, Gérald C, Mustapha S, et al. Noninvasive positive pressure ventilation in patients with Respiratory Failure due to Severe Acute Pancreatitis [J]. Respiration, 2006,73:166 - 172.
[84] Susarla SC, Fan LL. Diffuse alveolar hemorrhage syndromes in children [J]. Curr Opin Pediatr, 2007,19 (3):314 - 320.
[85] Tang BM, Craig JC, Eslick GD, et al. Use of corticosteroids in acute lung injury and acute respiratory distress syndrome: a systematic review and meta-analysis [J]. Crit Care Med, 2009,37(5):1594 - 1603.
[86] Tavazzi L, Maggioni AP, Lucci D, et al. Nationwide survey on acute heart failure in cardiology ward services in Italy [J]. Eur Heart J, 2006,27:1207 - 1215.
[87] The Acute Respiratory Distress Syndrome Network. Ventilation with lower tidal volumes as compared with traditional tidal volumes for acute lung injury and the acute respiratory distress syndrome [J]. N Engl J Med, 2000,342:1301 - 1306.
[88] The ARDS Clinical Trials Network. National Heart, Lung, and Blood Institute; National Institutes of Health. Effects of recruitment maneuvers in patients with acute lung injury and acute respiratory distress syndrome ventilated with high positive end-expiratory pressure [J]. Crit Care Med, 2003,31(11):2592 - 2597.
[89] The National Heart, Lung, and Blood Institute Acute Respiratory Distress Syndrome (ARDS) Clinical Trials Network. Efficacy and safety of corticosteroids for persistent acute respiratory distress syndrome [J]. N Engl J Med, 2006,354:1671 - 1684.
[90] Willson DF, Thomas NJ, Markovitz BP, et al. Egan EA for the pediatric acute lung injury and sepsis investigators. Effect of exogenous surfactant (Calfactant) in pediatric acute lung injury. JAMA, 2005,293: 470 - 476.
[91] Yu WL, Lu ZJ, Wang Y, et al. The epidemiology of acute respiratory distress syndrome in pediatric intensive care units in China [J]. Intens Care Med, 2009,35(1):136 - 143.

第二十八章　心血管系统机械通气的应用

第一节　心肺复苏中和复苏后的通气策略

(一) 心肺复苏期间的通气策略

1. 心肺复苏国际指南对通气的规定

(1) 心肺复苏时胸外按压和通气比：美国心脏协会(AHA)和国际复苏联合会(ILCOR)于2005年共同发布了《心肺复苏和心血管急救指南》，提出儿童因心脏疾病(如突发室颤等)致突然心跳停止较为少见，而通常是由于呼吸衰竭导致呼吸停止，随之发生心跳停止，因此心肺复苏(CPR)期间维持呼吸道通畅、人工通气极为重要。指南规定，在实施儿童心肺复苏期间，1人施救时，胸外按压和通气比是30∶2(即胸外按压30次，送气2次)；2人或2人以上施救时，胸外按压和通气比是15∶2。虽然最为合理的按压和通气比值目前还不清楚，但2005年指南推荐的按压和通气比值较2000年推荐的5∶1更为合理。其理由如下：①心脏复跳需要足够的冠状动脉灌注压和灌注时间，CPR时往往因通气、检查脉搏或连接除颤仪等而有较长时间或多次停止心脏按压，从而影响冠状动脉的灌注，使自主循环的恢复率降低。因此增加有效的心脏按压是为了获得足够的冠状动脉压和冠状动脉灌注时间。②儿童心律紊乱(如室颤、无脉室速)诱发的心脏停搏并不多见，此类心脏停搏在CPR的前几分钟通气相对不重要；而儿童以窒息缺氧诱发的心脏停搏多见。最佳的复苏方法是通气和心脏按压同时进行，但由于心脏按压所产生的肺血流量非常低，所以低于正常的每分通气量就可能维持足够的通气/血流灌注比，无需过多的通气。基于循证医学的支持，因此指南推荐的儿童胸外按压和通气比是30∶2(1人施救)或15∶2(2人施救)较为合理。2010年AHA心肺复苏指南对胸外按压和通气比例延续了2005年的推荐。

(2) 心肺复苏时的通气方式：可采用口对口送气或球囊面罩加压通气。口对口通气无需辅助工具，技术要求相对低；球囊面罩加压通气能更稳定有效地送气，但对复苏者的要求较高，复苏者必须具备选择合适的面罩、开放气道、固定面罩、有效送气及评估通气效果的能力。在心跳停止初期，患者血氧含量仍较高，此时心肌及脑供氧主要取决于心排血量，有效的胸外按压较通气更为重要，因此，口对口送气或球囊面罩加压通气均可以应用于心肺复苏时通气。目前认为，短时间球囊面罩加压通气与气管插管通气同样有效且更安全，因此如果转运时间较短，推荐院外复苏采用球囊面罩加压通气。为确保每次送气有效，要达到送气时间 1 s，能使患者胸部抬起，说明送气容量足够。送气前采用仰头提颏法(tilt-chin lift，适用于非创伤者)或推举下颌法(jaw thrust，适用于颈部受伤者)开放气道。如不能达到有效送气，则重新开放气道，再送气。在尚未建立高级人工气道(即食管-气管导管、口咽气道及气管插管)前，患者有脉搏、通气明显不足或无呼吸，则给予通气频率 12～20 次/min(每 3～5 s 送气 1 次)。气管插管后不需要按比例进行胸外心脏按压和通气，各自按节奏进行，通气频率 8～10 次/min，胸外按压 100 次/min。

气管插管是建立高级人工气道的重要手段，也是心肺复苏期间最可靠和最有效的辅助通气方法。由于气管插管通气后气道相对独立，可确保足够通气及供氧而不引起胃膨胀，胃内容物误吸入肺的可能性大大降低。且胸外按压时仍可进行有效通气，吸气时间、吸气峰压均可调节控制，需要时还可在球囊呼出孔加装 PEEP 活瓣应用 PEEP，所以曾经认为气管插管是心肺复苏期间的“金标准”通气模式。

2. 气管插管通气与球囊面罩加压通气的比较 虽然气管插管是最可靠的通气途径，但气管插管的操作在儿童较困难且可能有并发症的产生，所以只能由受过儿科急救培训、有良好插管经验者才能操作，如果没有足够经验和训练背景，就不宜进行插管，而应继续球囊面罩人工复苏囊加压通气直到专业人员到来。

对院前心跳、呼吸停止的患儿，是否予以气管插管，其安全性和有效性目前尚存在争议。有一项前瞻性随机研究显示，气管插管通气与球囊面罩通气对复苏后生存率、神经系统后遗症的影响无统计学意义，而气管插管通气有较高的插管失败率和并发症发生率。说明实施插管人员的培训、熟练程度影响了预后，而不是插管干预本身对预后的影响。已有研究认为，在院前心肺复苏或短途转运复苏患儿过程中，球囊面罩通气供氧与气管插管通气供氧相比，前者同样有效且安全。近期有研究表明，对院外心跳骤停者，减少中断 CPR 及延迟气管插管有利于神经系统预后。2010 年美国心脏协会心肺复苏指南指出，如果置入高级气道需要中断 CPR，应在患者对初始 CPR、除颤无反应或恢复自主循环后进行。在气管插管过程中，应尽可能减少中断 CPR。因此，需要对实施心肺复苏的专业人员定期培训球囊面罩通气的技能，包括如何选择面罩大小、开放气道的手法、面罩覆盖口鼻的紧密度及正确的加压送气方法等。

(二) 心肺复苏后的通气策略

呼吸、心跳停止经复苏自主循环恢复后，如仍无自主呼吸或自主呼吸不规则、呼吸功能不全，或部分患儿需要吸入高浓度氧，则需要机械通气。其目的既是保证足够的通气和氧合，也尽可能降低通气诱发的肺损伤(包括气压伤和容量伤)。另外，患儿 CPR 后仍处于休克状态亦需要机械通气以减少呼吸做功。

在复苏的急性期，可用脉氧仪指导吸入氧浓度，当氧饱和度在正常范围内，逐渐下调吸入氧浓度。在血红蛋白浓度正常的情况下，PaO_2＞60 mmHg 或 SpO_2＞90%，足以维持正常细胞功能。如果血红蛋白浓度降低，则需要吸入较高的氧浓度才能恢复足够的携氧能力。但如果持续吸入高浓度氧，可促进氧自由基形成，加重肺再灌注损伤。有动物实验显示，心跳停止后高氧血症增加神经系统不良预后。因此，在维持氧合的前提下需尽快将 FiO_2 调至 50%以下。

复苏后人工通气往往会产生过度通气，从而增加胸内压，阻碍静脉回流，导致心排血量、脑血流和冠状动脉灌注降低；还可能增加小气道阻塞、陷闭或气压伤；增加胃扩张、胃反流和误吸的危险。因此人工通气时的力度和潮气量应以患者胸廓抬起为度，尽量避免过度通气。

已有研究证实持续过度通气可加重脑缺血。心跳停止经复苏后血流恢复初期可导致持续 10～30 min 高血流反应，继之组织有较长时间的低血流期。在此低灌注期出现血流（氧输送）和氧代谢的不匹配。如果此时患者过度通气，由于低 PCO_2 产生脑血管收缩可以进一步加重脑缺血。另外，过度通气可产生气道压和自主 PEEP，导致脑静脉压增高和颅内压增高，从而引起脑血流减少，进一步加重脑缺血。由于心跳停止后过度通气可进一步加重脑缺血的潜在危险性是明确的，所以应尽可能地避免过度通气。现代心肺复苏术的开创者 Safar 教授等从动物实验中也证实过度通气可导致神经系统不良预后。一般来说，通气后达到 pH≥7.30 较为理想。动脉血气的监测可较精确地测定 $PaCO_2$，通气后要达到正常 $PaCO_2$ 水平。

对肺顺应性正常的患者，以下数据可作为呼吸机参数的初始设定参考：潮气量 6～8 ml/kg，吸气峰压 15～20 cmH_2O，PEEP 3～4 cmH_2O，避免吸入高浓度氧，呼吸频率为同龄儿童的正常值。临床需根据患儿的呼吸频率、呼吸做功及血气分析结果调整机械通气模式及参数（详见“人工通气”章节）。

心跳停止经复苏后的患儿发生 ALI 和 ARDS 的危险性很高，是因为肺部吸入和肺再灌注损伤所致。ALI 或 ARDS 通气原则是采用肺保护通气策略，即①小潮气量（6 ml/kg）。②限制性平台压（≤30 cmH_2O）。③最佳 PEEP 以恢复和维持功能残气量。④ FiO_2＜60%。⑤允许性高碳酸性血症（详见“ALI/ARDS”章节）。

（三）心肺复苏后机械通气的注意事项

心肺复苏期间，对于气管插管的患儿要进行反复的气道评估和确定插管位置，以确保气道畅通和提供足够通气。在紧急情况下，复苏者在选择插管大小时可能会过大或过小。过大的插管（ETT），尤其是带有套囊的插管，易造气管黏膜受损或气管炎性反应，是造成声门下狭窄的高危因素。此时将套囊内气体排空，在病情允许的情况下重新放置与患儿年龄相仿大小的插管，以利于较长时间的机械通气不至于使气道受损。另外，插管过小或不带套囊的插管可致较大的声门漏气，也应该重新插管以保证达到足够的潮气量和呼气末压力。

在心肺复苏期间，极易发生胃内容物反流和误吸。因此时食管下端括约肌张力的降低，仰卧位患儿易发生胃内酸性物质被动反流到咽部。用面罩正压通气可导致胃内充气和胃膨胀，进一步增加反流的危险性。成人资料显示，在 CPR 后未生存者的尸检发现 29%有胃内容物或血液误吸。心跳停止经旁观者 CPR 后存活的成人中 20%存在反流，其中 46%经影像学检查证实有肺部吸入。尽管儿童心跳停止后没有相似现象的报道，但在溺水的儿童中有较高反流的发生，胸部 CT 显示 60%患儿有肺部吸入。因此，心肺复苏后机械通气的患儿要高度重视肺部有无误吸的存在。

（王　莹　朱荻绮）

第二节　先天性心脏病术后机械通气的应用

气管插管和呼吸支持是新生儿及婴幼儿心脏手术后重症监护的重要组成部分。根据不同年龄、不同心脏畸形的肺部特点，正确地评估气道，选择适宜的呼吸模式及参数，并配合熟练的操作，可保证气管插管和机械通气的顺利，对手术后早期将要发生或已经发生的呼吸衰竭具良好的治疗效果。呼吸支持的手段不充分或不及时，会造成或加重心脏手术后低心排血量、代谢紊乱及心律失常等严重的血流动力学障碍，甚至危及患儿的生命。

一、先天性心脏病术后机械通气的目的及指征

(一) 先天性心脏病围手术期呼吸功能障碍的原因

(1) 先天性心脏病同时合并先天性呼吸道发育异常。

(2) 心脏扩大或血管异常导致气管、支气管受压或肺发育不良。

(3) 心内分流或反流导致肺充血或肺淤血，并发肺内感染和肺不张。

(4) 手术中打开胸膜腔致局限性肺不张、肺容积缩小。

(5) 体外循环通过激活及释放多种炎症介质，导致肺毛细血管通透性增强、广泛的内皮损伤及肺血管阻力增加，造成肺顺应性降低和肺泡的萎陷。

(6) 手术后因疼痛、麻醉以及镇静、肌肉松弛药物的应用使呼吸及咳痰无力，继发肺不张及小气道萎陷。

(7) 重症复杂的畸形术后血流动力学改变大，心功能减低，导致肺内淤血，小气道阻力增加。

(二) 机械通气的主要目的

(1) 维持适当的通气量，减少肺不张。

(2) 改善肺的换气功能，提供足够的氧合。

(3) 减少呼吸做功，减少全身的耗氧量，从而减少心脏负担。

(4) 治疗术后肺动脉高压。

(5) 对一些特殊的心脏手术如体-肺分流手术，可通过呼吸机参数的调节控制分流量的大小。

(三) 机械通气的指征

小儿心脏手术后需要进行机械通气的指征主要包括两种情况：其一，因呼吸、心脏或神经系统功能障碍不能自主进行充分的气体交换；其二，内源性或外源性原因导致的气道阻塞。具体指标如下。

1. 符合急性呼吸衰竭的诊断标准

(1) 呼吸停止或呼吸暂停>20 s，反复发作经内科治疗无效。

(2) CO_2 潴留：$PaCO_2$ > 70 mmHg，或 $PaCO_2$ > 60 mmHg，但上升速度大于 10 mmHg/h。

(3) 低氧血症：吸 100% O_2 或 CPAP 吸入 60% O_2，而 $PaO_2 < 50$ mmHg。

2. 需要确保气道通畅

(1) 中枢神经功能不全(大量镇痛药物、昏迷、顽固性癫痫发作等)。

(2) 上消化道大出血，有误吸危险。

(3) 肺出血。

(4) 严重上呼吸道梗阻，气道水肿、损伤。

3. 减少呼吸做功

(1) 严重的充血性心力衰竭。

(2) 顽固性代谢性酸中毒。

(3) 肺水肿。

(4) 严重感染，败血症。

(5) 休克或循环衰竭。

4. 需要控制性通气

(1) 手术后早期。

(2) 急性反应性气道疾病或支气管哮喘。

(3) 各种原因引起的肺实质病变。

(4) 一侧或双侧膈神经损伤。

(5) 颅内压增高。

二、儿科气道管理的特点

(一) 小儿呼吸系统的解剖及生理特点

呼吸道分为传导区、运输区、呼吸区 3 个部分，完成通气和换气。因不同的年龄段具有不同的解剖生理特点，在机械通气治疗的过程中，熟悉并掌握这些特点，有利于获得最佳的治疗效果。

(1) 鼻黏膜柔嫩，血管组织丰富，感染时黏膜易充血、肿胀，致总鼻道狭窄、闭塞，引起呼吸困难。鼻甲相对肥厚，两侧不对称，个体差异较大。因此，经鼻气管插管时要注意上述特点，动作要轻柔，一侧插管困难可换另一侧，不可硬性插入。

(2) 气管和支气管管腔相对狭窄，黏膜血管丰富，易受感染，引起气道阻塞。因阻力与半径的 4 次方成反比，小儿的气道更易因黏膜水肿和分泌物堵塞而使阻力增加。

(3) 新生儿肺泡数较少，8 岁左右才接近成人水平，故应付代谢增高所需的呼吸储备能力较小；早产儿因肺泡血管发育不完善，肺泡壁较厚，对气体弥散有一定影响。婴儿肺泡间无侧支通道，当发生小支气管不全梗阻时易发生过度充气；完全梗阻时发生肺泡萎陷，加重了肺内分流。

(4) 新生儿及小婴儿胸壁柔软，肺及纵隔相对较大，膈肌位置较高，因而胸腔较狭窄，吸气时肺扩张受限。胸部呼吸肌不发达，主要靠膈肌呼吸，易受腹胀等因素影响，在缺氧、心排血量降低及能量不足时，肌肉的能量供应减少，更易发生疲劳。长期应用呼吸机的患儿，可发生一定程度的废用性萎缩，呼吸机依赖。另外，心脏手术可能造成的膈神经损伤引起膈肌麻痹，是小婴儿手术后早期除外心、肺功能不全仍反复撤机困难的主要原因。

(5) 代谢水平及氧的需求相对较高，氧耗量的增加[儿童 8 ml/(kg · min)，成人4 ml/

(kg·min)]使患儿很早就易发展成低氧血症和高碳酸血症。

(二) 气管插管

1. 插管前的准备 气管插管时要密切监测生命体征,以避免出现严重的生理变化如心排血量下降、心律失常及死亡的危险。患儿原则上都必须在镇静下进行气管插管。新生儿和小婴儿由于交感神经的不稳定性,可因疼痛刺激导致突然的血流动力学改变,故需要在镇静、镇痛、肌松、抑制分泌物的状态下进行气管插管。必要时可应用阿托品以避免迷走神经兴奋引起的心动过缓和减少气道分泌物。选择镇静剂前首先要评估血容量状态和基础心脏病。插管前静脉应用阿片类药物,配合局部用利多卡因可避免插喉镜引起的肺血管和体循环阻力的升高。肌肉松弛药有利于保证插管的顺利,在肝、肾功能损害的患者,所有肌肉松弛药的药代学和药效学都明显改变,心力衰竭、体外循环时间长、应用多种血管活性药、低温停跳都可致血尿素氮、肌酐、氨基酸转移酶增高,因此在心脏 ICU 应用非去极化肌肉松弛药时要加强监测。麻醉的同时可使用面罩加压给氧 5 min 左右,以积累一定的氧贮备,可避免插管时 SaO_2 的急剧下降。若插管不顺利,可重复进行此项给氧措施。

2. 插管型号的选择 气管导管的型号按下列公式计算:ID(mm)=[年龄(年)+16]/4,新生儿~6 个月用 3.0~3.5 mm 管,6~12 个月用 3.5~4.0 mm 管。气管的长度也随年龄而不同,从声门到气管分叉的距离:新生儿~3 个月为 5.5 cm,6~12 个月为 7.5 cm,12~18 个月约为 8 cm。2 岁后插管深度按公式计算:年龄(年)/2+12 或体重(kg)/5+12。

3. 插管位置的固定 气管导管的位置随着头部运动会发生改变,仰头使导管提起,有脱管的危险;低头使管位置下插,有可能插入一侧主支气管,所以在插管后确定插管位置非常重要。床旁 X 检查是最简单的方法。肺部听诊双上肺呼吸音对称可动态监测插管位置是否合适,每次搬动患儿或改变体位后都应随时听诊,观察是否有呼吸音的变化。小儿气道的声门下区为最窄处,插管不顺或延迟拔管的患儿易合并严重的声门下水肿,致拔管后出现喉鸣,先天性喉软骨软化或气管狭窄的婴儿更易出现。因此,新生儿、婴儿、小幼儿一般均应采用无气囊的气管插管,管周保持少量的漏气,以免引起气管管壁的水肿状态。另外,使用带囊气管插管时,一定要定期检查气囊的膨胀度,避免因气体弥散造成气囊过度膨胀,发生一侧主支气管阻塞的情况。

三、机械通气

生命支持的基本条件是有足够的气体交换,术前和术后患者的心肺支持都需要机械通气。虽然在普通患儿中,通常先出现呼吸衰竭,然后继发心跳停止,但在先天性心脏病患儿常常会同步出现。因此,迅速鉴别出病情恶化并早期干预可得到更好的疗效。

1. 机械通气基本原理 机械通气可由时间、流速或压力触发,调整这些参数的触发敏感度,可触发 1 次送气。在一个呼吸周期后,可通过流速或时间终止 1 次正压呼吸。患儿大多数是时间切换的,吸呼气时间比决定了正压通气时送气的时间百分比。如果不监测,机械通气将使肺泡持续扩张,直到吸气末为止。通过对流量和压力参数的设置可防止肺过度膨胀。

小儿的呼吸机回路多安置多种触发系统,包括流速触发和压力触发。在流量触发机制，新生儿和婴幼儿必须分别产生 0.5 L/min 和 1.0 L/min 的流量，才能触发 1 次呼吸机送气。同样，在压力触发机制，新生儿和婴幼儿必须分别产生 0.5 cmH_2O 和 1.0 cmH_2O 的压力，才能触发 1 次呼吸机送气。为了能扩张肺泡，气体有一个从胸外到胸内呼吸道的压力梯度。气流可因持续送气而形成方波（容量控制）或因流速的变化形成降波（压力控制）。

每个肺泡都将按照各自的时间常数不同程度地扩张。时间常数，由顺应性和阻力决定，是每个肺泡单位达到平衡的时间。在 1 个、2 个、3 个时间常数后，分别有 63%、87% 和 95%的通气量将达到平衡。肺实质疾病和气道损伤都能使时间常数差异很大，导致部分性或完全性的肺不张或肺过度充气。为避免肺的异常扩张，标准的吸气和呼气时间应该大约为 4 个时间常数。

2. 基本通气模式

(1) 容量控制：不论肺的顺应性和阻力如何，呼吸机都能将预设的通气量送入肺。在吸气期，持续的气流送入肺，产生方波。因预设的是 V_T 和 MV，PIP 受多种因素的影响可能会明显升高。没有吸气平台，气流在 PIP 时终止。患者可能触发敏感性参数（流速或压力），引起 1 次容量控制的送气。容量控制下 MV 是恒定的，因此 PCO_2 和 pH 保持稳定，不受肺顺应性、血管内外容量的影响。流量环有助于评估容量控制和压力控制通气下的气流情况。

(2) 压力控制：在机械通气前，预设气道峰压，然后根据胸廓起伏和气体交换情况将 PIP 调到最佳。吸气压力恒定，V_T 随着肺的顺应性和气道阻力而变。气流呈减速方式。吸呼气时间比和 IMV 由医生设定。与容量控制相似，流速或压力都可触发 1 次预设压力的机械通气。压力控制方式可使气体在肺内更好地分布，以较容量控制方式低的 PIP 产生一定的 V_T。这两个因素可使气压伤的危险降至最低。

(3) 压力支持通气：在压力控制方式下，吸气气流呈减速，但要求患者触发送气。在患者触发的吸气开始时恒压送气，当流速降至峰速的 25%时，停止送气。减速的气流可随吸气时间变化而变。因为这种通气模式是由患者触发的，IMV、潮气量、I∶E 可变化很大。压力支持通气是患者触发、压力限制方式的正压通气，能更好地人机同步，较少发生气胸、肺不张、低氧血症和高碳酸血症。而且，呼吸肌活动与机械通气同步，减少了呼吸功。在单纯容量和压力控制通气模式时的自发呼吸常伴有气体交换不足。

(4) 容量控制＋压力支持：容量控制＋压力支持是将控制和支持结合起来，患者触发的呼吸是压力支持的，容量控制模式的送气量是固定的，固定的同步指令性通气（SIMV）的安全特性保证在由于使用阿片或其他麻醉剂使呼吸抑制的情况下进行充分的气体交换。在 SIMV 间期，由患者呼吸触发引起容量控制送气；而 SIMV 间期过后患者触发可引起压力支持呼吸。作为一种保驾，如果在固定时间内患者的触发既未引起容量控制通气，也未引起压力控制通气，那么就给一次指令性容控通气。这种通气方式的一个缺点是既有方波又有降速波。

(5) 压力控制＋压力支持：与容量控制和压力控制一样，压力控制＋压力支持通气是控制和支持呼吸结合，用于没给肌肉松弛药的患者，与前面讨论的通气模式不同，所有的呼吸吸气流速都是降速的。患者触发压力支持呼吸，呼吸机提供压力控制呼吸。虽然这两种通气的吸气压都是设定的，可以减少气压伤，但当肺顺应性差或气道阻力高时可引起潮气量不足。在预设的 SIMV 间期，如果患者触发呼吸机的敏感性设置或在固定的

SIMV 间期内无呼吸，就会有一次压力控制的送气。如果患者在 SIMV 间期后触发了呼吸机，就会有一次压力支持送气。容量控制＋压力支持和压力控制＋压力支持这两种情况下的呼吸机送气都是由流速或压力改变触发的。

(6) 反比通气：在容量控制或压力控制通气时，I∶E 能设置成反比通气(IRV)，使吸气期气体在肺内更好地分布，有利于气体在肺泡内的再分布增加，增加了功能残气量，改善了通气/血流比值，但呼气时间缩短，气道平均压增加，可能会引起气压伤。与自主呼吸时的压力支持所起的帮助作用不同，IRV 是非生理性的，抑制呼吸道本身的呼气启动。在所有的通气模式中，保持足够的通气时间是很重要的。因为气道疾病(如支气管痉挛)或气道外疾病(如受压迫)引起呼气阻力升高，可导致气体排出障碍。

(7) 高频通气(HFV)：以非生理的快节律的小的潮气量提供有效的气体交换。HFV 可分为 3 种模式：高频正压通气(HFPPV)、高频喷射通气(HFJV)、高频震荡通气(HFOV)，目前临床上常用的模式为 HFOV。以 500～3 000 次/min 的高频活塞泵或震荡隔膜运动，产生 1～3 ml/kg 的潮气量。与常规机械通气比较，它采用较高的平均气道压以复张萎陷的肺泡而维持较高的肺容积，使肺内气体分布最大限度地处于均匀状态，有利于氧合的改善，并通过减少局部肺过度扩张和终末气道反复开闭所造成的剪切力，减少吸呼相的压差和肺泡内压(仅为传统正压通气的 1/15～1/5)，从而明显降低肺损伤的发生，是一种理想的肺保护性通气模式。同时，它采用主动的呼气原理，即呼气时系统为负压，将气体抽吸出体外，保证了 CO_2 的排出，而侧支气流的气体供应方式使气体能更加充分地湿化。

四、先天性心脏病手术后机械通气的特点

心脏手术后的呼吸支持需要兼顾呼吸干预对循环及呼吸系统的双重影响，在不同的病理生理状态下，由于心肺间相互作用的复杂性，一种单一的、一成不变的呼吸模式和参数并不适用于所有的术后患儿，根据患儿目前的心肺状况，寻找适合其病理生理特点的呼吸策略是术后呼吸机调整的重点。

(一) 基本呼吸参数的设置

1. 吸入氧浓度 患儿返回 ICU 初始，应设置较高的吸入氧浓度以缓解转运途中可能造成的缺氧，然后根据动脉血气或脉搏血氧饱和度逐渐降低吸入氧浓度至安全的范围(一般＜60％)。对严重低氧血症者，应积极寻找可能的原因，并适当增加吸入氧浓度，维持脉搏血氧饱和度至 90％～92％。撤机前的吸入氧浓度应减至 50％以下。

2. 潮气量 由于体外循环所造成的死腔通气的增加及呼吸机可压缩容积对小儿通气功能的显著影响，术后多设置较大潮气量通气(婴幼儿：10～15 ml/kg，新生儿：15～20 ml/kg)。

3. 呼吸频率 按生理频率设置，婴幼儿 25～30 次/min、新生儿 30～35 次/min。

4. 吸气时间 一般为 0.5～1.0 s。吸气时间过短会影响气体在肺泡间的分布；反之，过分延长吸气时间也会因平均气道压力的增高，影响静脉回流及心室灌注。对于因通气-血流比例失衡所致的严重低氧血症，可适当延长吸气时间，调节吸呼气时间比至 1∶1.5～1∶1。

5. 呼气末正压 术后常规应用 2～5 mmHg 的呼气末正压可有效增加体外循环术后的肺功能残气量，改善通气-血流比例及预防肺不张。高水平的呼气末正压(5～

10 mmHg)仅用于肺顺应性明显降低如 ARDS 或体-肺分流过大的患儿。

6. 呼吸模式 对肺部无明显病变或病变较轻者，主张采用容量转换型呼吸方式如 SIMV，可提供稳定的潮气量；对肺部病变重，特别是肺泡间病变差异明显者如 ARDS 患儿，应用压力转换型方式，可明显降低治疗期间气压伤的发生，吸气压力的设定随肺部顺应性的变化而不同。

（二）术后呼吸功能不全的呼吸机调整

1. 低氧血症 体外循环心脏手术对重症及复杂畸形患儿的心、肺功能会造成严重的打击。一方面，长时间的体外循环造成血小板聚集及多种炎症介质的释放，损伤肺毛细血管膜，造成通透性增加，蛋白质渗漏增加，导致肺外水增加和肺间质水肿。另一方面，重症患儿由于心肌创伤及水肿，心肌收缩力明显降低，如合并术后早期补液过量，极易诱发急性左心衰、肺水肿，造成肺内渗出增加，气体交换障碍。适量应用呼气末正压(PEEP)可有效增加呼气末肺容量，促进肺泡复张及肺水重新分布而改善氧合。临床上通常从 2～3 cmH_2O 开始，逐渐增加至氧分压开始上升。值得注意的是，超过 6 cmH_2O 以上的 PEEP 可能会引起心排血量的下降，尤其在合并有低血容量或心功能不全的情况下。另外，高水平的 PEEP 可导致肺血流自通气较好肺泡向通气不良肺泡的分流，加重通气-血流比例的失衡。

在增加 PEEP 的同时，应密切观察潮气量及胸廓运动情况，通常应相应增加一些潮气量以保证适宜的通气。如果监测的气道峰压超过 30～35 cmH_2O，应改用压力控制模式。与容量切换模式相比，压力切换模式具有降低气道峰压，增加平均气道压力，改善氧合的作用。但压力切换方式下的潮气量在吸气峰压不变的情况下会随肺顺应性的改变而动态变化，任何导致肺顺应性发生变化的情况如气管内吸痰、利尿等均会引起氧合及通气参数的变化。因此应密切观察呼吸参数及动脉血气的变化，并及时评价肺部病变的恢复情况，待临床症状稳定，呼吸机吸气峰压降至 30 cmH_2O 以下时，可重新转至容量辅助方式，有利于通气参数的稳定及便于脱机。

对于顽固性低氧血症，应重新评价患儿状态，在无心内分流情况下，吸入氧浓度＞60％、PEEP＞6 cmH_2O、吸气峰压＞35 cmH_2O、平均气道压＞15 cmH_2O 时提示肺部病变严重。应首先借助各项检查排除残留的或漏诊的心内分流、肺血流分布异常或严重的左心功能不全。在排除上述原因所致低氧血症的情况下，可逐渐增加 PEEP 至 8～10 cmH_2O，并适当延长吸气时间，或加用高频通气等。

2. 高碳酸血症 与术后早期低氧血症相比，二氧化碳分压的增高更多见于撤离呼吸机前后。严重的高二氧化碳血症会对机体的多种器官功能产生不良影响，包括增加肺血管阻力、抑制心肌功能及促进内源性儿茶酚胺释放等。

发生在大气道、小气道及肺泡本身的梗阻性病变均可造成血二氧化碳分压的增高。小儿由于肺毛细血管平滑肌在生后 5 个月以前薄而少，3 岁以后才明显发育，故小婴儿的呼吸道梗阻除因支气管痉挛外，主要是黏膜肿胀和分泌物堵塞。另外，由于小婴儿气管及支气管管径细小，与成人相比，呼吸道阻力明显增高，在呼吸道梗阻时尤为突出。当气道阻力增加时，常常需要更高的跨肺压使肺泡膨胀，当一定量的气体进入肺内后，气体首先分布于阻力较低的肺泡，导致这些肺泡的过度膨胀，进而导致死腔通气的增加及气压伤的发生，致有效潮气量及肺泡通气量的下降。

在临床上这类患儿常常因肺泡通气量的不足而出现自主呼吸过强甚至人机对抗，必要时需要应用镇静或肌肉松弛剂，并重新调整通气参数。大气道阻塞多因气道分泌物过多或黏膜充血、水肿所致，表现为呼吸音降低或双侧不对称，胸片显示有弥漫性或阶段性肺不张。加强气道湿化、胸部体疗及气管内吸痰可获得明显效果。而小气道病变多源于支气管痉挛，造成肺泡内气体排出障碍，内源性 PEEP 增高，死腔通气增加。临床听诊表现为呼气相延长或吸气相喘鸣，胸片示双肺通气过度。治疗上应以缓解气道痉挛，促进肺泡内气体排出为主。在呼吸机调整上应适当降低呼吸次数，延长呼气时间，并适当加大潮气量。对严重气道痉挛者加用支气管扩张药如氨茶碱 0.5～1 mg/(kg・min)持续泵入可获得良好的治疗效果。

(三) 心脏手术后机械通气的撤离

1. 总体指征

(1) 年龄≥1 岁的简单畸形矫治术后待麻醉清醒后可考虑早拔管(≤4 h)。

(2) 新生儿及婴幼儿复杂畸形矫治术后通常需要维持机械通气至术后 12～48 h。

(3) 手术前心、肺功能不全；术中体外循环时间延长(超过 3 h)；二次手术；合并重度肺动脉高压、重度肺血管发育不良等均是延迟拔管的指征。

2. 拔管时机的选择 心脏手术后的患儿在心、肺功能调整满意的基础上，可以开始做拔管的准备。首先，我们要停掉所有的镇静、镇痛、肌肉松弛药，对患儿进行清醒状态下的再评估，重点是对心脏功能以及肺血管阻力的评估，要观察清醒后心率是否增快，是否出现心律失常，左右房压是否增高，尿量有没有减少。还要观察呼吸机参数：气道峰压的变化、吸入氧浓度的变化、能否耐受吸痰等，如果上述参数有明显的变化，提示患儿的心肺储备还存在不足，需要延迟脱机。对拔管指征已经具备的孩子，考虑拔管前仍然要除外近期可能合并的感染，同时要彻底清除气道的分泌物。拔管前应逐渐减少辅助呼吸条件并密切观察患儿的临床及血气的变化，一般当吸入氧浓度＜50%，PEEP＜5 cmH_2O，辅助呼吸次数＜5 次/min，且自主呼吸的潮气量≥5 ml/kg 后复查血气 PaO_2≥80 mmHg，$PaCO_2$≤50 mmHg 可考虑拔管。如果在此过程中患儿出现心率增快、鼻翼扇动、呼吸浅快、进行性氧分压下降或二氧化碳分压增高则需要即刻恢复原有呼吸条件，重新评判患儿的临床状况，并积极寻找可能的原因。造成术后脱机困难的常见原因有：①心源性：残余分流或心功能不全。②肺源性：大量胸腔积液、气胸、严重肺不张、肺炎、膈肌麻痹及气道高反应等。③神经源性：镇静及肌肉松弛药物的残留作用。

3. 先天性心脏病手术后膈肌麻痹 术中膈神经损伤导致膈肌麻痹是造成新生儿及小婴儿术后脱机困难的常见原因之一，其发生可能与手术损伤或低温刺激有关。与年长儿相比，小婴儿因存在肋间肌发育不全，更依赖于膈肌的功能以保证通气。在心肺功能稳定的基础上仍出现反复脱机困难者应高度怀疑膈肌麻痹的可能。虽然部分患儿在胸片上会出现单侧膈肌的抬高，以左侧多见，但正压通气常常会掩盖这一变化。超声下观察自主呼吸时膈肌运动情况有更大的诊断价值，病侧膈肌会呈现出矛盾运动。大多数的膈神经损伤是可以恢复的，但在加强心肺功能维护及营养支持的情况下术后 2 周仍脱机困难者，需外科行膈肌折叠术。

(四) 心脏手术后特殊情况的呼吸机管理

1. 新生儿 尤其是早产儿，PaO_2 不可太高，维持在 60～80 mmHg，SaO_2 维持在

88%～94%，如 PaO_2 过高可能导致早产儿视网膜病变和严重的肺功能损害。

2. 肺动脉高压 在充分镇静、肌肉松弛的基础上，通过呼吸机参数的调节，适当降低 $PaCO_2$，维持在 28～35 mmHg，PaO_2 维持在 90～120 mmHg，必要时可补充一定的碱性液体，保持内环境偏碱，使 pH>7.5，可防止肺血管痉挛，预防肺动脉高压危象的发生。

3. 体-肺分流术后 如分流过大（SaO_2 > 90%），要尽量降低吸入氧浓度，增加 PEEP 至 5～8 cmH_2O 和（或）适当减少通气量，保持 $PaCO_2$ 在 45～50 mmHg，以增加肺阻力，减少主动脉至肺动脉的分流量，以减少肺部渗出；如分流量太小，SaO_2 ≤ 70%，则要提高吸入氧浓度，适当增加通气量保持过度通气，应用小 PEEP（1～2 cmH_2O），必要时吸入 NO 以降低肺阻力，提高氧合。

4. Fontan 类手术后 由于此类手术后右心室的泵功能消失或明显减弱，肺循环的动力很大程度上依赖腔静脉与肺动脉之间的压力阶差，所以要尽量避免一切增加肺血管阻力的因素，如疼痛、胸腔积液、肺不张、气胸等。少用 PEEP 或用小 PEEP，同时降低 PIP，降低平均气道压，采用小潮气量较高呼吸频率的通气方式。争取在 12～24 h 拔出气管插管，以减少被动性的肺血流阻力。

5. ARDS ARDS 是急性肺损伤的严重阶段，常发生于体外循环术后灌注肺或严重感染患者。由于肺泡毛细血管膜的损伤及通透性的增加，大量的水分、血浆甚至血细胞从血管漏出，聚集于肺间质和肺泡内，肺顺应性急剧下降，肺泡表面活性物质大量消耗、生成减少或活性降低，大量的肺泡处于萎陷状态，肺泡通气量急剧减少，即所谓的“小肺”或称“婴儿肺”。临床上表现为大量血水痰，氧合功能低下，早期出现顽固性低氧血症，即使吸入高浓度氧亦难于改善，气道阻力增加；后期出现肺通气功能降低，$PaCO_2$ 升高。呼吸机治疗是最为重要的手段，可逐渐增加 PEEP 至 8～12 cmH_2O 以增加功能残气量，使萎陷的肺泡复张，减少肺内渗出。为防止出现气压伤，宜采用肺保护性通气策略和允许性高碳酸血症。即给予小潮气量（6～8 ml/kg）、较快频率的通气方式，适当延长吸气时间，I∶E 在 1∶1.5～1∶1，使 $PaCO_2$ 保持在 50～60 mmHg，以降低呼吸机条件（PIP<35 cmH_2O），但此措施的实施要以不影响循环功能为宜。对常频呼吸机治疗效果不好者应尽早考虑应用高频通气或 ECMO 辅助。

（王　旭）

参考文献

[1] 冯益真. 实用小儿呼吸病学[M]. 北京：中国协和医科大学出版社，2006.
[2] 刘锦纷主译. 小儿心脏外科学[M]. 第 3 版. 北京：北京大学医学出版社，2004.
[3] 2005 International Consensus on Cardiopulmonary. Resuscitation and emergency cardiovascular care science with treatment recommendations: part 11 pediatric basic life support [M]. Circulation, 2005, 112: Ⅳ156 -

Ⅳ187.
[4] Anthony C. Chang. Pediatric cardiac intensive care [M]. 1998.
[5] Ausina A, Baguena M, Nadal M, et al. Cerebral hemodynamic changes during sustained hypocapnia in severe head injury: can hyperventilation cause cerebral ischemia? [J]. Acta Neurochir Suppl, 1998,71:1 - 4.
[6] Balan IS, Fiskum G, Hazelton J, et al. Oximetry-guided reoxygenation improves neurological outcome after experimental cardiac arrest [J]. Stroke, 2006,37:3008 - 13.
[7] Berg MD, Schexnayder SM, Chameides L, et al. Part 13:pediatric basic life support: 2010 American Heart Association Guidelines for cardiopulmonary resuscitation and emergency cardiovascular care [J]. Circulation, 2010 Nov 2,122(18 Suppl 3):S862 - 75.
[8] Bobrow BJ, Ewy GA, Clark L, et al. Passive oxygen insufflation is superior to bag-valve-mask ventilation for witnessed ventricular fibrillation out-of-hospital cardiac arrest [J]. Ann Emerg Med, 2009,54:656 - 662.
[9] Christe A, Emin A, Jackowski C, et al. Drowningdpost-mortem imaging findings by computed tomography [J]. Eur Radiol, 2008,18:283 - 290.
[10] Cooper A, DiScala C, Foltin G, et al. Prehospital endotracheal intubation for severe head injury in children: a reappraisal [J]. Semin Pediatr Surg, 2001,10:3 - 6.
[11] Diringer MN, Yundt K, Videen TO, et al. No reduction in cerebral metabolism as a result of early moderate hyperventilation following severe traumatic brain injury [J]. J Neurosurg, 2000,92:7 - 13.
[12] Gausche M, Lewis RJ, Stratton SJ, et al. Effect of out-of-hospital pediatric endotracheal intubation on survival and neurological outcome: a controlled clinical trial [J]. JAMA, 2000,283:783 - 790.
[13] Gottfried SB, Rossi A, Milic-Emili J. Dynamic hyperinflation, intrinsic PEEP, and the mechanically ventilated patient [J]. Crit Care Digest, 1986,5:30 - 33.
[14] John P. Williams. Postoperative management of the cardiac surgical patient [M]. 1996.
[15] Lawes EG, Baskett PJ. Pulmonary aspiration during unsuccessful cardiopulmonary resuscitation [J]. Intensive Care Med, 1987,13:379 - 382.
[16] Ligas JR, Mosiehi F, Epstein MAF. Occult positive end-expiratory pressure with different types of mechanical ventilators [J]. J Crit Care, 1990,52:95 - 100.
[17] Neumar RW, Otto CW, Link MS, et al. Part 8: adult advanced cardiovascular life support: 2010 American Heart Association Guidelines for cardiopulmonary resuscitation and emergency cardiovascular care [J]. Circulation, 2010 Nov 2,122(18 Suppl 3):S729 - 67.
[18] Pitetti R, Glustein JZ, Bhende MS. Prehospital care and outcome of pediatric out-of-hospital cardiac arrest [J]. Prehosp Emerg Care, 2002,6:283 - 290.
[19] Safar P, Xiao F, Radovsky A, et al. Improved cerebral resuscitation from cardiac arrest in dogs with mild hypothermia plus blood flow promotion [J]. Stroke, 1996,27:105 - 113.
[20] Stockinger ZT, McSwain NE Jr. Prehospital endotracheal intubation for trauma does not improve survival over bag-valve-mask ventilation [J]. J Trauma, 2004,56:531 - 536.
[21] Virkkunen I, Ryynanen S, Kajula S, et al. Incidence of regurgitation and pulmonary aspiration of gastric contents in survivors from out-of-hospital cardiac arrest [J]. Acta Anaesthesiol Scand, 2007,51:202 - 205.
[22] Yundt KD, Diringer MN. The use of hyperventilation and its impact on cerebral ischemia in the treatment of traumatic brain injury [J]. Crit Care Clin, 1997,13:163 - 184.

第二十九章　神经系统常见疾病机械通气的应用

最早应用呼吸机救治神经肌肉疾病始于20世纪40～50年代，当时成功抢救了大量脊髓灰质炎合并呼吸功能障碍患者。神经系统疾病是引起呼吸衰竭的重要原因，在儿童重症医学科危重病患者中，神经系统危重病占20%～30%，在需要进行呼吸支持的患者中，神经系统疾病占30%～35%。

神经系统疾病导致呼吸功能障碍的基本病理生理是呼吸泵功能障碍。呼吸中枢、脊髓、呼吸肌及胸廓的病变，均可能导致呼吸障碍。常见原因包括中枢神经系统感染（脑炎、脑膜炎）、颅脑外伤、重症肌无力、感染性多发性神经根炎等。神经肌肉疾病如先天性脊肌萎缩症、感染性多发性神经根炎等可因为痰液排出困难引起呼吸道梗阻、肺部感染或肺不张等导致周围性呼吸衰竭。儿科常见引起呼吸功能障碍的神经系统疾病见表29-1。

表29-1　引起呼吸功能障碍的常见神经系统疾病

1. 周围神经系统疾病
自身免疫性/炎症性神经病（感染性多发性神经根炎）
中毒性神经病（重金属、镇静麻醉药、有害气体等）
内分泌（甲状腺功能低下）
2. 神经肌肉疾病（重症肌无力）
3. 运动神经元疾病
脊髓灰质炎
脊肌萎缩症
多发性硬化
4. 神经系统感染
脑膜炎
脑炎、脑干脑炎、脑脊髓炎
5. ICU相关性疾病
危重病至神经病变（脓毒症、多器官功能障碍综合征）
药物性（肌肉松弛剂、镇静剂、神经肌肉阻滞剂）
6. 肿瘤（脑和脊髓肿瘤或转移瘤）
7. 癫痫持续状态
8. 脑和脊髓外伤

颅内压增高或脑水肿是中枢神经系统致呼吸衰竭的病理基础。脑干网状结构中的呼吸中枢包括吸气中枢、呼气中枢、长吸气中枢和呼吸调节中枢等。脑干病变，如出血、肿瘤

或炎症时，由于病灶的直接压迫或周围水肿带的形成，致使以上呼吸中枢受破坏，出现呼吸衰竭或呼吸节律紊乱。颅内压增高引起脑疝（包括小脑幕切迹疝和枕骨大孔疝），压迫延髓呼吸中枢。另外还可因各种原因直接损害生命中枢导致呼吸衰竭。周围神经及神经肌肉病变主要引起呼吸机麻痹或痉挛，不能完成正常的呼吸运动。中枢神经与周围神经疾病存在密切联系，例如脑部病变影响神经核时可能导致吞咽与咳嗽反射障碍，痰液排出困难，影响呼吸功能。

神经系统疾病导致呼吸衰竭时，除引起机体缺氧导致器官损害外，CO_2 排出障碍导致 CO_2 潴留，加重神经系统损害，甚至导致死亡。CO_2 对神经系统影响包括以下主要方面：①改变脑组织血液灌注，当血液 $PaCO_2<30$ mmHg 时，$PaCO_2$ 每降低 1 mmHg，脑血流量降低 4%，引起脑血流供应不足。相反，CO_2 潴留时，脑血流增加，颅脑腔内容量增加，加重脑水肿和颅内压增高。②改变神经元的兴奋性，特别影响网状激动系统，导致神经系统麻醉，加重或导致昏迷。③通过影响神经细胞内 pH，改变细胞代谢状态。

因此，神经系统疾病所致呼吸功能障碍时，机械通气的目的是保障机体氧供，排出蓄积的 CO_2，维持正常代谢和内环境的稳定。

第一节 中枢性呼吸衰竭

中枢性呼吸衰竭是指由于脑部疾病或者药物作用造成延髓和桥脑呼吸中枢的损害，以及脊髓疾病导致脊髓运动神经元损伤而引起的呼吸衰竭。

一、临床特征

（一）病因

临床上多种原因可引起中枢性呼吸衰竭，按照其原发异常对呼吸的影响主要分为以下 3 种。

（1）中枢神经系统（CNS）疾患，如炎症、肿瘤、出血、外伤等。

（2）麻醉药或其他镇静药物过量导致呼吸中枢抑制出现呼吸衰竭。

（3）各种代谢异常引起的呼吸中枢抑制，常见原因有黏液性水肿、肝衰竭和晚期尿毒症等。

（二）临床表现及诊断

1. 临床表现 虽然受损害的部位可能不同，但中枢性呼吸衰竭的主要病理生理特点都是由于呼吸节律、频率和通气量的改变而发生的缺氧伴 CO_2 潴留。小儿临床上以呼吸暂停、呼吸浅慢、抽泣样呼吸、下颌呼吸等表现为多见。研究表明呼吸调节机制的损伤和呼吸肌无力与 CNS 病变范围和严重程度有密切的相关性。曾有作者对成人由于脑部疾病或者损伤所引起中枢性呼吸衰竭并需机械通气 24 h 以上的 510 例患者进行了临床研究，结果发现 4 种呼吸节奏的调节对评估预后有帮助。呼吸暂停组的死亡率最高，可达 100%；通气过度和通气不足组患者的死亡率分别为 53% 和 44%，而呼吸正常组全部存活。

镇静药物过量导致的呼吸抑制在儿科并非少见，主要见于颅脑疾病引起患儿频繁抽搐，反复大量应用止惊药物所致。临床多表现为呼吸减慢，通气不足，因咳嗽反射也常同时受到抑制，患儿双肺常可闻及痰鸣音，使通气障碍进一步加重。

2. **诊断** 中枢性呼吸衰竭的诊断一般并不困难，根据是否有CNS的疾病及麻醉或镇静药物过量病史、是否有严重的肝肾疾病病史等，结合临床呼吸节律和频率的改变以及血气分析的相应变化即可确定。关键在于早期诊断和及时正确处理，这对降低病死率极为重要。

3. **辅助检查** 临床上诊断呼吸衰竭最重要的手段是动脉血气分析和呼吸功能测定。小儿中枢性呼吸衰竭的辅助检查以血气分析应用最为广泛。在呼吸室内空气的条件下，$PaO_2<50$ mmHg或$PaCO_2>50$ mmHg再结合临床表现即可诊断。做呼吸功能测定时，当小儿肺活量<10 ml/kg也提示呼吸衰竭。

二、一般治疗

(一) 原发病的治疗

1. **中枢神经系统疾患** 对颅内压增高脑疝形成者，要迅速应用脱水剂降低颅内压，解除脑干受压，并对导致颅内压增高的疾病如炎症、出血、肿瘤等进行相应的治疗。如有脊髓占位，应尽快手术，解除对前角运动神经元的影响。

2. **麻醉或镇静药物过量** 可应用呼吸中枢兴奋剂。

3. **纠正水电解质紊乱和酸碱失衡** 颅内压增高患者多有呕吐，加之大量快速应用脱水剂容易发生水及电解质紊乱，应注意防治。中枢性呼吸衰竭的酸碱失衡主要表现为呼吸性酸中毒和代谢性酸中毒，临床应用碱性药物纠正酸中毒时，一定要保证有效的肺泡通气，否则碱性药物代谢后会使CO_2生成增加，使呼吸性酸中毒加重。

(二) 控制肺部感染

对呼吸抑制，通气不足，咳嗽反射减弱，临床应注意保持气道通畅，合理应用抗生素，防治肺部感染。

(三) 呼吸兴奋剂的应用

随着科学技术的进步，保持气道通畅，酌情应用呼吸机已成为当今呼吸衰竭救治的主要方法，以往延续多年的呼吸兴奋剂应用几乎被取代，但是在我国一些基层医院，呼吸兴奋剂的应用还比较普遍。

1. **中枢性呼吸兴奋剂适应证** 包括呼吸中枢化学感受器异常所致的中枢性呼吸暂停综合征、药物中毒性呼吸中枢麻痹等。经典的呼吸兴奋剂如尼可刹米、洛贝林等曾用于这些疾病的治疗并取得一定的疗效，近年来，又有副作用少、效果更好的新药问世，儿科可酌情选用的药物如下。

(1) 尼可刹米：主要作用于中枢化学感受器，适用于中枢性呼吸抑制和各种原因引起的呼吸抑制。可以肌内注射和静脉注射，1～3岁每次0.125～0.15 g，4～7岁每次0.185 g，必要时2～4 h可重复，抽搐及惊厥患儿禁用。

(2) 洛贝林：主要用于各种原因引起的中枢性呼吸抑制。该药可刺激颈动脉窦和主动脉体化学感受器，反射性地兴奋呼吸中枢而使呼吸加快，但对呼吸中枢并无直接兴奋作用。剂量:小儿肌内注射每次1～3 mg/kg,静脉注射0.3～3 mg/kg,必要时每隔30 min可以重复使用。

(3) 纳洛酮:为阿片样物质的拮抗剂,具有中枢呼吸兴奋作用,无依赖性,比较安全。目前儿科多用于乙醇中毒、窒息、昏迷、休克、药物中毒等的抢救治疗,母亲麻醉药过量导致的新生儿呼吸抑制、早产儿原发性呼吸暂停和新生儿缺血缺氧性脑病所致的中枢性呼吸衰竭等。常重复给药以维持有效浓度或持续泵注。首剂0.05～0.1 mg/kg。

2. 不宜应用中枢呼吸兴奋剂的情况

(1) 已经开始呼吸机治疗。

(2) 因气道堵塞、呼吸肌无力,气胸等引起的呼吸衰竭。

(3) 支气管哮喘、神经肌肉功能障碍所致的呼吸衰竭。

(4) 严重心脏病、心律失常、心力衰竭。

(5) 脑外伤、脑水肿、癫痫或其他诱因的惊厥发作。

3. 呼吸肌兴奋药的临床应用 这类药物主要有茶碱类和咖啡因等。茶碱类药物可以改善膈肌的血液供应,增强其收缩功能,防治膈肌疲劳。由于茶碱的有效治疗量是中毒量的70%左右,所以临床应用时要注意剂量和毒副作用,如心律失常、恶心、呕吐和利尿等。

(四) 营养支持疗法

中枢性呼吸衰竭的患儿常不能进食,需要注意营养物质和维生素的补充,根据病情选择鼻饲或静脉营养支持;加强护理,减少并发症。

三、机械通气

(一) 保持呼吸道通畅,适当给氧

并非中枢性呼吸衰竭患儿都需要机械通气,特别是由于麻醉或镇静药物过量的患者,往往有呼吸抑制和咳嗽反射减弱,应注意及时清除呼吸道分泌物,保持呼吸道通畅。对有低氧血症的患儿要适当给氧,以提高肺泡动脉氧分压,减低呼吸肌做功和减轻心肌负荷。

(二) 机械通气的指征

临床表现为呼吸抑制,血气显示以呼吸性酸中毒为主,$PaCO_2 > 50$ mmHg,pH $<$ 7.25时可考虑机械通气治疗。

1. 机械通气方式的选择与初始参数的设置

(1) 无自主呼吸或自主呼吸微弱:宜采用控制通气(IPPV、PRVC),如肺部无实质性疾病,呼吸机参数一般可按生理频率和潮气量设置,吸入氧浓度以维持PaO_2在正常范围为宜。

(2) 有自主呼吸:可采用辅助呼吸或压力支持通气(SIMV、PSV等),最初参数设置原则同上。

2. 呼吸机的撤离 随着原发病的好转,自主呼吸恢复,多数患者可在1～7日内撤机。特别是由于麻醉或镇静药物过量所致的呼吸衰竭患者,机械通气时间多不超过1～2日。但是临床也有些因中枢性呼吸麻痹而长期呼吸机依赖者,撤机困难,甚至根本无法撤离。长时间的气管插管、机械通气,感染、营养、水电酸碱平衡等问题都是需要考虑和处理的。部分发达国家对这些患儿中病情稳定者,开展了家庭机械通气治疗,满足了患儿和家长的需求。

第二节　吉兰-巴雷综合征

吉兰-巴雷综合征(Guillain-Barre syndrome，GBS)亦称急性炎症性脱髓鞘性多发性神经病(acute inflammatory demye-linating polyneuropathy，AIDP)或急性感染性多发性神经根炎，是一种急性起病，与感染和免疫有关，以周围神经和颅神经损害伴脑脊液中蛋白细胞分离为特征的综合征。临床表现复杂多样，小儿和青壮年多见，最致命的症状是呼吸肌麻痹。发病率是 0～15 岁小儿为 0.34～1.34/10 万，在我国农村患儿多发。

一、临床特征

(一) 病因

迄今未明，一般认为与病毒感染和自身免疫疾病有关。患儿病前多有感染、疫苗接种、手术史等。较为明确的感染因子有空肠弯曲菌(campylobacter je-juni，CJ)、巨细胞病毒、EB病毒和支原体感染。空肠弯曲菌近期感染的阳性率较高，美国为 70%，欧洲为 10%～20%，我国为 54.1%。

(二) 临床表现

1. **前驱病史**　70%患儿起病前 1～4 周内有上呼吸道感染或腹泻病史。

2. **发病期**　起病急，最初可能走路不稳，易跌倒，很快出现四肢对称性、迟缓性瘫痪，先下肢后上肢，由远端向近端发展(上行性，占 90%左右)；也有由近端向远端，由上向下发展的(下行性)，或远近端同时受累。

3. **进展期**　小儿一般为 7～10 日，很少有超过 2 周者。有时进展很快，3～5 日内即可达高峰，累及呼吸肌(肋间肌与膈肌)时可出现呼吸困难及矛盾呼吸现象(吸气时腹部凹陷)，应注意观察。当患儿有咳痰无力、吞咽障碍、呼吸肌麻痹时应尽早给予呼吸支持，否则易出现心跳、呼吸骤停，危及生命。

(1) 周围神经和颅神经受累：程度不一，严重病例可出现四肢完全瘫痪并伴有颅神经受累(主要为面、舌咽、迷走和外展神经)，表现为吞咽困难，语音减低，咳嗽无力，饮水易呛，面无表情，甚至张口和伸舌困难，眼球不能转动，以儿童多见。

(2) 感觉症状：一般较轻，常有肢端针刺或麻木感，少数患儿有手套或袜套样感觉减退。根刺激是 GBS 患者的一个主要体征，可以有比较明显的颈强直。

(3) 自主神经功能紊乱：①血管舒缩功能障碍，多见，主要表现为心动过速(室上性或室性)、心律不齐(室性早搏、房颤)、心动过缓和血压异常(高血压、低血压或血压不稳)。还可出现皮肤发红、手脚出汗，患儿常不愿盖被。症状可轻可重，持续时间不等。确诊前要排除心肌炎、低氧血症、呼吸性酸中毒、水电解质紊乱等合并症。②消化功能紊乱，消化液分泌减少导致厌食、消瘦；唾液分泌减少或增加，甚至可出现麻痹性肠梗阻等。③括约肌障碍，尿潴留多见，一般发生在进展期，常在几日后消失。

4. **静止期**　几日至数周，患儿的四肢瘫痪和颅神经受累症状不再加重，自主神经功能紊乱症状依然存在，部分小儿在大剂量人血丙种球蛋白治疗后可以很快停止进展并开始逐渐恢复，几乎看不到明显的静止期。

5. 恢复期 一般在进展停止2周后开始恢复，此期多为6～12个月，约90%的患儿在1年内恢复，预后多良好，无严重后遗症。

（三）诊断

1. GBS分型 目前分型尚无统一标准，多根据病变部位、病理改变、电生理及脑脊液检查和病程经过分型。有些病例与经典型GBS相似，但有其各自特点的称为GBS变异型，如急性运动轴突型神经病（acutemotor axonal neuropathy，AMAN）、急性运动感觉轴突型神经病（acute momr sen-sory axonal neuropathy，AMSAN）、复发性GBS、脑神经型GBS、急性全自主神经病（acute autonomic neuropathy）和Fisher综合征（Miller Fisher syndrome，MFS）等。Fisher综合征发病与空肠弯曲菌感染有关，临床表现为眼肌麻痹、共济失调、腱反射消失三联征，可有轻微的肢体肌力减弱或感觉异常。

2. 诊断标准

（1）必须标准：①一个以上肢体的进行性运动瘫痪。②腱反射消失。③病程进展小儿多不超过2周。排除脑炎、铅中毒、肉毒杆菌中毒、卟啉等急性神经病原因和由食物、药物、化学物质或动物毒素引起的中毒性脑病。

（2）支持标准：①感染症状相对轻。②脑脊液蛋白细胞分离。③神经电生理检查提示神经传导阻滞。④颅神经损害。⑤自主神经功能障碍。⑥神经炎症状和体征出现时不伴发热。

3. 辅助检查

（1）脑脊液蛋白细胞分离：发病1周后出现蛋白质增高，或在连续多次腰穿中发现蛋白质增高，细胞数不增高。

（2）神经电生理检查：80%的病例在病程中有神经传导减慢或阻滞，神经传导速度通常低于正常的60%，但不是所有的神经都受影响。

二、一般治疗

1. 血浆置换（plasma exchange，PE） 通过血浆置换可清除特异的周围神经髓鞘抗体和血液中其他可溶性蛋白质，是有效的治疗方法，宜在发病后2～3周进行，用于重症或呼吸肌麻痹患者。

2. 大剂量静脉滴注免疫球蛋白（intravenous immunoglobulin，IVIG） 用于急性期患者，可缩短疗程。人血免疫球蛋白，1g/(kg·d)，静脉滴注，连用2日，总量2g/kg。

3. 皮质类固醇（corticosteroids, CS） 皮质类固醇是免疫抑制剂，曾用于本病的治疗。近年研究未发现其优于一般治疗，多有并发症，因此在治疗中是否应用激素尚存在争议。目前多不主张将其作为GBS的常规治疗方法。

4. 自主神经功能障碍的治疗 主要是对症治疗。用药前首先明确症状是发作性或持续性。对持续性高血压，或高血压伴心动过速（常见）可应用心得安或小剂量苯巴比妥，如无效，可选用氯酰心安，剂量1～2 mg/(kg·d)，效果显著。个别严重者还可试用硝普钠，从小剂量开始，持续泵点，作者曾用此药治疗过一例GBS并发心动过速和持续高血压的患儿。一般治疗无效的1岁患儿，当剂量从1 μg/(kg·min)增至5 μg/(kg·min)后，血压从 220/140 mmHg 降至 140/80 mmHg。使用时要注意避光，血压控制后逐渐减量至停药。室上性心动过速可用去乙酰毛花苷(西地兰)，室性心动过速可给予利多卡因治疗。

5. 其他治疗 包括加强机体营养物质的供给，有吞咽障碍的患者要尽早鼻饲；纠正水电解质紊乱和酸碱失衡；补充 B 族维生素(B_1 和 B_{12})和维生素 C；合理应用抗生素；加强呼吸道管理和一般护理，定期翻身，防止褥疮。将患肢处于功能位，早期进行康复，防止肢体挛缩、畸形。可配合物理、针灸治疗。

三、机械通气

GBS 重症患者可因呼吸肌麻痹而死亡，10%～25%的患儿需要机械通气治疗。在疾病的进展期，有时病情变化很快，可突然出现青紫、窒息、心跳骤停，因此应密切观察病情，随时清除口咽部分泌物，保证呼吸道通畅。对于有明显呼吸肌麻痹同时伴有球麻痹的患儿要及时给以呼吸机治疗。

(一) 机械通气指征

(1) 有较明显的呼吸肌麻痹和球麻痹症状，临床表现为呼吸减弱、矛盾呼吸、吞咽障碍、语音低微、咳痰无力或有肺不张。

(2) 血气分析显示在无吸氧下有低氧血症和通气障碍，但其结果不能作为机械通气的主要依据。

(3) 少部分下行性的 GBS，临床上可能肢体瘫痪不严重，但是早期出现吞咽障碍、语音低微、咳痰无力，也需给予呼吸支持。

(二) 气管插管或气管切开的选择

1. 气管切开 可减少呼吸道解剖无效腔，便于吸痰，可长时间应用，不妨碍经口进食。但是手术创伤较大，并发症较气管插管明显多，包括感染、出血、气胸等，气管黏膜可因套管长期压迫而水肿、缺血、坏死，更不能多次使用。气管切开的适应证随年龄和病种不同而异。对于儿科 GBS 患者而言，现多数医院不主张气管切开，尤其是 8～14 岁以下小儿，因其气管仍在发育中，切开后有可能会导致永久性瘢痕。仅在一些特殊情况如合并小下颌、口不能张、无法插管时才考虑应用。

2. 气管插管 临床有经鼻和经口气管插管两种方式。

(1) 经鼻气管插管：优点是容易固定，脱管机会少，便于口腔护理，在 GBS 恢复期能经口进食。缺点是操作和吸痰不如经口插管方便，需用鼻插钳，插管可压迫鼻腔造成损伤，并将鼻部感染带入下呼吸道。应用刺激性小的聚氯乙烯插管可留置较长时间。婴儿喉部软骨细胞成分多而间质少，较柔软，而年长儿则纤维性间质多，喉软骨较硬，故婴儿耐受气管插管时间较长。作者曾做过这方面的临床观察和随访，GBS 患儿最长插管时间为 74 日，在治疗时间超过 1 个月的病例中，患儿可发生插管侧鼻孔增大、轻度鼻溃疡或鼻纵隔弯曲，但拔管后均可自然恢复，长期随访未见发生喉狭窄或永久性嘶哑的病例。但在进行经鼻气管插管操作时，应注意选择比经口插管直径小 0.5～1 mm 的插管，这样既容易通过鼻腔，还可减轻对鼻、喉的长期压迫，明显缩短拔管后的发音时间及语音恢复正常时间。操作时要注意适当润滑插管后再插。由于 GBS 患儿一般肺顺应性无改变，所以插管略偏细对治疗无明显影响，后期合并肺炎时可根据呼出潮气量调整参数的设置。

(2) 经口气管插管：优点是便于操作，适用于急救；缺点是不便做口腔护理，易脱管。长时间插管的患儿可发生舌及口角的溃疡。由于唾液和痰液的浸泡需经常更换胶布，否则有发生脱管的危险。

目前认为无论是经口还是经鼻插管都比气管切开更适于小儿 GBS 的机械通气治疗。

(三) 机械通气方式的选择和呼吸参数的设置

小儿一般选用 IPPV＋PEEP 方式。GBS 患儿初期没有肺部并发症时，肺的顺应性基本正常，因此呼吸机参数一般可以参照生理数值，即呼出潮气量 6～8 ml/kg；呼吸频率参照同年龄段正常值设置；PEEP 虽可防止肺不张，但不宜过高，3～4 cmH_2O 即可；吸呼气时间比1∶2 左右；吸入氧浓度酌情设置，最初 25%～30%，维持肤色正常，脉搏血氧饱和度(SpO_2)≥95%。

多数患儿刚插管上机时痰量较多，应注意及时清理。由于 GBS 患儿需要机械通气的时间较长，所以发生肺部感染机会较大，此时需根据病情进行呼吸参数的调整。在呼吸机治疗期间要注意气体的湿化和加温，定时拍背吸痰，出现感染症状时应及时正确采集痰标本，做痰培养和其他相关检查，以便选用适当的抗生素。常见的细菌有肺炎克雷白杆菌和铜绿假单胞菌等，长时间的机械通气和抗生素应用还要注意真菌感染。

当四肢肌力和呼吸力量逐渐恢复时，可以采用 SIMV＋PSV 通气方式，并可将触发灵敏度由低向高逐渐调整，向脱机过渡。

(四) 停用呼吸机指征

小儿 GBS 呼吸机治疗时间一般为 14～80 日或更长，当患儿矛盾呼吸明显减轻或基本消失，咳痰较有力，吞咽功能恢复，肺部无重症感染，CPAP 12～24 h，血气大致正常，可以停用呼吸机并拔出气管插管。对年龄较小，不能用语言表达的小儿，也可停机 6～12 h，至血气大致正常再拔管。此时一般四肢肌力可恢复到 2～3 级，透视下膈肌运动幅度大于 1/2 肋间。

(李　梅)

第三节　重症肌无力

重症肌无力(myasthenia gavis, MG)是一种发生在神经-肌肉接头处，由乙酰胆碱受体(AChR)抗体介导、细胞免疫依赖的获得性自身免疫性疾病。近来欧洲流行病学研究显示，0～19 岁的小儿及青少年的发病率为 0.1/10 万～0.5/10 万。目前我国尚无流行病学研究报道，但国内文献显示，患者发病年龄同期以儿童期多见，占 MG 的 56.4%，且发病年龄提前，多在 1～5 岁，当引起重视。

一、临床特征

(一) 病因

目前，关于 MG 的确切病因尚不十分清楚。一般认为 MG 的发生是某些遗传易感素质的个体，其胸腺上皮受病毒感染或发生肿瘤后，上皮细胞表面表达出新的抗原决定簇，刺激机体发生免疫应答。这种新的抗原决定簇与运动终板后膜上的 AChR 间有交叉免疫性，故引起针对运动终板后膜上的 AChR 的自身免疫反应。患者体内产生的自身抗体——AChR 的抗体，破坏了神经肌肉接头处突触后膜上的 AChR，使突触传递发生障碍，不能引起骨骼肌的充分收缩，从而导致肌无力。绝大多数患者的血清中均能测出 AChR 抗体，而在其他肌无力患者中一般不易测出。约 80%的 MG 患者合并胸腺肥大，其中的 10%左右合并胸腺瘤。

组织学检查发现 MG 患者的胸腺中残留一种"肌样细胞"(这种细胞在正常人出生时应已退化)，也具有横纹和 AChR，因此推测胸腺内的淋巴细胞很有可能因长期受这种"肌样细胞"的刺激而产生相应的抗体，造成对骨骼肌 AChR 的自身免疫反应。此外，据统计有相当数量的 MG 患者同时合并其他自身免疫病，如甲状腺功能亢进、甲状腺炎、系统性红斑狼疮、类风湿关节炎、天疱疮等。经研究发现本病的发病与某些人类白细胞抗原(HLA)型别有关，因此 MG 可能与遗传因素有关。

(二) 诊断

MG 可见于任何年龄，20～40 岁多见，10 岁以下发病者占 10%。MG 起病隐匿，患者就诊时常主诉特定部位肌无力而并非全身无力。10 岁以下儿科患者 90%以上以眼外肌麻痹为首发症状，有 5%～15%的患者以延髓肌无力为首发症状，常伴咀嚼肌和面肌无力，出现咀嚼和吞咽困难，10%的患者以四肢无力为首发症状，以呼吸肌无力为首发症状的不到 1%。

1. 临床症状

(1) 一般症状：典型的临床表现即受累骨骼肌活动后疲劳无力，明显具有时间上与程度上的波动性。早晨较轻，劳动后和傍晚加重，休息后好转；受累肌群可分成眼外肌、颜面肌、咽喉肌、颈肌、躯干肌和肢体肌等，且无神经系统其他体征。眼外肌受累多见，表现为眼睑下垂多伴有复视、斜视、视物不清，眼睛闭合不全，眼球活动受限，同时并存。临床还可出现四肢无力、气短、吞咽困难、构音不清、声音嘶哑、饮水呛咳等，严重时累及呼吸肌。应该强调 MG 发病不一定先从眼外肌开始，腱反射多存在，无感觉障碍；脑脊液正常；疲劳试验和新斯的明试验阳性。

(2) MG 危象：MG 危象是指 MG 患者本身病情加重或治疗不当引起咽喉肌和呼吸肌严重麻痹所致的急性呼吸困难状态，需积极实施抢救，保证必要的通气，否则可危及生命。临床分为肌无力危象、胆碱能危象和反拗危象 3 种类型。应当指出的是个别患儿可能以呼吸困难为首发症状就诊，如不及时识别和处理就会有生命危险。

2. 临床分型

(1) 国际分型：1958 年 Osserman 首次提出 MG 临床分型：Ⅰ型(眼肌型)。Ⅱ型(全身型)分Ⅱa 型(轻度全身型)表现四肢肌轻度受累常伴眼外肌受累；Ⅱb 型(中度全身型)表现全身无力伴有咀嚼、吞咽、构音困难。Ⅲ型(急性重症型)是指急性起病，出现球麻痹及呼吸肌麻痹。Ⅳ型(迟发重症型)是指隐性起病，进展较慢，常由Ⅰ或Ⅱ型在 2 年内发展到球麻痹和呼吸肌麻痹。Ⅴ型(肌萎缩型)是指出现肌萎缩。

(2) 儿童重症肌无力的几种病症

1) 新生儿一过性重症肌无力，如母亲患重症肌无力，娩出的新生儿中的 1/9 患本病。

患儿出生后数小时至3日内，可表现哭声无力，吸吮、吞咽、呼吸均显困难，肌肉弛缓，腱反射减退或消失。患儿很少有眼外肌麻痹及上睑下垂。如未注意家族史，易与分娩性脑损伤、肌无力综合征等混淆。肌内注射新斯的明或依酚氯胺（腾喜龙），症状立即减轻。患儿血中乙酰胆碱受体抗体可增高。本症患儿可于生后5周内恢复。轻症可自然缓解，但重症者要用抗胆碱酯酶药物。

2）新生儿先天性重症肌无力，又名新生儿持续性肌无力。患儿母亲无重症肌无力。本病多有家庭史，可呈常染色体隐性遗传。患儿出生后主要表现为上睑下垂、眼外肌麻痹、全身肌无力，哭声低弱和呼吸困难者并不常见。肌无力症状较轻，但持续存在。血中乙酰胆碱受体抗体水平不高，血浆交换治疗及抗胆碱酯酶药物均无效。

3）儿童型重症肌无力最多见，发病最小年龄为6个月，发病年龄高峰在出生后第二年及第三年。根据临床特征可分为眼肌型、脑干型及全身型。

3. 辅助检查

（1）疲劳试验阳性：受累肌群连续运动后症状明显加重即为肌疲劳现象。对肌无力程度较轻、检查配合的年长儿童可选择疲劳试验。如使患者重复睁、闭眼动作则眼裂越来越小；重复咀嚼运动则最后不能咀嚼等。

（2）药物试验：对疲劳试验改善不明显者、肌无力程度较重病例、疲劳试验不合作的年幼儿童选择药物试验。

1）甲基硫酸新斯的明试验：甲基硫酸新斯的明0.03～0.04 mg/kg，肌注。比较注射前后半小时各受累肌群的肌力变化，肌力明显改善者有助于MG的诊断。

2）依酚氯胺试验：依酚氯胺0.2 mg/kg，以注射用水稀释至1 ml，静脉注射，症状迅速缓解则为阳性，持续10 min左右又恢复原状。

（3）肌电图：在检查前应停用抗胆碱脂酶药物17 h以上，否则阳性率降低。典型改变为用低频重复刺激（1～3 Hz）后，肌动作电位波幅递减10%以上为阳性，对本病有诊断意义。单纤维肌电图显示同一神经支配的肌纤维电位间的间隔时间延长，说明神经肌肉接头间的传递障碍。这是目前敏感性、准确性最高的电生理检测手段。

（4）血清AChR抗体检测：对本病的诊断有特征性价值。80%以上的MG患者血清中AChR抗体滴定明显增高，若阳性有助于诊断，阴性也不能排除MG。眼肌型、儿童MG病例AChR抗体多阴性。

（5）影像学检查：胸部CT或MRI可以帮助胸腺瘤的诊断。成人MG资料显示15%有胸腺瘤、75%有胸腺增生；国内有儿科资料报道为4%有胸腺瘤、42%有胸腺增生。

二、一般治疗

（一）胆碱酯酶抑制剂

只能起到对症治疗作用，并不能改变其根本的免疫病理过程。适用于发病早期与轻症MG病例。有些年幼首次起病的眼肌型患儿，少数可望自发缓解，这些患儿可先单用胆碱酯酶抑制剂，等待自发缓解的到来，若3～6个月无效，则加用糖皮质激素。临床常用的胆碱酯酶抑制剂是溴化吡啶新斯的明，其作用温和、平稳，作用时间较长。

(二) 糖皮质激素

目前多数主张采用大剂量递减法。可用大剂量泼尼松口服,开始 1.0～1.5 mg/(kg・d),出现临床缓解后维持 2 个月,再逐渐减量,后隔日小剂量晨服,维持 1.5～2 年。或者用甲基强的松龙冲击疗法(MPPT),儿童 20 mg/(kg・d),静脉滴注,连用 3～5 日。以后逐渐减量,然后改用泼尼松口服。激素治疗适用:①眼肌型或全身型 MG。②胆碱酯酶抑制剂疗效不理想 MG。③病情恶化又不适于胸腺摘除的 MG。

(三) 静脉大剂量人血丙种球蛋白(IVIG)与血浆交换治疗

目前 IVIG 推荐用法:0.4g/(kg・d),静滴,连续 5 日为 1 个疗程。血浆交换用法:交换量平均每次 2.5 L,连用 3～8(平均 5)次。适用于抢救 MG 危象或胸腺摘除术前的准备,安全有效。注意用后需及时加用其他治疗。

(四) 其他治疗

1. 胸腺切除 目前仍然是 MG 的基本疗法,适用:①全身型 MG,药物疗效不佳者。②伴有胸腺瘤的各型 MG,应尽可能手术切除病灶。

2. 其他免疫抑制剂 如环磷酰胺、硫唑嘌呤或环孢菌素,适用于难治性 MG、发生危象病例,胸腺切除术后疗效不佳者,临床儿童应用较少。

三、机械通气

MG 危象的发作可达该病的 9.8%～17.3%,常由于胆碱酯酶抑制剂用量不足、感染或治疗不当引起呼吸肌无力,进而出现严重呼吸功能不全,少数可因缺氧而死亡。呼吸机主要用于 MG 危象的治疗。MG 小儿有时可能以呼吸困难,甚至以 MG 危象为首发症状而就诊入院。作者曾经遇到过 2 例这样的女性患儿,门诊以 GBS 收治入院,因呼吸困难明显,入院后立即给予气管插管呼吸机治疗,经查确定为 MG 后,给以相应治疗,多在 1 周内撤机。这种既往无 MG 病史,以呼吸困难、吞咽障碍入院,需机械通气的患者与 GBS 患者临床最大的差异是,上呼吸机时她们四肢的肌力(多 3～4 级以上)均明显强于 GBS 患儿(1～2 级$^{+}$)。

MG 危象的呼吸支持方法,包括应用呼吸机的指征、通气方式、撤机方法等和 GBS 相似,可参照 GBS 相关章节。

四、小儿 MG 危象

(一) 鉴别 MG 危象的类型

必要时可用依酚氯胺试验(0.2 mg/kg,用注射用水稀释至 1 ml,静脉注射)来做鉴别。如注射 1 min 内肌力增强,呼吸改善为肌无力危象;如症状加重伴肌束震颤则为胆碱能危象;无反应者为反拗危象。

(二) 小儿 MG 危象的治疗

1. 肌无力危象 立即给予新斯的明,首量 0.04 mg/kg,缓慢静脉推注,维持量 0.1～0.2 mg/(kg・d),可用输液泵 24 h 维持,总量不超过 5 mg。危象期间随病情变化调整药物剂量,3 日后逐日减量,肌无力完全缓解后改为口服用药。

2. 胆碱能危象 为使用胆碱酯酶抑制剂过量所致,临床除了肌无力外,还表现毒蕈碱样中毒症状,如恶心、呕吐、腹泻、大汗、瞳孔缩小、分泌物增加等。此时应立即停用胆碱酯酶抑制剂,静注阿托品 0.01 mg/kg,每 30 min 1 次,直至出现轻度阿托品样中毒。

3. 反拗危象 主要是对症治疗,纠正通气不足引起的呼吸困难。

对于一时难以判断危象类型者,可暂停用新斯的明类药物 72 h,采用人工辅助呼吸和输液支持,72 h 后再从小剂量开始给药。

(三) 免疫治疗

立即采取大剂量免疫球蛋白或血浆交换治疗能有效缓解症状。

(四) 其他

(1) 加强呼吸道管理:定时拍背、吸痰,保存气道通畅,监测血气。

(2) 控制和预防感染:肺部感染是诱发 MG 危象的常见原因,如不控制感染则危象难以解除。在合理使用抗生素的同时,还要注意避免应用卡那霉素、庆大霉素等影响神经肌肉接头功能的药物。

(3) 纠正水电解质紊乱。

(4) 营养支持:MG 危象时常有吞咽障碍,为避免误吸应采用鼻饲,不能进食者,也可给予静脉营养支持。

(李　梅)

第四节　流行性脑脊髓膜炎

流行性脑脊髓膜炎(epidemic cerebrospinal meningitis)简称流脑。是由脑膜炎奈瑟菌(*Neisseria meningitidis*, Nm)引起的一种急性呼吸道传染病,多发生于冬春季节,传染性强,人群中隐性感染多。患者主要为 15 岁以下的少年儿童。临床特点为起病急,病情重,进展迅速。可表现为鼻咽部带菌状态或上呼吸道炎症,少数感染者致病菌侵入血循环可发生败血症,最终侵犯脑膜导致化脓性脑脊髓膜炎。呈周期性发病,极少数呈暴发型,病情凶险,病死率高。

一、临床特征

(一) 病原学

脑膜炎奈瑟菌是革兰阴性双球菌(0.6～0.8 μm),呈肾形,多成对排列,或 4 个相联。其细胞壁含特异性多糖、蛋白质、脂多糖和脂质 4 种主要物质,特异性多糖是分群的基础,外膜蛋白质和脂多糖是分型的物质,对人的致病性及免疫性起重要作用。Nm 能产生毒力较强的内毒素。根据其荚膜群特异性多糖的不同,可将 Nm 分成 A、B、C、D、X、Y、Z、29E、W135、H、I、K、L 群等 13 个血清群。目前在世界范围内引起流行的主要是 A、B、C 血清群,A 群可以引起全球性大流行,B 和 C 群可以引起地区性流行,不同群所引起的流脑病死率不同。我国的流行虽然还一直以 A 群为主,B 群病例占一定比例,进入 21

世纪以后，逐渐出现向C群变迁。截至2006年，我国已经有20个省分离到C群菌株，其中15个省发现C群病例，分离到致病性C群菌株，C群菌株在中国呈不断扩散趋势，已成为中国主要的致病菌群之一，且逐渐成为流行的优势菌群。Nm仅存在于人体，可在带菌者、患者的鼻咽部及血液、脑脊液和皮肤瘀点中检出。

(二) 流行病学

1. **传染源** 带菌者和患者均为本病的传染源，且带菌者常为发生流行传播的主要来源。患者从潜伏期开始至发病后10日内具有传染性。

2. **传播途径** Nm由飞沫直接从空气中传播或口对口接触传播，进入鼻咽部而感染。因其在体外生活力极弱，故通过日常用品间接传播的机会极少。密切接触如同睡、怀抱、喂乳、接吻等对2岁以下婴儿传播本病有重要意义。主要于冬春季节流行为主，较其他传染病都稳定。我国流脑发病存在明显的季节性高峰，高峰日多集中于2、3月份。高峰期间为上一年的12月至次年的5月，与气候寒冷、空气干燥、居住拥挤有关。

3. **易感人群** 主要为儿童传染病，任何年龄均可发病，大多数患儿小于5岁，发病高峰在6个月至2岁，6个月以下婴儿有母体获得的抗体故发病少见。随着年龄增长至青年期抗体水平达高峰，随后再逐渐下降。病后可获持久免疫力，再次患病者很少。

4. **流行特征** Nm感染仍是全球性疾病，儿童一直是主要被感染人群。高发地区是非洲、亚洲和南美洲，平均发病率在10/10万。我国也是流脑高发国家之一，1982年以后随着A群疫苗的广泛应用，发病率逐年下降，2006年以后的发病率均维持在0.18/10万以下，病死率在6%以下。

流脑的感染类型是多样化的，包括亚临床型、出血点型、临床型(上感型、鼻咽型及顿挫型)及典型的脑膜炎患者。感染者均可成为本病的传染源，带菌者或轻型患者作为传染源可能更大。飞沫传播是本病的唯一传播方式。显性感染与隐性感染的比例为1∶1 000～5 000。

(三) 发病机制

Nm自鼻咽部侵入，若机体免疫力健全，致病菌仅在鼻咽部繁殖，出现轻微的上呼吸道炎症或成带菌状态。当人体缺乏对流脑的特异性免疫力时，由于Nm与呼吸道黏膜和内皮细胞表面上的特异受体具亲合力，它们可通过细丝蛋白刺突黏附在黏膜表面，然后越过黏膜屏障直接经过上皮细胞或在细胞间引起炎症。细菌经血流播散到脑膜引起脑脊髓膜炎。部分患者，由于细菌在血流中不断释放内毒素，致微循环障碍，并且激活凝血系统导致DIC。急性、暴发的脑膜炎球菌败血症严重的表现乃起因于巨噬细胞、单核细胞和其他细胞所释放的肿瘤坏死因子-α(TNF-α)等。TNF-α、细菌的外膜蛋白质、中性粒细胞等和各种细胞因子的相互和多重作用导致血管内皮细胞损伤是重症感染发病的主要原因。细菌荚膜是一种毒力因子，它可保护细菌以对抗血清中备解素和补体的杀菌作用以及抵抗中性或巨噬细胞的吞噬作用。在败血症发展过程中，炎症、内毒素与凝血异常三者起重要作用，患者出现融合的大片瘀点瘀斑、低血压休克、DIC及多脏器功能衰竭。而皮肤损害的大小(瘀点、紫瘢)可以说明病情的严重程度及正在发生的凝血功能障碍。细菌除引起败血症和脑膜炎外，还可侵入关节和心包，分别导致原发性脑膜炎、球菌性关节炎与心包炎，此外可发生免疫介导的继发性关节炎和皮肤损害(瘀点、紫瘢和坏死)，这可能是由于免疫复合物的沉积。机体的反应过程表示如下。

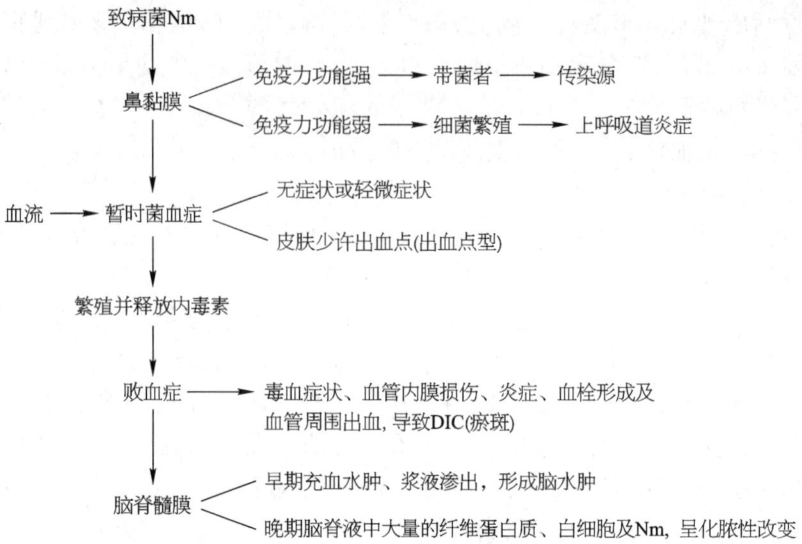

图 29－1　脑膜炎奈瑟菌引起的机体反应过程

（四）病理改变

败血症期的主要病变为皮肤及皮下血管壁炎症、血管内皮损伤、坏死和血栓形成，同时有血管周围出血；产生皮肤、黏膜的瘀点及瘀斑。重症感染者出血范围广泛，波及至心、脑、胃肠和肾上腺。

脑膜炎期的病变主要在软脑膜。炎症范围从大脑表面至颅底部，早期充血，有少量浆液性渗出及局灶性小出血点。后期则有大量纤维蛋白质、中性粒细胞、血浆及细菌出现，使脑脊液呈混浊和脓性。由于颅底脓液黏稠及化脓性病变的直接侵袭，可引起脑膜粘连，加重了视神经、外展神经及动眼神经、面神经、听神经等脑神经损害。由于内毒素的损伤使脑神经组织表层发生退行性病变。此外，炎症亦可沿着血管壁侵入脑组织，引起充血、水肿、局灶性中性粒细胞浸润及出血。重症病例，病变以脑组织为主，有明显充血水肿、颅内压增高。当水肿的脑组织向颅内的裂孔突出，则形成枕骨大孔疝或天幕裂孔疝。少数患儿由于脑室膜炎，引起大脑导水管阻塞，致脑脊液循环受阻而发生脑积水。

除脑脊髓膜外，其他脏器亦可有化脓性病灶，包括心内膜炎、心包炎、化脓性关节炎、肺炎、眼球炎等。

（五）临床分期

1. 潜伏期　潜伏期 1～7 日，一般为 2～3 日，临床表现轻重不一，常误认为上呼吸道感染或病毒疹，往往不用抗生素可自愈。但要重视极少数表现为败血症而无脑膜炎的患者。

2. 病情分期

(1) 上呼吸道感染期：表现为上呼吸道的一般感染症状；咽拭子培养可分离到细菌。该期一般持续 1～2 日。小儿此期不易被重视。

(2) 败血症期：起病急、高热、头痛伴恶心呕吐、全身乏力，典型表现为皮肤出现瘀点、瘀斑，呈进行增多、扩大并融合，颜色初为鲜红，后转为暗红色和紫色。其中央可见黑色坏死组织或形成大疱。皮疹出现为本期特点，此期血培养多为阳性，瘀斑中取血涂片菌检呈阳性。一般此期不超过 48 h。多数患儿在 1～2 日内进展为脑膜炎。

(3) 脑膜炎期:大多数发病 24 h 即出现脑膜炎表现。因颅内压增高出现剧烈头痛伴呕吐、意识改变、惊厥及脑膜刺激征阳性。需要注意的是,婴幼儿脑膜刺激征并不典型,而以颅内压增高和神经症状为主,小婴儿注意前囟是否隆起或饱满。此期脑脊液呈典型的化脓性改变,涂片及细菌培养多呈阳性。

(六) 临床分型

1. 普通型 占大多数,表现为上述的临床症状,如上呼吸道炎症、瘀点、瘀斑和颅内压增高综合征或典型的脑膜刺激征。

2. 暴发型 小儿多见,病情凶险,不及时抢救危及生命,病死率高。

(1) 败血症休克型:多见于儿童。突起高热、头痛、呕吐,精神极度萎靡,中毒症状明显。常在短期内全身出现广泛瘀点、瘀斑,且迅速融合成大片,皮下出血,或继以大片坏死。面色苍灰,唇周及指端发绀,四肢厥冷,皮肤出现花纹,脉搏细速,血压下降,甚至测不出。无脑膜刺激征。脑脊液大多清亮,细胞数正常或轻度增加,血培养常为阳性。

(2) 脑型(脑膜脑炎型):多见于年长儿。发病急,病情变化快,以脑实质损害为突出表现。除具有严重的中毒症状及瘀点、瘀斑外,患者频繁惊厥迅速陷入昏迷,除脑膜刺激征外,出现锥体束症,重者出现脑疝。

(3) 混合型:是本病最严重的一型,病死率极高,兼有上述两型的临床表现,常同时或先后出现。

3. 轻型 流行后期部分患儿仅表现为低热,皮肤少量瘀点或出血点,头痛、呕吐和脑膜刺激征轻微,脑脊液改变不明显,不伴有意识改变。

4. 慢性败血症型 本型不多见,多发生于成人,病程迁延数周或数月。反复出现寒颤、高热、皮肤瘀点和瘀斑。关节疼痛多见,少数脾脏肿大。往往需要多次血培养才得以确诊。

(七) 实验室检查

1. 血常规 白细胞总数明显增加,最高可达 $40\times10^9/L$。分类以中性粒细胞为主,占 80%～90%。发生 DIC 时,血小板呈进行下降,血小板 $<100\times10^9/L$。

2. 脑脊液检查 脑脊液在病程初期仅压力升高,外观仍清亮,稍后则浑浊似米汤样。白细胞数明显升高,以中性粒细胞为主。蛋白质显著增高,糖明显降低。脑脊液离心后取沉淀物做涂片检查,在中性粒细胞内找到革兰阴性球菌,阳性率较高,是早期诊断的方法之一。

3. 细菌学检查

(1) 涂片检查:包括皮肤瘀点和脑脊液沉淀涂片检查。皮肤瘀点检查时,用针尖刺破瘀点上的皮肤,挤出少量血液和组织液涂于载玻片上染色后镜检,阳性率较高。有助于早期临床诊断。

(2) 细菌培养:明确诊断仍依赖于血、脑脊液及炎症部位的脓液等的细菌培养。

4. 血清学检查 是近年来开展的流脑快速诊断的方法。

(1) 测定夹膜多糖抗原的免疫学试验:主要有对流免疫电泳、乳胶凝集试验、葡萄球菌蛋白 A 协同凝集试验、反向被动血凝试验、酶联免疫吸附试验等用以检测脑膜炎球菌中的夹膜多糖抗原。能快速提供 Nm 血清群诊断,但有假阴性结果。一般不主张检测血、尿中的脑膜炎球菌抗原，诊断的可靠性不强。

(2) 测定抗体的免疫学试验：有间接血凝试验、杀菌抗体测定等。如恢复期血清效价大于急性期 4 倍以上，则有诊断价值。

(八) 诊断及鉴别诊断

1. 诊断 根据流行病学特点，临床具有发热、头痛、呕吐、皮肤瘀点和瘀斑及典型的脑膜刺激征者，临床可初步诊断。皮肤瘀点、瘀斑中找到革兰阴性球菌或脑脊液培养出 Nm 即可确诊。对可疑病例应高度警惕，积极进行脑脊液检查明确诊断。

2. 鉴别诊断 需要与血小板减少性紫癜、过敏性紫癜鉴别，另外对于皮肤瘀点不明显的脑脊髓膜炎患儿的临床表现与其他化脓性脑膜炎很相似，仅根据临床表现难以鉴别，确诊有赖于细菌学检查。避免误诊。

二、一般治疗

(一) 一般及对症治疗

采取呼吸道隔离至病后 1 周。卧床休息，保持病室安静、空气流通，密切观察病情。根据不同症状采取相应的治疗措施。高热者给予物理降温或药物降温；惊厥者应用止惊剂，如地西泮、苯巴比妥等；颅内压增高患者给予脱水剂以降低颅内压；选择易消化的流质饮食，昏迷者予鼻饲，保持口腔、皮肤清洁，同时注意水电解质平衡。

(二) 抗生素应用

应早期、足量使用细菌敏感的且能透过血-脑屏障的抗生素是治疗的关键。近年来国内外对用于流脑病原治疗的药物进行了较多研究，重新确定了首选药物；在用药剂量、药物浓度方面也进行了研究，要求一次给药的剂量使脑脊液中的浓度须超过 10 倍最小抑菌浓度，治愈率才可达 90%以上，并提出所用药物在感染部位必须具有杀菌效果，如采用抑菌剂量会导致治疗失败。目前常用于流脑病原治疗的药物如下。

1. 青霉素 青霉素是对于脑膜炎球菌高度敏感的杀菌药，特别是在败血症期，能迅速达到高浓度，很快地杀菌，作用明显优于磺胺药。为透过血-脑屏障，保证脑脊液中达到有效浓度，使用时需加大剂量。小儿 20 万～40 万 U/(kg · d)，分 4～6 次，静脉滴注。青霉素高效、低毒、价廉，目前已取代磺胺药成为治疗流脑的首选药物。

2. 氯霉素 对青霉素过敏者，可单选氯霉素，剂量为 50～70 mg/(kg · d)，分 3～4 次，静脉滴注。氯霉素有良好的抗菌活性，易透过血-脑屏障，脑脊液浓度为血液浓度的 30%～50%，对流脑及其他化脓性脑膜炎均有较好疗效。但氯霉素毒副作用较大，特别是对骨髓造血功能有抑制作用，甚至可引起再生障碍性贫血，故选用时要非常慎重，一般不首选，新生儿不宜使用。需随访血常规。

3. 头孢菌素 主要是第三代头孢菌素，如头孢三嗪、头孢噻肟等，近年来成为流脑病原治疗药物的新秀。头孢菌素抗菌活性强，易透过血-脑屏障，毒副作用小，高效、安全，具有良好的应用效果。对青霉素过敏或青霉素治疗效果不佳者可作为治疗流脑的首选药物。剂量为头孢噻肟 100～200 mg/(kg · d)，分 3～4 次，静脉滴注；头孢三嗪，80～100 mg/(kg · d)，每日 1 次，静脉滴注。

对于败血症型或脑膜炎型，抗菌素疗程一般为 5～7 日，脑膜炎型患儿治疗 48 h 后复查脑脊液，如果脑脊液改变不明显，需要更改抗生素。

（三）暴发型流脑的治疗

1. **纠正休克**　严重感染患儿必须警惕休克的发生。注意观察脉搏、血压、呼吸、体温、意识状态及尿量，监测血气分析。出现循环障碍，立即给予扩容、纠酸及使用血管活性药物等以改善微循环。

2. **抗 DIC 治疗**　密切注意患儿，一旦发现皮肤瘀点和瘀斑有进行性增加或血小板进行性下降、休克加重、抗休克治疗效果不佳时，加用肝素治疗，剂量 1 mg/kg，静脉注射，4～6 h 后可重复，1～2 次后即可见效。如 DIC 晚期，应减少肝素用量并加用抗纤溶药物。停肝素指征为，休克好转、尿量增加、皮肤瘀点和瘀斑未再加重且界线清楚。

3. **肾上腺皮质激素**　重症患儿可早期、足量、短程应用，可选用地塞米松，小儿为 0.5 mg/(kg·d)，分 2 次静脉注射，疗程不超过 3 日。

4. **其他**　针对出现的各脏器功能损害或衰竭，分别给予相对应的治疗以维护各脏器的功能。例如纠正心功能衰竭，发生呼吸衰竭及惊厥持续状态纠正效果差时要及时进行气管插管、机械通气等。

三、机械通气

（一）目标

(1) 纠正低氧血症。通过改善肺泡通气量、增加功能残气量、降低氧耗，达到纠正低氧血症和组织缺氧。

(2) 缓解由于缺氧和二氧化碳潴留引起的呼吸窘迫。

(3) 防止或改善呼吸肌疲劳。

(4) 通过控制性的过度通气，以降低颅内压。

(5) 保证镇静剂和肌肉松弛剂的安全使用。

(6) 减少呼吸功，降低呼吸肌氧耗，改善呼吸困难，有助于改善其他重要器官或组织的氧供，防止 MODS。

(7) 改善心功能。可通过机械通气，应用 PEEP 可适当降低肺血管阻力，由于心脏跨壁压的降低可以降低左心室的后负荷，使右心室心排血量减少，有助于肺水肿和心功能的改善。

（二）指征

(1) 经积极治疗后病情仍继续恶化。

(2) 频繁惊厥呈持续状态，止惊效果不佳伴意识障碍。

(3) 严重败血症伴脏器低灌注者（急性神志变化、少尿、高乳酸血症和低氧血症）对于呼吸困难和低氧血症明显的休克（包括心源性休克）、肺出血、肺水肿等应尽早行正压呼吸支持。

(4) 中枢性呼吸衰竭，伴有呼吸循环做功明显增加、呼吸节律不齐、自主呼吸频率高于正常 2～3 倍或低于正常 1/3～1/2，甚至出现呼吸暂停。

(5) 颅内压增高需要过度通气降低颅内压时。

(6) 经清理呼吸道、吸氧后，仍有低氧血症和高碳酸血症，$PaO_2 < 50$ mmHg，$PaCO_2 > 50$ mmHg。

(三) 通气模式的选择

(1) 通气模式的选择应考虑以下几个问题:①根据患儿的年龄和体重,选择相应的呼吸机和通气模式。②需要为患儿提供呼吸功的程度,是完全提供还是部分提供。③维持可接受的组织氧合水平,需要的最佳 PEEP 值是多少。④如何实行肺保护性策略,减轻或避免呼吸机相关性肺损伤。⑤根据患儿疾病状态及脏器功能情况。

(2) 衡量通气模式是否适宜的重要指标是:①自主呼吸和机械通气是否协调。②是否达到预期的组织氧合水平。③各项参数是否在安全范围。

(3) 通气方式的选择

1) 危重型、病情多变、无自主呼吸或自主呼吸很弱的患儿选择完全呼吸支持的模式。满足无自主呼吸或自主呼吸很弱患儿的每分通气量包括间歇正压通气(IPPV)、传统指令通气(CMV)、压力控制通气(PCV)、同步辅助/控制呼吸(A/C)、同步触发通气(PTV)、压力调节容量控制(PRVC)。使用时需设置压力、流量等同步信号的触发阈值。

2) 抢救后病情稳定、疾病恢复期及准备脱离机械通气的患儿选择部分呼吸支持的模式。呼吸机仅提供部分指令通气或气道正压,帮助患儿完成气体交换功能,但患儿须具有一定的自主呼吸功能,能通过自主呼吸完成剩余部分至全部的肺通气量。包括间歇指令通气/同步间歇指令通气(IMV/SIMV)、压力支持通气(PSV)、容积支持通气(VSV)等。对呼吸力量较弱的患儿亦可通过这些模式进行呼吸功能锻炼。

我们的临床经验是由于大多数流脑患儿年龄小且病初尚无肺部感染,因而在应用通气模式的选择时应考虑这一因素而不选择容量控制通气(VCV)。

(4) 通气参数的调节

1) 常用参数的设置:参数设置和调节的主要原则:维持基本通气和氧合;避免呼吸机相关性并发症的发生;提高人机协调性。各参数具体设置:①呼吸频率(RR):是确定每分通气量(V_E)的主要因素($V_E = RR \times V_T$),在 V_T 不变时,增加 RR 便能增加通气量,从而降低 $PaCO_2$,并有利于提高 PaO_2。新生儿 30～40 次/min,婴幼儿 25～35 次/min,儿童 20～25 次/min。②吸/呼比值(I∶E)及吸气时间(Ti):正常小儿自主呼吸时 I∶E 为 1∶1.5～2.0。吸气时间为 0.5～0.8 s。在 T_I、T_E、I∶E 和 RR 四项参数中,确定任何两项,其他两项参数就自然确定了。③FiO_2:吸氧的目的是维持足够的组织氧供,使 PaO_2 维持在 50～80 mmHg,SaO_2 0.89～0.95 可达此目的。④PIP。在定压型呼吸机,PIP 是确定 V_T 的主要因素。定压通气时,年龄不同 PIP 的设定范围不同,一般足月新生儿设置在 15～20 cmH$_2$O,婴儿、儿童 20～25 cmH$_2$O,为避免气压伤应尽可能 PIP < 35 cmH$_2$O。⑤PEEP。PEEP 的作用是使肺泡和终末气道在呼气末时持续张开,恢复和维持功能残气量,有助于肺内气体均匀分布。初始水平以 4～5 cmH$_2$O 为宜。⑥潮气量(V_T):吸气时所输送的气体容量。定容通气可直接预设 V_T,定压通气需通过预设吸气压力来调节 V_T。机械通气后要监测呼吸机上呼出的 V_T,如呼出(监测得到)与吸入(设置)的 V_T 差别较大(>20%),则可能存在漏气,需要更换气管插管。

2) 其他:控制性过度通气。暴发型患儿由于颅内压增高在接受机械通气时,为了缩小颅腔内容物体积以降低颅内压,常规应用较大的每分通气量,使 $PaCO_2$ 维持在 25～30 mmHg,使脑血管处于轻度收缩状态,脑血容量减少,以达到降低颅内压的目的。机械通气进行控制性通气,起效快。20～30 s 即可使 $PaCO_2$ 维持在 25～30 mmHg,

3～4 min 即产生疗效。$PaCO_2$ 下降可引起脑部小动脉收缩，脑血流减少，脑容量减少，从而使颅内压降低。一般认为，$PaCO_2$ 下降 1 mmHg 可减少脑血流 4%。当 $PaCO_2$＜20 mmHg 时，可引起严重脑缺血、缺氧，加重脑损伤。有报道，长时间过度通气不能提高因外伤等引起严重脑水肿患者成活率，有时甚至增加了病死率。因此对严重颅内压增高患者进行过度通气来降低颅内压时，一般以 $PaCO_2$ 维持在 25～30 mmHg，持续时间一般不超过 1 h 为宜。

作者在临床工作中也有同样的体会。原因包括以下几个方面：①过度通气致脑血管痉挛，加重脑缺氧。②由于每分通气量增加，结果导致胸腔内压升高，颅内静脉回流受阻；相反降低脑灌注压，使脑灌注量下降，从而加重脑缺血缺氧。作者建议，一般控制性过度通气使用时间以不超过 1～2 h 为宜，$PaCO_2$ 不能低于30 mmHg。

(5) 并发症：机械通气在挽救危重患儿的生命同时可以引起各种并发症，常见并发症见前述，在此仅谈对循环及脑血管的不良影响，需要广大医务工作者予以重视。

机械通气(特别是应用 PEEP)时，胸内压增加使脑静脉回流量减少，同时心排血量的下降导致脑灌注压降低。同时在颅内病变伴循环血量不足的危险状态下脑血流量自动调节机制失控，产生脑灌注不足。为保证脑灌注，需监测颅内压。机械通气对脑灌注的不良影响，临床可用以下方法处理：①取头高位，15°～30°。②维持正常动脉压。③维持内环境的稳定。④维持脑灌注压（CPP）≥55 mmHg。⑤为避免吸痰时刺激气道引起咳嗽致颅内高压，采用镇静、镇痛等方法。⑥保持人机同步，减少人机对抗致压力大幅度波动，影响脑血流及血压，使脑灌注不良而加重脑损伤。

(6) 撤机指征：应用呼吸机治疗的患儿，在原发疾病改善、病情好转、自主呼吸稳定的情况下，均应考虑撤机。缩短机械通气的时间可以减少并发症，节约医疗资源，节省医疗费用。撤离呼吸机的指征可掌握下述条件。

1) 原发疾病得到控制，一般情况好转，生命体征平稳。

2) 自主呼吸稳定，咳嗽及排痰有力，能耐受吸痰。

3) FiO_2＜40%、PIP＜20 cmH_2O、PEEP＜3～4 cmH_2O，通气频率降至 10 次/min，血气监测 PaO_2＞50 mmHg，$PaCO_2$＜50 mmHg。

4) 血气分析稳定，酸碱失衡及水、电解质紊乱已纠正。

5) 意识障碍缓解。

6) 惊厥控制，镇静剂减量维持。

（张国英　张育才）

第五节　流行性乙型脑炎

流行性乙型脑炎（epidemic encephalitis B)，以下简称乙脑，是一种严重危害人类健康，特别是儿童健康的急性传染病，是由乙型脑炎病毒引起，以脑实质炎症为主要病变的急性传染病。1934年其病原体乙型脑炎病毒在日本被发现，当时命名为日本乙型脑炎，1949年新中国成立后进行了大量调查研究，改名为流行性乙型脑炎。本病属自然疫源性疾病，主要分布在亚洲远东和东南亚地区，经蚊传播，有严格的季节性，多发于7～9月，临床上急起发病，有高热伴头痛、恶心和呕吐、意识障碍、惊厥、强直性痉挛等，严重者导致呼吸衰竭，重型患者病情稳定后往往留有严重的后遗症。后遗症患者可能造成终身残疾，失去劳动力，生活不能自理，给家庭和社会造成不可估量的损失。1971年我国报道乙脑病例近20万例，近几年每年有1万～2万例。2005年报道的乙脑病例达到历史最低，全年患病5 000例，死亡200例。近年来发病率有所升高。我国将乙脑定为乙类传染病，建立了完善的监测及报告制度，推广疫苗预防接种，使发病率大幅下降。

一、临床特征

(一) 病因

1. 病原学 病原体乙型脑炎病毒(Japanese encephalitis virus，JEV)属虫媒病毒黄病毒科黄病毒属第1亚群。毒粒为球形，有包膜，直径20～30 nm，为二十面体结构。基因是正链单股RNA，全长10 971个核苷酸，分子量约4 200 kDa，包装于病毒核衣壳中，外层为脂膜(包膜)。传统的观点认为C蛋白主要与基因RNA结合组成病毒核心，保护病毒基因免受核酸酶和其他因素破坏。但最近的研究显示，C蛋白在病毒的复制过程中也有重要作用，并与该病毒的致病性密切相关。C蛋白核定位的研究为人们研究黄病毒的致病机制提供了新的思路，并打破了长期以来认为C蛋白仅仅作为组成病毒核心的保护性结构蛋白的观点，成为近几年乙脑病毒基础研究的主要进展。E蛋白是病毒的主要结构蛋白质，影响病毒毒力、病毒入侵和病毒的免疫原性。分子量为53 kDa。含500个氨基酸残基，甘氨酸和丙氨酸含量最高。E蛋白中高甘露糖侧链的存在对病毒蛋白的抗原性有重要影响。E蛋白是主要的囊膜蛋白和毒粒表面最重要的成分，它与病毒粒子的吸附、穿入、致病等密切相关。E蛋白也是体外中和作用的主要靶位点、特异性抗体的作用位点，其抗原性较稳定。乙型脑炎病毒NS5蛋白在其对抗干扰素的过程中起决定性的作用，NS5是病毒RNA复制酶的主要组分，它与病毒基因组3′编码区结合后发挥RNA复制的作用，该蛋白是乙型脑炎病毒编码蛋白中最大并且是最保守的蛋白，兼有甲基化酶和RNA聚合酶的功能，分别催化5′RNA帽子结构的甲基化和病毒RNA复制。乙型脑炎病毒的NS5蛋白通过阻断Tyk2和Stats的活化来破坏干扰素的作用。

乙脑病毒加热至56 ℃ 30 min即可灭活。甲酚皂(来苏水)对该病有很强的灭活作用(1% 5 min，或5% 1 min即可灭活)。对去氧胆酸钠、乙醚、氯仿等均很敏感。能在乳鼠脑组织内传代，亦能在鸡胚、猴肾细胞、鸡胚细胞和Hela等细胞内生长。

2. 流行病学 乙脑流行受地理因素、气候条件及人群易感性等多方面影响，我国除新疆、西藏、青海外均为乙脑疫区，主要病例发生在儿童，病死率高，后遗症严重，表现出地区性、季节性、周期性及儿童多发等流行病学特征。我国是乙脑高流行区，在20世纪60年代和70年代初期全国曾发生大流行，70年代以后随着大范围接种乙脑疫苗，乙脑发病率明显下降，近年来维持在较低的发病水平。近几年全国乙脑报道病例数每年为5 000～10 000例，但局部地区时有暴发或流行。关于乙脑地理分布原因、疾病流行期病毒迁延机制、病毒在主要宿主及可能中间宿主中的传播、扩充机制等流行病学内容目前尚未完全明了。

(1) 传染源：为家畜、家禽，主要是猪，其次为马、牛、羊、狗、鸡、鸭等。其中以未过夏天的幼猪最为重要。动物受染后可有3～5日的病毒血症，致使蚊虫受染传播。一般在人类乙脑流行前2～4周，先在家禽中流行。患者在潜伏期末及发病初有短暂的病毒血症，因病毒量少、持续时间短，故其流行病学意义不大。

(2) 传播媒介：蚊类是主要传播媒介，库蚊、伊蚊和按蚊的某些种类都能传播本病，其中以三带喙库蚊最重要。蚊体内病毒能经卵传代越冬，可成为病毒的长期储存宿主。

(3) 易感性：人类普遍易感，成人多数呈隐性感染，发病多见于10岁以下儿童，以2～6岁儿童的发病率最高。近年来由于儿童和青少年广泛接种乙脑疫苗，故成人和老人的发病相对增多，病死率也高。男性较女性多。约在病后1周可出现中和抗体，它有抗病能力，并可持续存在4年或更久，故二次发病者罕见。

(4) 流行特征：本病流行有严格的季节性，80%～90%的病例集中在7、8、9月3个月，但由于地理环境与气候不同，流行时间略有差异，均与蚊虫的密度曲线相一致。一般4～5年1个流行周期，随疫苗接种普及，发病高峰年份不明显。

3. 病理改变 乙脑的病灶累及范围有一定的特点，常见于丘脑、脑干、基底节、海马、大脑皮质、小脑、皮质下白质及脊髓(以颈髓为主)，其中以丘脑、中脑和基底节的病变最为多见。丘脑对称性受累是乙脑病灶的特征性表现。基本病理改变如下。

(1) 脑血管改变和炎症反应，血管内皮细胞损害，可见脑膜与脑实质小血管扩张、充血、出血及血栓形成，血管周围套式细胞浸润。早期主要为细胞毒性水肿，逐渐演变为以血管源性水肿为主，形成淋巴细胞套。

(2) 病毒在神经细胞内不断增殖，继发神经细胞肿胀，严重者出现细胞不可逆性损伤，神经细胞变性坏死。

(3) 病变后期，神经组织发生局灶性液化溶解后形成大小不等的软化灶，不能修复的大软化灶，以后可以钙化或形成空腔。

(4) 局部胶质细胞增生，小胶质细胞呈弥漫性或局灶性增生，增生的胶质细胞可聚集成群，形成胶质细胞结节。

此外，还可见全身中毒性炎症的改变，包括肺间质性出血、肺炎、肺水肿、肝细胞水肿及透明性变、肝小叶周边细胞脂肪变性、肾混浊肿胀及小管上皮细胞脱屑、心肌炎等。

(二) 临床表现

一般将本病的病程分为5期，即潜伏期、前驱期、极期、恢复期和后遗症期，另外按照病情的轻重，还可将本病分为轻型、普通型、重型和暴发型4种类型。

1. 按病程分期

(1) 潜伏期：6～15日。大多数患者症状较轻或呈无症状的隐性感染。

(2) 前驱期：病程1～3日。起病急，体温急剧上升至39～40℃，伴头痛、恶心和呕吐，部分患者有嗜睡或精神倦怠，并有颈项轻度强直。

(3) 极期：持续7日左右。体温持续上升，可达40℃以上。初期症状逐渐加重，意识明显障碍，由嗜睡、昏睡乃至昏迷，昏迷越深，持续时间越长，病情越严重。神志不清最早可发生在病程第1～2日，但多见于3～8日。重症患者可出现全身抽搐、强直性痉挛或强直性瘫痪，少数也可软瘫。严重患者可因脑实质(尤其是脑干病变)缺氧、脑水肿、脑疝、颅内压增高、低血钠性脑病等病变而出现中枢性呼吸衰竭，表现为呼吸节律不规则、双吸气、叹息样呼吸、呼吸暂停、潮式呼吸和下颌呼吸等，最后呼吸停止。体检可发现脑膜刺激征，瞳孔对光反应迟钝、消失或瞳孔散大，腹壁及提睾反射消失，深反射亢进，病理性锥体束征如巴彬斯基征等可呈阳性。重症患儿可出现中枢性呼吸和(或)循环衰竭，表现为呼吸节律异常、深浅不一、呼吸暂停甚至最终呼吸停止；循环衰竭表现为血压下降、脉率增快无力、肢体发凉等。

(4) 恢复期：极期之后进入恢复期，持续约 1 个月。极期过后体温逐渐下降，精神、神经系统症状逐日好转。重症患者仍可留有神志迟钝、痴呆、失语、吞咽困难、颜面瘫痪、四肢强直性痉挛或扭转痉挛等，少数患者也可有软瘫。经过积极治疗大多数症状可在半年内恢复。

(5) 后遗症期：虽经积极治疗，但发病半年后仍留有精神、神经系统症状者，为后遗症。5%～20%患者留有后遗症，均见于高热、昏迷、抽搐等重症患者。后遗症以失语、瘫痪和精神失常最为常见。失语大多可以恢复，肢体瘫痪也可能恢复，但可因并发肺炎或褥疮感染而死亡。精神失常多见于成人患者，也可逐渐恢复。后遗症的患者可能造成终身残疾，失去劳动力，生活不能自理，给家庭和社会造成不可估量的损失。

2. 按病情分型

(1) 轻型：患者的神志始终清醒，但有不同程度的嗜睡，一般无抽搐(个别患儿因高热而惊厥)。体温为 38～39 ℃，多数在 1 周内恢复，往往依靠脑脊液和血清学检查确诊。

(2) 普通型：有意识障碍如昏睡或浅昏迷，腹壁和提睾反射消失，可有短期的抽搐。体温一般在 40 ℃左右，病程约 10 日，无后遗症。

(3) 重型：体温持续在 40 ℃以上，神志昏迷，并有反复或持续性抽搐。浅反射消失，深反射先消失后亢进，并有病理性反射。常有定位症状和体征。可出现中枢性呼吸衰竭。病程常在 2 周以上，恢复期有不同程度的精神异常和瘫痪等表现，部分患者留有后遗症。

根据本型病变部位的不同和影响脑干情况，结合症状和体征以及有无呼吸衰竭，脑部病变定位可分为以下几种。

1) 脑干上位：病变累及大脑与间脑而未影响脑干，临床上表现为浅昏迷，压眶时出现假自主运动，或呈去皮质强直(上肢屈曲，下肢伸直)。眼球运动存在，早期瞳孔偏小或正常，颈皮肤刺激试验时瞳孔散大，呼吸始终平稳。

2) 上脑干位：病变在中脑水平，表现为深昏迷，肌张力增高。压眶时呈去脑强直(上、下肢伸直，上肢旋前现象)，眼球运动差或固定，瞳孔中等放大，对光反应迟钝或消失。呼吸呈中枢性过度换气(鼻音明显，有痰鸣，血 pH 上升，出现呼吸性碱中毒)。颈皮肤刺激试验瞳孔尚能扩大，但反应迟钝。

3) 下脑干位：病变相当于桥脑与延脑水平，表现为深度昏迷，压眶无反应，肢体弛缓。角膜反应消失，瞳孔初缩小，后散大，对光反应消失，颈皮肤刺激试验瞳孔不能扩大。呼吸可暂时平稳，鼾音消失，但可迅速出现中枢性呼吸衰竭。

4) 脑干位：本病是重型中一种特殊类型，高热初期意识尚清楚，但多有嗜睡、呛咳、吞咽困难等症状。呼吸浅速，饮水从鼻腔反流。咽喉部有分泌物，且在短期内迅速增多，以致出现喉头梗塞症状，可迅速转入昏迷并出现中枢性呼吸衰竭。

5) 颞叶沟回疝：系脑水肿所致。患者病情突变，由烦躁不安、呕吐、头痛等迅速转入昏迷，或由浅昏迷急转为深昏迷。除出现上述脑干压迫症状外，瞳孔大小不等，病侧瞳孔散大，对光反应消失，上眼睑下垂，双侧肢体瘫痪，锥体束征阳性。

6）枕骨大孔疝：由于脑水肿和颞叶沟回疝，致脑干移位，进而发生枕骨大孔疝。早期出现颅内压增高症状，无瞳孔、呼吸等变化，可突然出现深昏迷。也可先出现面瘫、耳聋、吞咽困难、继之出现吞咽反射消失，双侧瞳孔散大，最后出现中枢性呼吸衰竭、呼吸暂停或骤停，脉搏减慢，血压下降，心脏停搏。

（4）暴发型：体温迅速上升，呈高热或过高热，伴有反复或持续的强烈抽搐，于1～2日内出现深昏迷，有瞳孔变化、脑疝和中枢性呼吸衰竭等表现，如不及时抢救，常因呼吸衰竭而死亡。幸存者都有严重后遗症。

乙脑临床表现以轻型和普通型为多，约占总病例数的2/3。流行初期重型较多，后期则以轻型居多。重型和暴发型患者往往出现各种并发症，包括肺炎、肺不张、多脏器功能衰竭等。

（三）诊断

1. 诊断标准 《中华人民共和国传染病防治法》规定的乙脑诊断标准如下。

（1）疑似病例：在疾病流行地区的蚊虫叮咬季节，出现发热、头痛、恶心、呕吐、嗜睡、颈抵抗、抽搐等中枢神系统症状。

（2）确诊病例

1）曾在疫区有蚊虫叮咬史。

2）高热昏迷、肢体痉挛性瘫痪、脑膜刺激症状，及大脑椎体束受损（肌张力增强、巴宾斯基征阳性）。

3）高热、昏迷、抽搐、狂躁进而呼吸衰竭，循环衰竭而死亡。

4）从脑组织、脑脊液或血清中分离出乙型脑炎病毒。

5）脑脊液或血液中特异性IgM抗体阳性。

6）恢复期血清中特异性IgG抗体滴度比急性期有4倍以上升高者或急性期抗体阴性、恢复期血清抗体阳性。

临床诊断：疑似病例加1）和2）或1）＋2）＋3）并除外细菌性脑膜脑炎。

实验确诊：疑似病例加4）或5）或6）。

各级医务人员应按《中华人民共和国传染病防治法》及《全国流行性乙型脑炎监测方案》进行监测和上报。

2. 鉴别诊断

（1）中毒性菌痢：与乙脑流行季节相同，多见于夏秋季，但起病比乙脑更急，多在发病一日内出现高热、抽搐、休克或昏迷等。可用1%～2%盐水灌肠，如有脓性或脓血便，即可确诊。

（2）化脓性脑膜炎：病情发展迅速，重症患者在发病1～2日内即进入昏迷，脑膜刺激征显著，皮肤常有瘀点。脑脊液混浊，中性粒细胞占90%以上，涂片和培养可发现致病菌。周围血白细胞计数明显增高，可达$20\times10^9/L$～$30\times10^9/L$，中性粒细胞多在90%以上。如为流脑则有季节性特点。早期不典型病例不易与乙脑鉴别，需密切观察病情和复查脑脊液。

（3）结核性脑膜炎：无季节性，起病缓慢，病程长，有结核病史。脑脊液中糖与氯化物均降低，薄膜涂片或培养可找到结核杆菌。胸片、眼底检查和结核菌素试验有助于诊断。

(4) 其他：如脊髓灰质炎、腮腺炎脑炎、其他病毒性脑炎、中暑和恶性疟疾等，亦应与乙脑鉴别。

3. 实验室检查 外周血白细胞计数：病初多在 10×10^9/L，个别病例可达 30×10^9/L，中性粒细胞增高至80%以上，嗜酸性粒细胞减少。脑脊液检查外观无色透明或微混，压力增高，白细胞计数多在(50～500)$\times10^6$/L，少数病例可达 1 000$\times10^6$/L 以上；白细胞分类计数在病初5日内以中性粒细胞为主，以后以淋巴细胞为主；蛋白稍高，糖正常或略高，氯化物正常。2%～10%的乙脑患者脑脊液常规检查结果正常。脑脊液异常者其恢复正常的速度不一致，一般为2周左右，个别患者长达2个月。脑脊液的变化与病情及预后无平行关系。

对乙脑的诊断主要依赖血清或脑脊液中的抗体检测、病原分离等。乙脑患者病毒血症期短，血清和脑脊液中病毒分离阳性率低，所以临床早期诊断多使用 ELISA 法检测 IgM。发病4～7日就可检测出 IgM 抗体。胶体金免疫法可快速检测 IgM，但未广泛推广。双份血清 IgG 抗体检测可确诊急性期查不到 IgM 的乙脑患者，并区分患者和免疫接种者。双抗体夹心 ELISA 法适合于抗体量少又无纯化抗原的特异性抗体检测。目前，基因芯片技术也用于对乙脑病毒的检测与诊断。乙型脑炎是我国目前已知数量最多的病毒性脑炎，但目前的诊断试剂存在很多问题，不仅缺少早期诊断的血清学试剂和分子生物学诊断试剂，也缺少对乙脑病毒监测的诊断试剂。国内有一些公司出售乙脑的 IgM 和 IgG 诊断试剂是未经国家相关部门批准，没有新药证书，无论试剂的敏感性、特异性、重复性等均缺少质量检测和质量控制，应用于临床时要注意。

二、一般治疗

目前对乙脑治疗无特效药物，在疾病早期可应用广谱抗病毒药物如病毒唑或双嘧达莫治疗，退热明显，有较好疗效。应加强支持治疗和对症处理，特别是重型乙脑的监护治疗。

(一) 一般治疗

注意饮食和营养，供应足够水分，高热、昏迷、惊厥患者易失水，故宜补足量液体，小儿50～80 ml/(kg·d)，但输液不宜多，以防脑水肿而加重病情。对昏迷患者宜采用鼻饲。

(二) 对症治疗

1. 高热 高热患者需及时采取降温措施，宜将体温降至38 ℃(肛温)以下。退热药可采用对乙酰氨基酚、布洛芬或尼美舒利等。同时采用头、颈、腋下、腹股沟等部位放置冰块，或采用酒精擦浴。如效果不佳，可应用冰毯降温(目标温度36～37 ℃)。退热降温可减少脑组织氧耗，降低糖代谢，从而保护脑组织。降温期间应严密观察患者呼吸、循环等生命体征。

2. 惊厥 反复惊厥是乙脑救治难点之一。惊厥是脑损伤和严重颅内压增高的结果。除积极采用脱水治疗外，需及时使用抗惊厥药物，包括苯巴比妥、地西泮、咪哒唑仑等，近年来观察到使用丙戊酸钠、托吡酯、左乙拉西坦等抗癫痫药物有效。以上措施仍难于控制惊厥时，在严密监测下可使用硫喷妥钠。

3. 颅内压增高处理 首选20%甘露醇，每次0.5～1 g/kg，q 4～6 h，静脉注射，或

30 min 左右快速静脉滴注，至颅内压增高症状好转，逐渐减量并延长给药时间。可与10%甘油果糖交替使用。可以加用利尿剂，如呋噻米每次 0.5～2 mg/kg，静脉注射。

4. 循环衰竭的处理 因脑水肿、脑疝等脑部病变而引起的循环衰竭，表现为面色苍白、四肢冰凉、脉压小。有中枢性呼吸衰竭，宜用脱水剂降低颅内压。如为心源性心力衰竭，则应加用强心药物，如去乙酰毛花苷等。如因高热、昏迷、失水过多、造成血容量不足致循环衰竭，则应以扩容为主。

（三）肾上腺皮质激素及其他治疗

肾上腺皮质激素有抗炎、退热、降低毛细血管通透性、保护血-脑屏障、减轻脑水肿、抑制免疫复合物形成、保护细胞溶酶体膜等作用，对重症和早期确诊的患者即可应用。待体温降至 38 ℃以下，持续 2 日即可逐渐减量，一般不宜超过 5～7 日。过早停药症状可有反复，如使用时间过长，则易产生并发症。

（四）后遗症和康复治疗

康复治疗的重点在于智力、吞咽、语言和肢体功能等的锻炼，可采用理疗、体疗、中药、针灸、按摩、推拿等治疗，以促进恢复。

三、机械通气

重症乙脑患者可因假性延髓麻痹或延脑麻痹而停止自主呼吸，应立即做气管插管，机械通气。现代研究表明许多病毒感染亦引起全身炎症反应综合征甚至脓毒血症，导致多脏器功能衰竭。当患儿进入交感神经系统衰竭后，可出现多脏器功能衰竭，导致呼吸停止。当患儿出现呼吸衰竭时应及时采用机械通气。

（一）机械通气的指征

（1）中枢性呼吸衰竭：呼吸节律改变（节律不齐、呼吸暂停、双吸气、抽泣样呼吸、叹气样呼吸）；安静时与体温无关的呼吸频率增快，大于 50～60 次/min。

（2）严重乙脑患儿出现深昏迷、频繁抽搐、眼球震颤。

如果延迟实施机械通气，患者因严重缺氧和二氧化碳潴留而出现多器官功能受损，此时机械通气的疗效显著降低，因此，机械通气宜早实施。

（二）机械通气的模式

基本模式包括容量控制通气和压力控制通气模式，神经系统疾病呼吸衰竭常用压力控制模式。前者通过对呼吸机预设通气容量来管理通气，即呼吸机送气达预设容量后停止送气，依靠肺、胸廓的弹性回缩力被动呼气。后者对呼吸机预设气道压力，即呼吸机送气达预设压力且吸气相维持该压力水平，V_T 是由气道峰压与 PEEP 之差及吸气时间决定，并受呼吸系统顺应性和气道阻力的影响。常见容量控制通气模式有容量控制通气、容量辅助控制通气、间隙指令通气（IMV）和同步间歇指令通气（SIMV）等。常见压力控制通气模式有 PCV、压力辅助控制通气（P－ACV）、压力控制-同步间歇指令通气（PCV－SIMV）等，统称为压力预设型通气（PPV）。

近年来，随着呼吸机制造的改进，新通气模式改善了通气效率。如压力调节-容量控制模式（PRVC），通过设定合适的 V_T 水平，通过呼吸机和患者双方吸气压力的调节，可使存在自主呼吸的患儿感觉更舒适，依从性提高。

(三) 机械通气的参数

乙型脑炎除极少数情况下,如输液过快时出现左心功能衰竭合并肺水肿外,绝大多数患儿无肺部并发症,因而气体交换功能基本正常。需要机械通气的主要原因为中枢性呼吸衰竭。因而其参数要求相对不高。

选择参数的目的仍然是以最低的参数设置获得最合适的血气结果。一般情形下,对压力控制通气者,PIP 为 10～25 cmH_2O,以保证潮气量为 6～8 ml/kg;PEEP 为 4～5 cmH_2O;FiO_2 可根据氧分压情况为 30%～60%;呼吸频率在同龄儿的正常范围,20～30 次/min。若选用容量控制通气时,参数同上,注意设置好压力报警值。

血气目标是,维持 pH 正常,PaO_2 在正常范围,$PaCO_2$ 在 30 mmHg 以上,可轻度呼吸性碱中毒,但不要低于 30 mmHg,否则会引起脑血流供给不足。

(四) 气道管理

机械通气患者应及时评估各种指标,及时清理气道内分泌物,定期听诊呼吸音。容量控制通气时经常检查气道峰压(P_{peak})是否增加(气道阻塞),压力控制通气时检查 V_T 是否减少(漏气)。

(侯新光　张育才)

参考文献

[1] 陈灏珠. 实用内科学(上册)[M]. 第 11 版. 北京:人民卫生出版社,2003:328 - 333.

[2] 陈贤楠. 领会和实践 sepsis 的新概念[J]. 中华儿科杂志,2006,44(8):566 - 568.

[3] 郭杨,郭万柱. 流行性乙型脑炎病毒及其研究进展[J]. 预防医学情报杂志,2008,24(1):44 - 46.

[4] 何彬. 流行性脑脊髓膜炎的病原学及流行病学研究进展[J]. 内科,2009,4(5):94 - 96.

[5] 胡亚美,江载芳. 诸福棠实用儿科学[M]. 第 7 版. 北京:人民卫生出版社,2002.

[6] 纪文艳,孙美平,曾阳,等. 2000～2007 年北京市流行性乙型脑炎流行特征分析[J]. 中国预防医学杂志,2008,9(12):1071 - 1072.

[7] 李军宏,李艺星,尹遵栋,等. 中国 1997～2006 年流行性脑脊髓膜炎流行病学分析[J]. 中国计划免疫,2007,13 (5):453 - 456.

[8] 李明虎,金香月,邬英全. 吉兰-巴雷综合征临床研究进展[J] . 中国医药导报,2009,6(14):5 - 6.

[9] 梁国栋. 加强我国病毒性脑炎的监测与研究[J]. 中华实验和临床病毒学杂志,2006,20(3):201.

[10] 龙健中,陈春晓,梁晓,等. 重型流行性乙型脑炎的治疗与预后因素分析[J]. 中国神经精神疾病杂志,2008,34(7):435 - 436.

[11] 宁桂军,李军宏,尹遵栋,等. 应用圆形分布探讨我国流行性脑脊髓膜炎的发病季节和流行趋势[J]. 中国疫苗与免疫,2009,15(6):536 - 538.

[12] 邵祝军,徐丽,高源,等. 中国流行性脑脊髓膜炎流行菌群变化趋势分析[J]. 中国计划免疫,2007,13(6):541 - 544.

[13] 王保国,周建新. 实用呼吸机治疗学[M]. 第 2 版. 北京:人民卫生出版社,2005:227 - 228.

[14] 王保国,周建新.实用呼吸机治疗学[M].第 2 版.北京:人民卫生出版社,2005.
[15] 王雁,谭兰.重症吉兰-巴雷综合征的机械通气治疗[J]. 齐鲁医学杂志,2005,20(1):56 - 57.
[16] 徐丽,邵祝军,高源,等.中国 2004～2006 年流行性脑脊髓膜炎病原学监测[J].中国计划免疫,2007,13(3):197 - 199.
[17] 俞森洋.呼吸危重病学[M].北京:中国协和医科大学出版社,2008:642 - 644.
[18] 中华医学会重症医学分会. 机械通气临床应用指南[J].中国危重病急救医学,2007,19(2):69 - 72.
[19] Antia SX, Sholevar EH, Baron DA. Overdoses and ingestions of second-generation antipsychotics in children and adolescents [J]. J Child Adolesc Psychopharmacol, 2005 Dec,15(6):970 - 985.
[20] Auburtin M. , Porcher, Bruneel F, et al. Pneumococcal meningitis in the intensive care unitprognosticfactors of clinical outcome in a series of 80 cases [J]. Am J Respir Crit Care Med, 2002,165:713 - 717.
[21] Chang LY, Huang LM, Gau SS, et al. Neurodevelopment and cognition in children after enterovirus 71 infection [J]. N Engl J Med, 2007 Mar 22,356(12):1226 - 1234.
[22] Chechenin MG, Ratkin IK, Denisov EN, et al. Mechanisms of ventilatory disorders in central nervous system lesions [J]. Anesteziol Reanimatol, 2007 Jul-Aug,(4):38 - 42.
[23] Duguet A, Demoule A, Gonzalez J, et al. Predicting the recovery of ventilatory activity in central respiratory paralysis [J]. Neurology, 2006 Jul 25,67(2):288 - 292.
[24] Erazo Torricelli R. Guillain Barré syndrome in pediatrics [J]. Medicina (B Aires), 2009,69(1 Pt 1):84 - 91.
[25] Erickson S, Schiber A, Numa A, et al. Acute lung injury in pediatric intensive care in Australia and New Zealand: a prospective, multicenter, observational study [J]. Pediatric Crit Care Med, 2007,8(4):397 - 398.
[26] Frutos-vivar F, Esteban A. When to wean from a ventilator:an evidence-based strategy [J]. Cleveland Clinic J Medicine, 2003,70:389 - 400.
[27] Funakoshi K, Kuwabara S, Odaka M, et al. Clinical predictors of mechanical ventilation in Fisher/Guillain-Barré overlap syndrome [J]. J Neurol Neurosurg Psychiatry, 2009,80(1):60 - 64.
[28] Gresham C, Ruha AM. Respiratory failure following isolated ziprasidone ingestion in a toddler [J]. J Med Toxicol, 2010 Mar 6.
[29] Kalra V, Sankhyan N, Sharma S, et al. Outcome in childhood Guillain-Barré syndrome [J]. Indian J Pediatr, 2009,76(8):79.
[30] Kollár K, Liptai Z, Rosdy B, et al. Guillain-Barré syndrome in childhood [J]. Ideggyogy Sz, 2009,62(11 - 12):399 - 404.
[31] Kumar R, Tripathi P, Singh S, et al. Clinical features in children hospitalized during the 2005 epidemic of Japanese encephalitis in Uttar Pradesh, India [J]. Clin Infect Dis, 2006,43(2):123 - 131.
[32] Lee JH, Sung IY, Rew IS. Clinical presentation and prognosis of childhood Guillain-Barré syndrome [J]. J Paediatr Child Health, 2008,44(7 - 8):449 - 454.
[33] Ma YM, Liu TK, Wong V. Guillain-Barre syndrome in southern Chinese children: 32 years experience in Hong Kong [J]. Pediatr Int, 2010,52(1):13 - 19.
[34] McGrogan A, Madle GC, Seaman HE, et al. The epidemiology of Guillain-Barré syndrome worldwide. A systematic literature review. Neuroepidemiology, 2009,32(2):50 - 63.
[35] Mengggislu G, Miliku K, Teferi W. Analgsis and reporting of meningococcal meningitis epidenic in north Gondar 2001～2002 [J]. Eihiop Med, 2003,41(4):319 - 331.
[36] Mireles-cabodevila E, Diaz-guzman E, Heresi GA, et al. Alternative modes of mechanical ventilation: A review for the hospitalist [J]. Cleveland Clinic Medicine, 2009,76:417 - 430.
[37] Ottonello G, Ferrari I, Pirroddi IM,et al. Home mechanical ventilation in children: retrospective survey of a pediatric population [J]. Pediatr Int, 2007 Dec,49(6):801 - 805.
[38] Palmer J. Management of raised intracranial pressure in children [J]. Intensive Crit Care Nurs, 2000,16(5):319 - 327.

[39] Singhi S, Singhi P, Baranwal AK. Bacterial meningitis in children: critical careneeds [J]. Indian J Pediatr, 2001,68:737 - 747.

[40] WHO. Intercountry meningitis meeting: preparing for the next epidemic seasons, Mali, October 2006 [J]. WER, 2007,82(5):34 - 40.

[41] WHO. Meningococcal disease in the African meningitis belt [J]. WER, 2008,83(10):90 - 91.

[42] Yang DK, Kweon CH, Kim BH, et al. The seroprevalence of Japanese encephalitis virus in goats raised in Korea [J]. J Vet Med Sci, 2007,8(2):197 - 199.

第三十章　内科其他疾病机械通气的应用

第一节　重症手足口病

手足口病是一组由多种肠道病毒感染引起的急性传染病，以婴幼儿发病为主，而少年儿童和成人感染后多不发病或症状轻微，但能够传播病毒。绝大多数手足口病例的临床症状较轻，但也有部分出现呼吸、循环和神经系统并发症的重症病例。重症病例多由肠道病毒71型(EV71)感染引起，病情凶险，病死率高。肠道病毒传染性强，易引起暴发流行。

一、临床特征

(一) 病原学与流行病学

手足口病病原体为小 RNA 病毒科肠道病毒属病毒，包括柯萨奇病毒(Coxasckie virus)A组4、5、7、9、10、16型，B组2、5、13型；埃可病毒(ECHO viruses)及新型肠道病毒71型(EV71)等。

全世界大部分地区均有手足口病流行的文献报道。1957年新西兰首次报道该病。1958年，从该病中分离出Cox病毒，1959年将该病命名为手足口病。EV71引起的手足口病最初于1969年由Schmidt等从美国加利福尼亚州1名9个月大的脑炎患儿的脑脊液中分离出，1972年定出血清型，并于1974年首次报道。20世纪70年代前手足口病主要为CoxA16引起，随后EV71引起的手足口病逐渐增多。20世纪90年代后期，EV71开始在东亚地区流行，近年EV71在亚太地区的流行有上升趋势。其中1997年在马来西亚和1998年在中国台湾暴发的手足口病合并中枢神经系统症状的发生率较高。1998年中国台湾大规模暴发流行的手足口病，患者达129 106例，其中405例合并严重中枢神经系统损害，78例死亡(死亡率为19%)。其中6～11个月婴儿的病死率达96.96/10万。死亡原因主要为由中枢神经系统感染而导致的肺水肿或肺出血(65例，83%)，91%的死亡患儿<5岁。2007年以来手足口病在我国全国范围内广泛流行，同样重症病例主要为EV71感染，死因主要也是脑干脑炎并发肺水肿、肺出血及心肺衰竭。

手足口病的病原体大量存在于患者和健康者咽部、粪便和疱液中，通过飞沫、唾液、粪便、污染的水和食物等，经呼吸道和消化道传播。手足口病急性期，病毒在咽部可持续存活 1～2 周，粪便中持续存活 3～5 周，最长可达 11 周，通常以发病后 1 周内传染性最强。

各年龄组虽均可感染手足口病，但手足口病常在婴幼儿中造成暴发性流行，多发于 5 岁以下小儿，且 3 岁以下婴儿的发病率最高。手足口病病例随年龄增加，发病率呈下降趋势。少年儿童和成年人感染手足口病后，大多不发病，但能传播病毒。

人类是 EV71 唯一已知的自然宿主，EV71 感染对象主要为 5 岁以下，特别是 1 岁以下的婴幼儿。血清流行病学研究表明，新生儿由于带有母体血清抗体，44%具有 EV71 抗体，但 1 个月后会迅速下降；0.5～3 岁的儿童 EV71 抗体水平较低(4%～26%)；3～12 岁的儿童 EV71 抗体阳性率从 26%上升到 50%；成人血清 EV71 抗体阳性率在 50%以上。

(二) 发病机制

目前，对 EV71 致病的分子机制知之甚少。与脊髓灰质炎病毒相似，EV71 可能通过两条途径侵入中枢神经系统：①通过周围神经的轴突由逆轴浆运输的形式进入。②通过血-脑屏障进入。新近的研究表明，通过周围运动神经元的逆向轴浆运输可能是 EV71 侵入中枢神经系统的主要途径。EV71 被认为是继脊髓灰质炎病毒后最值得重视的嗜神经性肠道病毒。

中枢神经系统感染 EV71 病变可累及中枢系统的所有区域，脑干和脊髓是主要损伤部位。其中脑干脑炎是引起死亡的主要原因，而脑干脑炎患儿早期死亡的原因主要是肺水肿、肺出血。这种肺水肿目前被认为是神经源性肺水肿(neurogenic pulmonry edema, NPE)，最早发现于 1995 年美国的一个 3 岁女孩。

NPE 的发病机制至今仍不十分明确，目前主要有动力性学说和通透性学说两种。

一是血流动力性学说，认为中枢神经系统损伤后颅内压急剧升高，使脑血流量减少，另外还造成下丘脑功能紊乱，解除了对视前核水平和下丘脑尾部“水肿中枢”的抑制。两者共同作用引起交感神经系统兴奋，大量释放儿茶酚胺，使周围血管强烈收缩，血流阻力加大，导致大量血液由阻力较高的体循环转至阻力较低的肺循环，引起肺静脉高压，肺毛细血管压随之升高，液体由血管渗入肺间质和肺泡内，最终形成急性肺水肿。但是，血流动力学说不能完全解释 NPE 的发生机制，在人体临床研究和动物模型实验中，有时 NPE 的发生不伴有左心房或周围血压的升高，而且肺毛细血管楔压的升高也不足以导致 NPE。

二是肺毛细血管渗透性学说，目前认为 NPE 的发生是肺内 α_1 受体与 β 受体之间平衡失调的结果，颅脑损伤后交感神经持续兴奋，引起 α_1 受体持续升高而 β 受体逐渐下降。肺血管上的 α_1 受体与激动剂结合以后，一方面介导肺血管收缩，引起肺血管静水压升高；另一方面引起肺血管内皮细胞内 Ca^{2+} 浓度增加，细胞收缩，细胞连接间隙扩大，并且对细胞膜造成损伤，导致内皮细胞连接松弛和脱落，从而引起肺毛细胞管通透性增加。而 β 受体则增加肺毛细血管内皮细胞内的环磷酸腺苷(cAMP)含量，阻止细胞内 Ca^{2+} 浓度增加，从而降低肺血管通透性。

根据 Starling 定律，$Q=Kf[(P_{mv}-P_{pmv})-\sigma(\pi_{mv}-\pi_{pmv})]$。Kf 是毛细血管滤过系数，P 是毛细血管(mv)和毛细血管周围组织(pmv)的静水压，π 为毛细血管和毛细血管周围组织的胶体渗透压，σ 为溶液反折系数。

溶液反折系数代表了半透膜阻止蛋白质通过的能力，其数值介于 0～1。如果蛋白质同水一样能够自由通过毛细血管膜，则 $\sigma = 0$，表明此时胶体渗透压没有任何作用；如果蛋白质完全不能通过毛细血管膜，则 $\sigma = 1$，此时胶体渗透压梯度与静水压梯度作用相同。正常情况下，肺毛细血管的 $\sigma = 0.8$。

明显地，当肺毛细血管的通透性、肺毛细血管的静水压同时增加，肺水肿即难以避免。

但有学者否定肺毛细血管流体静力压的作用，强调了由脑干损伤和（或）全身炎症应答造成的肺血管渗透性升高在 NPE 形成中的重要性。

另外的研究发现，EV71 刺激外周单核细胞后，Th1 细胞因子（IFN - γ）和致炎因子显著升高，血液 IL - 6、TNF - α、IL - 1β、IL - 10、IL - 13 在 NPE 组的水平与对照组相比显著较高。

（三）临床表现

手足口病绝大部分为轻症，以发热和手、足、臀部等部位的皮疹及口腔疱疹为主要特征，重症病例为 EV71 感染的比例较大，神经系统并发症比例特别高。重症多发生于 3 岁以下幼儿，1 岁以下婴儿的发病率最高。重症的患儿可持续高热，出疹可以不明显，发病后 3～5 日内可出现严重的中枢神经系统、呼吸系统、循环系统并发症，危重者可短时间内死亡，存活者也可能出现严重的中枢神经系统后遗症。

由于重症手足口病的早期临床表现不典型，甚至没有手足口病症状，首诊时容易被忽略，而病情进展凶猛，一旦出现肺水肿、肺出血等呼吸、循环系统并发症，患儿可短时间内死亡，给治疗带来极大困难。因此，临床实践中如何及时识别出重症病例并作出相应的处理尤为重要。

重症手足口病的临床表现主要在呼吸、循环和神经系统方面。

1. 循环系统重症表现 重症手足口病可出现休克样改变、肺水肿及肺出血。表现为早期心率增快（早期）或缓慢（多终末期），脉搏浅速、减弱甚至消失，面色苍白，四肢发凉，大理石样花纹，指（趾）和口唇发绀，毛细血管再充盈时间明显延长，血压升高或下降。重症患儿一般心率增快，心率超过 200 次/min 提示病情危重。出现室上性心动过速者心率可超过 240～260 次/min，此时患儿多出现肺出血、心功能不全，多短时间内死亡。心率减慢、血压升高提示颅内压增高。心率减慢、心音低钝、脉搏浅弱或消失，提示患儿濒死。

2. 呼吸系统重症表现 可出现呼吸浅促、困难，口唇发绀，口吐白色、粉红色或血性泡沫液（痰）。如肺部可闻及痰鸣音或湿啰音，须警惕已出现肺水肿、肺出血。呼吸节律改变提示累及呼吸中枢。

3. 神经系统重症表现 EV71 为嗜神经细胞病毒，重症手足口病神经系统病变多种多样，可表现为脑干脑炎、脑脊髓炎、无菌性脑膜炎、急性弛缓性麻痹（acute flaccid paralysis，AFP）等。临床出现精神差、嗜睡、头痛、呕吐、易惊、惊跳、烦躁、躁狂、谵妄、肢体抖动、肌阵挛、肌无力或肢体瘫痪等；查体可见脑膜刺激征、腱反射亢进或减弱甚至消失。危重病例表现为频繁抽搐、昏迷、急性脑水肿、脑疝。

根据《肠道病毒 71 型（EV71）感染重症病例临床救治专家共识（2011 年版）》（以下简称《共识》）定义重症 EV71 的临床经过可分为：第 1 期，手足口出疹期；第 2 期，神经系统受累期；第 3 期，心肺功能衰竭前期；第 4 期，心肺功能衰竭期；第 5 期，恢复期。死亡原因，早期为肺水肿、循环功能衰竭，晚期为脑干脑炎后遗症。

二、一般治疗

目前尚无针对 EV71 的抗病毒药物，主要为对症治疗。早期发现 NPE 并及时治疗是降低重症 EV71 感染脑干脑炎病死率的关键。

(1) 严密观察病情变化，密切监测，定期查血常规、血气、电解质、肾功能、血糖、胸片、心电图等。

(2) 加强呼吸道护理，保持呼吸道通畅，吸氧。

(3) 头肩抬高 15°～30°。留置胃管、导尿管。

(4) 开放两条或以上静脉通道，在维持有效循环灌注情况下(MAP＞65 mmHg)，适当控制液体入量。量出而入，一般液体入量 60～80 ml/(kg·d)。

(5) 控制颅内压增高：采用渗透性治疗。一般给予甘露醇每次 0.5～1 g/kg，4～8 h 静推 1 次或快速滴注；如水肿严重，渗透压已增高时，可予呋噻米每次 1～2 mg/kg，q12 h～qd 静推。在个体化治疗的基础上，必须保证电解质尤其是血钠水平正常。

(6) 糖皮质激素：《共识》认为在第 2 期一般不主张使用糖皮质激素。第 3 期和第 4 期可酌情给予糖皮质激素治疗。是否应用大剂量糖皮质激素冲击治疗还存在争议。剂量为甲基泼尼松龙 1～2 mg/(kg·d)，大剂量时 10～20 mg/(kg·d)(单次最大剂量不超过 1 g)；或氢化可的松 3～5 mg/(kg·d)；或地塞米松 0.2～0.5 mg/(kg·d)，大剂量可至 0.5～1.0 mg/(kg·d)。

(7) 丙种球蛋白：总量 2 g/kg，分 1～2 日静脉滴注。

(8) 镇静、止痉：苯巴比妥钠，负荷量 10～15 mg/(kg·d)，静脉推注或肌注；地西泮，每次 0.3～0.5 mg/kg，静脉推注(非机械通气时缓慢推注，注意呼吸抑制)，最大剂量不超过成人量；咪哒唑仑，每次 0.1 mg/kg 静脉推注，0.1～0.2 mg/(kg·h)维持。

(9) 血管活性药物：根据病情酌情使用。米力农，0.5 μg/(kg·min)维持；多巴胺，2～10 μg/(kg·min)，＞15 μg/(kg·min)一般认为是 α 受体作用；多巴酚丁胺，2～20 μg/(kg·min)。

尽早进行病原学检查，无细菌感染征象不宜应用抗生素。

三、机械通气

(一) 重症手足口病机械通气的指征

(1) 呼吸急促、减慢或节律改变。

(2) 气道分泌物呈淡红色或血性。

(3) 短期内肺部出现湿性啰音。

(4) 胸部 X 线检查提示肺部渗出性病变。

(5) 脉搏容积血氧饱和度(SpO_2)或动脉血氧分压(PaO_2)明显下降。

(6) 频繁抽搐伴深度昏迷。

(7) 面色苍白、发绀，血压下降。

重症手足口病患者出现以上情况之一者，立即施行气管插管予呼吸机辅助通气。当气道分泌物出现淡红色或血性则提示肺水肿、肺出血，患儿可能在短时间内出现大量肺出血、心肺骤停。除心跳、呼吸骤停外，可予快速麻醉诱导下气管插管，给予地西泮 0.3～

0.5 mg/kg，芬太尼 2 μg/kg，维库溴铵（万可松）0.1 mg/kg。

（二）通气模式与通气参数设置

1. 通气模式 机械通气早期一般选用辅助-控制通气（A/C）或压力-容量双控制模式（如 PRVC），撤机前改用同步间歇指令通气＋压力支持（SIMV＋PS）模式。

2. 通气参数设置

（1）潮气量（V_T）：容量控制模式或压力-容量双控制模式下可直接设定，一般按 8 ml/kg 左右设置，根据血气调整，使患儿二氧化碳分压保持理想水平则可。

（2）吸气峰压（PIP）：适用于压力控制模式。呼吸系统无病变的一般为 10～15 cmH_2O，呼吸系统轻度至中度病变的为 15～25 cmH_2O，重度病变或肺出血者设为 25 cmH_2O 或更高；

（3）机械通气频率（RR）：参考各年龄组生理状态的呼吸频率来设置，一般婴儿为 30 次/min，年长儿 20～25 次/min。

（4）呼气末正压（PEEP）：呼吸系统无病变者 2～3 cmH_2O，肺水肿、肺出血者 6～12 cmH_2O，若肺出血未控制或血氧未改善，可每次增加 PEEP 2 cmH_2O，一般不超过 20 cmH_2O。

PEEP 的早期使用对患者的预后大有裨益，可以防止肺泡在呼气末萎缩，减少肺水肿，阻止肺出血。同时，增加肺功能残气量，以改善因肺水肿时通气/血流比值失调所致的弥散障碍。高 PEEP 通气时需严密监测血流动力学指标及肺部情况，防止发生并发症。

（5）流速：现代呼吸机大多间接设置，如压力上升时间（rise time）等，视压力-时间曲线、流速-时间曲线而定，避免气流饥饿（air hunger）或压力过冲（overshoot）现象。清醒有自主呼吸的患者还需注意同步性和舒适性。压力上升时间一般设置为 10 ms 左右。

（6）吸气时间（T_I）与吸呼气时间比（I∶E）：T_I 根据年龄及呼吸系统病变严重程度选用，一般设定为 0.6～0.8 s；I∶E 一般不短于 1∶1.5。

（7）吸入气氧浓度（FiO_2）：如呼吸系统无病变的，机械通气开始按 40%～50%给予。如呼吸系统病变严重或肺出血，初始时可给予 60%～100%，以后渐下降至维持 SpO_2 ＞93%～95%即可，FiO_2 尽可能不大于 50%。

3. 呼吸机管理 非肺出血病例的气道管理可按常规处理。对于正在肺出血的病例，在保持气道通畅、防止血凝块堵塞气管导管的前提下，不需要进行常规气道内吸引。肺出血的处理也不要试图通过气道内吸引来达到，一般来说合适的 PEEP 有助于阻止肺出血。当必须进行气道内吸引时，两次气道内吸引之间不要使用复苏囊进行人工呼吸，而应采用通过呼吸机手动通气，因为一般的复苏囊无法施行高 PEEP 通气。气道内吸引最好采用密闭式吸痰管。

4. 撤离呼吸机指征

（1）已过疾病急性期（即病程超过 7～10 日）。

（2）原发病引起的体温恢复正常。

（3）肺部感染控制或好转。

（4）无镇静、麻醉药使用情况下有自主呼吸，咳嗽、吞咽反射存在。

（5）低呼吸机参数状态下血气分析正常。

（6）无需血管活性药物维持下血压正常。

(7) 胸片无异常。

同时具备上述条件者，可按序逐步撤离呼吸机。撤机模式一般选用 SIMV+PS，先逐渐撤减正压通气频率，后逐渐撤减压力支持的程度(压力值)。

第二节　甲 型 流 感

2009 年 3 月，甲型 H1N1 流感在墨西哥首先暴发流行，随后迅速蔓延全球。2009 年 6 月 11 日，WHO 宣布将甲型 H1N1 流感大流行警告级别提升为 6 级，全球进入流感大流行阶段，这是 41 年来 WHO 首次发布最高级别的传染病流行警告。据 WHO 2010 年 4 月 1 日发布的疫情通报，全球已有 213 个国家和地区报告甲型 H1N1 流感实验室确诊病例，并造成至少 17 483 人死亡。我国卫生部 2010 年 4 月 2 日发布的疫情通报显示，截至 3 月 31 日，我国累计报告甲型 H1N1 流感确诊病例 12.7 万余例，死亡 800 例。相对于成人，儿童似乎更易患甲型 H1N1 流感。虽然尚无儿童病例在全部病例中所占比例的系统研究，但现有文献显示儿童病例所占的比例较高。Tuite 等报告 3 512 例实验室确诊的甲型 H1N1 流感患者中，12 岁以下 911 例，占 28.90%；18 岁以下 1 791 例，占 56.82%。我国曹彬报道的 426 例中，14 岁以下 115 例，占 27%。日本报道在 2009 年甲型 H1N1 流感流行期间的 1 125 907 例流感样病例中(当时监测流感样病例 99%为甲型 H1N1 流感病毒所致)，88.5%年龄在 20 岁以下，其他报告结果与此相似，这与一般季节性流感有所不同。

一、临床特征

(一) 流行病学特点

2009 甲型 H1N1 流感病毒是一种新的流感病毒，病毒基因中包含猪流感、禽流感和人流感 3 种流感病毒的基因片段。该病毒属于正黏病毒科甲型流感病毒属。典型病毒颗粒呈球状，直径为 80～120 nm，有囊膜。囊膜上有许多放射状排列的突起糖蛋白，分别是红细胞血凝素(HA)、神经氨酸酶(NA)和基质蛋白 M2。病毒颗粒内为核衣壳，呈螺旋状对称，直径为 10 nm。为单股负链 RNA 病毒，基因组约为 13.6 kb，由大小不等的 8 个独立片段组成。病毒对乙醇、碘伏、碘酊敏感；对热敏感，56 ℃ 30 min 可灭活。

WHO 最初将其称为“人感染猪流感”，后更名为“甲型 H1N1 流感”。由于甲型 H1N1 流感病毒为新型重配流感病毒，与之前分离到的所有毒株缺乏相似性，因此人群普遍易感。

与季节性流感相似，甲型 H1N1 流感的潜伏期通常为 1.5～3 日，但也有一项研究结果估计潜伏期为 1.4 日。甲型 H1N1 流感感染者的传染期为发病前 1 日至发病后 5～7 日或症状完全消失。有研究结果显示，无并发症的甲型 H1N1 流感病例鼻咽部病毒载量的高峰为出现症状的第 1 日，之后逐渐下降，但病毒复制时间可能比季节性流感病毒流行时间长，从 74%的年轻病例病后第 8 日的鼻咽拭子中仍然能检测出病毒 RNA，甚至 13%能分离出病毒。幼儿或免疫抑制病例的排毒时间更长，发病初期 2～3 日为排毒高峰期，最长的可在发热症状消失后 6 日检测出病毒。病毒载量和排毒时间与症状和病情相关。体温越高，排毒量越大。重症肺炎病例鼻炎病毒载量较高，且体内病毒载量的水平下降较慢。气管插管病例下呼吸道的病毒排除量和排毒时间高于和长于上呼吸道。

甲型 H1N1 流感在人与人之间通过密切接触传播。主要通过以下 3 种方式传播：①口、眼、鼻等黏膜表面暴露于咳嗽或打喷嚏时排出的呼吸道分泌物形成的飞沫。②用手接触病例或患者分泌物污染的物品表面后，再用手接触口、眼、鼻等黏膜部位，导致病毒接种。③近距离接触感染者而暴露于病毒的微小气溶胶颗粒。尚无证据表明甲型 H1N1 流感病毒能远距离经空气传播。

(二) 临床表现

儿童甲型 H1N1 流感多数临床症状轻微，呈自限性经过。少数可并发肺炎等严重并发症，甚至导致死亡。Presanis 等报告，据美国纽约和密尔沃基两个城市的甲型 H1N1 流感病例的严重性分析显示，大约 1.44%(0.83%～2.64%)的患者需住院治疗，0.239%(0.134%～0.458%)需入住 ICU，死亡率约为 0.048%(0.026%～0.096%)。

WHO 将手足口病分为无并发症(uncomplicated influenza)和有并发症(complicated influenza)两类，后者又称严重甲型 H1N1 流感(severe influenza)。我国卫生部《甲型 H1N1 流感诊疗方案第三版》则将其分为普通病例、重症病例和危重病例 3 类。为叙述方便，本文采用我国卫生部的分类。

1. 普通病例 儿童和成人类似，通常表现为流感样症状，包括发热、咽痛、流涕、鼻塞、咳嗽、咯痰、头痛、全身酸痛、乏力。部分病例出现呕吐和(或)腹泻。少数病例仅有轻微的上呼吸道症状，无发热。体征主要包括咽部充血和扁桃体肿大。

不同症状的出现频率有所不同。Koliou 等报告 45 例塞浦路斯儿童的不同症状发生率为：发热(98%)、咳嗽(96%)、流涕(79%)、呕吐(21%)、腹泻(18%)、结膜炎(7%)；其中 35 例年龄大于 5 岁的患者中，73%诉咽痛，68%诉疲乏不适，57%诉头痛，24%诉关节痛。英国的报告与此相近。

若无并发症，体温多在 3 日内开始下降，上述症状多在 7～8 日内缓解。

2. 重症病例 尽管多数患儿病情轻微，甚至未经治疗也多在 1 周内痊愈。但少数患儿病情可逐渐或迅速进展，出现肺炎等合并症，甚至导致死亡。

出现以下情况之一者为重症病例。

(1) 持续高热>3 日。

(2) 剧烈咳嗽，咯脓痰或血痰，或胸痛。

(3) 呼吸频率快，呼吸困难，口唇发绀。

(4) 神志改变：反应迟钝、嗜睡、躁动、惊厥等。

(5) 严重呕吐、腹泻，出现脱水表现。

(6) 影像学检查有肺炎征象。

(7) 肌酸激酶(CK)、肌酸激酶同工酶(CK-MB)等心肌酶水平迅速增高。

(8) 原有基础疾病明显加重。

3. 危重病例 出现以下情况之一者为危重病例。

(1) 呼吸衰竭。

(2) 感染中毒性休克。

(3) 多脏器功能不全。

(4) 出现其他需进行监护治疗的严重临床情况。

(三) 发展为重症或危重症的高危因素

WHO《人类感染 H1N1 临床指南·2009 修订版》和我国卫生部《甲型 H1N1 流感诊疗方案(2009 年第三版)》均指出,下列因素为发生重症或危重症的危险因素。

(1) 妊娠期妇女。

(2) 伴有以下疾病或状况者:慢性呼吸系统疾病、心血管系统疾病(高血压除外)、肾病、肝病、血液系统疾病、神经系统及神经肌肉疾病、代谢及内分泌系统疾病、免疫功能抑制(包括应用免疫抑制剂或 HIV 感染等致免疫功能低下)、19 岁以下长期服用阿司匹林者。

(3) 肥胖(体重指数≥40 危险度高,体重指数为 30～39 可能是高危因素)。

(4) 年龄<5 岁(<2 岁更易发生严重并发症)。

(5) 年龄≥65 岁。

儿童重症或危重症患者 1/2～2/3 有上述危险因素,不同作者报道的种类大致相似,但所占比例有所不同,包括神经系统发育异常、慢性肺部疾病、哮喘、先天性心脏病、免疫抑制状态、代谢和内分泌疾病、血液系统肿瘤化疗后骨髓抑制状态、合并细菌感染及接受奥司他韦(oseltamivir)治疗晚期等。大约 1/3 的重症或危重症患者无上述危险因素。

(四) 诊断及鉴别诊断

1. 诊断 在甲型 H1N1 流感流行区域,可根据流感样症状,结合流行病学资料作出临床诊断。实验室检查对新发生的暴发流行和不典型病例的诊断有重要作用。逆转录聚合酶链反应(reverse transcriptase polymerase chain reaction, RT-PCR)可及时准确地发现病毒核酸,是确诊的准确方法。需注意的是不可因等待确诊而延误了抗病毒治疗。

2. 鉴别诊断 人感染甲型 H1N1 流感应与季节性流感、禽流感、上呼吸道感染、肺炎、严重急性呼吸综合征(SARS)、传染性单核细胞增多症、巨细胞病毒感染、军团菌肺炎、衣原体肺炎、支原体肺炎等鉴别。根据流行病学史、临床表现和病原学检测结果进行鉴别。

(五) 辅助检查

1. 实验室检查

(1) 血常规:白细胞总数一般不高或降低。

(2) 病原学检查

1) 病毒核酸检测:以 RT-PCR(最好采用 real-time RT-PCR)法检测呼吸道标本(咽拭子、口腔含漱液、鼻咽或气管抽取物、痰)中的甲型 H1N1 流感病毒核酸,结果可呈阳性。

2) 病毒分离:呼吸道标本中可分离出甲型 H1N1 流感病毒。合并病毒性肺炎时肺组织中亦可分离出该病毒。

(3) 血清学检查:动态检测血清甲型 H1N1 流感病毒特异性中和抗体水平呈 4 倍或 4 倍以上升高。

2. 影像学检查 可根据病情行胸部影像学等检查。合并肺炎时肺内可见斑片状炎性浸润影。合并中枢神经系统受累的患者可行头颅 CT 或 MRI 检查。

二、一般治疗

(一) 普通病例的治疗

多数甲型 H1N1 流感是轻型自限性的。对于临床症状较轻且无合并症、病情趋于自限的甲型 H1N1 流感病例,无需积极应用神经氨酸酶抑制剂。可根据临床情况予相应的支持治疗,包括休息、多饮水、高热时予退热药物、纠正脱水等。退热药可选用对乙酰氨基酚或布洛芬,乙酰水杨酸或含乙酰水杨酸的制剂因有诱发瑞氏综合征的风险,18 岁以下患者应避免应用。

(二) 重症和危重症的治疗

应采取早期抗病毒、控制细菌感染、早期呼吸支持、调节机体免疫功能、积极抗休克、保护重要脏器、维持内环境稳定等综合治疗措施。

1. 抗病毒治疗 甲型 H1N1 流感病毒目前对神经氨酸酶抑制剂奥司他韦、扎那米韦(zanamivir)敏感,对金刚烷胺和金刚乙胺耐药。

确诊的儿童甲型 H1N1 感染危重和疑似病例,发病时即病情严重、发病后病情呈恶化趋势、感染甲型 H1N1 流感的高危人群,均需尽早给予口服奥司他韦进行抗病毒治疗,无须等待病毒核酸检查结果。开始给药时间应尽可能在发病 48 h 内(以 36 h 内最佳),可以明显缩短患儿病毒阳性时间,降低死亡率。奥司他韦耐药报道在各地均有出现,主要见于预防性用药和长疗程用药的患儿中。对奥司他韦耐药的甲型 H1N1 病毒感染,5 岁以上患儿可用扎那米韦。奥司他韦和扎那米韦的剂量和疗程见表 30-1。

表 30-1 奥司他韦和扎那米韦的剂量和疗程

药物名称	年龄/体重	剂量和疗程
奥司他韦	0～1 个月	2 mg/kg,每日 2 次,口服,5 日
	1～3 个月	2.5 mg/kg,每日 2 次,口服,5 日
	3～12 个月	3 mg/kg,每日 2 次,口服,5 日
	2～12 岁	
	≤15 kg	30 mg,每日 2 次,口服,5 日
	15～23 kg	45 mg,每日 2 次,口服,5 日
	24～40 kg	60 mg,每日 2 次,口服,5 日
	>40 kg	75 mg,每日 2 次,口服,5 日
	>13 岁	75 mg,每日 2 次,口服,5 日
扎那米韦	>5 岁	每次 5 mg,每日 2 次,吸入,5 日

奥司他韦总体上安全有效,副作用主要出现在消化道,约 15%患儿服后出现呕吐,少数出现腹痛、鼻出血、关节炎等,有严重肾功能衰竭的患儿不推荐使用。

2. 抗生素的使用 合并细菌感染是引起重症、危重症和导致死亡的重要原因,及早使用有效抗生素显得尤为重要。抗生素的使用应采取降阶梯治疗,初期根据本地近期感染细菌的情况,选择强有力的抗生素联用方法进行经验性治疗,病原明确后根据药敏结果可以选择单用敏感的抗生素,病原体不能明确者则应在病情好转后经验性降低抗生素的等级。据目前文献的报道,感染的细菌主要为肺炎链球菌、金黄色葡萄球菌等革兰阳性球菌,流感嗜血杆菌等革兰阴性菌少见,故选择抗生素时应主要针对此类细菌,同时兼顾较为少见的革兰阴性细菌。

3. 调节机体免疫功能，抑制过度炎症反应 重症和危重症患儿常有严重的全身炎症反应综合征，容易并发 ALI 或 ARDS。丙种球蛋白、糖皮质激素可调节机体免疫功能，抑制机体过度的炎症反应，减轻症状，加快病情恢复。Quispe-Laime 等应用中、小剂量糖皮质激素于 2009 年甲型 H1N1 流感的危重症患者，可使 MODS 相关评分及肺功能得到显著改善，住院时间显著缩短，康复者血清中含较多的中和性抗体。既往研究表明糖皮质激素可降低流感患者的病死率，但目前尚未见应用于甲型 H1N1 流感的报道。

4. 抗休克 休克是危重症死亡的第二大原因。对重症患者应严密监护，及早发现休克并积极治疗。抗休克措施包括容量复苏、血管活性药物的使用、保护重要脏器功能、维持内环境稳定等。

5. 其他治疗 有惊厥者积极控制惊厥；并发脑病或脑炎有颅内压增高者应积极降低颅内压；肾功能衰竭者可行持续血液净化。注意维持内环境稳定，纠正水、电解质和酸碱平衡紊乱，保证热量和营养素供给，促进康复。

（三）氧气吸入

甲型 H1N1 流感重症和危重症的主要表现是肺炎，并发症是 ALI 或 ARDS 所致的呼吸衰竭。应根据患儿缺氧和呼吸困难的严重程度，采取适当方式的氧疗，缓解缺氧，是提高抢救成功率的关键。面罩或鼻导管吸氧仅用于轻度缺氧患儿。当缺氧不能缓解时，应及早机械通气。

三、机械通气

肺炎和 ALI、ARDS 是 2009 甲型 H1N1 流感重症患者最常见的并发症，严重呼吸衰竭是其主要死亡原因，部分患者还可出现多脏器功能不全综合征(MODS)。因此，机械通气是甲型 H1N1 流感重危患者的重要治疗手段。机械通气的方式有多种选择，无论采用何种通气方式，尽快纠正缺氧、恢复呼吸功能以减少由严重缺氧引起的细胞损伤尤其是脑损伤是其主要治疗目标。从北京儿童医院 PICU 对重型或危重型甲型 H1N1 流感的诊治经验可以看出，早期识别重症，及时机械通气治疗，可避免缺氧对机体二次打击所引起的 MODS，有助于缩短机械通气时间，提高危重患儿的抢救成功率。

（一）无创正压通气(NPPV)

重症甲型 H1N1 流感患儿一旦出现呼吸困难和缺氧表现，可立即予无创呼吸支持。通气参数根据患儿的临床表现、胸片等具体情况调节。由于该病患者以低氧血症为主要矛盾，因此常需较高的正压和吸入氧浓度(FiO_2)，初始压力多在 4 cmH_2O 以上，由低到高逐步调节，使经皮氧饱和度($TcSO_2$)维持在 90%以上，但应避免长时间吸高浓度氧。如使用 CPAP 后患儿呼吸困难、呼吸频率、心率、血压、$TcSO_2$、血气指标、动脉氧分压/吸入氧浓度(PaO_2/FiO_2，P/F 值)等无改善甚至恶化时，应及时改用有创呼吸支持。

需要注意的是，由于正压可导致气溶胶微粒弥散，NPPV 可使微粒的扩散直径超过 0.5 m，因此 NPPV 在 SARS 治疗期间被视为医务人员遭受感染的危险因素之一，故在使用无创正压通气治疗甲型 H1N1 流感时也可能出现该问题。因此，使用 NPPV 时医务人员必须严格遵循隔离措施。此外，临床医师可能会因 NPPV 的使用而延误气管插管时机，致使病情恶化。

（二）有创机械通气

部分重症甲型 H1N1 流感患儿的肺部病变进展迅猛，胸片可在短时间内进展为“白肺”。甲型 H1N1 流感死亡病例的肺部病理改变为：细支气管壁坏死，肺泡隔水肿增厚，Ⅱ型肺泡细胞增生，中性粒细胞浸润，弥漫性肺泡损害、透明膜形成，血管腔内纤维蛋白血栓形成等。因此及时诊断、及时判定病情的危重程度并及早气管插管有创机械通气，可对患儿的预后起决定性作用。

澳大利亚和新西兰 ICU 联合报道，入住 ICU 的甲型 H1N1 流感患者中，约 65%需要有创机械通气，且呼吸机平均使用时间为 8 日。由于重症患者短期即进展为严重缺氧和 ARDS，加之其病理改变特点，几乎所有的患者上呼吸机初期都需要高浓度氧、高 PEEP 和高平台压。

1. **气管插管指征** 一般情况下，若 $FiO_2 \geqslant 60\%$，而 PaO_2 仍 <60 mmHg 或 $TcSO_2 < 90\%$，应立即气管插管行有创机械通气。此外，胸片也是重要的参考依据，广泛的间实质浸润并伴有明显呼吸困难时，应尽早气管插管。

2. **机械通气模式选择** 常频呼吸机仍是目前我国儿科治疗 ALI 和 ARDS 的常用呼吸机。常用的通气模式为压力控制(PC)、压力调节容量控制(PRVC)等。

3. **机械通气初调参数** 初始条件通常较高，$PEEP \geqslant 8\ cmH_2O$，$PIP \geqslant 30\ cmH_2O$，潮气量(V_T)$\geqslant$8 ml/kg，$FiO_2 \geqslant 60\%$，呼吸频率与年龄段相匹配。呼吸机的具体条件必须依据患儿的呼吸困难情况、血气分析指标、氧合指数、胸片等情况随时调节，以实现较理想的氧合（$P/F > 200$ mmHg 或 PaO_2 为 60～80 cmH_2O，$TcSO_2 > 90\%$），可同时存在允许性低 pH 和高碳酸血症。

由于肺顺应性降低和高通气压力，呼吸机相关肺损伤是常见的并发症，包括气压伤、氧中毒等。因此，在气管插管机械通气期间，应注意肺保护性通气策略，维持 V_T 在尽可能低的水平。关于潮气量大小对 ARDS 预后的影响也有争议，有人认为小潮气量、高 PEEP 可改善小儿 ALI 或 ARDS 预后，但也可见到大、中潮气量通气降低死亡率的报道。

有关“最佳 PEEP”的设定长期以来一直饱受争议，但对氧浓度需求高的患儿适当增加 PEEP 有助于改善氧合已得到公认。为改善氧合而应用较高的 PEEP 对肺泡复张十分必要，实验室和临床均有证据显示高水平的 PEEP 可以防止肺泡反复膨胀和塌陷，有利于减少“生物创伤”(即减少促炎细胞因子的释放)。然而，高 PEEP 可能增加气压伤的发生，并使胸内压增高而阻碍静脉回流、影响心排血量和氧输送。Villar 等报道，与传统机械通气相比，改良小潮气量通气策略(包括压力控制通气、高 PEEP 和间歇性肺泡复张)可改善预后，促进氧合，减少器官功能不全的发生，缩短 ICU 住院时间，提高存活率。

（三）其他机械通气策略

对于部分肺部病变较严重的患儿，常频通气模式并不能改善其缺氧状态，这时可考虑使用间歇性俯卧位通气。此外，NO 吸入、高频振荡通气(HFOV)、体外膜肺(ECMO)等也是重要的治疗手段。但是上述方法在治疗甲型 H1N1 流感呼吸衰竭患者中的疗效目前尚缺乏系统评价。

1. **俯卧位通气** 可能是应用最广泛的措施之一。有资料显示急性肺损伤发病后的数日中，患者由仰卧位改为俯卧位有利于改善氧合、患者耐受较好。我们在临床工作中也发现，间歇俯卧位通气可在一定程度上改善重症甲型 H1N1 患儿的低氧合状态，有利于降低过高的吸入氧浓度。注意俯卧位通气过程中需防范意外脱管。

2. 高频通气 与常频通气相比，HFOV可提供更高的平均气道压以改善氧合，因此在治疗小儿ARDS方面的应用日益增多。作者所在医院的体会是，对于那些肺部病变重、氧合差、常频通气条件较高和（或）有气漏存在的重型甲型H1N1流感患儿可尽早使用HFOV。但值得注意的是，由于HFOV的烟雾化作用强，可能潜在地加大流感患者呼吸道分泌物的传染性。因此做好病房的消毒隔离及医务人员的个人防护十分重要。

3. 体外膜肺 在过去的20年，国外应用ECMO治疗ARDS较多，有文献报道ECMO治疗小儿ALI或ARDS的存活率＞50％。由于经济因素的制约，国内儿科开展ECMO治疗相对较晚，近年国内已有多家医院将该技术用于临床，包括儿童患者。国外有报道甲型H1N1流感患者中，约12％的有创通气患者需进行ECMO治疗。目前国内已有数家医院将ECMO治疗用于甲型H1N1流感重危患者。由于ECMO治疗具有有创、昂贵、需要抗凝而增加出血危险等并发症的特点，因此仅适用于常规治疗失败的患者。

须注意，适宜的镇静、镇痛是小儿机械通气顺利进行的重要保障之一。常用镇静、镇痛药物包括咪哒唑仑、吗啡（严重脑水肿时慎用）等。由于异丙酚可能导致致死性异丙酚注射综合征如横纹肌溶解、代谢性酸中毒、多脏器功能衰竭等，因此儿童慎用。理想的镇静、镇痛状态应该是患儿安静且无痛苦，人机合拍，可唤醒，腱反射存在。如已给予足量的镇静、镇痛剂后仍有人机对抗，可适当予肌肉松弛剂，如维库罗宁（万可松）等。成人ALI患者长期使用肌肉松弛剂可能导致无力和严重肌病，针对儿童的相关研究目前较少，临床应慎用该类药物，用药前提是足量使用镇静、镇痛药物后患儿仍烦躁或人机对抗明显。

（陶建平）

第三节 麻 疹

麻疹是由麻疹病毒引起的小儿常见的急性呼吸道传染病，临床主要表现为发热、Koplik斑、皮疹，易并发肺炎、喉炎、中枢神经系统疾病、结核病恶化等。我国自1965年使用自制麻疹减毒活疫苗后，麻疹的发病率和死亡率均显著降低。但近年来麻疹的发病率又有所增加，局部出现小范围流行。目前全球每年麻疹病例约4 500万，每年有近百万人死于麻疹，大多因麻疹合并重症肺炎、呼吸衰竭及ARDS所致。

一、临床特征

（一）麻疹病原学特征

麻疹病毒属于RNA病毒，分类上属于副黏液病毒科麻疹病毒属。麻疹病毒颗粒呈多形性球形结构，直径为100～250 nm。麻疹病毒含6种结构蛋白质，其中有3种与病毒的RNA结合在一起，它们分别为核蛋白（N）、聚合酶蛋白（P）和大蛋白（L）。另外3

种与病毒的囊膜相关，包括M蛋白、H蛋白和F蛋白。麻疹病毒感染的细胞特征是含有核内包涵体的多核融合巨细胞。

麻疹病毒对消毒剂、日光、酸、热均敏感。病毒在室温下大多只能存活36 h，加热56 ℃ 15～30 min即可灭活，但在低温下能长期存活，在－70 ℃可存活5年以上，冰冻干燥可保存20年。

（二）流行病学特征

1. 传染源 麻疹的传染性极强，麻疹患者是本病唯一的传染源，从潜伏期末到出疹后5日之内，患者的结膜和呼吸道分泌物及尿和血液均有麻疹病毒。

2. 传播途径 麻疹主要经呼吸道传播，患者咳嗽、讲话、打喷嚏时，病毒可借飞沫散布到周围空气中，经鼻咽部或眼结合膜侵入易感者，密切接触者也可通过手的污染而传播。本病的传染期一般为潜伏期末到出疹后5日之内，患者若并发肺炎，传染性可延长至出疹后10日。

3. 易感人群 未患过麻疹或未接受过麻疹疫苗者均为易感者。凡接种过疫苗的个体患本病的可能性很小。初生儿大多数由母体经胎盘获得被动免疫，但这种免疫只持续4～6个月。2岁以下及成人患麻疹后病死率高。

4. 流行情况 麻疹一般呈地区性流行。麻疹在城区和近郊区的发病率较高，在农村地区则较低。发病季节以冬、春为多，但一年四季均可发病。男女之间无差别。患病后可获得持久免疫力，很少第二次发病。

（三）发病机制

麻疹病毒侵入鼻咽或眼黏膜上皮细胞，引起上皮细胞感染和病毒繁殖，并由淋巴扩散至局部淋巴组织，进入血液循环从而形成初次病毒血症。再经血液循环到达全身网状内皮系统并在该处繁殖，引起第二次大量病毒血症，造成皮肤、呼吸道和其他脏器的功能损害。麻疹病毒还直接刺激T淋巴细胞，使之大量繁殖，成为致敏淋巴细胞。当其与病毒抗原接触时，释放淋巴活性因子，引起病变处单核细胞浸润、炎症反应，甚至组织细胞坏死。这种受病毒致敏的淋巴细胞主要具有致胚细胞样转变及产生细胞毒作用，使受病毒感染的细胞增大、融合，形成多核巨细胞，并使细胞发生中毒病变。

细胞免疫反应在麻疹发病机制中起重要作用。麻疹感染的恢复过程与血液、分泌型抗体的增高、干扰素的出现及细胞免疫的增强都有关系，而其中最重要的是细胞免疫。细胞免疫缺陷或低下者（如白血病、肿瘤、应用免疫抑制剂及先天免疫缺陷等）不能将病毒消除，故易患重症迁延型麻疹而致死，即使注射大量被动免疫抗体也无作用；另一方面患丙种球蛋白缺乏者若患麻疹，都可恢复，提示抗体对麻疹并不重要，但特异性抗体对防止麻疹感染却有肯定的效果。

（四）病理生理

麻疹的病理改变累及多个系统，在淋巴结、扁桃体、呼吸道、肠道等处可见多核巨细胞，也称为Warthin－Finkeldey巨细胞，其大小不一，内含数十至百余个核，核内外均有嗜酸性包涵体，以胞浆内为多，电镜下包涵体内有排列整齐的病毒核壳体。另外一种称为上皮巨细胞，主要存在于呼吸道上皮，引起呼吸道病变，使黏膜出现肿胀、充血、淋巴细胞浸润。可找到上皮多核巨细胞，管腔内充满炎性渗出物。肺呈间质性肺炎，肺泡壁细胞增生、浸润、水肿，出现多核巨细胞等，重者可形成麻疹巨细胞肺炎。继发细菌感染则成支气管肺炎。颊黏膜下层的微小分泌腺发炎，其病变区内有浆液渗出及内皮细胞增殖形成Kopilk斑。真皮毛细血管内皮细胞增生、血浆渗出、红细胞相对增多形成麻疹淡红色斑丘疹。疹退后，表皮细胞坏死、角化形成脱屑。并发脑炎可有水肿、充血、血管周围炎性浸润和脱髓鞘病变。此外，肝、心、肾可有细胞混浊肿胀及脂肪变性等改变。

(五) 临床表现

典型麻疹患者的病程分为潜伏期、前驱期、出疹期和恢复期。

1. 典型表现

(1) 潜伏期：大多数为6～18日，平均10日左右。

(2) 前驱期：一般3～4日。主要表现为不同程度的发热，同时有流涕、打喷嚏、咽部充血、咳嗽等卡他症状，还伴有流泪、畏光、结膜充血及眼睑水肿。部分病例还可有呕吐、腹泻、食欲低下、乏力、精神不振等。在出疹前1～2日，在颊黏膜处出现直径1.0 mm灰白色小点，外有红晕，即称麻疹黏膜斑(Kopilk斑)。可迅速增多并融合成片，累及整个颊黏膜。于出疹后1～2日消退，并留有红色小点。

(3) 出疹期：发病3～4日后，全身症状加重，体温可达40 ℃，出现意识障碍、抽搐、咳嗽加剧。皮疹首先出现在发际、耳后、颈后，并迅速向面颈部发展，逐渐蔓延至躯干和四肢。皮疹呈红色斑丘疹，继而变为暗红色，可融合成片，疹间皮肤正常。此期如合并肺炎，高热可持续数日不退，皮疹可密集出现，常伴有皮下或黏膜出血，肺部可有湿啰音，胸片可有肺纹理增多或不同程度的弥漫性改变。

(4) 恢复期：出疹后3～4日皮疹按出疹顺序逐步消退，并留有棕色色素沉着及脱屑。一般疹退后体温下降，中毒症状好转，病情逐步恢复。若体温不降，则提示可能有并发症。整个病程大约10日。

2. 非典型表现

(1) 轻型麻疹：多见于有一定免疫力的患儿，如近期接种过麻疹疫苗、丙种球蛋白、输注成人血或6个月以下婴幼儿。临床症状轻，无麻疹黏膜斑，皮疹少，无色素沉着及脱屑，病程短。

(2) 重型麻疹：多见于免疫功能低下或继发严重感染的患儿。全身中毒症状重，体温持续40 ℃以上，并出现抽搐、昏迷、密集皮疹，常有黏膜出血，继而可能出血DIC和(或)循环障碍等，此型病死率高。

(3) 无皮疹型麻疹：主要见于6个月以下婴儿、使用免疫抑制剂或近期注射丙种球蛋白等患儿。全身症状轻，病程中不出现皮疹，可有或无麻疹黏膜斑。诊断依赖流行病学及实验室检查血清中麻疹抗体滴度增高。

(4) 异形麻疹：多见于接种麻疹灭活疫苗或麻疹减毒活疫苗后再次感染麻疹者。接种疫苗到发病一般为数月至数年，临床表现为高热、头痛、肌痛、乏力、无麻疹黏膜斑。皮疹不典型，出疹顺序与正常相反，呈多形性，可伴有水肿，疹退后无色素沉着及脱屑。临床不多见，诊断困难。血清麻疹补体结合抗体和血凝抑制抗体可协助诊断。

(六) 并发症

1. 肺炎 是麻疹最常见的并发症，多见于5岁以下幼儿。麻疹病毒本身可引起巨细胞肺炎，多随其他症状消退而消散。继发性细菌性肺炎常见于免疫功能缺陷的患儿，常为金黄色葡萄球菌、肺炎链球菌等感染。临床表现出疹轻，而肺炎的症状和体征重，持续高热不退，精神萎靡或烦躁不安，拒食，咳喘，出现气促、鼻翼扇动、吸气性三凹征、发绀、肺部细湿啰音等。随着病情的加重，易并发脓胸和脓气胸。还可引起心功能不全、中毒性肠麻痹、中毒性脑病等重症肺炎的表现，如病情进一步加重，易合并 ARDS，继发肝、肾等器官受累，最终导致全身多脏器功能衰竭。重症肺炎合并并发症为麻疹患者死亡的主要原因。

2. **喉炎** 麻疹患儿常有轻度喉炎症状，表现为声嘶，一般随皮疹消退、体温下降而消失。如继发细菌感染或其他病毒感染，则表现为重症喉炎，可出现缺氧、青紫、吸气性呼吸困难等喉梗阻征象。如不及时进行气管插管或气管切开术，易窒息而死。

3. **心肌炎** 麻疹并发心肌炎并非少见，轻者仅有心音低钝、心率增快、一过性心电图改变。如患儿合并重症肺炎，可出现心功能不全，甚至出现心源性休克。

4. **脑炎** 麻疹脑炎的发病率约为 1/2 000，多发生在出疹后 1 周内，也可在出疹后数周内发病。临床表现发热、呕吐、嗜睡、抽搐和昏迷。脑脊液中细胞数 0 到数百个，以淋巴细胞为主，蛋白质轻度增高，糖正常。脑电图常有异常。病情大多危重，可出现严重的后遗症或死亡。麻疹并发脑炎多因对髓鞘蛋白产生变态反应造成(感染后脑炎)，而不是病毒感染脑组织所致。极少数患儿在发病数年后会出现亚急性硬化性全脑炎(SSPE)，多见于男孩，主要为患过麻疹的年长儿。发病后先有数月的进行性痴呆，脑炎进行性恶化，出现肌阵挛、智力异常、语言不清或局部强直性瘫痪，病情进展可出现昏迷，去大脑强直，死亡。病程一般在 6～12 个月。

5. **结核病恶化** 麻疹发病后患儿的免疫反应受到暂时抑制，可使原有潜伏的结核病灶变为活动引起播散导致粟粒性肺结核或结核性脑膜炎。

6. **其他** 喂养不当、慢性腹泻、呕吐等可引起营养不良和维生素缺乏，多为维生素 A 缺乏。其他还可引起中耳炎、肝炎、阑尾炎等。

(七) 实验室检查

1. **一般检查** 外周血白细胞总数减少，淋巴细胞相对增多。若白细胞计数增多，尤以中性粒细胞增多，提示继发细菌感染。

2. **血清学检查**

(1) 抗体检测：ELISA 测定血清特异性 IgM 和 IgG 抗体，敏感性和特异性均好。但 IgM 的阳性率与取血时间有关，一般认为，在患者出疹后 3～4 周内取血，麻疹特异性 IgM 的阳性率达 97%，而在出疹后 3 日内取血，其阳性率只有 77%或更低。

(2) 抗原检测：用免疫荧光方法检测鼻咽部脱落细胞内的麻疹病毒抗原是一种早期快速的诊断方法。

3. **病毒分离** 病毒分离要在发病早期进行，有报道皮疹出现后 32 h 就很难从血液及鼻咽洗液中分离到病毒。

(八) 影像学检查

麻疹无肺炎者 X 线表现为两肺野清晰或纹理增强。有肺炎表现者，早期肺纹理增强，透亮度减低，以后两肺可出现大小不等的点状或小片絮状影，或融合成片状影，有肺气肿、肺不张表现。并发脓胸和脓气胸或肺大疱者则有相应的 X 线改变。麻疹患儿气胸的发生率为 0.5%～2.4%，若并发 ARDS 者，两肺呈普遍性透亮度减低，可见弥漫性均匀一致的细颗粒网状影，可见支气管充气征，重者整个呈“白肺”。

图 30－1 是作者所在医院一麻疹肺炎患儿的影像学资料。患儿是一名 8 个月的婴儿，因麻疹肺炎、呼吸衰竭转我院 PICU 治疗。

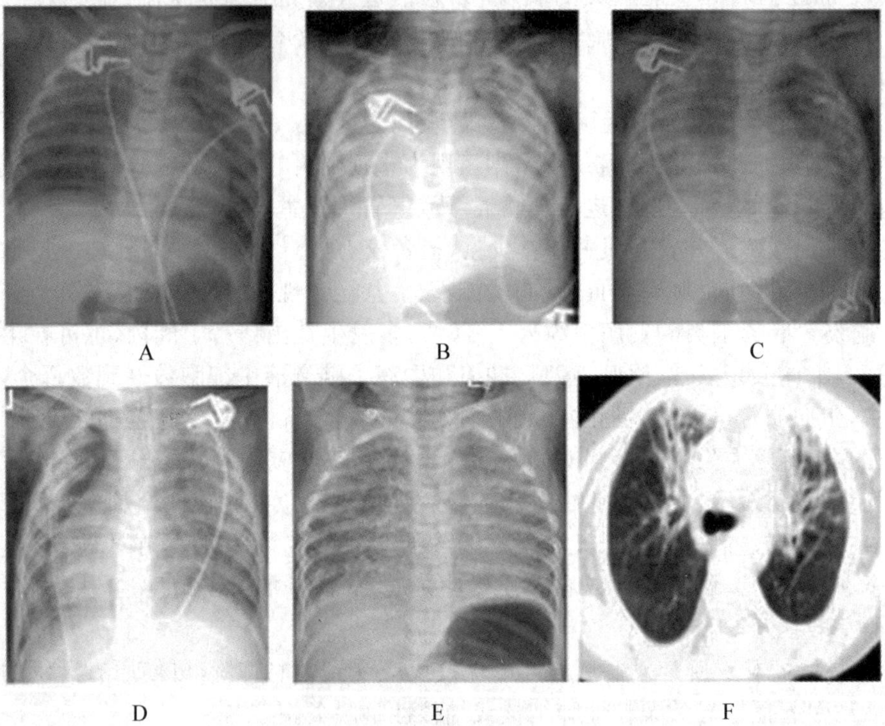

图 30－1　患儿，男，8 个月，重型麻疹合并肺炎、ARDS

A. 第 1 日胸片(外院)，两肺纹理增多、增粗，右肺可见小片絮状影。B. 第 8 日胸片，两肺呈透亮度减低，呈“白肺”，两侧颈部及胸部可见大量片状影，左侧胸腔可见负压引流管。C. 第 11 日胸片，两肺弥漫性絮状影，肺透亮度低可见支气管充气征。D. 第 15 日胸片，两肺弥漫性絮状影，肺透亮度低，左侧腋下及胸壁可见透亮影。E. 第 28 日胸片，已撤呼吸机，两肺可见多发网格状、片絮状致密影，内中带明显。F. 第 35 日胸部 CT 检查，两肺透亮度不均匀，两肺纹理增粗、紊乱，可见小片絮状影、絮状密度增高影，部分支气管壁增粗

(九) 诊断与鉴别诊断

根据典型的临床表现，如有麻疹接触史、呼吸道卡他症状、Kopilk 斑、出疹与发热的关系、疹退后有棕色色素沉着及脱屑等特点，可诊断之。在前驱期鼻咽分泌物找到多核巨细胞及尿中检测到包涵体细胞有助早期诊断。在出疹 1～2 日用 ELISA 法检测出麻疹抗体可确诊。

需鉴别诊断的疾病包括幼儿急疹、风疹、猩红热、药疹、川崎病、传染性单核细胞增多症等。

(十) 预防

预防麻疹的关键是提高易感人群的免疫力，主要措施是对易感者接种麻疹疫苗。

1. 控制传染源　早发现、早报告、早隔离、早治疗。一般隔离至出疹后 5 日，合并肺炎者延长至出疹后 10 日。接触麻疹的易感者应检疫观察 3 周，并予以被动免疫。

2. 切断传播途径　麻疹患者的衣物应在阳光下曝晒，曾住的房间应通风透气并需用紫外线照射，流行季节的易感儿尽量少去公共场所。

3. 保护易感人群

(1) 主动免疫:我国规定8个月后的婴儿应接种麻疹减毒活疫苗,7岁时加强1次。易感者在接触麻疹患者2日内若接种麻疹疫苗,仍有可能预防发病或减轻病情。

(2) 被动免疫:接触麻疹患者后5日内立即给予丙种球蛋白、胎盘球蛋白或成人血清可预防发病。如用量不足或接触麻疹患者后5~9日使用只能减轻症状,被动免疫仅能维持3~8周,8周后仍需主动免疫。

二、一般治疗

(一) 一般治疗

尽量单间隔离,保持室内空气流通,保持适当的温度和湿度,卧床休息,保护眼、鼻、口腔和耳的清洁。注意维持水、电解质平衡,补足水分。饮食应给予易消化、营养丰富的食物。同时补充维生素A,能减轻病情,降低并发症,促进疾病的恢复。

(二) 对症治疗

(1) 麻疹患儿前驱期、出疹期体温高,尤以出疹期,可持续40℃以上不退。对高热不退者,可给予退热药,但尽量少用或不用水杨酸类解热镇痛药。亦可物理降温如温水擦浴、酒精擦浴、冰枕、降温毯等。

(2) 伴咳嗽者,可用止咳化痰药,小儿中枢性镇咳药不建议使用。

(3) 喉炎患儿轻症者可予以口服糖皮质激素,重症者需糖皮质激素静滴及激素雾化吸入,尽量保持安静,必要时给予镇静。若出现喉梗阻,应及早进行气管插管或气管切开术。

(4) 继发细菌感染,则可给予敏感抗生素治疗。

(5) 并发症的治疗。心功能不全时予以强心、利尿,肝功能损害给予保肝治疗。脑炎有惊厥时给予止痉,同时降低颅内压。麻疹肺炎重症时需吸氧,如合并ARDS时需机械通气治疗。

(三) 抗病毒治疗

试验证明利巴韦林在体外对麻疹病毒有抑制作用,故给麻疹患儿使用利巴韦林有一定的疗效。

(四) 中医中药治疗

前驱期初热患儿可用辛凉透表的方剂,出疹期患儿应用清热解毒透疹的方剂,恢复期患儿用养阴清热或调理脾胃的方剂。

三、机械通气治疗

麻疹肺炎继发严重的细菌感染易合并重症肺炎、呼吸衰竭、ARDS,其发生率为1.82%,是麻疹死亡的主要原因。有报道,麻疹并发ARDS或肺实变的死亡率在50%或更高。

(一) 机械通气的指征

(1) 呼吸急促、三凹征明显,胸片提示大片实变影,SaO_2 持续低于85%大于30 min。

(2) 血气分析示 $PaO_2 \leqslant 60$ mmHg,伴或不伴 $PaCO_2 > 50$ mmHg。

(3) 伴深度昏迷，呼吸节律不稳者。

(二) 机械通气的模式及参数选择

1. 建立人工气道 患儿一般采用经鼻气管插管，也可采用经口气管插管。我们的经验是经鼻气管插管较经口易于固定，不易脱管。

2. 通气模式的选择 多数采用 A/C 模式，优选通气模式为 PCV 模式。较大儿童可选择 VCV。

3. 通气参数的调节 目前均按照肺保护性通气策略来调节呼吸机的参数。

(1) 潮气量：应用小潮气量，一般设置为 6～8 ml/kg，确保小潮气量是我们救治麻疹合并重症肺炎、呼吸衰竭的经验，可使用允许性高碳酸血症，只要需要，可调节潮气量达 3～4 ml/kg。对特别严重的患儿，只要维持 PaO_2＞55 mmHg 即可。

(2) FiO_2：对深度昏迷患儿，可应用较高的 FiO_2(60%～100%)。但连续应用 FiO_2＞60% 者不宜超过 24 h，FiO_2＞80% 者不宜超过 12 h，FiO_2＞100% 者不宜超过 4～6 h。注意尽量避免氧浓度为 100%，哪怕调 95%～99%亦可，注意不要追求过高的氧分压。

(3) 压力参数：在设置合适 PEEP 的前提下，PIP 以获得所能承受的最小潮气量为准。一般为 15～30 cmH_2O，注意最高时可超过 30 cmH_2O，最低时亦可低于 15 cmH_2O。在深度昏迷无肺部病变患儿，压力尽量低，可低至 8～10 cmH_2O。PEEP 的主要机制是扩张陷闭的肺泡，改善肺泡和肺间质水肿，保持功能残气量和增加肺顺应性等。PEEP 的调节范围为 6～20 cmH_2O。PEEP 的调节依据相应的吸入 FiO_2(参见表 27-3)。

(4) 呼吸频率：根据年龄新生儿一般设为 40 次/min，婴儿 30 次/min，幼儿 24 次/min，年长儿 20 次/min，成人 14～20 次/min。

(三) 其他

参见本书“ARDS”章节。

(肖　岳)

第四节　人 禽 流 感

人禽流感也称人禽流行性感冒，是由禽甲型流感病毒某些亚型中的一些毒株引起的急性呼吸道传染病。早在 1981 年，美国即有禽流感病毒 H7N7 感染人类引起结膜炎的报道。1997 年，我国香港发生 H5N1 型人禽流感，导致 6 人死亡，之后在 30 多个国家相继发生，死亡率高达 30%～70%。2005 年我国内地出现人禽流感病例和死亡病例，引起了世界范围内的广泛关注。

一、临床特征

(一) 流行病学

1. 传染源 禽流感病毒广泛存在于许多家禽、野禽中，而迁徙的水禽特别是野鸭，排出禽流感病毒的机会最多，禽流感病毒也见于人、马、猪等哺乳动物。提示禽流感病毒有可能在一定程度上发生于不同的宿主，是发生变异和新亚型起源的重要条件。流感病毒感染宿主范围的界限并不十分严格，可在不同种属的动物之间传播。流感病毒根据其特异的不具交叉反应的核糖核蛋白的抗原不同可分为甲(A)、乙(B)、丙(C)3个抗原型，其中B型和C型流感病毒的危害程度较小，仅能对人致病。A型流感病毒宿主范围广泛，危害程度较大，具有多形性，呈球形者直径80～120 nm。病毒颗粒结构从外到内可分为双层类脂囊膜和球形蛋白质内壳共3层，有直径9～15 nm的螺旋对称核壳体，属正黏病毒科甲型流感病毒属，为单股负链RNA病毒，病毒在复制和转录过程中具有较高的变异性。依据其外膜血凝素(H)和神经氨酸酶(N)蛋白抗原性的不同，目前可分为16个H亚型(H1～H16)和9个N亚型(N1～N9)。禽甲型流感病毒除感染禽外，还可感染人、猪、马、水貂和海洋哺乳动物。到目前为止，已证实感染人的禽流感病毒亚型为H5N1、H9N2、H7N7、H7N2、H7N3等，其中感染H5N1禽流感病毒(H5N1AIV)的患者病情重，病死率高。

2. **传播途径**　禽流感是传染性强、潜伏期短、人类感染总死亡率高的传染病。禽流感病毒的致病性取决于宿主与病毒之间的关系。哺乳类动物感染A型流感病毒后，病毒粒子在呼吸道上皮细胞内增殖，临床表现以局部呼吸道症状为主。临床及病理变化与流感病毒的毒力有关，非致病力或低致病力的流感病毒只在局部黏膜上皮细胞内增殖，不表现或只表现轻微的临床症状；而高致病力毒株因能侵入机体各个组织器官，可出现严重的临床症状及病理变化。事实上，在受体特异性方面，人与禽的流感病毒间存在着明显差异，它们不易在相互宿主间直接传播。冬、春季多发，主要为接触传播，禽流感病毒H5N1亚型可通过病禽的分泌物、排泄物、受病毒污染的水源等直接感染密切接触者，其传播无需中间宿主。家禽接触了野生禽类的排泄物感染了禽流感病毒而发病。人类甲型流感(H5N1)感染，迄今为止的证据符合禽-人传播，即人类通过密切接触受H5N1病毒感染的家禽或家畜的粪便而传染。也可能存在环境-人传播，还有少数未得到证据支持的人-人传播。

3. **易感人群**　人群普遍易感，任何年龄均可患病，无性别差异。从事家禽养殖业者、在发病前1周内去过家禽饲养、销售及宰杀等场所者以及接触禽流感病毒感染材料的实验室工作人员为高危人群。免疫功能低下人群、儿童和老人感染后往往症状较重，病情发展较快，尤其是感染H5N1禽流感病毒。WHO指出，应特别注意保护儿童，在已发现的感染病例中，12岁以下儿童所占比例较高。1997年中国香港禽流感暴发时，在确诊的18例患者中，其中9例在10岁以下，占50%，且病情发展迅速，病情较重。2005年10月18日，湖南省儿童医院收治并成功救治了国内首例9岁的人禽流感患者，2006年1月9日一名仅6岁国内确诊年龄最小的患者救治成功。

4. **流行特征**　禽流感H5N1病毒株具有在人类中引起感染并导致严重疾病的特殊能力。与SARS相比，病情进展更快，病死率更高，易合并多器官损伤，严重病例常出现DIC，肝、肾、心肌等多脏器受损常见，而最常见且最严重的是呼吸衰竭。禽流感病毒对乙醚、氯仿、丙酮等有机溶剂均敏感。常用消毒剂容易将其灭活，如氧化剂、稀酸、卤素化合物(漂白粉和碘剂)等都能迅速破坏其活性。禽流感病毒对热比较敏感，但对低温抵抗力较强，65 ℃加热30 min或煮沸(100 ℃)2 min以上可灭活。病毒在较低温度粪便中可存活1周，在4 ℃水中可存活1个月，对酸性环境有一定抵抗力，在pH为4.0的条件下也具有一定的存活能力。在有甘油存在的情况下可保持活力1年以上。裸露的病毒在阳光直射下40～48 h即可灭活，如果用紫外线直接照射，可迅速破坏其活性。

（二）诊断

1. 临床表现 潜伏期一般为1～7日，通常为2～4日。不同亚型的禽流感病毒感染人类后可引起不同的临床症状。感染H9N2亚型的患者通常仅有轻微的上呼吸道感染症状，部分患者甚至没有任何症状；感染H7N7亚型的患者主要表现为结膜炎。重症患者一般均为H5N1亚型病毒感染，呈急性起病，早期表现类似普通型流感，主要表现为发热，体温大多持续在39℃以上，可伴有流涕、鼻塞、咳嗽、咽痛、头痛、肌肉酸痛和全身不适，部分患者可有恶心、腹痛、腹泻、稀水样便等消化道症状。重症病例高热不退，病情发展迅速，几乎所有患者都发生临床表现明显的肺炎，可出现急性肺损伤、ARDS、肺出血、胸腔积液、全血细胞减少、多脏器功能衰竭、休克及瑞氏综合征等多种并发症，可继发细菌感染而发生败血症。儿童禽流感患者病情恶化较成年人进展更快，易发生气胸和继发感染。患儿于发病后5日左右发生呼吸困难，呼吸窘迫、呼吸急促和吸气期湿啰音是常见表现，痰量不等，有时为血性。影像学改变包括弥漫性、多灶性或斑片状渗出影，间质渗出物，节段性或叶性实变伴支气管空气征。患者多发生累及至少2个肺段的多灶性实变，病情进展为呼吸衰竭，与弥漫性、双侧性、毛玻璃样渗出及ARDS表现相关。从发病到ARDS的时间是6日左右，还可发生呼吸机相关肺炎、肺出血、气胸和没有菌血症证据的脓毒症综合征。在泰国年龄<15岁的患者中，病死率为89%，死亡时间平均为发病后9～10日，大多数患者死于进行性呼吸衰竭。

2. 实验室检查

（1）血常规与血生化检查：白细胞总数一般不高或降低。重症患者多有白细胞总数及淋巴细胞减少，并有血小板降低。氨基酸转移酶水平轻度或中度升高。患者还发生可能与皮质类固醇使用相关的明显高血糖，有的患者肌酐水平升高。

（2）影像学检查：H5N1亚型病毒感染者可出现肺部浸润，可表现为肺内片状影。重症患者肺内病变进展迅速，呈大片状毛玻璃样影及肺实变影像，病变后期为双肺弥漫性实变影，可合并胸腔积液。

（3）病理学检查：具有严重肺损伤伴弥漫性肺泡损害的组织病理学改变，包括弥漫性肺泡损伤、间质纤维化、肺泡腔充盈纤维蛋白性渗出物和红细胞、透明膜形成、血管充血、肺间质区有淋巴细胞浸润和反应性纤维母细胞增生，为典型的病毒性间质性炎性改变。全身各器官的病理改变为一种巨噬细胞广泛吞噬红细胞、白细胞、血小板的现象，称为反应性嗜血细胞综合征。这些发现提示禽流感病毒感染与人流感病毒感染可能有不同的发病机制。

（4）病原学检查：取患者呼吸道标本采用免疫荧光法（或酶联免疫法）检测甲型流感病毒核蛋白抗原（NP）或基质蛋白（M1）、禽流感病毒H亚型抗原。还可用RT-PCR法检测禽流感病毒亚型特异性H抗原基因。从患者呼吸道标本中（如鼻咽分泌物、口腔含漱液、气管吸出物或呼吸道上皮细胞）分离禽流感病毒。发病初期和恢复期双份血清禽流感病毒亚型毒株抗体滴度4倍或以上升高，有助于回顾性诊断。

3. 诊断标准

（1）流行病学接触史：发病前1周内曾到过疫区，有病死禽接触史，与被感染的禽或其分泌物、排泄物等有密切接触，与禽流感患者有密切接触，在实验室从事有关禽流感病毒的研究。

(2) 临床特征：一般血白细胞计数减少，淋巴细胞相对升高，血小板正常；血清禽流感病毒特异性抗体阳性，呼吸道分泌物可分离出禽流感病毒；采用甲型流感病毒和 H5 亚型特异性单克隆抗体直接免疫荧光法、酶联免疫法检测呼吸道标本阳性者，应列为疑似病例。从呼吸道标本分离出 H5N1AIV，或血清微量中和试验检测 H5N1AIV 抗体阳性，或采用特异性血凝素基因反转录 PCR 检测呼吸道标本阳性则可确诊。

(3) 鉴别诊断：在流行病学史不详的情况下，根据临床表现、辅助检查和实验室检查结果，特别是从患者呼吸道分泌物或相关组织标本中分离出特定病毒，或采用其他方法，禽流感病毒亚型特异抗原或核酸检查阳性，或发病初期和恢复期双份血清禽流感病毒亚型毒株抗体滴度 4 倍或以上升高，可以诊断确诊病例。临床上应注意与流感、普通感冒、细菌性肺炎、SARS、传染性单核细胞增多症、巨细胞病毒感染、衣原体肺炎、支原体肺炎、军团菌病、肺炎型流行性出血热等疾病依靠病原学检查进行鉴别诊断。

二、一般治疗

(一) 治疗原则

1. 隔离、对症治疗 对疑似病例、临床诊断病例和确诊病例应隔离治疗，加强支持治疗和预防并发症，特别对儿童和老年患者更应重视。抗生素仅在明确或有充分证据提示继发细菌感染时使用，合理应用解热、缓解鼻黏膜充血、止咳祛痰等对症药物。儿童忌用阿司匹林及其他水杨酸制剂防止瑞氏综合征发生。

2. 抗病毒治疗 应在发病 48 h 内及早使用抗流感病毒药物，抗流感病毒药物有离子通道阻滞剂和神经氨酸酶抑制剂两类。奥司他韦对禽流感病毒 H5N1 和 H9N2 有抑制作用，一般成人剂量每日 150 mg，分两次服用。1～12 岁儿童剂量根据体重计算每次给药剂量，每日 2 次；15 kg 以内的儿童每次给药 30 mg；16～23 kg 的患儿每次给药45 mg；24～40 kg 的患儿每次给药 60 mg，40 kg 以上及 13 岁以上儿童剂量同成人。

3. 重症病例的救治 探索小剂量中疗程糖皮质激素为主的综合治疗十分必要，湖南省儿童医院成功救治的两例患儿采用小剂量甲基强的松龙[2 mg/(kg · d)]3～5 日改为强的松口服 1 mg/(kg · d)，并渐减量，经过 2～3 周治疗后，体温很快控制，肺部阴影吸收加快，改善了临床症状和预后。

(二) 呼吸支持

1. 人禽流感的急性肺损伤 重症病例由于炎症反应等一系列变化，导致急性肺损伤。早期患儿可出现通气过度、低碳酸血症和呼吸性碱中毒，PaO_2 仍可正常。随着病情恶化，胸片可见细小网状浸润和肺间质性积液，出现气促、呼吸困难、心率增快、恐惧感，伴有发绀、鼻翼扇动、刺激性咳嗽，咳出白色泡沫或红色泡沫痰或血痰，吸气时出现胸骨上窝、锁骨上窝、肋间隙及上腹部凹陷，呼气时有鼻喘音，局部有时呈哮鸣音或水泡音，吸氧及增加通气量后，缺氧状态不见好转；血气分析早期呈进行性低氧血症、低碳酸血症、呼吸性碱中毒，pH $>$ 7.45，$PaO_2 < 70$ mmHg，$PaCO_2 < 35$ mmHg，晚期 CO_2 不能排出而致 $PaCO_2$ 升高，肺功能残气量自平时 2.4 L 降至 1 L 以下；X 线显示双侧肺野初期为斑点状浸润，继而融合成片状，毛玻璃样改变波及两肺大部，晚期两肺密度增高实变，心缘不清称

"白肺",出现 ARDS。

ALI 的诊断条件包括:①急性起病。②$PaO_2/FiO_2 \leqslant 300$ mmHg。③正位胸片显示双肺有弥漫浸润影。④肺动脉楔压≤18 mmHg 或无左心房压力增高的临床证据。该标准的主要特点是 ALI 包括过去 ARDS 早期至终末期全部动态连续过程,并未将机械通气和 PEEP 水平纳入诊断标准,这样有利于早期诊断。参考上述标准,肺炎合并 ALI 应有以下条件:①急性肺炎。②病情迅速恶化,或一度好转后又明显加重。③正位胸片显示在肺炎的基础上,双肺出现弥漫浸润阴影。④$PaO_2/FiO_2 \leqslant 300$ mmHg。⑤除外左心衰竭,若将上述标准中的 PaO_2/FiO_2 值改为 200 mmHg,就成为 ARDS 的诊断条件。

2. 呼吸管理

(1) 支持疗法:目前支持疗法仍然是 ARDS 患者的主要治疗方法之一。其治疗目的在于缓解呼吸衰竭,为治疗原发病争取时间;治疗原发病为恢复有效的气体交换创造条件;两者兼顾,不可偏废。对 ICU 的患儿,必需严密监护呼吸频率。呼吸频率持续超过正常值,表明肺顺应性逐渐恶化,一系列动脉血气分析对判断早期肺功能障碍尤为重要。一旦诊断 ARDS,应及早用呼吸机作辅助呼吸治疗。

(2) 保持气道通畅:根据呼吸气促的程度决定氧疗方案,及时采用呼吸机无创正压通气,给予 CPAP,加强呼吸道管理,配合超声雾化,雾化后翻身拍背,促进排痰,严重者进行机械通气。

三、机械通气治疗

(一) 持续呼吸道正压通气(CPAP)

CPAP 不属于间歇正压通气,而是完全在自主呼吸的情况下给予呼气末正压。应用于重症早期缺氧患者。CPAP 时不解决通气问题,最重要的前提是通气功能必须良好。

(1) 利用呼吸机的 CPAP 装置进行氧疗,纠正严重的Ⅰ型呼吸衰竭发生的低氧血症,可通过双侧鼻塞与人体连接。应用 CPAP 提供了呼气末正压,防止了呼气末肺泡萎陷,改善了肺内分流,可纠正严重的低氧血症,在 RDS 中有良好的治疗效果。利用呼吸机的 CPAP 装置时,一定要保证足够的流量。定时限压持续气流型呼吸机应用 CPAP 时,流量大小的设置必须保证压力表指针在患儿吸气时不能负向运动。如指针在患儿吸气时向负向移动,说明流量太小。

(2) 停用呼吸机拔管前过渡阶段用 CPAP,如 FiO_2 为 60%时,$PaO_2 < 50$ mmHg,或 $P_{(A-a)}O_2 > 200$ mmHg,患儿表现肌张力低下,意识迟钝,即应经鼻或气管内插管作 CPAP 治疗,压力 4~6 cmH_2O 或更高,FiO_2 50%~60%。应用 CPAP 时压力表指针应稳定在固定的位置(反映 CPAP 值的位置),不随吸气移动,这一点非常重要。

(二) 机械通气策略

1. 肺保护性通气策略 应用较小潮气量(5~9 ml/kg),气道压力限制在 30 cmH_2O 以下,以避免大潮气量、高气道压(30~40 cmH_2O)引起的肺泡过度膨胀。对于通气参数中最重要的是限制气道峰压和进行小潮气量通气。

2. 最佳 PEEP 的选择 PEEP 能促使肺泡内液体向肺间质移行,改变肺内液体分布,从而改善肺内氧合。有研究将肺压力容积曲线与肺复张和动脉血氧提高进行了相关性分析,给予 PEEP 后胸内压增高,如果给予同样的潮气量可能会加重肺过度膨胀,导致死腔增大、肺泡毛细血管闭塞，以及血循环下降。对于 ARDS 等严重肺水肿患者，临床上确定最佳 PEEP 较为困难，目前还无相应参考值供临床医师参考。同时在确定最佳 PEEP 方面仍存在不同观点。有研究报告认为患者肺内各个部分的病变程度与最佳 PEEP 数值间的差异很大。在临床应用方面各患者之间实际使用的 PEEP 差异也很大。从理论上看，如果将 PEEP 设置高于 PV 曲线低位拐点（LIP），可以防止肺萎陷和肺不张。在 PEEP 设置高于 LIP 条件下，ARDS 患者 PV 曲线的中段可能较短，当潮气量较大时在吸气末将使肺泡过度膨胀，从而导致损伤。因此，潮气量选择时应注意 PEEP 的设置情况。此外，也有研究采用 13 cmH_2O水平的 PEEP 来复张病变萎陷的肺泡。结果有 50％患者出现原来未萎陷的肺泡出现过度膨胀。这些肺泡过度膨胀可能成为导致 ARDS 病情不缓解，甚至是肺水肿加重恶化的原因之一。避免高容量或容量不足的关键在于对于这些患者如何选择 PEEP 水平和小潮气量防止肺过度膨胀。至今为止，对于最佳 PEEP 的选择仍无统一参考数值。

3. 俯卧位通气 俯卧位通气治疗 ARDS 用于改善氧合首次在 1976 年报道，有些患者经体位改变治疗获得了令人满意的效果。俯卧位机械通气改善血氧的主要机制目前认为是患者背侧大量水肿和萎陷肺泡得到了复张。肺水肿患者机械通气时的体位将呼吸时的潮气容积引向非重力压迫的肺叶区域，而背部下坠部位的肺叶则因肺泡渗出及压迫闭塞而发生实变和萎陷。俯卧位通气时，由于重力分布的反置和背部胸膜压力的下降，肺通气分布均匀性改善。俯卧位通气除具有促进肺复张、改善潮气量肺内分布、防止小气道肺泡反复开放和关闭，以及减轻不张肺组织和充气肺组织之间过度牵拉等作用的同时，还可能具有间接预防呼吸机相关肺损伤的作用。部分研究结果提示，ARDS 患者在早期采用俯卧位和周期性叹息通气治疗后，可以获得良好的治疗效果。一项多中心随机对照临床研究对 ARDS 患者俯卧位通气治疗开始后 10 日内每日进行观察发现，患者每日至少给予 6 h 俯卧位，尽管患者的氧合指标改善，在临床病死率方面未见显著下降。因此，在 ARDS 等严重呼吸衰竭患者的治疗中，俯卧位通气仅作为一种改善肺泡氧合和肺力学机制的辅助治疗方法。

4. 肺复张 间歇性给予大潮气量叹息通气可以补偿因小潮气量而导致的肺容量减少。该方法可以通过呼吸机设置完成，也可用手动控制完成。使用时吸气平台压至少需提高 10 cmH_2O，每小时给 3 次，3 次叹息在 1 min 内完成。有报道，叹息通气可使肺内血液分流下降 26％，动脉氧分压提高 50％，然而叹息导致的肺膨胀是否不利于肺损伤的治疗尚不清楚。肺复张手法可改善早期 ARDS 患者的氧合。这些患者的胸壁通常还未累及，肺复张的疗效较好。维持肺泡开放和 CPAP 也属于肺复张方法之一。研究证实，在不给予 PEEP 情况下，ARDS 患者即使单次呼吸也会出现肺泡萎陷。因此对于机械通气吸痰中脱机的患者，在结束后可给予肺复张手法恢复肺泡扩张。如吸痰结束后给予 CPAP35～40 cmH_2O，持续 30～40 s，然后再恢复原通气参数治疗。

5. 高频通气 具有很小的潮气量和很高的通气频率等特点（>60 次/min），为肺保护通气策略的实施提供了很好的条件。如维持呼气末肺泡扩张（开放肺泡）和肺容量，以及小潮气量（1～5 ml/kg）。目前高频喷射通气（HFJV）和高频振荡通气（HFOV）是两种较常用的通气模式。HFOV 与 HFJV 有不同的特点。后者潮气量（1～3 ml/kg）由呼吸机内振荡器的脉动压力产生，振荡压力建立在平均气道压水平上（与 CPAP 相似）。使用前需设置通气频率、吸气时间和振荡功率，工作时气道压力在平均气道压水平上下波动。

HFOV 的呼气过程为主动过程,有利于减轻肺泡气陷现象。

6. 液体通气(LV) 在机械通气时将全氟碳(PFCs)液体灌入肺泡,消除气相-液体界面,以利于防止 ARDS 病变引起的肺泡萎陷。PFCs 表面张力较低,对氧和二氧化碳溶解度稳定。全液体通气是将液体充满肺后使用特殊呼吸机进行氧气交换。该方法较为繁琐且代价昂贵。部分液体通气(PLV)是指将功能残气量容积的 PFCs 灌入肺内,然后用传统通气模式进行治疗。有报道大剂量使用 PFCs 可引起气漏和液体外漏并发症;小剂量 PFCs 可以改善肺力学机制,提高通气治疗效果。

7. 体外膜肺(ECMO) 其优点为能较长时间地维持氧合作用和气体交换,使肺免受机械通气时高压力、高浓度氧的损伤,使有病的心、肺和其他脏器获得充分的休息,为原发病的治疗和恢复争取宝贵的时间。它曾被用于治疗 ARDS 获得较好效果,但后来的对照观察表明它并不优于传统的 IPPV,且常见合并症。近期有颅内出血;远期的后遗症主要为中至重度的中枢神经系统功能障碍,故应慎用。

(三) 机械通气参数调节

(1) PEEP 值初调时可用 3～5 cmH_2O, FiO_2 维持在 30%～50%,如 PaO_2 仍< 60 mmHg 应增加 PEEP 值。小儿一般用 10～15 cmH_2O 已足够,以每 20 min 增减 3～5 cmH_2O 较适宜。当 FiO_2 > 60% 时,2～3 日通常可发生氧中毒。如果 FiO_2 < 50%,PEEP 压力>15 cmH_2O, PaO_2 < 60 mmHg,则可使用苄氨唑啉每次 1 mg/kg,1 日数次以扩张肺血管,增加供氧效果。当原发病已被控制,肺部病变逐渐好转,血气持续稳定,即可考虑撤离呼吸机。通常需用呼吸机治疗 2～4 日,最长 7 日。

(2) 使用人工呼吸机的患儿一般给予 PEEP 2～3 cmH_2O 是符合生理状况的(代替正常呼吸时声门处造成的呼气末正压)。当有严重换气障碍,如 ARDS、肺出血时需增加 PEEP。一般在 4～10 cmH_2O。但病情严重者可以超过 15 cmH_2O 甚至 20 cmH_2O 以上。要视血氧的情况调节,应以经皮血氧饱和度($TcSO_2$)监护仪来监测血氧,指导 PEEP 的大小。当 FiO_2 > 60%, $TcSO_2$ 仍小于 90%时应增加 PEEP 值,直到 $TcSO_2$>90%为止。PEEP 每增加或减少 1～2 cmH_2O 都会对血氧产生很大影响,这种影响几分钟内就可出现。撤减 PEEP 时应逐渐减少,并注意监测血氧的变化。PEEP 值可以从压力表指针呼气末的位置显示。

(3) 根据血气进一步调节,排除其他因素的影响,如呼吸道是否通畅、是否被分泌物阻塞而影响通气、气管导管的位置是否正确、两肺进气是否良好、呼吸机送气是否正常、有无漏气等。

1) $PaCO_2$ 过高:①增加呼吸频率。②增加潮气量:定容型呼吸机可直接调节潮气量;定时限压持续气流型呼吸机提高压力限制(放宽压力限制),即增加压力峰值;定压型呼吸机加大预调压力。

2) $PaCO_2$ 过低:①减慢呼吸频率。必要时改成 IMV 方式。②如果胸廓起伏过大,可减少潮气量;定容型呼吸机可直接调节减少潮气量,定时限压呼吸机可降低压力限制值,使峰压降低,同时也可略减些流量。

3) PaO_2 过低:①提高吸氧浓度。②增加 PEEP 值。③如果系通气不足引起,增加每分通气量。

（四）机械通气相关并发症

1. 呼吸机治疗对生理的影响

（1）对通气的影响：应用呼吸机后在保持呼吸道通畅的前提下，患儿通气量的多少取决于机械通气。呼吸机可以有效保证通气量，解除 CO_2 潴留，纠正呼吸性酸中毒。当然也可因通气过度造成呼吸性碱中毒。

（2）对通气/血流比值的影响：①机械通气输送新鲜空气进入通气较差的肺泡，改善了通气/血流比值小于正常的这个影响肺泡换气的不利因素，尤其在应用呼气末正压通气方式（PEEP）时，防止呼气末肺泡萎陷，可使肺内分流得到改善。②由于缺氧和 CO_2 潴留缓解，使肺血管痉挛解除，肺泡血流灌注增多，从而使通气/血流比值大于正常的肺泡也相应得到改善，生理无效腔随之减少。③如果吸气压力过高，将使原来通气/血流比值正常的肺泡内压显著升高，挤压周围毛细血管使灌注血流减少，形成生理无效腔效应。

（3）降低气道内阻力：机械通气通过以下机制使气道阻力降低：①使细支气管内径扩张增大。②增加肺泡充气，提高肺泡压力，增加咳嗽和排痰功能，保持气道通畅。③通气和换气改善后，缺氧和呼吸性酸中毒缓解，细支气管扩张。④使用较慢呼吸频率、较大潮气量、控制吸气流速，使气道阻力相对下降。

（4）对静脉血回流量和心排血量的影响：静脉血回流量取决于周围-中心静脉的压力差。胸腔内大静脉壁薄，易受胸内压变化的影响。正常吸气时，胸腔负压增加，中心静脉压降低，促进静脉血回流和右心充盈减少。静脉血回流量及心排血量受吸气压力峰值、吸气平台及压力波形、吸气时间、呼气末正压的影响，即受平均气道压的影响。在循环功能良好、血容量充足的患儿可以通过血管加压受体和交感神经反射引起周围静脉收缩，恢复周围-中心静脉压差，以保持足够的静脉血回流，取得代偿。当低血容量休克或血管神经反射障碍时回心血量及心排血量可能会受到影响。另外，平均气道压对回心血量的影响当然还取决于肺顺应性和气道阻力的大小，当肺顺应性减低和气道阻力增大时，平均气道压对回心血量的影响减小。

（5）机械量对肺循环的影响：肺血流的分布决定于重力和肺动脉-肺泡内压力差。所以，正压吸气时，将使肺泡内压增高，影响肺血流量，但此系指生理情况而言。病理情况下，常因酸中毒、缺氧而使肺毛细血管处于痉挛状态。在用机械通气后，改善了缺氧及酸中毒，解除了肺血管痉挛，因而有助于改善肺血流量。

（6）对呼吸中枢的影响：①正压吸气使肺扩张，刺激了肺的牵张感受器，通过传入神经抑制吸气神经元。② $PaCO_2$ 下降，减少对呼吸中枢的刺激。

（7）对脑血流的影响：$PaCO_2$ 影响脑血流量。$PaCO_2$ 高时脑血流量增加，$PaCO_2$ 降低时脑血流减少，可以起到降低颅内压的作用。

（8）对肝脏的影响：正压吸气时，由于膈向下压、腹压增加、肝表面受压等影响，静脉血回流受阻，可使门静脉压升高，门静脉血流减少。

2. 临床常见并发症

（1）肺气压伤：由于长时间机械通气和高气道压力，使发生气压伤的危险性增加，发生率可达 0.5%～15%。临床上有气胸、纵隔积气、心包积气、气腹和皮下气肿等。高水平 PEEP 本身可能不是增加气压伤发生率的原因，长时间的通气支持、肺畸形和增加气道压才会导致气压伤的发生，预防措施包括采用间歇指令通气方式增加通气频率和降低潮气量来维持适当的通气量、选择合适的 PEEP 和防止咳嗽反射等。

(2) 呼吸机相关性肺炎：指机械通气 48 h 后发生的肺炎。气道开放容易造成感染，由于上呼吸道正常防御功能丧失，常使原有肺部感染加重，或再患新的感染。致病菌以革兰阴性杆菌(主要是铜绿假单胞菌)最常见。应用呼吸机患儿的痰培养阳性，可能为定植菌，也可能为肺部感染的病原，须结合临床情况分析判断。铜绿假单胞菌的感染与危害和患儿全身一般状况关系很大，有些患儿在拔管后痰培养立即转阴性，有些患儿由于一般状况衰竭，可导致严重感染。长期应用呼吸机的患儿必要时以细菌培养药物敏感试验来指导抗生素的应用。使用一次性手套吸痰，及时更换、消毒呼吸机管道，给患儿良好的营养支持能减少严重感染的发生。

(3) 其他：可累及皮肤、肝脏、中枢神经系统和内分泌系统。

1) DIC：发生率为 25%，血小板减少者达 50%。临床常见有尿排出量减少和液体潴留，其发病机制可能是：①由于 ARDS 病理生理引起的肾损害或原发病的肾损害。②抗利尿激素增高。③肾毒性药物的作用。如呼吸衰竭合并肾功能衰竭，则预后差。营养不良患儿发生肾功能不全时，血清尿素氮和肌酐可不增高。因此，应严密观察肾功能衰竭的早期症状，如尿量减少、体重增加、低钠血症、血细胞比容降低和排钠指标增加的征象。

2) 胃肠道出血：是 ARDS 患儿最常见的并发症。最常见的原因是应激性溃疡，可用抗酸药物预防。每 2 h 测定胃酸 pH，如果 pH < 4.5，可给予抗酸药物。甲氰咪胍只是二线药物，单独使用效果不如抗酸药有效，且在危重患儿静脉注射时可发生严重的心血管反应。中毒性肠麻痹的治疗可用去甲肾上腺素 8 mg 加入 0.9%氯化钠 100 ml 中，不断口服，或用凝血酶 2 000 U 加入 0.9%氯化钠 20 ml 中，不断口服，可获得迅速胃部止血的疗效。

(祝益民)

第五节　严重急性呼吸综合征

严重急性呼吸综合征(severe acute respiratory syndrome, SARS)是由一种新型病毒——SARS-冠状病毒(SARS-CoV)引起的病毒性肺炎。2002 年 11 月至 2003 年 7 月 SARS 流行期间，五大洲 26 个国家超过 8 400 多人因传染罹患该病，其中 916 名患者病死。最初仅是一些散发的、未经实验室证实的 SARS 病例在我国南方出现，后逐渐蔓延至全球。

小儿 SARS 相对少见，中文文献报道，北京儿童医院发生 18 例，广州儿童医院发生 33 例，均未出现死亡病例。仅有个别医院报道 SARS 患儿死亡 1 例。英文文献报道，在中国香港、台湾，加拿大及新加坡共有 135 例儿童罹患该病，未有死亡病例报告。

一、临床特征

(一) 病原学特性

SARS-CoV 属冠状病毒科冠状病毒属，为有包膜病毒，直径多为 60～120 nm，包膜上有放射状排列的花瓣样或纤毛状突起，长约 20 nm 或更长，基底窄，形似王冠，与经典冠状病毒相似。病毒在细胞质内增殖，由 RNA 基因编码的多聚酶利用细胞材料进行 RNA 复制和蛋白质合成，组装成新病毒并出芽分泌到细胞外。

室温 24 ℃条件下，病毒在尿液里至少可存活 10 日，在腹泻患者的痰液和粪便里能存活 5 日以上，在血液中可存活约 15 日，在塑料、玻璃、马赛克、金属、布料、复印纸等多种物体表面均可存活 2～3 日。病毒对温度敏感，随温度升高抵抗力下降，37 ℃可存活 4 日，56 ℃加热 90 min、75 ℃加热 30 min 能够灭活病毒。紫外线照射 60 min 可杀死病毒。病毒对有机溶剂敏感，乙醚在 4 ℃条件下作用 24 h 可完全灭活病毒，75%乙醇作用5 min 可使病毒失去活力，含氯的消毒剂作用 5 min 可以灭活病毒。

SARS－Cov 基因组为单股正链 RNA，由大约 3 万个核苷酸组成，与经典冠状病毒仅有约 60%的同源性，但基因组的组织形式与其他冠状病毒相似。病毒包膜为双层脂膜，外膜蛋白包括糖蛋白 S、M 和小衣壳 E 蛋白。M 糖蛋白与其他冠状病毒糖蛋白不同，仅有短的氨基末端结构域暴露于病毒包膜的外面。长而弯曲的螺旋状核衣壳结构由单一分子的基因组 RNA、多分子的碱性 N 蛋白以及 M 蛋白的羧基末端组成。病毒的模拟结构如图 30－2 所示。S 蛋白负责细胞的黏附、膜融合及诱导中和抗体，相对分子质量为 150 000～180 000，包括胞外域、跨膜结构域以及短羧基末端的胞质结构域。在经典冠状病毒中，E 蛋白和 M 蛋白可能组成最小的装配单位。E 蛋白对病毒的组装发挥关键作用，M 蛋白对于病毒核心的稳定发挥重要作用。与其他冠状病毒不同的是，SARS－CoV 在 S 和 E 蛋白之间以及 M 和 N 蛋白之间有多于 50 个氨基酸的多肽潜在编码序列（S 和 E 蛋白之间的 X1 为 274 个氨基酸，X2 为 154 个氨基酸；M 和 N 蛋白之间的 X3 为 63 个氨基酸，X4 为 122 个氨基酸，X5 为 84 个氨基酸），M 和 N 蛋白之间还有少于 50 个氨基酸的多肽潜在编码序列。同源性搜索结果表明，这些潜在多肽与任何其他蛋白质都没有序列的相似性。

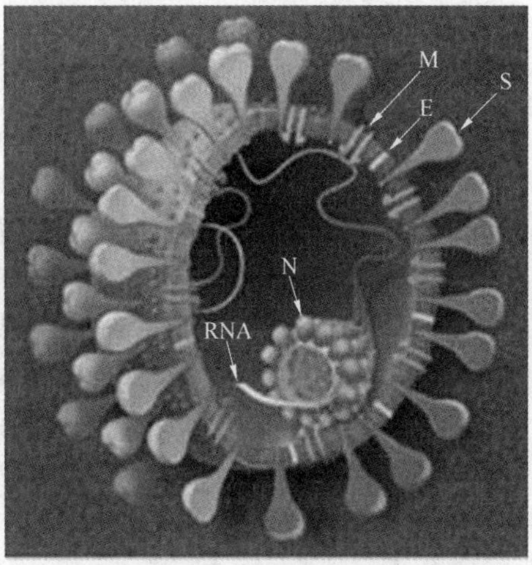

图 30－2　SARS 病毒的模拟结构图

（二）流行病学特征

1. 传染源　SARS 患者是最主要的传染源。极少数患者在刚出现症状时即具有传染性。一般情况下传染性随病程而逐渐增强，在发病的第 2 周最具传染力。通常认为症状明显的患者传染性较强，特别是持续高热、频繁咳嗽、出现 ARDS 时传染性较强，退热后传染性迅速下降。尚未发现潜伏期内患者以及治愈出院者有传染他人的证据。

并非所有患者都有同等传染力，有的患者可造成多人甚至几十人感染（即超级传播现象），但有的患者却未传播他人。

2. 传播途径　近距离呼吸道飞沫传播，即通过与患者的近距离接触，吸入患者咳出的含有病毒颗粒的飞沫，是 SARS 经呼吸道传播的主要方式，是 SARS 传播最重要的途径。气溶胶传播，即通过空气污染物气溶胶颗粒这一载体在空气中做中距离传播，是经空气传播的另一种方式,是被高度怀疑为严重流行疫区的医院和个别社区暴发的传播途径之一。其流行病学意义在于,易感者可以在未与SARS患者见面的情况下,有可能因为吸入了悬浮在空气中含有SARS-CoV的气溶胶颗粒而感染。通过手接触传播是另一种重要的传播途径,是因易感者的手直接或间接接触了患者的分泌物、排泄物以及其他被污染的物品,再经手接触口、鼻、眼黏膜致病毒侵入机体而实现传播。

3. **易感人群** 人群普遍易感,但儿童感染率较低。与SARS症状期患者密切接触者是SARS的高危人群之一。医护人员和患者家属与亲友在治疗、护理、陪护、探望患者时,同患者近距离接触次数多,接触时间长,如果防护措施不力,很容易感染SARS。从事SARS-CoV相关实验室操作的工作人员和果子狸等野生动物饲养和销售的人员,在一定条件下,也是可能被感染的高危人群。

(三) 病理生理

SARS是人类感染SARS-CoV所致。SARS患者的鼻咽部、呼吸道分泌物、大便及血液中均可分离到SARS-CoV,且幸存者的血清均呈阳性。而那些曾经接触过SARS患者但未出现任何临床症状的人,其血清始终为阴性。研究证实短尾猴感染SARS-CoV后,其临床症状及呼吸组织病理学检查均与人类相似。SARS发生发展的病理生理学机制迄今仍不太清楚。临床观察及组织学研究证实SARS-CoV感染的病理学变化主要在呼吸道,出现支气管上皮剥脱、纤毛消失、早期出现扁平组织化生。肺组织,在疾病早期即形成透明膜、肺水肿、肺泡壁细胞增生,随后出现弥漫性肺泡病变,其特征为渗出与增生。这些特征性改变亦同样出现于ARDS患者,但肺实变区域巨噬细胞增生及出现多核巨细胞似乎仅见于SARS,它们在SARS的发病机制中起着重要的促炎因子作用。有些资料证实SARS患者呼吸道分泌物中的病毒载荷量在疾病第10日达高峰,随后下降,同时机体内产生特异性抗体。然而绝大多数患者,其临床表现进行性恶化发生在疾病的第2周,此时病毒载量已趋平稳或下降,说明某些肺损害可能是免疫损伤。有学者测定SARS患者的血清细胞因子水平,发现促炎因子如TNF-α、IL-6、IL-8及IL-16增高,在起病后第8～14日达高峰。SARS患者胃肠道累及最常见的症状是腹泻。脾组织及胃肠道中亦检测到病毒颗粒,但在小肠及大肠组织中未见到溶细胞变化或炎症反应。有学者曾经描述SARS患者出现亚临床性心肌舒张功能障碍,但心肌组织学检查未见任何心肌炎症、间质性淋巴细胞浸润或心肌细胞坏死的证据,心肌舒张功能障碍可能源于机械通气及循环中细胞因子的作用。

总之,SARS的病理生理机制仍不清楚。其主要临床表现,大多与其病毒性感染类似,可能是病毒复制、促炎因子产生或其他我们尚未发现机制的结果。SARS患者严重的呼吸系统表现与病毒复制、促炎因子释放有关,但其准确的病理生理机制尚不知道。基因易感性可能在每个个体疾病的进展恶化及最终的严重程度上起作用,但尚无文献支持这一假说。

(四) 临床表现

儿科患者的临床表现与成年患者最大的不同是儿科患者相对较轻,危重患儿相对少。根据流行病学SARS的主要表现为:①发热。北京儿童医院18例SARS患儿中有17例有发热,其中高热者14例,稽留热、弛张热及不规则热型均有,1例不发热者为营养不良患儿。广州儿童医院33例SARS患儿均有发热,腋温最低38.4℃,最高40.3℃。国外135

例SARS患儿的报道中发热占98%。②咳嗽。北京儿童医院报道咳嗽占94%,其中以干咳为主;广州儿童医院报道咳嗽占91%,一半为干咳;国外文献报道咳嗽占60%。③其他症状和体征见表30-2。值得注意的是,国外文献报道恶心呕吐占41%,而我国较少。

表30-2 儿童SARS除发热、咳嗽外其他症状和体征

症状和体征	例数 广州(共33例)	百分率(%) 广州	例数 北京(共18例)	百分率(%) 北京
咽痛	7	21	1	6
鼻塞或流涕	6	18	2	11
胸痛	3	9	—	—
呼吸急促及发绀	5	15	2	11
头痛	4	12	3	17
乏力	—	—	3	17
肌肉酸痛	—	—	1	6
恶心呕吐	—	—	1	6
稀便	—	—	2	11
肺部细湿啰音	19	58	9	50
肺部痰鸣音	17	52	1	6
肺部哮鸣音	1	3	—	—
明显精神倦怠	6	18	2	11
心动过缓	5	15	2	11

2004年卫生部颁布的诊疗方案对临床表现与临床分期的描述如下,该标准同样适用于小儿。

1. 临床表现

(1) 潜伏期:SARS的潜伏期通常限于2周内,一般2~10日。

(2) 临床症状:急性起病,自发病之日起,2~3周内病情都可处于进展状态。主要有以下3类症状。

1) 发热及相关症状:常以发热为首发和主要症状,体温一般高于38℃,常呈持续性高热,可伴有畏寒、肌肉酸痛、关节酸痛、头痛、乏力。在早期,使用退热药可有效;进入进展期,通常难以用退热药控制高热。使用糖皮质激素可对热型造成干扰。

2) 呼吸系统症状:咳嗽不多见,表现为干咳、少痰,少数患者出现咽痛。可有胸闷,严重者渐出现呼吸加速、气促,甚至呼吸窘迫。常无上呼吸道卡他症状。呼吸困难和低氧血症多见于发病6~12日以后。

3) 其他方面症状:部分患者出现腹泻、恶心、呕吐等消化道症状。

(3) 体征:SARS患者的肺部体征常不明显,部分患者可闻及少许湿啰音,或有肺实变体征。偶有局部叩诊呈浊音、呼吸音降低等少量胸腔积液的体征。

2. 临床分期

(1) 早期:一般为病初的1~7日。起病急,以发热为首发症状,体温一般高于38℃,半数以上的患者伴有头痛、关节肌肉酸痛、乏力等症状,部分患者可有干咳、胸痛、腹泻等症状,但少有上呼吸道卡他症状,肺部体征多不明显,部分患者可闻及少许湿啰音。胸片示肺部阴影在发病第2日即可出现,平均在4日时出现,95%以上的患者在病程7日内出

现肺部影像改变。

（2）进展期：多发生在病程的8～14日，个别患者可更长。在此期，发热及感染中毒症状持续存在，肺部病变进行性加重，表现为胸闷、气促、呼吸困难，尤其在活动后明显。X线检查发现肺部阴影发展迅速，且常为多叶病变。少数患者（10%～15%）出现ARDS而危及生命。

（3）恢复期：进展期过后，体温逐渐下降，临床症状缓解，肺部病变开始吸收，多数患者经2周左右的恢复，可达到出院标准。肺部阴影的吸收则需要较长时间。少数重症患者可能在相当长的时间内遗留限制性通气功能障碍和肺弥散功能下降，但大多可在出院后2～3个月内逐渐恢复。

危重症SARS儿科报道较少，但成人的报道可为我们提供一些借鉴。由SARS-CoV所致的呼吸综合征有一个典型的不祥起病。经过抗炎治疗后，第1周发热及其他全身症状可能会有改善，临床恶化时会出现进行性低氧血症和呼吸困难，胸片示进行性加重的肺部浸润影。在最严重的患者，呼吸系统症状缓慢然而不可逆地加重，到起病后10～15日达高峰。已发表的文献表明从起病到住入ICU的时间为8～10日。在SARS暴发时，有20%～30%的SARS患者需住入ICU。病例系列研究显示收住ICU的标准是在给予50%～60%的吸入氧气仍不能维持动脉血氧饱和度在90%以上。在现有文献报道的ICU收治SARS病例中，超过90%的患者入院后符合ARDS诊断标准，其中一位急性生理与慢性健康评分为11～19.5，绝大多数患者入院即为呼吸衰竭。

我国仅有的一例SARS死亡患儿的报道如下，它展现了典型危重症SARS的临床治疗经过。患儿，男，10岁，因“发热伴咳嗽5日”于2003年1月28日入院。入院前5日开始发热，体温最高为38.4℃，发热当天出现咳嗽，阵发性，咳痰少，剧时气促，发绀。2日后咳嗽加重，咽部痒感，乏力明显，伴有胸闷、气短、呼吸急促，无流涕、鼻塞、呕吐、腹泻。患儿无明确与SARS患者接触史（但曾接触过为SARS患者会诊的医生）。入院前2个月因“重症肝炎”住院治疗1个月痊愈出院。体检：T 37.4℃，P 105次/min，R 40次/min，神志清楚，精神稍差，营养欠佳，呼吸稍促，无发绀。双肺呼吸音粗，可闻及少许干、湿性啰音，以左下肺明显。心音稍低钝，心率105次/min，律齐，无杂音。腹平软，肝脾未触及。辅助检查：WBC 6.2×10^9/L，LYM 31.5%，MID 6.7%，GRAN 61.8%，RBC 4.77×10^{12}/L，HGB 147 g/L；血清ALT 55 U/L，AST 79 U/L，CK 36.1 IU/L，CK-MB 2.0 IU/L；CRP 0.2 mg/L；血沉5 mm/h；血培养阴性；肺炎支原体、肺炎衣原体、呼吸道合胞病毒、腺病毒、巨细胞病毒、弓形体IgM均阴性。胸部X线检查示双肺小片状高密度影，边缘模糊，以中下肺野为著。EKG检查示心室率104次/min，T波倒置、aVF低平。初步诊断“支气管肺炎，心肌炎可能”收住入院。入院后给予克林霉素、头孢他定、地塞米松、更昔洛韦、超声雾化等治疗。入院后第3日体温达39.4℃，咳嗽频繁，每于感咽部痒时咳嗽加剧，干咳，咳剧时呼吸急促明显，口周及四肢末端发绀，心电监护显示血氧饱和度下降至70%～85%。即给予鼻塞式CPAP给氧，症状缓解不明显。正压给氧状态下急查血气：pH 7.33，PO_2 58.0 mmHg，PCO_2 32.2 mmHg，BE −7.7 mmol/L，SaO_2 87.5%。X线复查两肺斑片状阴影扩散至双上肺，模糊、边界不清。临床诊断为“SARS”，即于2003年1月31日7 PM转广州市某SARS定点医院（三级甲等医院）ICU治疗，住院后70 h死亡。

(五) 实验室检查

1. **血常规**　多数患者在正常范围，部分病例的外周血白细胞在病情进展期呈进行性下降，常有淋巴细胞计数绝对值减少，呈逐步降低趋势。检查应每 1～2 日 1 次，必要时每日 1 次，恢复期适当延长间隔时间。血常规的动态变化是本病的特点之一。

2. **SARS－CoV RNA 检测**　应用聚合酶链反应(PCR)方法，符合下列三项之一者可判断为检测结果阳性。

(1) 至少需要两个不同部位的临床标本检测阳性(例如鼻咽分泌物和粪便)。

(2) 收集至少间隔 2 日的同一种临床标本送检检测阳性(例如 2 份或多份鼻咽分泌物)。

(3) 在每一个特定检测中对原临床标本使用两种不同的方法，或从原标本新提取 RNA 开始重复 PCR 检测阳性。

3. **SARS－CoV 特异性抗原 N 蛋白检测**　用 ELISA 方法定性检测血清或血浆标本中 SARS－CoV 核衣壳(N)抗原，用于 SARS－CoV 感染的早期辅助诊断。

4. **SARS－CoV 特异性抗体检测**　符合以下两者之一即可诊断为 SARS。

(1) 平行检测急性期血清抗体和恢复期血清抗体发现抗体阳转。

(2) 平行检测急性期血清抗体和恢复期血清抗体发现抗体滴度升高≥4 倍。

注意双份血清的可靠性，急性期指起病 7 日内，恢复期指起病 3～4 周。

5. **其他病原学检查**　SARS 患儿的排他性检测，但 SARS 后期可合并感染。咽拭子病毒分离查呼吸道合胞病毒、A 型流感病毒、B 型流感病毒、肠道病毒、拉萨热病毒、汉坦病毒、腺病毒，咽拭子支原体 PCR 检查，抽血查支原体抗体(MP－IgM)、衣原体抗体(CP－IgM)对排除其他病原的肺炎是必要的。痰细菌培养加药敏、血培养找致病性球、杆菌加药敏有助于排除或诊断细菌感染。对腹泻患者，加做大便冠状病毒、轮状病毒、腺病毒抗原测定。PPD 皮试有助于排除或诊断肺部结核感染。

6. **免疫功能**　T 淋巴细胞亚群在部分 SARS 患儿可发生变化，$CD3^+$、$CD4^+$、$CD8^+$ 亚群的百分比可减低或正常。绝大多数 SARS 患者的 $CD3^+$、$CD4^+$、$CD8^+$ 亚群明显减低，其中以 $CD4^+$ 亚群减低尤为显著。$CD4^+/CD8^+$ 正常或降低。

7. **心、肝、肾功能相关检查**　患儿出现多脏器功能不全时可发生变化，起病初期查脏器功能指标并定期复查，包括丙氨酸氨基转移酶、天冬氨酸酶、碱性磷酸酶、γ－谷氨酰转移酶、总蛋白、白蛋白、球蛋白、白蛋白/球蛋白比值、总胆红素、间接胆红素、直接胆红素、葡萄糖、尿素氮、尿酸、肌酐、肌酸激酶同工酶(CK－MB)、乳酸脱氢酶、淀粉酶。

8. **血气分析及电解质**　初期即有血气异常，可有明显的低氧血症，有助于判断呼吸衰竭及电解质紊乱。

(六) 影像学检查

1. **早期**　从临床症状出现到肺部出现异常影像时间一般为 2～3 日。X 线及 CT 表现为肺内小片状影，一般为磨玻璃密度影，少数为肺实变影(图 30－3A、30－3B)。病变以单发多见，少数为多发。较大的病灶可达肺段范围，但较少见。有的病例病变处肺血管影增多。X 线对于较小的、密度较低的病灶显示率较低，与心影或横膈重叠的病变在后前位胸片上有时难以显示(图 30－3C)。病变以两肺下野及肺周围部位较多见。

2. **进展期**　肺部影像改变多在发病 3～7 日后进行性加重，多数患者在 2～3 周进入最为严重的阶段。X线和CT显示发病初期的小片状影发展为大片状影，单发病变进展为多发或弥漫性病变（图30－3D～图30－3G）。病变可由一个肺野扩散到多个肺野，由一侧肺发展到双侧肺。病变以磨玻璃密度影多见，或可合并实变影。病变部位以两肺下叶明显多见。大部分患者病变在肺野的内、中、外带混合分布。有的重症患者的X线胸片显示两侧肺野密度普遍增高，心影轮廓消失，仅在肺尖及肋膈角处有少量透光阴影（图30－3H），此为严重的ARDS表现。

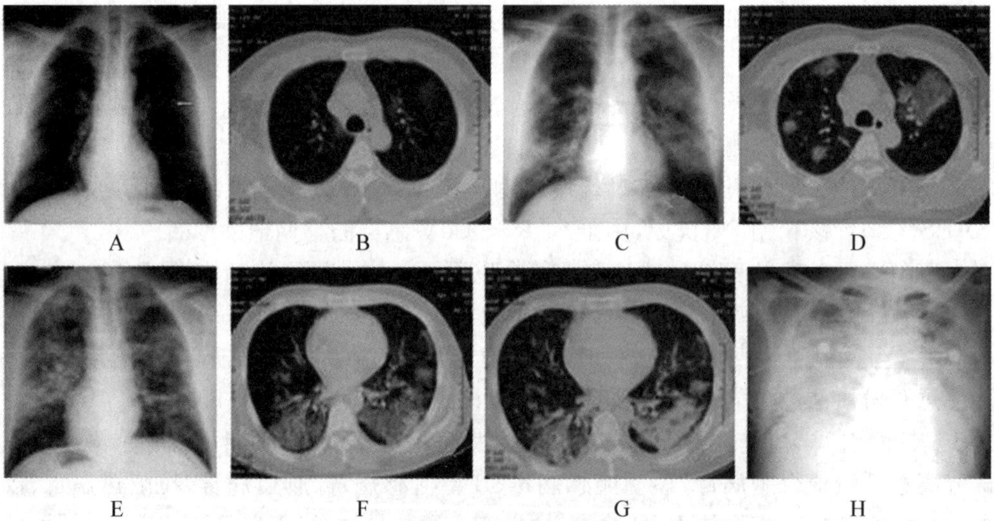

图30－3　SARS的影像学检查

A. SARS患者发病后3日的X线胸片，肺内有小片状磨玻璃密度影（箭头所示）。B. 患者发病后3日的胸部CT，肺内有小片状磨玻璃密度影。C. 患者发病后9日的X线胸片，两肺有多发片状磨玻璃密度影。D. 患者发病后9日的胸部CT，两肺有多发片状磨玻璃密度影，有"碎石路"征。E. 患者发病后20日的X线胸片，两肺弥漫磨玻璃密度影。F. 患者发病后20日的胸部CT，两肺有多发大片状磨玻璃密度影。G. 患者发病后25日的胸部CT，两肺病变密度增高，左肺为肺实变影像。H. SARS患者发病后14日的X线胸片，两肺病变密度明显增高，仅在肺尖和肋膈角处有少许透光阴影（选自卫生部2004年SARS诊疗方案）

动态观察表明，影像改变的形态和范围变化较快。有的患者在1～2日内病变大小即可有改变；有的病例当某一部位病灶吸收后，又在其他部位出现新的病灶；有的病例病变明显吸收后，短期内再次出现或加重；也有的患者病变延续时间较长，可比一般患者增加1倍，甚至持续更长的时间。

3. 恢复期　病变吸收一般出现在发病2～3周后，影像表现为病变范围逐渐减小，密度减低，以至消失。肺部病变影像的吸收过程约2周。在炎症吸收过程中，随着片状影像的减少，胸片上可能出现肺纹理增粗和条状阴影，在HRCT上可出现支气管血管束增粗、小叶间隔和小叶内间质增厚、胸膜下弧线影等。在疾病的康复过程中这些改变多数可以被逐渐吸收。有的患者虽然临床症状明显减轻或消失，胸片已恢复正常，但CT检查仍可见肺内有斑片或索条状病灶影像。肺内病变影像的完全消失需要较长的时间。

（七）诊断与鉴别诊断

1. 诊断条件　在2003年SARS暴发初期，卫生部、WHO提出的诊断标准由临床表现、流行病学、辅助检查组成，起到了很好的作用。简言之如下：体温大于38℃且具有一个或以上呼吸系统疾病的临床表现(如咳嗽、气短、呼吸困难或低氧血症),再加上去SARS流行区域旅行10日内发病的或与SARS患者或疑似SARS患者密切接触10日起病的流行病学特征,可诊断SARS疑似病例。可能病例为具备前述条件加上X线或CT检查示肺炎。由于当时SARS实验室检测的结果不可靠,疾病诊断没有依靠实验室检测结果进行分类。

现在,没有了疾病暴发及流行地区,流行病学作为诊断标准以协助SARS诊断其作用已相当有限,只有一种情况下流行病学才显得重要,即曾在实验室接触过SARS病毒。此时,来自CDC的实验室诊断标准就变得尤其重要,要求在血清样本中检测到SARS-CoV抗体,或逆转录多聚酶链式反应(RT-PCR)在两份样本中检测到SARS-CoV RNA序列,或能分离到经PCR确证的SARS-CoV,或直接分离到SARS-CoV。这些发现必须由WHO认证的实验室确证。RT-PCR检测SARS存有争议,需要对其实验参数进行正确解读。Peiris及其同事发现RT-PCR的灵敏度高度依赖于所测试的病毒物种及标本采集的时间,即起病天数。尤其是由RT-PCR测得的病毒载量似乎呈三相型态,其高峰期在起病10日。症状出现时采集呼吸道样本,其灵敏度只有32%,但在第2周其灵敏度即增加到70%。Yam等对鼻咽部标本及喉部咽拭子进行RT-PCR对照发现,在入院后第1日及第5日其灵敏度分别为61%∶68%及65%∶72%。但重复检测呼吸道样本可使灵敏度增加到75%~79%。尿及大便样本在入院后5日及10日其灵敏度只有50%~60%。应用RT-PCR的最佳策略仍有待厘清。目前低流行态势下SARS-CoV测试假阳性依然较高,而追踪并隔离SARS-CoV假阳性患者给医疗机构造成的代价很高。因而WHO建议在低风险地区进行SARS-CoV测试应仅限于在某一个机构内、在同一个10日期间出现符合SARS临床标准的聚集性病例时,或这些病例在流行病学上与某个处理过SARS-CoV的实验室有关时。在我国广东等有可能出现SARS再流行的区域,当这些区域出现用其他原因不能解释的非典型肺炎,可常规检测SARS-CoV。

若SARS疑似患者或可能患者在起病后28日以上的恢复期血清仍测不出SARS-CoV抗体,则可排除该诊断。而应用血清学测试,亦可能出现不同冠状病毒间的交叉反应。尽管血清学阳转可出现得较早,但相对急性起病的SARS来说仍显得晚。因而RT-PCR尽管不是那么完美,依然是目前早期检测SARS感染的最佳手段。

2. 2004年SARS诊疗方案诊断要求 临床医生应根据以下标准尽快对有关人员进行甄别分类,并及时进行相应处置。

(1) 医学隔离观察者:无SARS临床表现但近2周内曾与SARS患者或SARS疑似患者接触,列为医学隔离观察者,应接受医学隔离观察。

(2) 疑似病例:对于缺乏明确流行病学依据,但具备其他SARS支持证据者,可以作为疑似病例,需进一步进行流行病学追访,并安排病原学检查以求印证。对于有流行病学依据,有临床症状,但尚无肺部X线影像学变化者,也应作为疑似病例。对此类病例,需动态复查胸片或胸部CT,一旦肺部病变出现,在排除其他疾病的前提下,可以作出临床诊断。

(3) 临床诊断和确定诊断:对于有SARS流行病学依据、相应临床表现和肺部X线影像改变,并能排除其他疾病诊断者,可以作出SARS临床诊断。在临床诊断的基础上,若分泌物SARS-CoV RNA检测阳性,或血清(或血浆)SARS-CoV特异性抗原N蛋白检测阳性，或血清 SARS－CoV 抗体阳转，或抗体滴度升高≥4 倍，则可作出确定诊断。

3. 鉴别诊断 普通感冒、流行性感冒(流感)、甲型流感、人禽流感、普通细菌性肺炎、肺炎支原体肺炎、肺炎衣原体肺炎、军团菌性肺炎、真菌性肺炎、普通病毒性肺炎、肺结核是需要与 SARS 进行鉴别的重点疾病。其他需要鉴别的疾病还包括艾滋病或其他免疫抑制剂(如器官移植术后等)患者合并的肺部感染、流行性出血热、肺部肿瘤、非感染性间质性肺疾病、肺水肿、肺不张、肺栓塞、肺血管炎、肺嗜酸粒细胞浸润症等。

(1) 流感：流感于冬春季节高发，发热、头痛、肌痛、乏力等全身症状突出，外周血白细胞总数可正常或降低，重症患者可发生肺炎和呼吸困难，有传染性，可引起暴发流行，抗生素治疗无效，因此需要与 SARS 鉴别。流感与 SARS 的鉴别要点包括：在全身症状之外，流感常有明显的上呼吸道卡他症状；体格检查可有眼球结膜充血、眼球压痛、口腔黏膜疱疹等体征；外周血淋巴细胞比例常增加；发病 48 h 内给予奥司他韦可以减轻症状、缩短病程；采用 IFA 法可从鼻咽洗液的黏膜上皮细胞涂片中检出流感病毒抗原；采用血凝抑制试验或补体结合试验检测急性期和恢复期血清，可发现流感病毒特异性抗体滴度呈 4 倍或以上升高。

(2) 甲型流感：具有传染性，甲型流感患者是传染源。其临床症状、体征与 SARS 颇为相似。通常表现为流感样症状，包括发热、咽痛、流涕、鼻塞、咳嗽、咯痰、头痛、全身酸痛、乏力。部分病例出现呕吐和(或)腹泻。少数病例仅有轻微的上呼吸道症状，无发热。体征主要包括咽部充血和扁桃体肿大。可发生肺炎等并发症。白细胞可正常或减少，合并肺炎时肺内可见片状阴影，抗生素治疗无效。少数病例病情进展迅速，出现呼吸衰竭、多脏器功能不全或衰竭。可诱发原有基础疾病的加重，呈现相应的临床表现。病情严重者可以导致死亡。鉴别主要依据：①流行病学史及病毒核酸检测：以 RT－PCR(最好采用 real-time RT－PCR)法检测呼吸道标本(咽拭子、鼻拭子、鼻咽或气管抽取物、痰)中的甲型 H1N1 流感病毒核酸，结果可呈阳性。②病毒分离：呼吸道标本中可分离出甲型 H1N1 流感病毒。③血清抗体检查：动态检测双份血清甲型 H1N1 流感病毒特异性抗体水平呈 4 倍或 4 倍以上升高。

(3) 人禽流感：禽流感具有传染性，重症病例(主要由 H5N1 亚型引起)可出现肺炎和 ARDS，外周血白细胞计数及淋巴细胞计数也可减少，病死率高，应注意与 SARS 鉴别。与 SARS 的鉴别要点包括：人禽流感的传染源主要为已患禽流感或携带禽流感病毒的禽类(特别是家禽)，详细询问病史可了解到相关的流行病学依据，包括发病前 1 周内曾到过禽流感暴发的疫区，或曾接触过被感染的禽类，或曾与被感染禽类的羽毛、排泄物、分泌物等有密切接触，或曾接触过不明原因病死禽类等；常有明显的流涕、鼻塞等上呼吸道卡他症状；发病 48 h 内应用抗病毒药物奥司他韦或扎那米韦可减轻病情、缩短病程、改善预后；采用 IFA 法或 ELISA 法可从呼吸道分泌物中检出禽流感病毒核蛋白抗原(NP)和 H 亚型抗原；发病初期和恢复期双份血清抗禽流感病毒抗体滴度呈 4 倍或以上升高。

(4) 肺炎支原体肺炎和肺炎衣原体肺炎：多呈散发，也可在学校或社区中发生小规模流行。常见的临床症状包括发热、干咳、咽痛、声嘶、头痛、肌痛、乏力等，外周血白细胞计数和中性粒细胞比例大多正常，肺部病变的 X 线影像常为斑片状浸润，而且往往吸收较慢。因此，单纯依据临床症状、血常规及胸部 X 线检查常较难与 SARS 鉴别。与 SARS 鉴别诊断的关键是特异性血清抗体检测和抗菌药物的治疗效果。血清肺炎支原体特异性

IgM 阳性，或双份血清肺炎支原体特异性 IgG 滴度升高≥4 倍，可诊断为近期肺炎支原体感染。微量免疫荧光试验血清肺炎衣原体特异性 IgG≥1∶512 或特异性 IgM≥1∶32，或双份血清抗体滴度升高≥4 倍，可诊断为近期肺炎衣原体感染。大环内酯类药物或新氟喹诺酮类药物治疗有效，有助于明确肺炎支原体肺炎或肺炎衣原体肺炎的诊断。

（5）普通病毒性肺炎：常见的致病病毒包括腺病毒、鼻病毒、呼吸道合胞病毒等，多发生于冬春季，散发病例居多，可在婴幼儿比较集中的单位暴发流行。常以发热起病，出现肺炎前往往有咽干、咽痛、鼻塞、流涕等上呼吸道感染症状，咳嗽通常为干咳，可有气急、胸痛和咯血丝痰等症状，重症病例可有显著的呼吸困难。肺部病变主要为间质性肺炎，严重时表现为双肺弥漫分布的网结节状浸润影。外周血白细胞计数正常或减少，但淋巴细胞计数往往相对增多，与 SARS 有所区别。血清特异性病毒抗体检测有助于明确诊断和与 SARS 鉴别。

二、一般治疗

（一）一般治疗与病情监测

尽量单间隔离，卧床休息，注意维持水、电解质平衡，避免用力和剧烈咳嗽。密切观察病情变化（不少患者在发病后的 2～3 周都可能属于进展期）。一般早期给予持续鼻导管吸氧（吸氧浓度一般为 1～3 L/min）。根据病情需要，每日定时或持续监测脉搏容积血氧饱和度（SpO_2）。定期复查血常规、尿常规、血电解质、肝肾功能、心肌酶谱、T 淋巴细胞亚群（有条件时）和胸片等。

（二）对症治疗

（1）体温高于 38.5 ℃，或全身酸痛明显者，可使用解热镇痛药。高热者给予冰敷、酒精擦浴、降温毯等物理降温措施。注意儿童禁用水杨酸类解热镇痛药。

（2）咳嗽、咯痰者可给予镇咳、祛痰药。

（3）有心、肝、肾等器官功能损害者，应采取相应治疗。

（4）腹泻患者应注意补液及纠正水、电解质失衡。

（三）糖皮质激素的使用

应用糖皮质激素的目的在于抑制异常的免疫病理反应，减轻严重的全身炎症反应状态，防止或减轻后期的肺纤维化。具备以下指征之一时可考虑应用糖皮质激素：①有严重的中毒症状，持续高热不退，经对症治疗 5 日以上最高体温仍超过 39 ℃。②胸片显示多发的或大片的阴影，进展迅速，48 h 内病灶面积增大＞50%且在正位胸片上占双肺总面积的 1/4 以上。③达到急性肺损伤或 ARDS 的诊断标准。

推荐剂量相当于甲泼尼龙 2 mg/(kg・d)，具体剂量可根据病情及个体差异进行调整。开始使用糖皮质激素时宜静脉给药，当临床表现改善或胸片显示肺内阴影有所吸收时，应及时减量停用。一般每 3～5 日减量 1/3，通常静脉给药 1～2 周后可改为口服泼尼松或泼尼松龙，一般不超过 4 周，不宜过大剂量或过长疗程。应同时应用制酸剂和胃黏膜保护剂，还应警惕骨缺血性改变和继发感染，包括细菌或（和）真菌感染，以及原已稳定的结核病灶的复发和扩散。

（四）抗病毒治疗

目前尚未发现针对 SARS－CoV 的特异性药物。临床回顾性分析资料显示，利巴韦林等常用抗病毒药对 SARS 无效。蛋白酶抑制剂类药物咯匹那韦(lopinavir)及利托那韦(ritonavir)的疗效尚待验证。

(五) 免疫治疗

胸腺肽、干扰素、静脉用丙种球蛋白等非特异性免疫增强剂对 SARS 的疗效尚未得到肯定,不推荐常规使用。SARS 恢复期血清的临床疗效尚未被证实,对诊断明确的高危患者,可在严密观察下试用。

(六) 抗菌药物的使用

抗菌药物的应用目的主要有两个:一是用于对疑似患者的试验治疗,以帮助鉴别诊断;二是用于治疗和控制继发细菌、真菌感染。

鉴于 SARS 常与社区获得性肺炎(CAP)相混淆,而后者常见致病原为肺炎链球菌、肺炎支原体、流感嗜血杆菌等,在诊断不清时可选用 β-内酰胺类联合大环内酯类药物试验治疗。继发感染的致病原包括革兰阴性杆菌、耐药革兰阳性球菌、真菌及结核杆菌,应有针对性地选用适当的抗菌药物。

(七) 重症病儿的治疗原则

1. 机械通气 见机械通气治疗内容。

2. 常规处理 加强对生命体征、出入液量、心电图及血糖的监测。当血糖高于正常水平时,可应用胰岛素将其控制在正常范围,可能有助于减少并发症。

3. 激素应用 对于重症且达到急性肺损伤标准的病例,应该及时规律地使用糖皮质激素,以减轻肺的渗出、损伤和后期的肺纤维化,并改善肺的氧合功能。具体可根据病情及个体差异来调整。少数危重患者可考虑短期(3～5 日)甲泼尼龙冲击疗法[10～20 mg/(kg·d)]。待病情缓解或胸片显示病变有吸收后逐渐减量停用,一般可选择每 3～5 日减量 1/3。

4. 临床营养支持 由于大部分重症患者存在营养不良,因此早期应鼓励进食易消化的食物。当病情恶化不能正常进食时,应及时给予临床营养支持,采用肠内营养与肠外营养相结合的方法,以维持患儿正常的营养需求。要补充水溶性和脂溶性维生素。尽量保持血浆白蛋白在正常水平。

5. 预防和治疗继发感染 重症患者通常免疫功能低下,需要密切监测和及时处理继发感染,必要时可慎重地进行预防性抗感染治疗。

三、机械通气治疗

对重症 SARS 患者应该经常监测 SpO_2 的变化。活动后 SpO_2 下降是呼吸衰竭的早期表现,应该给予及时的处理。

(一) 氧疗

对于重症病例,即使在休息状态下无缺氧的表现,也应给予持续鼻导管吸氧。有低氧血症者,通常需要较高的吸入氧流量,应使 SpO_2 维持在 93%或以上,必要时可选用面罩吸氧、头罩、简易 CPAP 给氧。应尽量避免脱离氧疗的活动(如医疗检查等)。若在吸氧流量≥5 L/min(或 FiO_2≥40%)条件下,SpO_2<93%,或经充分氧疗后 SpO_2 虽能维持在 93%或以上,但呼吸频率仍在 30 次/min 或以上,呼吸负荷仍保持在较高的水平,均应及时考虑无创或有创人工通气。

(二) 无创正压人工通气(NIPPV)

小儿无创人工通气相对较少,但不失为一救治办法,根据2004年SARS救治指南,NIPPV可以改善呼吸困难的症状,改善肺的氧合功能,有利于患者度过危险期,有可能减少有创通气的应用。

国外迄今尚无应用无创通气救治SARS的报道,他们认为SARS时无创通气应当避免,因为无创通气时需高流量给氧、面罩周边漏气,会引起病毒颗粒漏出传染他人。

但我国在SARS大流行期间,大量应用了无创通气,取得了较好的结果。

1. 应用指征

(1) 呼吸急促,大于同年龄正常呼吸频率两个标准差。

(2) 吸氧5 L/min条件下,$SpO_2 < 93\%$。

2. 禁忌证

(1) 有危及生命的情况,需要紧急气管插管。

(2) 意识障碍。

(3) 呕吐、上消化道出血。

(4) 气道分泌物多和排痰能力障碍。

(5) 不能配合NIPPV治疗。

(6) 血流动力学不稳定和有多器官功能损害。

3. 常用模式和相应参数

(1) 持续气道正压通气(CPAP),常用压力水平一般为4～10 cmH_2O。

(2) 压力支持通气(PSV)+呼气末正压通气(PEEP),PEEP水平一般4～10 cmH_2O,吸气压力水平一般为10～18 cmH_2O。$FiO_2 < 60\%$时,应维持$PaO_2 \geqslant$ 70 mmHg,或$SpO_2 \geqslant 93\%$。

应用NIPPV时应注意以下事项:选择合适的密封的鼻面罩或口鼻面罩;全天持续应用(包括睡眠时间),间歇应短于30 min。开始应用时,压力水平从低压(如4 cmH_2O)开始,逐渐增加到预定的压力水平;咳嗽剧烈时应考虑暂时断开呼吸机管道,以避免气压伤的发生;若应用NIPPV 2 h仍没达到预期效果($SpO_2 \geqslant 93\%$,气促改善),可考虑改为有创通气。

(三) 有创人工正压通气

50%～85%住进ICU的成年患者因严重低氧血症及呼吸系统耗竭需行机械通气。基于临床、放射、病理的相似性,SARS-CoV感染所致的严重低氧性呼吸衰竭与ARDS相似,因此应对SARS患者审慎地应用当前获得广泛认可的ARDS通气策略。这样的策略可最大程度地减少呼吸机相关性肺损伤,降低死亡率。主要包括小潮气量通气、最佳PEEP维持肺复张,尽可能降低吸入氧浓度以减少氧毒性,只要合适,允许存在中度异常的血气值。迄今为止报道的ICU研究均采用了限制潮气量6～8 ml/kg(理想体重),限制平台压或气道峰压不超过30～35 cmH_2O,低的PEEP以降低吸入氧浓度,将目标动脉氧饱和度控制在88%～95%,只要有可能可存在允许性高碳酸血症,但pH应超过7.15。俯卧位通气常可改善ARDS患者氧合的技术。尽管一个大型随机对照临床试验显示俯卧位通气不能改善ARDS的病死率及器官功能,但这一技术可能对更重的患者有益。既往俯卧位通气不同程度地应用在SARS机械通气患者中,但迄今尚无足够的数据得出其是否有效的结论。在许多单位,俯卧位通气效果因患者而异,主要取决于其改善氧合的能力。

应用 NO 吸入疗法救治 ARDS 患者显示不能改善后果，同样加拿大多伦多及新加坡的研究亦显示其对 SARS 患者治疗无效。

SARS 患儿危重时肺部表现类似于 ARDS，故其机械通气原则均不违反 ARDS 通气原则。SARS 患儿危重症极少，罕见报道，以下均参照 2004 年 SARS 诊疗方案及国外文献叙述。

1. 有创人工正压通气指征

(1) 使用 NIPPV 治疗不耐受，或呼吸困难无改善，氧合功能改善不满意，$PaO_2<$ 70 mmHg，并显示病情恶化趋势。

(2) 有危及生命的临床表现或多器官功能衰竭，需要紧急进行气管插管抢救。

人工气道建立的途径和方法应该根据每个医院的经验和患者的具体情况来选择。为了缩短操作时间，减少有关医务人员交叉感染的机会，在严格防护情况下可采用经口气管插管或纤维支气管镜诱导经鼻插管。气管切开只有在已经先行建立其他人工气道后方可进行，以保证安全。

2. 有创人工正压通气模式　实施有创正压人工通气的具体通气模式可根据医院设备及临床医生的经验来选择。一般可选用压力限制的通气模式。比如，早期可选择压力调节容量控制(PRVC)＋PEEP、压力控制(PC)或容量控制(VC)＋PEEP，好转后可改为同步间歇指令通气(SIMV)＋PSV＋PEEP，脱机前可用 PSV＋PEEP。

3. 有创人工正压通气参数的调节　通气参数应根据“肺保护性通气策略”的原则来设置。

(1) 应用小潮气量(6～8 ml/kg)，适当增加通气频率，限制吸气平台压<35 cmH_2O。

(2) 加用适当的 PEEP，保持肺泡的开放，让萎陷的肺泡复张，避免肺泡在潮气呼吸时反复关闭和开放引起的牵拉损伤。治疗性 PEEP 的范围是 5～20 cmH_2O，平均为 10 cmH_2O 左右。同时应注意 PEEP 升高对循环系统的影响。

4. 有创人工正压通气的镇静　注意维持患儿镇静，可根据镇静评分维持患儿在一定的镇静深度。常用药物包括咪哒唑仑 0.1～0.3 mg/(kg·h)，芬太尼 1～4 μg/(kg·h)。

5. 有创人工正压通气时气压伤　SARS 患者气压伤所致气漏的发生率出人意料得高。气胸、纵隔气肿、皮下气肿，单发或合并发生，占 ICU 患者的 20%～30%，这样的发生率比既往报道的 ARDS 发生率要高。气胸的风险似与潮气量及气道压力无关，而且气胸不是仅仅发生于机械通气病例。发生气胸的精确机制尚不清楚，但对 CT 检查的研究显示，SARS 患者在进展到肺部纤维化时一直有弥漫性肺泡损害，且形成囊肿，囊肿在其形成时及形成后发生破裂可能是气漏发生的原因之一。

6. 有创人工正压通气时液体治疗　一项 ICU SARS 患者的队列研究显示，24 h 液体负平衡越多，结果越好。这项研究结果与非 SARS 所致 ARDS 的研究结果一致。非 SARS 所致 ARDS 的研究表明限制补液可致氧合更好、病死率降低、患者机械通气日期减少。因而在 SARS 患者的救治中，应当限制液体摄入，同时可应用利尿剂及血管升压药维持合适的平均动脉压及器官灌注。

7. 有创人工正压通气时隔离注意事项　对 SARS 患者采取最严格的隔离措施是必要的。ICU 的许多操作如气管插管、支气管镜或应用 Venturi 面罩雾化吸入等均能让医务人员感染上 SARS。北京 SARS 流行时，曾有一个科室 70%的医务人员感染 SARS，病死2人。故SARS具有很强的致病力，可致ICU医务人员长期失去工作能力。中国、美国CDC已经发布了健康工作者感染控制指南与建议。该指南要求针对SARS除了标准预防措施外，还须有针对接触传播及空气传播的隔离预防措施。除了严格正确地使用手套及隔离服、口罩、眼保护外，患者隔离房间的空气要确保流通。

呼吸机管道应与大气环境隔绝以防传染，可应用密闭式吸痰等装置。环境消毒特别重要，可用氯化物及次氯酸盐进行消毒，医务人员应完全掌握SARS相关知识的更新进展及感染防控的相关知识。

8. ICU中SARS患者的预后　儿童预后良好，但成人ICU SARS住院患者的病死率高。其28日病死率加拿大多伦多为34%、新加坡37%、中国香港26%(APACHE Ⅱ评分分别为19.5、18、11)，更长时间的随访显示病死率稍有增高。死亡患者常为老年人，其具有更高的APACHE Ⅱ评分、较多的合并症及入院时X线更易有双侧浸润影。ICU存活者长期并发症残余肺功能不全、肌肉无力、创伤应激后紊乱和抑制及长期应用激素的并发症如骨坏死。在一个SARS患者随访6个月的队列研究中发现，6个月时患者的运动功能及健康状态均比健康人为低。存活者血气功能受损占15.5%，大多数肺功能测试参数仅是轻微受损。功能失常与肺损害的程度不成正比，与一些其他因素如肌肉失常及激素肌病相关。6个月时肺功能测试显示中度受损，但ICU住院的SARS患者其用力肺活量、肺总量、CO转运因子均较在普通病房治疗的SARS患者为低，但无显著性差异(包括呼吸肌力量)。

(喻文亮)

附1　重症SARS的诊断标准

2004年SARS诊疗方案认为，具备以下三项之中的任何一项，均可以诊断为重症SARS。

(1) 呼吸困难，成人休息状态下呼吸频率≥30次/min，且伴有下列情况之一。

1) 胸片显示多叶病变或病灶总面积在正位胸片上占双肺总面积的1/3以上。

2) 病情进展，48 h内病灶面积增大超过50%且在正位胸片上占双肺总面积的1/4以上。

(2) 出现低氧血症，氧合指数<300 mmHg。

(3) 出现休克或多器官功能障碍综合征(MODS)。

甄别出SARS患者中危重者并及时加以干预治疗，对控制病情是至关重要的。

SARS致死的高危因素，因SARS危重症多见于成人，故高危因素偏向于成人。

1) 年龄超过50岁。

2) 存在心脏、肾脏、肝脏或呼吸系统的严重基础疾病，或患有恶性肿瘤、糖尿病、严重营养不良、脑血管疾病等其他严重疾病。

3) 近期外科大手术史。

4) 外周血淋巴细胞计数进行性下降。

5) 经积极治疗，血糖仍持续居高不下。

附2　儿童SARS诊断标准(试行)

2003年5月中华儿科学会呼吸学组提出了儿童SARS诊断方案，现录如下。

1. 诊断条件

(1) 流行病学史：①与发病者有密切接触史或来自发病区域者；属于群体发病者之一；有明确的传染

他人的证据者。(密切接触者指2周内与SARS患者共同生活、学习、玩耍,或接触过SARS患者的呼吸道分泌物或体液者。)②发病前2周内曾到过或居住于SARS流行地区者。

(2) 症状与体征:起病急,以发热为首发症状,体温一般高于38.5℃,偶有畏寒;常无上呼吸道卡他症状;有咳嗽;多为干咳、少痰;可有胸闷气促,肺部听诊可闻及干湿啰音。严重者可出现呼吸窘迫。年长儿可诉头痛、关节和肌肉酸痛、乏力等,可有腹泻。

(3) 实验室检查:外周血白细胞计数一般不高,或降低;常有淋巴细胞计数减少;C反应蛋白<8 mg/L。

(4) X线检查:显示胸部有不同程度的片状、斑片状浸润性阴影。可为单侧或双侧改变。部分患儿进展迅速,可在1~2日内呈大片状阴影。阴影吸收消散较慢。

(5) 抗菌药物治疗无明显效果。

(6) 有条件的单位,可作SARS病毒抗体和(或)RT-PCR检测,以助诊断。

2. SARS诊断标准

(1) 确立诊断标准:患儿符合以下两条中的1条者可确立诊断。

第1条:(1)①+(2)+(3)+(4)。

第2条:(1)②+(2)+(3)+(4)+(5)。

[注] 加上第6条有助于最终确立诊断。

(2) 疑似诊断标准:患儿符合以下3条中的1条者可诊断为疑似病例。

第1条:(1)①+(2)+(3)。

第2条:(1)②+(2)+(4)。

第3条:(2)+(3)+(4)。

(3) 医学观察病例确定标准:符合(1)②+(2)+(3)的病例可以留观。

3. 重症SARS的诊断标准　凡符合下列任何一项条件者可作出诊断。

(1) 呼吸困难,发绀。

(2) 低氧血症:面罩吸氧,流量3~5 L/min的条件下,动脉血氧分压<70 mmHg,或脉搏血氧饱和度(SpO_2)<0.93;或已可诊断为急性肺损伤(ALI),氧合指数≤300 mmHg,或急性呼吸窘迫综合征(ARDS),氧合指数≤200 mmHg。

(3) 肺部有多叶病变,或胸片显示24~48 h病灶面积进展大于50%者。

(4) 有休克表现者。

(5) 有MODS表现者。

(6) 有严重基础疾病者。

4. 鉴别诊断

(1) 临床上要注意排除其他病毒性肺炎,支原体、衣原体、细菌性或真菌性肺炎;肺结核、流行性出血热、肺嗜酸性粒细胞浸润症等临床表现类似的呼吸系统疾患。有条件的单位应及时做相关病原学检查。

(2) 对临床疑似病例,应连续3日动态观察外周血象和胸部正、侧位X线片。

第六节　捂热综合征

婴儿捂热综合征(infant muggy myndrome, IMS)又称闷热综合征,系衣被包裹过暖外,部分患儿还兼有头面部蒙盖闷热,过去常称为"被窝内窒息""蒙被缺氧综合征"。临床特征为高热、蒙被缺氧、大汗脱水、抽搐、昏迷、凝血功能障碍、序贯出现多器官功能障碍及衰竭，头颅 CT 反映有缺氧性改变和(或)MRI 出现长 T2 信号。严重者死亡，恢复者多存有后遗症。是我国长江流域常见的儿科急症。

一、临床特征

(一) 病因与发病机制

婴儿捂热综合征大多发生在 12 个月以下尤其是 6 个月以下的婴儿。婴儿体温调节中枢尚未健全，对外界气温的适应性较差，产热与散热不协调，特别是刚出生不久的婴儿。小婴儿体表面积相对比成人大，因此散热也比成人快，如果捂得过久或保暖过度，孩子身体周围的温度会急剧上升，包裹太多影响散热而使机体处于高热状态。冬令季节，寒冷环境，均可导致本病。婴儿捂热综合征多发在夜间睡眠时，由于不适合地将婴儿包裹于衣被内，头面部全部盖没于被窝中或紧拥于母亲怀中熟睡造成。有些患儿尽管头面部露在外面，由于长时间在闷热环境下如拥挤的长途公共汽车中，亦可导致该病。此类患儿病前健康状况多良好，少数可能有轻度上呼吸道感染，农村发病率高。

其主要发病机制类似于窒息的基础上加中暑、休克。

(二) 流行病学

一般都发生在寒冷的季节，每年 11 月至次年 4 月为发病高峰期。

(三) 病理生理

保暖过度和严重缺氧是婴儿捂热综合征发病的两大主要因素。衣被过厚，保暖过度后周围温度在狭小范围内急剧升高，影响了散热，致使体温明显上升，由于小儿体表面积相对较成人大，散热时大量出汗机体很快失水、失盐，血容量不足导致循环衰竭。高温环境下又使脑垂体释放 β 内啡肽(β-EP)，其产生的低血压效应加重了循环衰竭。β-EP 异常升高，抑制了前列腺素尤其是 PGI_2 和儿茶酚胺对微循环与心血管调节作用，导致血压下降。高热大汗后水分明显丢失，使细胞外液大量丧失，大多呈高渗低张($Na^+\downarrow$)或等张性脱水，高张性脱水仅占 10%～20%。因缺氧、无氧代谢增加使血乳酸增多，血浆渗透压也随着急剧升高。

婴儿或新生儿在闷热情况下，脑血流量减少，脑组织缺血缺氧，酸性代谢产物积聚而产生酸中毒，脑细胞膜 Na^+，K^+-ATP 酶减少，引起细胞内钠潴留，形成脑水肿。缺氧、ATP 依赖性 K^+ 通道引起膜去极化，导致 L-型钙通道、受体激活性钙通道、钙储库激活性钙通道高度激活，引起 Ca^{2+} 内流，而内流 Ca^{2+} 作为第二信使，激活肌质网的钙通道，引起胞质 Ca^{2+} 浓度的升高。甚至可在短时间内引起多脏器功能不全(MODS)或衰竭(MOF)。初发器官以肺为多见，急性肺损伤(ALI)缺氧时肺血管内皮细胞、肺泡巨噬细胞、肥大细胞合成和释放多种血管活性物质，其中包括血管紧张素、内皮素(ET)、血栓素 A2 等缩血管物质，以及一氧化氮(NO)和前列腺环素(PGI_2)等扩血管物质。由急性肺损伤(ALI)直接发展为 ARDS。由于窒息、呼吸功能不全而引起血氧分压下降，全身各系统脏器处于低氧、缺氧状态，细胞线粒体功能障碍，溶酶体破损，脑部缺氧损害突出。一旦缺血改善，脑恢复灌流后可引起再灌注损伤与血管源性水肿。

(四) 临床特点

大多在凌晨睡眠中骤发，小婴儿无力挣脱捂热环境，于蒙被后一至数小时甚至更短时间即出现高热，41～42 ℃或以上超高热，大汗淋漓，呼吸急促或不规则，面色先红后苍白，哭闹不安，反应迟钝，眼窝凹陷，口唇发青，呻吟不已，甚至惊厥、昏迷、四肢厥冷、脉搏细弱、小便少或无，呈休克状态。就诊愈迟，休克愈重。同时由于捂蒙，呼吸道不通畅，引起低氧血症和高碳酸血症，呈现呼吸性酸中毒，两者共存，可出现混合性的酸碱平衡紊乱。严重者甚至有心、肺、脑、肝、肾等多脏器功能衰竭表现。有些病例可同时排出血样便或血样黏液便，被误诊为中毒性菌痢。

(五) 实验室检查

1. **血常规** 血液浓缩，血红蛋白比患病前有升高。

2. **血生化检查** 血钠依据病情严重程度，不一定在早期升高或数值在正常范围，中后期也可下降，接近死亡的患儿血钠可大于 170 mmol/L；由于细胞溶解血钾多升高；由于钙内流，血钙下降；血镁一般降低，少数可升高；肝功能中转氨酶可升高，一般患儿球蛋白均低；部分患儿尤其是病情严重者肾功能有改变，血 BUN、Cr 等升高；大部分患儿心肌酶谱升高，少数显著升高；胆碱酯酶少数患儿可减低；血糖均显著升高，大于 23 mmol/L 或者更高。

3. **凝血常规** 早期可正常，重症延长，少数患儿甚至部分指标不能被测出。该指标异常常提示患儿病情重笃，应勤查。

4. **血浆渗透压及血浆渗透压差(实际测出值与推测理论推测值差)** 血浆渗透压理论值＝2([Na^+]＋[K^+])＋血糖＋BUN/2.8，单位均为 mmol/L，正常值为 280～310 mmol/L。南京市儿童医院的一项研究表现血浆胶体渗透压差＜10 mmol/L 的患儿存活后无后遗症，10～20 mmol/L 积极抢救后也可不留后遗症，20～30 mmol/L 积极抢救后有严重后遗症，超过 30 mmol/L 无存活机会。

5. **血气分析** 血 pH 可正常，可降低，pH＜7.2 持续 8 h 以上生存机会不大。有低氧血症及高碳酸血症。

6. **影像学检查** 胸片可见肺纹理增多，病重或病危者可有 RDS；头颅 CT 可见低密度影改变；MRI 可见长 T2 信号增强。

(六) 诊断

确定诊断一般均具有下列各项。

(1) 寒冷季节，有明确蒙被史。

(2) 多为 6 个月至 1 岁以内婴儿及新生儿。

(3) 典型临床症状为高热或超高热、大汗淋漓、面色苍白、呻吟不已。

(4) 缺氧明显，呼吸困难不规则，唇周发绀。

(5) 同时具有脑、心血管、肺、肾等多器官功能不全或衰竭表现，呈现休克、心功能不全、惊厥、DIC 等。

(6) 实验室检查：血生化检查可见血钠、钾、钙、镁均出现变化，肝肾功能有损害。血浆渗透压升高、两个"间歇"增加(即 AG、OG)。血气分析：pH 降低、$PaCO_2$ 升高、PaO_2 下降。

(七) 鉴别诊断

1. **婴儿脑型维生素 B_1 缺乏病** 母亲哺乳时饮食单一以淀粉食物为主，患儿泥膏面容，表情淡漠，严重时有呼吸暂停，听诊心音低钝，心率快，双肺呼吸音粗，血丙酮酸升高。

应用维生素 B_1 100 mg 肌注治疗，6～12 h 后病情稳定。注意治疗监测血糖时少用糖水。

2. 晚发性维生素 K 依赖因子缺乏症伴颅内出血 母乳喂养，母亲饮食中少吃或不吃绿叶蔬菜，维生素 K 含量少，造成患儿体内合成Ⅱ、Ⅶ、Ⅸ、Ⅹ四种凝血因子减少，易造成颅内、蛛网膜下腔出血或消化道出血。轻度仅有手指采血后出血不止。头颅 CT 检查示颅内出血，出血量大，易造成死亡或留有后遗症。

3. 婴儿猝死综合征 临床无疾病原因，但有报告与免疫功能缺陷或低下有关，睡眠中突发呼吸、心跳骤停而死亡。

4. 瑞氏综合征 与体内肝、脑脂肪代谢障碍有关，血氨基酸转氨酶升高。临床症状有轻有重，轻者仅有消化道症状、轻度肝功能损害，重症迅速发展到Ⅳ期而死亡。

5. 出血休克脑病综合征(hemorrhagic shock encephalopathy syndrome) 发病年龄为 2～10 个月，表现为急性脑病症状，发热、休克，肝功能损害，血氨正常，肾损害。无衣盖过暖或蒙被缺氧史。

二、一般治疗

一般治疗有迅速解包降温，同时应用温水(水温 37～39 ℃)洗澡，有降温、改善循环的作用。有惊厥先处理平稳后再洗澡，注意清理呼吸道，保持呼吸道通畅，监测体温，温度不能降得太快，0.5～1 h 降 1 ℃比较合理。

治疗的关键在于处理休克与缺氧，治疗措施主要针对呼吸衰竭与抗休克，保护心血管功能，补液及纠正酸中毒，并控制惊厥与脑水肿。有脑损伤后遗症的患儿要进行康复治疗。

1. 吸氧 可用鼻导管吸氧，若效果差，可用头罩法、呼吸末正压给氧(CPAP)、高频喷射给氧。

2. 止惊 首先以 10%水合氯醛 0.3～0.5 ml/(kg・次)灌肠或咪哒唑仑 0.02～0.05 mg/(kg・次)或地西泮 0.2～0.5 mg/(kg・次)，或后续苯巴比妥(鲁米那)6～12 mg/kg 12～18 h 静脉加入 5 ml 葡萄糖溶液推注等。应用镇静剂均要注意患儿是否有呼吸抑制。

3. 抗休克及液体疗法 对休克者可先用低分子葡聚糖及 5%碳酸氢钠静脉滴注，用量前者为后者的 2 倍，相当于 8～10 ml/kg；其次依生化及血气指标调整液体张力用量，可用血浆及代用品。密切关注输液速度，有条件可应用人血丙种球蛋白和白蛋白，防止肺水肿。

4. 控制脑水肿 严重者用三联脱水疗法，甘露醇(2.5～5 ml/kg，每 4 h 或 8 h 重复 1 次)、呋塞米(1～2 mg/kg，每日 1～2 次)和地塞米松(0.1～0.2 mg/kg)。应用苯巴比妥(鲁米那)15 mg/kg 1 次饱和量，以减缓脑代谢。对高热不退和(或)昏迷患者可用亚冬眠疗法，理论上讲也能保护脑功能，早期可用温水洗澡降温，但体温不能急剧下降。亚低温治疗作为一种神经保护手段已逐渐得到各方的认可，对脑有保护作用，临床医生充满了巨大的憧憬和期待。亚低温治疗是指用人工诱导的方法将患儿体温下降 2～5 ℃，以达到治疗目的。低温可以降低脑内葡萄糖和氧的代谢速率，减少了缺血期间 ATP 的丢失，预防或改善了脑的继发性能量衰竭，从而减少了细胞毒素如兴奋性神经递质、自由基等的大量聚集；缺氧时线粒体功能发生障碍，细胞色素 C 从线粒体释放到细胞浆，激活 caspase 级联反应促发凋亡。低温时 Caspase3 活性降低，细胞色素 C 从线粒体向细胞浆的转移减少，从而导致神经元的凋亡减少。亚低温的时间一般为应用 32 ℃ 4 h 左右。

5. 酌情补充钙、镁 相当一部分患者，发生钙内流，致血清钙下降，不能盲目补钙，可应用钙拮抗剂如尼莫地平、硫酸镁等。

6. 应用多功能监护仪 密切观察心、肺、脑功能变化。注意保护心、肺、脑、肾功能。

7. 保护各脏器功能 保护心、肺、脑、肾，可用血管活性药如多巴胺、多巴酚丁胺、酚妥拉明、呋塞米，还可用质子泵制酸剂如奥美拉唑，防止胃肠出血等。

8. 病情稳定后有脑损伤可应用高压氧舱治疗 高压氧治疗疾病的原理：①压力作用。②血管收缩作用：高压氧有 α 肾上腺素样的作用使血管收缩，减少局部的血容量，利于脑水肿减轻。需注意的是，虽然局部的供血减少，但通过血液带入组织的氧量却是增加的。③抗菌作用：氧本身就是一种广谱抗生素，它不仅抗厌氧菌，也抗需氧菌。高压氧的抗厌氧菌的机制是，厌氧菌缺乏细胞色素和细胞色素氧化酶，在富氧情况下，不能进行有氧代谢以获得能量，生长受阻，甚至死亡。厌氧菌缺乏过氧化氢酶和过氧化物酶，不能处理代谢过程中产生的过氧化氢，使代谢发生障碍，甚至死亡。巯基是许多酶尤其是氧化还原酶的重要组成部分，影响细菌代谢。④高压氧治疗促进了白细胞的杀菌作用。⑤清除作用，体内大量的氧可以加速体内其他有害气体的消除。如 CO、二氯甲烷、N_2 等。⑥增加机体的氧含量，血中的氧含量增加，组织中的氧含量增加，血氧弥散距离增加。因此高压氧治疗对减轻脑功能障碍有一定疗效。

9. 脑功能损伤的患儿康复评定仍然以量表评定为主 主要评价患儿运动功能数量指标是否达到要求，评价其完成指标的质量，还可采用运动技能分析方法和相关的实验室检查。例如，三维步态分析或关节肌肉动力学分析、坐姿及平衡功能检测等，表面肌电图检查还可动态显示主动和拮抗肌群在运动中的状态和协调能力。

三、机械通气

对婴儿捂热综合征患儿监测 SpO_2 的变化进行氧疗，血气分析监测 CO_2 超过呼吸衰竭标准可进行无创或有创机械通气。

由于蒙被患儿小，护理操作存在实际困难，临床上不易进行无创正压机械通气，多数进行气管插管后有创机械通气。

机械通气设定呼吸频率 30～40 次/min，常规机械通气应用压力限定-时间转换型呼吸机，压力限定是指在吸气相所设定的呼吸机管道和气道内的最高压力超过此压力时，气体通过泄压阀排出，时间转换是指呼气阀根据设定的呼气时间及频率进行关闭和开放的转换。潮气量 4～6 ml/kg，吸气时间一般 0.5 s 左右，吸呼气时间比一般为 1∶1.5(1∶2.0)，呼吸末正压 4～6 cmH_2O。氧浓度早期可用 100%氧气 2～4 h，在患儿病情允许的情况下将氧浓度尽快(24 h 左右)下降至 35%以下，以减少中、高浓度氧引起的损伤。血气分析 pH 尽可能维持在 7.35～7.45，早期可短时间(6～12h 内)使 pH>7.45～7.6，若 pH 持续<7.2，6～12 h 不能纠正，患儿存活希望渺茫，即使存活，会有严重的脑功能损害后遗症。如患儿，6 个月，体重 8 kg，设定呼吸机参数，应用压力限定-时间转换，PIP 为15 cmH_2O 左右，呼吸频率 35 次/min，吸气时间 0.6 s 左右，呼吸末压力 5 cmH_2O，氧浓度可设定为 100%纯氧，0.5～1 h 侧血气分析，pH 7.35～7.45，$PaCO_2$<50 mmHg、PaO_2>70～90 mmHg 比较合理。血气分析要真实反映患儿情况，应在机械通气最早

2～4 h内。相当一部分患儿有人机对抗现象存在，故在调整合理呼吸机参数同时，要尽最大可能把患儿对抗呼吸机辅助呼吸、支持呼吸的影响降到最低，一般可应用苯巴比妥12 mg/(kg·d)，再加用呋噻米或咪哒唑仑静脉维持。麻醉科的相关药物尽量不用。影响 $PaCO_2$ 的主要参数是RR和PIP与PEEP的差值，影响 PaO_2 的主要参数是PIP、吸气时间、FiO_2，可用血气分析作为调整机械通气的依据。一般呼吸支持应用72 h左右需对患儿情况重新评价。

（江　涛）

第七节　溺　　水

溺水是因淹没在水中导致原发性呼吸损害的过程，是小儿时期常见的意外事故，也是儿童意外死亡的重要原因。常由于呼吸道被外物堵塞或喉头、气管发生反射性痉挛而造成的窒息和缺氧，液体进入肺后造成呼吸、循环系统功能障碍，发生呼吸、心跳停止。淡水溺水会使血钾升高导致室颤；海水溺水引起电解质紊乱和急性肺水肿导致心力衰竭而死亡。溺水可发生原发性或继发性体温降低，决定溺水患者预后的最重要因素是缺氧的时间和其严重程度。

一、临床特征

（一）流行病学

溺水大多发生在淡水，只有不足4%的溺水事件发生在海水中，但是在沿海地区溺水的发生率也较高。1999年WHO年度报告中指出，每年全球有45万人死于溺水，其中80%发生在中低收入国家。在许多国家(包括我国)，溺水都是1～4岁年龄组和15～19岁年龄组意外伤害致死的前3位死因，男孩比女孩淹没损伤的发生率高。

（二）病理生理学

溺于淡水和海水都可引起反射性的气道关闭及肺顺应性降低而致缺氧，但两者形成肺泡通气障碍的机制不同：①淡水进入肺泡后，由于渗透压低，肺泡面积大，很快就经肺泡壁吸收入血，使血液稀释，在2 min左右就可以使血容量增加1倍。吸入的水主要在静脉系统存留，静脉压迅速增高，动脉压很快降低，红细胞大量溶解，血红蛋白和钾离子释出，钠离子因血液稀释而减少，高血钾很快就可以引起心室纤颤或心搏骤停，血氧含量在数分钟内就降到原来的1/10，造成脑缺氧和心肌缺氧，成为中枢性衰竭的主要原因。②海水进入肺泡后，由于海水的含盐量为3.5%，渗透压高，血液中的液体渗入到肺泡，使肺泡内充满含蛋白质的血色黏稠液体，还可能使部分肺泡破裂，严重影响血氧饱和度，数分钟以内可使血氧含量降到原来的1/10，海水中的盐类可迅速进入血液，2 min左右血钠含量增加2/3，血钙含量增加1倍，血镁含量增加数倍，造成严重的电解质紊乱。而心跳停止的主要原因是缺氧，出现的时间较迟，同时有全身组织普遍缺氧和代谢分解产物的增加，这些改变也较为迟缓，因此溺于海水的人死亡较晚，可以挽救的时间也长于溺于淡水的人。溺水后当核心温度低于 30 ℃时可以导致受害人肌肉无力，易发生心房颤动，而更严重的低温易导致心室颤动或心跳停止；凝血、血小板功能紊乱，免疫功能紊乱相继发生（核心温度低于 28 ℃）。

有人将溺水分为两大类：①干性溺水，占溺死者的 10%～40%。人溺水后，因受强烈刺激（惊慌、恐惧、骤然寒冷等），引起喉头痉挛，以致呼吸道完全梗阻，造成窒息死亡。当喉头痉挛时，心脏可反射性地停搏，也可因窒息、心肌缺氧而致心脏停搏。②湿性溺水。绝大多数受害者溺水后，本能地引起反射性屏气，避免水进入呼吸道。由于缺氧持续，不能坚持屏气而被迫深呼吸，从而使大量水进入呼吸道和肺泡，阻滞气体交换，引起全身缺氧和 CO_2 潴留；呼吸道内的水迅速经肺泡吸收到血液循环。

（三）临床表现

1. 体液和电解质紊乱 溺水过程中会导致体液和电解质紊乱。尸检表明，溺死发生在淡水中者，导致轻度至中度低钠血症；发生在海水者，导致中度高钠、高氯和高镁血症。但并没有发现生还者的血清电解质浓度有明显异常。淡水引起的血液稀释和血容量过多也是很常见的；而在海水中溺死后，常引起血容量减少。

2. 呼吸系统和心血管系统功能障碍 溺水者都会经历缺氧期，短暂缺氧仅限于低通气或呼吸暂停，可能仅需要现场抢救或初步复苏即可恢复。然而，很多患者，即使是相对短期缺氧，也可能增加肺毛细血管通透性、肺泡液渗漏、表面活性物质减少、肺泡缺氧，导致肺塌陷、肺内分流，引起肺血管阻力增高，通气/血流比值失调。心功能不全导致肺部毛细血管充血，引起肺毛细血管渗漏；大小气道阻力增加，功能障碍，气体交换减少；而神经源性肺水肿导致气体交换及肺功能进一步障碍，最终导致急性肺损伤和 ARDS。

呼吸系统功能障碍临床表现为部分患儿仅为轻度呼吸急促，咳或不咳；部分患儿呼吸急促、三凹征明显；严重者出现呼吸停止不能恢复或严重低氧血症，口鼻腔涌出大量泡沫样血性液体，出现肺出血或 ARDS 的一系列表现。

溺水引起的心血管功能障碍主要是低温和与交感神经活动相关的潜水反射使全身和肺血管阻力都增加；中央静脉和肺静脉充血，心房的压力增高，心室舒张末期压力增高；低氧血症导致心肌收缩能力下降；较低的心肌收缩力，全身血管阻力增加，导致心排血量降低；临床表现为“冷”休克，血流灌注差和器官功能障碍。复苏可逆性主要取决于低氧血症的程度和低流量状态的持续时间。

严重者救起后多存在心跳、呼吸骤停，到医院后多存有复苏后低血压。

3. 缺氧缺血性脑损伤 溺水的后遗症中，最重要的是缺氧缺血性脑损伤。低氧血症和低血容量引起的病理过程，包括能量丢失、脂质过氧化、自由基的产生、炎症反应、炎性介质与兴奋性神经递质释放、神经元和胶质细胞功能和结构出现中断。CT 检查可发现“分水岭”处的梗死，而严重的缺氧缺血性损伤，可显示整个颅脑信号的衰减，可表现为意识不清、昏迷、呕吐、抽搐等颅内压增高表现，严重者出现植物人表现或不可逆性脑损害。

（四）诊断要点

1. 临床表现

（1）轻者：面色苍白，口唇青紫，恐惧，神志清楚，暂时性呼吸停止、心跳存在。

（2）重者：呼吸、心跳先后停止。

1) 全身症状：寒战，体温降低，眼、口、鼻充血，口鼻充满泡沫或污泥、藻草等，面部青紫，肿胀，皮肤、黏膜苍白和发绀，四肢厥冷，腹部隆起。

2) 呼吸系统：咳嗽，血性泡沫痰，呼吸衰竭。

3) 神经系统：头痛、呕吐、谵妄、狂躁，四肢肌张力增强，记忆力减退，昏迷，抽搐。

4) 循环系统：心悸，心率初增快后变慢，血压下降，心室纤颤。

2. 辅助检查

(1) 胸片：肺水肿、肺炎、肺不张。

(2) 生化检查：血糖升高，海水淹溺者呈现高钠血症、高氯血症、高镁血症，淡水淹溺者则相反，呈现低钠血症、低氯血症、高钾血症、低蛋白血症。

(3) 血气分析：酸中毒。

二、一般治疗

(一) 溺水现场急救处理

溺水者被救上岸后，将其仰卧，头偏向一侧，立即清除口鼻内的污泥、呕吐物、藻草等，保持呼吸道通畅。牙关紧闭者，用手按捏两侧面颊用力启开。然后看一看双侧瞳孔是否散大；摸一摸颈动脉、股动脉是否有搏动；听一听心音和呼吸音，是否有气流，胸部是否起伏，判断呼吸、心跳是否停止。如有心跳者，先行控水处理，方法是采取头低脚高的体位将肺内及胃内积水排出。最常用的方法是：迅速抱起患者的腰部，使其背向上、头下垂，尽快倒出肺、气管和胃内积水；也可将其腹部置于抢救者屈膝的大腿上，使头部下垂，然后用手适度拍击背部，使气管内及口咽的积水倒出，但时间不要超过 1 min，勿压迫腹部，以免水从胃逆流入呼吸道，若(控水)效果不好，应立即停止，切勿因控水过久而影响抢救。对呼吸微弱或已经停止者，立即进行口对口人工呼吸，如果呼吸、心跳均已停止，应立即进行徒手心肺复苏术。控水对复苏成功的价值并未得到科学证实，对极危重的患者不做强求。

徒手心肺复苏术：①立即使溺水者头后仰，抢救者用拇指和示指捏住溺水者的鼻孔，另一手掰开溺水者的嘴，深吸一口气，屏气，迅速将患者口包住吹气，反复进行，直到恢复呼吸。人工呼吸频率为 12～20 次/min，潮气量 500～600 ml，但目前公认为 800～1 200 ml。②在胸骨中下 1/3 交界处为心脏按压部位，救护者将左手掌根部置于溺水者的按压部位，右手掌压在左手背上，两手平行重叠，手指交叉并将下手指钩起，双肘关节伸直，利用上半身、肩、臂部的重量垂直下压，儿童下压 2～3 cm，按压的频率为 80～100 次/min。③按压与呼吸之比为，单人 15∶2；双人 5∶1(最新国际标准为，儿童单人为 30∶2，双人为 15∶2)。④心肺复苏成功的判断：能扪及大动脉搏动，收缩压＞60 mmHg，颜面、口唇、指甲及皮肤转红；散大的瞳孔缩小，自主呼吸恢复；意识神态开始恢复。⑤如果抢救时间超过 30 min 以上，溺水者呼吸、心跳仍未恢复，应考虑放弃抢救。

现场急救应着重于基本的心肺复苏，使自主呼吸、循环迅速恢复。溺水者经现场抢救，在呼吸心跳恢复后，重症患者应立即转送附近的医院，途中仍需不停地对溺水者做人工呼吸和心脏按压，同时注意保暖。对于不能恢复自主呼吸和意识者，如有条件，应尽早进行高级生命支持及辅助呼吸，面罩吸氧，气管插管人工呼吸，扩容，电除颤和血管活性药物的应用。

(二) 临床专业继续救治

溺水是一个临床急症,有些患者入院时可能是正常的,但也会迅速恶化,所以对每一个入院的溺水患儿进行快速评估非常重要。

(1) 监护生命体征,注意保温。

(2) 给氧或行气管插管、机械通气纠正低氧血症。

(3) 纠正心律失常。

(4) 抗休克。

(5) 纠正水电解质及酸碱紊乱,维持有效的循环:淡水淹溺者补液3%氯化钠或血浆、白蛋白;海水淹溺者给予5%葡萄糖,高血钾者按高钾处理。

(6) 治疗肺水肿或脑水肿。

(7) 复温。

(8) 预防感染,给予适当的抗生素、肾上腺皮质激素,防止并发症。

(9) 支持疗法和保护肝肾功能。

高级生命支持的重点应是保证充足的氧气和通气、改善循环和进行神经功能评价。住院治疗的12 h内应反复对格拉斯哥昏迷量表测定和神经系统检查进行评估。在急诊室,除了亚低温(35～36 ℃)脑保护措施外,尽早复温,关系到抢救是否成功。最简单的复温技术包括使用静脉输液升温、外辐射热、通风和加热气体,以及泡热水澡。中度低温应更积极地复温:温和的腹腔灌洗液或透析液和(或)以温热的液体进行膀胱冲洗。严重的低温,被动复温可引起"复温休克"、外周血管舒张、影响心排血量。核心严重低温的复温,目前体外循环的使用比较广泛。如果复温达到≥32 ℃在30 min仍不能改善循环者,进一步复苏将难以成功。研究表明,对于有心脏骤停的低温成人治疗,冷却大脑后对神经系统具有保护作用。因此对淹没后仍然昏迷的儿童,应考虑保持轻度低温(核心温度32～35 ℃)。

三、机械通气治疗

在急诊室不能恢复的儿童应转入PICU,进行积极的心肺功能障碍的治疗。

(一) 插管指征

进入PICU进行抢救的患儿均为危重患儿,在气管插管指征的把握上,应从宽进行,若在无法断定是否给予气管插管时,应以选择更积极的插管上机措施为主。因为后续的炎症打击必定会使患儿更加严重。

(1) 昏迷患儿。

(2) 心跳、呼吸骤停进行过心肺复苏患儿或电击除颤的患儿。

(3) 呼吸不稳定患儿。

(4) 急性肺损伤、ARDS或肺出血的患儿。

(二) 模式选择

一般选用辅助/控制模式,因患儿多不存在气道梗阻,多存在肺顺应性下降情形,故以PCV为优选模式,对年龄较大患儿亦可选用VCV。PRVC亦是不错的选择,因其既可保证容量,又可限制压力。

（三）参数选择

对肺部损害不明显的患儿，此类患儿上机原因多为昏迷，只需要低参数即可。以维持正常的氧合与正常通气为原则。FiO_2 为 30%～60%；PIP 15～25 cmH_2O；PEEP 4～5 cmH_2O；潮气量 6～8 ml/kg；呼吸频率根据年龄设置，可稍偏快，以维持 $PaCO_2$ 在 30～35 mmHg。注意维持轻度的呼吸性碱中毒，以适当降低颅内压。但切记 $PaCO_2$ 不能长期维持在 30 mmHg 以下，以免引起永久性肺损害。

急性肺损伤或 ARDS 患者应给与"开放肺"治疗。常见呼吸机设置包括限制高峰压力 25 mmHg，潮气量为 6～8 ml/kg，FiO_2 为 60%；使用 PEEP 会显著改善缺氧现象。在溺水合并急性肺损伤与 ARDS 患儿应用 PEEP，已获得临床证实，在 20 世纪 70 年代即有文献报道溺水患者应用较高 PEEP 可显著改善患儿病情，增加存活机会。PEEP 选择一般为 5～15 cmH_2O，必要时可更高。允许性高碳酸血症是常用的肺保护性措施，但对颅内压增高患儿禁忌，而溺水患儿多存在颅内压增高，故使用允许性高碳酸血症时应特别谨慎，可尽量不用。

对肺出血患儿，可直接应用高 PEEP 8～16 cmH_2O，注意用高 PEEP 时，需同步抬高 PIP，以维持合适的潮气量。肺出血应用 PEEP 有效后，注意避免吸痰，除非血性分泌物堵住气管插管引起血氧饱和度下降，否则一般情况下应维持至少 6 h 不要吸痰。若患儿烦躁时应予镇静处理。

（四）辅助治疗

严重 ARDS 患儿，怀疑其表面活性物质被破坏时，可给予外源性表面活性物质进行治疗，在各种措施治疗无效时，可试用体外膜肺治疗。

连续血管灌注可以治疗心肾功能障碍和纠正外周血管阻力。治疗原则应以尽快改善血压、器官灌注和气体交换为主。ICU 监护的重点包括：脑功能的恢复，维持正常的心肺功能，高代谢状态处理，如癫痫、发热，都应积极治疗。在严重的脑损伤情况下，应维持 24～48 h 亚低温状态，低温状态的维持，有时可能需要神经肌肉阻断剂。严重的颅脑损伤出现颅内压增高，应给予治疗。

（五）预后

溺水的预后与脑损伤的程度密切相关，然而，却难以预测。溺水者被发现和最初被救治的时间、复苏时间长短、心肺复苏措施以及昏迷程度和持续时间是关键因素。若溺水发现及抢救不及时，一般 4～6 min 即可呼吸、心跳停止而死亡。研究表明，溺水 6～9 min 死亡率达 65%，超过 25 min 100%合并严重的后遗症甚至死亡。但若在 1～2 min 内得到正确救护，挽救成功率可达 100%。此外，MRI 和磁共振波谱可以检测更微小的损伤，但检查结果即使正常，脑功能障碍仍可能发生。脑电图在恢复阶段初期持续的低衰减波形往往提示预后差。

（陈爱勇　喻文亮）

参考文献

[1] 董广宇，郭伟. 神经源性肺水肿的研究现状[J]. 国外医学·神经病学神经外科学分册，2004，31(2)：170－172.

[2] 傅万海，何庚辅，李小娥，等. 儿童严重急性呼吸综合征死亡 1 例临床特征分析[J]. 中国当代儿科杂志，2004，6(2)：155－156.

[3] 高恒妙，李峥，陈晖，等. 儿童甲型 H1N1 流感重危患者临床特点分析[J]. 中国小儿急救医学，2009，16(6)：16－19.

[4] 胡皓夫. 重症肺炎的诊断与治疗[J]. 实用儿科临床杂志，2008，3(6)：408.

[5] 胡亚美，江载芳. 诸福棠实用儿科学[M]. 第 7 版. 北京：人民卫生出版社，2002：454－458.

[6] 李崇智，申昆玲，魏新苗，等. 18 例儿童严重急性呼吸综合征临床分析[J]. 中华儿科杂志，2003，41(8)：574－577.

[7] 刘亚军，唐笑军，刘成军. 麻疹肺炎伴急性呼吸窘迫综合征 32 例[J]. 实用儿科临床杂志，2007，22. 1711.

[8] 麦坚凝. 国内脑性瘫痪康复治疗的现状和展望[J]. 中华儿科杂志，2005，43(4)：241－243.

[9] 王辰. 呼吸病学新进展[M]. 北京：中国协和医科大学出版社，中华医学电子音像出版社，2010：1－31.

[10] 王来栓，劭肖梅. 缺血缺氧性脑损伤细胞凋亡机制的研究进展[J]. 国外医学. 儿科学分册，2002，29：257－269.

[11] 薛辛东，杜立中，毛萌. 儿科学[M]. 第 2 版. 北京：人民卫生出版社，2010：195.

[12] 曾其毅，刘丽，曾华松，等. 广州地区 33 例儿童严重急性呼吸综合征临床特点和治疗转归[J]. 中华儿科杂志，2003，41(6)：408－412.

[13] 张钟灵. 婴儿捂热综合征的诊治[J]. 小儿急救医学，1999，6：147－149.

[14] 中华人民共和国卫生部. 肠道病毒 71 型(EV71)感染重症病例临床救治专家共识(2011 年版).

[15] 中华人民共和国卫生部. SARS 诊疗方案 2004 版. [2011－7－9]http://www.moh.gov.cn/sofpro/cms/previewjspfile/mohyzs/cms_0000000000000000073_tpl.jsp? requestCode=18520&CategoryID=2906.

[16] 中华人民共和国卫生部. 甲型 H1N1 流感诊疗方案(2010 版). http://www.moh.gov.cn/public.

[17] 中华医学会儿科学分会呼吸学组. 儿童严重急性呼吸综合征诊断标准和诊疗方案(试行)[J]. 中华儿科杂志，2003，41(6)：413－414.

[18] Abramson O, Dagan R, Tal A, et al. Severe complications of measles requiring intensive care in infans and young children [J]. Arch Pediatr Adolesc med, 1995, 149(11): 1237－1240.

[19] Acute Respiratory Distress Syndrome Network. Ventilation with lower tidal volumes as compared with traditional tidal volumes for acute lung injury and the acute respiratory distress syndrome [J]. N Engl J Med, 2000, 342(18): 1301－1308.

[20] Agran PF, Anderson C, Winn D, et al. Rates of pediatric injuries by 3－month intervals for children 0 to 3 years of age [J]. Pediatrics, 2003, 111: e683－692.

[21] Beijing Group of National Research Project for SARS. Dynamic changes in blood cytokine levels as clinical indicators in severe acute respiratory syndrome [J]. Chin Med J, 2003; 116: 1283－1287.

[22] Bernard GR, Artigas A, Brigham KL, et al. The Consensus Committee. The American European Consensus Conferenceoil ARDS, definitions, mechanisms, relevan outcomes, and clinical trail coordination [J]. Am J Respir Crit Care Med, 1995, 149(3): 818－824.

[23] Brenner RA, Trumble AC, Smith GS, et al. Where children drown, United States, 1995 [J]. Pediatrics, 2001, 108: 85－89.

[24] Byard RW, Donald T. Infant bath seats, drowning and near-drowning [J]. J Paediatr Child Health, 2004, 40: 305－307.

[25] Centers for Disease Control and Prevention (CDC). Progress in reducing global meales deaths: 1999～2004

[J]. Mmwr Morb Mortal Wkly Rep,2006,55(9):247－249.
[26] Chang LY. Enterovirus 71 in Taiwan [J]. Pediatr Neonatol, 2008,49(4):103－112.
[27] Cheliout-Heraut F, Rubinsztajn R, Ioos C, et al. Prognostic value of evoked potentials and sleep recordings in the prolonged comatose state of children. Preliminary data [J]. Neurophysiol Clin, 2001,31:283－292.
[28] Chen CS, Yao YC, Lin SC, et al. Ret rograde axonal t ransport: a major t ransmission route of enterovirus 71 in mice [J]. J Virol, 2007,81(17):8996－9003.
[29] Choi G, Kopplin LJ, Tester DJ, et al. Spectrum and frequency of cardiac channel defects in swimming-triggered arrhythmia syndromes [J]. Circulation, 2004,110:2119－2124.
[30] Dawood FS, Jain S, Finelli L, et al. (2009) Emergence of a novel swine-origin influenza A (H1N1) virus in humans [J]. N Engl J Med, 2009,360:2605－2615.
[31] Dawood FS, Jain S, Finelli L, et al. Hospitalized patients with novel influenza A (H1N1) virus infection — California, April－May, 2009 [J]. MMWR Morb Mortal Wkly Rep, 2009,58:536－541.
[32] Dominguez-Cherit G, Lapinsky SE, Macias AE, et al. Critically Ⅲ patients with 2009 influenza A(H1N1) in Mexico [J]. JAMA, 2009,302(17):1880－1887.
[33] Dubowitz DJ, Bluml S, Arcinue E, et al. MR of hypoxic encephalopathy in children after near drowning: correlation with quantitative proton MR spectroscopy and clinical outcome [J]. AJNR Am J Neuroradiol, 1998,19:1617－1627.
[34] Eich C, Brauer A, Kettler D. Recovery of a hypothermic drowned child after resuscitation with cardiopulmonary bypass followed by prolonged extracorporeal membrane oxygenation [J]. Resuscitation, 2005,67:145－148.
[35] Einspieler C, Prechtl HF, Prechtls assessment of general movements diagnostic tool for the functional assessment of the young nervous system [J]. MentRetard Dev Disabil Res Rev, 2005,11(1):61－67.
[36] Fowler RA, Lapinsky SE, Hallett D, et al. Critically ill patients with severe acute respiratory syndrome [J]. JAMA, 2003,290(3):367－373.
[37] Freebeck PC, Clark S, Fahey PJ. Hypoxemic respiratory failure complicating nosocomial measles in a healthy host [J]. Chest, 1992,102:625－626.
[38] Gilchrist L, Gotsch K, Ryan G. Non-fatal and fatal drownings in recreational water settings-United States, 2001～2002 [J]. MMWR Morb Mortal Wkly Rep, 2004,53:447－452.
[39] Gomersall CD, Joynt GM, Ho OM, et al. Transmission of SARS to healthcare workers. The experience of a Hong Kong ICU [J]. Intensive Care Med, 2006,32(4):564－569.
[40] Gomersall CD, Joynt GM, Lam P, et al. Short term outcome of critically ill patients with severe acute respiratory syndrome [J]. Intensive Care Med, 2004,30(3):381－387.
[41] Gonzalez-Luis G, Pons M, Cambra FJ, et al. Use of the pediatric risk of mortality score as predictor of death and serious neurologic damage in children after submersion [J]. Pediatr Emerg Care, 2001,17:405－409.
[42] Ho M. Enterovirus 71: the virus, its infection and outbreaks [J]. J Microbiol Immunol Infect, 2000,33(8): 205－216.
[43] Holzer M, Bernard SA, Hachimi-Idrissi S, et al. Hypothermia for neuroprotection after cardiac arrest: Systematic review and individual patient data meta-analysis [J]. Crit Care Med, 2005,33:414－418.
[44] Horisberger T, Fischer E, Fanconi S. One-year survival and neurological outcome after pediatric cardiopulmonary resuscitation [J]. Intensive Care Med, 2002,28:365－368.
[45] Hsia SH, Wu CT, Chang JJ, et al. Predictors of unfavorable outcomes in enterovirus 71-related cardiopulmonary failure in children [J]. Pediatr Infect Dis J, 2005,24(4):331－334.
[46] Hughes SK, Nilsson DE, Boyer RS, et al. Neurodevelopmental outcome for extended cold water drowning: A longitudinal case study [J]. J Int Neuropsychol Soc, 2002,8:588－595.
[47] Hui DS, Hall SD, Chan MT, et al. Noninvasive positive-pressure ventilation: an experimental model to

assess air and particle dispersion [J]. Chest, 2006,130: 730 - 740.
[48] Hwang V, Shofer FS, Durbin DR, et al. Prevalence of traumatic injuries in drowning and near drowning in children and adolescents [J]. Arch Pediatr Adolesc Med, 2003,157:50 - 53.
[49] Ibsen LM, Koch T. Submersion and asphyxial injury [J]. Crit Care Med, 2002,30:S402 - 408.
[50] In the Absence of SARS - CoV Transmission Worldwide. Guidance for Surveillance, Clinical and Laboratory Evaluation, and Reporting Version 2. http://www. cdc. gov/ncidod/sars/absenceofsars. htm. Accessed 9 July 2011.
[51] Jackson WF. Ion channels and vascular tone [J]. Hypertension, 2000,35(1pt2):173 - 178.
[52] Kim KI, Lee KN, Tomiyama N, et al. Near drowning: Thin-section CT findings in six patients [J]. J Comput Assist Tomogr, 2000,24:562 - 526.
[53] Kreis R, Arcinue E, Ernst T, et al. Hypoxic encephalopathy after near-drowning studied by quantitative 1H-magnetic resonance spectroscopy [J]. J Clin Invest, 1996,97:1142 - 1154.
[54] Kruus S, Bergstrom L, Suutarinen T, et al. The prognosis of near-drowned children [J]. Acta Paediatr Scand, 1979,68:315 - 322.
[55] Ksiazek TG, Erdman D, Goldsmith CS, et al. A novel coronavirus associated with severe acute respiratory syndrome [J]. N Engl J Med, 2003,348(20):1953 - 1966.
[56] Kumar A, Zarychanski R, Pinto R, et al. Critically ill patients with 2009 influenza A(H1N1) infection in Canada [J]. JAMA, 2009,302:1872 - 1879.
[57] Lee N, Hui D, Wu A, et al. A major outbreak of severe acute respiratory syndrome in Hong Kong [J]. N Engl J Med, 2003,348(20):1986 - 1994.
[58] Levy DT, Mallonee S, Miller TR, et al. Alcohol involvement in burn, submersion, spinal cord, and brain injuries [J]. Med Sci Monit, 2004,10:CR 17 - 24.
[59] Lew TWK, Kwek T-K, Tai D, et al. Acute respiratory distress syndrome in critically ill patients with severe acute respiratory syndrome [J]. JAMA, 2003,290(3):374 - 380.
[60] Lienhart HG, John W, Wenzel V. Cardiopulmonary resuscitation of a near-drowned child with a combination of epinephrine and vasopressin [J]. Pediatr Crit Care Med, 2005,6:486 - 488.
[61] Lin TY, Chang LY, Huang YC, et al. Different proinflammatory reactions in fatal and non-fatal enterovirus 71 infections: implications for early recognition and therapy [J]. Acta Paediatr, 2002,91(6):632 - 635.
[62] Lucking SE, Pollack MM, Fields AI. Shock following generalized hypoxic-ischemic injury in previously healthy infants and children [J]. J Pediatr, 1986,108:359 - 364.
[63] Modell JH, Idris AH, Pineda JA, et al. Survival after prolonged submersion in freshwater in Florida [J]. Chest, 2004,125:1948 - 1951.
[64] Moon RE, Long RJ. Drowning and near-drowning [J]. Emerg Med, 2002,14:377 - 386.
[65] Msuban JR, Remillard CV, Yuan JX. Hypoxic pulmonary vasoconstriction: role of ion channels [J]. J Appl Physiol. 2005,98(1):415 - 420
[66] Onarheim H, Vik V. Porcine surfactant (curosurf) for acute respiratory failure after near-drowning in 12 - year-old [J]. Acta Anaesthesiol Scand, 2004;48:778 - 781.
[67] Peiris JS, Chu CM, Cheng VC, et al. Clinical progression and viral load in a community outbreak of coronavirus-associated SARS pneumonia: A prospective study [J]. Lancet, 2003,361(9371):1767 - 1772.
[68] Perez-Padilla R, de la Rosa-Zamboni D, Ponce de Leon S, et al. Pneumonia and respiratory failure from swine-origin influenza A (H1N1) in Mexico [J]. N Engl J Med. 2009,361:680 - 689.
[69] Perkins GD. In-water resuscitation: A pilot evaluation [J]. Resuscitation, 2005,65:321 - 324.
[70] Quan L, Cummings P. Characteristics of drowning by different age groups [J]. Inj Prev, 2003,9:163 - 168.
[71] Robinson DA, O'Brien PK, Gheewala RM, et al. Differential expression of neuronal fos protein after cold water drowning and controlled rewarming [J]. J Am Coll Surg, 2004,198:404 - 409.

[72] Robles LA, Curiel A. Posttraumatic cervical disc herniation: An unusual cause of near drowning [J]. Am J Emerg Med, 2005,23:905 - 907.
[73] Soto-Abraham MV, Soriano-Rosas J, Alberto Díaz-Quiñánez, et al. Pathological Changes Associated with the 2009 H1N1 Virus [J]. N Engl J Med, 2009,361(20):2001 - 2003.
[74] Stockman LJ, Massoudi MS, Helfand R, et al. Severe acute respiratory syndrome in children [J]. Pediatr Infect Dis J, 2007,26(1):68 - 74.
[75] The ANZIC Influenza Investigators. Critical care services and 2009 H1N1 influenza in Australia and New Zealand [J]. New Engl J Med, 2009,361:1925 - 1934.
[76] WHO. Clinical management of human infection with pandemic (H1N1) 2009: revised guidance. November 2009.
[77] Williamson JP, Illing R, Gertler P, et al. Near-drowning treated with therapeutic hypothermia [J]. Med J Aust, 2004;181:500 - 501.
[78] Wollenek G, Honarwar N, Golej J, et al. Cold water submersion and cardiac arrest in treatment of severe hypothermia with cardio-pulmonary bypass [J]. Resuscitation, 2002,52:255 - 263.
[79] Wong KT, Munisamy B, Ong KC, et al. The dist ribution of inflammation and virus in human enterovirus 71 encephalomyelitis suggest s possible viral spread by neural pat hways [J]. J Neuro2 pat hol Exp Neurol, 2008,67(2):162 - 169.
[80] World Health Organization. Summary table of SARS cases by country, 1 November 2002 - 7 August 2003. http://www. who. int/csr/sars/country/2003_08_15/en/index. html. Accessed 9 July 2011.
[81] World Health Organization. WHO position on measles vaccine [J]. Vaccine, 2009, 27(52):7219 - 7221.
[82] Wu JM, Wang JN, Tsai YC, et al. Cardiopulmonary Manifestations of Fulminant Enterovirus 71 Infection [J]. Pediatrics, 2002,109(2):E26 - E32.
[83] Yam WC, Chan KH, Poon LM, et al. Evaluation of reverse transcription - PCR assays for rapid diagnosis of severe acute respiratory syndrome associated with a novel coronavirus[J]. J Clin Microbiol, 2003,41(10): 4521 - 4524.
[84] Yuan JX. Oxygen-sensitive k(+)channel(a): where and what? [J]. Am J Physiol Lung Cell Mol Physiol, 2001,281(6):1345 - 1349.
[85] Zeiner A, Holzer M, Sterz F, et al. Mild resuscitative hypothermia to improve neurological outcome after cardiac arrest. A clinical feasibility trial. Hypothermia After Cardiac Arrest (HACA) Study Group [J]. Stroke, 2000,31:86 - 94.
[86] Zhu D, Medhory M, Campbell WB, et al. Chronic hypoxia activates hung15 - lipoxygenase, which catalyzes production of 15 - HETE and enhances constriction in neonatal rabbit pulmonary arteries [J]. CirRes, 2003, 92(9):992 - 1000.

第三十一章　外科常见疾病的机械通气

第一节　概　　述

机械通气从仅作为肺脏通气功能支持治疗开始，经过多年来医学理论的发展及呼吸机技术的进步，目前已发展为涉及气体交换、呼吸做功、肺损伤、胸腔内器官压力及容积环境、循环功能等多方面的重要干预措施，并通过提高氧输送、肺脏保护、改善内环境等成为多器官功能不全综合征的重要治疗手段。

机械通气技术的发展促进了机械通气持续发展和广泛应用。机械通气基础理论与实践促进了临床应用水平的提高；有关保护性肺通气策略、肺复张、人机协调、呼吸机诱发肺损伤(VILI)、机械通气与心肺相互作用、呼吸力学等的研究显著改善了机械通气的监护治疗水平，促进临床对急性呼吸窘迫综合征及困难脱机的理解和救治方法，缩短带机时间，减少呼吸机相关性肺炎发生，提高了机械通气抢救成功率。

然而，机械通气的治疗效果仍是一把双刃剑，在应用机械通气治疗方面至今仍存在很多争议，机械通气的应用与脱机仍带有一定程度的经验性。一些新的脱机模式如 smart care、NAVA (neurally adjusted ventilatory assist)刚刚问世，尽管并非完美，但却开创了机械通气应用新领域。机械通气应用的新问题还将不断出现，临床医生必须充分了解呼吸机及模式的作用原理，认识机械通气治疗的复杂性、临床效果及其局限性，关注机械通气的发展趋势，妥善掌握应用有创、无创机械通气的指征，最大程度减少机械通气的负面影响，提高抢救成功率。

与成人相比较，婴儿和幼儿因其气道小、气道阻力增加、胸壁弹性好，功能残气量低，对急性疾病的代偿能力较差，是呼吸衰竭和持续低氧血症的高危人群，常规氧疗难以奏效，机械通气是最主要的呼吸支持手段。儿科急性肺损伤和脓毒症调查协作网(Pediatric Acute Lung Injury and Sepsis Investigator Network, PALISI)报道，17%入住 ICU 患者需要 24 h 以上机械通气。在需要机械通气>24 h 的儿童中，13.5%是由于气道阻塞而进行气管插管的。儿科机械通气管理，主要基于既往经验和推论成人数据，较少儿科临床试验证据的客观指导。

一、外科常见疾病的机械通气适应证与禁忌证

(一) 机械通气目的

机械通气的生理学作用：提供一定水平的每分通气量以改善肺泡通气；改善氧合；提供吸气末压(平台压)和呼气末正压(PEEP)以增加吸气末肺容积和呼气末肺容积；对气道阻力较高和顺应性较低者，机械通气可降低呼吸功耗，缓解呼吸肌疲劳。压力和容量在肺泡开放中的作用机制见图 31-1。因此，应用机械通气可达到以下临床目的：

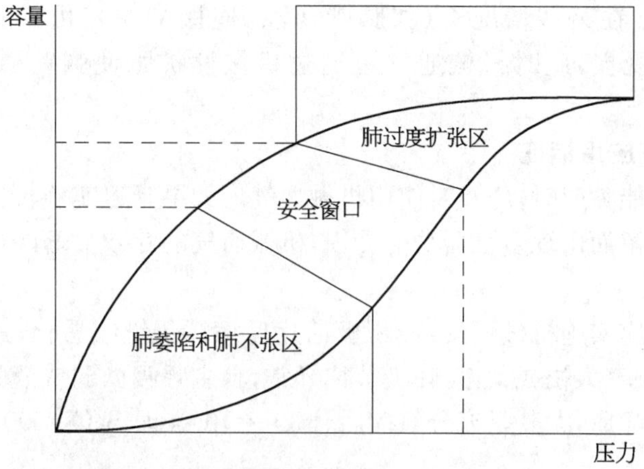

目标：避免肺损伤区域，安全窗口内操作

图 31-1　压力和容量在肺泡开放中的作用机制

1. **纠正急性呼吸性酸中毒**　通过改善肺泡通气使 $PaCO_2$ 和 pH 得以改善。通常应使 $PaCO_2$ 和 pH 维持在正常水平。对存在气压伤较高风险的患者，应适当控制气道压水平，为了达到正常动脉血 pH 和 $PaCO_2$ 需要的呼吸支持条件，可潜在地损害肺，故应允许较低 pH 和较高 $PaCO_2$(允许性高碳酸血症)。高 $PaCO_2$ 不损害大脑，但尚无儿童长期结局的缜密研究。儿童最理想动脉血 pH 的目标水平与成人相同(pH 7.30～7.45)。

2. **纠正低氧血症**　通过改善肺泡通气、提高吸入氧浓度、增加肺容积和减少呼吸功耗等手段以纠正低氧血症。机械通气改善氧合的基本目标是 PaO_2＞60 mmHg 或 SaO_2＞90%。动脉氧含量(CaO_2)与 PaO_2 和血红蛋白有关，而氧输送量(DO_2)不但与 CaO_2 有关，还与心排血量有关。美国国立卫生研究院 ARDS 临床试验网络(ARDSNet)公布了成人呼吸机管理方案(http://www.ardsnet.org/)，目标将 PaO_2 维持在 55～80 mmHg(SpO_2 88%～95%)。发育中的大脑忍受长时间低氧水平的影响是未知的，尚无小儿 ALI/ARDS 神经功能的长期随访研究。在儿童 ALI/ARDS，维持 PaO_2 60～80 mmHg(或 SpO_2≥90%)常常被认为是安全的，然而没有研究证实这一治疗目标的安全性。

3. **降低呼吸功耗，缓解呼吸肌疲劳**　由于气道阻力增加、呼吸系统顺应性降低和内源性 PEEP(auto-PEEP，即呼气曲线在下次吸气开始前不能回到基线，见图 31-2 的出现，呼吸功耗显著增加(呼吸频率快，呼吸困难，辅助肌群参与呼吸，鼻翼扇动，大汗，心动过速)，严重者出现呼吸肌疲劳。对这类患者适时地使用机械通气可以减少呼吸肌做功，

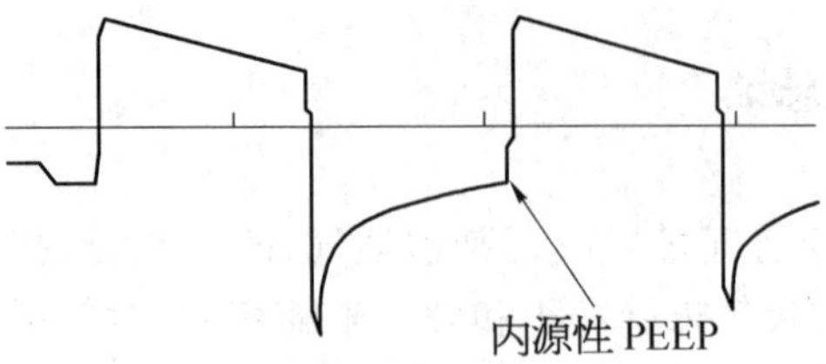

图 31-2　内源性 PEEP(呼气末流量在吸气开始前不能回到基线)

达到缓解呼吸肌疲劳的目的。

4. 防止肺不张　对于可能出现肺膨胀不全的患者(如术后胸腹活动受限、神经肌肉疾病等),机械通气可通过增加肺容积而预防和治疗肺不张。

5. 为安全使用镇静和肌松剂提供通气保障　对于需要抑制或完全消除自主呼吸的患者,如接受手术或某些特殊操作者,呼吸机可为使用镇静和肌肉松弛剂提供通气保障。

6. 稳定胸壁　在某些情况下(如肺叶切除、连枷胸等),由于胸壁完整性受到破坏,通气功能严重受损,此时机械通气可通过机械性扩张使胸壁稳定,以保证充分的通气。

(二) 机械通气应用指征

严重的呼吸功能障碍时,应及时使用机械通气。如果延迟实施机械通气,患者因严重低氧和二氧化碳潴留而出现多脏器功能受损,机械通气的疗效显著降低,因此机械通气宜早实施。

符合下述条件应实施机械通气:经积极治疗后病情仍继续恶化;意识障碍;呼吸形式严重异常,如呼吸频率太快或太慢,呼吸节律异常,自主呼吸微弱或消失;血气分析提示严重通气和(或)氧合障碍,尤其是充分氧疗后($FiO_2=100\%$时 $SaO_2<90\%$),$PaCO_2$ 进行性升高,pH 动态下降。

相对禁忌证:机械通气时可能使病情加重,如气胸及纵隔气肿未行引流,肺大疱和肺囊肿,低血容量性休克未补充血容量,严重肺出血,气管-食管瘘等。但在致命通气障碍时,积极处理原发病(如尽快行胸腔闭式引流,积极补充血容量等)同时不失时机地应用机械通气。

(三) 完全通气与部分通气

1. 完全通气支持　由呼吸机提供全部的每分通气量,患者和呼吸机之间没有相互作用。这往往需要进行镇静,有时甚至需要神经肌肉阻滞。完全通气支持的适应证包括严重呼吸衰竭,血流动力学不稳定,复杂急性外伤患者接受处理的过程中,以及所有应用肌松药物的患者。

2. 部分通气支持　由呼吸机提供不同程度的每分通气量,其余部分由患者的自主呼吸提供。部分通气支持时,患者和呼吸机之间的相互作用非常重要。

部分通气支持主要用于中度急性呼吸衰竭的患者,或呼吸衰竭恢复期患者(例如脱机过程中)。优点:避免长期机械通气造成的肌肉萎缩,保留患者的呼吸驱动和呼吸方式,减少镇静剂和肌肉松弛药的使用,减轻正压通气对血液动力学的影响,且重力依赖区域有更好的通气。缺点:部分通气支持时患者的呼吸功较高,保证充分气体交换更为困难。

(四) 无创正压通气(NIPPV)与有创机械通气的选择和转换

机械通气根据人机连接界面方式的不同分为:①有创:即需要通过气管插管或气管切开建立有创人工气道进行通气的方式。②无创:即无需建立有创人工气道的正压通气,常通过鼻塞、鼻(面)罩等方法连接患者和呼吸机的通气方式。

临床研究证明，在低氧呼吸衰竭、神经肌肉疾病、上气道梗阻、哮喘持续状态等病例应用 NIPPV 可以增进气体交换，减少气管插管及相应并发症，改善预后；NIPPV 减少慢性呼吸衰竭患者呼吸机依赖，减少痛苦和医疗费用，提高生活质量。

NIPPV 可以避免人工气道的不良反应和并发症（如气道损伤、呼吸机相关性肺炎等），同时也不具有人工气道的一些作用（如气道引流、良好的气道密封性等）。由于 NIPPV 不可避免地存在或多或少的漏气，使得通气支持不能达到与有创机械通气相同的水平，临床主要用于意识状态较好的轻、中度呼吸衰竭，或自主呼吸功能有所恢复、从有创通气撤离的呼吸衰竭患者；而对存在意识障碍，有并发症或多脏器功能损害的严重呼吸衰竭患者宜选择有创机械通气。无创和有创机械通气各自具有不同的适应证和临床地位，两者相互补充，而不是相互替代。

1. NIPPV 的适应证和禁忌证

（1）适应证：患者出现较为严重的呼吸困难，动用辅助呼吸肌，常规氧疗方法不能维持氧合或氧合障碍有恶化趋势时，应及时使用 NIPPV。但患者必须具备使用 NIPPV 的基本条件：较好的意识状态、咳痰能力、自主呼吸能力、血液动力学稳定和良好的配合 NIPPV 的能力。

（2）禁忌证：意识障碍，呼吸微弱或停止，严重脏器功能不全（上消化道大出血、血流动力学不稳定等），未经引流的气胸或纵隔气肿，严重腹胀，面部、食管或胃部手术，颅面部创伤或烧伤，上气道结构损伤，无保护气道能力，误吸风险高，极度烦躁不安不能配合 NIPPV 或鼻/面罩不适，极度肥胖，大量分泌物等。

2. NIPPV 模式与参数调节　持续气道正压（CPAP）和双水平正压通气（BiPAP）是最常用的两种 NIPPV 通气模式，小婴儿多选择前者，后者适用于幼儿和少儿。

CPAP 指吸气相和呼气相气道压均高于大气压，呼吸机随时调整正压系统气流的流速，维持气道压力基本恒定在预设 CPAP 水平，波动较小，在无创通气中应用较为广泛。

BiPAP 有两种工作方式：自主呼吸通气模式（S 模式，相当于压力支持通气＋PEEP）和控制通气模式（T 模式，相当于压力控制通气＋PEEP）。因此，BiPAP 的参数设置包括吸气压（IPAP）、呼气压（EPAP）及控制通气频率。当自主呼吸间隔时间低于设定值（由后备频率决定）时，即处于 S 模式；自主呼吸间隔时间超过设定值时，即由 S 模式转向 T 模式，即启动时间切换的压力控制通气。

BiPAP 参数调节原则：IPAP/EPAP 均从较低水平开始，患者耐受后再逐渐上调，直到达满意的通气和氧合水平，或调至患者可能耐受的水平。

3. NIPPV 转换为有创通气的时机　在应用 NPPV 过程中如何及时、准确判断 NIPPV 效果，对于是否继续应用 NIPPV，还是转换为有创机械通气具有重要意义。及时、准确判断有助于提高 NIPPV 有效性，避免延迟气管插管，从而提高 NIPPV 的安全性。能够成功应用 NIPPV 的患者的特征是：基础病情较轻，应用 NIPPV 后血气能快速明显改善，呼吸功耗下降。

可能失败的相关因素为：较高的 APACHE Ⅱ评分，意识障碍或昏迷，对 NIPPV 初始治疗反应不明显，胸片提示肺炎、呼吸道分泌物很多、营养不良等。研究表明，应用 NIPPV 1～2 h（短期）病情不能改善应及时转为有创机械通气。

(五) 外科常见疾病需机械通气的应用指征

引起小儿外科疾病呼吸衰竭的常见病因和分类见表 31 - 1。

表31-1 小儿外科疾病呼吸衰竭的病因分类

通气量下降	神经性	呼吸中枢输出降低
		颈椎脊髓手术
		膈神经功能障碍
	呼吸肌	肺过度充气
		营养不良
		代谢紊乱
		氧供量下降
		废用性萎缩
		疲劳
		腹壁缺损
呼吸肌负荷增加	通气要求增加	CO_2 产生增多
		死腔通气增加
		不适当的通气驱动升高
	增加呼吸功	
	呼吸效率下降	胸壁顺应性增加
		呼吸方式

(1) 小儿外科常见机械通气适应证：各种肺部病变引起的严重通气或换气障碍，如肺出血、肺水肿等；气道梗阻疾病，急性气道高反应性疾病或气道痉挛，异物吸入，烧伤，淹溺等；休克/循环衰竭；心肺复苏后；中枢神经系统疾病见于严重颅脑或高位脊髓外伤、颅内出血、脑水肿等；骨骼肌肉疾病，如胸部外伤（连枷胸）、腹部外伤、脊柱侧弯后凸、肌营养不良、严重营养不良等；围手术期，包括各外科手术的常规麻醉和术后管理。

(2) 机械通气在小儿外科常见疾病中的应用无绝对禁忌证，但出现下列情况需注意：

1) 气胸或肺大疱已明确有气胸应先行胸腔闭式引流，再进行机械通气，如患者病情状况不允许，应机械通气和胸腔闭式引流同时进行。如有可疑气胸或有肺大疱，病情需要机械通气时，应严密监测。设置好气道高压报警限。及时处理可能诱发气道高压的各种临床情况，例如气道内痰液潴留或黏稠，呼吸机管路内液体过多，管道扭曲，人机对抗，气管插管或气管切开导管管径过细，气道痉挛、狭窄或有异物等。

2) 低血容量性休克时机械通气可能造成对循环的影响，加重原有低血容量性休克，但当严重低血容量性休克（失代偿期）引起呼吸功能障碍时应及时行机械通气，同时尽快补充血容量。另外在机械通气时应注意正压通气引起低血压可能，往往与应用大潮气量、延长吸气和吸气暂停时间、增加吸呼比或加用过高 PEEP 有关。为减少正压通气对血流动力学的影响，可采用小潮气量（6～8 ml/kg）、较快频率、正常吸呼比，尽量采用结合自主呼吸的辅助或支持通气模式，避免加用过高的外源性 PEEP。密切监测平均气道压和 auto - PEEP，若发现平均气道压过高和存在 auto - PEEP，及时寻找原因并采取对策解决。最大限度地减低正压通气对血流动力学的影响。

3) 如气道有异物、血块、血液、分泌物等，机械通气前应尽量吸引，保持气道通畅，否则加重气道堵塞或异物等进入小气道，不利于改善通气和氧合。

二、机械通气模式、选择原则

(一) 时相参数

包括常用的四个变量即触发、限制、吸气流速类型和切换。

1. **触发参数** 控制吸气的开始，见图 31－3。

(1) 时间触发：当控制呼吸时呼吸机按照设置呼吸频率触发，触发参数为时间。

(2) 若呼吸由患者触发，呼吸机监测压力变化(压力触发)或流量变化(流量触发)。

(3) 设置触发灵敏度以避免患者呼吸做功过多，同时也防止误触发。大年龄儿童可选择压力触发，其灵敏度一般设置为比 PEEP 低 1～3 cmH_2O；婴幼儿多选择流量触发，其灵敏度一般设为 1～2 L/min。流量触发时患者触发吸气需要做功较少。

(4) 若设置适宜的触发灵敏度并进行密切监测，压力触发和流量触发同样有效。

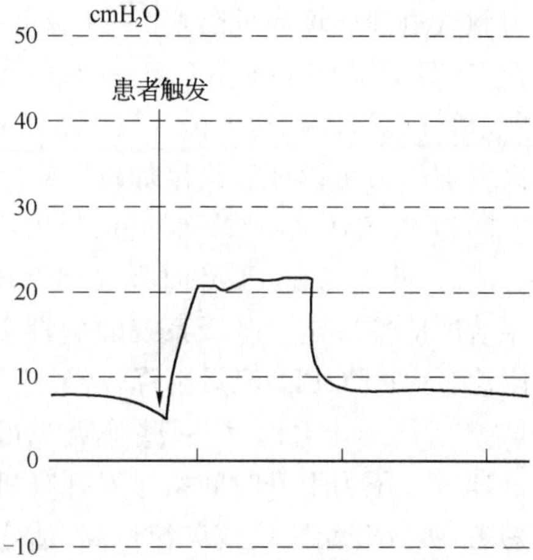

图 31－3 患者自主呼吸触发呼吸周期开始

2. **限制变量** 在整个吸气相保持恒定并与呼吸阻力无关，最常见的限制变量是容量控制和压力控制，见表 31－2。

表 31－2 容量控制和压力控制通气

项目	压力控制通气	容量控制通气
潮气量	不固定	设定
吸气峰压	受压力控制设定所限	不固定
平台压	受压力控制设定所限	不固定
吸气流量	减速气流，不定	设定，恒定或减速气流
吸气时间	直接设定	设定(由流量和容量决定)
呼吸频率	设定最低值(患者可触发)	设定最低值(患者可触发)

(1) 容量控制通气(volume-controlled ventilation，VCV)：通常使用容量控制一词，但实际上呼吸机控制的是吸气流量(潮气量除以吸气时间)。呼吸机按照设置的潮气量供气，持续恒定供气气流，气道压力持续上升且最大压力(气道峰压)水平不能控制。每次通气的潮气量是恒定的，气道压力随患者的呼吸阻力和顺应性不同而改变。

1) VCV 时潮气量恒定，与气道阻力或呼吸系统顺应性无关。

2) VCV 时若呼吸系统顺应性降低或气道阻力增加，则气道峰压升高。

3) VCV 时吸气流量恒定，与患者吸气力量无关。若恒定的吸气流量不能满足患者用力吸气的需要，则可能导致人机不同步。①VCV 时吸气流量波形包括恒定气流(方波)、减速气流(递减波)以及正弦波气流。②使用方波时吸气峰压更高，峰压主要作用于气道而非肺泡。③使用递减波形时，吸气开始阶段肺容量很小的时候吸气流量最大。这样虽然能够降低气道峰压，却导致呼气时间缩短，从而增加了内源性 PEEP 的危险，造成血液动力学不稳定。

4）VCV 时吸气时间由吸气流量、吸气气流波形和潮气量决定。

5）在需要保证最低每分通气量的情况下（例如防止颅内高压患者出现高碳酸血症），应采用 VCV。

6）VCV 模式优点：确保每次呼吸均可达到预设潮气量。缺点：对气道阻力较高的患者致气道峰压增高危险，并往往会造成明显的气体分布不均。

(2) 压力控制通气（pressure-controlled ventilation，PCV）：按照设置的通气最大压力（气道峰压），以减速气流供气，气道压力上升速度受供气初始气流水平（峰流量）影响，最大气道压力可以任意设定加以限制，但潮气量随患者的阻力和顺应性不同而改变。

1）气道压力：PCV 时气道阻力或呼吸系统顺应性变化，气道压力仍保持恒定。

2）吸气气流：PCV 时吸气相为减速气流，气流流量由压力控制水平、气道阻力及呼吸系统顺应性决定。呼吸系统顺应性下降时（如 ARDS），吸气气流下降较快。呼气气流受限患者（如 COPD）流量下降较慢。

3）压力上升时间：一些呼吸机可以调整压力上升时间，即吸气开始阶段呼吸机增压的速度。压力上升时间指触发呼吸机后达到压力控制水平所需的时间。压力上升时间较短者，吸气开始阶段气流流量高，适合呼吸驱动力较强的患者。

4）影响潮气量的因素：PCV 时影响潮气量的因素包括呼吸系统顺应性、气道阻力、压力设置及压力上升时间设置。PCV 下，仅当吸气末流量尚未达到零时，延长吸气时间才能增加潮气量，一旦吸气末流量为零，则延长吸气时间不能增加潮气量。

5）吸气流速：与 VCV 不同，PCV 时吸气流速并不恒定。患者吸气力量增强会使吸气流量升高，潮气量增加。

6）吸气流量：PCV 时吸气流量不恒定有助于改善人机同步。

7）吸气时间：PCV 的吸气时间由呼吸机设置。①若设置的吸气时间超过呼气时间，则称为压力控制反比通气，曾一度用于改善 ARDS 患者的氧合，但因其对血液动力学影响，而且不能改善患者的预后，近年来较少使用。②压力控制通气有助于改善人机同步。如需要固定吸气时间，可考虑压力控制通气代替压力支持通气。

8）PCV 模式优点：可控制气道峰压和呼吸道平均压，当气道压达到预设压力时气流速度自动减慢，有利于不易扩张的肺组织扩张，改善通气和氧合。缺点：呼吸系统顺应性改变时，会引起不可预见的潮气量改变。

(3) 双重控制通气（dual-controlled ventilation）：将 VCV 和 PCV 的优点结合在一起，通过呼吸机建立自动反馈功能，在患者呼吸阻力和呼吸用力不断变化的情况下，对通气压力和容量进行双重控制来达到预定的目标潮气量，形成了新型的通气模式即双重控制模式。①常用有压力调节容量控制通气、容量保证通气、适应性压力通气、容量保障压力支持通气等。②并适用压力/流量触发机制。相比其他通气模式，双重控制通气模式以较低气道压力提供预设潮气量，为新生儿和婴幼儿通气模式选择提供了更广阔前景，是儿科较为理想的通气模式。

(4) 可根据对通气模式的熟悉程度、医院现有条件以及个人习惯，选择容量控制通气、压力控制通气或双重控制通气模式。

3. 吸气流速的流量形态 主要有方波、递减波、递增波和正弦波，见图 31－4。临床上多用方波和递减波，正弦波见于自主呼吸和持续气道正压（CPAP）时，递增波不能用于临床。

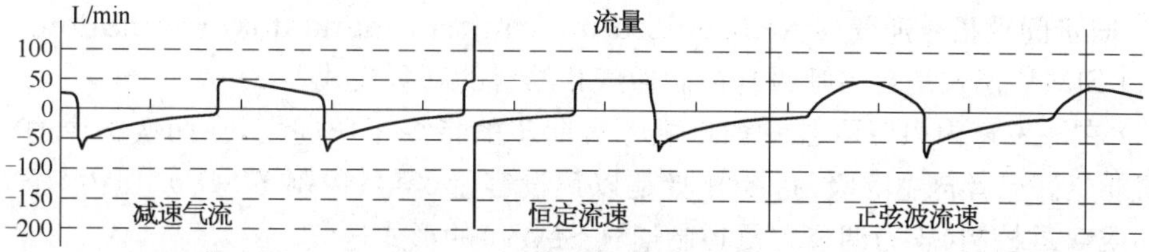

图 31－4　吸气流速的流量形态

(1) 方波特点:①吸气相维持恒定流量直到输入预设潮气量,吸气时间短,峰压高,平均气道压低。②适用于循环功能障碍或低血压的患儿。

(2) 递减波特点:见于压力控制通气,随着肺泡压力上升吸气流量减慢。由于其比方波产生较低气道峰压和较好气体分布,目前也多用于容量控制通气。①吸气时间延长,平均气道压增高,吸气峰压降低。②气体分布改善,结果可能改善氧合和通气,适用于肺功能不全或容易产生机械通气相关性肺损伤的患儿,同时能够满足患儿吸气初期高流量的需求,有助于吸呼气的转换。

加用吸气停顿(存在吸气平台压)时,平均气道压增加。吸气平台压可以改善通气在肺内的分布。在吸气暂停(平台压)阶段,来自低气道阻力(低时间常数)肺区的气体可重新分布到高气道阻力(高时间常数)肺区。

4. 切换　指决定吸气终止继而转为呼气的变量。

(1) 时间切换(time cycled):如在压力控制通气模式时。

(2) 流量切换(flow cycled):如在压力支持通气模式时。

(3) 容量切换(volume cycled):一旦呼吸机送气达到设定潮气量,即由吸气转为呼气,如在容量控制通气时。如果同时设置了吸气停顿时间,此时呼吸的切换由容量和时间两者决定。

(二) 机械通气时的呼吸类型

1. 指令呼吸(mandatory)　按照设置呼吸频率,由呼吸机触发和(或)切换。

2. 辅助呼吸(assisted)　如辅助通气,同步间歇指令通气和压力支持等。

3. 自主呼吸(spontaneous)　由患者触发和切换,无额外的吸气辅助,如 CPAP 时。

(三) 通气模式

各种可能的呼吸类型以及时相参数的组合决定了通气模式。

1. 持续指令通气(CMV)或辅助-控制(assist-controlled ventilation, A/C)通气

(1) 虽然 CMV 的名称更容易理解,但实际应用中 CMV 和 A/C 两个名称常互换使用。

(2) 患者触发呼吸的频率可以超过呼吸机设置的呼吸频率,但实际呼吸频率不会低于设置值。

(3) 所有呼吸,无论是患者触发还是呼吸机触发,都按照呼吸机设置的潮气量(和流量)或压力(和吸气时间)进行,使患者的呼吸肌得到休息。换言之,A/C 模式允许患者改变呼吸频率,但不能改变呼吸机触发后的呼吸方式,呼吸功由呼吸机和患者共同完成,呼吸机可与自主呼吸同步。

(4) 触发过多可导致过度通气、低血压和动态肺过度充气。

2. **同步间歇指令通气**(synchronized intermittent mandatory ventilation, SIMV)

(1) SIMV 模式是自主呼吸与控制通气相结合的呼吸模式。

(2) 在触发窗内患者可触发和自主呼吸同步的指令正压通气,在两次指令通气之间触发窗外允许患者自主呼吸,指令呼吸是以预设容量(容量控制 SIMV)、压力(压力控制 SIMV)或双重控制(压力调节容量控制通气 SIMV)的形式送气。

(3) 指令通气时患者的吸气力量可能与自主呼吸相当。因此,认为 SIMV 模式下患者在指令通气时得到休息而在自主呼吸时得到锻炼的说法并无根据。

(4) 自主呼吸可以得到压力支持(SIMV+PSV 模式下)。

(5) SIMV 时不同的呼吸方式可能导致人机不同步。

(6) 需要注意的是,当患者不能触发呼吸机(例如使用神经肌肉阻滞药物)时,CMV 和 SIMV 的意义是相同的。

3. **压力支持通气**(pressure support ventilation, PSV)

(1) PSV 模式属自主通气支持模式,呼吸机按照预设的压力对患者的吸气力量进行辅助。

(2) 只有当患者有吸气努力时,呼吸机才会给予通气,因此,适用于具有完整呼吸驱动能力的患者。必须设置合理的窒息报警和后备呼吸频率,否则部分患者可能发生呼吸暂停和睡眠呼吸紊乱。

(3) 当吸气流量下降至预设水平(例如 5 L/min 或吸气峰流量的 25%)时,呼吸机切换至呼气相。

1) 若患者主动呼气,呼吸机可进行压力切换至呼气相。

2) 存在漏气时(例如支气管胸膜瘘,或 NIPPV 时面罩漏气),呼吸机可能无法正确切换。此时呼吸机可根据时间进行切换,在吸气 3~5 s 时终止吸气(取决于呼吸机的默认值,部分呼吸机可以调节)。

3) 一些呼吸机在压力支持模式下,可以调节流量切换呼气的触发灵敏度即呼气灵敏度。①这样可在压力支持时调节吸气时间,以更好地与患者呼吸周期的神经调节相适应(避免主动呼气或双触发)。②如果设置呼吸机在较高的吸气流量时进行切换,则吸气时间缩短。相反,如果设置呼吸机在较低的吸气流量时切换,则吸气时间延长。③一般而言,呼气气流受限和管路漏气者需要较高的切换流量,而限制性肺疾病(如急性肺损伤的恢复期)需要较低的切换流量。

(4) PSV 时不同呼吸周期的潮气量、吸气流量或吸气时间不同,呼吸频率也不固定。

(5) 潮气量取决于压力支持水平、压力上升时间、呼吸力学特点及患者的吸气力量。

(6) 当设定水平适当,则少有人机对抗,减轻呼吸功,减轻呼吸肌的废用性萎缩,对血液动力学影响小,一些研究显示 5~8 cmH_2O 的 PSV 可克服气管导管和呼吸机回路的阻力,故可用于呼吸机的撤离;当出现浅快呼吸患者,应调整压力支持水平以改善人机不同步。

4. **持续气道正压**(continuous positive airway pressure, CPAP)

(1) CPAP 是在自主呼吸条件下,整个呼吸周期以内(吸气及呼气期间)气道均保持正压,患者完成全部的呼吸功,呼吸机不提供吸气辅助,CPAP 是 PEEP 在自主呼吸条件下的特殊技术。

(2) 严格意义上说，CPAP 仅对气道施加一定的正压。但是目前的呼吸机允许患者在没有气道正压力(CPAP 为零)的情况下进行自主呼吸。

(3) 当前的呼吸机几乎不会增加呼吸阻力，也不会明显增加患者的呼吸功。采用流量触发时更是如此。

(4) 可经气管插管(有创机械通气)或面罩(NIPPV)进行 CPAP。

(5) CPAP 适用于通气功能正常的低氧患者，具有 PEEP 的各种优点和作用，如增加肺泡内压和功能残气量，增进氧合，防止气道和肺泡的萎陷，改善肺顺应性，降低呼吸功，对抗 auto-PEEP；设定 CPAP 应根据 auto-PEEP 和血液动力学的变化，CPAP 过高增加气道压，减少回心血量，对心功能不全的患者血液动力学产生不利影响，但在 CPAP 时由于自主呼吸可使胸腔内压较相同 PEEP 时略低。

5. 气道压力释放通气(airway pressure release ventilation, APRV) APRV 是机械通气"开放肺"的一种措施，为自主呼吸患者提供持续气道正压保持肺泡开放，以时间切换释放压力。

(1) 该模式包括双相气道正压通气(biphasic positive airway pressure, BIPAP)或双水平气道正压通气(biLevel)，具有压力控制模式特点，是指给予两种不同水平的气道正压，为高压力水平(P_{high})和低压力水平(P_{low})之间定时切换，且其高压时间、低压时间、高压水平、低压水平各自可调，从 P_{high} 转换到 P_{low} 时，增加呼出气量，改善肺泡通气。氧合取决于高压相的设置，当高压时间持续较长时，增加平均气道压，可明显改善患者的氧合。患者的自主呼吸可能有助于重力依赖区域的肺泡复张。

(2) 该模式既适用于氧合障碍型呼吸衰竭，亦适用于通气障碍性呼吸衰竭。每分通气量取决于肺顺应性、气道阻力、压力释放幅度、压力释放的时间，以及患者自主呼吸的力量。

(3) 参数设置：高压水平(P_{high})、低压水平(P_{low})即 PEEP、高压时间(Tinsp)、呼吸频率、触发敏感度。

(4) 临床应用：BIPAP 通气时气道压力周期性地在高压水平和低压水平之间转换，可转换为反比 BIPAP；BIPAP 时自主呼吸少受干扰，患者在两个 CPAP 水平上均可自主呼吸，并可减少对镇静药的需要；BIPAP 通气时可由控制通气向自主呼吸过渡，不用变更通气模式直至呼吸机撤离；与 PSV 合用以减轻患者呼吸功，使患者容易从控制呼吸向自主呼吸过渡。

6. 双重控制模式 尽管呼吸机可根据设置的时间单独控制压力或容量，但近期出现的呼吸模式具有能够使呼吸机进行综合压力控制(流量不恒定)和容量控制(潮气量恒定)的特点。

(1) 容量支持通气(volume support ventilation, VS)：这种模式可在呼吸周期之间自动调整压力支持水平，以维持设定的潮气量。两次呼吸周期之间的压力变化最大不超过 3 cmH_2O，压力支持水平的范围可以从 PEEP 以上 0 cmH_2O 至气道高压报警设置以下 5 cmH_2O。

(2) 压力调节容量控制(pressure regulated volume controlled ventilation, PRVC)：该模式(Servo 呼吸机称为 PRVC，Drager 呼吸机称为 autoflow)是一种将 PCV 和 VCV 的有点结合起来的智能通气模式，具备定压型通气模式的优点，又可保证潮气量，适应肺顺应性变化快的特点。研究报道在婴儿心脏术后相比 VCV，应用递减波流量波形 PRVC 模式可降低气道峰压 19%，且不影响血液动力学、氧合与 CO_2 清除，故在儿童和婴儿外科患者中值得推广和安全有效地使用。

7. 高频通气(high-frequency ventilation, HFV) 肺保护性通气策略使临床医生重新认识到高频通气是"开放肺"的安全措施，已成功应用于儿童和成人，不推荐作为儿童外科患者机械通气的一线治疗措施，但在常频通气不能改善患者的氧合状况时尽早使用。高频通气分为四类：高频正压通气、高频喷射通气、高频气流阻断和高频振荡通气。目前临床应用较多的是高频振荡通气(high-frequency oscillatory ventilation, HFOV)。HFOV 通过提高肺容积，减少吸呼相的压差，降低肺泡压，避免高浓度吸氧等以改善氧合，减少肺损伤，为临床主要应用的高频通气技术。

(1) HFOV 应用指证：①肺顺应性严重降低。②肺部疾患导致的严重低氧血症，使用常频呼吸机不能改善。③肺出血。④大量的气漏影响肺泡张开，例如严重气胸等。

(2) HFV 时的气体交换取决于大块气体的流动(bulk gas flow)和弥散。PaO_2 与平均气道压成正比，$PaCO_2$ 与振动幅度成反比，两个参数可以分别调整且相互影响较小。

(3) 优点包括小潮气量通气(限制肺泡峰压)减少了气压伤的危险，因通气均一、气体弥散增强和促进肺泡复张而改善气体交换($\dot{V}/Q$)。

(4) 缺点包括肺过度充气；需要更大剂量的镇静剂和肌松药；由于平均气道压过高，可能导致回心血量减少，影响心排血量，需严密监测血液动力学。

(5) HFOV 已成功应用于成人和儿童，早期应用效果更好于抢救治疗，研究显示 HFOV 应用前常规机械通气的使用天数是死亡率的独立危险因素。在儿童 ALI/ARDS，对比常频机械通气，HFOV 具有较高的平均气道压力、改善氧合、减少 30 日吸氧需求的优势。最近，Dani 等报道在早产新生儿，对比容量保证压力支持通气，HFOV 减少肺部炎症；Jaballah 等在儿科患者常频机械通气治疗无效后，成功应用 HFOV 抢救治疗，19/20 例患者氧合改善。另一项研究显示应用 HFOV 迅速和持续改善氧合，且不伴血压和心率显著变化，尤其在肺外因素致儿童 ARDS 患者效果更显著。尽管缺乏前瞻、随机、大样本的证据支持，HFOV 的使用在儿科临床实践中已根深蒂固，较常用于儿童 ARDS。

8. 通气模式的选择 取决于使用的呼吸机以及医生的经验和喜好，当然最重要的还是患者的病情需要。与一味依赖某种"最佳"通气模式，不如根据个体情况选择最合理的通气方式。

(四) 呼吸机的具体设置

1. 潮气量 目标为 6～10 ml/kg 理想体重。

(1) 为避免呼吸机诱发肺损伤(VILI)，近年来建议进行小潮气量通气。

(2) 潮气量应根据预测体重(PBW)设置。

(3) ARDS 和急性肺损伤(ALI)的潮气量设为 6 ml/kg。成人研究显示，与 12 ml/kg 潮气量组相比，6 ml/kg 潮气量组可降低死亡率 22%。

(4) 呼气气流受限患者的潮气量设为 6～8 ml/kg。

(5) 神经肌肉病变或术后通气支持患者的潮气量设为 8～10 ml/kg。

(6) 注意监测平台压：当胸壁顺应性下降时，平台压可以更高，应降低潮气量，因肺损伤主要取决于跨肺泡压。ARDSNet 试验结果建议，应保持平台压不超过 30 cmH_2O 以预防过度膨胀肺损伤。

2. 呼吸频率

(1) 呼吸频率和潮气量决定每分通气量。

(2) 呼吸频率设为 15～35 次/min,实际应用中可根据患儿相应年龄的生理呼吸频率预置,通常设定呼吸频率与生理呼吸频率之比为 2∶3。调整呼吸频率以使 pH 值和 $PaCO_2$ 维持在正常范围。①若潮气量与 pH 值均低,则可能需要更高的呼吸频率。②较低的呼吸频率有利于避免气体陷闭和动态肺过度充气。③应避免呼吸频率过快造成气流陷闭。

(3) 患者需要高每分通气量的原因往往是 CO_2 生成增多或死腔增加。

3. 吸呼气时间比(I∶E)

(1) 容量控制通气时吸气时间由流量、潮气量和气流类型决定,而压力控制通气时吸气时间直接设置。

(2) 呼气时间取决于吸气时间和呼吸频率。

(3) 通常情况下,呼气时间应比吸气时间长(如吸呼比设为 1∶2)。

(4) 若正压通气导致血压下降,或存在 auto - PEEP 时,应延长呼气时间(如提高吸气流量、降低潮气量、降低呼吸频率)。若出现明显的气体陷闭并伴有血压下降,可能需要暂时将呼吸机管路脱开,待情况稳定后再重新连接。

(5) 吸气时间延长可提高平均气道压,可能有助于提高部分患者的动脉血氧分压(PaO_2)。反比通气(即吸气时间长于呼气时间)的临床意义不大,延长吸气时间后必须密切监测血液动力学变化和 auto - PEEP 水平。

4. FiO_2

(1) 开始机械通气时 FiO_2 一般设为 50%左右,新生儿宜更低。根据脉搏氧饱和度仪监测结果调整 FiO_2。

(2) FiO_2 不能降至 60%以下提示存在分流(肺内或心内)。

5. PEEP

(1) 在以肺泡塌陷为特点的肺部疾病,应用 PEEP 可改善氧合。PEEP 能保持肺泡复张,增加功能残气量,减少肺内分流,并改善肺顺应性。

1) 由于急性呼吸衰竭时肺容积减少,因此多数患者开始机械通气时应给予一定的 PEEP(至少 5 cmH_2O)。

2) 某些疾病如 ARDS 时保持肺泡复张可能有助于减少呼吸机诱发肺损伤。

3) 虽然高 PEEP 常常有助于提高 PaO_2,但尚无证据表明,与中低水平 PEEP 相比,应用高 PEEP 能够降低病死率。ARDSNet 研究显示在成人 ARDS,当应用了标准的肺保护策略(潮气量 6 ml/kg,平台压不超过 30 cmH_2O),不同 PEEP 水平并不影响预后。

(2) 有多种方法用于确定最佳 PEEP 的水平:

1) 调整 PEEP 以达到期望的氧合,如使 FiO_2 降至 60%以下且不影响血液动力学的 PEEP 水平。

2) 将 PEEP 设置在压力-容量曲线低位转折点以上 2～3 cmH_2O。但是在危重病患者进行可靠的测定存在一定困难,而且压力-容量曲线对于确定适宜 PEEP 的临床意义尚有待明确。

3) 对于呼气气流受限患者,外源性 PEEP 可用于对抗内源性 PEEP,以减少患者触发做功。

4）对于左心功能衰竭患者，PEEP可通过减少静脉回流、减轻左心室后负荷而改善心功能。

(3) PEEP的副作用：

1）PEEP可导致心排血量下降。调整PEEP时应注意监测血液动力学变化。

2）高水平PEEP可导致吸气相肺泡过度膨胀。应用高PEEP时可能需要降低潮气量。

3）单侧肺疾病时应用PEEP可能导致氧合恶化，原因是PEEP时肺部血流从过度膨胀的肺单位分布到没有通气的肺单位。心内分流时应用PEEP也会造成氧合恶化。

(4) 肺复张手法(lung recruitment maneuver)：ADRS患者应用肺复张手法可减少肺不张、降低肺损伤，作为肺保护策略的附加措施其有效性尚存争议，研究报道联合使用肺复张手法和增加PEEP"开放肺"(open lung)是安全的，且在一些临床情况下获益。

6. HFOV的设置

(1) FiO_2：同常频呼吸机。

(2) 平均气道压(MAP)：氧合的改善是通过调整MAP来完成。新生儿MAP设定在常频MAP以上2～5 cmH_2O。FiO_2与MAP配合，尽量使FiO_2＜60％。

(3) 吸呼气时间比(I∶E)：一般为1∶2。增加I∶E有助于降低$PaCO_2$和改善氧合。

(4) 振幅强度(ΔP)：每次震荡产生的压力变化，与$PaCO_2$水平密切相关。增加ΔP就是增加潮气量和每分通气量，改善通气。儿童初设在35～40 cmH_2O。

(5) 频率：频率设置决定了活塞每分钟往复运动的次数，1 Hz等于60次/min。频率的初设根据儿童体重：0.5～1.5 kg：15 Hz，1.5～2 kg：12 Hz，2～5 kg：10 Hz，5～12 kg：9 Hz，12～20 kg：8 Hz，20～30 kg：7 Hz，30 kg以上：6 Hz。与常频通气相反，降低频率有助于降低$PaCO_2$。

(6) 偏流(bias flow)：是指经过湿化器和空氧混合器的持续的湿化的新鲜气流，用于补充HFOV回路中的新鲜O_2，排出CO_2。对于新生儿临床最初设置在6～8 L/min，儿童最初设置在20 L/min，整个治疗过程中该值保持不变。

(五) 机械通气的并发症

1. 呼吸机诱发肺损伤

(1) 如果肺实质受到异常高的跨肺压的作用，可以发生过度肺膨胀损伤。

1）肺过度膨胀损伤可引起炎症，导致肺泡-毛细血管膜的通透性增加。

2）应限制潮气量(例如ARDS患者为6 ml/kg)以减少过度膨胀肺损伤的危险。

3）ARDSNet试验结果建议，应保持平台压≤30 cmH_2O以预防过度膨胀肺损伤。

4）机械通气时应尽量降低潮气量和平台压，从而将肺损伤的风险降至最低。

5）由于过度膨胀肺损伤与跨肺压有关，因此，当胸壁顺应性下降时(例如腹胀、胸壁烧伤、胸壁水肿、肥胖)维持较高的平台压是可以接受的。

(2) 肺泡萎陷损伤。

1）当PEEP水平不足以维持肺泡复张时，肺泡将随呼吸发生周期性开闭。这种开闭可造成炎症，导致肺泡-毛细血管膜的通透性增加。

2）ARDS患者应用适当水平PEEP可避免上述损伤：PEEP水平通常为10～15 cmH_2O，有时需要15～20 cmH_2O。

(3) 氧中毒。

1) 长期吸入高浓度氧可造成肺损伤,还可能导致肺不张。

2) 尽管在动脉氧合充分的前提下(多数患者 $SpO_2 > 90\%$;一些患者能承受更低的 SpO_2)降低 FiO_2 是明智之举,但是氧中毒在急性肺损伤时确切意义尚不明确。

3) 不能因为害怕氧中毒而不给予适当水平的 FiO_2。

2. 人机不同步

(1) 触发不同步:指患者不能触发呼吸机。

1) 触发不同步可能是由于呼吸机的触发灵敏度设置不敏感引起的,通过调整触发灵敏度的设置可以纠正。

2) 可试换用另一种触发方式,如用流量触发代替压力触发。

3) 内源性 PEEP 是导致触发不同步的常见原因。存在内源性 PEEP 时,患者需要足够的吸气力量克服内源性 PEEP,才能触发呼吸机。因此,应设法减少内源性 PEEP 的产生(例如应用支气管扩张剂,延长呼气时间)。对于呼气气流受限患者(如 COPD),提高呼吸机设置的 PEEP 可以对抗内源性 PEEP,改善触发同步性。

(2) 气流不同步:

1) 容量控制通气时,呼吸机的气流流量是固定的,可能无法满足患者吸气对气流流量的需求。此时,吸气压力波形可看到特异性的锯齿形。

2) 容量控制通气时,提高吸气流量获改变气流波形,可能有助于改善气流不同步。

3) 将容量控制通气改为压力控制或压力支持通气可能有帮助,后两者气流流量是可变的。

(3) 切换不同步:指患者呼气开始于呼吸机设置的吸气相结束前或结束后。容量或压力控制通气时吸气时间设置过长或过短,可能发生切换不同步。切换不同步通过调整吸气时间能够纠正。

1) 若吸气流量过低或吸气时间过短,患者可能会双重触发呼吸机。若吸气流量过高或吸气时间过长,患者可能会主动呼气。

2) 对于气道阻力及肺顺应性较高的患者(例如 COPD),在压力支持通气时,吸气流量可能需要较长时间才能下降至呼吸机设置的流量切换水平。患者可能会主动呼气而终止吸气相。①可用压力控制通气替代压力支持模式解决这一问题。设置吸气时间以使吸气流量不达到零。②一些呼吸机允许医生调节压力支持通气的流量切换水平(呼气灵敏度),以改善人机同步。③采用积极措施(如支气管扩张剂,清除分泌物)降低气道阻力可能会有帮助。

3. 内源性 PEEP(auto-PEEP)

(1) auto-PEEP 是呼气时间不足和(或)气道阻力增加造成的气体陷闭(动态肺过度充气)的结果。陷闭气体所产生的压力称为 auto-PEEP。

(2) auto-PEEP 引起肺泡压力升高,对血液动力学造成不利影响。

(3) 如前所述,存在 auto-PEEP 可造成触发不同步。

(4) auto-PEEP 的监测:

1) 一些呼吸机可直接测定 auto-PEEP。

2) 自主呼吸患者可采用食管气囊测定 auto-PEEP。

3) 观察患者的呼吸方式。如果下一次呼吸开始呼气仍在进行,说明存在 auto-PEEP。

4）患者的吸气努力不能触发呼吸机，提示存在 auto－PEEP。

5）在呼吸机的流量波形上发现，在下一次吸气开始前呼气流量尚未归零，提示存在 auto－PEEP。

（5）影响 auto－PEEP 的因素：

1）生理因素：气道阻力或肺顺应性升高可以增加 auto－PEEP 的风险。

2）呼吸机因素：潮气量增加、呼吸频率加快以及吸气时间延长均可引起 auto－PEEP。降低每分通气量可减少 auto－PEEP 风险。

4. 气压伤

（1）肺泡破裂：正压通气时若发生肺泡破裂，气体可通过支气管血管鞘溢出，进入肺间质、纵隔、心包、腹膜、胸膜腔和皮下组织。

（2）张力性气胸：机械通气患者突然发生血流动力学不稳定，或吸气峰压突然升高时，应怀疑张力性气胸。

5. 对血流动力学的影响

（1）正压通气可增加胸腔内压，减少静脉回流，而静脉回流减少影响右心室充盈。

（2）肺泡压力升高超过肺静脉压时，肺血流即受肺泡压而非左房压的影响，造成肺血管阻力增加。结果，右心室后负荷增加，右心室射血分数下降。

（3）右心室排血量下降，左心室舒张期顺应性降低，导致左心室充盈受限。

（4）右心室扩大，造成室间隔向左移动，从而影响左心室功能。

（5）补充血管内容量可以抵消 PEEP 对血流动力学的不利影响。

（6）胸腔内压升高可能改善左心室射血分数及每搏输出量。对于心功能较差的患者这种作用更为明显。

6. 医院获得性肺炎

（1）机械通气患者有发生呼吸机相关性肺炎的危险。

（2）呼吸机相关性肺炎常与气管插管套囊周围的分泌物发生误吸有关。

1）持续吸引声门下分泌物可减少呼吸机相关性肺炎的发生。

2）半卧位（抬高床头 30°）可降低呼吸机相关性肺炎的风险。

3）使用 NIPPV 可降低呼吸机相关性肺炎的风险。

7. 氧中毒　氧中毒即长时间吸入高浓度氧导致的肺损伤。FiO_2 越高肺损伤越严重。但目前尚无 $FiO_2 \leqslant 50\%$ 引起肺损伤的证据，即 $FiO_2 \leqslant 50\%$ 是安全的。当患者病情严重必须吸入高浓度氧时，应避免长时间吸入，尽量不超过 60%。

8. 呼吸机相关的膈肌功能不全　1%～5%的机械通气患者存在撤机困难。撤机困难的原因很多，其中呼吸肌的无力和疲劳是重要原因之一。机械通气可引起膈肌的功能障碍，导致膈肌肌力的降低，膈肌萎缩、损伤，统称之为呼吸机所致膈肌功能障碍（ventilator-induced diaghragmatic dysfunction，VIDD）。VIDD 导致撤机困难，延长了机械通气和住院时间。

引起膈肌功能障碍的原因很多，目前认为有以下 5 种：①肌肉萎缩：正压通气导致膈肌废用性萎缩。②氧化应激：控制性通气使膈肌内氧化应激水平提高。③膈肌纤维结构的损伤。④肌纤维重塑，使膈肌最大收缩肌力降低。⑤药物的作用：如麻醉药和肌松药的应用。在机械通气时尽可能保留自主呼吸，多应用部分通气支持模式，加强呼吸肌锻炼增加肌肉的强度和耐力是防治 VIDD 的有效方法，同时加强营养支持可以增强或改善呼吸肌功能。

三、呼吸机的撤离

呼吸机撤离是指需要机械通气的基础病因改善或缓解后，呼吸机由控制呼吸转为自主呼吸过程。撤机是指两个分开但又密切相关的过程，即撤机和拔除人工气道。研究报道在不同病种导致呼吸衰竭儿童中，拔管失败率为 2%～20%，最常合并上气道水肿。有很多因素影响儿科患者撤机失败：Fontela 等人研究发现年龄小、机械通气时间和长期镇静和肌松药显著增加撤机失败危险；儿科 PALISI 协作网多中心试验显示总的液体平衡不影响撤机和拔管；当气道压力 30 cmH_2O 时气管插管周围不漏气，不能预测儿童拔管失败。多项研究阐明了预防应用糖皮质激素可减少新生儿和儿科患者拔管后喘鸣，并可能减少再插管，但无统计学意义上的差异。

撤机可分为快速与困难撤机两种类型。

(一) 快速撤机

一般指无肺部疾病患者(术后或治疗后症状改善迅速的急性呼吸衰竭)，此类患者一般在通气治疗后数小时内撤机(一般小于 24 h)。大多数术后患者是在手术室或复苏室撤机、拔管。快速撤机标准应根据血液动力学、神经系统及呼吸参数综合考虑。撤机的重要参考指标是自主呼吸试验。脱机过早或由于其他并发症必须重新插管，将延长 ICU 停留时间，增加病死率。

(二) 儿外科患者撤机失败的常见原因

呼吸机撤离后，患者的自主呼吸功能不能维持 24 h 以上者被认为是撤机失败，有很多因素导致儿科患者撤机失败，常见的原因如下：

1. *气道分泌物潴留*　肺部感染未控制，分泌物多，痰液黏稠阻塞气道，增加气道阻力，影响通气，并可造成肺不张，$\dot{V}/Q$ 比值失调，增加呼吸功，影响肺的通气和换气。

2. *呼吸肌疲劳*　长时间正压通气，呼吸肌废用性萎缩，呼吸道分泌物多，肺顺应性差，呼吸做功增加，加之热卡摄入不足、镇静剂的应用等，均可造成呼吸肌疲劳，致呼吸衰竭。

3. **上气道梗阻**　最主要原因是喉或声门下水肿，此外多见气管软化和先天性气管和(或)支气管发育不良，表现为吸气时喘鸣。拔管后上气道梗阻的风险增加与机械通气时间、女性、创伤和反复性气管插管有关。机械通气时，将气管插管的气囊放气以检查有无气体泄漏(气囊漏气试验)，可用来评估上气道的开放程度。当气道压力 30 cmH_2O 时气管插管周围不漏气，不能预测儿童拔管失败。

4. **心功能不全**　多为有基础心脏疾病的患儿，在撤离机械正压通气以后，回心血量增加，增加了心脏的前负荷；同时，自主呼吸做功的增加，增加氧耗，导致心功能不全的发生。

5. **病情不稳定**　原发疾病加重，或出现新的临床情况，再度出现呼吸功能障碍。

(三) 撤机困难

机械通气患者因各种原因不能撤机，临床医生应首先评估初始上机原因有无纠正，在此基础上困难撤机的患者常存在以下问题。

1. **神经系统**　呼吸机依赖可涉及脑干、脑损伤或创伤以及脑肿瘤，因创伤或疼痛应用大量镇静药及阿片类药物等抑制呼吸。

2. **呼吸负荷过重，致呼吸肌疲劳**　支气管痉挛或过多分泌物加重呼吸负荷；废用性肌萎缩或外科创伤导致的肌肉损伤；呼气气流受限患者(如 COPD)因肺过度膨胀，削弱了吸气力量；撤机过程发生高碳酸血症时呼吸泵力量和负荷的不均衡；人工气道太细、太长或管腔阻塞，也可加重呼吸负荷；出现浅快呼吸是提示呼吸衰竭的信号。

3. 代谢因素 不适当的营养和电解质失衡；机械通气患者过度通气，引起代谢失衡影响撤机；肾功能衰竭也可引起代谢失衡而干扰撤机过程。

4. 低氧血症 因脓毒症使血中氧含量及 PaO_2 降低而损害细胞氧摄取，延迟或干扰撤机过程。

5. 心血管原因 因体内液体量过多以及心功能降低，导致心力衰竭而影响撤机过程；同时由于机械通气产生胸腔正压，可减少静脉回流至心脏，导致每搏量降低也影响了撤机过程。

6. 心理因素 长期机械通气支持的患者心理依赖性强，害怕脱离呼吸机，从而影响撤机过程。

撤机困难尽管仅占一小部分，但仍然是 ICU 面临的难题。原因：①经历数周机械通气并发症明显增加。②对影响呼吸功能的因素了解较少。③对机械通气时心肺相互作用了解不够，导致机械通气时心血管事件发生率增加。这些患者病情复杂，临床诊断较困难，需多学科合作。因此，撤机困难是一项复杂的系统工程。

(四) 常用呼吸机撤机方法

1. 撤机标准 没有临床试验特异评估儿童的机械通气撤机标准，也没有任何证据来支持特定的儿童 ALI/ARDS 机械通气撤离标准。在一组多病种肺源性或神经源性呼吸衰竭儿科患者中，对比医生指导撤机和压力支持撤机之间无显著差异。最新循证综述得出结论认为，没有任何儿童 ALI/ARDS 的拔管标准被证明比专家的临床判断更精确。PALISI 协作网使用三个标准：①气管插管内测量最小呼出潮气量 5 ml/kg。②当 $FiO_2 \leqslant 50\%$，PEEP $\leqslant$ 5 cmH_2O 时，$SpO_2 \geqslant 95\%$。③适合年龄的呼吸频率，用来测试临床医生准备撤机的一组多病种呼吸衰竭儿童。使用这些标准的拔管失败率为 15%，与使用 T 管试验结果相同。表 31-3 显示儿童撤机的呼吸相关参数标准。

表 31-3 撤离呼吸机的呼吸相关参数标准(波士顿儿童医院)

标准：证实自主呼吸		
可接受的意识水平，$FiO_2 \leqslant 50\%$，PEEP $\leqslant$ 5 cmH_2O		
ETT 大小	PSV 水平	
3.0～3.5 mm	10 cmH_2O	
4.0～4.5 mm	8 cmH_2O	
≥5.0 mm	6 cmH_2O	
如果具备以下条件，考虑拔管		
$SpO_2 > 95\%$		
有效 $V_T > 5$ ml/kg		
达到 RR 目标值：	<6 个月	20～60 次/min
	6 个月至 2 岁	15～45 次/min
	2～5 岁	15～40 次/min
	>5 岁	10～35 次/min

摘自：Respiratory Care Procedure Manual. Children's Hospital. Bostion, 2004

2. 撤机方法

(1) 直接快速撤机：适用于全麻后患者或无肺部疾病、短时间机械通气患者。

(2) T 管试验性撤机：该方法使用期间需要严密观察，若病情变化，有发生通气不足的危险性。

(3) 同步间歇指令通气(SIMV)：呼吸机以预置频率向患儿输送预置潮气量，在两次机械呼吸周期之间允许患儿自主呼吸，自主呼吸的潮气量和频率均由患儿控制，若无自主呼吸或自主呼吸较弱不能触发时，在触发时期结束后呼吸机自动给予一次指令通气，避免了人机对抗。该模式在儿童外科患者中广泛应用，既可以在患儿麻醉未醒时保证通气量，又可以在患儿苏醒后同步触发，并可直接撤离呼吸机，也可与压力支持通气等模式合用。

(4) 压力支持通气(PSV)：患者自主呼吸时，吸气开始后呼吸机即提供预置气道正压水平，以帮助患儿克服吸气阻力和扩张肺脏，当吸气流速下降，呼吸机终止送气，允许患儿呼气。患儿完全自主呼吸，自己决定吸气流速方式、呼吸深度和呼吸时间，潮气量的大小取决于 PSV 水平和自主吸气的力量强度。

该模式能较好地与患儿吸气流速需要相配合，减少患儿呼吸做功，利于呼吸肌疲劳的恢复，并可与多种模式联合应用。笔者经验：SIMV＋PSV 模式合用，可使大部分机械通气时间长或短的患者顺利撤离呼吸机：逐渐降低呼吸机支持频率在 5 次/min 以下，呼吸机支持压力在 5 cmH_2O 以下，$FiO_2 \leqslant 50\%$，PEEP$\leqslant$5 cmH_2O，如自主呼吸有力(潮气量＞5 ml/kg)，吞咽咳嗽反射恢复，全身情况稳定，血气分析显示氧合满意，无二氧化碳潴留，可予拔管和撤机。

(5) 持续气道正压通气(CPAP)：患儿通过按需活瓣或快速、持续正压气流系统进行自主呼吸，正压气流大于吸气气流，呼气活瓣系统对呼出气流给予一定阻力，使吸气相和呼气相气道压均高于大气压。因为气管插管 CPAP 会明显增加呼吸功，临床上不主张拔管前单独应用 CPAP 过渡，尤其是婴幼儿、营养不良和呼吸肌容易疲劳的患儿。若患儿依赖 PEEP，则建议拔管后直接给予无创 CPAP，以降低患儿呼吸做功，提高拔管的成功率。

(6) 容积支持通气(volume support ventilation, VS)：VS 指当患儿自主吸气触发呼吸机后，呼吸机能够在每一次呼吸中自动测定胸肺顺应性，根据自主呼吸能力情况，自动调节下一次通气的支持水平，使自主呼吸时潮气量在预置水平以上。Servoi 呼吸机的 VS 模式在患者不能触发呼吸机时自动切换成 PRVC 后备通气模式，保障了通气安全。笔者经验：此模式是适用于长时间机械通气、呼吸机依赖患儿的撤机方法中的一种较为安全、有效的措施。

(7) 比例辅助通气(proportional assist ventilation, PAV)：PAV 模式时，系统通过测量患儿呼吸系统的顺应性和阻力的瞬间变化，自动计算需要增加的辅助通气量，以改善患儿的呼吸舒适度。仅需设置辅助百分数，最大限度地做到自动化，其目的是让患儿舒适地获得由自己支配的呼吸形式和通气水平，减少镇静剂使用，降低过度通气风险，患儿的自主呼吸得到保护和加强。

(8) 高频震荡通气的撤机：①当患者原发疾病好转，肺部病变吸收好转。②FiO_2 减至 30%～50%。③MAP 下降至 10～12 cmH_2O，仍能够维持良好的氧合状态，可进行常频通气。④撤机后密切观察病情变化，30～60 min 复查动脉血气分析。

3. 拔管注意事项

(1) 拔管前 4～6 h 内不进食，并排空胃内容物，减少呕吐误吸危险。

(2) 声门、声门下和喉水肿较常见，可于拔管后数小时到 1 日左右发生，轻者临床症状不明显，严重者可有喉梗阻现象，吸气时三凹、发绀、声音嘶哑。必要时可行纤维喉镜检查明确。拔管前 1～4 h 静脉给予地塞米松 0.25～0.5 mg/kg 预防喉水肿。轻度喉水肿可予静脉注射糖皮质激素如地塞米松 0.5～1 mg/(kg·d)，维持 1～2 日，局部糖皮质激素或肾上腺素雾化吸入，同时适当镇静和氧疗，必要时无创正压机械通气、重新气管插管甚至紧急气管切开或环甲膜穿刺。

(3) 拔管前充分清理呼吸道分泌物，并作好再次插管的准备。边鼓肺边将气管导管拔出(咳嗽反射)或将吸痰管插入气管导管负压吸引下一起拔出(便于清理声门下分泌物)，立即予以面罩或鼻导管吸氧。

(4) 拔管后保证上呼吸道通畅，若患儿有舌后坠，应放置口咽通气道(如昏迷患者)。

(5) 拔管后半小时复查血气，及时判断和调整。

(6) 拔管后根据情况禁食 8～12 h，如有喉头水肿等合并症，应鼻饲喂养，至症状消失。摄入不足可由静脉补充部分液量及热卡。

(7) 避免应用有呼吸抑制作用的镇静药或减少其用量，必要时应用拮抗剂。

(五) 自主呼吸试验的临床应用

压力支持通气、持续气道正压、T 管是常用评价自主呼吸试验撤机的方法。几项随机研究拔管前自主呼吸实验表明，比较持续气道正压 5 cmH_2O、T 管自主呼吸试验 1 h、压力支持通气 7 cmH_2O 自主呼吸试验发现，拔管失败率无差异。自主呼吸 30～120 min，患者能够耐受则可以预测撤机成功，准备拔除气管插管，过长时间自主呼吸试验可增加呼吸负荷。

实施自主呼吸试验需经历两个阶段：第一阶段即开始自主呼吸试验要密切观察 2～5 min。此阶段主要密切观察氧合、呼吸频率、潮气量(>5 ml/kg)、浅快呼吸指数(RR/V_T)。第一阶段任何一项异常即可认为是失败。通过第一阶段后开始第二阶段自主呼吸试验，此阶段主要是对心肺功能耐力的检验，如有一项及多个参数不正常即认为是失败，应停止自主呼吸试验而恢复机械通气，以允许呼吸肌休息，同时寻找导致自主呼吸试验失败原因并给予相应的处理，病因去除后再做自主呼吸试验。

通过自主呼吸试验的患者，临床医生应关注患者能否拔管。一些研究表明成功通过自主呼吸试验患者，指令咳嗽力量大小、气道分泌物的量是预测拔管后果的重要因素。气道分泌物多与咳痰能力弱，两者相互作用增加拔管失败率。在预测成功自主呼吸试验拔管方面，这种气道能力要比传统的撤机参数(氧合指数与浅快呼吸指数等)更重要，意识、咳痰能力和分泌物的量是决定拔管成功的重要因素。

(六) 无创机械通气作为一种撤机工具

撤机失败者常出现浅快呼吸。呼气气流受限患者从正压通气转为自主呼吸，呼吸肌负荷增加，出现动态肺过度膨胀及 auto-PEEP，吸气阻力及呼吸功增加，加剧呼吸负荷与吸气肌力量之间不均衡，从而引起呼吸窘迫与高碳酸血症。

无创 NIPPV 对急性呼吸衰竭的作用机制：主要与减少呼吸肌做功和缓解呼吸肌疲劳

有关。研究发现将压力支持(PSV)和PEEP同时应用可最大限度降低食管内压和跨膈压幅度,减少呼吸功,此时PSV通过正压通气帮助患者克服气道阻力,气道扩张、内径增加,支气管痉挛缓解,气道阻力下降,减少能量消耗,同时通气改善,$PaCO_2$下降,PaO_2上升,气道阻力下降;加用PEEP能对抗内源性PEEP而减少吸气做功,使呼吸肌疲劳得到缓解,功能残气量明显增加,生理死腔下降,利于气体通过肺毛细血管膜进行气体交换。很多研究表明NIPPV可缩短有创机械通气时间,降低呼吸机相关性肺炎的发生率。NIPPV作为有创机械通气的补充可减少再插管率。

体外循环心内直视手术后呼吸衰竭患者应用无创NIPPV取得良好效果,其他可能的机制还有:正压通气有助于减少回心血量,从而减轻心脏前负荷;NIPPV使氧合改善,心肌供氧增加;对存在心源性肺水肿患者,正压通气有助于减轻肺泡水肿等。

应用无创通气应意识清楚、血液动力学稳定、有咳嗽反射及咳痰能力,有很好的依从性。有创-无创通气序贯治疗已作为一种撤机工具。

(七)呼吸机撤离新模式

传统撤机模式是应用分钟指令通气(MMV)、间歇指令通气(IMV)与同步间歇指令通气(SIMV),这些模式在撤机过程中有阶梯变化。近年来注重改善呼吸机同步性能,可无缝隙地降低通气支持,使患者不知不觉地过渡到自主呼吸,提高撤机成功率。滴定(titration)通气支持从控制通气向自主呼吸平滑、无缝隙过渡,即无阶梯性变化,不需要更多的撤机标准。

1. 智能撤机模式 一些呼吸机安装自动撤机过程软件如smart care功能,系统建立在临床实践基础上,通过监测潮气量、呼吸频率、呼气末CO_2自动调整压力支持水平(PSV)。初步临床应用表明smart care模式缩短带机时间,减轻医务人员工作量。但该模式在某些情况下应用受限,如COPD患者可能因为不能够调节好呼吸肌启动smart care撤机,反而因为频繁变化的压力支持水平使呼吸肌极度疲劳。此外,smart care模式不能评估患者的氧合,故不能自动控制调节FiO_2和PEEP。

2. 神经调节呼吸辅助通气(neurally adjusted ventilatory assist, NAVA)模式 这是一种新模式,通过测定膈肌电活动(EAdi)控制机械辅助呼吸的切换和压力支持输送,加强人机协调性。在NAVA模式下,于患者的膈肌水平放置多阵列食管电极测量EAdi,经自动处理后的EAdi波形控制呼吸机参数。当探测到高于人工设置的吸气触发EAdi阈值时,呼吸机启动压力支持;当EAdi下降到吸气活动峰值80%时呼吸机自动切换为呼气。依照EAdi的震幅和比例系数(NAVA水平)的乘积,呼吸机自动调节呼吸支持水平。NAVA模式通过缩短触发、切换的延误,消除浪费吸气努力,尤其在高水平呼吸支持时,从而改善人机同步。当增加NAVA辅助水平时,仍能保留人机协调和自主呼吸类型。NAVA模式能够与PSV一样有效维持酸碱平衡,同时减轻膈肌负担。

上述模式刚问世都有各自的适应证和限制,并非完美,但却开创机械通气新领域,也体现当今呼吸机发展的趋势,为更好推广提高机械通气应用水平必将起到重要作用。

第二节　先天性心脏病体外循环术后

一、临床特征

先天性心脏病体外循环术后呼吸机治疗的目的：

(1) 偿还氧债：低温体外循环手术后，氧供和氧需平衡遭到破坏。虽然停体外循环前采用了种种有效措施，但实际上氧债偿还不完全。主动脉阻断时间越长，心内畸形越复杂，复苏越困难，术后所欠氧债越多，所以婴幼儿体外循环术后常规使用呼吸机治疗。

(2) 支持肺功能：供给充足的通气量，重新膨胀萎陷的肺泡，减轻术后呼吸做功，减少肺间质水肿和肺内分流；保持功能残气量，增加气体弥散功能；供给适当浓度的氧，改善通气/血流比值。治疗或预防呼吸衰竭的发生，顺利度过术后呼吸关。

(3) 支持心功能：代替全部或部分呼吸做功，减少呼吸运动的能量消耗和氧消耗，增加氧储备和心肌供氧，减轻心脏负担，稳定术后循环功能。

(4) 心肺的相互作用在心功能不全患者中尤为突出，机械通气参数应设置恰当，避免肺不张或过度扩张，因为当肺处于功能残气量位置时，肺循环阻力是最低的，这对维持循环功能稳定具有重要作用，见图 31－5。

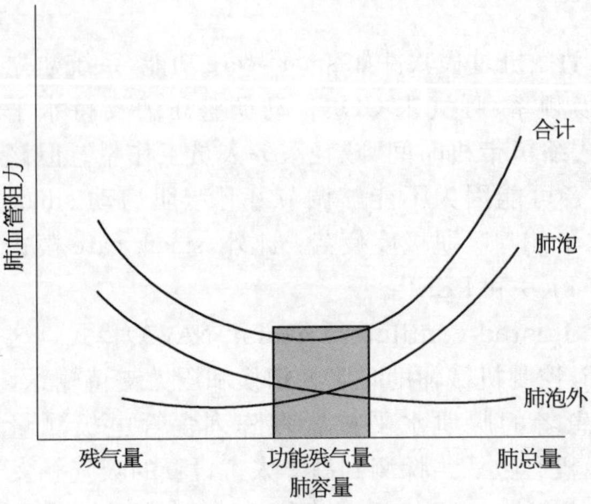

图 31－5　肺容量与肺血管阻力关系

(5) 保证组织、器官供氧：减轻低氧对脑、肾组织等的损害，有利于术后恢复。

(6) 维持内环境稳定：通过调整潮气量和氧浓度等，维持术后体内酸碱平衡。

(7) 保持气道通畅，有效清理呼吸道分泌物，克服麻醉剂的残余作用。

(8) 治疗和预防术后并发症：如灌注肺、肺水肿、ARDS、肺不张、纵隔出血等。

二、机械通气治疗

先天性心脏病术后几乎都带气管插管，施行机械通气，先天性心脏病术后机械通气期间的管理十分重要。

1. 呼吸机设置

(1) 呼吸机模式：通常采用 PRVC 或 SIMV(PRVC)＋PSV 模式，以最低压力提供设定潮气量，减少机械通气对心血管系统的影响。PRVC 主要用于不具备早期拔管条件的患儿。SIMV(PRVC)＋PSV 可用于撤机患儿。

(2) 潮气量：通常 8～12 ml/kg，合适的潮气量以患儿胸廓随呼吸起伏为有效标志，以维持合适的血气分析结果为适度。

(3) 呼吸频率：通常设定呼吸频率与生理呼吸频率之比为 2∶3。新生儿 25～35 次/min，婴儿 20～30 次/min，儿童 16～25 次/min。

(4) 吸呼气时间比：吸呼气时间比常用 1∶1.5～2。对肺顺应性明显下降的患儿可适当延长吸气时间提高动脉血氧分压，并减少肺气压伤。对存在小气道痉挛的患儿，可选择 1∶3 或 1∶4 延长呼气时间，否则引起肺内气体潴留，肺内残气量增多，内源性 PEEP 增高，有效通气量下降。

(5) 气道峰压(PIP)：一般 10～20 cmH_2O(原则上不超过 25 cmH_2O)，PRVC 模式下 PIP 与肺顺应性和潮气量有关，PIP 增高要注意判断有无肺膨胀不全、气管插管扭曲、肺水肿、分泌物堵塞等，并做相应处理。

(6) 吸入氧浓度(FiO_2)：目标<50%以避免氧中毒。新生儿和婴幼儿更需警惕氧中毒。掌握好 FiO_2，只需维持适宜的动脉血氧分压即可。足月儿 PaO_2 60～80 mmHg，早产儿 50～70 mmHg，儿童 70～100 mmHg。

(7) 吸气触发敏感度：婴幼儿多选择流量触发，范围 0.5～2 L/min，大年龄儿童可选择压力触发，设置比 PEEP 低 1～3 cmH_2O，通常选择时以患儿能轻松同步呼吸为宜。

(8) PEEP：应用 PEEP 能使萎陷的肺泡张开，减少肺不张，增加功能残气量，并改善肺顺应性，纠正通气/血液比值失衡，减少非内分流，提高 PaO_2，但由于先天性心脏病的血液动力学特点，对于过高的 PEEP 要采取谨慎的态度。

PEEP 对于改善换气功能有一定限度，即 PEEP 位于压力-容积曲线的低位拐点时，可扩张陷闭肺泡；当等于内源性 PEEP 时，其扩张陷闭气道，提高氧分压的效果最显著；继续增大 PEEP，氧分压仍可升高，当超过高位拐点时，则不再升高，而易诱发机械通气相关性肺损伤和循环功能障碍。先天性心脏病术后 PEEP 通常选择在 3～5 cmH_2O，不超过 10 cmH_2O。

在先天性心脏病术后患者中，最佳 PEEP 水平的选择应按患儿具体情况而设定，如术后心功能状况、有效循环血容量、平均气道压力等。腔肺分流患者机械通气时，应注意胸腔内压对静脉回流的影响，各种外管道、双向 Glenn、Fontan 术后通常不用 PEEP。

2. **撤机** 随着小儿先天性心脏病手术技术的提高，多数患儿能在手术后 24 h 内拔除气管插管。

(1) 拔管指征：①血液动力学、心功能稳定，无严重心律失常是撤机的主要条件，尽管尚在应用正性肌力药物及扩血管药物，但需参考其应用的剂量、患者对正性肌力药物依赖的程度等，估计心功能能较好地耐受拔管后预期增加的呼吸功。②逐步降低呼吸机频率，自主呼吸基本规则，对循环功能无明显影响。③良好的自主呼吸和吞咽、咳嗽反射。④气道分泌物减少，估计拔管后呼吸道通畅。⑤动脉血气分析满意。⑥患儿神志清醒，无严重神经系统并发症。⑦引流液不多，无活动性出血迹象与心包填塞征象。⑧胸片显示无严重并发症，如大片肺不张、肺实变、肺水肿、气胸、严重感染等，或有明显好转趋势。⑨通气标准：常用脱机模式为 SIMV+PSV，当呼吸机指令呼吸频率≤5 次/min，压力支持水平≤5 cmH_2O，FiO_2≤50%，PEEP<5 cmH_2O，患儿自主呼吸潮气量>5 ml/kg，呼吸平稳。

(2) 注意事项：①机械通气采用个体化策略，对每个患者应该做针对性的评估。②应该注重机械通气对血液动力学的影响，心肺间的交互关系十分复杂。③腔肺分流的患者，机械通气时,胸内压增高,不利于腔静脉回流,所以应在手术后尽早撤离呼吸机。④左心功能不全的患者,随着自主呼吸的增加,平均胸内压发生变化,胸内负压的产生加重左心室的跨壁压,从而增加左心室后负荷,同时脱机后正压通气减少腔静脉回流的作用被解除,此时左心室的前后负荷均增加,极易导致肺水肿和加重心功能衰竭。

(3) 无创辅助通气的应用:近年来,为减少有创通气的并发症,无创辅助通气作为撤机的序贯治疗已得到了临床的肯定,用于治疗各种病因的急性或慢性呼吸衰竭。在小儿先天性心脏病体外循环术后,特别是长时间有创机械通气的患儿,应用有创-无创序贯通气疗法提高了撤机的成功率,减少了相关并发症的发生。

3. 撤机失败 先天性心脏病体外循环术后撤机失败的常见原因和对策:

(1) 心脏畸形矫正不满意:心内残余畸形导致心脏容量负荷或压力负荷增加,继发呼吸功能不全而撤离机械通气困难。积极加强心功能治疗,必要时再次手术。

(2) 肺部感染、肺不张:肺部感染未完全控制,气道分泌物多,排痰困难,合并肺不张,呼吸功增加,呼吸肌疲劳,呼吸衰竭。治疗上应积极控制肺部炎症,加强物理治疗,促进分泌物引流,并补充足够的营养,加强呼吸肌锻炼,早日撤机。

(3) 气道梗阻:除喉水肿、声门下水肿等拔管后并发症导致上气道梗阻外,一些先天性心脏病患者可能存在先天性气管和支气管发育不良(气管、支气管狭窄或软化);先天性心脏病患儿也可因血管或心脏压迫引起气管软化。对术后呼吸机撤离困难的患儿,追寻病史示术前存在吸气性凹陷、喘鸣、持续肺叶不张,不能排除气管狭窄或软化漏诊的可能,需要进一步检查排除,包括气道三维重建、纤维支气管镜、超声检查排除血管环压迫等。如明确气管狭窄或软化的患者宜尽早撤机,避免并发呼吸机相关性肺炎。

(4) 膈神经损伤:新生儿和婴幼儿的膈肌运动对维持正常的呼吸功能十分重要,任何原因导致膈肌运动障碍均可致撤机失败。心胸手术后因膈神经损伤引起的膈肌麻痹发生率 0.3%～12.8%。导致膈神经损伤的高危因素包括术中心包腔内冰屑低温导致膈神经损伤、过度牵拉损伤、手术直接损伤膈神经等,当患者出现呼吸困难、异常腹式呼吸、撤离呼吸机困难时,或者胸片显示一侧膈肌异常抬高,应及时行超声检查和 X 线透视观察膈肌运动,表现为膈肌不完全麻痹(不运动)或完全性麻痹(矛盾运动)。

(5) 呼吸肌疲劳:机体防御功能弱易并发感染,呼吸负荷加重,加之营养摄入不足,呼吸肌重量下降、强度降低、功能受损,不能承受增加的呼吸功而发生呼吸肌疲劳、呼吸衰竭。所以,给予足够的营养支持,在长期依赖呼吸机的患者中显得极其重要,可能直接关系到能否顺利拔管。

第三节 普通外科手术

一、临床特征

外科手术,尤其是涉及胸、腹腔的手术,包括全身麻醉,都会损害通气功能。手术后发生的通气功能改变主要包括肺容量的减少、损害气体交换和呼吸方式异常三方面。引起手术后通气功能改变的原因很多,如外科手术操作、麻醉、疼痛、手术后止痛、制动以及手术后敷料包裹等。手术切口部位也是发生术后通气功能改变的重要因素,肢体和下腹部手术一般不引起明显的术后通气功能异常而开胸和上腹部手术的影响最为严重,也有较高的术后肺部并发症的发生率。所用麻醉药的类型和麻醉持续时间也直接影响术后肺部并发症的发生率和严重性,局部和神经阻滞麻醉技术常有较低的术后肺部并发症发生率,而全身麻醉易引起膈肌功能障碍和呼吸中枢的抑制,导致低通气和低氧血症。另外,手术的操作时间也与术后肺部并发症的发生率密切相关,有文献报道,若手术时间超过 3 h,术后肺部并发症的发生率几乎是手术时间低于 3 h 者的 2 倍。因此了解外科手术或麻醉对患儿生理功能,尤其是通气功能的影响是十分重要的。

二、机械通气治疗

1. 适应证 小儿普通外科术后需要机械通气的适应证主要包括:①呼吸暂停(麻醉药物影响)。②急性呼吸衰竭或即将发生的呼吸衰竭。③降低手术后心肺应激。④原来存在的心肺疾病损害心肺储备功能。大致可分为两类:一类是手术操作不太复杂,手术后情况稳定的患儿。另一类是手术的危险性较大,或围手术期发生并发症,或在手术后的一段时间内病情不稳定的患儿。危险性低的外科手术患儿在手术室即可拔管,在手术后的短期内仅需要给予低流量的氧疗;中至高度危险的手术患儿,术后一般需要给予一定时期的机械通气,而术后发生 ARDS 的患儿则需要持续的机械通气和呼吸支持。

2. 呼吸机设置 基本同先天性心脏病体外循环术后。

3. 撤机 监测血流动力学、气体交换(脉氧计和动脉血气)、意识水平、呼吸力学、咳嗽等指标,足以确定是否需要持续通气支持。对于大多数普外科手术后患儿来说,撤机是一个较为简单的过程,除了病情不稳定或显著腹胀者。常用脱机模式为 SIMV+PSV,当呼吸机指令呼吸频率≤5 次/min,压力支持水平≤5 cmH_2O,FiO_2≤50%,PEEP<5 cmH_2O,患儿自主呼吸活跃,且为有效呼吸(潮气量>5 ml/kg),咳嗽有力,吞咽反射正常,神志清晰,循环功能稳定,血气分析正常即可撤机。

拔管后观察患者的病情以及呼吸频率和方式、心率和心律、皮肤颜色(是否有青紫、苍白)、焦虑和(或)烦躁等。监测 SpO_2、动脉血气、胸片变化,随时调整。

第四节 颅脑损伤

一、临床特征

小儿颅脑损伤多是由于交通事故、高处坠落、跌倒、自然灾害等引起。脑损伤可分为原发性和继发性损伤两大类:前者形成于受伤的当时,引起的病变主要为脑震荡、脑挫伤、脑裂伤(两者常被合称为脑挫裂伤)等,后者形成于损伤一段时间以后,常见的病变为脑水肿、出血和血肿等。临床将颅脑外伤分为三级,见表 31-4。

表31-4 小儿颅脑外伤的分级

指 标		第Ⅰ级（轻型）	第Ⅱ级（中型）	第Ⅲ级（重型）		
				Ⅲ$_1$（普重型）	Ⅲ$_2$（特重型）	Ⅲ$_3$(濒死型)
意识状态(GCS)		13～15	0～12	6～8	4～5	3
生命功能	呼吸	正常	可正常	增快或减慢节律正常	可呈周期性	不规则或停止
	循环	正常	可正常	可明显紊乱	可显著紊乱	严重紊乱
眼部症状	瞳孔大小	正常	正常	可不等	两侧多变或不等	散大固定
	瞳孔反应	正常	正常	正常或减弱	减弱或消失	消失固定

严重的脑损伤常需要机械通气:脑干挫伤时,常伴有呼吸不规则,呼吸代偿能力差,需要机械通气;意识障碍或昏迷的患者不能有效保护自己的气道,为避免痰液窒息和误吸,需气管插管和机械通气;部分颅脑损伤的患儿因继发肺部感染或神经源性肺水肿需要机械通气支持。

二、机械通气治疗

1. 小儿颅脑外伤机械通气的适应证

(1) 由于原发性神经系统损伤而呼吸不规则、无自主呼吸。

(2) 合并有脊髓、胸腹部的多发性损伤。

(3) 神经源性肺水肿。

(4) 应用抑制呼吸的药物(巴比妥酸盐、镇静药、肌肉松弛药),引起呼吸抑制或呼吸衰竭。

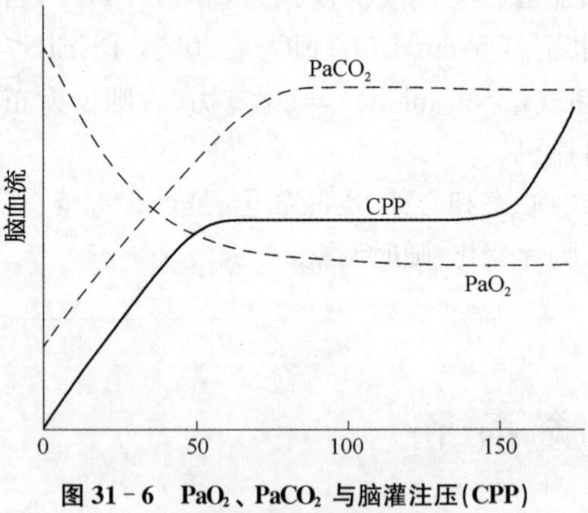

图31-6 PaO_2、$PaCO_2$与脑灌注压(CPP)对脑血流的影响

2. 颅脑外伤患儿的通气原则 如图31-6所示:增加$PaCO_2$和降低PaO_2会导致颅内压增高。因此,维持正常的氧合和酸碱状态是颅高压患者进行机械通气的目标。

(1) 颅脑外伤患者当存在颅内高压时,应实施有意过度通气策略,维持$PaCO_2$于25～30 mmHg水平。必要时,在机械通气期间可监测患者的颅内压。

(2) 颅内压正常的头颅外伤患者。实施常规通气策略,维持$PaCO_2$于正常水平。

(3) 在头颅损伤患者,增加PEEP可增加颅内压。

(4) 应用过度通气降低颅内压以后,若需要调整患者的$PaCO_2$恢复正常水平,可逐渐增加通气量,但调整过程一定要缓慢(超过24～48 h),避免颅内压的骤然回升。

3. 撤机 只有当患者的呼吸功能恢复良好以后,才考虑撤机的问题。如果患者的通气驱动功能是完整的,那么患者的神经系统功能在达到最大程度恢复之前,就可开始撤机。对于某些患者来说,即使可以撤机,仍需要维持稳定的气道(如保留气管切开套管)。

第五节　胸 部 创 伤

一、临床特征

胸部创伤，包括胸壁、膈肌、肺和纵隔的结构损伤占一级儿童创伤中心处理病例的25%，通常发生在高能钝性损伤或锐性创伤后，其病因主要是交通事故、刀枪伤和各种意外。胸部创伤按照创伤机制分类可分两大类：胸部钝性伤和透壁性胸部损伤。据美国国家儿科创伤登记，胸部创伤中86%的损伤是钝性损伤（大多数与机动车有关），其中14%是锐性损伤（大多数是刺伤或射击创伤）。在成人中，肋骨骨折是胸部钝性伤的最常见类型，而在儿童中，由于其胸壁的弹性好，肋骨比成人柔软，很少有肋骨骨折，最常见是肺挫伤。小儿最常见的胸部损伤是肺挫伤、气胸、血胸、肋骨骨折、胸骨骨折或肩胛骨骨折。

胸部创伤主要临床症状包括不同程度的胸痛、呼吸困难、咯血、心悸，严重时可出现发绀或休克。胸部创伤的主要症状是胸痛，尤以肋骨骨折为甚，且随咳嗽、深呼吸或身体转动等运动而加重。其次是呼吸困难。疼痛可使胸廓活动受限，呼吸浅快。连枷胸的患儿，可见到反常呼吸运动，出现端坐呼吸、发绀、烦躁不安等。肺或支气管损伤的患儿可出现咯血。大量气胸，特别是张力性气胸，除影响呼吸功能外尚可阻碍血液回流，大量血胸可出现休克。

二、机械通气治疗

1. 胸部创伤的机械通气适应证

(1) 连枷胸伴胸壁的矛盾运动，呼吸急促，低氧血症，高碳酸血症。

(2) 肺挫伤伴呼吸急促和严重低氧血症。

(3) 肋骨骨折伴严重胸痛，需大剂量的镇痛药治疗。

(4) 剖胸手术后。

(5) 血流动力学不稳定，尤其是呼吸功能储备处于边缘状态或发生呼吸衰竭（如低氧血症和高碳酸血症）。

(6) 伴严重的其他损伤（如颅脑损伤）。

2. 胸部创伤的机械通气原则　胸部创伤呼吸机参数的调整如图31-7所示。胸部创伤患儿应密切观察和评估发生气胸或漏气的征象：胸部创伤患儿行机械通气时发生任何临床状况的迅速恶化均应考虑发生气胸的可能。患者儿如果出现严重的氧合状况突然恶化、呼吸困难，应做肺栓塞的相关指标检查和评估。

(1) 呼吸机模式：通常选择压力调节容量控制（PRVC）或容量控制（VCV），SIMV（PRVC）＋PSV或SIMV（VCV）＋PSV模式。给予完全呼吸支持，大多数患儿需要使用镇静或镇痛药物，必要时给予肌肉松弛药。

(2) 潮气量：8～10 ml/kg，合并ARDS时用6 ml/kg。

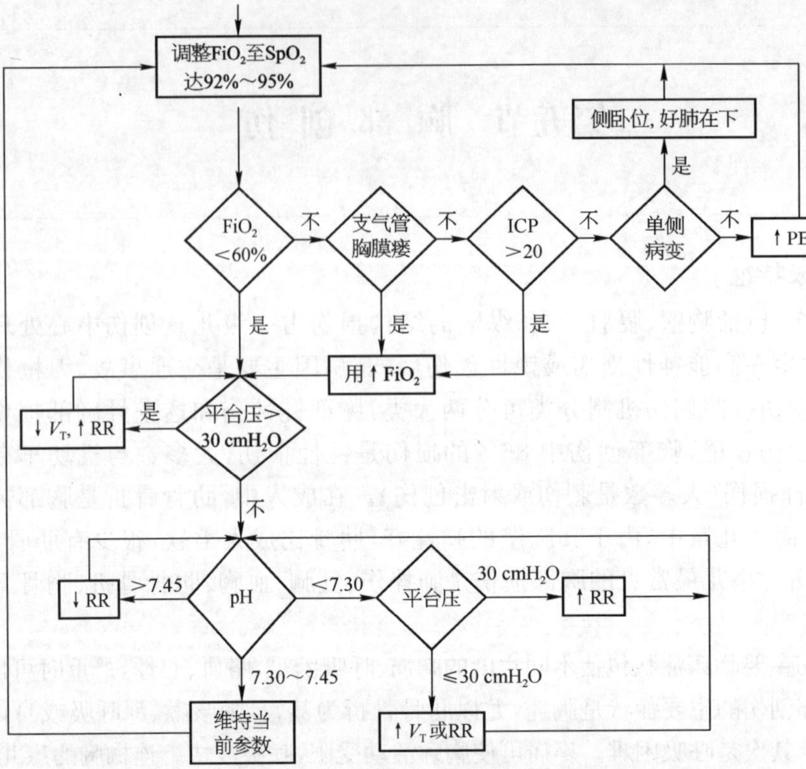

图 31-7　胸部创伤患者机械通气程序图

（参考：Hess DR，Kacmarek RM. Essentials of mechanical ventilation）

（3）呼吸频率：通常设定呼吸频率与生理呼吸频率之比为 2∶3。新生儿 25～35 次/min，婴儿 20～30 次/min，儿童 16～25 次/min。根据血气 pH 和 $PaCO_2$ 情况调整。

（4）吸呼气时间比常用 1∶1.5～2。对肺顺应性明显下降的患儿可适当延长吸气时间能提高动脉血氧分压，并减少肺气压伤。对存在小气道痉挛的患儿，可选择 1∶3 或 1∶4 延长呼气时间，否则引起肺内气体潴留，肺内残气量增多，内源性 PEEP 增高，有效通气量下降。

（5）气道峰压（PIP）：一般 10～20 cmH_2O（原则上不超过 25 cmH_2O），PIP 的选择以保证患儿具适宜的潮气量为原则。

（6）流速波形：选用减速波。

（7）吸入氧浓度（FiO_2）：通常设置在 30%～40%，目标<50%以避免氧中毒。新生儿和婴幼儿更需警惕氧中毒。掌握好 FiO_2，只需维持适宜的动脉血氧分压即可。足月儿 PaO_2 60～80 mmHg，早产儿 50～70 mmHg，儿童 70～100 mmHg。

（8）PEEP：初始的 PEEP 可设置于 5 cmH_2O，如果患者有明显的气压伤（如皮下气肿、气胸和从胸腔导管漏气）则开始时通常不加 PEEP。如果患者有明显的肺内分流，可试用较高水平的 PEEP。然而，胸部创伤患者在增加气道压时应谨慎小心，因为气压伤是常见的。由于失血，有些患者存在明显或隐性血容量不足的问题，增加 PEEP 时可招致血流动力学的不稳定。患单侧肺疾病者，加用 PEEP 可使血液从顺应性较好的肺区域分流到顺应性差和没有通气的肺区域，导致肺内分流增加和低氧血症。发生单侧肺挫伤的患者，让其取侧卧位，挫伤的一侧肺在上方，可能比增加 PEEP 水平具有更多的益处。

3. **撤机** 许多胸部创伤患者，如透壁性胸部损伤，于手术修复后患者可以早期和快速撤离机械通气。有严重肺挫伤和 ARDS 的患者常需要较长的机械通气时间，可合并或继发肺部感染、脓胸、脓毒症和肺栓塞，甚至出现多脏器功能衰竭导致撤机困难，这些患者常需要进行自主呼吸试验和呼吸肌锻炼，较长时间才能撤机。

第六节 吸入性烧伤后

烧伤是由热力（火焰、热液、蒸气及高温物体等）、电能、放射能或某些化学物质引起皮肤甚至深部组织的损伤。肺部并发症是经常与吸入性肺损伤相关的，但在仅有表面烧伤而没有吸入性损伤的患者中也可发生。在烧伤患者发生呼吸衰竭时，机械通气是经常需要的。

一、临床特征

吸入性损伤增加烧伤患者的并发症发生率和病死率，吸入性损伤可根据其损伤的作用方式分为热损伤、肺实质的损伤和全身的毒素作用。热损伤会导致喉水肿、喉痉挛、声带水肿和黏液分泌物增加。吸入有毒性的化学性烟雾会引起下呼吸道损伤，抑制黏液纤毛的运输，诱发支气管痉挛。

临床表现有以下情况者应怀疑有呼吸道烧伤的可能：①密闭空间中烧伤。②头面部烧伤。③碳粒痰。此外，还要了解是否有意识障碍、在火场奔跑呼叫、头面部受到冲击波的伤害等。这些都是发生呼吸道烧伤的危险因素。体征有助于呼吸道烧伤诊断：声音嘶哑、刺激性咳嗽及前胸部听诊闻及高音调的干啰音，提示损伤已累及声门以下；出现呼吸困难、哮鸣音和湿啰音时提示损伤累及支气管和肺实质；出现呼吸加快、呼气性呼吸困难、咳嗽、咯血时提示小气道和肺实质损伤。此外，还应注意有无一氧化碳等有毒气体中毒和是否合并其他损伤。X 线检查早期由于气道黏膜水肿，正位及左前斜位 X 线胸片可见管腔变窄、管壁增厚、乳膜不规则，有时隆突处呈漏斗状。对早期诊断有一定帮助。纤维支气管镜检查能直接观察段以上支气管的病变，具有发现早、直观、准确的特点，因此很多学者将此作为确认呼吸道烧伤的最有效方法。

二、机械通气治疗

1. **适应证** ①烟雾吸入或肺烧伤并发 ARDS。②由于镇痛或毒素吸入导致呼吸抑制。③继发性感染致呼吸衰竭。④全身麻醉和手术后。

2. **机械通气原则**

(1) 对于一些气道烧伤的患者来说，建立稳定的人工气道以维持气道的通畅比机械通气更重要。

(2) 解除梗阻，保持呼吸道通畅：中度以上呼吸道烧伤的患儿主张早期气管插管或气管切开。

(3) 解救中毒，纠正低氧血症：尽早使用高浓度氧疗，开始可设置在100%。如果患者有一氧化碳中毒，需给予纯氧直至测定的碳氧血红蛋白水平<10%。一氧化碳中毒的要注意保护心脏，减轻心脏负荷，改善心肌的营养和代谢。如果没有一氧化碳中毒，因烟雾吸入而导致ARDS，则与其他原因ARDS相同。

(4) 度过休克关，应尽量在血流动力学监测下进行，适当增加胶体输注，并积极控制感染。

3. **撤机** 如果烧伤不很严重，患者可较早较快地撤机。上呼吸道损伤患者，在拔管之前，需要对上气道的情况进行仔细的评价，必要时可借助纤维支气管镜检查。如果烧伤严重，尤其是诱发ARDS、肺部感染、脓毒症患者，机械通气的时间可能要延长，发生撤机困难者，应注意基础病的治疗，如应用支气管舒张药、加强营养支持等。

（谈林华）

第三十二章　新生儿机械通气

第一节　新生儿机械通气模式选择与参数调节

呼吸衰竭是导致新生儿死亡的主要原因之一，新生儿尤其低出生体重儿由于呼吸系统的解剖及生理功能不成熟，如潮气量小，吸气时气流速度慢，呼吸频率快，解剖死腔相对大，中枢对呼吸驱动及调节功能不成熟，肺泡数量少、大小不一致，肺泡间缺乏侧支通路等使呼吸储备能力差；此外由于围产期的某些病理状态故易遭受呼吸功能不全性疾病如早产儿肺透明膜病、晚期早产儿或近足月儿呼吸窘迫综合征（宫缩未发动前行剖宫产所致），早产儿严重呼吸暂停，早产儿宫内感染性肺炎、支气管肺发育不良、肺出血、过期产儿胎粪吸入综合征（MAS）、围产期缺氧所致肺动脉高压（PPHN）、窒息后呼吸衰竭等；此外尚有先天性肺发育不良，如先天性膈疝（CHD）及肺发育畸形等等，使新生儿需要呼吸支持的病例大大多于儿科其他系统所致的呼吸功能不全。早产儿为新生儿人群中主要使用呼吸机的人群，妊娠周龄为25～26周早产儿，超过90%需机械通气支持，29～30周龄早产儿需呼吸机支持者亦占60%～70%。近年来随着呼吸监测及呼吸机支持技术的不断提高，使新生儿因呼吸衰竭所致的病死率明显下降。

一、传统机械通气的局限性

传统的机械通气模式为时间切换、压力限制性通气，也称为间歇指令通气（IMV），为新生儿机械通气的主要模式，通过呼气阀门间歇部分关闭提高气道压力直至达到预置的吸气峰压（PIP），在设定的吸气时间（T_I）内使肺充气完成吸气，同时设置呼气末正压（PEEP）来维持呼气末肺泡内有一定压力避免肺泡萎陷而起到通、换气作用，称间歇指令通气（IMV）控制指令通气（CMV）及间歇指令正压通气（IPPV）。IMV及IPPV模式工作时常发生人机不同步现象，因指令通气在一定时间以一定方式对患者通气，易和患者的自主呼吸和呼吸反射活动发生交互和冲突。在患者自主吸气末期机械通气开始指令供气即可导致吸气不同步发生，从而导致吸气延长和肺泡过度充气，呼气不同步现象发生在患者呼气相时指令通气开始吸气，从而延长了呼气相，增加了主动呼气需要克服的气道压力并增加了胸腔内压力。人机不同步对患者气体交换带来负面影响，并和气漏综合征的发生密切相关，人机不同步对患者脑血流产生负面影响，有增加脑室内出血的可能，如使用较高的通气频率虽然有可能减轻人机不同步现象，但对早产儿不合适，因过度通气所致低碳酸血症会增加中枢和肺损伤的危险，而且此类呼吸机常缺乏监测功能，无法准确评估气体滞留及肺力学参数，当病儿不利情况发生时有时难以及时发现。目前认为 IMV 或间隙正压通气仅适用于复苏时的短期内使用。

二、近年来常用的通气新模式

新生儿呼吸机必需具备有压力限制、时间切换、持续气流、呼气阀门及温、湿化装置等特点，并有灵敏的报警功能，进入 20 世纪 90 年代后，由于微处理器和传感器技术的应用方面得到了很大的发展，新通气技术不断研发，出现了很多新通气模式。目前新生儿在应用机械通气时更强调尽量维持新生儿自主呼吸节律，在自主呼吸基础上行辅助通气，尤其对于早产儿更具重要意义，可使潮气量更稳定，及减少呼吸功。目前新的通气模式机器应具有与患者呼吸同步，灵敏的触发功能(具有压力或流量触发功能)，触发反应时间应短于 0.02～0.05 s。适用于新生儿的常用的通气模式有：持续气道正压(CPAP)、同步间歇指令通气(SIMV)、辅助/控制通气(A/C)或与之相似功能的同步间隙正压通气(SIPPV)、压力支持通气(PSV)及压力调节容量控制(PRVC)等通气模式。

(一) CPAP 模式

呼吸机提供 CPAP 时机器必须具备能持续递送正压，并有待续监测所递送压力的功能，有持续气流、氧浓度可调及温、湿化功能及具有高、低压报警功能。递送压力可通过鼻塞、鼻罩或鼻咽管，一般不宜长期用气管插管递送压力，因插管的高阻力会增加极低出生体重儿的呼吸功，CPAP 所致气压伤机会较机械通气低。

常选择用于：①呼吸窘迫综合征早期或在给肺表面活性物质后，减少肺泡萎陷，降低氧要求及减少呼吸机应用时间。②用于梗阻性或混合性呼吸暂停的发作。③气管插管拔管后的呼吸支持(尤其长期用呼吸机者)。

(二) SIMV 模式

此模式为传统 IMV 模式的改进，无论是 IMV 或 SIMV，相同点为两者在每分钟内提供给患者的指令通气频率是相同的。不同点为两个相邻指令通气间允许患者自主呼吸的间期在 IMV 是固定的，而在 SIMV 是可变的，患儿吸气开始时因气流速度或压力变化触发机器以预置参数进行与患儿吸气同步的辅助通气，如患儿无自主呼吸即在同步时间窗末期仍未检测到患者吸气信号时机器则以预置频率进行控制通气，SIMV 可解决 IMV 的人机不同步现象，一项最近研究报告指出和 IMV 相比采用 SIMV 可减少患儿体内氧合的波动，并可减少患儿吸气努力及呼吸做功。

此模式可选择用于各类新生儿肺部疾病所致的呼吸功能不全，及中枢性或混合性呼吸暂停。

(三) 其他类型同步触发机械通气模式

有 A/C 模式或 SIPPV 模式及 PSV 等。

1. A/C 或 SIPPV　为当患儿有自主呼吸时呼吸机予以辅助通气，当无自主呼吸时机器以预置频率控制通气，所以在 A/C 模式时可能会导致患儿的过度通气，尤其当呼吸频率较快时，会导致低碳酸血症及空气滞留于肺泡内。另外，当发生自动误触发现象过多时有可能因引起过度通气反减弱患儿自主呼吸的驱动。

此模式可选择用于 PCO_2 较高时，应用时应及时监测血气，当 PCO_2 降至正常后应及时调低压力、频率或更换通气模式。

2. 压力支持通气(PSV) 此模式为部分呼吸支持，为近年来机械通气的新模式之一，当患儿自主呼吸开始经压力或流量触发后机器同步递送呼吸至预置正压，对患儿进行辅助通气，通气时的吸气时间、呼吸频率、潮气量及每分通气量均由患儿控制，吸气开始机器辅助送气直至气道压力上升至预置水平，当吸气流速降至最高气流速度的 25%时患儿开始呼气(图 32-1)，此模式可减轻患儿呼吸功，改善人机同步。当患儿呼吸驱动及呼吸能力正常时可单独使用此模式以促进患儿自主呼吸。

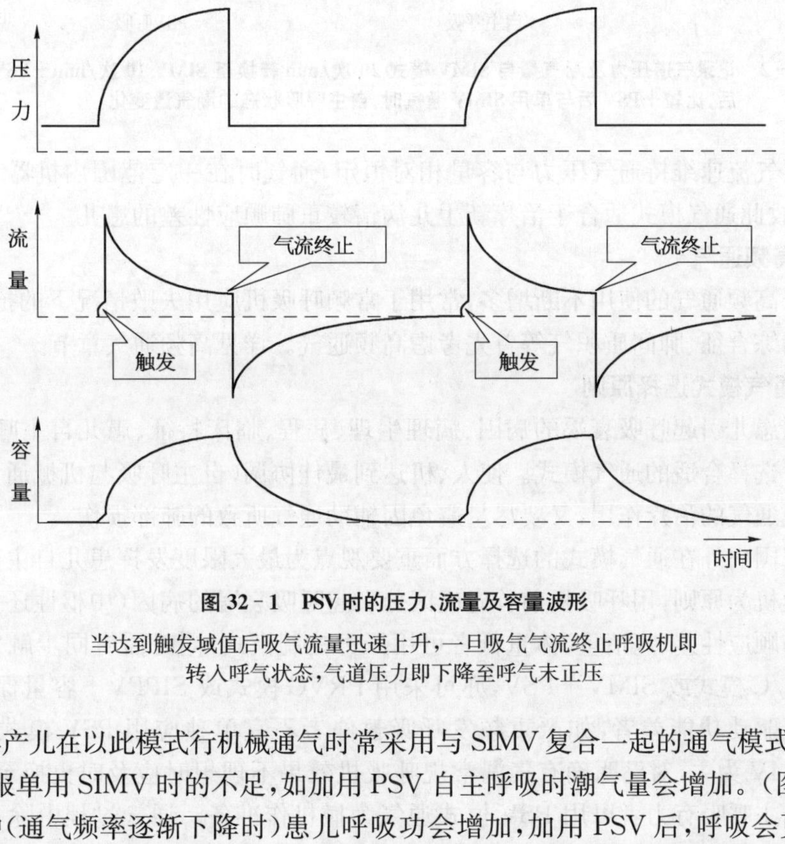

图 32-1 PSV 时的压力、流量及容量波形

当达到触发域值后吸气流量迅速上升，一旦吸气气流终止呼吸机即转入呼气状态，气道压力即下降至呼气末正压

目前早产儿在以此模式行机械通气时常采用与 SIMV 复合一起的通气模式即 SIMV+PSV，可克服单用 SIMV 时的不足，如加用 PSV 自主呼吸时潮气量会增加。(图 32-2)在撤机过程中(通气频率逐渐下降时)患儿呼吸功会增加，加用 PSV 后，呼吸会更轻松。最近一项随机试验表明出生体重≤1 000 g 的患儿生后头四周内一开始就联合 PSV+SIMV 可加快撤机过程，降低氧需求及降低肺损伤。患儿呼吸驱动恒定时此模式应用效果较好。

3. 目标容量通气模式——压力调节容量控制(PRVC)模式 为压力和容量控制相结合的智能通气模式，近年来在病情较重患儿中较多应用。这种通气方式是指在 A/C 通气模式时，呼吸机自动调节 PIP 值以提供设定的通气潮气量。机器先以试验性的容量控制呼吸提供给患儿后计算出患儿肺顺应性，再根据呼吸机内置的流量传感器检测到的通气潮气量逐步调整随后呼吸的 PIP 值，使通气潮气量逐渐达到所设定的潮气量，通过自动调

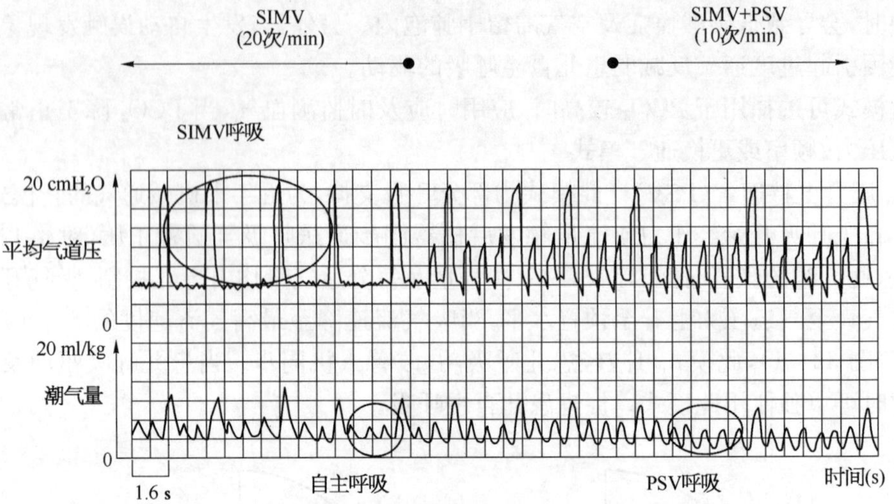

图 32－2　记录气道压力及潮气量自 SIMV 模式 20 次/min 转换至 SIMY 10 次/min＋PSV 模式后，比较＋PSV 后与单用 SIMV 通气时，自主呼吸状态的潮气量变化

节吸气相供气流速维持通气压力与容量相对恒定，通气时在一定范围内机器自动维持恒定潮气量，故此通气模式适合于治疗新生儿病情较重肺顺应性差的患儿。

（四）高频通气

近年来高频通气的使用不断增多，常用于常频呼吸机应用失败情况下的抢救性治疗。新生儿气漏综合征、肺间质积气等首先考虑高频通气。详见高频通气章节。

（五）通气模式选择原则

应根据患儿引起呼吸衰竭的病因、病理生理、病程、临床特征、患儿自主呼吸状态、全身情况等后选择合适的通气模式。使人、机达到最佳协调（自主呼吸与机械通气相适应），既达到机械通气的治疗作用，又要尽量避免因辅助通气所致的肺部损伤。

近年来国内外在通气模式的选择方面重要观点为最大限度发挥患儿自主呼吸争取尽早撤离呼吸机为原则，用呼吸机前首先应区分引起呼吸衰竭的病因（中枢性还是肺部疾病所致），当肺顺应性差、病情重、体重低者可用压力控制模式，同时需有同步触发功能的如 SIMV 或 A/C 模式或 SIMV＋PSV，亦可采用 PRVC 模式或 SIPPV＋容量保证（VG）模式。对中枢驱动功能差者，如严重频发呼吸暂停者不宜单独应用 PSV 模式通气，应以 SIMV 或 IMV 为主，对已明确有气漏常规呼吸机效果不理想时应及时更换至高频通气。病情稳定自主呼吸有力者可用 PSV 模式通气为撤机作准备。通气过程中除不断行临床观察外需床边无创监测氧合及定期做二氧化碳、血气、X 线胸片及观察呼吸力学参数等检查，以便及时更换通气模式。

三、呼吸机参数调节

（一）机械通气时的监测

新生儿尤其低出生体重儿因呼吸衰竭行机械通气时由于不同疾病、不同病程加上肺表面活性物质的应用等常会出现 PaO_2 及 PCO_2 的波动变化，高氧、低氧、二氧化碳的变化加上肺、脑、眼等不成熟因素均可引进一系列的并发症，如支气管肺发育不良（BPD）、脑室内出血（IVH）、气漏综合征及晶体后视网膜病（ROP）等，故必须有一套完善的监测手段包括下列项目。

一般情况下必须做：

(1) 定期行血气及胸部X线监测。

(2) 持续监测血氧饱和度（SpO_2）有条件时进行经皮二氧化碳饱和度（$TcPCO_2$）监测。

(3) 此外结合疾病，必须注意呼吸机显示参数及肺力学图形监测等。

（二）肺力学参数的基本概念

1. **气道阻力**　是指吸、呼气时气流为克服气道、插管、分泌物及肺组织的阻力，气道分泌物增加，气道水肿痉挛等均可导致阻力上升，胎粪吸入综合征、支气管肺发育不良时阻力上升。

2. **肺顺应性**　为压力变化所产生的肺容积变化，当肺表面活性物质缺乏肺不张时，肺液增多时，肺实质及肺纤维化时顺应性降低，肺过度膨胀时，顺应性亦降低。

3. **时间常数**　为测定自近端气道至肺泡间压力达到平衡所需时间，与阻力及顺应性有关，胎粪吸入综合征时间常数长，呼吸机调节时应考虑用较长吸气时间以保证有足够潮气量，并应有适当的呼气时间以免过多气体滞留肺内产生不利的PEEP，RDS时间常数缩短故不能设置过长的吸气时间。

4. **功能残气量**　为呼气末肺容量，RDS时肺泡大量萎陷功能残气量下降。

5. **通气/血流（$\dot{V}/Q$）比值**　肺不张，有大量炎性渗出物或阻塞时，导致肺内分流，肺动脉高压时$\dot{V}/Q$失衡使氧合严重影响，造成未氧合血再循环，必须设置较高PEEP维持肺容量。

6. **呼吸功**　早产儿RDS肺顺应性下降者、慢性肺部疾病、高气道阻力及呼吸肌无力者，呼吸功增加，能量消耗增加。

7. **机械通气时的呼吸波形监测**　新型呼吸机屏幕上能显示流量、潮气量和气道压力等各种波形，为临床医师提供了大量信息，机械通气时根据力学图形可使通气更合理化常用的有流量容量及压力容量环。

正常肺生理参数及疾病状态下的变化见表32-1。

表32-1　正常肺生理参数及疾病状态下的变化

项目	顺应性 ml/cmH_2O	阻力 $cmH_2O/(ml\cdot s)$	时间常数 s	功能残气量 ml/kg	$\dot{V}/Q$ 比值	呼吸功
正常足月儿	4～6	20～40	0.25	30	—	—
RDS	↓↓	—	↓↓	↓	↓/↓↓	↑
MAS	—/↓	↑/↑↑	↑	↑/↑↑	↓↓	↑
BPD	↑/↓	↑↑	↑	↑↑	↓/↓↓	↑↑
气漏	↓↓	—/↑	—/↑	↑↑	↓/↓↓	↑↑
早产儿呼吸暂停	↓	—	↓↓	—/↓	↓/—	—/↑

四、新生儿通气指征

介绍常用的通气指征，可参考以下两个指征。

(一) 机械通气指征

1. **绝对指征** 严重呼吸暂停对面罩及复苏皮囊无迅速反应者。

2. **相对指征**

(1) 妊娠周龄<28 周呼吸费力者。

(2) 反复发作呼吸暂停对 CPAP 及茶碱类药物无反应者。

(3) 呼吸状态变化时:

妊娠周龄≤32, FiO_2 达 60%, PaO_2≤50 mmHg;

妊娠周龄≥32, FiO_2 达 80%, PaO_2≤50 mmHg;

妊娠周龄≤32, pH<7.25, PCO_2>50 mmHg;

妊娠周龄>32, pH<7.2, PCO_2>60 mmHg。

(4) 缺氧性脑病中枢性呼吸衰竭者。

(二) 机械通气指征

1. **临床指征**

(1) 呼吸窘迫:①严重吸气性凹陷(肋间、肋骨下、胸骨上)。②气促(呼吸频率>60~70 次/min)。

(2) 中央性发绀:①用头罩或 CPAP,当 FiO_2>60%~70%时。②血氧饱和度仍<85%,口黏膜仍有紫绀者。

(3) 难治性呼吸暂停:反复呼吸暂停用 CPAP 及药物治疗(茶碱、咖啡因)无效者。

2. **实验室指征**

(1) 严重高碳酸血症:①RDS 早期 $PaCO_2$>60 mmHg。②RDS 缓解期 $PaCO_2$>70~80 mmHg 伴 pH<7.2。

(2) 严重低氧血症:PaO_2<40~50 mmHg,当 FiO_2>60%~70%时(头罩或 CPAP)。

(3) 呼吸暂停用甲基黄嘌呤治疗已达到要求水平后。

五、肺保护性通气性策略

机械通气为一种有创生命支持手段,目的为使呼吸功能不全的患儿在疾病过程中以最低吸入氧浓度及呼吸机压力或潮气量达到合适气体交换改善临床情况。

新生儿尤其极低出生体重儿肺发育不成熟机械通气过程中肺不张、肺容量过高均会造成肺损伤影响肺泡上皮肺血管内皮损伤通透性增加,为将机械通气所致的肺损伤降低至最低程度。目前强调除采用触发同步性通气机外,在机械通气中需实施肺保护性通气策略包括以下几部分。

1. **压力控制通气策略中的最佳 PEEP** 根据呼吸机显示的压力容积曲线确定最佳 PEEP,自曲线向上开始可见一低拐点,此点相对应的压力为肺泡开放压力,如呼气末采用等于或略高于(+2 cmH_2O)此对应点压力的水平时肺泡大量开放,认为此水平为最佳 PEEP,在实际应用中可通过是否达到最佳氧合状态来评估是否达到最佳 PEEP,常可从低水平开始逐渐上调待氧合好转后逐渐下调。不同患儿、不同疾病最佳 PEEP 不同。气管插管后婴儿失去了对自身喉部的控制,不能保持稳定的功能残气量,高或低 PEEP 均有造成肺损伤的危险,推荐所有气管插管早产儿应该应用 4 cmH_2O的 PEEP,因肺表面活性物质缺乏,肺不张或肺出血时也许需用 6~8 cmH_2O

的 PEEP。

2. 提倡小潮气量控制通气 过去的机械通气常强调纠正低氧保持正常 $PaCO_2$，结果常采用较高压力及偏大潮气量，但常为导致低出生体重儿未成熟肺发生 BPD 的原因之一；提倡小潮气量通气指将潮气量设至 6～8 cmH_2O/kg，并保持平台压不超过 30～35 cmH_2O。

3. 允许性高碳酸血症 CO_2 的排除决定于每分通气量，即决定于呼吸频率、潮气量或压力。近年来经临床观察认为机械通气过程中，新生儿及极低出生体重儿可耐受 PCO_2 50～60 mmHg，使 pH 保持于大于 7.25，可降低呼吸机诱导肺损伤。允许性高碳血症除对肺的保护作用外对脑血流亦有保护作用。

4. 维持氧合于目标范围 高、低氧及氧波动对发育不成熟肺、眼均有不利影响，有人提出足月新生儿氧疗及呼吸机应用时将 PaO_2 维持于 50～80 mmHg，将 SpO_2 维持于 85%～95%，但对于早产儿，尤其小于 29 周者将 SpO_2 维持于 85%～92%，因为在此范围内 PaO_2 极少超过 90 mmHg，亦有建议维持于 85%～93%。

5. 其他保护性通气策略 目前认为经鼻持续气道正压（NCPAP）及无创间歇正压通气（NIPPV）可以减少 BPD 的发生率及改善预后，亦属对肺有保护策略通气，高频通气由于以小潮气量达到终末细支气管及肺泡的低压力进行通气，可募集更多肺泡呈扩张状态以改善氧合，当维持肺容量于合适范围时可减少气漏的发生率及减少 BPD 的发生，认为对肺具保护作用，无创通气的应用已逐渐增多。

六、常频呼吸机通气参数调节原则

（一）氧合

1. 平均气道压（MAP） 改善氧合主要决定 MAP 及吸入氧浓度（FiO_2），MAP 是一个呼吸周期中施加于气道和肺的平均压力，计算公式为：

$$MAP = k \times (PIP \times T_I + PEEP \times T_E)/(T_I + T_E)$$

k 为常数（正弦波时为 0.5，方形波时为 1），T_I 为吸气时间，T_E 为呼气时间，MAP 的范围一般维持于 5～15 cmH_2O。

提高 PIP，PEEP 及吸气时间中任一项均可使 MAP 上升，PaO_2 提高，MAP 过高可导致肺泡过度膨胀，静脉回流受阻，每搏量降低且易引起气压伤。

2. FiO_2 有直接增加 PaO_2 的作用。

（二）CO_2 的排出

决定于每分肺泡通气量。

$$每分通气量 = (潮气量 - 死腔量) \times 呼吸频率$$

定容型呼吸机潮气量通过设置可直接获得，定压型呼吸机的潮气量主要决定于肺顺应性和吸、呼时肺泡内压力差，即决定于吸气峰压（PIP）与呼气末压（PEEP）的差值，差值大潮气量大。此外增加频率可使每分肺泡通气量增加，PCO_2 下降；当 PCO_2 高时，可提高 PIP 或降低 PEEP 或调快呼吸频率来达到（表 32-2）。

表32-2　异常血气变化时呼吸机参数调节

血气异常		呼吸机参数设置变化
PaO_2	$PaCO_2$	
太低	太高	↑PIP
太低	可接受	先↑FiO_2再调节↑PEEP或↑T_I使↑MAP(不调高PIP)
太低	太低	胸片出现肺过度充气↓PIP
可接受	太高	↑RR↓PEEP
可接受	太低	↓RR↑PEEP
太高	可接受	↓FiO_2
太高	太低	↓PIP

(三) 呼吸机调节幅度及撤离

1. 调节幅度　一般每次调1个参数，最多2个参数，如PIP调节幅度为1～2 cmH_2O，PEEP每次调1～2 cmH_2O，T_I每次调0.05～0.1 s，通气频率每次调5次，氧浓度每次调5%，调后一般观察15～30 min。

2. 撤离指征　疾病处于恢复阶段，一般情况良好、稳定，动脉血气正常后逐渐降呼吸机参数，当下降PIP≤18 cmH_2O，PPEP≤2～3 cmH_2O，FiO_2≤40%后血气正常，观察2～4 h可直接撤机或以CPAP过渡后再撤机。

常见的新生儿呼吸系统疾病的通气策略可参考表32-3。

表32-3　常见的新生儿呼吸系统疾病的通气策略

疾病	开 始 设 置	血气目标
RDS	1. 快率(≥60次/min) 2. 中等高PEEP(4～5 cmH_2O) 3. 低PIP(10～20 cmH_2O) 4. T_I 0.3～0.4 s 5. 潮气量4～6 ml/kg	pH7.25～7.35 PaO_2 50～70 mmHg $PaCO_2$ 45～55 mmHg
BPD	1. 低率(20～40次/min) 2. 中度PEEP(5 cmH_2O) 3. 低PIP(20～30 cmH_2O) 4. T_I 0.4～0.7 s 5. 潮气量5～8 ml/kg	pH 7.25～7.30 PaO_2 50～70 mmHg $PaCO_2$ 55^+ mmHg
MAS	1. 相对快率(40～60次/min) 2. 低、中度PEEP(4～5 cmH_2O) 3. 合适T_E(0.5～0.7 s) 4. 有气滞时增加T_E至0.7～1 s及↓PEEP至3～4 cmH_2O	pH 7.3～7.40 PaO_2 60～80 mmHg $PaCO_2$ 40～50 mmHg
PPHN	1. 高率(50～70次/min) 2. PIP(15～25 cmH_2O) 3. PEEP(3～4 cmH_2O) 4. T_I 0.3～0.4 s 5. 高FiO_2(80%～100%)	pH 7.4～7.6 PaO_2 70～100 mmHg $PaCO_2$ 30～40 mmHg

（续 表）

疾病	开 始 设 置	血气目标
CHD	1. 相对快率(40～80 次/min)	pH＞7.25
	2. 低 PIP 胸廓运动充分(20～24 cmH_2O)	PaO_2 80～100 mmHg
	3. 中度 PEEP(4～5 cmH_2O)	$PaCO_2$ 40～65 mmHg
	4. 短 T_I(0.3～0.5 s)	
呼吸暂停	1. 相对低率(10～15 次/min)	
	2. 低 PIP(7～15 cmH_2O)	pH 7.25～7.3
	3. PEEP(3 cmH_2O)	PaO_2 50～70 mmHg
	4. FiO_2＜25%	$PaCO_2$ 55^+ mmHg
HIE(缺氧缺血性脑病)	1. 呼吸率(30～45 次/min 或更慢,需根据自主呼吸而定)	pH 7.35～7.45
	2. PIP(15～25 cmH_2O)	PaO_2 60～90 mmHg
	3. 低至中 PEEP(3～4 cmH_2O)	$PaCO_2$ 35～45 mmHg
	4. FiO_2 要求维持 SpO_2 92%～96%	

(此表仅供参考应用过程中尚需根据肺保护性通气策略原则)

（孙眉月）

第二节　新生儿持续气道正压通气的临床应用

新生儿尤其是早产儿肺发育未成熟,机械通气后容易发生肺损伤和肺部感染,导致支气管肺发育不良症(BPD)等不良后果,无创通气更适合于新生儿和早产儿。目前在新生儿临床最常用的无创通气是持续气道正压通气(continuous positive airway pressure, CPAP),CPAP 是指对有自主呼吸的患儿在整个呼吸周期的吸气及呼气相均提供一定的正压,以保持气道处于一定的扩张状态。CPAP 的作用是增加跨肺压力,扩张肺泡,增加功能残气量,防止肺泡发生萎陷,能改善肺顺应性和通气/血流比值($\dot{V}/Q$),减少肺表面活性物质的消耗。鼻塞法 CPAP 还可避免气管插管,早期使用 CPAP 可减少机械通气应用,因此,CPAP 技术已成为新生儿病房最常用的基本呼吸管理技术。

1878 年,Oertel 最早提出 CPAP 治疗肺部疾病。1945 年 Gagge 应用 CPAP 治疗患者,能明显地提高患者动脉血氧分压。1971 年 Gregory 等对 CPAP 方法进行改良,经气管插管使用 CPAP 治疗新生儿呼吸窘迫综合征,使萎陷的肺泡复张和增加功能残气量。1973 年 Kattwinkel 通过鼻塞(nasal prong)装置使用 CPAP,使鼻塞 CPAP(nasal CPAP, NCPAP)得到普遍应用。功能残气量在 CPAP 维持于稳定水平时达到最佳状态,持续稳定的气道压力使呼吸做功最小。但鼻塞 CPAP 应用时因口腔的气体漏出可导致气道压力的变化,在气流增加或气道阻力增加时这种压力变化更为明显。为克服上述问题,1988 年 Mao 等将新型鼻塞 CPAP 方法用于临床,此方法是在近鼻气道处通过气流喷射的动力能转换发生 CPAP 气流。与传统的 CPAP 相比,新型 CPAP 的气道压力变化与预置值较为接近，波动较小，而且减少患儿的呼吸做功。迄今为止，CPAP 得到了不断的发展和广泛的应用。

一、CPAP 的作用原理

CPAP 对呼吸生理的作用有以下七方面。

1. **增加跨肺压** CPAP 使气道持续保持正压，可间接增加跨肺压。

2. **扩张肺泡，增加功能残气量** CPAP 通过重新扩张萎陷的肺泡，增加功能残气量，改善氧合。CPAP 压力可传送至肺泡，在呼气末期维持正压以避免肺泡塌陷，增加肺内气体容积和功能残气量。CPAP 不仅可避免肺泡塌陷，而且可促使已塌陷的肺泡重新扩张。减轻肺间质水肿，改善肺顺应性，增加肺泡面积，减少肺内分流，有利于气体交换，从而改善氧合。

3. **减少肺表面活性物质的消耗** 肺泡萎陷时肺泡表面面积减少，导致肺表面活性物质消耗增加。CPAP 通过持续气道正压防止肺泡塌陷，减少肺表面活性物质的消耗。

4. **减小气道阻力** CPAP 可减轻上气道和小气道塌陷，使整个气道阻力减小。

5. **减少呼吸做功** CPAP 使肺泡扩张，肺内气体容积增加，减少肺内分流，改善通气/血流比值，进行有效的气体交换，因而，呼吸运动所需能量减少，减少呼吸做功。

6. **增加呼吸驱动力** CPAP 可通过刺激 Hering-Breuer 反射和肺牵张感受器的刺激，稳定胸廓支架，防止胸廓塌陷，提高膈肌的呼吸功效，增加患儿呼吸驱动力，使自主呼吸变得有规律。

7. **胸部震动** 水封瓶或气泡式 CPAP 所产生的气泡可使患儿胸部在高频率下震动，达到与高频通气相似的治疗效果。

二、CPAP 的装置和仪器

(一) CPAP 的主要方式

1. **水封瓶 CPAP** 将呼出气进入水封瓶水中，在呼气末产生压力。该方法简便易行，尤其适用于基层医院，在临床上起到一定的作用，但该方法有三个明显的缺陷：①压力调节不准确、不方便，可发生气胸。②吸入氧浓度太高，为 100%，不能调节，对早产儿易发生氧中毒。③无加温湿化功能，易发生气道干燥，刺激气道。

2. **专用 CPAP 仪** 目前国际上已有两种专用 CPAP 仪，主要部件包括：①气源：为高压空气和氧气，两种气流压力相等方能保证氧气混合器输出气体氧浓度准确。②空气氧气混合器：用于空气和氧气的混合，控制氧浓度。③加温湿化器：加热并湿化吸入氧气，保证吸入气体湿度在 0.8～1.0，温度在 30～35 ℃，以防止气道分泌物干结堵塞。④压力表：可用水封瓶代替。⑤排气调压阀：调节水封瓶中玻璃管在水面下的深度，使压力表读数达所需压力。⑥连接管道：可选用乳胶管、螺旋管等高顺应性管道。英国 EME 公司生产的具有流量系统、空气氧气混合、加温湿化装置、压力监测及报警系统的 CPAP 为婴儿专用 CPAP，临床应用效果比较好。

专用 CPAP 仪有许多优点：①压力和吸入氧浓度可根据需要准确调节。②具有加温湿化功能。③能明显提高治疗效果。④对早产儿非常适用，还可用于超低出生体重儿。

3. **呼吸机 CPAP 功能** 利用呼吸机上的 CPAP 功能，可以通过鼻塞或气管插管与患儿连接，但气管插管可增加气道阻力使患儿呼吸功增加，不推荐长期使用。

（二）CPAP 装置与患儿的连接方式

1. 鼻塞 CPAP 鼻塞 CPAP（nasal CPAP，NCPAP）是临床上最常用的一种 CPAP 方式，鼻导管有直式和弯式，后者是根据鼻前庭的生理来设计的。大多数放置于鼻腔内的导管长度 0.5～1.0 cm，管腔的大小根据患儿的体重、胎龄和日龄来确定，一般应用管径较大的鼻塞阻力较小。鼻塞的固定方法非常重要，最常用的是婴儿头部戴帽并用带子把两者连接起来。

鼻塞 CPAP 的优点：容易安装，所需设备少；避免了气管内插管引起的并发症；方便护理和治疗；当压力过大时气体可从口腔逸出；费用较少。

鼻塞 CPAP 的缺点：①可引起鼻部损伤，局部产生压迫性坏死。②不易固定。③压力比较大（10 cmH_2O）时，气体从口腔逸出，影响呼气末压力，哭闹时不能保持气道压力，并吸入空气。④高 CPAP 需要高流速，可使吸入气体变冷变干。⑤鼻塞内径较细，阻力大，可增加呼吸功；若吸入气体湿化不够，易使分泌物变干而堵塞管腔。⑥患儿易吞入空气而导致腹胀，故应放置胃管以排气。

2. 鼻咽导管 CPAP 气管内导管可以作为单侧鼻咽 CPAP 装置，这需要把导管通过鼻固定于鼻咽部，它的顶端在悬雍垂后部可见到，置管后应做放射学检查来确定位置才能使用。鼻咽导管的长度是从患儿的耳垂到下巴。柔软的硅胶双侧鼻咽导管的正确位置也是在悬雍垂的后方可见到导管的顶部，但它不需要做放射学检查就可以使用。鼻咽导管的优点是减少患儿鼻部气道的解剖死腔，减少气道阻力，使患儿呼吸功减小。鼻咽导管 CPAP 使用安全、操作简单；双侧鼻咽导管比单侧导管好，因为它的材料是硅胶，柔软、对鼻黏膜刺激较少。

3. 气管插管 CPAP 是临床上提供 CPAP 最有效的方式，通过气管插管可以把压力直接送到气道，保证气道内压力和氧浓度，插管容易固定，不会漏气。气管插管 CPAP 采用低流量给氧即可，适用于需要较高 CPAP 压力的患儿。由于导管插入气管内，在 CPAP 无效时能迅速改用呼吸机治疗。因为它是一种侵入性治疗方法，可引起呼吸道急性损伤或感染，导致气管狭窄或遗留瘢痕。气管插管亦可出现脱管、移位或堵塞，并限制了患儿的呻吟能力。此外，由于呼出的气流必须通过气管内导管，阻力增加，患儿所做的呼吸功也随之增加，目前，除了在停用呼吸机前应用 CPAP 过渡撤机以外，在早产儿已被经鼻 CPAP 所代替。

三、CPAP 的使用方法

1. 准备 CPAP 仪器 将 CPAP 装置安装好，检查管道连接、气源连接、加温湿化。

2. 预调参数 将最初压力调到 4～6 cmH_2O，供气流量应大于通气量的 3 倍，即 6～8 ml/kg×呼吸次数/min×3，一般供气流量为 5～7 L/min，FiO_2 可与给予 CPAP 以前相同。10～15 min 后测定血气，同时监测生命体征及观察病情变化。

3. 参数调节方法 用 CPAP 后 PaO_2 仍低，可逐渐增加压力，每次以 1～2 cmH_2O 的梯度提高，最高压力不宜超过 8 cmH_2O，同时可按 5%～10%的幅度提高 FiO_2。也可将压力保持在 5～6 cmH_2O 不变，仅提高 FiO_2，使 PaO_2 达到 50～80 mmHg。若 PaO_2 不能维持在 50 mmHg 以上，需改用机械通气。若 PaO_2 持续稳定，应逐渐降低 FiO_2，每次递减

5%。当 FiO_2<40%时，PaO_2 仍维持在 50～80 mmHg，可按每次 1 cmH_2O 的梯度递减压力，直至降低到 2～3 cmH_2O。

4. 撤离 CPAP 当 CPAP 压力为 2～3 cmH_2O，病情稳定及血气保持正常 1 h 以上，可撤离 CPAP，改用头罩吸氧，FiO_2 调高 5%～10%，以维持正常功能残气量和防止 PaO_2 降低。然后根据患儿病情及血气情况，缓慢降低 FiO_2 直至呼吸空气后，撤去头罩。

5. CPAP 与其呼吸治疗方式的联合应用 ①CPAP 与吸入一氧化氮的联合应用。②CPAP 与肺表面活性物质联合应用。

四、CPAP 的适应证及临床应用

(一) CPAP 适应证

CPAP 主要适用于有自主呼吸，凡是符合以下条件，可应用 CPAP：①呼吸困难：出现呻吟、三凹征、发绀。②FiO_2>50%的情况下，才能维持 PaO_2>50 mmHg。③胸部 X 线表现为弥散性透亮度降低，细颗粒阴影、多发性肺不张、支气管充气征、肺水肿、毛玻璃样改变和肺膨胀不全等。

(二) CPAP 的临床应用

1. 治疗 RDS 新生儿 RDS 肺顺应性降低，肺泡萎陷，功能残气量下降。CPAP 的作用机制主要是使肺泡稳定扩张，增加肺功能残气量，改善氧合。因此，轻度和中度 RDS 应先使用 NCPAP，一般开始应用的气道压力为 4～6 cmH_2O，如病情需要可调高 1～2 cmH_2O，一般最高不超过 8 cmH_2O。CPAP 过高可使肺泡过度扩张，降低了肺顺应性和肺泡通气，影响静脉回心血流量和心搏出量，反而使血氧分压减少和二氧化碳潴留。如 CPAP 的 FiO_2>50%，而 PaO_2<50 mmHg，应改为机械通气治疗。

2. 治疗早产儿呼吸暂停 CPAP 可显著减少呼吸暂停发作次数，其作用机制目前尚不十分清楚，可能与以下三个方面有关：①减少肋间-膈间神经抑制发射，维持胸壁稳定性。②增加功能残气量，稳定动脉血氧含量。③增加肺的顺应性，使肺牵张感受器的敏感性及其对呼吸中枢的抑制反射减轻。通常提倡应用 NCPAP，CPAP 开始的压力为 3～5 cmH_2O，可根据患者的治疗反应进行适当调整。

3. 治疗新生儿湿肺 湿肺患儿发生呼吸困难可先使用 CPAP，使患儿度过呼吸困难期，避免机械通气。但有些选择性剖宫产新生儿发生的湿肺比较严重，甚至发生 RDS，应及时改用机械通气。

4. 治疗肺水肿 应用 CPAP 治疗肺水肿可明显提高动脉血氧分压，改善患儿病情。其作用机制为：①CPAP 可使肺泡内压力增加，直接作用于肺小血管，阻止肺泡内液体的渗出。②CPAP 可增加功能残气量，使肺容积得到稳定，改善氧合，消除了缺氧、酸中毒对肺小血管壁的损害，从而降低血管壁的通透性，从而减轻肺水肿。

5. 在气管插管拔管后的应用 经过气管内导管给予间歇正压机械通气治疗一段时间后拔管的早产儿，仍然存在发展为呼吸衰竭(呼吸暂停、呼吸性酸中毒和低氧血症等)的危险因素。其原因可能是气管插管拔除不久造成暂时的自主呼吸微弱或暂停，以及由于有肺泡塌陷倾向和呼吸中枢相对的抑制，需逐渐成熟。NCPAP 可保证上呼吸道通畅和增加功能残气量，从而减少呼吸暂停。因此，NCPAP 对气管插管拔除不久的早产儿，是一个治疗和预防呼吸衰竭的重要手段。一般 NCPAP 压力 4～5 cmH_2O。

五、CPAP 的禁忌证

1. **肺气肿**　肺气肿患儿肺泡已明显扩张，如再增加气道正压，有使肺泡破裂的危险。

2. **气胸**　应用 CPAP 可使肺泡破裂处加大或更不易闭合。

3. **腹胀**　CPAP 可抑制胃肠蠕动，使胃肠胀气，气道正压可将气体压向胃内，严重者可引起穿孔。未经治疗的先天性膈疝，应用 NCPAP 可出现腹胀，进一步压迫胸部脏器。

4. **局部损伤**　面部、口腔、食管和颅骨近期做过外科手术或受过外伤；急性鼻窦炎、鼻出血。已知或怀疑有鼓膜破裂或其他中度的耳部疾病。

5. **相对禁忌证**　使用 CPAP 时每搏量减少，休克、循环血量不足时慎用；颅内压力(ICP)＞20 mmHg 要慎用；体重小于 750 g 的早产儿。

六、CPAP 的并发症及其防治

1. **气压伤**　气压伤包括气胸、纵隔气肿、间质性肺气肿和皮下气肿。机械通气所发生的气胸是 CPAP 的 3 倍，CPAP 比机械通气相对安全。但使用 CPAP 也有一定的危险，当患儿接受 CPAP 治疗时压力过高，可导致肺的静态顺应性下降。当 CPAP 压力水平达到顺应性曲线的上升缓慢部分时，肺的潮气量就减少，这就可以解释肺过度通气为什么导致顺应性下降。由于 CPAP 压力过高，肺泡过度膨胀，可导致肺泡破裂，使气体沿着血管周围间隙扩散到肺间质、纵隔、胸腔、心包腔或皮下等部位，而发生气压伤。肺气压伤的发生既与使用的 CPAP 压力直接相关，也与患儿的基础疾病的病理特点密切相关。因此，在临床应用 CPAP 时，应动态监测患儿病情变化，根据患儿肺部病变情况及肺顺应性变化，及时调整 CPAP 压力，以预防和减少气压伤的发生。

2. **腹胀**　经鼻塞或鼻咽 CPAP 治疗的新生儿，由于容易吞入空气而引起腹胀，严重者可阻碍膈肌运动而对呼吸造成影响。腹胀在出生体重较轻的早产儿尤其多见，可能与早产儿肠蠕动功能不成熟有关。为防止 CPAP 治疗时患儿出现腹胀，可置胃管排气。

3. **鼻黏膜损伤**　因鼻塞固定过紧，可压迫鼻黏膜而引起局部黏膜和皮肤损伤，鼻黏膜受损又造成进入呼吸道的气体湿化不充分，影响呼吸功能。为减少鼻黏膜损伤，应做到精心护理，注意鼻塞不要固定过紧，并定时检查鼻塞位置是否正常，以及对局部组织是否有压迫。

4. **二氧化碳潴留**　由于 CPAP 增加气道阻力，使 CO_2 排出困难，可能会发生 CO_2 潴溜。

5. **对心血管功能的影响**　一些 CPAP 系统是依赖高呼出阻力的阀门来提高正压，尽管这样可以提高动脉血氧，但它也可以发生“气体陷闭”和降低肺的顺应性。如 CPAP 过高，胸腔内的压力也随之增加，可使血流淤积在肺的毛细血管床中；肺过度膨胀也可以使肺血回流到右心室减少，肺血管阻力增加，引起心排血量减少，血流通过卵圆孔发生右向左分流。

6. **对肾功能的影响**　若 CPAP 压力过大，可导致胸内压增加而使心排血量减少，循环血液发生重新分配，使肾脏血流量减少，对肾功能造成影响。

（陈　超）

第三节　新生儿呼吸窘迫综合征

新生儿呼吸窘迫综合征(neonatal respiratory distress syndrome，RDS)为肺表面活性物质缺乏所致,多见于早产儿,生后数小时出现进行性呼吸困难、青紫和呼吸衰竭。病理上出现肺透明膜,又称肺透明膜病(hyaline membrane disease，HMD)。我国发病率约1%。

一、临床特征

(一) 病因及发病机制

1959年Avery和Mead首次发现RDS为肺表面活性物质(pulmonary surfactant，PS)缺乏所致。RDS主要发生在早产儿,胎龄小于35周的早产儿,这与胎儿肺合成分泌PS量不足直接有关。胎龄15周时,可在细支气管测得SP-B和SP-C的mRNA,胎龄24～25周开始合成磷脂和活性SP-B,以后PS合成量逐渐增多,但直到胎龄35周左右PS量才迅速增多。但近年足月儿RDS发生率明显增多。新生儿RDS病因主要有以下七个方面。

1. **早产儿**　早产儿肺发育未成熟,PS合成分泌不足。胎龄15周时,可在细支气管测得SP-B和SP-C的mRNA,胎龄24～25周开始合成磷脂和活性SP-B,以后PS合成量逐渐增多,但直到胎龄35周左右PS量才迅速增多。因此,胎龄小于35周的早产儿易发生RDS。

2. **剖宫产新生儿**　剖宫产新生儿RDS发生率比非剖宫产高,尤其是择期剖宫产,因分娩未发动,未经正常宫缩,儿茶酚胺和肾上腺皮质激素的应激反应较弱，PS分泌释放较少。近年来因选择性或社会因素剖宫产较多,一些足月儿或近足月早产儿也发生RDS。

3. **糖尿病母亲新生儿**　母亲患糖尿病时,胎儿血糖增高,胰岛素分泌相应增加,胰岛素可抑制糖皮质激素,而糖皮质激素能刺激PS的合成分泌,因此,糖尿病母亲新生儿PS合成分泌受影响,即使为足月儿或巨大儿,仍可发生RDS。

4. **围生期窒息**　缺氧、酸中毒、低灌注可导致急性肺损伤,抑制肺Ⅱ型上皮细胞产生PS。

5. **SP-A基因变异**　为什么有些早产儿易发生RDS,而有些早产儿不易发病？研究显示可能与SP-A等位基因变异有关,SP-A等位基因$6A^2$和1A是RDS的易感基因,等位基因$6A^3$和$1A^5$为保护基因,RDS患儿$6A^2$和1A基因过度表达,$6A^3$和$1A^5$基因表达下调。

6. **SP-B基因缺陷**　已有报道因患儿SP-B基因缺陷,不能表达SP-B，PS不能发挥作用,这些患儿不管足月或早产,都易发生RDS。

7. **重度Rh溶血病**　患儿胰岛细胞代偿性增生,胰岛素分泌过多抑制PS分泌。

肺表面活性物质缺乏时肺泡壁表面张力增高,肺泡逐渐萎陷,进行性肺不张,发生缺氧、酸中毒,肺小动脉痉挛,肺动脉高压,导致动脉导管和卵圆孔开放,右向左分流,缺氧加重,肺毛细血管通透性增高,血浆纤维蛋白渗出,形成肺透明膜,使缺氧酸中毒更加严重,造成恶性循环。

(二) 病理变化

肺呈暗红色,质韧,在水中下沉。光镜下见广泛的肺泡萎陷,肺泡壁附一层嗜伊红的透明

膜，气道上皮水肿、坏死、脱落和断裂。电镜下肺Ⅱ型细胞中的板层小体成为空泡。(图 32 - 3)

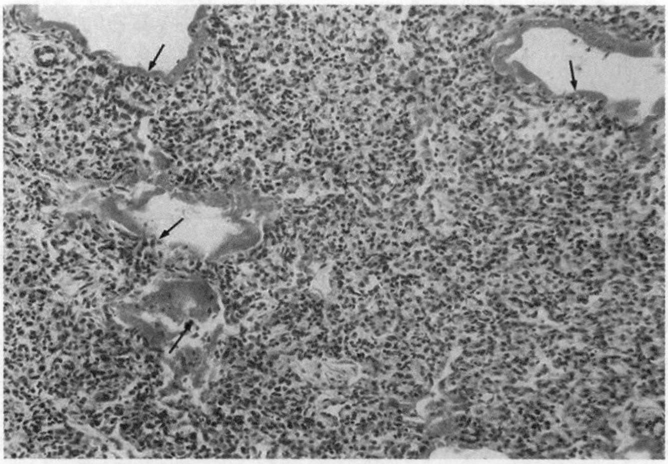

图 32 - 3　新生儿呼吸窘迫综合征肺病理变化(×40，HE)

大部分肺实变，肺不张，许多肺泡有伊红色透明膜形成(箭头所示)

(三) 临床表现

主要见于早产儿，生后不久出现呼吸增快、急促，60 次/min 以上，继而出现呼吸困难，呼气性呻吟，吸气时三凹征，病情呈进行性加重，至生后 6 h 症状已十分明显。严重病例发生呼吸不规则、呼吸暂停、青紫、呼吸衰竭。体检两肺呼吸音减弱。血气分析 $PaCO_2$ 升高，PaO_2 下降，BE 负值增加，生后 24～48 h 病情最重，病死率较高，能生存 3 日以上者肺成熟度增加，可逐渐恢复，但不少患儿并发肺部感染或 PDA，使病情再度加重。轻型病例可仅有呼吸困难、呻吟，而青紫不明显，经持续气道正压呼吸(CPAP)治疗后可恢复。

选择性剖宫产发生的 RDS 多见于胎龄 37～38 周的足月儿，起病时间生后 1～72 h 不等，可先有湿肺表现，病情非常重，常合并持续肺动脉高压(PPHN)。遗传性 SP - B 缺陷症纯合子者临床表现非常严重，对肺表面活性物质和机械通气治疗效果较差，多于数日内死亡，杂合子者临床表现较轻。

X 线检查：本病 X 线检查有特征性表现，多次床旁摄片可观察动态变化。按病情程度可将胸片改变分为 4 级：Ⅰ级：两肺野普遍透亮度降低(充气减少)，可见均匀散在的细小颗粒(肺泡萎陷)和网状阴影(细支气管过度充气)；Ⅱ级：除Ⅰ级变化加重外，可见支气管充气征(支气管过度充气)，延伸至肺野中外带；Ⅲ级：病变加重，肺野透亮度更加降低，心缘、膈缘模糊；Ⅳ级：整个肺野呈白肺，支气管充气征更加明显，似秃叶树枝。胸廓扩张良好，横膈位置正常。(图 32 - 4)

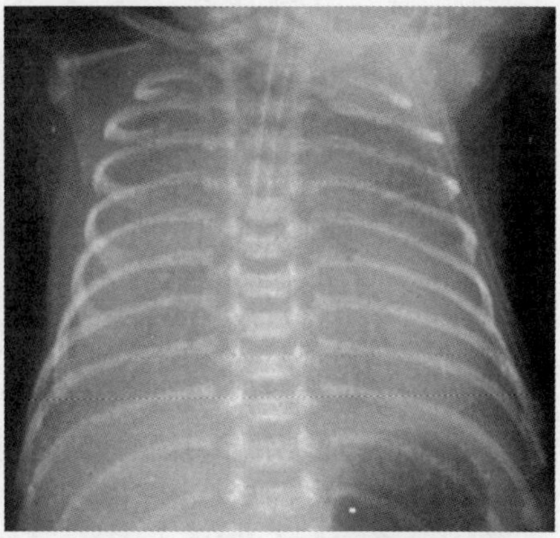

图 32 - 4　新生儿呼吸窘迫综合征肺部 X 线变化

整个肺野充气不良，肺不张，呈白肺，可见支气管充气征，肺与膈缘、心脏边缘界线不清

(四) 并发症

1. **动脉导管未闭(PDA)** 早产儿动脉导管组织发育未成熟，常发生动脉导管开放。在RDS早期由于肺血管阻力较高，易出现右向左分流，在恢复期肺血管阻力下降，出现左向右分流。RDS患儿PDA发生率可达30%～50%，常发生在恢复期，发生PDA时，因肺动脉血流增加致肺水肿，出现心力衰竭、呼吸困难，病情加重。在心前区胸骨左缘第2～3肋间可闻及收缩期杂音，很少呈连续性杂音。

2. **持续肺动脉高压(PPHN)** 由于缺氧和酸中毒，RDS患儿易并发肺动脉高压，发生右向左分流，使病情加重，血氧饱和度下降。

3. **肺部感染** 因气管插管、机械通气，易发生肺部感染，使病情加重，两肺闻湿啰音。

4. **支气管肺发育不良(BPD)** 因长时间吸入高浓度氧和机械通气，造成肺损伤，肺纤维化，导致BPD。

5. **肺出血** 严重病例常发生肺出血，主要与早产、缺氧有关，常发生在病程第2～4日。

6. **颅内出血** RDS可发生颅内出血，主要与早产、缺氧有关，亦与机械通气治疗有关。

(五) 诊断及鉴别诊断

主要诊断依据：①病史：多见于早产儿、剖宫产新生儿。②临床表现：生后进行性呼吸困难。③肺部X线变化：Ⅰ级和Ⅱ级为早期，Ⅲ级和Ⅳ级病情重。

RDS需与下列疾病鉴别：

1. **B族溶血性链球菌感染** 宫内或分娩过程中发生的B族链球菌肺炎或败血症，极似RDS，但该病常有孕妇羊膜早破史或感染表现，肺部X线改变有不同程度的融合趋势，病程经过与RDS不同，用青霉素有效。

2. **湿肺** 湿肺也多见于剖宫产新生儿和早产儿，生后不久出现呼吸困难，有时鉴别诊断比较困难。但多数湿肺病病程短，呈自限性，肺部X线表现以肺泡、间质、叶间胸膜积液为主，肺野模糊，肺部渗出不均匀。

3. **吸入性肺炎** 生后即呼吸困难、呻吟，但不呈进行性发展，X线表现肺气肿较明显。

二、一般治疗

1. **肺表面活性物质(PS)治疗** PS已成为RDS的常规治疗，疗效显著，一旦发生RDS应积极使用PS治疗。治疗时机：早期给药是治疗成败的关键，一旦出现呼吸困难、呻吟，立即给药，不要等到X线出现典型的RDS改变。剂量：一般每次100～200 mg/kg，根据病情严重程度决定给药剂量，一般病例给100 mg/kg，严重病例须给200 mg/kg。给药次数：根据首次给药后的效果决定，按需给药，如呼吸机参数 $FiO_2 > 50\%$ 或平均气道压(MAP)＞8 cmH_2O，应重复给药。严重病例需给2～3次。给药方法：PS有两种剂型，须冷冻保存，干粉剂用前加生理盐水摇匀，混悬剂用前解冻摇匀，在37 ℃预热，使PS分子更好地分散。用PS前先给患儿充分吸痰，清理呼吸道，然后将PS经气管插管缓慢注入肺内。

2. **CPAP** CPAP能使肺泡在呼气末保持正压，防止肺泡萎陷，并有助于萎陷的肺泡重新张开。对早期或轻中度RDS应尽早使用CPAP，压力4～5 cmH_2O。及时使用CPAP可减少机械通气的使用，如用CPAP后出现反复呼吸暂停、$PaCO_2$ 升高、PaO_2 下降，应改用机械通气。

3. **支持疗法** RDS因缺氧、高碳酸血症导致酸碱、水电解质、循环功能失衡，应予及时纠正，使患儿度过疾病极期。液体量不宜过多，以免造成肺水肿，生后第1～2日控制在60～80 ml/kg，第3～5日80～100 ml/kg；代谢性酸中毒可给5%$NaHCO_3$，所需量(ml)＝BE×体重(kg)×0.5，先给半量，稀释2～3倍，静脉滴注；血压低可用多巴胺3～5 μg/(kg·min)。

4. 并发症治疗 并发PDA时，用吲哚美辛(消炎痛)，首剂0.2 mg/kg，第2、3剂0.1 mg/kg，每剂间隔12 h，静脉滴注或栓剂灌肠，日龄小于7日者疗效较好，吲哚美辛副作用有肾功能损害、尿量减少、出血倾向、血钠降低、血钾升高，停药后可恢复。若药物不能关闭动脉导管，并严重影响心肺功能时，应行手术结扎。并发肺动脉高压时，吸入一氧化氮，先用5×10^{-6}，如疗效不理想，可逐渐增加1×10^{-5}～2×10^{-5}，然后逐渐下降，一般维持3～4日。也可用西地那非，每次1 mg/kg，间隔8 h，口服。

三、机械通气

(一) 基本原则

使用CPAP后效果不理想或中重度RDS须采用机械通气，机械通气的目标是维持理想的血气分析结果，并使肺损伤、血流动力学不稳定和其他不良反应降至最少。机械通气的原则是以适合的呼气末正压(PEEP)或高频通气的持续膨胀压(CDP)在整个呼吸周期达到最佳的肺容量从而稳定肺部情况。相比不同通气模式，机械通气的使用技巧更重要，同时要个体化。

(二) 机械通气方法

一般先用间隙正压和PEEP机械通气，吸气峰压20～25 cmH_2O，PEEP 4～6 cmH_2O，呼吸频率30～40次/min，吸气时间0.35～0.4 s，吸入氧浓度30%～40%，潮气量5～7 ml/kg，然后根据病情调节呼吸机参数。每次调高PEEP都要评估吸入氧浓度、二氧化碳水平和肺生理的改变，从而找到常频通气下最佳的PEEP。超低出生体重儿随着生后年龄的增大，所需的潮气量也相应增加。如果患儿血气分析结果理想，存在自主呼吸，应积极降低PIP(对肺损失最大)，从而撤机。

(三) 不良反应

各种类型的机械通气都可能造成肺损伤，急性肺损伤可表现为气漏，如气胸、肺间质气肿，慢性肺损伤可导致BPD。低碳酸血症会增加BPD和脑室周围白质软化的危险性，应尽可能避免。

(四) 尽可能早撤机

应采取多种方法尽可能缩短机械通气使用时间，减少肺损伤。包括咖啡因治疗、使用或不使用PS的CPAP或经鼻间歇正压通气(NIPPV)、INSURE技术、可允许性高碳酸血症及早期积极拔管。

1. 咖啡因治疗 一个大范围的围生医学研究纳入出生体重＜1 250 g的2 006例早产儿，生后10日随机分为使用咖啡因组和安慰剂组，治疗持续到临床认为无需再治疗为止。咖啡因组相比安慰剂组，提早1周撤机，明显降低BPD的发生率(36% vs 47%)。随访到生后18个月，能明显降低死亡或神经系统残疾(OR 0.77；95% CI 0.64～0.93)，降低脑瘫的发生(OR 0.58；95% CI 0.39～0.87)，减少认知障碍(OR 0.81；95% CI 0.66～0.99)。咖啡因是极早早产儿RDS的常规治疗，能有助于早撤机。

2. NIPPV NIPPV是帮助早产儿撤机的另一种新的治疗方法。研究证实NIPPV比

CPAP 更能减少撤机后再插管。NIPPV 可以作为呼吸支持的首选模式，有些证据显示其有助于改善呼吸系统预后。

3. 可允许性高碳酸血症 撤机后可允许较高的二氧化碳水平有助于早期拔管，生后 5 日内可接受 pH 低至 7.22，从而使患儿能提早撤机。

4. 积极撤机和常频机械通气的新模式 机械通气的 RDS 患儿一旦病情稳定，就要在临床稳定和血气正常的前提下降低呼吸机参数，为撤机做准备。即使是极早早产儿，常频通气平均气道压 6～7 cmH_2O 或高频通气 CDP8～9 cmH_2O 都可以成功撤机。病情稳定的极早早产儿长期使用低呼吸频率支持并不增加撤机的成功率。撤机后使用鼻塞 CPAP 能减少再插管(RR0.62；95% CI 0.49～0.77；NNT 6)。在极早早产儿撤机过程中，使用患者触发或同步通气模式能缩短机械通气时间，但并不能提高远期存活率或减少 BPD 的发生。控制潮气量的机械通气能避免有害的过度通气，减轻低碳酸血症，meta 分析显示能缩短机械通气时间，降低气胸的发生，并有降低 BPD 发生的趋势。

(五) 高频机械通气

在间歇正压通气下，患儿如果仍有严重呼吸衰竭表现，可以改用高频震荡通气。高频通气可以减少肺气漏(RR 0.73；95% CI 0.55～0.96；NNT 6)。

(六) 体外膜肺

对少数非常严重病例，高频机械通气效果仍不理想者，可采用 ECMO 治疗。

四、预防

1. 出生前预防 给有可能发生早产的孕妇静脉或肌内注射倍他米松或地塞米松每日 5～10 mg，用 2 日。应在分娩前 24 h～7 日给药。根据国外 1 700 多例研究结果显示，未用激素预防的对照组，早产儿 RDS 发生率为 31%，而预防组为 17%，即使发生 RDS，病情也明显较轻，病死率下降 38%。

2. 出生后预防 早产儿出生后再给激素预防，时间上已来不及。对胎龄＜26 周，出生体重＜1 000 g 者可考虑用 PS 预防，在生后 15 min 复苏结束后，即滴入 PS，100 mg/kg，给 1 次。这样可使 RDS 发生率减少 1/3～1/2。对产前孕母已用激素预防，产后早产儿可再用 PS 预防，即联合预防，效果更好。

(陈　超)

第四节　胎粪吸入综合征

胎粪吸入综合征(meconium aspiration syndrome，MAS)是由于胎儿缺氧排出胎粪，污染羊水被吸入。常见于足月儿和过期产儿。在基层医院，该病发生率和病死率仍较高。

一、临床特征

(一) 病因

主要原因为胎儿窘迫及出生时窒息，常见于胎盘早剥、脐带脱垂、臀位产等异常分娩。因缺氧发生肠壁痉挛、肛门括约肌松弛，使胎粪排出。低氧血症又刺激胎儿呼吸中枢，出现喘息样呼吸而吸入含胎粪的羊水。胎粪吸入主要发生在分娩过程中胎儿喘息或深吸气时。

(二) 病理生理变化

胎粪吸入后肺及全身发生一系列病理生理变化：

1. **气道阻塞** 胎粪吸入使气道发生机械性梗阻，不完全性阻塞时胎粪呈活瓣样，发生肺气肿，甚至气胸，完全阻塞则发生肺不张。

2. **炎症反应** 胎粪含有脂肪酸、胆固醇、脱落细胞等，可刺激气道和肺泡发生炎症反应，常发生在胎粪吸入后 48 h。在炎症反应过程中，释放大量的炎性介质，如白细胞介素-1、6、8 及肿瘤坏死因子、血小板活化因子等，炎症反应破坏气道和肺泡上皮细胞，使肺泡毛细血管通透性增加，造成肺水肿，血浆物质如白蛋白、纤维蛋白原、蛋白溶解酶等大量渗出，2～3 日后，这些物质可形成肺透明膜，加重肺损伤。

3. **肺表面活性物质被破坏** 由于胎粪的直接作用、炎性介质和血浆渗出物的作用，使肺表面活性物质的合成、分泌及活性严重受损，导致肺泡萎陷和肺透明膜形成，进一步加重肺损伤。

4. **ARDS** 由于气道和肺泡炎症反应、炎性介质的作用、肺表面活性物质受损伤、肺水肿、渗出等，严重胎粪吸入性肺炎易并发 ARDS。

5. **肺动脉高压** 由于低氧血症、酸中毒导致肺血管痉挛，发生肺动脉高压，右向左分流，加重缺氧。

(三) 病理变化

肺泡及小气道有胎粪、胎脂、上皮细胞充塞；广泛的炎症反应，炎症细胞浸润；肺间质和肺泡水肿、渗出；肺气肿较明显，严重者发生气漏；肺血管广泛性坏死、出血、微血栓形成。

(四) 临床表现

出生后不久即出现呼吸困难，呼吸浅促。轻者青紫不明显，48 h 后病情开始恢复；重者呼吸困难加重，伴呻吟，三凹征，青紫明显，发展至呼吸衰竭。患儿胸廓隆起，两肺呼吸音减低，脐带、皮肤、指(趾)甲被胎粪染成黄绿色。重症患儿因严重缺氧和酸中毒，导致肺动脉高压，经动脉导管或卵圆孔右向左分流，青紫严重，吸氧不能改善。如病情突然恶化，呼吸困难和青紫加重，提示并发气胸或纵隔气肿。

X 线表现：按严重程度可分为三型。轻型：主要表现为肺纹理增粗、肺气肿。中型：主要表现为肺气肿和肺泡渗出，可见颗粒状、片状、团块状、结节状阴影，渗出影密度较高，有些病例见节段性肺不张，以肺气肿为主者，肺透亮度明显增高，心影缩小。重型：两肺颗粒、斑片或团块状影更加广泛，伴严重肺气肿，可见气胸、纵隔气肿(图 32－5)。

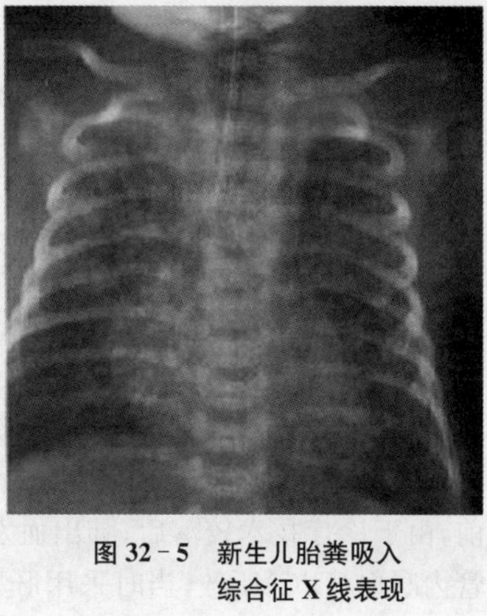

图 32－5 新生儿胎粪吸入综合征 X 线表现

二、一般治疗

1. **清理呼吸道** 应及时彻底清理呼吸道，见到羊水被胎粪污染时，应在胎头娩出而肩尚未娩出之前，迅速吸净口腔、鼻咽部分泌物，胎儿娩出后即气管插管吸清气管内分泌物。在气道未清理之前，不行正压通气。

2. **吸氧** 轻者在清理呼吸道后给头罩吸氧即可恢复。重者须采取进一步措施。

3. **肺表面活性物质的应用** 对两肺病变非常严重的病例，使用肺表面活性物质治疗有一定疗效，改善氧合，剂量每次 100～200 mg/kg。

4. **吸入一氧化氮** 胎粪吸入综合征常合并肺动脉高压，可吸入一氧化氮，开始剂量常为 1.5×10^{-5}，根据病情调节剂量。

5. **支气管肺灌洗** 如大量胎粪吸入到下呼吸道，导致广泛阻塞，用吸痰管难以吸出，可在生后早期(1～5 h)，用稀释的肺表面活性物质混悬液进行支气管肺灌洗，将胎粪洗出，浓度为每毫升生理盐水含肺表面活性物质 5 mg，用量 15 ml/kg，每次 2～3 ml 从气管插管侧孔注入，灌洗后用 10 kPa 的负压吸出，灌洗结束后给肺表面活性物质治疗。如单用生理盐水肺灌洗会加重肺水肿。

6. **其他治疗** 抗感染，维持血压稳定，保持水电解质平衡，纠正酸中毒。

三、机械通气

严重病例常须机械通气，呼吸机参数调节要根据病情不同个体化。如胸片以肺气肿为主，则吸气峰压较低，15～20 cmH_2O 即可，PEEP 3 cmH_2O，吸气时间宜短(0.3～0.4 s)。如胸片以渗出、肺不张为主，或并发 RDS 时，可用较高的吸气峰压，20～25 cmH_2O，PEEP5～6 cmH_2O。

如常频机械通气疗效不理想，需要比较高的参数勉强维持氧合，可用高频通气。对少数重症病例可用 ECMO 治疗。

（陈 超）

第五节 新生儿肺出血

新生儿肺出血(neonatal pulmonary hemorrhage)，可见于死胎，更多见于新生儿早期，是新生儿主要的死亡原因之一。随着新生儿重症监护中心(NICU)的建立及诊疗护理水平的提高，其发病率已逐年下降至 0.2%～3.8%，但病死率仍高达 25%～50%，原因与肺出血病情发生突然、发展迅速、早期诊断困难、治疗手段有限等有关，而更进一步的原因是发病机制不明，只能作出晚期诊断与晚期治疗，从而导致病死率难以降低。国内 1995 年前，由于诊疗技术较落后，肺出血发生率高，20 世纪 60～70 年代曾认为肺出血是弥散性血管内凝血(DIC)所致，当时采用肝素抗凝治疗，但无论是前期采用较大剂量、后期改用较小剂量肝素，均因疗效不佳而最终放弃。80年代开始采用持续气道正压（CPAP）治疗，尽管略有成效，但疗效不高且技术不稳定。90年代开始逐渐采用常频呼吸机作持续正压通气（CPPV），肺出血抢救成功率不断提高，但仍属晚期治疗。近10多年来，采用了分子生物学手段对肺出血发病机制开展研究，使过去很多旧观念得以更新。

一、临床特征

（一）病因与发病机制

1995年以前，提及的病因以围生期窒息/缺氧、低体温/寒冷损伤、早产/低体重、严重感染等为主，报道文献不多，例数较少的急性心力衰竭、高黏滞血症/红细胞增多症、弥散性血管内凝血、中枢神经损伤、核黄疸、机械通气不当、过量输液、氧中毒等。近年来随着对肺出血发病机制研究的深入，某些病因已可从分子生物学角度去解释，目前基本上可将肺出血病因分为三类：

1. 临床及动物实验均可明确证实的肺出血病因

（1）缺氧性肺出血：①低体温/寒冷损伤（包括硬肿症）：占肺出血的13.71%，为导致肺出血的最常见病因。②各种围产期缺氧：占肺出血的35.53%，亦为导致肺出血的最常见病因。常见疾病有吸入性肺炎、青紫型复杂心脏畸形、呼吸窘迫综合征，少见疾病有缺氧性颅内出血、重度新生儿窒息，偶见于破伤风喉痉挛致严重窒息。③孕母患妊娠期高血压疾病：妊娠期高血压疾病孕妇体内，有强烈缩血管作用的内皮素-1（ET-1）异常升高，有强烈扩血管作用的一氧化氮（NO）生成减少，导致胎盘血管持续痉挛而造成不可逆的子宫-胎盘、胎盘-胎儿血流受阻，引起胎儿缺血缺氧、宫内窘迫，并形成恶性循环，导致胎儿的肺血管内皮细胞（PVEC）亦异常释放ET-1及减少NO生成，使胎肺血管异常收缩，胎儿缺氧，从而对胎儿PVEC亦产生损伤作用而最终引起胎儿/早期新生儿肺出血（包括死胎及刚出生的新生儿肺出血）。我院1958年5月至2004年4月46年期间的788例肺出血死亡病理中，出生1日内肺出血死亡者125例，其中82例有宫内窘迫史，极可能亦为胎儿肺出血的延续。

缺氧性肺出血的发病机制为：低体温/寒冷损伤/围产期缺氧（包括胎儿宫内缺氧），可导致肺血管痉挛、肺血流减慢、肺组织缺氧：①肺组织轻度缺氧时，一方面可诱导血管内皮生长因子（VEGF，为最强的血管通透因子）表达增强，导致肺血管通透性增加而发生肺水肿；另一方面可刺激对缺氧敏感的肺神经上皮小体（PNECs，为肺外周化学感受器）少量分泌具有扩血管作用的降钙素基因相关肽（CGRP）及具有缩血管作用的5-羟色胺（5-HT），后者可导致还原型辅酶Ⅱ（NADPH）氧化酶（为PVEC内的缺氧感受器）活性抑制，从而诱导缺氧诱导因子-1α（HIF-1α）表达增强。过度释放的HIF-1α对具缩血管作用的ET-1及具扩血管作用的NO均有轻度上调作用，ET-1及NO少量分泌，与CGRP一起，三种缩与舒血管因子达到新的动态平衡，从而在新的基础上维持肺通气/血流比值的相对恒定，避免PVEC发生缺氧性损害。②若肺组织持续缺氧，缩与舒血管因子分泌失衡：来自PNECs的CGRP及NO的调节性分泌，不足以制约ET-1持续分泌的强缩血管作用，一方面导致PVEC强烈痉挛、肺动脉高压而发生缺氧性损害，另一方面ET-1可通过自分泌途径导致氧自由基（OFR）少量生成，反过来攻击PVEC生物膜，最终导致肺血管壁结构破坏而发生肺出血。③若在此期间给予复温并供高浓度氧，一方面反而导致

PVEC 中 OFR 更大量生成，进一步损伤 PVEC，另一方面可诱导凋亡信息因子表达上调，引起肺细胞凋亡，两者均可加重肺出血。

(2) 感染性肺出血：严重感染所致肺出血占 50.76%。常见感染有感染性肺炎、败血症、坏死性小肠结肠炎、腹膜炎，少见感染有化脓性脑膜炎，偶见于中毒型菌痢、坏死性咽峡炎等。动物实验证实，当细菌毒素进入机体后，肿瘤坏死因子(TNF)-α、白介素(IL)-1、8 等炎性因子过度释放，由核转录因子(NF)-κB 介导的 TNF-α 在肺组织迅速升高，诱导白细胞迁移，OFR 等释放，导致毛细血管渗漏、肺组织结构破坏、红细胞渗出，进而发生肺出血。

2. 有待探讨的病因 有相应理论依据，但例数过少或意见不一，临床尚须进一步探讨的病因。

(1) 机械通气不当：呼吸机调节参数不当，可产生对肺泡及肺毛细血管不适当的牵张力，导致肺细胞产生许多与炎症反应有关的细胞因子和化学趋化因子，引起急性肺损伤而致肺出血。有报道呼吸机从 PIP≥26 mmHg 下突然脱管或过度通气，均可诱发肺出血；但亦有报道尽管有过度通气或因脱管、过早拔管、机械故障等而致肺泡内压突然下降，却无肺出血发生。由于须机械通气的患儿本身就存在缺氧、供高浓度氧及机械通气能使抗氧化酶活性下降等因素，如何在排除这些干扰因素后证实肺出血由机械通气不当所致，仍是有待解决的问题。

(2) 外源性肺表面活性物质(exPS)的应用：国外近年采用 exPS 气管内滴入治疗肺出血已取得成功，国内亦曾报道 exPS 可预防大鼠肺出血的发生。但有认为当存在有左向右分流的动脉导管开放(PDA)、滴入的 exPS 分布不均或天然 exPS 制剂中存在血小板活化因子成分时，应用 exPS 可引起肺出血。相反意见认为使用和未使用 exPS 的早产儿呼吸窘迫综合征，肺出血发生率无差异，超声心动图亦未发现 PDA 与肺出血有关。由于双方报道的例数均过少，故仍须进一步观察。

(3) 氧中毒：新生儿尤为早产儿使用高浓度氧可致 OFR 生成增加，损伤 PVEC，促进多种炎性细胞因子表达；OFR 亦可与肺组织中内源性 NO 结合，生成高活力的有害物质如二氧化氮及三氧化氮(NO_2、NO_3)等，导致并加重 PVEC 损害而发生肺出血。动物实验亦显示：吸入 80%以上的氧后，正常的肺发育受阻，肺泡内可见水肿、炎症细胞浸润及肺出血。此种改变与新生儿尤为早产儿长时间吸入 40%～60%的氧或吸入 80%以上的氧所导致的肺损伤相似。但由于极少有氧中毒致临床肺出血的报道，故尚须进一步证实。

3. 可基本排除为肺出血的病因

(1) 急性心力衰竭：有认为肺出血可能为新生儿急性左心衰竭导致的出血性肺水肿，但其后有报告新生儿难治性心衰 16 例，病理未见肺出血。我院肺出血伴急性心衰者 9 例，其肺出血均可归因于感染(5 例严重肺炎)与缺氧(4 例青紫型复杂心脏畸形)。动物实验表明，肺水肿自始至终贯穿于肺出血的发生发展过程中，主要与 VEGF 在缺氧过程中表达增强，导致肺血管通透性增加有关；肺出血大鼠无论是心肌琥珀酸酶活性还是心肌电镜检查亦未见异常。临床肺出血儿多普勒超声心动图测定左心室收缩功能亦未见异常，说明心功能并未受影响，肺出血并非急性心力衰竭所致。

(2) 高黏滞血症/红细胞增多症：1986 年已有认为红细胞增多症并非肺出血病因，尽管其后有用高分子右旋糖酐静脉注射造成高黏滞血症，制作出幼兔肺出血模型，但此类模型未必符合新生儿肺出血病理生理经过。90年代8篇文献共246例及近期2篇文献共79例新生儿红细胞增多症，无1例发生肺出血。我院肺出血死亡788例，亦无1例被诊为本症。

(3) 弥散性血管内凝血(DIC)：1986年已有认为各种出凝血机制障碍的存在，可加重或延长肺出血，但并非肺出血病因。其后尽管有报道硬肿症新生儿肺出血时存在止血及凝血功能障碍，但亦未能明确诊断为DIC。我院788例肺出血中，有18例病理诊断为DIC，但均由严重感染引起。已知肺出血的病理生理改变主要为血管因素，并非血小板因素或凝血因素，尽管肺出血后期可能会发生肺局部凝血障碍，但DIC并非肺出血的病因。

(4) 核黄疸：1988年曾报道21例新生儿核黄疸中8例有肺出血，认为可能属"胆红素神经外损害"，其后亦有117例肺出血中3例伴核黄疸的报道，但均无说明核黄疸导致肺出血的原因及其依据。我院788例肺出血死亡儿中，核黄疸29例，但导致核黄疸的原发病均为严重感染，因而推测该29例肺出血病因仍为感染因素而非核黄疸本身。

(5) 早产或低出生体重：曾报道早产或低出生体重儿肺出血发生率分别高达54.7%及71.7%，出生体重越低，肺出血发生率越高，因而认为早产或低出生体重是肺出血的重要病因。尽管早产或低出生体重儿肺出血比例确多于足月儿，但我院统计早产或低出生体重儿366例，有肺出血者242例，其病因均为缺氧与感染，且以缺氧为主，余124例单纯早产或低出生体重者并无发生肺出血。国外早产发生率高于我国，但未见仅因早产而发生肺出血的报道。近年研究发现了特殊的新生儿(尤见于早产儿)的外周化学感受器PNECs，稀疏分布于支气管分叉处及肺毛细血管附近，受感觉神经支配，仅对缺氧敏感。该PNECs对缺氧的反应，才是早产或低体重儿发生肺出血的真正病因：实验表明，早产或低出生体重儿及新生动物持续缺氧，可引起PNECs迅速感知低氧浓度的信号变化，通过PNECs细胞膜上NADPH氧化酶所产生的低氧化学信号，导致OFR少量生成，引起PVEC间隙连接部受损、肺毛细血管通透性增加、肺动脉高压、肺血管跨壁压升高并致轻度肺出血。当治疗上供高浓度氧，可发生缺血再灌注，OFR大量生成，PVEC进一步受损，血管内红细胞外渗，甚至毛细血管破裂，从而加重肺出血的发生。当低温或复温与缺氧或供氧两因素联合作用，即于低温缺氧后给予复温供高浓度氧时，其肺出血发生率更高且更严重。说明早产或低出生体重本身并非肺出血的病因，其真正病因仍为PNECs对缺氧的反应，这也解释了90年代以前，临床在接收出生1周内硬肿症、寒冷损伤或严重低体温早产或低出生体重儿时，多未发生肺出血，一旦给予快速复温并吸高浓度氧后，弥散性肺出血迅速出现的原因。

(二) 肺出血病理

可表现为点状肺出血、局灶性肺出血及弥散性肺出血三种病理类型。我院788例肺出血死亡病理中，由临床作出肺出血诊断并经病理证实者共211例，其中点状肺出血6例，局灶性肺出血92例，弥散性肺出血113例，而临床无肺出血表现，仅经病理证实者共577例，其中点状肺出血22例，局灶性肺出血406例，弥散性肺出血149例。对新生鼠及新生儿弥散性肺出血的出血肺组织做光镜及透射电镜检查发现：肺出血时肺组织主要病理损害在于肺血管通透性增加；肺Ⅱ型上皮细胞板层小体排空；肺血管内皮细胞、肺细胞间隙连接部、肺血管基底膜等受损甚至毛细血管基底膜破裂，最终导致肺血管壁结构破坏。血小板及血凝检查结果均正常，因而证实肺出血主要损害属血管因素而非血小板或凝血因素。

（三）临床表现

统计我院肺出血死亡788例显示，发病男多于女（2.72∶1），由于肺出血早期诊断困难，即使出生第1日即诊断为肺出血的病例，因尚存在宫内肺出血的可能，故难以确定其发病日龄。若以死亡日龄统计，生后1～7日死亡达506例（64.21%），尤以第1日为多（114/506，22.53%），以后逐渐减少。生后8～14日死亡152例（19.29%），日龄≥15日死亡130例（16.50%）。肺出血前，临床表现随不同的原发病而异，一般多有全身症状：低体温、皮肤苍白、发绀、活动力低下甚至呈休克表现；常伴有呼吸障碍：呼吸增快、呼吸暂停、呼吸困难、吸气性凹陷或呻吟。肺出血时临床表现可突然加重，肺部听诊呼吸音减低或有粗大湿啰音。但在788例肺出血死亡病理中，临床表现于鼻腔、口腔流出或喷出血性液，或于气管插管后流出或吸出血性液者，仅占26.78%（211/788），其余均致漏诊。三种不同病理类型的肺出血，临床表现无大差异，但在数日内仅反复小量肺出血者，多为点状或小局灶性肺出血，大量肺出血者，80.5%于肺出血12 h内死亡。

（四）辅助检查

1. **X线检查** 典型肺出血胸部X线表现为：①广泛分布的斑片状影，大小不一，密度均匀，有时可有支气管充气征。②可见肺血管淤血影：两肺门血管影增多，两肺或呈较粗网状影或伴斑片影。③大量出血时或呈"白肺"征。④或可见到原发性肺部病变。

与呼吸窘迫综合征及肺炎鉴别：①呼吸窘迫综合征可见肺透亮度减低，毛玻璃样改变，心影模糊，肋间隙变窄，而肺出血则心影增大、肋间隙增宽。②肺炎可见肺纹理增多，以中下肺野为主，心影常不大。而肺出血则见大片或斑片状影。密度较炎症高且涉及两肺各叶。鉴别困难时最好结合临床并做X线动态观察。

2. **实验室检查** ①血气分析可见 PaO_2 下降，$PaCO_2$ 升高；酸中毒多为代谢性，少数为呼吸性或混合性。②外周血红细胞减少。

（五）诊断

新生儿肺出血，一向以病理诊断为标准，即肉眼见肺出血总面积占全部肺面积的两叶以上，镜下能见到大片肺出血者，亦称为弥散性肺出血。但随着新生儿肺出血抢救成功率的提高，对临床存活病例已不可能采用此病理诊断标准。新生儿肺出血病理由轻至重表现为点状肺出血、局灶性肺出血及弥散性肺出血三种类型，但只要气道内流出血性液，临床就可诊为肺出血而不管是何种病理类型。我们调查的225例临床诊断为肺出血死亡儿中，病理检查实为消化道出血或气管插管损伤气道所致者14例，误诊率6.2%（14/225）。调查的788例肺出血死亡儿中，发现局灶性肺出血最常见（63.2%），其次为弥散性肺出血（33.3%），点状肺出血极少见（3.6%），但肺出血临床漏诊率高（577/788，73.2%），点状肺出血漏诊78.6%，局灶性肺出血漏诊81.5%，弥散性肺出血漏诊56.9%。为避免误诊及减少漏诊，临床诊断标准应"以气道内有血性液流出而食管内无血性液者为诊断依据"，如气道与食管内均有血性液者，则须细致加以鉴别。尽管如此，近年通过病理检查仍发现有漏诊，且该诊断标准已属晚期诊断，至今仍无当肺部一出血即可作出诊断的客观标准。

二、一般治疗

肺出血在临床上主要表现为失血性低容量性休克及由血液积聚于肺泡导致内窒息而

引起的血气交换障碍,内窒息是指肺泡甚至小气道被红细胞浸润而致无法进行气体交换的现象。因此,治疗上必须针对五个环节:①抗失血性低容量性休克。②抗内窒息引起的血气交换障碍。③抗 ET-1 导致的肺动脉高压。④抗导致肺出血的有害因素。⑤PVEC 的修复。最根本的还是抗内源性 ET-1 的异常分泌。

常规治疗如下:

1. **病因治疗** 治疗导致缺氧性或感染性肺出血的原发病。

2. **一般治疗** 注意保暖,保持呼吸道畅通,输氧,限制输液量为 60 ml/(kg·d),滴速为 3～4 ml/(kg·h)。

3. **补充血容量** 对肺出血致贫血的患儿可输新鲜血,每次 10 ml/kg,维持血红细胞压积 45%以上。

4. **抗失血性低容量性休克** 弥散性肺出血常致失血性低容量性休克,可作抗休克治疗。对部分败血症休克伴轻度肺出血患儿,作双倍量交换输血或有一定疗效,既治疗原发病,亦控制了肺出血。对弥散性肺出血,无论是输血或换血,均无多大效果。

5. **其他治疗**

(1) 碳酸氢钠的应用:酸中毒除可损害机体代谢与生理功能外,超声心动图证实,酸中毒亦可致肺动脉压升高,且与缺氧程度平衡。酸中毒引发的肺动脉高压及细胞损害,早期可以逆转,如缺氧持续,则逆转困难。故应早期应用碳酸氢钠静注,使血 pH≥7.25,既可纠正严重酸中毒,亦可降低肺动脉高压。

(2) 纠正凝血机制障碍:尽管肺出血为血管因素而非血小板或凝血因素所致,一般不需抗凝治疗,但严重感染却可导致新生儿肺出血伴 DIC,或肺出血后期可能发生肺部的局部凝血障碍。为预防 DIC 发生,如仅发现血小板少于 80×10^9/L,即可用超微量肝素 1 U/(kg·h)或 6 U/kg 静脉注射,每 6 h 1 次,以防止微血栓形成;如已发生 DIC,则按 DIC 处理。

(3) 止血药应用:有报道对肺出血患儿气管吸引分泌物后,用巴曲酶(立止血)0.2 U 加生理盐水至 1 ml 于气管内注入,并用复苏囊加压供氧 30 s,同时用巴曲酶 0.5 U 加生理盐水 2 ml 静注,隔 20 min 各重复 1 次,共 2～3 次,可于 0.5～2 h 内起止血作用,并认为应早期应用,否则被肺内大量血液稀释而难以起效。巴曲酶是从腹蛇毒液中分离、提纯而得到的一种高纯度酶性止血剂,具有类凝血酶的效力及类凝血激酶的活性,能促进出血部位的血小板聚集,释放包括血小板因子-3(PF3)在内的一系列凝血因子,特别是能促使纤维蛋白原降解生成纤维蛋白单体,PF3 又可在出血部位激活立止血的类凝血酶作用,加速凝血酶形成,促进凝血过程。但因肺出血并非血小板因素或凝血因素所致,故该药仅适用于肺出血后期可能发生肺部局部凝血障碍的患儿。另有用 1∶10 000 肾上腺素 0.1～0.3 ml/kg 气管内滴入,每 4～6 h 1 次,通过使局部肺血管强烈收缩而止血,但在肺动脉高压的情况下应用是否适宜,则有待研究。

三、新法治疗

对新生儿肺出血的治疗,国内外尚无突破性进展,由于未能早期诊断,且严重肺出血发展迅速,肺出血休克患儿的抗休克治疗尚未或刚开始,患儿常已死亡。近年来在发病机制研究上开始取得初步成效,并据此提出了下列新的治疗方法,但多在基础研究阶段,临床应用不多。

(一) 抗 ET-1 导致的肺动脉高压

1. 外源性一氧化氮(exNO)及一氧化氮供体(NO donor)

(1) exNO:NO 是有强烈扩血管作用的气体信使分子,可通过 PVEC 的旁分泌途径导致肺血管平滑肌松弛,肺血管扩张,拮抗 ET-1 所致的肺动脉高压,并可反馈抑制 ET-1 的合成与分泌,肺出血时 NO 分泌减少,动物实验表明,给予 exNO 可拮抗 ET-1 的致肺出血作用。exNO 半减期为 3~6 s,采用 exNO 吸入,exNO 仅作用于肺血管平滑肌,产生局部血管舒张,而对全身血压并无影响。

(2) 一氧化氮供体:由于 exNO 吸入价格昂贵,操作复杂,须呼吸机支持,且具一定毒副作用,临床上不能广泛应用,近年来提出采用可能更有效、更安全、更方便及能代替 exNO 治疗肺动脉高压的一氧化氮供体,一氧化氮供体是指不须 NO 合成酶参与,仅通过自身或其他酶催化后在靶器官局部释放 NO 而起舒血管作用的物质,常可用硝酸甘油 2~5 μg/(kg·min)或硝普钠 0.5~5 μg/(kg·min)等。已有应用硝酸甘油雾化吸入治疗新生儿肺动脉高压并有良好疗效的报道,但尚未用于新生儿肺出血。

2. 磷酸二酯酶(PDE)-5 抑制剂 近年研究表明,PDE-5 可破坏细胞内 3′,5′环鸟苷酸(cGMP),从而逆转 NO 诱导的肺血管扩张;进一步导致肺动脉持续收缩,肺动脉高压。细胞内 PDE-5 生成过多,亦可导致肺血管平滑肌细胞增生、肺血管痉挛。PDE-5 强效抑制剂西地那非,可选择性抑制肺血管细胞中 PDE-5 将 cGMP 转变为鸟苷酸(GMP)的作用,从而增加肺血管中 cGMP 浓度,引起肺血管平滑肌舒张,降低肺动脉高压。国外目前已用于新生儿肺动脉高压的治疗。开始口服剂量为 0.5 mg/kg q6 h,如果无反应,最大剂量可用至 2 mg/kg q6 h。一般给药后 20 min~3 h 已有反应,包括氧合指数(OI)下降;导管前、后 SaO_2 差减少;SaO_2、PaO_2 与 a/APO_2 增加及有可能停吸氧。当明显改善后,可停止药物治疗。如无改善,在治疗 6~8 剂后亦应该停药;如发生低血压,应减少剂量或中断治疗。西地那非已作为治疗肺高血压的一个有希望的药物,但因应用西地那非的最佳剂量及药物动力学资料仍然有限,故仍需大样本对照研究及长期追踪。本药亦未用于新生儿肺出血。

(二) 抗导致肺出血的有害因素

低温缺氧后复温供氧及严重感染的动物与肺出血新生儿,肺组织 ET-1 水平持续升高,持续分泌的 ET-1 可通过自分泌途径生成大量 OFR 而损伤 PVEC;新生大鼠气管内滴入 exET-1,可导致肺出血,以上均提示 ET-1 异常分泌与 OFR 大量生成,是肺出血的主要发病机制,必须用 ET-1 与 OFR 拮抗剂进行治疗。

1. 外源性降钙素基因相关肽(exCGRP) CGRP 是由 PNECs 分泌的扩血管活性肽,肺出血时 CGRP 分泌减少。动物实验表明,给予 exCGRP 可有效拮抗 ET-1 所引起血管痉挛、肺动脉高压及肺血管与肺泡间升高的跨壁压(跨壁压的升高在 PVEC 受损的基础上可加重肺出血),降低肺出血发生率及严重度。国外已有采用 exCGRP 成功治疗成人肺出血的报道,相信 exCGRP 可成为干扰 ET-1 信号转导途径的药物,对新生儿肺出血起治疗作用,但 exCGRP 价格昂贵。

2. HIF-α 抑制剂 实验表明,缺氧时 HIF-1α 显著增加,诱导作为缺氧反应基因的 ET-1 大量转录合成,提示 HIF-1α 可通过调节 ET-1 的合成而参与肺出血的形成。

HIF-α 抑制剂组蛋白去乙酰化酶(HDAC)抑制剂、热休克蛋白 90 抑制剂、姜黄素(curcumin)等,仍在实验中。将来或可考虑应用 HIF-1α 抑制剂治疗新生儿肺出血。

3. NADPH 氧化酶促进剂 NADPH 氧化酶作为内皮细胞的氧感受器,在常氧下感受氧并产生活性氧,后者抑制并降解 HIF-1α,从而抑制 ET-1 表达。随着氧浓度降低,NADPH 氧化酶受抑制,活性氧产生减少,HIF-1α 大量积累,促使 ET-1 基因的转录和表达增强。动物实验亦证实,NADPH 氧化酶受抑制后可增加肺内皮细胞中 HIF-1α 的表达,使 ET-1 分泌持续增加。上述提示,应用 NADPH 氧化酶促进剂如血管紧张素Ⅱ(AngⅡ)1 型受体特异性阻断剂或同型半胱氨酸(homocystei),亦或可能成为治疗肺出血的新途径之一。

4. OFR 拮抗剂 分酶类拮抗剂如超氧化物歧化酶、过氧化氢酶、过氧化物酶等;非酶类拮抗剂如维生素 C、维生素 E、β 胡萝卜素、别嘌呤醇、*N*-乙酰半胱氨酸及褪黑素等。目前较常用的是维生素 C、维生素 E 及超氧化物歧化酶。OFR 拮抗剂虽能中和组织中已生成的 OFR,但不能修复已受 OFR 损害的 PVEC,对肺出血仅能起辅助治疗作用。近年来发现,OFR 拮抗剂对新生儿 OFR 损伤性疾病的预防或治疗,均未能取得满意效果,甚至会对机体带来不利影响:如维生素 E 干扰中性粒细胞和单核细胞对细菌的杀伤作用,维生素 C 促进氧化损伤等,此外尚有抑制细胞生长和分化,干扰细胞信号转导等报道,故须慎用。

5. 抗炎介质 采用内毒素腹腔注射诱导肺出血的大鼠血中,已证实 TNF-α 等炎症介质显著升高,提示对感染所致肺出血儿,可用炎症介质抑制因子如:TNF-α 抗体,抗 IL-1、2、4、8 抗体等抗细胞因子抗体治疗。20 世纪 90 年代初期至中期,机制性探讨和动物实验结果表明,这些制剂对缓解过度炎症反应、减轻靶器官损害有一定疗效,但由于众多炎症介质构成的复杂网络及炎症介质过度释放时形成的瀑布效应,使得针对单一或少量炎症介质的对抗措施并不理想。90 年代中后期,大样本多中心临床试验报告,抗炎症介质疗效并未得到印证。而且这些拮抗剂药源短缺,价格昂贵,亦未能普遍推广。进一步的研究发现,尽管炎症介质数量众多,但能调控炎症介质的细胞内信号转导通道却为数较少,如能针对其中的关键信号转导通路进行有效阻断和调控,或许会对感染性肺出血有一定效果。

(三) PVEC 的修复

1. 呼吸机的适当机械刺激 呼吸机适当的机械刺激与化学刺激一样,能激活肺细胞内多个信号转导通路,并最终通过对转录因子的作用,产生下列良好的生物效应:①影响肺血管内皮细胞、肺Ⅰ型及Ⅱ型上皮细胞内与细胞增殖及细胞功能相关的基因,包括血管活性物质基因、生长因子基因的表达。②调节蛋白质翻译过程,促进肺细胞外基质蛋白(蛋白聚糖)合成和分泌。③改变肺细胞形态,促进肺细胞维持增殖、分化功能。④介导肺细胞生长。从而对受损的肺细胞有一定修复作用。

2. 基质金属蛋白酶(MMPS)的应用 毛细血管壁细胞外基质包括各型胶原蛋白、弹力蛋白、蛋白多糖及糖蛋白等。生理情况下,细胞外基质受基质金属蛋白酶及特异性组织抑制物所调控而处于激活与抑制的动态平衡,对维持血管的完整性及稳定性起十分重要作用。当肺血管痉挛发生肺动脉高压时,基质金属蛋白酶激活,胶原蛋白、弹力蛋白等降解,导致弹力纤维网断裂,基底膜分解,最后破裂而有助于肺出血的发生。高氧亦可致

MMPS 释放，若释放恰当，有助于基底膜的修复，若释放过多，反可进一步伤害基底膜。应用 MMPS 的目的，就是要帮助肺血管基底膜的修复，以辅助治疗肺出血。

四、机械通气

目前肺出血的治疗手段除抗休克外，主要仍是抗内窒息所引起的血气交换障碍。

(一) 常规机械通气(CMV)

1. CMV 治疗原理 ①持续正压通气(CPPV)能以一定的压力(最大吸气峰压 PIP 及呼气末正压 PEEP)将肺泡中的血液集中推向于肺泡某一侧，以减少血性液对肺Ⅰ型及Ⅱ型上皮细胞的覆盖与浸润，并防止因肺表面活性物质合成与分泌减少、肺间质水肿等而致的肺泡萎陷，从而扩大血气交换面积。②CPPV 在肺泡维持一定的正压，平衡了肺动脉高压与肺泡低压间的肺血管跨壁压差距，减少或避免了血液经受损的毛细血管由高压的肺血管流向低压的肺泡。事实上临床肺出血越严重，机械通气所须的压力也就越大。③通过 CPPV 可对已破裂的肺毛细血管加以压迫，导致反应性血管收缩，血管内皮粘连，血管堵塞而起“压迫止血”作用。

2. CMV 应用方法 肺出血患儿采用 CPPV 已有较肯定疗效，其治疗原理亦基本阐明。对肺出血高危儿，为能在肺出血前即使用 CPPV，可参考表 32-4 评分标准，分值≤3 分者可观察；4～6 分者，已有肺出血征兆，此时多为较早期出血，应立即使用 CPPV，存活率可达 81.25%；≥7 分者，常有鼻、口腔或气管内大量出血，多为晚期出血，此时尽管使用 CMV，效果也不理想。CMV 初选参数可为：FiO_2 35%～40%，PEEP 6～8 cmH_2O，RR 35～40 次/min，PIP 25～30 cmH_2O，I∶E 1∶1～1∶1.5，FL(气体流量)8～12 L/min，V_T 以能导致胸廓有轻度起伏运动为准。早期每 30～60 min 测血气 1 次，以作调整呼吸机参数的依据，在肺出血发生前，如发现肺顺应性差，平均气道压(MAP)高达 15 cmH_2O，应注意肺出血可能，在肺出血治疗期间，当 PIP<20 cmH_2O，MAP<7 cmH_2O，仍能维持正常血气时，常表示肺顺应性趋于正常，肺出血基本停止。若 PIP>35 cmH_2O 时仍有发绀，说明肺出血严重，患儿常常死亡。呼吸机撤机时间，必须依据肺出血情况及原发病对呼吸的影响综合考虑。

表 32-4 使用 CPPV 的评分标准

评分	体重 (g)	肛温 (℃)	血 pH	呼衰类型
0	>2 449	>36	>7.25	无
1	～2 449	～36	～7.25	Ⅰ型
2	～1 449	～30	～7.15	Ⅱ型

3. CMV 应用疗效 目前 CMV 治疗新生儿肺出血成功率多维持在 50%～75%而未能进一步提高，原因与上机时机、呼吸机应用熟练程度、原发病轻重、肺出血类型、合并症处理等有关。

4. CMV 应用注意事项 由于肺出血的主要病理变化是 PVEC、血管基底膜(BM)及肺Ⅱ型上皮细胞(TⅡ)受损，研究表明，CMV 应用不当，除可致肺气漏等问题外，更可导致机械力学及肺生物学改变而引起上述肺细胞损害，故对下列问题须引起重视，在制定机械通气策略时，要以最低参数达到最好效果。

(1) 潮气量与压力调节：机械通气所致肺损伤包括气压损伤、容积损伤、肺不张损伤及生物学损伤。呼吸机对肺泡及肺毛细血管的牵张力，属机械刺激的一种，适当的机械刺激能激活肺细胞内多个信号转导通路而产生生物效应：调节蛋白质翻译过程，促进肺细胞的细胞外基质蛋白合成和分泌；改变肺细胞形态，促进其增殖、分化及功能的维持；介导肺细胞生长等，对受损肺细胞有一定修复作用。潮气量过大，可对肺泡过度牵拉而产生容积损伤，是肺损伤的重要因素；PEEP 过低，尤为零时，由于肺泡周期性开与关引起的剪切力，可造成肺不张损伤；而 PIP 过高则可致气压损伤(在肺损伤中并非决定性因素)。上述各种损伤最后的共同途径是诱发肺生物学损伤：肺细胞能将过度的机械刺激转换成化学信号，导致肺细胞产生大量炎症介质和化学趋化因子，甚至引起全身性炎症反应综合征(SIRS)，并参与呼吸机引起的急性肺损伤，导致肺细胞凋亡，加重肺出血，上述因子进入血管，尚可引起多器官功能损害(MODS)。提示须采取保护性通气策略，选择等于或略大于生理潮气量、适当的 PIP 及较高的 PEEP，避免吸气末肺容积过高，防止肺泡萎陷及消除肺泡周期性开与关引起的剪切力，以利于受损肺细胞修复。有认为若确须用较大压力或潮气量，可能须通过阻断细胞损伤性信号转导通路(如牵张激活的钠离子通路；细胞外基质-整联蛋白-细胞骨架通路)，以减轻甚至完全阻断大压力或大潮气量所带来的损害。

(2) 呼吸频率：两次呼吸牵张的间歇时间，与气道上皮细胞修复呈正相关。呼吸频率过快所产生的肺泡过度牵张，能使炎症介质合成增加而产生肺生物学损伤，导致气道上皮细胞损害。若以能维持正常氧合的最低呼吸频率进行通气，有利于气道损伤的修复。

(3) 吸氧浓度：已知吸入高浓度氧可致出血肺组织中：①OFR 生成增加，损伤 PVEC、BM 及 TⅡ；促进炎症介质生成；抑制 PVEC 生长因子表达；甚至诱导 PVEC 凋亡。②肺出血早期 NO 生成增加，可与 OFR 合成有害物质如 NO_2、NO_3 等而加重肺细胞损害，高氧状态下 NO 与 OFR 生成 NO_3 的速度比超氧化物歧化酶(SOD)清除 OFR 的速度高 3.5 倍。③基质金属蛋白酶释放过多，引起细胞外基质成分降解，弹力纤维网断裂而有助于肺出血发生。缺氧性肺血管痉挛，属生理性保护反应，使血液离开缺氧肺泡，以维持适宜的通气/血流比值。目前多过于强调缺氧对机体的损害作用而忽略机体对缺氧的保护作用，一旦迅速供高浓度氧，使保护作用中断，反可造成各种损害，故对缺氧性肺出血儿应先从供较低浓度氧($FiO_2 \leqslant 40\%$)开始，必要时逐渐提高吸氧浓度。

(二) 高频震荡通气(HFOV)

国外于 20 世纪 70 年代初使用 HFOV 治疗肺出血，发现与 CMV 比较并无明显优点。但近年来有几篇报道均肯定 HFOV 对肺出血的疗效：Ko 等报道 18 例经 CMV 治疗无效的肺出血儿，用 HFOV 治疗后 13 例抢救成功。Pappas 亦报导 4 例肺出血儿改用 HFOV 后全部存活。

1. HFOV 治疗原理　HFOV 治疗肺出血的机制尚不明确，推测与采用高 MAP 策略有关。高 MAP 策略包括：①一开始就采用 CMV 所无法达到的高 MAP，可产生高膨胀压以维持肺泡高容量，使肺泡氧分压比率(a/APO_2)升高，$PaCO_2$ 下降以改善通气。②在降低 MAP 前先降低 FiO_2。③尚可配合使用外源性肺表面活性物质(exPS)以促肺泡康复，所使用的 exPS 量可比正常用量少一倍。HFOV 尽管采用了高 MAP 策略，但因潮气量少(仅几毫升)，故未见有副作用的报道。

2. 使用指征 在 CMV 治疗后，PEEP 仍$\geqslant$8 cmH_2O，a/$APO_2<0.2$，和(或)有呼吸性酸中毒($PaCO_2\geqslant$60 mmHg，pH$<$7.25)。

3. 应用方法 用 HFOV 时见图 32－6：①若用 CMV 时 $FiO_2\leqslant40\%$，HFOV 之 MAP 应比停用 CMV 前高 2.0 cmH_2O，若原 $FiO_2>40\%$，则 MAP 直接调为 14 cmH_2O。②调节最佳肺容量：在上述 MAP 基础上临时加 4 cmH_2O，构成叹息压，然后连续给予 3～4 次、每次$<$1 s 的叹息呼吸(sigh)后，若 PaO_2 升高，则原 $FiO_2\leqslant40\%$者，MAP 在原有基础上再增加 2 cmH_2O(即共增加 4 cmH_2O)，并维持到病情稳定。若原 $FiO_2>40\%$者，MAP 再加 2 cmH_2O，即达 16 cmH_2O，当氧合改善后，可再做叹息试验，若有效，MAP 可再升至18 cmH_2O(通常不大于 18 cmH_2O)并维持此水平。HFOV 频率：足月儿为 10 Hz，早产儿为 15 Hz(相当于 600～900 次/min)，吸呼气时间比 0.33，震动压为 30～40 cmH_2O，或以看到或触到胸廓有较明显震动，或以能维持 $PaCO_2$ 在指定范围为准，偏置气流 20 L/min，病情好转后渐降参数。当 $FiO_2\leqslant25\%$，MAP$\leqslant$7.0 cmH_2O，病情稳定 6～12 h 后，可考虑转 CMV 治疗。

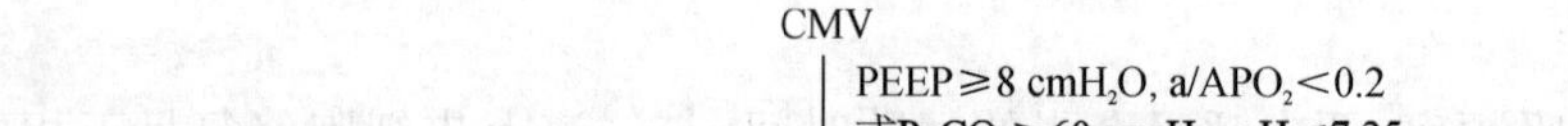

图 32－6 HFOV 使用流程图

(三) 外源性肺表面活性物质(exPS)

肺出血时，肺Ⅱ型上皮细胞中可分泌内源性 PS 的板层小体受损，导致 PS 合成与分泌减少；渗至肺泡腔的血浆蛋白亦可抑制内源性 PS 活性，均使肺泡表面张力升高而致肺泡萎陷，加重缺氧并促进肺出血发生。国外对肺出血儿采用 CMV 或 HFOV 的同时气管内滴入 exPS：survanta 4 ml/kg，q6h，最大剂量为 4 次，均取得良效。认为 exPS 可降低肺泡表面张力，防止肺泡萎陷，改善通气/血流比值；增加组织氧供，减少酸中毒；补充 PS 不足及清除 OFR，抑制局部炎症介质而治疗肺出血。但 Tomaszewka 认为，RDS 患儿应用 exPS 后，肺出血发生率增加，原因为：①动脉导管开放（PDA）：exPS 治疗 RDS 后肺功能明显改善，肺顺应性增加，肺血管阻力降低，血液通过功能关闭的动脉导管进入肺循环，增加左向右分流，导致肺毛细血管压力升高，毛细血管与肺泡间跨壁压升高，在缺氧引起 PVEC 受损的基础上，导致血液外渗，甚至毛细血管破裂而发生肺出血。②肺部突然膨胀产生气压伤：药物分布不均匀，exPS 较易进入病变较轻的肺泡；或没有及时降低呼吸机参数，使肺泡突然过度膨胀而产生气压伤，致 PVEC 受损。③exPS 触发肺局部凝血障碍：天然 exPS 制剂中存在血小板活化因子成分，可直接抑制血小板和凝血因子功能，通过消耗血小板和凝血因子而产生局部凝血障碍，加重肺出血。而持相反意见的 Braun 报道，使用和未使用 exPS 的 RDS 患儿，肺出血总发生率无差异；超声心动图亦未发现 PDA 与肺出血有关。国内亦有类似报道，因而认为应用 exPS 不会增加肺出血发生率。据估计，得出上述不同结论的原因可能与使用的 PS 制剂（有天然、人工合成和半合成三种）、给药方案、用药时间、剂量及受试对象不同等有关。但所报道例数均不多，对肺出血患儿可否用外源性肺表面活性物质，仍须进一步观察。

（四）氨溴索（mucosolvan，沐舒坦）

氨溴索是一类快速排除痰液的药物，除具较好促进呼吸道黏稠分泌物的排出、改善呼吸状况外，近年国外一些前瞻性研究表明，该物质尚具促进 TⅡ合成 PS、改善氧合、促进胎儿肺成熟等功能。近年亦有以氨溴索合并 CMV 治疗肺出血的报道：氨溴索 15 mg/kg，iv qid，连用 3 日，治疗组 19 例，于 2 h 后发绀缓解，24 h 后一般情况明显好转，72 h 后 MAP 由 8.87 mmHg 降至 6.16 mmHg，存活率 60.0%（对照组存活率仅 41.2%）。

综上所述，由于新生儿肺出血病情凶险，死亡迅速，治疗困难，新法治疗虽可能为有前途的治疗方法，但大多仍在实验阶段，故对新生儿肺出血，较为简便易行的具体治疗措施为：①使用 CMV，若 30 min 后无效，调整参数或改用（或直接用）HFOV。②在 CMV 基础上，使用猪肺磷脂注射液（固尔苏，cerosurt）100 mg/kg q12 h，可用至 4 次；或注射用牛肺表面活性剂（珂立苏，calf）70 mg/kg q12 h，可用至 3 次；均气管内滴入。或代之以氨溴索 15 mg/kg，iv qid，连用 3 日；或于使用一次 PS 后，隔 12 h 再用氨溴索。③西地那非 0.5 mg～2 mg/kg q6 h 口服，可用 6～8 次。也可用硝普钠 0.5～5 μg/(kg・min) 或硝酸甘油 2～5 μg/(kg・min) 静滴，或 NO 吸入。④维生素 C 0.5～1.0 g/d 静注，每日 1 次。⑤2.5%碳酸氢钠 10 ml/kg 静注，纠正酸中毒至 pH≥7.25。⑥每次输新鲜血 10 ml/kg，维持 HCT＞45%。⑦病因治疗。⑧其他对症处理：必要时抗休克、抗心衰或抗 DIC 治疗。

五、肺出血的预防

（一）病因预防

包括预防孕妇患妊娠期高血压疾病、早产、新生儿低体温；早期治疗窒息、缺氧、感染、酸中毒等；避免发生输液过量或呼吸机使用不当。

（二）HFOV 预防

Sherry 总结 244 例用 HFOV，254 例用 CMV 的极低出生体重伴呼吸窘迫综合征儿，前者发生肺出血 5 例（2%），后者 17 例（7%），差异有显著性，认为 HFOV 对肺出血亦有预防作用。

(三) exCGRP 预防

新生大鼠气管内滴入 exCGRP 1 h 后，再滴入 exET-1。结果发现，随着滴入 exCGRP 浓度的增加，肺出血发生率从 90%(点状 20%、局灶 30%、弥散 40%)逐渐减至 12.5%(1/8，仅点状肺出血)，且无一例死亡。结果表明，给予 exCGRP 亦可有效预防 ET-1 所致的肺出血。

（陈克正）

第六节　新生儿持续性肺动脉高压

新生儿持续性肺动脉高压(PPHN)又称持续胎儿循环(PFC)，是指生后肺血管阻力持续性增高，肺动脉压超过体循环动脉压，使由胎儿型过渡至正常“成人”型循环发生障碍，而引起的心房及(或)动脉导管水平血液的右向左分流，临床出现严重低氧血症等症状。本病多见于足月儿或过期产儿，但是早产儿亦可出现肺血管阻力的异常增高。在胎儿期，由于肺血管阻力较高，只有<10%的心排血量进入肺循环；生后随着肺血管阻力下降，肺血流增加 8～10 倍，使肺成为正常气体交换的场所。介导肺血管阻力降低的因素目前尚未被完全认识，但至少包括肺的节律性扩张、氧的增加、剪力的作用和一系列血管活性介质介导，包括一氧化氮、前列环素等的释放。如不能出现正常的肺血管阻力下降，即可导致 PPHN 的发生。该病的发生率在国外为 0.19%，国内尚无相关的统计数据。当临床表现为低氧血症的程度与患者的肺部病变不成比例并排除有先天性心脏畸形时，应考虑有 PPHN 可能。随着我国新生儿学科的发展，有关 PPHN 的临床表现与治疗逐渐被广大新生儿科医师所掌握，相关的报道较多，尤其是在 2003 年全国新生儿学组组织制定了 PPHN 的诊治常规，使该病的诊治更进一步得到重视。目前，对该病的治疗虽取得了很大进展，但死亡率及并发症一直处于较高水平。PPHN 并不是一种单一的疾病，而是多种因素所致的临床综合征，因此对不同病因及不同病理生理改变的 PPHN，临床处理和治疗反应往往有差异。

一、临床特征

(一) PPHN 发病的相关因素

1. 生后肺血管阻力持续不降的 3 种病理改变

(1) 肺血管发育不全(underdevelopment)：指气道、肺泡及相关的动脉数减少，血管面积减小，使肺血管阻力增加。可见于先天性膈疝、肺发育不良等，这类患者的治疗效果最差。

(2) 肺血管发育不良(maldevelopment)：指在宫内表现为平滑肌从肺泡前生长至正常无平滑肌的肺泡内动脉，而肺小动脉的数量正常。由于血管平滑肌肥厚、管腔减小，使血流受阻。慢性宫内缺氧可引起肺血管重塑和中层肌肥厚；宫内胎儿动脉导管早期关闭，如母亲应用阿司匹林、吲哚美辛等，可继发肺血管增生。这类患者的治疗效果较差。

(3) 肺血管适应不良(maladaptation)：指肺血管阻力在生活不能迅速下降，而肺小动脉数量及肌层的解剖结构正常。常由于围生期应激，如酸中毒、低温、低氧、胎粪吸入、高碳酸血症等。这类患者占 PPHN 的大多数，其肺血管阻力增高是可逆的，对药物治疗常有反应。

2. **肺血管阻力持续增高的基础疾病**

(1) 宫内慢性缺氧或围生期窒息：可致 eNOS 及 Ca^{2+} 敏感钾通道基因表达降低，后者是介导肺血管扩张的重要介质；血小板衍化生长因子也是较强的平滑肌细胞促分裂素，在慢性肺高压平滑肌增生中起重要作用。

(2) 肺实质性疾病：如呼吸窘迫综合征、胎粪吸入综合征等。

(3) 肺发育不良：包括肺实质及肺血管发育不良，如先天性膈疝患者常存在肺动脉可溶性鸟苷酸环化酶(sGC)活性降低，使血管反应性下降。

(4) 心功能不全：包括围生期窒息、代谢紊乱、宫内动脉导管关闭等；母亲在产前接受非类固醇类抗炎药物如布洛芬、吲哚美辛和阿司匹林等，这些环氧化酶抑制剂，能减少花生四烯酸的合成，使动脉导管过早关闭。因宫内动脉导管关闭，可致外周肺动脉的结构重塑，肺动脉肌化、肺血管阻力增高而导致 PPHN 的发生。

(5) 肺炎或败血症时：由于细菌或病毒、内毒素等引起的心脏收缩功能抑制，肺微血管血栓，血液黏滞度增高，肺血管痉挛等。

(6) 母亲孕期用药：①阿司匹林、吲哚美辛等：如上所述。②选择性 5-羟色胺再摄取抑制剂(SSRI)，如氟西汀(百忧解)，是一种抗抑郁药物，可使新生儿 PPHN 的发病率增加。在孕 20 周前应用该药或在孕期任何时间应用非 SSRI 类抗抑郁药，并不增加 PPHN 的发生；而在孕 20 周之后仍使用该药可显著增加 PPHN 的发生。由于 SSRI 在孕妇中的应用相对较多，应引起注意。

(7) 孕妇及新生儿甲状腺功能亢进：可直接或间接影响肺血管的成熟、内源性扩血管物质的代谢、氧耗、血管平滑肌的反应性及肺表面活性物质的产生，由此而导致严重的 PPHN。

(8) 遗传：遗传因素在 PPHN 发病中的作用并不十分清楚。内源性 NO 在调节肺血管张力及生后循环的转换中起重要作用。2001 年 Pearson 等首次报道了氨基甲酰磷酸合成酶基因多态性与 PPHN 的关系，该基因的多态性与尿素循环中间产物精氨酸和瓜氨酸水平相关，在新生儿期尿素循环尚未发育完善，由于遗传因素而致的氨基甲酰磷酸合成酶功能低下，使精氨酸和瓜氨酸水平下降而影响 NO 的产生，最终导致 PPHN 的发生。这项研究为进一步探讨遗传因素在 PPHN 的发病中的作用提供了新思路。

(二) 诊断依据

在适当通气情况下，新生儿早期仍出现严重发绀、低氧血症、胸片病变与低氧程度不平行时，并排除气胸及发绀型先天性心脏病者，均应考虑 PPHN 的可能。

1. **临床表现** 多为足月儿或过期产儿，常有羊水被胎粪污染的病史。生后短期内有呼吸困难后，常表现为正常；接着，在生后 12 h 内可出现发绀、气急，而常无呼吸暂停、三凹征或呻吟。

2. **体格检查及辅助检查** 可在胸骨下缘闻及三尖瓣反流所致的心脏收缩期杂音，但体循环血压正常。动脉血气显示严重低氧，二氧化碳分压相对正常。约半数患儿胸片示心脏增大。对于单纯特发性 PPHN，肺野常清晰，血管影少；其他原因所致的 PPHN 则表现为相应的胸片特征，如胎粪吸入性肺炎等。心电图检查可见右室占优势，也可出现心肌缺血表现。

（三）诊断试验

1. 高氧试验 头罩或面罩吸入 100%氧气 5～10 min，如缺氧无改善，或测定导管后 PaO_2＜50 mmHg 时，提示存在 PPHN 或发绀型先天性心脏病所致的右向左血液分流。

2. 动脉导管开口前后血氧差异 动脉导管开口前常取右桡动脉，开口后常为左桡动脉、脐动脉或下肢动脉，二处的血氧分压差值＞15～20 mmHg，或者经皮血氧饱和度差值＞10%，同时又排除先心病时，提示患儿有 PPHN 并存在动脉导管水平的右向左分流。

3. 高氧高通气试验 对高氧试验后仍发绀者，在气管插管或面罩下行气囊通气，频率为 100～150 次/min，使二氧化碳分压下降至"临界点"20～30 mmHg。PPHN 患儿的血氧分压可＞100 mmHg，而发绀型先心病患儿的血氧分压增加不明显。如需较高的通气压力，＞40 cmH_2O，才能使二氧化碳分压下降至临界点，则提示 PPHN 患儿预后不良。

4. 肺动脉压力测定 心导管检查可直接测量肺动脉压，对 PPHN 有重要诊断价值，但它是创伤性检查，不适合对危重新生儿的监测。彩色多普勒超声心动图（以下简称心超）作为无创性技术，可证实卵圆孔和（或）动脉导管水平的右向左分流，定量估测肺动脉的压力，同时还可除外各种发绀型先天性心脏病，目前已成为 PPHN 最重要的诊断手段，并广泛应用于 PPHN 治疗效果的评估。应用心超估测肺动脉压力和阻力的方法如下：

（1）利用动脉导管分流频谱估测肺动脉收缩压和舒张压：应用连续波多普勒技术可记录动脉导管处的分流频谱，分别测量收缩期最大分流速度（v_s）和舒张期最大分流速度（v_d），根据简化伯努利方程 $\Delta P = 4v^2$，可分别计算动脉导管两端收缩期和舒张期的压差。然后结合体循环压力计算肺动脉压力：肺动脉收缩压（mmHg）＝体循环收缩压－$4v_s^2$；肺动脉舒张压（mmHg）＝体循环舒张压－$4v_d^2$。此外，应用心超可显示动脉导管未闭的分流情况，其中 60%～70%为双向分流，部分为右向左分流，少数病例为单纯的左向右分流，但流速往往很低。在 PPHN 治疗中，监测动脉导管的分流频谱往往较单纯测定肺动脉压力更具有指导意义。这是由于当肺血管阻力下降伴肺血流量增多时，肺动脉压力可无明显变化，而此时动脉导管的血流可能由单纯右向左分流转变为双向分流，或者左向右分流量明显增加。因此，动脉导管分流频谱可更敏感地反映 PPHN 治疗中肺循环和体循环之间的压力和阻力的平衡状况。

（2）利用三尖瓣反流频谱估测肺动脉收缩压：72%～100%的肺动脉高压伴有三尖瓣反流，应用连续波多普勒技术记录三尖瓣反流频谱并测量最大反流速度，同样可根据简化伯努利方程计算右室与右房之间的收缩期压差，该压差＋右房压＝右室收缩压。如果肺动脉口无梗阻性病变，则右室与肺动脉之间收缩期无压差存在，右室收缩压就等于肺动脉收缩压，右房压一般按 5 mmHg 计算，则肺动脉收缩压（mmHg）＝$4v^2+5$。利用三尖瓣反流估测肺动脉压力是可靠的，与心导管测值高度相关，在临床应用中可作为估测肺动脉收缩压的首选方法。

（3）利用肺动脉反流频谱估测肺动脉平均压和舒张压：PPHN 可存在肺动脉瓣反流，流速一般较高＞2 m/s。应用连续波多普勒技术记录肺动脉瓣反流频谱，分别测量舒张早期(v_p)和舒张末期(v_{ED})的最大反流速度。根据简化伯努利方程可计算肺动脉与右室间压差,因为右室舒张末压等于右房压,所以可按下式计算:肺动脉平均压(mmHg)$=4v_p^2+5$,肺动脉舒张压(mmHg)$=4v_{ED}^2+5$。

(4) 利用测量右室收缩时间间期半定量估测肺动脉压力:对于既无心内分流也无瓣膜反流的患者,可应用脉冲式多普勒技术测量右室收缩时间间期(STI)来半定量估测肺动脉的压力状况。常用的参数包括:①右室射血前期(RPEP):指心电图 Q 波起点至肺动脉血流频谱起点的时间。②右室射血加速时间(RVAT):指肺动脉血流频谱起点至峰值流速的时间。③右室射血时间(RVET):指肺动脉血流频谱起点至结束的时间。肺动脉压力增高,RPEP 延长,RVAT 缩短,由于其测值直接与心率相关,所以通常用 RPEP/RVET 和 RVAT/RVET 的比值来衡量。RPEP/RVET 比值与肺动脉高压的程度呈正相关,RVAT/RVET 比值与肺动脉高压的程度呈负相关。一般认为,RPEP/RVET 比值>0.5(生后 0~12h)或>0.45(生后 12h 后)、RVAT/RVET 比值<0.34(正常足月儿为 0.35~0.42,正常早产儿为 0.34~0.41)提示肺动脉高压。该法简单,适用面广,可应用于每位患儿。但其测值往往受多种因素的影响,譬如:右室功能不全、右室容量负荷过重和右束支传导阻滞均可造成 RPEP 延长。而 RVAT 则受到三尖瓣反流、胎龄、出生体重等因素的影响。因此,RPEP/RVET 和 RVAT/RVET 的比值可间接反映肺动脉压力,但敏感性和特异性较差。

二、一般治疗

PPHN 治疗目的是降低肺血管阻力、维持体循环血压、纠正右向左分流和改善氧合。

(一) 扩血管药物降低肺动脉压力

目前临床和实验研究主要集中在对调节肺血管张力的三条途径进行探索,包括 NO、前列环素及内皮素对肺血管张力的调节,及相关类似物或阻滞剂的应用。

1. 吸入 NO(iNO)治疗　NO 是目前唯一的高度选择性肺血管扩张剂,气道吸入 NO 作用于肺部,不会对体循环血压血流产生影响。通过 NO 激活可溶性鸟苷酸环化酶获得高环磷酸鸟苷(cGMP)水平,使胞内钙离子外流,产生血管平滑肌舒张,肺血管阻力下降,肺循环血流增加,迅速逆转通气-灌流失调,迅速提高血氧合。在 20 世纪 90 年代初,Roborts 和 Kinsella 首次报道将 NO 吸入用于 PPHN。多中心研究显示,对 PPHN 患儿早期应用 NO 吸入能使氧合改善,减少 ECMO 的应用,治疗后的远期神经系统随访也未见明显异常,甚至可使早产儿脑性瘫痪的发生率有所减少。氧合指数(OI)>25 常是 NO 吸入的应用指征。一般在选择治疗时,OI 在 15~25 者的治疗反应较 OI>25 者更好。

(1) 适应证:近足月或足月儿,$FiO_2>80\%$,$PaO_2<50$ mmHg,$SpO_2<85\%$,常规通气>2 h,氧合指数(OI)>25,心超示心排血量正常,存在右向左分流。OI>25 常是 NO 吸入的应用指征。一般在选择治疗时,OI 在 15~25 者的治疗反应较 OI>25 者更好。ELBW 用 iNO 前要查头颅 B 超除外脑室内出血(IVH)。

(2) 常用起始治疗浓度一般 $1\times10^{-5}\sim2\times10^{-5}$,维持 1~4 h,尽量在 4~24 h 后降为 5×10^{-6} 维持。

(3) 维持治疗:有效维持浓度 $5\times10^{-6}\sim1\times10^{-5}$,持续 6 h~3 日,最好<24 h,大多<5 日。长期维持的浓度为 $1\times10^{-6}\sim5\times10^{-6}$,持续 3~7 日,先天性膈疝可能需要维持更

长时间。

(4) 疗效判断：一般在 1～6 h 内，当 FiO_2 下降＞30%，SpO_2＞85%，PaO_2＞50 mmHg，肺动脉压/体循环压＜0.7 为有效。

(5) 减量方法：iNO 不可骤停，否则会导致缺氧加重、病情反跳，故需逐渐减量。当 FiO_2 50%～60%时 NO 浓度减半，减至 5×10^{-6} 后每 6～12 h 减 1×10^{-6}，直至停用。以连续治疗 2～5 日可以过渡到中等呼吸机通气参数为撤离 NO 时机。停用后若 SpO_2 下降＞10%，可上调 FiO_2 10%～20%。

(6) 毒副作用：应持续监测吸入气 NO 和 NO_2 浓度；间歇测定血高铁血红蛋白的浓度，可每 12 h 测定一次，使其水平不超过 7%；早产儿还需观察有无出血倾向，监测血小板和凝血功能。

2. 非特异性血管扩张药 应注意它们都不是选择性肺血管扩张剂，应用时应注意有降低体循环压的副作用。

(1) 硫酸镁：能拮抗钙离子进入平滑肌细胞，影响前列腺素的代谢，抑制儿茶酚胺的释放，降低平滑肌对缩血管药物的反应。负荷量为 200 mg/kg，20 min 静脉滴入；维持量为 20～150 mg/(kg・h)，持续静脉滴注。可连续应用 1～3 日。需监测血钙和血压。有效血镁浓度为 3.5～5.5 mmol/L。

(2) 前列腺素 E_1：常用维持量为 0.01～0.4 μg/(kg・min)。

(3) 前列环素(PGI_2)：PPHN 患儿在前毛细血管存在前列环素合成酶缺乏，PGI_2 能增加牵张引起的肺表面活性物质的分泌，在低氧时，PGI_2 对降低肺血管阻力尤其重要。起始剂量为 0.02 μg/(kg・min)，在 4～12h 内逐渐增加到 0.06 μg/(kg・min)，可维持 3～4 日。PGI_2 与 5 型磷酸二酯酶(PDE－5)抑制剂联合应用有协同作用。此外，较稳定的拟前列环素药物如 iloprost 和 epoprostenol 对原发性肺动脉高压和先天性心脏病并发肺动脉高压均有显著作用，它们的半衰期分别为 30min 和 2min，其中 iloprost 吸入给药具有较好的肺血管选择性，这将是对 PPHN 患儿无 NO 吸入治疗条件时一种较好的替代治疗方法。

(4) 肺表面活性物质(PS)：成功的 PPHN 治疗取决于呼吸机应用时保持肺的最佳扩张状态。低肺容量引起间质的牵张力下降，继而肺泡萎陷，肺功能残气量下降；而肺泡过度扩张引起肺泡血管受压。因均一的肺扩张、合适的通气/血流比值对 PPHN 的治疗非常重要，PS 应用能使肺泡均一扩张，肺血管阻力下降，从而发挥作用。研究显示，低氧性呼吸衰竭和 PPHN 患儿在 PS 应用后需进行 ECMO 治疗的机会减少。此外，PPHN 患儿常伴有 MAS，胎粪可灭活 PS，产生继发性 PS 缺乏，使缺氧和肺动脉高压加重，这也是 PPHN 患儿应用 PS 替代治疗的依据。

(5) 磷酸二酯酶(PDE)抑制剂：NO 引起的肺血管扩张在很大程度上取决于可溶性 cGMP 的增加。抑制鸟苷酸环化酶活性可阻断 NO 供体，提示该途径对 NO 发挥作用很重要。cGMP 可被特异性 PDE5 灭活，故抑制 PDE 活性有"放大"NO 作用的效果，可用于预防反跳性肺血管痉挛。PPHN 在撤离 NO 治疗时，尤其是 NO 停用后，可出现反跳性肺血管痉挛及肺动脉高压，使用 PDE5 抑制剂可显著减少反跳发生率。

PDE5 抑制剂西地那非被适用于 PPHN，且显示出能选择性作用于肺血管床。口服剂量 0.3～1 mg/kg，q6～12 h。也有将西地那非经气道给药的临床研究，剂量为 0.75 或

1.5 mg/(kg・次)，以加快起效时间和提高其对肺血管的选择性。该药可在对 iNO 或其他常规治疗方法无效的 PPHN、PPHN 不能撤离 NO 或无 NO 吸入条件时使用，在 PPHN 治疗中很有前途。

PDE3 抑制剂米力农常用于先天性心脏病手术后，以改善心肌收缩力，降低血管阻力。近年报道将米力农用于 PPHN 的治疗，剂量为：负荷量 75 μg/kg 静脉滴注超过 60 min，之后以 0.5～0.75 μg/(kg・min)维持。胎龄<30 周的早产儿，负荷量 0.75 μg/(kg・min)静脉滴注 3h，之后以 0.2 μg/(kg・min)维持。

(6) 内皮素拮抗剂：内皮素为强烈的血管收缩剂，在 PPHN 患儿血浆内皮素Ⅰ水平增高，口服内皮素受体拮抗剂波生坦已用于成人肺动脉高压的临床治疗，结果显示该药能改善患者的血流动力学和生活质量，但由于它的肝脏毒性，较少用于小于 2 岁的儿童。在新生儿仅有极少报道。

(7) 妥拉唑林因有胃肠道出血、体循环低血压等副作用，已少用。

(二) 维持体循环血压

1. 维持正常血压 PPHN 的右向左分流程度取决于体循环与肺循环的压力差，提高体循环压有利于减少右向左分流。将动脉收缩压维持在 50～75 mmHg，平均压在 45～55 mmHg。当有血容量丢失或应用血管扩张剂后血压降低时，可输注生理盐水、5%白蛋白、血浆或全血。

2. 使用正性肌力药物增加心肌收缩力 多巴胺 2～10 μg/(kg・min)，多巴酚丁胺 2～10 μg/(kg・min)，肾上腺素 0.03～0.1 μg/(kg・min)。

(三) 纠正酸中毒，维持酸碱平衡

酸中毒时肺血管阻力增加，通过提高血 pH 值以降低肺血管阻力是临床治疗 PPHN 的常用手段。可通过高通气降低 $PaCO_2$ 和(或)应用碳酸氢钠液体提高血 pH 值，但两者的意义不同。碱性液体的应用可产生高钠、CO_2 增加等不良反应。实验研究证实如需显著降低肺血管阻力，pH 值需达到 7.6 以上，$PaCO_2$ 需降低至 25 mmHg 以下，而此时治疗的相关风险，如脑血流的减少和听力损伤的潜在并发症机会增加。传统的方法是将血 pH 值提高到 7.45～7.55，目前主张将其保持在 7.35～7.45 即可。

(四) 镇静和镇痛

因儿茶酚胺释放能激活 α 肾上腺素能受体，使肺血管阻力增加，临床上对 PPHN 患儿常使用镇静剂以减少应激反应。可用：吗啡 0.1～0.3 mg/(kg・次)，或以 0.1 mg/(kg・h)维持；芬太尼 3～8 μg/(kg・h)维持。必要时用肌松剂如泮库溴铵(潘可龙)0.1 mg/(kg・次)，维持量 0.04～0.1 mg/kg，每 1～4 h 给药 1 次。

(五) ECMO

是新生儿低氧性呼吸衰竭和 PPHN 治疗的最后选择。随着 NO 吸入和高频通气技术的广泛开展，ECMO 的使用已显著减少。一般应用 ECMO 的指征是两次血气分析测定计算的 OI 均大于 30。国内仅少数单位开展了此项治疗技术，而且费用极其昂贵。

三、机械通气

对于持续低氧血症合并 PPHN，$FiO_2>60\%$，$PaO_2<45$ mmHg 时，采用气管插管、人工呼吸机进行高通气，以降低肺动脉压，一直是治疗 PPHN 的主要方法之一。通过机

械通气使血氧分压维持正常或偏高，同时使二氧化碳分压降低，以利于肺血管扩张和肺动脉压的下降。既往所谓的高通气一般是将 $PaCO_2$ 降至 25 mmHg，维持 PaO_2＞80 mmHg，患儿经心导管监测可见肺动脉压显著下降。新生儿肺血管对氧的反应不稳定，低氧性肺血管痉挛可引起致命性肺血管阻力增加。为减少血氧波动，临床医生常倾向于将氧分压稳定在较高水平，但尚无临床证据证明目标血氧分压＞70～80 mmHg 对患儿更有利。

近年考虑到高氧潜在的不良反应，有学者尝试较温和的通气模式。在 20 世纪末报道吸入 NO 治疗 PPHN 的多中心研究资料中，将 NO 应用前的 PaO_2 维持＞80 mmHg，$PaCO_2$ 30～35 mmHg，以降低肺动脉压。但随着对高氧和低碳酸血症危害的深入研究，发现高氧可引起活性氧增加；低 $PaCO_2$ 可显著降低脑血流，尤其在早产儿可增加脑室周围白质软化的发生机会。研究还发现曾经由于高通气治疗而有明显低碳酸血症者，听力异常的机会显著增加。这些资料均提示在 PPHN 的治疗中，应该避免过高的血氧分压和过低的 $PaCO_2$。近年教科书中有关 PPHN 的治疗也逐步修改了对 $PaCO_2$ 和 pH 的要求，*Manual of Neonatal Care*（*Boston*）1998 年版提出将 $PaCO_2$ 维持在 35～40 mmHg，2004 和 2008 年版中修改为 35～45 mmHg。也有学者将 PPHN 的血气目标 $PaCO_2$ 维持在35～50 mmHg。

如果氧合改善不理想，可试用高频振荡人工呼吸机。PPHN 伴肺实质性病变时，呼吸治疗应针对原发病而采取不同的策略，而高频振荡通气常用于严重肺实质性疾病所致的呼吸衰竭。在 PPHN 需要用吸入 NO 治疗时，高频通气能复张更多的肺泡，而有利于 NO 递送。

(1) 高通气治疗：将 PaO_2 维持在 80 mmHg 左右，$PaCO_2$ 30～35 mmHg。当患儿经 12～48 h 趋于稳定后，可将氧饱和度维持在 90%以上，以尽量减少肺气压伤，故此时可允许 $PaCO_2$ 稍升高。

(2) 如患儿无明显肺实质性疾病，呼吸频率可设置于 60～80 次/min，吸气峰压 25 cmH_2O 左右，呼气末正压 2～4 cmH_2O，吸气时间 0.2～0.4 s，呼吸机流量 20～30 L/min。

(3) 当患儿有肺实质性疾病，可用较低的呼吸机频率、较长的吸气时间，呼气末正压可设置为 4～6 cmH_2O。如氧合改善不明显，常频呼吸机时 PIP＞30 cmH_2O，MAP＞15 cmH_2O，效果仍然很差时，可试用高频振荡通气（HFOV）治疗。如氧合差，肺内通气-灌流差，初调时可将 HFOV 的 MAP 设置在＞20 cmH_2O。若 $PaCO_2$ 很高，可将振幅水平设置在高水平范围。注意监测血气和胸片，以维持在合适范围。

(4) 当患儿在机械通气时吸入 NO 时，常在 iNO 后不久，5～10 min，SpO_2 逐渐升高，经过大约 1 h 后，趋于稳定（＞90%），患儿 PaO_2 明显升高，临床缺氧症状得到明显改善，SpO_2 持续＞93% 20 min 以上，此时要考虑下降呼吸机参数或停止吸入 NO。最早应先下调 FiO_2≤45%，再开始下调 PIP≤25 cmH_2O，病情仍稳定时，可以边调节呼吸机参数，边下调 NO 浓度，这样可减少病情的反复。

(5) 目前尚没有报道使用 CPAP 可以治疗 PPHN。血气分析应以保持 PaO_2＞55 mmHg、$PaCO_2$ 33～45 mmHg、pH＞7.25 为目标。

（石文静）

第七节　新生儿呼吸暂停

呼吸暂停(apnea)是指呼吸暂停时间＞20 s，常伴有心率减慢(＜100 次/min)或青紫，肌张力低下。呼吸暂停是新生儿常见症状之一，早产儿呼吸暂停发生率 20%～30%，极低出生体重儿可达 50%。反复呼吸暂停可致脑损伤或猝死，应及时处理。

一、临床特征

(一) 病因及分类

1. **原发性呼吸暂停**　为早产儿呼吸中枢发育未成熟所致，不伴其他疾病。胎龄越小发病率越高。

2. **继发性呼吸暂停**　常继发于下例病理情况：①各种原因引起的缺氧。②各种肺部疾病。③各种感染。④代谢紊乱，如低血糖、低钙血症、低钠血症、酸中毒等。⑤中枢神经系统疾病。⑥贫血或红细胞增多症。⑦反射性呼吸暂停，多见于侵入性操作，如气管插管、插胃管、吸痰等，胃食管反流可引起呼吸暂停。⑧环境温度过高或过低。⑨母亲分娩时用过麻醉镇静剂。

新生儿呼吸暂停又可分为中枢性、阻塞性和混合性呼吸暂停。中枢性呼吸暂停系呼吸中枢受抑制所致，其特征是呼吸暂停期间呼吸运动停止，气道内气流停止。阻塞性呼吸暂停为上呼吸道梗阻所致，其特征是呼吸暂停期间气道内气流停止，但仍有呼吸动作。混合性呼吸暂停兼有这二类因素和特征。

(二) 发病机制

早产儿呼吸中枢发育未成熟，呼吸中枢的组织结构及神经元之间的联系不完善，神经冲动传出较弱，任何细微的干扰均可发生呼吸调节障碍。新生儿呼吸系统解剖结构发育也未完善，肺泡通气量、潮气量较小，肺代偿能力较差，肺牵张反射较弱，当呼吸负荷增加时，不能有效延长吸气时间。新生儿期易发生缺氧和酸中毒，缺氧或酸中毒可抑制呼吸中枢，同时降低新生儿对 CO_2 的反应性，缺氧越严重对 CO_2 的反应越差，这与成人对缺氧的反应相反。低血糖、低钠血症、低钙血症等均可抑制呼吸中枢，引起呼吸暂停。

(三) 临床表现

原发性呼吸暂停多发生在胎龄＜34 周或出生体重＜1 750 g 的早产儿。常在生后 2～7 日开始出现，在生后数周内可反复发作。继发性呼吸暂停病情变化与原发病密切相关。呼吸暂停发作时出现青紫、肌张力低下、心率变慢、血氧饱和度下降、血压降低，如不及时发现可致脑缺氧损伤，甚至死亡。

(四) 诊断

原发性呼吸暂停只有排除各种病理情况后才能作出诊断。继发性呼吸暂停要进行细致的询问病史、体检、辅助检查等，查找原发病，作出病因诊断。心肺监护仪或呼吸心动描计可协助诊断。1 h 内呼吸暂停发作超过 2～3 次，为呼吸暂停反复发作。

鉴别诊断：呼吸暂停需与周期性呼吸鉴别，后者呼吸暂停 5～10 s，发作时一般无青紫，不伴心率减慢，但早产儿周期性呼吸常发展为呼吸暂停。

二、一般治疗

1. 加强监护和护理 加强监护是防治早产儿呼吸暂停的重要措施，对容易发生呼吸暂停的早产儿应 24 h 心肺和经皮血氧饱和度监护，设置灵敏的报警。但是光靠仪器的监护是不够的，医师护士应定时巡视，密切观察，及时发现呼吸暂停的发生。

使患儿体温保持正常，减少或避免不必要的操作，减少不良刺激，保持舒适安静的环境。阻塞性呼吸暂停的一个重要原因是早产儿喉部气道容易塌陷，如头部和颈部位置扭曲不正会加重气道阻塞，应将患儿头部放在中线位置，颈部姿势自然，以减少上呼吸道梗阻。

2. 刺激呼吸 自动呼吸刺激仪可以反馈刺激呼吸，当呼吸暂停超过预先设置的时间(如 15 s)，仪器可通过振动自动刺激患儿足底，使患儿出现呼吸。也可将患儿睡在定时波动的水床垫上，通过定时波动刺激内耳前庭的位觉，兴奋呼吸中枢。一旦发现患儿发生呼吸暂停，应立即进行托背、触觉刺激、弹足底等刺激呼吸。如出现青紫，应立即气囊加压给氧。

3. 药物治疗 呼吸暂停反复发作者，应给予药物治疗，目前常用的药物有以下几种。

(1) 氨茶碱：刺激呼吸中枢，增加呼吸中枢对 CO_2 的敏感性，兴奋吸气神经元，增加呼吸频率，提高通气量。负荷剂量 4～6 mg/kg，静脉滴注，12 h 后给维持量，每次 2 mg/kg，每日 2～3 次。在早产儿氨茶碱的半率期长达 30 h，比成人长 5～6 倍。氨茶碱治疗血浓度范围较窄，一般为 5～15 mg/L，并且血药浓度不稳定，即使每日给相同的剂量，波动范围也比较大，要定期监测血药浓度，根据血药浓度调整剂量，如血药浓度＞15 mg/L 可出现不良反应。氨茶碱常见不良反应有烦躁、心动过速、低血压、惊厥、呕吐、喂养不耐受、腹胀、胃肠道出血、高血糖及电解质紊乱等，也有报道可能会影响神经发育。

(2) 枸橼酸咖啡因(caffeine citrate)：对呼吸中枢的刺激作用比氨茶碱更强，疗效比氨茶碱好(表 32-5)，半衰期较长，不良反应较少，脂溶性高，透过血-脑屏障快。咖啡因还能促进膈肌的收缩性，防止膈肌疲劳。负荷剂量 20 mg/kg(相当于咖啡因 10 mg/kg)，24 h 后给维持量，每次 5 mg/kg(相当于咖啡因 2.5 mg/kg)，每日 1 次，静脉滴注，也可口服，吸收较好，30 min 达到有效血药浓度。咖啡因有效血药浓度一般在 5～25 mg/L，比较稳定，如血药浓度＜50 mg/L 很少出现不良反应，如＞60 mg/L 可出现烦躁不安或惊厥、心动过速，少见的不良反应有胃食管反流、便秘、尿钠尿钙排泄增加等。咖啡因的半衰期很长(100 h)，停药后 7～10 日，仍可测得一定水平的血药浓度。由于枸橼酸咖啡因疗效好，安全，使用方便(表 32-6)，国外已逐渐取代氨茶碱。过去国内曾使用苯甲酸钠咖啡因，可与胆红素竞争白蛋白，黄疸较重的早产儿慎用。

(3) 多沙普伦(doxapram)：该药多用于成人，在新生儿和婴儿比较少用。主要兴奋周围化学感受器，提高潮气量和每分通气量，大剂量时可兴奋呼吸中枢。对氨茶碱和咖啡因无效者可选用该药，作为二线用药。剂量 1～1.5 mg/(kg·h)，持续静脉滴注，最大剂量 2 mg/(kg·h)，呼吸暂停控制后可适当减量到 0.5～1 mg/(kg·h)。也可先用负荷量

表32-5 咖啡因与氨茶碱的药理作用比较

药理作用	咖啡因	氨茶碱
对中枢和呼吸的刺激作用	+++	++
对心脏的作用	+	+++
对平滑肌的松弛作用	+	+++
对骨骼肌的刺激作用	+++	++
利尿作用	+	+++

表32-6 治疗早产儿呼吸暂停常用药物的药代动力学比较

项　目	咖啡因	氨茶碱	多沙普伦
治疗作用血药浓度(mg/L)	5～25	5～15	1.5～5
出现副作用血药浓度(mg/L)	＞50	＞15	＞3.5
半衰期(h)	100	30	10
负荷剂量(mg/kg)	10	5	5
维持剂量(mg/kg)	2.5，qd	2，q6～8 h	1～2，qh
到达稳态血浓度时间(日)	14	5	
监测血药浓度	不经常	经常	
药物相互作用	无	无	

5 mg/(kg·h)，然后以1 mg/(kg·h)维持。多沙普伦半衰期8～10 h，有效血药浓度还未确定，一般在1.5～5 mg/L，但有报道如血药浓度大于3.5 mg/L，可出现不良反应，主要有兴奋激惹、烦躁、流涎、肝功能损害、高血压等。口服耐受性较差，常出现胃肠道反应、胃潴留、呕吐。

(4) 纳洛酮(naloxon)：纳洛酮是新生儿窒息复苏抢救的常用药物，近年国内有许多报道纳洛酮治疗缺氧所致的呼吸暂停取得较好疗效。新生儿缺氧非常常见，缺氧是呼吸暂停的重要原因，呼吸暂停发生时又导致缺氧。研究显示，脑组织缺氧时β内啡肽显著增高，抑制呼吸，纳洛酮是阿片受体特异性拮抗剂，与阿片受体结合后能有效地阻断内源性阿片样物质(如β内啡肽)等所介导的多种效应，解除呼吸抑制，增加呼吸频率，改善通气。许多临床研究显示，纳洛酮治疗早产儿呼吸暂停比氨茶碱更有优势，分娩时母亲用过麻醉剂者也可用纳络酮治疗。纳洛酮剂量0.2 mg/kg，静脉注射，每日2～3次，呼吸暂停控制后减量。

纳洛酮不良反应比较少见，一般不会导致烦躁、心率增快、尿量增多等，剂量范围比较宽。

4. 原发病治疗　早产儿呼吸暂停除中枢神经和呼吸系统发育未成熟外，常同时存在许多其他病理情况，在生后1～2周内常见的有：缺氧、心肺疾病、感染、低血糖症、低钙血症、低钠血症、酸中毒、中枢神经系统疾病、红细胞增多症、环境温度过高或过低、母亲分娩时用过麻醉镇静剂。2周以后常见的有：胃食管反流、继发感染、颅内出血、早产儿贫血等。对这些疾病和合并症应积极进行相应的治疗。

三、呼吸支持和机械通气

1. 无创呼吸支持 对频发的阻塞性或混合性呼吸暂停，药物治疗后仍然发作者，可用鼻塞持续气道正压呼吸（nCPAP），增加功能残气量和肺容积，减少呼吸暂停的发生。CPAP 压力一般用 4～5 cmH_2O，对超低出生体重儿用 3～4 cmH_2O，FiO_2 21%～30%。经鼻间歇正压通气（NIPPV）也可以治疗早产儿呼吸暂停，NIPPV 是一种简单有效的无创呼吸支持方法，在成人和年长儿比较常用，治疗早产儿呼吸暂停也可减少呼吸暂停次数、减少机械通气的使用。

2. 机械通气 经上述处理后呼吸暂停仍频繁发生者需用气管插管和机械通气，由于呼吸暂停患儿肺部疾病不严重（除肺部疾病所致的呼吸暂停外），要严格控制呼吸机参数，否则容易导致过度通气，严重者导致气漏。初调值可为：FiO_2 21%～30%，PEEP 3～4 cmH_2O，PIP 10～15 cmH_2O，RR 10～20 次/min，吸气时间 0.35 s。然后根据病情变化和血气分析结果调节参数。

总之，对早产儿呼吸暂停应加强监护，药物治疗仍然是主要的，咖啡因比氨茶碱更有优点。在药物治疗的同时，应积极进行非药物治疗，如 CPAP 和 NIPPV，机械通气只是不得已的最后手段。对反复发作的呼吸暂停应积极查找并防治原发病和一些合并症。

（陈　超）

第八节　新生儿支气管肺发育不良

新生儿支气管肺发育不良（bronchopulmonary dysplasia，BPD）为新生儿出生不久需机械通气和高浓度氧治疗后，在生后 28 日仍依赖吸氧，并有肺功能异常。20 世纪 90 年代以来，由于机械通气、肺表面活性物质的普遍应用及早产儿管理技术的提高，早产儿存活率大大提高，BPD 发生率也呈增加趋势，在早产儿呼吸窘迫综合征（RDS）存活者中，BPD 发生率达 20%～30%，目前 BPD 已成为发达国家 NICU 最为棘手的问题之一，近年我国 BPD 发生率也逐渐增多。

一、临床特征

（一）病因

1. 肺发育未成熟 早产和低出生体重是 BPD 最主要的发病因素，BPD 发病率与胎龄、出生体重呈负相关。

2. 严重肺部疾病 BPD 绝大部分发生在新生儿 RDS、肺部感染、反复呼吸暂停、吸入性肺炎等疾病之后，由于这些疾病需要吸氧或机械通气。

3. 机械通气和氧疗 BPD 几乎都发生在机械通气和长时间吸氧的患儿，疗程超过一周就有可能发生 BPD，气道压力越高，吸入氧浓度越高，治疗时间越长，BPD 发生率也越高。

4. 其他因素 输液过多、肺水肿、动脉导管开放、室间隔缺损、维生素 A 和维生素 E 缺乏，可促使 BPD 发生。此外，白种人、男婴、多胎婴儿易发生 BPD。

（二）发病机制

目前认为，BPD 的发病是在肺发育未成熟、肺泡通透性增高的基础上，先发生原发性肺损伤，如 RDS、感染性肺炎、吸入性肺炎，再发生医源性肺损伤，如容量伤、气压伤、高氧损伤，然后发生继发性肺损伤，如氧自由基、炎症介质的作用，最终发生 BPD。整个过程非常复杂，有许多环节尚未清楚。

1. 早产儿肺发育未成熟 许多研究显示，早产儿由于肺发育未成熟，肺泡毛细血管通透性较足月儿高，容易发生渗出，渗出液富含血浆蛋白，称之为“高蛋白性肺水肿”，中性粒细胞也随之渗出。血浆蛋白对肺表面活性物质活性有强烈抑制作用，中性粒细胞可释放大量的蛋白酶和炎症介质，造成肺损伤，这种没有外来因素作用而发生的损伤，有人称之为“宿主自损伤”(host autoinjury)。这是早产儿易发生 BPD 的重要内在因素，如发生感染、机械通气、氧中毒，肺泡渗出更加严重。此外，早产儿肺间质和肺泡分化不全，易发生纤维化，早产儿肺的抗氧化能力、清除氧自由基能力、抗蛋白酶能力均明显不足。

2. 原发性肺损伤 BPD 绝大多数发生在 RDS 之后，过去曾有人认为 RDS 与 BPD 有某种必然联系，但近年有许多报道，BPD 也可发生在肺部感染、吸入性肺炎、呼吸暂停等之后，现认为所有这些疾病都属于原发性肺损伤，加重早产儿肺的渗出，并导致必须进行机械通气和吸氧治疗，是 BPD 发生环节之一，但不是关键性的。

3. 容量伤、气压伤和氧中毒 机械通气时过高的潮气量和气道压可直接损伤气道和肺泡上皮细胞，破坏肺的结构，发生肺泡融合和肺气肿，加重肺泡渗出，而肺发生修复反应时，易向纤维化方向发展。早产儿对氧非常敏感，极易发生氧中毒，对极低出生体重儿，即使吸室内空气也有可能发生氧中毒，因为与宫内低氧环境比较，吸空气氧的浓度仍过高。氧中毒可直接损伤肺泡上皮细胞、毛细血管内皮细胞，使肺泡毛细血管通透性增高，加重肺泡渗出，吸高浓度氧可使肺泡气体交换膜增厚，气体交换变得困难，需要更高浓度的氧，形成恶性循环。此外，氧中毒更重要的后果是引发一系列炎症反应。

4. 炎症损伤 越来越多的研究显示，炎症损伤是发生 BPD 的关键环节，容量伤、气压伤和氧中毒是通过炎症损伤起作用的，最终导致肺纤维化。①肺部炎症细胞浸润：研究发现在 RDS 患儿支气管肺泡灌洗液中炎症细胞增加，恢复期逐渐下降，但在发展为 BPD 的患儿，炎症细胞持续上升，并维持 5 周。炎症细胞以中性粒细胞为主，该细胞可释放大量氧自由基、多种蛋白酶、磷脂酶、脂质炎症介质等，这些物质可直接引起肺损伤，抑制肺表面活性物质功能，加重肺炎症反应。②氧自由基：氧自由基是 BPD 发病过程中关键性的炎症介质，早产儿机体抗氧化能力较差，在氧负荷太高时，氧自由基的产生超过机体的清除能力。氧自由基可产生广泛的损伤，可使生物膜上多价不饱和脂肪酸过氧化，使 50 多种蛋白质结构发生改变，使 DNA 碱基发生异常，使气道上皮细胞、肺泡Ⅰ型及Ⅱ型上皮细胞、间质细胞发生损伤，而这些细胞对损伤的反应是发生分化、增生、纤维化，使早产儿尚处发育过程中的肺异常发育。③脂质、肽类炎症介质：有很多种炎症介质参与 BPD 的发病过程，形成一个复杂的网络系统。在 BPD 的支气管肺泡灌洗液中，补体 5a、白细胞介素-8、白三烯 B_4、血栓素 B_2、血小板活化因子等显著增高，这些炎症介质具有广泛的生物活性,如引起炎症介质的再释放、细胞趋化作用、毛细血管通透性增加、肺血管收缩、刺激成纤维细胞增殖、分泌纤维蛋白,最终形成肺纤维化。

(三) 病理变化

BPD肺病理变化非常广泛,几乎累及各级支气管和肺泡。较大的支气管黏液腺大量增生,广泛的或局灶性的支气管软化。小气道发生广泛的黏膜上皮细胞增生,平滑肌增生,管壁增厚,管腔狭窄。各级支气管可见广泛的炎症反应,炎症细胞浸润、水肿,气道上皮细胞坏死、脱落。间质细胞增生、纤维化。肺泡数量减少,肺泡总面积减少。常发生肺不张和肺气肿。毛细血管内皮细胞增生、通透性增高。

(四) 临床表现

BPD绝大多数发生在早产儿,常因RDS、肺炎、吸入性综合征等疾病需要机械通气和高浓度氧。并发BPD后,虽原发病已改善,但患儿仍需要机械通气和吸氧,并产生依赖,反复发生肺部感染,不易控制,气道分泌物很多,呼吸困难明显,有三凹征,易发生CO_2潴留和低氧血症,肺功能指标明显下降。部分病例并发肺动脉高压和心力衰竭。轻症病例可在3个月脱离呼吸机,以后病情逐渐恢复正常。重症病例常需要机械通气或吸氧数月,甚至数年,病死率较高,存活者生长发育受到影响。

X线检查:1967年放射科医师Northway首次描述BPD时主要根据肺部X线表现,国际上多采用Northway的分期法,将BPD胸片改变分为4个阶段。但近年发现本病的肺部X线演变过程并不按照Northway早年描述的4期经过,最近Weinstein采用记分法将BPD肺部X线改变分为6级(表32-7)。

表32-7 BPD肺部X线表现

Northway分期法		Weinstein分级法	
Ⅰ期	2~3日,为HMD典型改变	1级	轻度的不明确的混浊、模糊
Ⅱ期	4~10日,全肺明显混浊	2级	有明确的线网状模糊影,中内带为主
Ⅲ期	10~20日,进入慢性肺病变期,有小透亮区及密度增高区	3级	更加粗的线网状模糊影,扩展到外带
Ⅳ期	>1个月,广泛的索状透亮区,伴有条状密度增高影	4级	除3级改变外,有非常小的但可看得出的囊状影
		5级	囊状透亮区比4级多,密度增高区与囊状透亮区相等
		6级	囊状透亮区比密度增高区大,肺呈囊泡样改变

(五) 诊断及鉴别诊断

BPD诊断主要依据早产儿有机械通气和吸高浓度氧的病史、临床经过及X线胸片特点。应与以下疾病鉴别:

1. **Wilson-Mikity综合征** 该病也属慢性肺病,X线检查可见两肺蜂窝样囊性变,与BPD相似,但该病出生时常无呼吸困难,常在生后2~3周起病,没有机械通气和吸高浓度氧的病史。

2. **早产儿慢性肺功能不全(CPIP)** 该病常发生在出生体重<1 000 g的早产儿,生后数天无症状,多在第2周后出现呼吸衰竭,X线检查可见肺部分布不均匀的气囊肿。

二、一般治疗

(一) 液体限制

已有证据表明液体过量使 BPD 危险性增加，一些临床数据显示过量补液使 PDA、NEC 和死亡的危险性增加。但是，过分严格的限制补液可导致营养缺乏，从而导致肺泡发育障碍。在 BPD 患儿中，肺水肿是疾病的一个主要组成部分，有证据表明，呋塞米每日或隔天治疗可改善 BPD 患儿的肺机械力学和气体交换。一些研究显示噻嗪类利尿剂单独使用或与螺内酯联合使用同样可改善肺功能。但使用利尿剂要注意高钙尿症和代谢性碱中毒。虽然缺乏利尿剂治疗的长期试验，大多数中心在 BPD 患儿治疗中使用利尿剂。

(二) 防治感染

对长时间机械通气患儿应积极防治感染，严格无菌操作。BPD 患儿常合并感染，反复发生肺部感染又导致撤机困难，形成恶性循环。因此，加强抗感染治疗非常重要，BPD 感染多为耐药菌感染，治疗非常困难。

(三) 吸入一氧化氮

因为吸入一氧化氮(NO)可抑制气道炎症反应，可能对预防 BPD 或对可能进展为 BPD 者有一定效果。处于 BPD 早期的早产儿可能存在内源性 NO 缺乏，而外源性 iNO 通过扩张肺血管和支气管扩张作用，会减少需氧和通气支持。一项关于 iNO 应用的预试验在严重 BPD 早产儿中进行，这些早产儿在生后大于 28 日仍需机械通气，MAP 大于 10 cmH_2O，吸入氧浓度至少 45%，大部分吸入氧浓度大于 75%。他们用 2×10^{-5} iNO 治疗，在 1 h 及 72 h 进行评估。大约 2/3 的患儿在 iNO 开始治疗 1 h 内氧合即有显著提高，72 h 内需氧明显减少。需机械通气的 500～1 250 g 的早产儿应用低剂量 iNO 可提高存活率，并在受孕龄 36 周不发生 BPD。

(四) 其他

1. 维生素 A 维生素 A 是维持呼吸道上皮细胞的必要营养素，它储存在肺泡间隔细胞，后者参与肺泡分隔。动物实验有力证明了维生素 A 必不可少。由于维生素 A 主要在肺发育的第三期积聚，早产儿肝脏维生素 A 储备不足。这些患儿通常不能耐受肠道喂养，而加入胃肠外营养液中的维生素 A 遇光降解及黏附在输液管道上，使大部分维生素 A 不能进入体内，所以他们维生素 A 缺乏的危险相当高。已有许多临床试验在研究补充维生素 A，通常通过肌内注射，是否会降低 BPD。NICHD 新生儿协作网的一项大规模研究证明维生素 A 治疗可显著降低 BPD(11%)。1999 年 Cochrane 数据库发表的一项临床试验的荟萃分析同样显示补充维生素 A 与 36 周时 BPD 下降有关。虽然维生素 A 需肌内注射，但患者耐受性好。维生素 A 价格不贵，而且是目前为止唯一一项经随机临床试验验证的能使受孕龄 36 周时 BPD 或死亡的相对危险降低的干预措施。虽然对于注射引起的潜在皮肤或肌肉并发症有理论上的顾虑，但试验随访中尚无损害的证据。

2. 皮质激素 由于激素能抑制 BPD 的气道炎症，改善病情，但 Banks(2002)的一项荟萃分析回顾了 40 个地塞米松治疗 BPD 的临床试验，并根据时间间隔和治疗周期将结果分层，没有一个使死亡率下降。地塞米松的副作用很明确，包括高血压、高血糖、肾上腺抑制和生长阻滞。另外，有四项大规模试验已显示，早期胃肠穿孔(与 NEC 无关)发生率增加。涉及大数量婴儿的随机试验的随访结果令人担心。应用激素病例，特别是早期和(或)长期应用，与脑瘫和不良神经发育结局的发生率增加有关。

不良神经发育结局使美国儿科协会（AAP）、加拿大儿科协会和欧洲儿科协会建议：①生后激素应用只限于包括神经发育评估的随机对照试验。②只在特别的临床情况下使用。③对于激素潜在的短期和长期危险，要有家长的知情同意书。另外，尽量给最小剂量，维持最短时间。现在，激素治疗仅限于年龄大于 7 日的病情危重儿（FiO_2＞50％及 MAP＞12～14 cmH_2O），最好用短程 3 日冲击治疗，开始剂量小于 0.25 mg/kg。

虽然有人建议其他给药途径，如吸入，及应用其他种类的糖皮质激素，如氢化可的松，目前尚无证据表明吸入激素或使用氢化可的松有临床改善。

三、呼吸支持和机械通气

1. 经鼻持续气道正压通气（nCPAP） BPD 患儿常依赖机械通气和吸氧，但机械通气和暴露较高氧浓度的患儿肺损伤更明显，有证据表明容量伤和肺不张都会直接导致肺损伤和细胞因子的释放，后者可进一步加重损伤。因此，必须尽可能撤离机械通气，改用 nCPAP。

2. 机械通气 严重 BPD 患儿长时间依赖机械通气，而机械通气会加重肺损伤和 BPD 的发展。因此，必须强调新生儿呼吸支持应尽可能采用无创通气，如必须采用机械通气，应使用尽可能低的呼吸机参数，采用“温柔通气”，并尽可能早日撤离呼吸机。

四、预后

由于产前激素、生后肺表面活性物质和适用于新生儿的呼吸机及通气策略的出现，Northway 等描述的经典 BPD 现在极少见。现在大多数 BPD 患儿是那些极低出生体重儿（通常 1 000 g 以下），他们常常因呼吸暂停或呼吸能力差需长期通气支持。由于产前激素和生后肺表面活性物质的应用，这些婴儿常常刚开始需要相对较低的氧浓度，呼吸窘迫的程度相当轻。但他们极易感染，常常在 5～10 日时发展成全身败血症和（或）气管炎、肺炎。许多婴儿在这期间因感染使呼吸状况恶化。虽然高氧和通气支持促成 BPD 的发生，其他因素同样参与其中。

最严重形式的 BPD 患儿死亡率可高达 40％，经治疗出院患儿的死亡率约为 10％。早产儿长期随访评估发现，BPD 是导致不良神经发育结局（包括 IVH 和脑室周围白质软化）的主要原因之一。虽然生后激素的应用与脑瘫和不良结局有明显相关，但目前还不清楚有多少是疾病本身对不良神经发育结局的影响，又有多少是生后激素治疗及营养不良、生长障碍和长期住院的作用。与 BPD 有关的长期发病率应包括气管插管继发的声门上、声门、声门下和气管损伤。全身高血压可见于严重病例。

BPD 仍是儿童慢性肺部疾病最常见的形式。据估计，美国有 10 000～12 000 名 BPD 患儿。此病在疾病本身和长期神经发育结局及家庭和社会的经济支出方面花费大。希望维生素 A 治疗联合新的通气策略，包括更广泛应用 CPAP，及其他干预措施的应用，如 iNO，会使 BPD 的影响在 10 年后有明显下降。

（陈　超）

第九节　新生儿高频通气

高频通气(high frequency ventilation，HFV)的定义是通气频率大于或等于正常频率4倍以上，潮气量小于或等于解剖死腔，气道压力较低的一种特殊通气模式。美国食品与药品管理局(FDA)定义高频通气为通气频率>150次/min的辅助通气。目前，将高频通气分为高频喷射通气、高频振荡通气、高频气流阻断通气、高频正压通气、高频叩击通气和双向高频通气等六种类型，其中前四种通气效果较好，故国内外多采用这四种高频通气方式。高频通气在较低的气道压力下能够维持适当的气体交换，从而减少了在常频呼吸机应用中可能存在的气压伤的危险。临床上主要应用于新生儿重症呼吸衰竭如气漏综合征、持续肺动脉高压、呼吸窘迫综合征、胎粪吸入综合征、先天性膈疝等。

一、高频通气的类型

临床常用的高频通气分为高频喷射通气、高频振荡通气、高频气流阻断通气、高频正压通气等，除了高频正压通气可利用常频呼吸机应用外，其他几种高频通气均需要采用特殊的高频呼吸机才能应用。

(一) 高频喷射通气

高频喷射通气(high-frequency jet ventilation，HFJV)是通过高频电磁阀、气流控制阀、压力调节阀和喷嘴直接将高频率、低潮气量的快速气体通过特别的多腔气管插管喷入患儿气道和肺内。HFJV的通气频率为60～600次/min，其特点是呼气过程是被动的，以Bunnell公司生产的Life pulse高频喷射呼吸机为代表，在欧美国家应用较多。

(二) 高频振荡通气

高频振荡通气(high frequency oscillatory ventilation，HFOV)是一种以高频活塞泵或震荡隔膜片前后移动产生振荡气流，将小量气体(20%～80%解剖死腔量)送入和抽出气道的通气。HFOV能加温湿化气体，吸气和呼气均为主动过程，潮气量很小(小于解剖死腔量)，通气频率很高，范围在600～1 800次/min。由于呼气是主动的，呼气的时间可设置较短而不致于引起气道内气体滞留。HFOV是目前高频通气应用中最有效的类型，因此被广泛地应用于临床。

(三) 高频气流阻断通气

高频气流阻断通气(high-frequency flow interruption ventilation，HFFI)通过间断阻断高流速过程产生一气体脉冲，兼有高频喷射通气和高频振荡通气的某些特点，它应用冲击气流与HFJV相似，不同的是只需要普通气管插管，在高频下有气流中断，或由高压源产生小量气体，无射入管，无夹入气体；HFFI的通气频率在600～1 200次/min，为被动呼气。

(四) 高频正压通气

高频正压通气(high frequency positive pressure ventilation，HFPPV)系用标准的常

规呼吸机改良而成,频率为 60～150 次/min,能减少心脏的副作用。目前大多数新生儿的常规呼吸机均有此功能,但由于频率增加递送的潮气量少,以致肺泡实际通气量减少。

二、高频通气策略

各种类型高频呼吸机的应用有两种通气策略,即高肺容量策略或低肺容量策略。高肺容量策略是指高频通气时的平均气道压(MAP)比常频通气时略高,在肺泡关闭压之上,有利于促进萎陷肺泡的重新张开,即肺泡复张。此时,可保持理想的肺容量,改善通气,减少肺损伤。高肺容量策略强调肺复张和保持最佳肺容量,适用于以弥散性肺不张为主要矛盾的疾病,如新生儿呼吸窘迫综合征(RDS)等。低肺容量策略即最小压力策略,是指先将通气频率置于 600 次/min,预设振幅(ΔP)为 35%～40%,再根据 $PaCO_2$ 调整 ΔP,一旦 ΔP 调定,调节 MAP,使其低于常频通气时的10%～20%,当 FiO_2<60%,血气达到目标值(PaO_2 50～80 mmHg, $PaCO_2$ 35～45 mmHg)水平,可下调 MAP。低肺容量策略的重点在于用最低压力维持正常通气,保持血气在目标值水平。适用于限制性肺部疾病,尤其是气漏综合征和肺发育不良,如肺间质气肿、气胸等。以上两种策略均提倡用于阻塞性肺疾病如胎粪吸入综合征,混合型肺疾病如出生后感染性肺炎,以及新生儿持续肺动脉高压等。

三、高频通气与常频机械通气的比较

机械通气分为常频通气和高频通气,机械通气提供正压呼吸,其目的为改善氧合和保持通气。常频通气与高频通气之间除了在呼吸频率上有明显的区别外,还有以下一些方面的区别。

(一) 氧合的比较

要达到最佳氧的释放,辅助通气应该应用一个策略即达到最大的通气/血流比值而又不损害心排血量或造成肺的损伤。常频通气是通过吸气时应用高的吸气峰压和较大的潮气量保持气体交换,维持通气,呼气时肺部弹性回缩,肺泡萎陷,肺泡内气体交换迅速减少;高频通气应用改善氧合的策略类似于常频通气的方法。高频通气的氧合作用是依赖获得最佳肺容量来维持功能残气量(FRC)。高频通气应用高的呼气末正压而不应用高的吸气峰压以维持通气,因而减少了常频通气中的压力的扩张和收缩周期中的波动。

HFOV 期间通过调节平均气道压改变肺容量以达到最佳的通气/血流比值,而 HFJV 和 HFFI 期间的平均肺容量的改变是通过常频呼吸机上的呼气末正压来调节的。

(二) 通气的比较

常频通气时肺泡每分通气量(MV)与呼吸频率(RR)、潮气量(V_T)和死腔量(V_D)之间的关系为 $MV=RR\times(V_T-V_D)$。若 $V_T \leqslant V_D$,则肺泡无通气。而动物实验证明,高频通气的 $V_T<V_D$,却可获得较好的肺泡通气,气体交换是通过分子的振荡弥散而进行的。但 CO_2 排出的确切机制尚不清楚。高频通气期间,通气频率和呼吸阻抗增加,潮气量至肺泡的量就减少,因而与常频通气相比,气管导管大小、气道阻力和肺顺应性的改变对 $PaCO_2$

的影响较大。

高频通气和常频通气之间另一主要区别是气体运输的分布不同。在常频通气期间气体运输的分布主要受气道阻力和肺单位的顺应性的影响，肺部存在病理改变时，每一个肺单位存在着不同的顺应性和气道阻力，结果低阻力、高顺应性的肺单位的肺泡通气高于那些高气道阻力，低顺应性的肺泡通气，这样一来，正常肺单位通过较大的肺容量变化周期，结果易造成肺损伤。高频通气期间的气体运输的分布似乎更均匀，肺损伤机会相应减少，很少受到潮气量、频率、呼吸系统力学和肺部疾病的均匀程度的影响。

HFJV 和 HFFI 期间潮气量的变化，常常是通过改变高频频率的吸气峰压来调节的。这两种类型的高频通气依赖于胸廓和肺部的被动回缩，帮助排空每一次呼吸释放的潮气量。HFOV 期间，通过依靠活塞或振荡膈膜移动产生的振荡容量释放潮气量。振荡容量的变化可引起测得的振荡压力幅度的变化，压力幅度（吸气峰压-呼气末压）是通过判断和调节潮气量最大程度的变化来作为测量值。HFOV 期间通过一个主动呼气过程促进气体的排空。

（三）一些特殊病理生理问题的比较

评估不同高频通气策略的许多研究，以肺容量进行性减少为特征的 RDS 的动物模型为例。在这类肺疾病的治疗中，在补偿和稳定肺容量方面，高频通气比常频通气的损伤性小。在 RDS 动物模型上，用相对较高的平均气道压（*P*aw）是安全的，因为肺顺应性低，压力向胸膜腔的传导是有限的。对肺顺应性正常和压力传向胸膜腔不受限制的肺疾病，使用较高 *P*aw 可使胸内压增大，静脉回流受限，肺血管压力增加，心排血量减少，还可加重肺泡漏气和肺高压。对有肺高压或肺泡漏气的新生儿，高频通气可在最低峰压和 *P*aw 下取得较好的气体交换。和常规通气相比，高频通气的呼气时间相对较短，因而肺内气体潴留的可能性较大，尤其是在气道阻力增加和肺顺应性正常时，如支气管肺发育不良和哮喘等，高频通气效果不佳。

（四）压力监测问题的比较

常频通气期间（频率小于 60 次/min），通过气管内导管传递至气管并向下传送至气道和肺泡的压力与气管导管近端测得的振幅形式的压力是类似的。高频通气期间，气管导管近端测得的呼吸机压力不能确切反映气管或肺泡的压力。在一个动物实验中健康成年兔应用 HFOV，通过一个 3 mm 的气管导管传送的压力明显减弱。在频率为 15 Hz 时，肺泡压力与气管导管近端测得的压力差小于 10%，压力振幅减弱的程度依赖频率、呼吸系统阻力和气管导管的大小。气管导管近端测得的 *P*aw 比压力振荡测量值更精确，但受呼吸机参数的影响。当高频通气应用吸呼比为 1∶2 时，气管导管近端测得的 *P*aw 略高于肺内测得的 *P*aw（1～3 cmH_2O）。但当应用吸呼比为 1∶1 时，气管导管测得的 *P*aw 低于部分肺内测得的 *P*aw（1～2 cmH_2O）。

HFJV 期间，压力释放是在气管内监测的，这样气管导管内压力传递的减弱作用可避免。然而，呼吸阻抗和呼吸机频率对从气管到肺泡的压力传递作用和以前讨论过的高频振荡通气是相类似的。很重要的是鉴别每个特殊高频通气装置的有限性，以及了解由呼吸机监护系统显示的压力没有确切地反映肺泡压力的变化。

(五) 通气策略的比较

如今,临床上常规通气需要应用呼气末压力以维持呼气末肺容量或 FRC。在 20 世纪 60 年代末至 70 年代初的研究报道,记述了机械通气期间维持肺容量的重要性。一些研究结果表明,不能维持适当的肺容量可导致进行性的肺损伤、降低肺表面活性物质的作用和导致严重的肺不张的发生。最近的多项研究显示,应用呼气末压力可起到保护作用。应用最佳肺容量可降低由大潮气量通气、油酸或肺盐水灌洗等导致的急性肺损伤。

高频通气期间常常出现的肺不张问题和常频通气期间存在的问题一样。高频通气设计为应用很小的潮气量(潮气量小于死腔量),结果,高频通气期间肺扩张保持相对恒定,它的吸气和呼气的潮气周期相对常频通气的潮气周期要小得多,这对于处理俯卧位肺不张是重要的。常频通气时一次大潮气量通气期间出现的肺容量复张在高频通气期间是不常见的,如果高频通气应用一个持续的扩张压等于常频通气的平均气道压,不可能出现肺复张,可能增加肺不张,气体交换将受影响。

总之,高频通气应用时的通气策略是相当重要的,就如在新生儿 RDS 应用常频通气时不能应用 PEEP 为零一样,在高频通气时不应该应用低的持续扩张压。

四、高频通气的气体交换机制

一般来说,小于生理死腔量的通气是不能进行气体交换的。但高频通气的临床应用已经证实小于死腔量的高频通气能够维持血气正常。那么高频通气的机制是什么？其机制正在继续研究中,以下介绍几种可能的气体传送和交换方式。

(一) 对流

对流是常频正压通气时气体交换的主要方式。不难理解,气体并不是充满整个无效腔,再进入肺泡进行交换。因气体经气道进入肺泡的距离长短不一,即使潮气量很小也有气体从短途气道进入肺泡进行气体交换。

(二) 摆动式反复充气(pendeluft)理论

摆动式反复充气又称 Disco 肺。实验结果表明,HFV 时各肺带之间存在压力、阻力和顺应性的显著差异,使先充气的肺泡回缩时气体注入邻近尚未充气的肺泡,从而建立肺内循环气流,使较小的气量达到理论上比它大得多的气量作用。

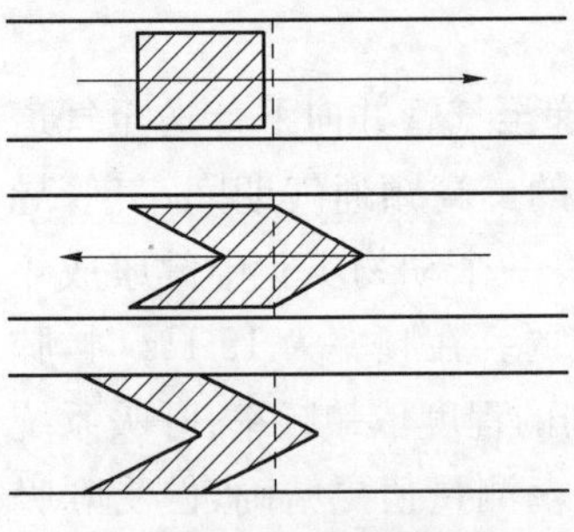

图 32-7 不对称的流速剖面示意图

气团从吸气开始向右移动产生不对称的流速剖面,而在呼气开始时,气体前部伸展,呼气末时已发生中央部气体右移,周边部气体左移

(三) 不对称的流速剖面(asymmetric velocity profiles)

气体在管道,尤其是分叉的管道内运动时,因管壁产生黏性切力(viscous shear),吸气时流速剖面呈抛物线形进入,而呼气时则为平移退出,这就使气道中心的分子比周边的分子移动得快。HFV 时流体质团不断受往返运动的影响,且由于吸气和呼气时在分叉管道内的流速剖面不对称,致使气道内气体产生双向运动,质团发生不同方向的纯位移,即氧在管腔中央部流入,CO_2 在管腔周边部流出,从而形成了质团的纯对流运送(mass transport),见图 32-7。

(四) Taylor 传播(Taylor dispersion)

如图 32-8 所示,气流在气道远端向前流动时,流速剖面呈抛物线形,气道中央的气体比周边流动的要快,随着抛物线向前延伸,吸入的新鲜气体与原存于气道内的气体间的交换界面随之扩大,从而使气体横向扩散增多。此外,HFV 时气体流速大,在传导气道内形成湍流(turbulence)。Taylor 证明,当弥散加上对流时,气体的传播和交换将大大增加。

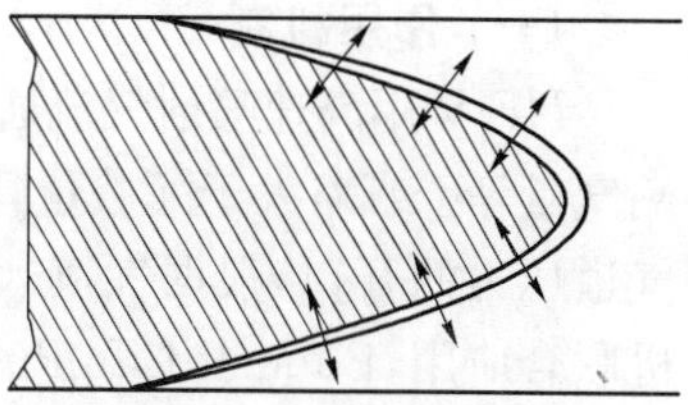

图 32-8 表示 Taylor 传播

吸气流前部呈抛物线形,气体的交换界面扩大,从而发生辐射状的分子扩散(如箭头所示)

(五) 心源性震动

已证明高频通气时心脏具有泵样作用,使远端气腔内的分子弥散增加达 5 倍。

(六) 分子弥散

在肺泡毛细血管膜部,分子弥散是气体交换的主要机制。

五、高频通气对机体生理功能的影响

(一) 对肺力学的影响

高频通气时所用潮气量小,气道内平均压和峰压均较常规正压通气(CMV)时低。但行 HFV-P 时,往往发生隐性 PEEP,这时所测的气道内压,并不能真正反映肺泡内压。为避免发生气体滞留的危险,对肺气漏患者行 HFV-P 时,一般应以低驱动压,吸气时间<40%,频率 100～150 次/min 来进行。

(二) 对黏液纤毛运输的影响

Mc-Evoy 等发现 HFOV 时,肺内气道对放射性同位素示踪胶体的清除显著降低,黏液量增加。但 Pavia 等报道 HFOV 时气管的廓清率无改变,在行高频胸壁震动时黏液纤毛的运输即增加。已有报道提示,CMV 对肺表面活性物质产生不利影响,而 HFOV 时肺表面活性物质不受影响甚至得到储存,但其临床意义尚未确定。

(三) 高频通气引起的呼吸暂停

实验研究证明,高频通气时引起的呼吸暂停并不是化学感受器的调节或因肺容量的改变所致,而是由于高频通气时的特殊气流,刺激气道内物理感受器和引起肺迷走神经传入纤维的激动,导致膈神经活动受抑制,从而抑制呼吸。高频通气时,如将迷走神经切断可恢复膈神经的活动和自主呼吸。

(四) 气压伤

文献报道 CMV 时气压伤发生率为 0.5%～20%,发生率与气道峰压高和高水平 PEEP 密切相关。而高频通气时,气道峰压较低,也可降低某些患者 CMV 时所需的 PEEP,故气压伤发生较少。

(五) 对血液动力学的影响

早期研究认为高频通气对血液动力学影响很小,然而,以后的大多数报道认为高频通气对心血管的抑制作用与 CMV 时相似。因为高频通气时气道峰压虽较低,但平均气道压、肺泡内压并不比 CMV 时低。

六、高频喷射通气

(一) 作用机制

HFJV 用高速喷射气流通过特别的多腔气管插管进入气道，频率范围 60～600 次/min，潮气量等于或略大于死腔量，吸气为主动，呼气为被动。所用的多腔气管插管远端有测量气道压力的开口，根据气道远端测到的压力，反馈控制吸气峰压。HFJV 必须与常规呼吸机联合应用，Bunnell Life Pulse 呼吸机有 HFJV 装置(图 32－9)，其呼气末正压是由和气管导管连接的常规呼吸机提供和调节的。其他监测的参数如 *P*aw、I∶E 和压力幅度都不能直接调节，要通过常规呼吸机上的参数来调节。

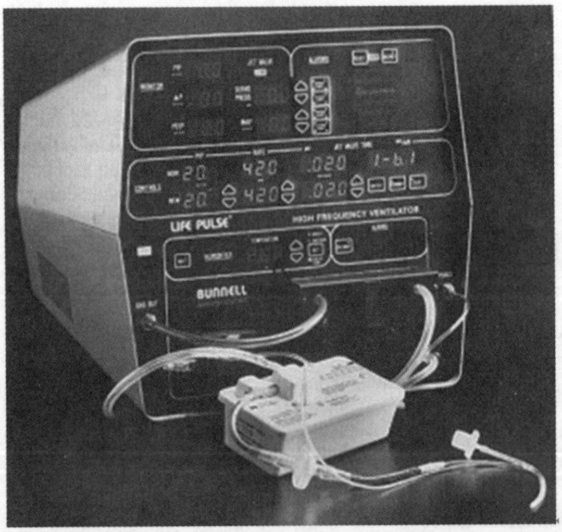

图 32－9　Bunnell 公司生产的 Life Pulse 高频喷射呼吸机

(二) 适应证

1. 新生儿呼吸窘迫综合征(RDS)　有研究报道，对 RDS 并发急性呼吸衰竭使用常频通气治疗无效或并发肺气漏，而最终达到应用 ECMO 指征的患儿给予 HFJV 治疗，获得了很好的反应，表现为这些患儿的氧合指数迅速降低，存活率达 82%。因而减少了 ECMO 的应用，同时降低了由常规机械通气所引起的肺损伤。但治疗成功率和患儿的生存率与其他类型的高频通气相似。

2. 气漏综合征　有文献报道，应用多中心随机临床对照研究对常频通气和 HFJV 治疗肺间质气肿的疗效进行比较，结果显示 HFJV 治疗肺间质气肿的疗效优于常频通气(61%和 37%，$P<0.01$)。另外，HFJV 应用了较低的吸气峰压和较低的 *P*aw 改善了气体交换和更快地解决肺间质气肿。同样通过正交设计比较存活率，发现与常频通气比较，HFJV 有比较好的存活率(65%和 47%，$P<0.05$)。HFJV 已经常见地被用来治疗气漏综合征，因此常规应用 HFJV 的策略强调 HFJV 能在一个相对低的气道压力下提供极好的通气和获得适当的氧合。

3. 重症呼吸衰竭并发新生儿持续肺动脉高压(PPHN)　有文献报道因各种病因导致的新生儿严重呼吸衰竭常常合并 PPHN，临床上应用常频通气治疗后无效或疗效甚微，对这些患儿在应用常规通气治疗失败的改用 HFJV 治疗后可获得疗效，HFJV 可维持氧合

的稳定和增加 CO_2 的排除。但没有改善存活率或短期的发病率。

(三) 临床应用

1. 操作程序及预调通气参数

(1) 用特制多腔气管导管重新插管。

(2) HFJV 参数预调：通气频率(RR)为 420～600 次/min，吸气峰压(PIP)调至较应用常规机械通气时低 2～3 cmH_2O。

(3) 常规机械通气参数预调：通气频率降至 5～10 次/min，呼气末正压(PEEP)调在 3～5 cmH_2O，PIP 调至低于 HFJV 的 PIP。

2. 参数调节

(1) CO_2 的排除：高频通气对肺泡通气的影响是潮气量的作用大于频率的作用。若 $PaCO_2$ 过高，应调节平台压(PIP 减 PEEP)以排除 CO_2，在整个治疗过程中，一般不需改变 RR。

(2) 氧合：若氧合不足或 FiO_2 已用至 100%，提高平均气道压(Paw)可改善氧合。提高 Paw 的方法有：增加 HFJV 的 PIP、增高 PEEP，以及增加常规机械通气的 RR 或 PIP 等。

3. 撤离

(1) 首先降低 PIP，当 $PaCO_2$<35～45 mmHg 时，每次降低 PIP 1～2 cmH_2O。

(2) 降低 FiO_2，当 PaO_2>60～80 mmHg，可逐渐降低 FiO_2。

(3) HFJV 的 RR 不变。

(4) 撤离过程中应有临床和 X 线胸片的监护，早期发现问题，及时处理肺不张或肺过度扩张。

(5) 若治疗肺气漏患儿，需持续应用 HFJV 直至肺气漏改善 24～48 h。气漏改善的临床表现为 PIP 和 FiO_2 明显下降。

(6) 常规机械通气应用无效改用 HFJV 后，若应用 HFJV 6～24 h 病情无改善，应再重复应用常规机械通气治疗。

(四) 并发症

1. 空气陷闭　空气陷闭造成内源性 PEEP 是高频通气常见的并发症，它使肺过度扩张并影响静脉回流和降低心排血量。临床上需有严密的监护措施，如动态进行 X 线胸片监测和血气分析，及时阻断空气闭陷的原因，降低气道压力，往往可以改善症状。

2. 气道阻塞　HFJV 的特别气管插管较硬，其斜面可能紧贴气管壁而造成阻塞，临床上表现为胸壁运动减弱，并出现气道高压报警。调整插管位置，使斜面面对气管前壁可获改善。痰液或黏液栓亦可引起气道阻塞，应充分湿化并及时吸引。

3. 坏死性气管支气管炎　应用气管插管作常频通气和高频通气均可致气管损伤。早期研究指出，用 HFJV 后坏死性气管支气管炎的发生率高。但近年报道其发生与通气湿化不恰当、Paw 过高、感染或气管黏膜缺血有关，但与机械通气类型关系不大。最近研究表明，高频通气和常频通气在此并发症发生概率上无明显差异。坏死性气管支气管炎的临床表现为：①气道分泌物增加。②气道阻塞(包括空气陷闭)。③急性呼吸性酸中毒。症状、体征可突然发生，早期识别、及时吸引排除阻塞，必要时用支气管镜取出黏液栓，可挽救生命。

4. 颅内出血　应用高频通气初期可引起动脉血中 pH 和 $PaCO_2$ 的迅速改变，这些改变可影响脑血流，引起脑缺血。在与常频通气进行比较中发现，高频通气组脑室周围白质软化(PVL)明显增加，平均 $PaCO_2$ 浓度低于常频通气组，而低碳酸血症可引起脑血流降低，造成脑缺氧。另有研究报道，在疾病早期应用 HFJV 并采用最佳肺容量策略可改善氧合，降低低碳酸血症的发生，因而降低了严重颅内出血或严重 PVL 的发生率。

5. **支气管肺发育不良(BPD)** 有学者通过进行荟萃分析研究 RDS 早产儿应用高频通气的预后，尽管高频通气没有提高患儿的生存率，但它确实降低了纠正胎龄在 36 孕周以上早产儿发生慢性肺疾病的危险，可降低 BPD 的发生率。最近一个多中心临床研究表明，与使用常频通气相比，早期使用高频通气和肺表面活性物质的患者发生慢性肺部疾病的概率及死亡率均比常频通气患儿下降近 50%左右。

(五) 存在问题

HFJV 通气模式没有单独的呼吸机使用，常常和常频呼吸机连用，并且 HFJV 装置不能直接调节呼气末正压等重要参数。临床上不作为常规应用。

七、高频振荡通气

(一) 作用机制

HFOV 频率为 300～3 000 次/min，吸气和呼气均为主动过程，通气潮气量大约相当于患者的死腔量(20%～80%解剖死腔量)，气体潴留现象少，使用普通气管插管即可，不需要和常规机械通气联合应用，是当今使用最多的类型。多种技术可以产生高频振荡通气，目前主要有以下三种类型：

1. **活塞型振荡** 通过活塞泵的来回移动进行通气，且活塞泵的位移量决定了通气量的大小。由于采用活塞泵，该通气量可以相当稳定，此外，回路中的新鲜气流由一偏置供气管提供。主要的呼吸机有 Huming Bird V 呼吸机，Dufour OHF1 高频呼吸机等。

2. **动圈式振荡** 通过扬声器隔膜的振动，产生的通气量可以更大，应用范围更广。同样和活塞型高频呼吸机一样，回路中的新鲜气体由一偏置供气管提供。但和其他呼吸机不同的是，该类型呼吸机不能同时拥有常频通气功能。主要的呼吸机有 Sensor Medics 3100 A(图 32-10)。

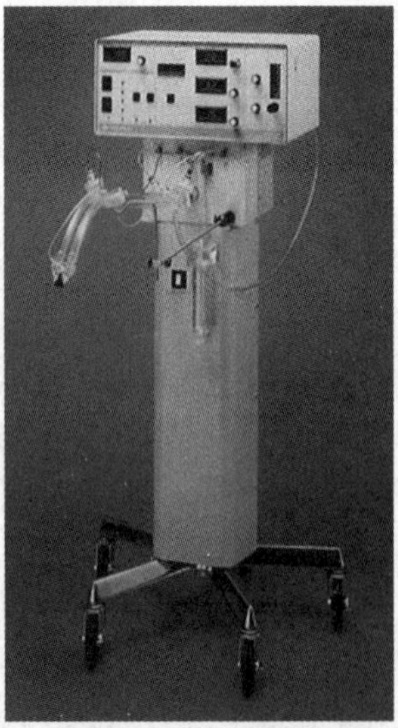

图 32-10 Sensor Medics 3100A 高频振荡呼吸机

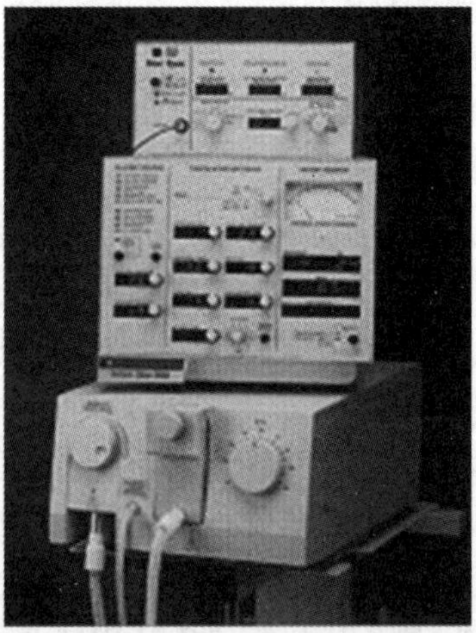

图 32-11 Infant Star 950 型婴儿呼吸机

3. **类似高频气流阻断法** 呼吸机在患者回路中提供持续气流，并通过呼气阀的快速开启和关闭来产生振荡波形，或通过一组阀门来阻断吸气气流而产生高频振荡。而主动呼气则通过呼气阀中的 VENTURI 装置来实现。主要的呼吸机有 Infant Star 系列呼吸机(图 32-11)，Babylog 8000 呼吸机等。

(二) 适应证

(1) 应用常频通气治疗中效果欠佳或无效的患者，或出现并发症，表现为用高浓度氧气、高通气方式治疗后仍不能维持适当的氧分压。如重症呼吸衰竭并发持续肺动脉高压，因肺血管阻力增加，导致右向左分流，临床上持续存在低氧血症。

(2) 常频通气应用中，已产生气压伤或极易产生气压伤的患者，如肺间质气肿等。肺气漏已经作为常规的高频振荡通气的应用范围之一。

(3) 一些肺顺应性严重降低的疾病患者需用机械通气，可以直接使用高频通气，如新生儿 RDS。

(4) 新生儿重症呼吸衰竭达到 ECMO 应用指征者，在应用 ECMO 之前可试用 HFOV，据报道有近 50%的患儿最终可避免应用 ECMO 治疗。但这 50%成功的患者中，以 RDS 为病因的患儿占 80%左右。

(三) 主要参数及其调节

1. **主要参数**

(1) 平均气道压(MAP)：主要决定肺容积，是影响 HFOV 氧合功能的主要参数。一般情况下首先根据患儿疾病性质、严重程度和胎龄选择合理的吸入氧浓度(FiO_2)，根据监测的氧饱和度(SaO_2)从 5 cmH_2O 逐步上调 MAP，直到氧饱和度满意为止(95%～96%)，最后根据胸片肺膨胀情况和动脉氧分压(PaO_2 60～90 mmHg)确定 MAP 值；或者将 MAP 的初始设置较常规机械通气(CMV)时高 2～3 cmH_2O 或与 CMV 时相等，以后每次增加 1～2 cmH_2O，直到 $SaO_2>90\%$，$FiO_2\leqslant 60\%$。一般 MAP 最大值 30 cmH_2O。增加 MAP 要谨慎，避免肺过度通气。

(2) 频率(RR)：HFOV 和 CMV 不同，降低频率，可使潮气量(V_T)增加，从而降低 $PaCO_2$。但通常情况下 HFOV 不根据 $PaCO_2$ 调整频率。一般用 600～900 次/min，体重越低选用频率越高。在 HFOV 治疗过程中，一般不需改变频率。若需调整，以 60～120 次/min 幅度进行增减。

(3) 吸气时间百分比：不同品牌的呼吸机吸气时间百分比不同。Humming Ⅴ型和 SLE 5000 型固定为 0.5；Sensor Medics 3100A 提供的吸气时间比为 30%～50%，在 33%效果最好；Drager Baby Log 8000 的吸气时间百分比由仪器根据频率的大小控制。

(4) 振荡压力幅度(振幅，ΔP)：振幅是决定潮气量大小的主要因素，为吸气峰压与呼气末峰压之差值。它是靠改变功率(用于驱动活塞来回运动的能量)来变化的，其可调范围为 0～100%。临床上最初调节时以看到和触到患儿胸廓振动为度，或摄 X 线胸片示膈面位置位于第 8～9 后肋为宜，以后根据 $PaCO_2$ 监测调节，$PaCO_2$ 的目标值为 35～45 mmHg，并达到理想的气道压和潮气量。振幅的选择不宜过高，一般小于 40%。选择振幅还要考虑不同品牌机器的特点。如果选择的振幅已足够大，$PaCO_2$ 仍很高，最好的办法是监测潮气量究竟有多大，看是否存在痰堵、呼吸机不能有效振荡。

(5) 偏置气流(bias flow)：一般设置 6 L/min，对于一些严重气漏患者曾将偏置气流调节到最大，达 60 L/min。

(6) 吸入氧浓度(FiO_2)：初始设置为 100%，之后应快速下调，维持 $SaO_2 \geq 90\%$ 即可；也可维持 CMV 时的 FiO_2 不变，根据氧合情况再进行增减。当 $FiO_2 > 60\%$ 仍氧合不佳则可每 30～60 min 增加 MAP 3～5 cmH_2O。治疗严重低氧血症($SaO_2 < 80\%$)时由于 FiO_2 已调至 100%，故只有通过增加 MAP 以改善氧合。轻至中度低氧血症时从肺保护角度出发，应遵循先上调 FiO_2 后增加 MAP 的原则。

2. 参数调节 HFOV 开始 15～20 min 后检查血气，并根据 PaO_2、$PaCO_2$ 和 pH 值对振幅及频率等进行调节。若需提高 PaO_2，可上调 FiO_2 10%～20%；增加振幅 5～10 cmH_2O；增加吸气时间百分比 5%～10%；或增加偏置气流 1～2 L/min(按先后顺序，每次调整 1～2 个参数)。若需降低 $PaCO_2$，可增加振幅 5～10 cmH_2O；降低 MAP 2～3 cmH_2O；或降低吸气时间百分比 5%～10%。治疗持续性高碳酸血症时，可将振幅调至最高及频率调至最低。患儿生命体征稳定，面色红润；经皮血氧饱和度>0.90；血气分析示 pH 7.35～7.45，$PaO_2 > 60$ mmHg；X 线胸片示肺通气状况明显改善；此条件下可逐渐下调呼吸机参数。当 MAP≤15 cmH_2O 时，先降 FiO_2 至60%，再降 MAP；当 MAP>15 cmH_2O 时先降 MAP 再调 FiO_2。参数下调至 $FiO_2 \leq 40\%$，MAP≤8～10 cmH_2O 时可切换到 CMV 或考虑撤机。

(四) 临床应用

1. 应用范围

(1) 弥散性均匀性肺部疾病的高频通气治疗：新生儿 RDS、弥散性肺炎及双侧性肺发育不良均属于弥散性均匀性肺部疾病。早期一项重要的多中心研究显示，在对应用 HFOV 和常频通气治疗早产儿 RDS 的对照研究中，HFOV 组与常频通气组患儿并发支气管肺发育不良的发生率相似，HFOV 组患儿有更严重的脑室出血及 PVL。如今普遍认为没有采用肺复张策略和缺乏经验是试验失败的主要原因。随后的研究强调早期使用 HFOV 和采用高容量策略，这样，不仅保证了 HFOV 治疗 RDS 的成功，而且慢性肺部疾病发生率明显低于常频通气组。肺泡表面活性物质的应用极大地改善了 RDS 的预后，无论是非随机对照研究还是前瞻性随机对照研究，均显示 RDS 早产儿生后短期内(3 日内)接受肺表面活性物质再接受 HFOV 治疗，不仅氧合改善快，保持高水平时间长，还能有效预防气漏、慢性肺部疾病和颅内出血等。

对于弥散性均匀性肺部疾病的治疗，其首要目标是设法改善其氧合和通气，增加肺容量，并且尽最大可能减少气压伤。这类患者开始使用高频通气时，先将 Paw 值调至切换到高频通气模式前常频通气模式的平均气道压之上 2～5 cmH_2O，之后若需要，再逐步提升 *Paw*(每 10 min 增加 1～2 cmH_2O)，直到患者的氧合得到改善，表现为 PaO_2 增加 20～30 mmHg，注意不要让患者的肺过度膨胀。相反地，若发现患者产生右心衰竭症状，则减少 Paw 值。在高频通气治疗后期，在调低 Paw 之前，先将 FiO_2 值调低至 30%～50%，之后再降低 Paw 值及其他参数，继续撤机过程。而高频通气的频率和振荡幅度的调整则取决于对 $PaCO_2$ 清除的要求。

(2) 非均匀性肺部疾病的高频通气治疗：局限性肺炎、肺出血、胎粪吸入综合征、单侧肺发育不良及支气管肺发育不良属于非均匀性肺部疾病。这类疾病的治疗目标是用尽可能低的 Paw 对患者进行高频通气来改善患者的氧合和通气状况。由于这类患者肺部肺顺应性、气道阻力分布的不均匀性，相对顺应性好的肺部区域存在过度膨胀的倾向。对胎粪吸入综合征的患者，由于其气道中存在胎粪，高频通气使用不当可使患者肺泡内气体陷闭并产生气胸。这类患者开始进行高频通气时，其 *P*aw 值可与先前使用的通气模式中 *P*aw 值相当，甚至略低。振荡频率也必须较低，之后若有必要可缓慢增加 *P*aw 值以使患者氧分压略微增加，然后可保持 *P*aw 值不变。一般而言，高频通气后患者的状况会有所改善，若患者病情没有好转，则中止高频通气返回常频通气。

(3) 气漏患者的高频通气治疗：肺间质气肿特别是大泡性肺气肿、气胸都属于气漏患者。治疗目的是采用尽量低的 *P*aw 值和高频通气来改善患者的氧合和通气状况。这类患者采用高频通气治疗时，必须接受和允许其有较低的 PaO_2 和较高的 $PaCO_2$，不要同时使用常频通气模式以免增加气压伤发生的概率。患者体位应转向气漏侧，*P*aw 尽量低，若有可能使之低于先前使用常频通气模式时的平均气道压，并采用较低的高频通气频率，如 7 Hz 左右。调低通气参数时，在降低 FiO_2 前先调低通气压力。

(4) 肺不张患者的高频通气治疗：在常频通气时尤其是患者有肺炎、胎粪吸入或支气管肺发育不良时，可并发顽固性肺不张。根据文献报道此时采用间隙性的高频通气可以缓解这种肺不张。大约 1 日 6 次，在吸痰前使用高频通气 15～30 min，此时常频通气可连用，且 PEEP 应略微提高，常频通气的频率不应超过 20 次/min(保证有足够的时间进行高频振荡)，吸痰后可将高频关闭。之所以这种方法可以治疗肺不张是因为基于高频的振荡效应通过较高的 *P*aw 值加强肺充气以及加速分泌物等清除所致。

(5) PPHN 的高频通气治疗：目前有许多文献报道高频通气成功治疗 PPHN，HFOV 取代有创昂贵的 ECMO 治疗 PPHN。在一前瞻性随机对照试验中证明符合 ECMO 标准的患儿 48%可成功地转入 HFOV 治疗，而成功转入常频通气者仅有 28%。PPHN 患儿高频通气治疗的目标是改善通气/血流比值，纠正患儿的低氧血症和高碳酸血症，减少患儿发生气压伤。

高频通气持续应用高 *P*aw 可以很好地打开肺泡并降低肺血管阻力，改善通气/血流比值，减少肺内右向左分流。患者氧合的改善，二氧化碳的更多清除进一步反作用于肺动脉血管的收缩，使之舒张而降低肺动脉高压。高频通气治疗 PPHN 的通气策略需综合考虑患者的肺和心血管状况。在开始高频通气前必须首先排除患者没有低容量血症和因此产生的低血压。如存在首先预以纠正再进行高频通气，开始高频通气时，可维持高频通气的 *P*aw 与先前常频通气时相同，然后可通过调节 *P*aw(PEEP，PIP，常频通气的频率)来改善患者的氧合和通气状况。但是这类患者若发生过度通气或肺容量降低则会影响肺血管阻力和肺血流，从而使心排血量降低，使患者病情恶化。因此这类患者高频通气时最好能严密监测其中心静脉压和定期 X 线胸片检查。若患者有气漏存在，*P*aw 保持尽可能低的水平。在撤机过程中需逐步调低 *P*aw 值。同样在调低 FiO_2 前先降低 *P*aw 值。

2. 参数预调和调节

(1) 首先脱离常规呼吸机。

(2) RR 范围在 600～900 次/min，用于 RDS 的早产儿；如有气道阻力增高或较大的婴儿用 300～600 次/min。

(3) *P*aw 较原有的常规通气的平均气道压高 2～5 cmH_2O，但在调节时不要立刻调节到预定的值，因为快速的调节 *P*aw 可影响循环系统功能，造成心排血量的突然降低，临床上患儿会突然出现病情的恶化，应逐步调高 Paw 至预定的值，同时观察患儿的血压变化。若在用 HFOV 之前就已发生肺扩张或气漏者，需用较低的 Paw。

（4）振幅以驱动力调节，调至可见到胸廓振动为度。

（5）维持氧合，如 PaO_2 低，增加 Paw。

（6）保持通气，$PaCO_2$ 高伴氧合差，Paw 可能过高或过低，引起肺过度扩张或肺萎陷，可用 X 线胸片鉴别，作出相应的处理。若 $PaCO_2$ 高而氧合正常，应增加驱动力。

3. 撤离

（1）PaO_2 正常，肺无过度扩张，先降低 FiO_2，至 $FiO_2 \leqslant 40\%$，开始撤离 Paw。

（2）Paw 随病情好转逐步降低，若下降过快可引起肺广泛不张。

（3）$PaCO_2$ 正常，逐步降低振幅。

（4）撤离过程中，RR 不变。但若肺过度扩张，降低 Paw 无效时，可降低 RR。

（5）HFOV 各项指标已降至低水平时，可改为常规通气，然后撤离，或可由 HFOV 直接拔管。

（五）并发症

1. 激惹现象 常发现患儿在刚开始使用 HFOV 时易受刺激，这时建议适当应用镇静剂。随着高碳酸血症的缓解，他们会逐步适应变得安静。

2. 血流动力学 高频通气由于应用高的 PEEP 将影响心脏的回心血流，降低心排血量同时增加肺血管阻力，应用高频通气后通常可观察到患者心率的略微降低。因此在用高频通气前先纠正血容量问题和心肌功能问题，可有助于减少高频通气有关问题的发生。

3. 颅内出血 高频通气是否会增加脑室内(IVH)出血的机会，早期争论较多。在 20 世纪 80 年代后期一个 HIFI 组应用一个大的随机化资料首先报道与常频通气治疗相比较，应用高频通气增加了 IVH 和 PVL 的危险性。但同时也有小的资料报道应用高频通气后没有增加 IVH 的发生率。当时由于存在着争论，故对高频通气的应用受到限制。接着有作者报道了综合 9 个前瞻性临床对照研究资料(共有病例 1 449 例)，针对高频通气和常频通气引起 IVH 问题进行了荟萃分析，在此 9 项研究中 IVH 和 PVL 发生率分别为 14%～47%和 5%～16%，分析显示应用高频通气增加了 PVL 的危险性，而未增加 IVH 或严重 IVH(>3 级)的危险。若分析时去除病例数庞大的 HIFI 研究组(673 例)，以减少其对总体结果的影响，则高频通气并未增加 IVH 和 PVL 的发生。HIFI 作者指出引起 IVH 的机制是由于高频通气期间应用几乎恒定的 MAP 所致。这一恒定的 MAP 限制静脉的回流，增加中心静脉压，引起颅内静脉充血。

另外有报道应用高频通气后出现 IVH 概率较高和使用高频通气时的患者病情较重有一定关系，同时有作者指出那些应用高频通气治疗后造成 IVH 增加的另一个原因是应用高频通气时没有应用高的肺容量策略，因而引起 IVH 的增多。而那些应用高频通气后没有增加 IVH 的发生率的报道中都应用了高肺容量策略。最近较多的研究报道不支持应用高频通气后增加神经系统的发病率，而 IVH 发生的机会与常频通气相比较没有明显的增加，且没有观察到颅内压力的升高。

总之，鉴于到目前为止，各种报道中的对 IVH 发生的危险性的问题意见仍不一致，患者的资料数目不一，争论仍较多，因此，目前高频振荡通气作为一种救治的方法应用于临床，不推荐作为常规的应用。

4. **肺过度膨胀**　在阻塞性肺部疾病中(如胎粪吸入综合征),肺过度膨胀是高频通气的主要并发症及高频通气失败的原因。尤其在高频通气频率设置过高,吸呼比不合适时,大量的空气潴留会发生,从而导致气胸,所以有研究认为气胸是高频通气的并发症之一。但另外一些研究认为高频通气可减少气压伤和气胸的发生。

5. **支气管肺发育不良(BPD)**　高频通气产生BPD和其他一些慢性肺部疾病并发症的相关研究表现出矛盾的研究结果。有些研究特别是动物实验表明高频通气具有预防慢性肺部疾病产生的效果,而另外一些研究则提示高频通气和常规通气相比,在治疗RDS患者时没有显示出有预防慢性肺部疾病的优越性。目前有许多严厉的批评针对这些研究设计上的缺陷、方法上的不连贯。最近Provo多医疗中心的研究表明,使用肺表面活性物质患者早期使用高频通气与对照组同类患者使用常频通气相比,前者发生慢性肺疾病的概率及死亡率均比后者下降50%。

(六) 存在问题

空气陷闭是应用HFOV后存在的潜在危险。临床上需密切观察和X线胸片检查,监测和判断肺的扩张程度和气体交换状况。

八、高频气流阻断通气

(一) 作用机制

HFFI应用冲击气流与HFJV相近,但只需要用普通气管插管。HFFI兼有HFJV和HFOV的某些特点,其频率与HFOV相近,但呼气是被动的。机器以Infant Star呼吸机为代表,以每次持续时间为18 ms(固定)的冲击气流,急速喷出的气流产生回弹的负压,近似于HFOV的主动呼气。主要的呼吸机除Infant Star呼吸机外,还有Babylog 8000呼吸机等。

(二) 适应证

1. **重症呼吸衰竭**　重症呼吸衰竭应用常规通气后仍不能维持适当的氧合和通气时,并且常常并发一些严重的并发症。改用HFFI治疗可获得一定的疗效。

2. **肺气漏**　包括肺间质气肿(PIE)、气胸和纵隔气肿是目前作为常规地应用高频通气的指征之一。

3. **胎粪吸入综合征合并PPHN**　有报道重症胎粪吸入综合征患儿,由于持续存在低氧血症,出现肺血管痉挛,肺血管阻力增加,由于肺动脉压力的增高,最终出现右向左分流而发生临床情况恶化。高频通气对于这些患儿的治疗亦可获得一定的疗效。

(三) 临床应用

1. **参数预调及调节**

(1) 常频通气的设置:记录常频通气时的平均气道压。常频通气的频率(RR)为5~10次/min,相当于高频通气过程中间断地扩张肺,可防止肺不张。PIP和PEEP按原先常频通气时的参数不变。

(2) HFFI的设置:RR为600~900次/min,治疗过程中一般不需改变。Paw:用常频通气中的参数PEEP调节,调节至常频通气时平均气道压水平。振幅:RR和Paw设置后,调节振幅,直至见到胸廓振动为度。在上述参数预调之后,立即作血气分析及胸片,根据结果,调节参数。在治疗过程中,初期需要每6 h拍胸片1次,观察肺容量的变化。

2. **参数调节**

(1) 氧合：若 PaO_2 低于正常，调高 *Paw*，方法是以 PEEP 调节 *Paw*，使达到适当的肺容量，逐步最近 PEEP，直至氧合改善。亦可增加 RR，但对改变 PaO_2 效果不佳；一般应将 FiO_2 维持于≤60%为宜。

(2) 通气：若通气不足，$PaCO_2$ 升高。$PaCO_2$ 升高伴氧合差，表示肺容量低，应查胸片，往往可见到肺不张，应提高 PEEP。$PaCO_2$ 高伴氧合正常：加大振幅至 $PaCO_2$ 恢复正常。$PaCO_2$ 过高亦可见于有空气陷闭存在，胸片可见肺过度充气，应降低 PEEP。

3. **撤离**

(1) 应用 HFFI，氧合和通气获得改善后即应开始撤离。

(2) PaO_2 正常、胸片无过度扩张：逐步降低 FiO_2。若胸片示过度扩张则降低 PEEP。

(3) FiO_2 降至 60%，开始将 PEEP。

(4) 若 $PaCO_2$ 正常，减小振幅。

(5) 当振幅降至低水平时，常频通气的 RR 可能需要增加。

(6) 撤离中 RR 不需改变。

(四) 并发症

1. **空气陷闭** 同 HFOV 和 HFJV 的并发症。是高频气流阻断通气中常见的并发症之一，因此临床在应用 HFFI 时常常通过 X 线动态观察肺扩张程度，以防止肺过度扩张的发生。但同时也要防止肺不张的发生。

2. **颅内出血** 同高频振荡通气。最近的研究报道应用 HFFI 同时采用高的肺容量策略手段治疗，显示有较明显的肺部病变的改善，并且没有增加任何颅内病变的发生率。但由于对高频通气治疗后并发颅内出血的发生率目前仍有较多的争论，因此临床上主张对高频通气不作为一种常规的治疗手段。只是对常规通气治疗无效的患者采用高频通气治疗。

3. **肺过度膨胀** HFFI 治疗过程中产生的肺过度膨胀同 HFOV 并发症，主要见于阻塞性肺疾病，如胎粪吸入性肺炎的早期，同时肺过度膨胀也是高频通气治疗失败的原因之一。因为严重肺过度扩张临床可引起肺气漏，轻度肺气漏表现肺间质气肿，而重度肺气漏则出现气胸，危及生命。在 HFFI 治疗过程中，应不断地进行 X 线动态随访观察，注意在 X 线胸片中保持肺部扩张在第 8 至第 9 肋之间，及时调整 *Paw* 值。

4. **支气管肺发育不良** 同 HFOV 并发症。最近的报道显示应用高频通气后，至纠正胎龄 36 孕周后 BPD 的发生率明显低于应用常规通气的患儿。

(五) 存在问题

HFFI 通气没有单独的呼吸机应用，由于 HFFI 的呼气是被动的，单用 HFFI 方式容易发生肺不张。因此需和常频通气方式联合应用，常频通气的频率一般在 5～10 次/min，应用较少的常频通气的频率可减少肺不张的发生。

九、高频通气治疗的应用进展

高频通气的应用极大地改善了许多常频通气应用中带来的一系列并发症，减少肺损伤的发生率。随着医学的发展，近几年来应用高频通气与其他一些呼吸支持方式的联合应用取得了协同的作用，进一步减少了肺损伤的发生率，从而改善临床预后，并降低了体外膜肺的应用。

(一) 高频通气与吸入一氧化氮的联合应用

一氧化氮(NO)被认为是一种内皮细胞舒血管因子(EDRF),吸入NO选择性和潜在性地作用于肺血管,引起血管扩张,外源性NO弥散至血管平滑肌内,增加了鸟苷单磷酸盐的水平,引起血管平滑肌松弛,导致血管扩张。在血液里,NO被血红蛋白结合、限制、氧化而迅速失活。吸入一氧化氮(iNO)治疗肺动脉高压征和急性呼吸衰竭是近几年新发展的急救医疗技术。经气道连续吸入的NO气体分子选择性地作用于肺内阻力性小血管,使血管平滑肌松弛,降低肺血管阻力和肺动脉高压,提高肺血流量,改善肺通气-灌流的比例,提高血氧浓度,改善分流,恢复正常的心肺功能。高频通气联合应用吸入一氧化氮气体的优势在于高频通气时可增加肺泡扩张。高频通气通过其肺复张策略可使肺泡重新扩张,并保持较高的平均气道压,以阻止肺泡萎陷,使肺内气体分布均匀。另外,高频通气还有利于NO弥散,有利于NO对肺部血管产生作用。有文献报道应用高频通气联合吸入一氧化氮治疗实验性胎粪吸入,并与常频通气联合吸入一氧化氮,以及单独应用常频通气或高频通气治疗相比较,发现高频通气联合应用吸入一氧化氮治疗实验性胎粪吸入,在改善氧合和肺动态顺应性方面与其他三组比较取得适当的疗效。

(二) 高频通气与肺表面活性物质(PS)的联合应用

PS主要由磷脂和蛋白质组成,它在肺泡Ⅱ型细胞内分泌、合成和代谢。PS的主要作用为降低肺泡表面张力,防止肺萎陷,在维持正常肺功能中起着重要作用。动物实验报道早产兔肺应用外源性表面活性物质后用高频通气在一个相当低的*P*aw(6~8 cmH_2O),这些动物显示较好的肺扩张和较少的上皮损害。有研究报道为了评估呼吸机类型对PS作用的疗效的影响,对成年兔肺用盐水灌洗后给予牛肺表面活性物质,然后随机分为四种通气类型:高频通气和常频通气每一组通气采用两种通气策略即高呼气末肺容量策略和低呼气末肺容量策略。与常频通气比较,以及与低肺容量策略比较,高频通气应用高的肺容量策略与PS连用在气体交换、肺力学方面和肺泡灌洗液的磷脂量以及板层小体等均有显著的改善。同样应用高频通气在高的肺容量策略,*P*aw在10~11 cmH_2O这一特殊的呼吸机类型组可防止肺的过度扩张,并避免了肺不张的发生,从而进一步减少肺损伤。临床报道有关联合应用PS和高频通气治疗的资料不多。在一个前瞻性、无对照的资料中,对86个患有RDS的新生儿需要人工呼吸机治疗。先用高频通气治疗,*P*aw开始设置在14~15 cmH_2O;当氧合改善,首先降低FiO_2至30%,*P*aw逐渐下降。在高频通气应用2 h,FiO_2≥30%或*P*aw≥14 cmH_2O时应用肺表面活性物质。有39个新生儿(45%)应用肺表面活性物质。没有用外源性肺表面活性物质的新生儿其动脉-肺泡氧分压之比(a/A)始终≥0.22,死亡率在22%,没有因肺部问题而死亡。有5个婴儿发生肺出血。高频通气持续时间为46 h(7~115 h),总的人工通气时间86 h(7~412 h),氧化时间57 h(7~150 h)。有19个婴儿(22%)有严重颅内出血(Ⅲ~Ⅳ),其中4个婴儿(5%)有PVL。另有资料报道对125例需要机械通气的RDS早产儿应用PS(100 mg/kg),于生后2~3 h随机分配到HFOV组或常频通气组,结果HFOV组患儿氧合改善速度快且保持高水平氧合时间长,急慢性肺损伤发生率、听力受损和住院费用均少于常频通气组。

在高频通气联合应用PS治疗过程中因PS注入后可以保持肺泡的张开,一旦肺泡打开,迅速增加肺容量、肺顺应性和FRC。因此临床上床旁仔细地观察$TcPO_2$和生命体征变化，并根据观察后迅速调节呼吸机参数以防止文献报道过的在动物实验资料中出现的一些列并发症如低血压、颅内出血和肺气压伤等。

（三）高频通气与液体通气（LV）的联合应用

LV是将高氟碳（PFC）充满肺功能残气量部位，再进行机械通气。PFC物质是有一些独特的生化特征使得应用于液体通气中。PFC是无活性的，稳定性好，无毒性和无代谢的。PFC对气体具有高的亲和力，其对氧的溶解性比水高20倍，不溶解于脂质和水，非常黏稠的，并且有很低的表面张力。PFC是通过挥发排泄的。小量进入血循环的PFC重新进入肺内再挥发。PFC的高黏稠性导致呼吸功的增加，与气体呼吸相比较，PFC需要延长吸气时间和呼气时间。PFC的稠密性有助于在肺内的均匀分布，并帮助不张的肺泡复张。低的表面张力可维持肺的复张。气体通过PFC充填的肺，通过这种高度溶解、迅速弥散的介质进行有效的气体交换。

目前液体通气有二种不同的技术：全液体通气（TLV）和部分液体通气（PLV）。TLV需要在整个呼吸道和呼吸机通路用PFC替代气体，并需要用特殊的设备能提供PFC的潮气量。PLV需要肺的FRC用PFC（通常20～30 ml/kg）替代。高频通气与PLV联合应用可进一步改善气体交换，减少肺损伤及减少PFC的用量，稳定全身血液循环，减少中枢神经系统并发症。

（四）有ECMO指征的患儿，高频通气可作为部分替代治疗

对新生儿最具损伤性，但能够提供心肺支持的方法是ECMO。当新生儿重症难治性呼吸衰竭对所有其他的治疗手段无效时，ECMO是这些有选择应用指征的患儿最终的救治途径。ECMO，作为一种心肺旁路技术，早期原先应用于心脏外科手术，在1976年首次报道被应用于新生儿呼吸衰竭。一开始ECMO只是被应用于治疗那些快要死亡的患者，其中有一部分患者最终获得存活。随着经验不断地积累和技术的逐渐改进，患者得到较好的选择和排除指征得到改善。由于ECMO是一种支持技术，往往要进行疾病的选择过程。而选择的患者具有相当高的死亡危险性，新生儿选择应用ECMO的最常见的指征为氧合指数≥40，肺泡-动脉氧梯度＞600，病情的急剧恶化（pH＜7.15和PaO_2＜40 mmHg）也被用于预测死亡率和适合于应用ECMO治疗。当然ECMO禁忌证包括体重小于2 kg，胎龄小于35周，颅内出血较严重，大于Ⅰ度，生后日龄小于10日，不可逆肺疾病，严重脑损伤或先天畸形。应用高频通气治疗有ECMO指征的患儿没有发现增加发病率，对有ECMO指征的患儿成功应用高频通气治疗后的慢性肺疾病和颅内出血的发生率低于对需要ECMO治疗而对高频通气治疗无反应的患儿。但是高频通气对有ECMO指征的患儿改善气体交换的能力与疾病有很大的关系。有作者报道对有应用ECMO指征的患儿在用ECMO之前应用高频通气治疗，在这组患者中，45个患者存活（62%）；与死亡患者比较，幸存患者有更好的氧合结果（氧合指数，0.42±0.04和0.30±0.03；P=0.016）。更多的幸存患者为RDS（62%和21%；P＜0.01）。重症呼吸衰竭新生儿用高频通气的治疗成功的高低按顺序从原发疾病比较，新生儿RDS为84%，肺炎为70%，远远高于新生儿胎粪吸入综合征（38%）或先天性膈疝/肺发育不良（33%）。同样，婴儿的氧合指数持续在40以上，不管应用高频通气与否，死亡率在68%；患有胎粪吸入的婴儿，其氧合指数≥40，死亡率在87%。但也有发现有ECMO指征患儿用高频通气治疗的幸存者慢性肺部疾患发生率较用ECMO组高，造成的原因可能与高频通气时持续用100%纯氧和高MAP有关，尽管通气氧合已经达到要求。

十、高频通气的监护和护理

(一) 监护

(1) 通气参数:除了和常频通气相同的一些重要参数的监测外,高频通气一些相关参数如 Paw、通气频率以及振幅均要密切观察。

(2) 血气分析:高频通气经预调后即做血气,并每 1～2 h 1 次直至建立稳定的肺容量,以后间隔时间可逐渐增加。有条件应做脐动脉插管取血监测。

(3) 脉搏氧饱和度或经皮氧饱和度($TcPO_2$)和经皮二氧化碳饱和度($TcPCO_2$)的持续监护。

(4) X 线胸片:预调后即摄胸片,以后做系列胸片直至肺容量稳定,再后每日 1 次或按需要拍片。观察 X 胸片的目的是防止肺的过度扩张。目前认为肺的最佳扩张状态是 X 胸片提示肺扩张在第 8 和第 9 后肋之间。

(5) 多普勒超声检查:有条件可做多普勒超声观察心功能改变,监测中心静脉压。特别是应用 Paw 值过高时($Paw > 20\ cmH_2O$),更需注意循环系统的变化。

(6) 临床观察心率、呼吸、胸壁活动情况,以及毛细血管充盈时间、血压、尿量等。

(7) 如有可能,进行肺功能的监测。

(二) 护理

高频通气和常规通气护理相同,尚需注意以下问题:

(1) 湿化:高频喷射通气时要特别注意是湿化要恰当,如湿化不恰当可引起坏死性气管炎。

(2) 吸痰:高频通气不需常规吸痰,尤其是 HFV 开始的 24～48 h 内尽量减少气道负压吸引。吸痰需持续观察胸壁活动情况,若活动减弱,提示有阻塞,应做吸痰。吸痰时由于脱机引起肺容量降低,吸痰完毕再用高频通气时,可能所需的气道压力高于吸痰前,才能使肺容量回复。

(3) 排除管道积水:管道积水可使阻力增加,影响通气,需及时排除。

(周晓光)

参考文献

[1] 蔡栩栩,杜悦,尚云晓,等. 脂多糖致新生大鼠肺出血、肺组织细胞间黏附分子 1 和核因子 κB 抑制蛋白表达的变化[J]. 中华围产医学杂志,2004,7(6):301-304.

[2] 陈超,金汉珍,樊绍曾,等. 肺表面活性物质治疗新生儿呼吸窘迫综合征[J]. 中华儿科杂志,1994,32(1):

9-12.
[3] 陈超.新生儿呼吸治疗技术的临床应用与规范[J].临床儿科杂志,2005,23(3):189-192.
[4] 陈超.早产儿呼吸暂停的防治[J].小儿急救医学,2003,10(4):204-206.
[5] 陈克正,高晓燕.内皮素致肺出血及降钙素基因相关肽拮抗内皮素的作用研究[J].中华儿科杂志,2004,42(6):446-449.
[6] 陈克正,高晓燕.外源性 ET-1 诱导新生鼠出血肺组织中 ET-1、eNOS 及 MDA 的水平与表达[J].中华急诊医学杂志,2004,13(7):453-456.
[7] 陈克正,高晓燕.新生鼠肺出血时肺组织中内皮素-1、一氧化氮合成酶及丙二醛的水平与表达[J].中华急诊医学杂志,2004,13(7):453-456.
[8] 陈克正.新生儿肺出血的病因分析[J].中国新生儿科杂志,2008,23(1):3-7.
[9] 陈克正.新生儿肺出血的抗内窒息治疗[J].小儿急救医学杂志,2003,10(4):197-199.
[10] 陈克正.新生儿肺出血几个问题的探讨[J].中华儿科杂志,1997,35(6):331-332.
[11] 陈玉君,刘唐威,陈克正,等.血管内皮生长因子在肺出血新生鼠肺组织中的表达及其作用[J].实用儿科临床杂志,2007,22(6):419-421 接 430.
[12] 董兰,陈克正,何柳芳.人脐静脉内皮细胞中还原型辅酶Ⅱ氧化酶对缺氧诱导因子-1α及内皮素-1表达的影响及其机制探讨[J].中国当代儿科杂志,2006,8(4):323-326.
[13] 郭岚蜂.新生儿呼吸暂停的观察与护理[J].护士进修杂志,2000,15(4):275.
[14] 黄绮薇,张宇鸣,张国琴,等.高频通气治疗重症新生儿呼吸窘迫综合征[J].中华儿科杂志,2001,39(1):4-7.
[15] 李杰,樊寻梅,宋国维,等.肺表面活性物质治疗新生儿呼吸窘迫综合征多中心临床观察[J].中华儿科杂志,2000,38(6):344-347.
[16] 柳国胜,新生儿呼吸暂停[J].实用儿科临床杂志,2007,22(2):89-92.
[17] 戚彩云,陈超.鼻塞 CPAP 治疗新生儿呼吸衰竭[J].中国实用儿科杂志,2003,18(7):429-430.
[18] 陶莉,陈克正.低温缺氧后复温供氧新生鼠出血肺组织 HIF-1α及其受控蛋白的动态变化[J].中华围产医学杂志,2007,10(1):33-36.
[19] 王刚,包蕾,余加林,等.呼吸暂停新生儿的茶碱群体药动学[J].中国新药与临床杂志,2010,29(9):663-668.
[20] 王鲤珍,汪永芬,许晴虹.新生儿呼吸暂停与缺氧缺血性脑损伤关系的研究[J].中国当代儿科杂志,2000,2(4):275-276.
[21] 俞森洋.机械通气的临床实践[M].北京:人民军医出版社,2008:771-778.
[22] 袁琳,陈超.咖啡因在新生儿的临床应用[J].世界临床药物,2009,30(9):518-522.
[23] 张丙宏,田鸾英,王彩霞.新生儿脐血浆内皮素与妊高征的关系[J].武汉大学学报(医学版),2002,23(2):188-189.
[24] 赵宁,夏红卫,刘绍基,等.妊娠期高血压疾病与新生儿肺出血的关系[J].小儿急救医学,2008,15(6):534-836.
[25] 中华医学会重症医学分会.机械通气临床应用指南(2006)[J].中国危重病急救医学,2007,19:65-72.
[26] Adams JM. Blood gas and pulmonary function monitoring. In: Cloherty JP, Eichenwald EC, Stark AR, eds. Manual of neonatal care [M]. 6th ed. Philadelphia: Lippincott Williams & Wilkins, 2008:343-346.
[27] Aghai ZH, Saslow JG, Nakhla T, et al. Synchronized nasal intermittent positive pressure ventilation (SNIPPV) decreases work of breathing (WOB) in premature infants with respiratory distress syndrome (RDS) compared to nasal continuous positive airway pressure (NCPAP) [J]. Pediatr Pulmonol, 2006,41(9):875-881.
[28] Al-saady N, Bennet ED. Decelerating inspiratory flow waveform improves lung mechanics and gas exchange in patients on intermittent positive pressure ventiltion [J]. Intensive Care Med, 1985,11(2):68-75.
[29] Amato MB, Barbas CS, Bonassa J, et al. Volume assured pressure support ventilation: a new approach for reducing muscle workload during acute respiratory failure [J]. Chest, 1992,102:1225-1234.

[30] Ambalavanan N, Schelonaka RL, Carlo W. Ventilatory strategies. In: Karotkin G, Karotkin EH, eds. Assisted ventilation of the neonate. 4th ed. Philadelphia: Elsevier, 2003:249 - 259.

[31] Askie LM, Henderson-Smart DJ, Irwig L, et al. Oxygensaturation targets and outcomes in extremely preterm infants [J]. N Engl J Med, 2003,349(10):959 - 967.

[32] Aslanian P, El Atrous S, Isabey D, et al. Effects of flow triggering on breathing effort during partial ventilatory support [J]. Am J Respir Crit Care Med, 1998,157:135 - 143.

[33] Attar MA, Donn SM. Mechanisms of ventilator-induced lung injury in premature infants [J]. Semin Neonatol, 2002,7(5):353 - 360.

[34] Avoine O, Bosse D, Beaudry B, et al. Total liquid ventilation efficacy in an ovine model of severe meconium aspiration syndrome [J]. Critical Care Medicine, 2011,39(5):1097 - 1103.

[35] Backstrom E, Hogmalm A, Lappalainen U, et al. Developmental stage is a major determinant of lung injury in a murine model of bronchopulmonary dysplasia [J]. Pediatric Research, 2011,69(4):312 - 318.

[36] Baud O, Foix-L'Helias L, Kaminski M, et al. Antenatal glucocorticoid treatment and cystic periventricular leukomalacia in very premature infants [J]. N Engl J Med, 1999,341:1190 - 1196.

[37] Bhandari A, Bhandari V. "New" bronchopulmonary dysplasia: a clinical review [J]. Clinical Pulmonary Medicine, 2011,18(3):137 - 143.

[38] Black J, Grover B. A harzard of pressure support ventilation [J]. Chest, 1988,93:333 - 335.

[39] Bloom BT, Clark RH, Infasurf Survanta Clinical Trial Group. Comparison of Infasurf (calfactant) and Survanta (beractant) in the prevention and treatment of respiratory distress syndrome [J]. Pediatrics, 2005, 116:392 - 399.

[40] Bollen CW, Uiterwaal C, van Vught AJ. Cumulative meta analysis of high frequency versus conventional ventilation in premature neonates [J]. Am J Respir Crit Care Med, 2003,168:1150 - 1155.

[41] Bose C, Laughon M, Allred EN, et al. Blood protein concentrations in the first two postnatal weeks that predict bronchopulmonary dysplasia among infants born before the 28th week of gestation [J]. Pediatric Research, 2011,69(4):347 - 353.

[42] Brown KL, Sriram S, Ridout D, et al. Extracorporeal membrane oxygenation and term neonatal respiratory failure deaths in the United Kingdom compared with the United States: 1999 to 2005 [J]. Pediatric Critical Care Medicine, 2010,11(1):60 - 65.

[43] Chatburn RL. Classification of ventilator modes: update and proposal for implementation [J]. Respir Care, 2007,52:301 - 323.

[44] Chow LC, Wright KW, Sola A, et al. Can changes in clinical practice decrease the incidence of severe retinopathy of prematurity in very low birth weight infants? [J]. Pediatrics, 2003,111(2):339 - 345.

[45] Claure N, Bancalari E. New modalities of mechanical ventilation in the newborn. In: Bancalari E, Polin RA, eds. The newborn lung: neonatology questions and controversies [J]. Philadelphia: Elsevier, 2008: 392 - 418.

[46] Cools F, Henderson-Smart DJ, Offringa M, et al. Elective high frequency oscillatory ventilation versus conventional ventilation for acute pulmonary dysfunction in preterm infants [J]. Cochrane Database Syst Rev, 2009,(3):CD000104.

[47] Courtney S, Durand D, Asselin J, et al. Neonatal Ventilation Study Group. High-frequency oscillatory ventilation versus conventional mechanical ventilation for very-lowbirth-weight infants [J]. N Engl J Med, 2002,347(9):643 - 652.

[48] Crowther CA, Haslam RR, Hiller JE, et al. Neonatal respiratory distress syndrome after repeat exposure to antenatal corticosteroids: a randomized controlled trial [J]. Lancet, 2006,367(9526):1913 - 1919.

[49] Edibam C, Rutten AJ, Collins DV, et al. Effect of inspiratory flow pattern and inspiratory-to-expiratory ratio on nonlinear elastic behavior in patients with acute lung injury [J]. Am J Respir Crit Care Med, 2003,167:

702 - 707.

[50] Eichenwald EC. Mechanical ventilation. In: Cloherty JP, Eichenwald EC, Stark AR, eds. Manual of neonatal care [M]. 6th ed. Philadelphia: Lippincott Williams & Wilkins, 2008:331 - 342.

[51] Esteban A, Anzueto A, Alía I, et al. How is mechanical ventilation employed in the intensive care unit? An international utilization review [J]. Am J Respir Crit Care Med, 2000 May, 161(5):1450 - 1458.

[52] Esteban A, Ferguson ND, Meade MO, et al. Evolution of mechanical ventilation in response to clinical research [J]. Am J Respir Crit Care Med, 2008,177(2):170 - 177.

[53] Fanaroff JM, Fanaroff AA. Blood pressure disorders in the neonate: hypotension and hypertension [J]. Semin Fetal Neonatal Med, 2006,11(3):174 - 181.

[54] Farrell PA, Fiascone JM. Bronchopulmonary dysplasia in the 1990s: a review for the pediatrician [J]. Curr Probl Pediatr,1997,27:133 - 163.

[55] Finer N, Leone T. Oxygen saturation monitoring for the preterm infant: the evidence basis for current practice [J]. Pediatr Res, 2009,65:375 - 380.

[56] Finer NN, Carlo WA, Duara S, et al. Delivery room continuous positive airway pressure/positive end-expiratory pressure in extremely low birth weight infants: a feasibility trial [J]. Pediatrics, 2004,114(3): 651 - 657.

[57] Fiori HH, Fritscher CC, Fiori RM. Selective surfactant prophylaxis in preterm infants born at-ors31 weeks' gestation using the stable microbubble test in gastric aspirates [J]. J Perinat Med, 2006,34(1):66 - 70.

[58] Firme SR, McEvoy CT, Alconcel C, et al. Episodes of hypoxemia during synchronized intermittent mandatory ventilation in ventilator-dependent very low birth weight infants [J]. Pediatr Pulmonol 2005,40: 9 - 14.

[59] Flori HR, Glidden DV, Rutherford GW, et al. Pediatric acute lung injury: prospective evaluation of risk factors associated with mortality [J]. Am J Respir Crit Care Med, 2005,171(9):995 - 1001.

[60] Gien J, Kinsella JP. Pathogenesis and treatment of bronchopulmonary dysplasia [J]. Current Opinion in Pediatrics, 2011,23(3):305 - 313.

[61] Greenough A. Respiratory support. In: Greenough A, Milner AD, eds. Neonatal respiratory disorders [M]. 2nd ed. London: Oxford University Press, 2003:156.

[62] Halamek LP, Morley C. Continuous positive airway pressure during neonatal resuscitation [J]. Clin Perinatol, 2006,33(1):83 - 98.

[63] Harwood DT, Darlow BA, Cheah FC, et al. Biomarkers of neutrophil-mediated glutathione and protein oxidation in tracheal aspirates from preterm infants: association with bacterial infection [J]. Pediatric Research, 2011,69(1):28 - 33.

[64] Henderson-Smart DJ, Bhuta T, Cools F, et al. Elective frequency oscillatory ventilation versus conventional ventilation for acute pulmonary dysfunction in preterm infants. [J]. Cochrane Database Syst Rev, 2003,(1): CD 000104.

[65] Hummler H, Schulze A. New and alternative modes of mechanical ventilation in neonates [J]. Semin Fetal Neonatal Med, 2009,14:42 - 48.

[66] Ibrahim HM, Jeroudi MA, Baier RJ, et al. Aggressive early total parenteral nutrition in lowbirth-weight infants [J]. J Perinatol, 2004,24:482 - 486.

[67] Ivanov VA, Gewolb IH, Uhal BD. A new look at the pathogenesis of the meconium aspiration syndrome: a role for fetal pancreatic proteolytic enzymes in epithelial cell detachment [J]. Pediatric Research, 2011,68 (3):221 - 224.

[68] Jobe AH, Soll RF. Choice and dose of corticosteroid for antenatal treatments [J]. Am J Obstet Gynecol, 2004,190(4):878 - 881.

[69] Jobe AH. The new bronchopulmonary dysplasia [J]. Current Opinion in Pediatrics, 2011,23(2):167 - 172.

[70] Kamlin CO, O'Donnell CP, Davis PG, et al. Oxygen saturation in healthy infants immediately after birth [J]. J Pediatr, 2006,148(5):585 - 589.
[71] Kataoka G, Murai N, Kodera K, et al. Clinical experience with Smart Care after off-pump coronary artery bypass for early extubation [J]. J Artif Organs, 2007,10(4):218 - 222.
[72] Kattwinkel J, Bloom BT, Delmore P, et al. High-versus low-threshold surfactant retreatment for neonatal respiratory distress syndrome [J]. Pediatrics, 2000,106:282 - 288.
[73] Kinsella JP, Cutter GR, Walsh WF, et al. Early inhaled nitric oxide therapy in premature newborns with respiratory failure [J]. N Engl J Med, 2006,355(4):354 - 364.
[74] Kotecha S. Pathophysiology of chronic lung disease or prematurity [J]. Biol Neonate, 2000,78:236 - 237.
[75] Liptsen E, Aghai ZH, Pyon KH, et al. Work of breathing during nasal continuous positive airway pressure in preterm infants: a comparison of bubble versus variable-flow devices [J]. J Perinatol, 2005,25(7):453 - 458.
[76] Liptsen E, Aghai ZH, Pyon KH, et al. Work of breathing during nasal continuous positive airway pressure in preterm infants: a comparison of bubble versus variable-flow devices [J]. J Perinatol, 2005,25(7):453 - 458.
[77] Lundstrom KE. Chronic lung disease-defining the disease [J]. Biol Neonate, 2000,78:234 - 235.
[78] Marini JJ, Ravenscraft SA. A general mathmatical model for respiratory dynamics relevant to the clinical setting [J]. Am Rev Respir Dis, 1992,147:14 - 24.
[79] McClure RJ, Newell SJ. Randomised controlled study of clinical outcome following trophic feeding [J]. Arch Dis Child Fetal Neonatal Ed, 2000,82:F20 - F33.
[80] Moya FR, Gadzinowski J, Bancalari E, et al. International surfaxin collaborative study group. A multicenter, randomized, masked, comparison trial of lucinactant, colfosceril palmitate, and beractant for the prevention of respiratory distress syndrome among very preterm infants [J]. Pediatrics, 2005,115(4):1018 - 1029.
[81] Nahum A, Burke WC, Ravenscraft SA, et al. Lung mechanics and gas change during pressure control ventilation in dogs: argumentation of CO_2 elimination by an intratracheal catheter [J]. Am Rev Respir Dis, 1992,146:965 - 973.
[82] Nahum A. Use of pressure and flow waveforms to monitor mechanically ventilated patients. In: Vincent J-L, editor. Year book of intensive care and emergency medicine [J]. Berlin: springer-Verlag, 1995:102 - 105.
[83] Newth CJ, Venkataraman S, Willson DF, et al. Weaning and extubation readiness in pediatric patients [J]. Pediatr Crit Care Med, 2009,10(1):1 - 11.
[84] Ohki Y, Nako Y, Koizumi T, et al. The effects of aerosolized furosemide in infants with chronic lung disease [J]. Acta Paediatrica, 1997,86(6):656 - 660.
[85] Prencipe G, Auriti C, Inglese R, et al. A polymorphism in the macrophage migration inhibitory factor promoter is associated with bronchopulmonary dysplasia [J]. Pediatric Research, 2011,69(2):142 - 147.
[86] Ramanathan R, Rasmussen MR, Gerstmann DR, et al. North American Study Group: a randomized, multicenter masked comparison trial of poractant alfa (curosurf) versus beractant (survanta) in the treatment of respiratory distress syndrome in preterm infants [J]. Am J Perinatol, 2004,21(3):109 - 119.
[87] Ramanathan R, Sardesai S. Lung protective ventilatory strategies in very low birth weight infants [J]. J Perinatol, 2008,28 Suppl 1:S41 - S46.
[88] Randolph AG. Management of acute lung injury and acute respiratory distress syndrome in children [J]. Crit Care Med, 2009,37(8):2448 - 2454.
[89] Reyes ZC, Claure N, Tauscher MK, et al. Randomized, controlled trial comparing synchronized intermittent mandatory ventilation and synchronized intermittent mandatory ventilation plus pressure support in preterm infants [J]. Pediatrics 2006,118:1409 - 1417.
[90] Sarniak AP, Daphtary KM, Meert KL, et al. Pressure controlled ventilation in children with severe status asthmaticus [J]. Pediatr Crit Care Med, 2004,5(2):133 - 138.

[91] Short BL, van Meurs K, Evans JR, et al. Summary proceedings from the cardiology group on cardiovascular instability in preterm infants [J]. Pediatrics, 2006,117:S34 - S39.

[92] Simpson CM, Smolich JJ, Shekerdemian L, et al. Urotensin-Ⅱ contributes to pulmonary vasoconstriction in a perinatal model of persistent pulmonary hypertension of the newborn secondary to meconium aspiration syndrome [J]. Pediatric Research, 2010,67(2):150 - 157.

[93] Spahija J, de Marchie M, Albert M, et al. Patient-ventilator interaction during pressure support ventilation and neurally adjusted ventilatory assist[J]. Crit Care Med, 2010,38(2):518 - 526.

[94] St John EB, Carlo WA. Respiratory distress syndrome in VLBW infants: changes in management and outcomes observed by the NICHD Neonatal Research Network [J]. Semin Perinatol 2003,27:288 - 292.

[95] Sung TJ, Xiao L, Duffy L, et al. Frequency of ureaplasma serovars in respiratory secretions of preterm infants at risk for bronchopulmonary dysplasia [J]. Pediatric Infectious Disease Journal, 2011, 30(5): 379 - 383.

[96] Sweet D, Bevilacqua G, Carnielli V, et al. 欧洲新生儿呼吸窘迫综合征防治指南 2010 版[J]. 中华儿科杂志, 2011,49(1):27 - 33.

[97] Turner DA, Arnold JH. Insights in pediatric ventilation: timing of intubation, ventilatory strategies, and weaning[J]. Curr Opin Crit Care, 2007,13(1):57 - 63.

[98] van Meurs KP, Wright LL, Ehrenkranz RA, et al. Inhaled nitric oxide for premature infants with severe respiratory failure [J]. N Engl J Med, 2005,353(1):13 - 22.

第四篇 美国机械通气技术

第三十三章　美国呼吸治疗协会(AARC)临床实践指南解读

第一节　上机前及上机过程中呼吸机检查

美国呼吸治疗协会于1992年颁布了《患者-呼吸机检查指南》,其目的旨在规范呼吸机上机前及上机过程中的常规及非常规检查,保证呼吸机正确操作及功能正常,从根本上保证患者的安全,我们现将其编译如下,供参考。

一、程序

患者-呼吸机系统检查。

二、说明

1. **患者-呼吸机系统检查**　是评价呼吸机和患者对机械通气支持的反应,此过程通常简化为呼吸机检查。

2. 目标

(1) 评价和记录患者对机械通气的反应。

(2) 保证呼吸机的正确操作。

(3) 保证呼吸机功能正常,并正确地连接到患者。

(4) 保证适当的报警被激活。

(5) 保证吸入的气体是适当加热,加湿。

(6) 保证每次变动吸入氧浓度(FiO_2)后,或至少每24 h必须检测吸入氧浓度。虽然早产儿视网膜病变被认为是多因素疾病,但早产儿视网膜病变和持续暴露高氧血症呈正相关性,建议对高危儿的吸入氧浓度的连续检测是必要的。

(7) 保证呼吸机的参数设置和医嘱一致。

3. **患者呼吸机系统检查的相关数据记录**　必须记录在医院正式的表格中,必须包括患者的正式病历,呼吸机的操作内容。观察应包括但不限于以下内容:

(1) 打开呼吸机,患者的回路连接安全。

(2) 首先完成操作的校正程序(OVP,在相应的部门的政策和程序手册中所述)或在该呼吸器是首次应用到患者时。

1) OVP 可通过手工完成,检测患者-呼吸机连接及在压力监测器中观察气道压力的上升,也可通过呼吸机的自检进行,确保呼吸机的内部功能。

2) 在患者的呼吸机回路连接发生改变或拆解后,OVP 应当在床边在连接到患者前进行。

(3) 检测管路脱漏报警功能的正常使用及设置适当;患者-呼吸机系统检查要求测量氧浓度的传送(FDO_2)。

(4) 如果可能要求检测吸入气体温度。

4. 患者-呼吸机系统检查 必须包括患者的信息和检测时呼吸机的相应指示。观察应包括但不限于以下内容:①患者姓名。②住院号。③诊断。④气管内或气管切开插管的管径大小和位置。⑤描述最后一次患者回路改变的时间。⑥患者-呼吸机系统检查日期。⑦患者-呼吸机系统检查时间。⑧目前呼吸机的设置:FDO_2 设置和加湿器温度设定(可能);通气模式;呼吸频率;峰值、平均值、基准气道压力和自动 PEEP(可能);设置吸气峰压限制和压力支持水平,如果适用;设置潮气量(如适用);潮气量(测量或计算);设置叹息变量(如果适用);设置分钟通气(如适用);设置最小强制性每分通气量(如适用);吸气流量设置和波形(如适用);设置连续流量(对于 IMV 模式下,适用);设置 I∶E,吸气分数,或吸气和呼气时间;设置敏感度阈值(如适用)。⑨报警设置和适当报警激活。⑩描述所有设备故障实例。⑪进行患者-呼吸机系统检查者签名(包括凭证)或初始者签名[依国家法律和(或)医院规定而定]。

5. 医生(或其他有资质的人)对呼吸机的设置 指令应包括至少一个,最好是以下两个:①二氧化碳分压,$PtcCO_2$ 和(或)动脉血氧分压,血氧饱和度,$PtcO_2$ 或血氧饱和度的预期波动范围。②呼吸机变量初始及改变,以达到预期的血气结果(例如模式、潮气量、气道压力、呼吸频率或 FDO_2)。

6. 患者-呼吸器系统检查 需以简短的叙事形式反应在观测时患者对机械通气临床反应。指标应包括但不限于以下内容:①呼吸音。②自主呼吸频率,容量和模式。③胸部运动。④皮肤颜色。⑤患者的意识水平。⑥气管导管气囊压力和稳定性和管位置。⑦分泌物。⑧辅助设备(例如胸管仪器和人工复苏器)。⑨床边肺功能评价的结果。⑩在进行床边操作时断开呼吸机时的不良反应。⑪氧合和通气状态(如动脉血气结果,呼出二氧化碳分压测量,以及经皮氧饱和或经皮血气测量)。⑫患者在呼吸机辅助或支持呼吸时的同步性。

三、设置

这一指南适用于医院重症监护。

四、适应证

对于任何需依靠机械通气为生命支持的患者必须按计划进行患者-呼吸机系统检查

(这是机构特定的)。此外,应进行:①检查前获取血样标本进行血气和 pH 分析。②检查之前获得血流动力学或床边肺功能数据。③任何呼吸机的设置的更改后进行检查。④任何一次患者的病情恶化均应进行检查(不一定是呼吸机实际值超过报警阈值)。⑤任何时候呼吸机的性能有问题。

五、禁忌证

患者-呼吸机系统检查无绝对禁忌证。但如低氧血症、心动过缓、低血压等情况下,对需要将患者与呼吸机分离的检查部分可能是禁忌。

六、危害或并发症

在患者-呼吸机系统检查中将患者与呼吸机分离可能会导致通气不足、低氧血症、心动过缓和(或)低血压。断开之前,预吸氧和过度通气可减少这些并发症的发生。当患者与呼吸机断开后,一些通风孔产生大流量气体,将污染的冷凝水雾化,从而加大了患者和临床医生院内感染的机会。

七、程序的界限或结果的验证

测量容积与吸入氧浓度受到监测仪器测量的准确性和可重复性的影响。容积监控设备必须定期进行校准。容量监测精度应在实际值的±10%。氧气分析仪应定期进行校准。氧分析仪的精度应为±3%的实际浓度。

八、MV-SC 评估的需要

由于机械通气的复杂性和大量的因素能够影响患者与呼吸机互动,患者-呼吸机例行检查是强制性的。

九、评估的结果

常规患者呼吸机系统检查可防止突发事件,警告即将发生的事件,并保证根据医生的医嘱维持适当的呼吸机的设置。

十、资源

1. **装备**　应提供适当的设备来执行患者呼吸机系统检查。这种设备应包括但不限于以下内容:听诊器,氧分析仪,容量监测器(如果适用),压力监测器(如适用),提供必要的观测综合防护。

2. **人员**　机械通气是一项复杂的任务,需要执行者了解呼吸机的技术组成部分,了解呼吸系统的病理生理特点和患者-呼吸机的相互作用。检查师需持有相关的证书(如注册呼吸技术员、注册呼吸治疗师、注册护士),并应接受过培训,具有相应的能力:①掌握呼吸机的安装与操作。②掌握心肺生理和病理生理学。③能够解释动脉血气分析的结果。④评估患者的需要和不良反应。⑤对不良反应做出正确的处理。⑥预防感染。

十一、监测

根据本指南，为了保证患者-呼吸机检查制度的执行，应该建立一个相应的部门检测该检查的执行。该指标的具体标准应至少包括项目“患者-呼吸机系统检查”和“频率”。

十二、频率

一个患者呼吸机系统检查，应当定期进行：①呼吸机的设置发生变化后。②获得血气分析血样标本前。③获得血流动力学或肺功能的数据前。④在患者的情况发生恶化，特别是在呼吸机报警装置发生报警时。

十三、感染控制问题

①患者呼吸机管路应视为感染性废弃物，应根据医院政策处理。②患者呼吸机管路应根据医院的政策定期更换。③患者呼吸机系统检查时注意普遍预防感染。

（张　琴　编译）

第二节　经鼻塞、鼻咽导管、鼻罩持续气道正压通气在新生儿中的应用

美国呼吸治疗协会于2004年发布并更新了《经鼻塞、鼻咽导管、鼻罩持续气道正压通气在新生儿中的应用》，将其介绍到国内，有助于我国新生儿规范、正确、安全地使用CPAP，现我们将其编译并解读如下，供同行参考。

一、经鼻CPAP操作

在新生儿和婴儿中，持续气道正压主要是通过鼻塞CPAP(NCPAP)、鼻咽导管CPAP(NP-CPAP)、婴儿鼻罩CPAP(NM-CPAP)而实现。这些设备通过管路连接持续气流、呼吸机或适当的多用途呼吸器，进行操作。

二、经鼻CPAP描述/定义

持续气道正压通气是指在整个呼吸循环中，给有自主呼吸患者的气道一定的正压。大多数情况下，新生儿优先使用鼻呼吸，这推广鼻部CPAP的使用。通过给患者插入鼻咽导管，附加鼻塞，或安装鼻罩都可以实现经鼻CPAP。装备包括管道线路，加热和加湿的持续或可变化的气流，以及新生儿呼吸机或适合设有CPAP模式的多用途呼吸器。

CPAP能保持吸气和呼气相的持续压力，对肺部力学不稳定的患者，可以增加他们肺部的功能残气量，改善静态的肺顺应性，降低气道的阻力。气道压力每变化一个单位时，CPAP会造成更大肺容积的变化（如：在相同压力变化时，能获得更大的潮气量），从而减

少呼吸做功，稳定每分通气量。CPAP 增加平均气道压和功能残气量，可改善通气-血流灌注比例，减少氧需求量。另外，CPAP 可扩张上呼吸道，避免气道的塌陷和上呼吸道的梗阻。

三、经鼻 CPAP 背景

经鼻塞、鼻咽导管、鼻罩持续气道正压通气是在医院治疗急性、亚急性疾病时，由经过训练的人员运用。

四、经鼻 CPAP 指征

1. **异常体格检查** 呼吸做功增加的表现：呼吸频率增加，高于正常频率的 30%；胸骨上和胸骨下的凹陷；呻吟；鼻翼扇动；皮肤苍白或青紫；烦躁。

2. **动脉血气异常** 呼出每分通气量充足，$PaCO_2$ 50 mmHg，pH≥7.25，在 FiO_2≤60%时，不能维持 PaO_2>50 mmHg。

3. **胸部 X 线表现** 肺膨胀不全或肺野有渗出。

4. 对 CPAP 治疗有效的一些疾病，并且临床表现为 1～3 中一条或多条。①呼吸窘迫综合征。②肺水肿。③肺不张。④早产儿呼吸暂停。⑤刚气管拔管。⑥气管软化或类似的下气道的异常。⑦湿肺。

5. **对那些有可能发生呼吸窘迫综合症的极低出生体重儿** 需早期用 CPAP 干预并结合肺表面活性物质治疗。

6. **需一定浓度的一氧化氮治疗** 有自主呼吸的患儿。

五、经鼻 CPAP 禁忌证

(1) 细支气管炎(NCPAP、NP-CPAP、NM-CPAP 曾经用于该病)。

(2) 存在以下表现需要插管和(或)机械通气的：①上呼吸道畸形，使用 NCPAP、NP-CPAP、NM-CPAP 无效或使用过程中存在潜在危险的(例如，后鼻孔闭锁、腭裂、气管-食管瘘)。②严重的心血管系统的不稳定时或即将出现心跳停止时。③呼吸不稳定，频繁呼吸暂停并引起血氧饱和度和(或)心率减慢。④这些呼吸器(经鼻 CPAP)使用失败，不能维持 $PaCO_2$<60 mmHg，pH>7.25。

(3) 未经治疗的先天性膈疝患儿，可能运用 NCPAP、NP-CPAP、NM-CPAP 会导致胃胀气，并进一步加重胸腔内脏器的受压者。

六、经鼻 CPAP 危害或并发症

1. 与设备相关的危害

(1) 黏液栓阻塞鼻塞，鼻咽导管的扭曲，妨碍持续气道正压的传递，继而引起对侧的鼻孔或口腔吸入空气而降低吸入的氧浓度。

(2) 失活的气道压力报警

1) 鼻塞和鼻咽导管上的小孔产生的杂乱气流会增加气道阻力，即使在脱管的情况下也会保持 CPAP 系统内的压力，导致在气道压力降低或传输中断时不能报警。

2）鼻塞、鼻咽导管完全阻塞时，CPAP系统仍持续加压，气道低压或高压的报警失效。

(3) 机控呼吸(常见于婴儿呼吸机)活跃，特别是峰压设置过高时，可引起胃部胀气，让患者感到不舒服。

(4) 气流量不足而不能满足吸气的需要，同时导致基础压力的波动，增加呼吸做功。

(5) 在气流量过大时，患儿呼气不足，且不经意间增加PEEP，可引起肺部过度膨胀，增加呼吸做功。

(6) 鼻塞或鼻咽导管脱管或位置不正，会导致气道压力的波动或减少。

(7) 可能会吸入或偶然吞咽环路中的可分离的小碎片，或鼻部装置的小零件。

(8) 鼻部皮肤磨伤，瘢痕，压迫后坏疽，鼻中隔偏曲。

(9) 不正确安装帽子或CPAP头部固定带，会引起头部和颈部皮肤的疼痛。

2. 与患者临床状况有关的危害和并发症

(1) 肺部过度膨胀导致：①气漏综合征。②通气-血流灌注的比例失调。③二氧化碳的潴留，增加呼吸做功。④肺血管的阻力增加，心排血量降低，而降低肺血流。

(2) 胃部胀气和腹部膨胀，引起胃潴留。

(3) 不充足的湿化导致鼻黏膜损伤。

七、经鼻CPAP设备的限制

(1) NCPAP、NP-CPAP和NM-CPAP的应用是侵袭性的操作，操作者必须考虑到可能的危害和并发症，采取一切必要的预防措施来保证应用的安全性和有效性。

(2) NCPAP、NP-CPAP和NM-CPAP应用时，如果用口呼吸，不能达到预设的压力，且降低了输入氧浓度。然而，大多数的研究表明在嘴巴没有闭合时也能产生有效的CPAP。

(3) 经鼻CPAP的固定带和附属装备复杂，难以固定，会造成患儿烦躁不安，不经意间导致脱管。

(4) 头部过度的转动，颈部过度仰伸，会改变鼻咽导管的位置，或阻塞上呼吸道，从而减少或改变气道压力、流量，不能达到有效的CPAP。

(5) 严重呼吸窘迫综合征，已给予经鼻CPAP治疗的败血症、气胸，均是经鼻CPAP使用失败的高危因素。

八、经鼻CPAP必要性的评估

由有效的指征决定：体格检查、放射线检查以及实验室检验结果的评估。

九、经鼻CPAP结果的评估

设置CPAP起始的压力在4～5 cm H_2O，可以逐渐升高至10 cm H_2O，可提供：

(1) 稳定的氧合：在每分通气量充足($PaCO_2 \leqslant 50 \sim 60$ mmHg，pH≥7.25)时，$FiO_2 \leqslant 60\%$，可以维持$PaO_2 > 50$ mmHg，和(或)非侵袭性监测的氧分压在正常范围。

(2) 减少呼吸做功，可以看到呼吸频率下降30%～40%，缓解严重的呼吸凹陷、呻吟、鼻扇。

(3) 胸片提示肺容量和表现均有改善。

(4) 如床边的看护者评估的那样，患者舒适度会增加。

(5) 临床上,可见呼吸暂停明显减少,心率减慢,青紫明显缓解。

十、经鼻 CPAP 资源

1. 设备

(1) 气管插管(放置在鼻咽部并以胶布固定,可以通过喉镜或触诊检验位置)或商业中可用的鼻塞、双侧的鼻咽插管,或特别设计的鼻部面罩,均附有固定带和附件。

双侧较短的鼻咽导管比单侧鼻咽导管,更利于拔管成功。

(2) 有持续的空气、氧气的气源;配持续气流伴 CPAP 模式的婴儿呼吸机;CPAP 气流驱动器伴有射流的鼻部接口;适用于新生儿的多用途呼吸机。这些设施必须配有完整的或附属的低压或高压限制的压力报警,低限和高限报警的氧浓度分析仪,断电和断气报警系统。

持续的气源配备有压力限制的机械装置;或与气源相接的含有阈值的电阻器,包括水下阈值电阻器的应用,例如:简易气泡 CPAP。

(3) 轻便的 CPAP 或呼吸机环路均有可控制的湿化系统。

(4) 推荐用脉搏血氧仪或伴有高限和低限报警的经皮监护仪,来持续非侵入性地监测氧合状况。也可以应用持续的经皮二氧化碳分压的监测。

(5) 推荐具有高限和低限报警的持续的心电和呼吸频率的监护。

(6) 在运用 NP-CPAP 时,必须配有吸引器、吸引器的压力调节器和吸引管路,用以定期的清理气道,以保证鼻腔和气管导管的通畅。

(7) 必须备有复苏的器械,包括气道压力器和大小合适的面罩。

(8) 可以放置胃管定期胃部排气减压,必备胸腔引流管。

2. 人员　NCPAP、NP-CPAP 和 NM-CPAP 的应用,必须在医生的指导下,由经过培训的持有专业证书的人(如主管呼吸治疗师、注册呼吸治疗师、注册护士)和能胜任的人来操作。

(1) 准确应用、熟悉和掌握 CPAP 装置、呼吸机、湿化系统方面的技术。

(2) 理解呼吸机操纵方面的知识,掌握新生儿气道解剖结构和呼吸生理。

(3) 拥有评估患者的技能,懂得 CPAP 装置与患者间的相互作用,了解 CPAP 副作用和并发症,能采取相应的措施。

(4) 了解并掌握人工气道的操作技巧,鼻咽插管训练有素。

(5) 能够分析监测出的血气值和生命体征。

(6) 标准的预防措施的应用。

(7) 合理的应用,理解和掌握紧急复苏时的装备和操作流程。

(8) 能够估计、评价和记录结果。

十一、经鼻 CPAP 监测

(1) 如 AARC 临床操作指南有关患者-呼吸机及湿化系统检查推荐,在机械通气过程中,至少每隔 2～4 h,要检查患者-呼吸机系统,包括记录机械参数,报警装置和评估患者。

(2) 氧气和二氧化碳监测包括:定期的通过动脉、毛细血管或静脉采样获得血气值。非侵害性的经皮氧气、二氧化碳持续监测。通过脉搏血氧仪非侵袭性的持续监测血氧饱和度。

(3) 持续心电监护和呼吸频率监测。

(4) 持续监测近端气道压力、PEEP、平均气道压。

(5) 持续监测吸入氧浓度。

(6) 定期评估肺呼吸音、呼吸做功(见“经鼻 CPAP 指征”中的“异常体格检查”)。

(7) 定期胸部 X 线检查。

(8) 定期评估鼻中隔。

十二、经鼻 CPAP 运用的频率

NCPAP、NP-CPAP 和 NM-CPAP 一直使用,直到患者的临床症状改善后(通过“有效结果”的评估,见“经鼻 CPAP 结果的评估”)可以停用。

十三、经鼻 CPAP 感染控制

没有必要采用特别的预防措施,但是由疾病控制中心所指出的标准预防措施必须采用。

(1) 建议使用一次性经鼻 CPAP 的配套原件,并且每套配件只用于一个患者。

(2) 湿化器不同于喷雾装置,没有必要为了预防感染而常规变换一次性的环路。

(3) 当呼吸机装置放置在一个患者的房间已经很长时间,或当这些装置被污染时,或装置接触潜在传染原时,或每个患者用完这些设备时,必须根据制造商的建议清洁呼吸器。

(4) 必须严格执行无菌的吸痰操作。

(程　锐　编译)

第三节　机械通气中成人和儿童患者的气管内吸引

气管内吸引一直是机械通气治疗的基石,美国呼吸治疗协会颁布了机械通气中成人和儿童气管内吸引指南,现将其编译并解读如下,期望能有助于我国机械通气过程中的呼吸道管理。

气管内吸引是支气管医学治疗和机械通气的组成部分,包括对使用人工气道的患者的肺的分泌物的机械吸引。

一、程序

1. 患者准备

(1) 准备吸引前,患者需接受吸 100%高浓度氧>30 s。完成需遵照以下步骤。

1) 调节呼吸机的氧浓度旋钮。

2) 在一些微型呼吸机上使用临时给氧程序。

3）用高浓度氧给患者手动通气。（至少一项研究表明，吸引中使用呼吸机来提供氧合和过度通气的方法比使用手动复苏方法优越。）这项技术不能把氧浓度提高到100%。医师在使用此技术时要保证足够的PEEP水平，对需PEEP维持>5 cmH_2O的患者。

4）吸痰过程中持续或间断通过吸痰管吹入氧气——为此目的设计的装备可能难于使用或者较昂贵。

5）使用这项技术时，增加潮气量是困难的。

（2）准备吸引时，可以通过增加呼吸频率或潮气量使患者过度通气。吸引时的过度通气可以通过临时调节呼吸机面板上的强制通气频率或手动复苏工具增加通气频率。（注意：需保证足够的呼气时间以完全呼出吸入潮气量。）

（3）准备吸引前，患者可通过呼吸机叹气呼吸达到过度充气。

1）通过增加呼吸机的潮气量设置来增加设定潮气量。

2）通过手动设置呼吸机的叹气呼吸设置。

3）通过复苏囊手动通气。

（4）密闭吸引有助于吸引过程中持续机械通气和供氧。

（5）后续过程中需使用脉氧监测仪评估患者的氧合。

（6）须向患者的人工气道中滴注生理盐水以稀释或使肺的分泌物松动。使用其他稀释液滴注的方法目前还缺乏对照研究。

2. 吸引 通过人工气道向气管内插入吸引导管，回抽导管时使用负压。操作必须无菌。吸引导管每通过一次人工气道是一次吸引过程，每次10～15 s。需尽可能设置较低吸引负压，同时能够有效清除分泌物。没有实验数据支持最适宜的最大吸引值。一些教科书引用的最大安全范围为100～150 mmHg，但不要完全参考他们的推荐范围。

3. 后续护理 伴随着吸引过程。

（1）患者需吸100%的氧大于或等于1 min，方法同前。

（2）通过增加呼吸频率和（或）潮气量使患者过度通气，方法同前。

（3）需观察患者有无不良反应。

二、场所

气管内吸引须由训练有素的人来完成，其执行场所包括但不仅仅局限于以下：医院、扩展的医护场所、家庭、门诊部、医生办公室、转运车辆。

三、气管内吸引适应证

（1）有须去除肺蓄积的分泌物的以下情况时。

1）听诊呼吸音粗或呼吸有杂音。

2）机械通气容量控制时吸气峰压增加或压力控制通气时潮气量下降。

3）患者不能有效自主咳嗽。

4）气道中有可见的分泌物。

5）监测的流量-压力曲线改变。

6）可疑误吸胃或上气道分泌物。

7）临床可见呼吸做功增加。

8）动脉血气值变差。

9）放射学改变与肺的分泌物积留相符。

（2）需要获得痰标本以排除或鉴定肺炎或其他肺部感染或者是做痰细胞学。

（3）需要维持人工气道的开放或完整。

（4）需要刺激因精神状态改变或药物影响不能咳嗽的患者产生咳嗽。

（5）怀疑因分泌物蓄积引起的肺不张或肺实变。

四、气管内吸引禁忌证

气管内吸引对建立人工气道的患者是必要的。大多数的相对禁忌证与患者在接受此项操作过程中产生的不良反应和临床恶化有关，在需要时是没有绝对禁忌证的，因为如果为了不产生副作用而不去吸痰很可能是致命的。

五、气管内吸引危险（并发症）

低氧/低氧血症、气管和（或）支气管黏膜损伤、心跳骤停、呼吸骤停、心率失常、肺不张、支气管收缩、支气管痉挛、感染［患者和（或）看护者］、肺出血、颅内压增高、阻断机械通气、高血压、低血压。

六、气管内吸引方法的局限性

气管内吸引不是一项令人舒适的操作，操作者需熟悉可能的危险与并发症，并采取所有必要的预防措施以保证患者的安全。次级支气管的分泌物是不能直接由气管内吸引来去除的。

七、气管内吸引必要性评估

有资质的人员对气管内吸引的必要性进行评估是患者-呼吸机系统常规要素。

八、气管内吸引结果评估

（1）呼吸音改善。

（2）PIP下降，PIP-平台压变窄；气道阻力下降或动态顺应性增加；压力限制通气时潮气量增加。

（3）动脉血气（ABGs）或脉氧饱和度（SpO_2）改善。

（4）肺分泌物的排出。

九、气管内吸引资源配备

1. 必需设备

（1）真空源。

（2）校准调节器。

（3）收集瓶和连接管。

(4) 已消毒的一次性手套。

(5) 已消毒的合适直径的吸引管。吸引管的直径不能超过人工气道内径的1/2。曲端导管对于选择性主气管吸引较好。关于头端旋转对选择性吸痰的有效性尚不确定。

(6) 已消毒的水和杯子。

(7) 已消毒的生理盐水，如需(气管内)滴注。

(8) 护目镜、面罩和其他为综合预防的适当设备。

(9) 有计量装置的氧气源。

(10) 带有富氧装置的手动复苏囊。

(11) 听诊器。

2. 可选设备

(1) 心电监护仪。

(2) 脉氧饱和度仪。

(3) 痰培养需要的消毒的储痰器。

(4) 密闭式吸引系统。

(5) 吸氧装置:持续氧气吸入的双腔吸引管、对吸引管进行吸引和输氧交替控制的控制阀。

3. 操作者　负责气管内吸引的操作者需具备以下条件。

(1) 具备对所使用的设备的正确使用和组装的知识。

(2) 使用听诊器发现异常呼吸音的能力。

(3) 掌握患者的病史、疾病进展和治疗目标。

(4) 掌握基本的生理和病理生理知识。

(5) 掌握通气、呼吸机及其报警系统。

(6) 掌握整个人工气道及其附件的使用。

(7) 监测生命体征，评估患者状态，当发生并发症或不良反应时作出正确反应的能力。

(8) 发生并发症或不良反应时调整技术和设备的能力。

(9) 基本的心电图解读知识。

(10) 能认识到需要心肺复苏的能力。

(11) 过程中评价和记录效果和患者反应的能力。

(12) 掌握CDC关于综合预防的指南。

(13) 了解心排血量、氧合和灌注下降的表现和体征。

(14) 在家庭或持久保健工作中教授卧床患者该项技术的能力。

(15) 卧床患者可推荐在院外对气管内吸引:

1) 组装、使用、维护和清洁所使用的设备的知识和技能。

2) 评估患者需要和对此操作反应的能力。

3) 具有进行正确吸引操作的能力。

4) 正确识别何时需要并进行心肺复苏的能力。

十、气管内吸引监测

吸引前、过程中及结束后需监测。

(1) 呼吸音。

(2) 氧饱和度:皮肤颜色;脉氧仪,如可能。

(3) 呼吸频率和方式。

(4) 血液动力学参数:脉率;血压,如需要并可能;心电图。

(5) 痰的特征:颜色,量,黏稠度,气味。

(6) 咳嗽能力。

(7) 颅内压,如需要并可能。

(8) 呼吸机参数:吸气峰压和平台压;潮气量;压力、流量和容量曲线,如可能;氧饱和度。

(9) 动脉血气,如需要并可能。

十一、气管内吸引频率

当临床需要时即应进行气管内吸引,需特别注意与之相关的潜在不良反应。需尽可能降低气管内吸引的频率以维持人工气道的开放性。

十二、气管内吸引感染控制

需遵守 CDC 综合预防指南,所有的设备需恰当处理或消毒。

(葛许华 编译)

第四节 新生儿时间触发、压力控制、时间切换型机械通气

新生儿时间触发、压力控制、时间切换型机械通气(TPTV)在新生儿重症监护病房中获得广泛应用,但如何将其用好,有哪些注意事项,这些均需要明确的回答,美国呼吸治疗协会颁布了关于 TPTV 的相关指南,我们将其编译并解读如下,供各位参考。

一、TPTV 步骤

时间触发、压力限制、时间转换型等呼吸机在新生儿的应用,本指南不涉及患者触发型呼吸机。

二、TPTV 说明或定义

新生儿常用的时间触发、压力控制、时间转换型机械通气多由市面上专门为这一人群设计的多用途多潮气量压力控制型呼吸机完成,这些呼吸机提供了精确操作与设置。

压力控制型呼吸机通常配有恒流气体,气体为空气和氧气混合物。恒流气体为患者

触发提供洁净气源。

时间触发和时间转换型呼吸机是机控模式，基于调节呼吸频率和吸气时间实现。时间触发型呼吸机是吸气相触发，此时呼吸阀关闭，根据吸气时间，恒流气体经管道送入患者体内。

一旦压力达到限定值，气流转换为限制模式。当呼吸机为呼气相，则呼气阀开启，恒流气体经管道呼出体外。

恒流气体进入患者肺脏，直到压力平衡或吸气相时间结束，触发减速气流模式。进气量随肺脏、胸壁顺应性和气道阻力，包括气管插管内阻力变化。当这些变量发生改变时减速气流发生变化，潮气量相应改变。潮气量的完成根据压力控制、气体流速、吸气时间和呼气末正压。影响潮气量管路因素包括气流可压缩性、是否有冷凝水和人工气道是否梗阻。

三、TPTV 背景

TPTV 可由经过专业培训的人员在紧急医护和亚紧急医护医院进行。

四、TPTV 适应证

有以下一项或多项即需要 TPTV：

(1) 呼吸暂停。

(2) 应用连续气道正压(CPAP)通气及 $FiO_2 \leqslant 60\%$ 仍存在呼吸或通气衰竭。

1) 呼吸性酸中毒 pH 值小于 7.20～7.25。

2) $PaO_2 < 50$ mmHg 体检中存在异常：为增加呼吸功而出现的呻吟、鼻翼扇动、呼吸急促以及胸骨上窝和肋间隙吸气性凹陷；皮肤出现苍白或发绀和神志出现兴奋。

(3) 呼吸兴奋中枢受损的神经系统疾病：

1) 早产儿呼吸暂停。

2) 颅内出血。

3) 先天性神经肌肉接头传导障碍。

(4) 由于肺顺应性减低和(或)气道阻力增加(但不仅限于这两种情况)导致呼吸功能受损，肺功能残气量缺乏。

1) 呼吸窘迫综合征。

2) 胎粪吸入综合征。

3) 肺炎。

4) 支气管肺发育不良。

5) 毛细支气管炎。

6) 先天性膈疝。

7) 脓毒症。

8) X 线影像学见肺容量减少。

(5) 心血管功能受损：

1) 新生儿持续性肺动脉高压(PPHN)。

2）复苏后。

3）先天性心脏病。

4）休克。

（6）术后通气功能障碍。

五、TPTV 禁忌证

如出现“TPTV 适应证”部分中的情况，新生儿 TPTV 无绝对禁忌证。

六、TPTV 风险或并发症

（1）由于气压伤和（或）过度通气导致的气漏综合征包括：气胸、纵隔积气、心包积气、气腹、皮下气肿、肺间质气肿。

（2）由于正压通气过长和氧毒性导致的慢性肺疾病（例如支气管肺发育不良）。

（3）气管插管导致的气道并发症：

1）喉气管支气管镜检查。

2）上呼吸道结构损伤。

3）气管插管异位（ETT）。

4）痰液使气管插管部分或全部阻塞。

5）气管插管扭曲。

6）脱管。

7）气管插管周围漏气。

8）声门下狭窄。

9）主支气管插管。

10）压迫坏死。

11）由于气管插管管径小，阻力大导致自主呼吸时做功增加。

（4）院内肺部感染（例如肺炎）。

（5）肺部应用正压通气导致心血管系统和中枢脉管系统的并发症。

1）静脉回流减少。

2）心排血量降低。

3）颅内压增加导致脑室内出血。

（6）TPTV 联合辅助供氧可能增加早产儿视网膜病的风险（ROP）。

（7）气管吸痰相关并发症。

（8）技术相关并发症。

1）呼吸机故障。

2）呼吸机回路系统和（或）加湿器故障（呼吸机回路系统中的冷凝水可能减少潮气量或被吸入肺内）。

3）呼吸机报警故障。

4）气源供给不足或漏气。

（9）人机对抗。

(10) 不恰当的呼吸机参数设置导致的情况：

1) 自发性呼气末正压呼吸。

2) 过度通气或通气不足。

3) 高氧血症或氧合不足。

4) 增加呼吸功。

七、TPTV 局限性

肺顺应性和气道阻力的迅速变化会引起潮气量的相应变化，导致每分通气量的改变。

八、TPTV 上机指征

利用体格检查、胸片和实验室化验结果决定是否机械通气。

九、TPTV 疗效评估

新生儿辅助通气的建立应该改善患儿病情和(或)逆转“TPTV 适应证”部分中出现的情况：

(1) 呼吸功降低，其依据是呼吸频率下降、鼻翼扇动和呻吟好转。

(2) 胸片证明肺容量改善。

(3) 主观改善的证据是胸廓扩张良好和听诊提示肺通气改善。

(4) 换气功能改善。

1) 在吸入氧浓度<60%的条件下 $PaO_2 \geqslant 50$ mmHg。

2) 呼吸性酸中毒得到纠正并维持 pH>7.258。

3) 主观改善的证据是患儿呻吟，鼻翼扇动，吸气时胸骨上窝、肋间隙凹陷得到缓解和呼吸频率降低。

十、TPTV 资源

1. 仪器　根据以下条例，结合每个患者特点推荐不同仪器(对于某个患儿，不一定要用到所有提到的设备)。

(1) 市面上常用的婴儿恒流呼吸机备有多种模式，多峰呼吸机，低、高气道压报警并有高压减压的能力，断电、断气源报警，低、高氧浓度报警，这些报警被整合到呼吸机上或另外装配。

(2) 可调低压缩湿化器，最好有持续水源。

(3) 供依从性较差的婴儿的呼吸机，最好配有吸入和呼出管道加热和加湿系统。配有可以自动排除冷凝水的装置。

(4) 气管插管和气管切开及其相关配套器械，清洗装置和固定插管的装置。

(5) 吸引源，吸引管，保证人工气道开放用的可滴入生理盐水。

(6) 备有能够进行气道测压和适合不同大小面罩的复苏装置，能进行胸腔导管插入的套件。

(7) 配有高低限报警的动态无创经皮或脉搏血氧监测仪。

(8) 如新生儿病情变化快，需要频繁调整呼吸机模式，最好配有高低限报警装置的动态无创经皮二氧化碳监测仪。也可应用呼气末二氧化碳浓度监测装置。

(9) 配有高低限报警装置的动态心肺监测仪(如心电监护和呼吸频率)。

(10) 适当、充足的压缩气源。

(11) 能够显示气道压,气体流速和潮气量图形的显示装置。

2. 人员 TPTV 应配有受过专业培训,并持有国家承认证书的能够胜任的人员(如注册呼吸机疗法技术员、注册呼吸治疗师、注册护士)。

(1) 正确使用、理解、掌握人工气道管理、呼吸机和湿化系统的相关技术。

(2) 有呼吸机相关知识,而且了解新生儿气道解剖结构和肺脏的病理生理。

(3) 熟知呼吸机与患者间相互作用的交互评价技术,对出现并发症时能够识别并迅速做出反应。

(4) 了解气管插管及其装置的相关知识。

(5) 具备解释监护仪、血气参数和生命体征的能力。

(6) 应用全面的预防措施。

(7) 正确理解,掌握,并会熟练操作紧急情况而应用心肺复苏装置和操作流程。

(8) 具备评估和记录(参见“TPTV 疗效评估”)疗效的能力。

(9) 具备解读胸片的能力,来决定人工气道放置是否到位,判断是否有呼吸机相关的并发症(如气体渗漏综合征)。

十一、TPTV 监护仪

(1) AARC CPG 中患者通气系统检测和通气湿化部分的推荐,患者-呼吸机系统应在每 2~4 h 检测 1 次,检测内容应该包括呼吸机设置记录和对患者评估。

(2) 氧和二氧化碳监测。

1) 定期采动脉、毛细血管及静脉血,监测血气值。为降低早产儿视网膜病的发生风险,氧分压应保持在 80 mmHg 以下。

2) 病情未稳定的新生儿,应动态监测经皮氧饱和度或动脉血氧饱和度。

3) 病情未稳定新生儿,应动态监测经皮和呼气末二氧化碳。

4) 动态监测呼吸机部分的氧浓度。

(3) 动态监护心率(心电监护仪)和呼吸频率。

(4) 监护连续动脉血压或袖套血压。

(5) 动态监测中心气道压包括吸气峰压(PIP)、呼气末正压(PEEP)和平均气道压(Paw)。

1) 增加平均气道压会提高氧合;然而平均气道压大于 12 cmH_2O 会出现气压伤。

2) PIP 和 PEEP 的不同联合患者力学决定不同的潮气量,当 PEEP 改变时,潮气量也分生变化。

3) PIP 的调整首先依据能否达到足够的潮气量,潮气量是靠胸廓的起伏和呼吸音衡量。

4) PEEP 可增加肺功能残气量(FRC),提高氧合和通气/血流比值(一般 PEEP 调整在 4~7 cmH_2O,超过此界限可能导致充气过度,尤其在患有呼吸道阻塞性疾病时,如胎粪吸入综合征(MAS)或毛细支气管炎。

(6) 许多厂家提供的新生儿呼吸机可动态监测呼吸频率、吸气时间和吸呼比。如果仅仅监测这些变量中的两个变量,那么第三个变量应该能计算出来(如吸气时间和呼吸频率决定吸呼比)。

1) 延长吸气时间可提高平均气道压和提高氧合。

2) I∶E 超过 1∶1 时可能导致自发性 PEEP 的发生和过度充气。

3) RDS 的患者通常用 30～60 次/min 的呼吸频率和较短的吸气时间(如 I∶E 为 1∶2)。

(7) 根据呼吸机管道内径的不同,额外气体流率过大可产生呼气阻力,导致呼吸功和内源性 PEEP 增高。某些呼吸机配有需要流量系统,这种系统允许使用较低流速基线但可提供患者需要的额外气流。

(8) 由于存在完全气道梗阻或气管插管扭曲和呼吸机报警性能不全等可能性,故推荐应用适当设计的中心气道流量传感器(减少死腔)动态监测潮气量。

(9) 定期体格检查了解胸廓起伏、呼吸音情况、呼吸功和发绀。

(10) 定期评价胸片,了解病情发展,判断并发症和气管插管为位置。

十二、TPTV 频率

TPTV 需要继续应用,当患者情况得到改善符合临床恢复评估(参见"TPTV 疗效评估")的支持,可停 TPTV。

十三、TPTV 感染控制

无特殊要求,但应该遵守传染病管理要求的通用预防条例。

(1) 呼吸机回路管道和加湿器瓶不应该每隔 48 h 的频繁更换。临床实践指南:传染病管理和经验报道建议,如果加湿器瓶不雾化发生器型,呼吸机回路管道可以接受使用大于或等于 5 日。

(2) 随着呼吸机在患儿房间内留置时间延长,或被污染,或呼吸机接触潜在可传播病原微生物,或更换患者使用时,厂家应根据说明书推荐的方法清洗呼吸机机外表面。

(3) 应该严格遵守无菌吸痰程序。

(赵劭懂　编译)

第五节　新生儿、儿童经皮血气监测

近年来经皮血气在我国大中城市的儿科重症监护病房及新生儿重症监护病房中已逐步开展,由于其不需要有创穿刺且可连续动态的反应机械通气患儿的血气状况,深受广大医务人员欢迎,但关于其具体操作流程我们只能从厂家获得,对其可能的副作用、需要注意的事项,我们也不甚了解。现美国呼吸治疗协会发布了新生儿、儿童经皮血气监测的 2004 年更新版,现我们将其编译并解读如下,期望能对我国方兴未艾的经皮血气监测起到规范、助推作用。

一、经皮血气监测程序

本指南仅针对新生儿、婴幼儿及小儿童，不适用于成人和大龄儿童。

二、经皮血气监测定义

通过经皮监测皮肤表面的 PO_2 和 PCO_2 来估计动脉血氧分压和二氧化碳分压。该装置通过加热局部皮肤增加血流并用电化学方法来测量氧气和二氧化碳分压。

三、经皮血气监测场所

经皮监测可由经过训练的专业人员在医院(不仅限于医院)，长期医护场所和患者转院中进行监测。

四、适应证

需要进行动脉氧气和(或)通气监护；需要依据 $PtcO_2$ 和 $PtcCO_2$ 进行诊断和治疗。

五、禁忌证

如果患者皮肤灌注不良或者对接触装置过敏，则是相对禁忌证。

六、损害和并发症

$PtcO_2$ 和 $PtcCO_2$ 是比较安全的，但由于设备所限，假阳性或者假阴性结果可能导致不适当的治疗，另外，局部测量部位可能会产生损伤(如红斑、水疱、烧伤、皮肤撕裂伤)。

七、装置本身及应用缺陷

$PtcO_2$ 是对 PO_2 的间接测量，就像氧分压一样，并不反映氧的运输和氧的含量。要全面测量氧的运输需要知道血红蛋白浓度、血氧饱和度和心排血量。同样，$PtcCO_2$ 也是对 PaO_2 的间接测量，但如果作为指标来指导通气治疗是不够的。

1. 影响应用和测量结果的因素、药物或情况

(1) 测量技术技术。

1) 尽管已有新的装置使得测量变得更加简洁快速，但仍然需要一定的工作量。

2) 放置电极片后需要经过一定的时间才能得到稳定的结果。

3) 说明书上说电极片应该加热才得到准确的结果，但根据临床研究表明，不加热或者温度低于要求温度也可以获得需要的 $PtcCO_2$ 结果。

4) 需要强制加热电极片的理论基础是确立的。

5) 不恰当的定标，有气泡，贴片膜有破损都可能导致测量困难。

(2) 以下情况可能导致动脉和经皮结果的差异。

1) 高氧血症。

2) 低灌注状态(休克，酸中毒)。

3）电极应用或位置不正确。

4）血管活性药物。

5）皮肤的自然特性（如皱褶、水肿）。

2. 校验　须与动脉血气比较进行校验，这种校验应在开始监测时以及根据患者实际情况需要时进行校验。

(1) 在校验时如果患者存在功能性分流，电极位置和动脉取血位置应该在分流的同侧。

(2) 当经皮血气和动脉血气以及患者临床情况不一致时，做出正式报告前需进一步查找原因。换个位置，重新校准或者替换设备可以减少误差。如果上述方法无效，经皮结果不应正式报告，同时在病历中应注明改正措施或者使用其他监测方法（如脉搏血氧监测或动脉血气分析）。当监测结果持续与患者或者装置的情况不符时，应该根据临床实际情况进行判断。

3. 确认　为了保证基于经皮血气监测结果与临床治疗的一致性，操作者应该确认：

(1) 正确设置高低报警范围。

(2) 适当的电极片温度。

(3) 正确的电极片位置并及时更换。

(4) 按照厂家的要求进行维护，操作和保管。

八、经皮血气监测的适用条件

(1) 当无法进行动脉血气检测或者经常受到限制，可以使用经皮血气监测临时进行补充。

(2) 经皮血气监测适用于持续或者长期监测（如在机械通气，CPAP或者持续氧疗的情况）。

(3) 经皮氧气监测可用于功能性分流的诊断性评估（如新生儿持续性肺动脉高压，PPHN或者持续胎儿循环或确定先天性心脏病患儿对氧疗的反应）。

九、经皮血气监测结果

(1) 结果应该反映出患者的临床情况（如测量时患者的基础情况）。

(2) 医疗文件中应该记录监测结果，并基于这一结果进行的治疗方法（或者没有）或者临床措施。

十、资源要求

1. 设备　经皮监测器、电极、校正用气体和耗材都应该有厂家的认证，使用适当的质控程序和可靠的临床研究。

2. 人员　授权或者认证的呼吸治疗人员或者其他通过同等培训的人员，且有能力进行临床判断，评估和进行校准及应用操作。

十一、经皮血气监测的注意事项

监测计划应该纳入患者评估和重要体征监测中，结果应该书面记录，并要求详细注明每个读数当时的医疗条件。

(1) 测量的时间和结果,患者的体位,呼吸频率,活动情况。

(2) 吸入氧浓度,氧流量,供氧方式。

(3) 呼吸机模式,呼吸机或 CPAP 的参数。

(4) 电极位置,电极温度和放置时间。

(5) 如果有可能的话记录当时的 PaO_2、$PaCO_2$ 和 pH。

(6) 患者的临床表现、灌注、肤色、皮温等。

十二、经皮血气监测的频率

应该连续监测形成趋势图,实时点监测意义不大。

十三、经皮血气监测的感染控制

除非有疾病控制中心特别要求的情况一般没有必要特别预防用药。

(1) 根据说明书要求在不同患者之间要进行探针消毒。

(2) 无论设备在患者房间使用多长时间,如果被污染或与有潜在传染性患者接触时,根据说明书要求对监测部件的外部消毒。

(李 灼 编译)

第六节 停止和中断通气支持的循证医学指南

关于如何从呼吸机上撤机,目前主要是基于我们自身的临床判断,依赖于我们的个人经验,但我们选择的时机是否正确,我们不知道,我们也迫切期望有一个撤机方面的共识或指南来指导我们如何撤机,但国内从无此类指南。美国胸科医师学院、美国呼吸治疗协会及美国重症医学会共同发布停止和中断通气支持的循证医学指南,我们现将其编译并加以解读,期望能对我国从事小儿机械通气的医师、专家们有所帮助。

机械通气的停机或撤机的程序是一个重要的临床问题。当患者自身的通气和(或)气体交换能力低于罹患各种疾病的需求时应用插管和机械通气。不管是疾病进展或者药物的因素,当不能启动通气时,也需要应用机械通气。当插管的患者通气稳定并且病情开始缓解的时候,就应该注意尽可能快的撤除呼吸机。虽然这个过程常常被称为"撤机",但是我们更愿意使用更广义的术语"中断"。

撤机过程的不必要延迟会增加机械通气的并发症的发病率(例如肺炎、气道损伤),同样也增加花费。然而,过早的撤机必定引发各种可能的不平衡。过早撤机引起难以重建人工气道,影响气体交换等一系列的问题。据估计,机械通气中患者 42%的时间用于撤机的过程。这个百分比可能在肺部疾病缓慢康复的患者中更高。

有大量关于疾病进程中病情开始稳定或者康复的机械通气患者管理的重要问题，这些是中断机械通气值得考虑的因素。首先，必须认识特定的患者需要呼吸机的各种原因，只有充分了解了这些，才能使医疗管理达到最佳状态。第二，利用评估技术识别能够中断呼吸机的患者，理想的评估工具应当能简易并且可靠的区分那些需要迅速中断或者是连续通气支持的患者。第三，对那些稳定或恢复期仍需要一定水平通气支持的患者使用一些通气管理的策略，这些策略需要尽量减少并发症和资源消耗。第四，对长期呼吸机依赖患者需要考虑广泛的管理计划（包括气管切开和长期呼吸机设备）。

为了阐明这些问题，卫生保健政策和研究机构（AHCPR）委派麦克马斯特大学循证实践中心，做一个广泛的循证基础的综述，涉及了呼吸机停止/中断的许多问题。由德博拉库克博士领导，详尽综述了数千篇世界各国的文献，最终于 1999 年对文献进行了全面的评估。同一时间，全美胸科医师协会（ACCP）、危重病医学会（SCCM）以及全美呼吸治疗协会（AARC）成立了一个专门小组，为呼吸机依赖患者在撤机过程中的管理提供一个循证医学的临床实践指南。这个特别工作组负责利用麦克马斯特 AHCPR 报告，以及他们自己的文献综述，解决以下 5 个问题：①呼吸机依赖的病理生理学。②确定识别能够中断通气的患者的标准。③呼吸机管理的策略，最大限度地提高撤机的潜力。④气管切开术的作用。⑤长期设备的作用。各专门小组对每个问题进行综述或立项。

从这些循证医学的综述中，专门小组制定了一系列的建议，这是本报告的基础。每一项建议由有关支持证据的综述所得出，包括对证据的证明力的评估（表 33－1）由于有许多地方证据的薄弱或缺乏，特别工作组专家的意见被用来“填补空缺”。首先，通过小组讨论，再通过小组每个成员循环的重复审阅草案，最终达成一致。麦克马斯特（AHCPR）小组和专项工作组都认识到未来的需要。这需要进行更多的随机对照试验来研究若干问题。其中需要回答的最重要的问题如下：①在筛选过程中哪些标准是呼吸衰竭好转的最佳指标？②撤机过程中呼吸机依赖有哪些因素以及哪些测量技术在最终成功撤机中最有用？③在积极撤机和存在不成熟中断风险的平衡中，患者合理的近期撤机再插管率是多少？④在稳定期或恢复期但不能进行中断评估的的患者中，部分的减少通气支持的价值是什么？⑤气管切开术在帮助撤机过程中有什么作用？⑥长期设备有什么作用？患者什么时间应转为使用这些设备？

表 33－1　证据的等级

等级	描　述
A	精心设计，有效地开展，对照试验（随机和非随机）有统计学意义结果，并一致地支持推荐指南的科学证据
B	观察性研究或对照研究但研究结果较少支持指南的科学证据
C	专家意见支持的推荐指南，但与现有的科学证据不一致，或者是缺乏科学依据

一、呼吸机依赖的病理生理学

当患者的呼吸系统不能通气和（或）换气时，他们需要机械通气支持，这一衰竭可以是肺或其他器官作用的结果，最主要的是中枢神经系统和心血管系统。虽然患者在麻醉或神经肌肉阻滞期间可以短暂地依赖呼吸机支持，但是“呼吸机依赖”通常是指那些需要机械通气超过 24 h 的患者，或者是患者在试图撤机的过程中失去反应。在这种情况下，临床重点不应只关注呼吸机管理，还应该包括寻求尽可能多的原因（特别是潜在可逆的原因）去解释呼吸机依赖。

建议 1　在需要大于 24 h 的机械通气的患者中，对可能是导致呼吸机依赖所有的原因应进行仔细寻找。这在试图撤除机械通气失败的患者中是特别有意义的。逆转所有可能的通气或者非通气的病因是中断通气过程不可或缺的一部分。

理由和证据(B 级)　有很多引起患者呼吸机依赖的具体原因（表 33-2）。确定具体因素，需要对特定患者各种因素了解和进行针对性的临床评估。如果发现存在先前未知却可逆的情况，寻找对呼吸机依赖的潜在原因可能尤为重要。

表 33-2　呼吸机依赖的原因

原因	描　述
神经调节	中枢驱动，外周神经
呼吸系统	机械负荷，呼吸系统力学；负载
	呼吸肌的特性：
	固有力/耐久力
	代谢状态/营养
	氧气的运送和排除
	气体交换的特性
心血管系统	血管的特性和通气血流比值
	呼吸肌做功的心脏耐受力，外周的氧需求
心理学问题	

神经问题：脑干呼吸泵控制器是一种节奏和模式生成器，接收来自皮质、化学和机械感受器的反馈。这些控制器的衰竭可能来自几个因素，这些因素可以是结构性的（例如脑干中风或中枢性窒息），或者代谢性的（例如电解质紊乱或使用镇静药）。周围神经的呼吸衰竭也可以是任何结构性因素或者代谢性或药物性的因素造成的。阻塞性睡眠呼吸暂停是一种独特的神经功能障碍并可能导致呼吸机依赖，需要应用人工气道保持气道开放。

呼吸系统肌肉或负载的交互作用：通常，患者有呼吸机依赖是因为在通气泵的能力和它的负载之间出现了不匹配（例如容量或负载不平衡假说）。有充分证据表明由于呼吸肌的虚弱，呼吸机依赖患者的通气泵的性能可能被损害，这可能是肌肉萎缩和不活动而重塑的结果，也可能是由过度使用而损伤或与重大疾病相关的神经和肌肉病变的后果。一些药物（如神经肌肉阻滞剂、氨基糖苷类和皮质类固醇），也可以引起肌病，以及各种代谢紊乱（见下文）。最后，动态的过度膨胀可以肌肉在使机械通气中处于不利位置。在一些研究中发现，撤机失败患者要比那些成功撤机的更虚弱。但总的来说，呼吸肌的强度的组内变异太大而不能得出普遍结论。

呼吸肌肉疲劳也可能导致肌肉工作不良。然而，在呼吸机依赖中疲劳的作用不能很好地被理解，在现行的研究中，没能成功描述呼吸机依赖患者特定疲劳试验的敏感性和特异性。与通气支持减少相关的经横膈压变化，呼吸频率，以及胸腹不同步显然不是特异的呼吸肌疲劳表现。迄今最有希望的膈肌收缩诊断测试是给予膈神经刺激后测量经膈压力，但是因研究患者过少而得不出膈肌的疲劳导致呼吸机依赖这一有意义的结论。

呼吸肌负荷是通气功能和呼吸系统力学的要求(例如主要顺应性和阻力)。正常的自主呼吸每分通气量一般小于 10 L/min，正常的呼吸道系统顺应性(即潮气量/静态膨胀压力)一般大于 50～100 ml/cmH_2O。

正常气道阻力(即峰值-静态膨胀压力或恒定吸气流速)一般小于 5～15 cmH_2O/(L·s)。当脓毒症患者氧气的需求增加或阻塞性疾病患者死腔增加时，通气可以根据需要增加。肺水肿、感染、炎症、纤维化和胸壁异常，例如水肿或医用敷料可以导致顺应性的降低。阻力的增加可能是支气管的气道炎症的后果。额外的负载，也可以由狭窄的气管插管和不敏感呼吸机调节阀引起。

机械通气负载与呼吸系统力学之间的相互作用可以表示为呼吸功、压力时间积分，或代谢的变化(例如呼吸耗氧)。许多研究表明，呼吸机依赖的患者往往比撤机患者承担更大的呼吸肌负荷。在呼吸道梗阻的患者中，动态过度膨胀所施加的负荷作为呼吸机依赖的因素已受到特别注意。

尽管对通气泵能力的测量是正确的，大多数研究者报告在患者不同终止结果的负载参数中，有相当部分是重叠的。

患者不能对呼吸机撤机做出反应是因容量或负荷不平衡，往往显示为快而浅慢呼吸模式。这种模式从能量动力学观点看是有益的，但会伴有死腔增加和通气浪费，因此常影响二氧化碳排出。呼吸中枢的化学和机械受体反馈机制尚不完全清楚，因此，很难区分这种呼吸模式是因每次呼吸动力减弱结果还是呼吸肌无力回应适当增加的呼吸中枢刺激新陈代谢因素和呼吸肌功能：营养、电解质、激素和氧气输送都是影响呼吸肌功能的代谢因素。营养不足易致蛋白质分解代谢和肌肉功能低下。对缺氧和高碳酸通气的反应能力在半饥饿状态下也显示恶化。与此相反，过度喂养会导致过多二氧化碳产生，增加换气时呼吸肌负荷而影响呼吸机撤机过程。研究表明，适当的营养支持能增加呼吸机撤机的成功率。多种电解质紊乱同样会损害呼吸肌功能。磷酸盐缺乏和呼吸肌无力与呼吸机撤机失败有关。一项研究表明充足血清磷水平可以增加机械通气患者的跨膈压力差值，但这结果并不能说明与机械通气撤机有特异关系。也有报道镁的缺乏和呼吸肌无力有关，可是和呼吸机依赖的关联还不能完全确立。最后，过度通气造成二氧化碳产生增加(常发生在慢性阻塞性肺疾病伴有慢性高碳酸血症)导致撤机失败，因为该类患者代偿高碳酸储备能力差。严重甲状腺功能减低和黏液水肿直接损害膈肌功能而造成对高碳酸和低氧血症通气反应的迟钝。其他激素包括胰岛素或胰高血糖素和肾上腺皮质类固醇也是影响呼吸肌功能至关重要的因素。

在其他器官中，对呼吸肌充分的供氧和摄氧是维持正常肌肉功能所必须的。氧输送障碍可由氧含量或心排血量不足造成。氧摄取障碍常发生在全身炎症反应综合征如脓毒症的情况下。

气体交换因素：气体交换异常常发生在各种减弱呼吸支持的情况下。多种肺部疾病引起通气血流失衡和分流，因此需要较高水平呼气压力和(或)吸氧分数(FiO_2)才能保证足够氧含量，往往产生呼吸机依赖。低氧血症患者也会因心血管因素引起混合静脉 PaO_2 下降。

心血管因素：一些研究小组已经开始注意呼吸机依赖患者的心血管反应并强调呼吸支持减弱有引起心脏储备能力差患者出现缺血或心力衰竭的可能。推理如下：①心脏储备低下患者从机械通气过渡到自主呼吸时代谢增加引起循环负担增加。②当横膈收缩时从腹部到胸部的回心血量增加。③胸膜腔负压增加导致左心室后负荷增加。Lemaire 及其同事证实左心室功能障碍（如肺毛细血管楔压增加到 8～25 mmHg）存在情况下 15 名慢性阻塞性肺疾病患者呼吸机撤机失败。应用利尿剂后，15 名患者有 9 名成功从呼吸机上撤离。

心理因素：心理因素或许是所有因素中导致呼吸机依赖的重要的非呼吸因素。惧怕失去明显的生命支持系统以及社会、家庭、经济的问题都可能起作用，增加医务人员、患者和患者家庭之间的沟通交流能降低患者心理压力。通过电视、广播或书籍等环境的刺激也能改善心理功能。可移动装置如便携式呼吸机（或装袋）显示出对长期呼吸机依赖患者态度和视觉上有益处。睡眠剥夺可能损害呼吸控制系统，但这或许与其他伴随因素有关而不是睡眠丧失本身的因素。最后，生物反馈或许有益于呼吸支持撤机困难的患者缩短撤机时间。

二、评价呼吸机依赖的标准

终止机械通气的过程依赖于正确识别呼吸衰竭开始恢复的时机。此后，需要进行仔细的临床评估来决定患者已经准备好撤机并最终拔管。为易化这一过程，研究者应专注于符合以下问题的答案：什么时候可以开始撤机？什么样的评价标准最适于这些预备撤机的患者？什么时候开始拔管且如何更好地预测拔管结果？

回答这些问题的依据主要来源于在成功撤机或撤机失败的患者之间对某一参数（或设定的参数）的比较研究。这些研究的总体目标是找出结果的预测参数。因受多种因素影响，评估这些研究的结果是困难的。

第一，我们需要明白某些临床医师或研究者对撤机所持的“积极态度”，会影响给定预测值的效能。一个非常积极的撤机策略会增加撤机患者数量但同时会引起一定数量的不成熟撤机，常会增加重新插管机械通气的概率；相反，谨慎的撤机态度会减少不成熟撤机的数量，但又会引起一些患者机械通气时间的不必要延长。不幸的是，尚没有好的关于评估撤机终止策略的数据来帮助临床医生在不成熟和延迟的撤机之间找到最佳的平衡点。需要明确，应尽可能避免拔管失败而需要重新插管的情况，因为这会使患者患医院获得性肺炎的风险增加 8 倍同时死亡危险增加 6～12 倍。相反，继续不必要的通气支持本身会给患者带来感染的风险和其他并发症。文献报道不同的 ICU 人群再插管率为 4%～23%，有意识改变和神经病学的损害患者可高至 33%，尽管再插管的最佳概率尚未知，但看来似乎应在 5%～15%。

第二，许多方法学上的问题存在于大多数诸如此类的观察研究中。例如，因为研究者坚信一些合理的机会可以成功撤离呼吸机而将患者纳入研究。这些“纳入”标准常包括一些临床判断或直觉，研究结果很难进行比较。而且，临床医生或研究者决定撤机或拔管时并没有忽视分析这些预测参数。确实，加以分析的参数或许常纳入继续呼吸支持或是终止临床决策中。关于这些研究存在的其他方法学问题包括:不同的研究给出了不同的衡量标准,同样的测量值重复研究或不同研究得出的参数变异系数巨大,不同患者群体(如长期 vs 短期呼吸机依赖)和缺少客观标准来决定受试者撤机或拔管的耐受性。

第三,不同研究的评估结果不同。一些研究者已经成功测试出自主呼吸实验(SBT)的耐受性,另一些研究者已应用呼吸机终止参数,其他研究者已经成功将呼吸机终止和拔管相衔接。鉴于撤机与拔管失败的病理生理学不同(如下),后者的方法并不是最理想。而且,不同研究运用不同的撤机或拔管的持续时间来定义成功或失败。尽管 24～48 h 撤离呼吸支持常常被定义或考虑撤机成功,许多研究运用更短的时间段来预示撤机成功而并没有报道随后的再插管率或重新开始机械通气支持的必要性。

第四,许多方法都尝试表达预测效能,但有些可能会产生误导或混淆。传统的诊断测试指标包括敏感性/特异性和阳性/阴性预测价值。然而,借助于单个切割点或临界值常常是有局限性的,因为不能提供简洁的方法来通过测试预测似然比或得出概率。McMaster AHCPR 的报告推荐使用似然比(LR),该参数将应用在本报告中描述预测效能。LR 是在某种有特定条件下和不在该特定条件下出现某个给定的测试结果的可能性。LR>1 表明成功的可能性增加,而比值<1 显示失败的概率增加。LR 在 0.5～2 显示脱机参数仅与较小的,临床上无足轻重的变化联系在一起。LR 从 2～5 和从 0.3～0.5 显示与较小的但却有潜在重要变化可能的因素有关,而比值从 5～10 或 0.1～0.3 与临床更重要变化的概率相关。比值>10 或<1 有非常大的变化可能性。

第五,因为有些调查报告的数据是连续的值(如各种方法)而不是特定的阈值,meta-分析技术往往无法完成。

建议 2 患者因呼吸衰竭接受机械通气应该进行正式的评估,是否能符合以下标准:

(1) 一些可逆转的潜在导致呼吸衰竭的证据。

(2) 充分氧合(如 $PaO_2/FiO_2>150$;需要 PEEP≤8 cm H_2O; $FiO_2 \leqslant 50\%$)和 pH(如≥7.25)。

(3) 血流动力学稳定,没有心肌缺血和临床上重要的低血压。例如,不需要通过升压治疗或只需低剂量升压药情况,如多巴胺和多巴酚丁胺小于 5 μg/(kg · min)。

(4) 有能力启动自主呼吸。

使用这些标准应个体化。有些患者不能满足所有上述指标(如慢性低氧血症患者低于规定的阈值)也可准备尝试停用机械通气。

理由和证据(B 级) 虽然有些研究人员认为从插管开始就应启动停机过程,但在有潜在的导致呼吸衰竭和其他任何并发症的情况好转前给予适当水平的通气支持应该是合理的。事实上,难治呼吸衰竭需要高水平的通气支持时,如果撤机太积极,很有可能导致呼吸肌疲劳(其相应后果是引起机械通气延长)。

然而,临床医生在判定疾病是否可逆时,既没有定义也没有一项前瞻性随机对照试验为依据。那么,各种联合的主观和客观的评价标准(如通常的气体交换改善、心理状况改善、神经肌肉功能评估和影像学表现)或许可作为恢复好转的替代指标(表 33-3)。

表 33-3 撤机研究中决定从高水平呼吸支持到考虑是否停止的标准(即进入试验)

客观的测量	氧合充足(如 $PaO_2 \geqslant 60$ mmHg 当 $FiO_2 \leqslant 40\%$；PEEP≤10 cm H_2O；$PaO_2/FiO_2 \geqslant 150$)
	稳定的心血管系统(如 HR≤140 次/min；血压平稳没有或极为少的血管加压药)
	无热(如温度<38 ℃)
	没有明显呼吸性酸中毒
	充足的血红蛋白(如 Hgb≥8 g/dl)
	充足的精神状态(如觉醒，GCS≥13，没有连续镇静输液)
	代谢稳定(如可接受的电解质)
主观临床评估	疾病急性期缓解：医生认为可以停机；充足的咳嗽

注：HR=心率；GCS=格拉斯哥昏迷评分。

*Adapted from References 101-103, 107-109, 119, and 120.

然而值得注意的是，有些患者达不到一个或多个以上标准仍然能最终脱离呼吸机。

可是，呼吸衰竭患者的“临床评估”还不足以决定能否中止呼吸支持。举例来说，一项调查显示，根据研究者临床情况来评估停用呼吸支持的潜在敏感性只有 35%(17 名患者中确定有 6 例可以成功停用呼吸支持)和特异性为 79%(14 名患者中确定有 11 例没有停用呼吸支持)。另外，在两个大的试验中，进行 SBT 筛选前，尽管存在明显的疾病稳定或好转，有几乎 2/3 患者其管床的临床医师并没有识别出可以停用呼吸支持。因此，本文的结论是，一些“临床”稳定或好转的证据是停用呼吸支持的重要步骤，但在做出继续或停止呼吸支持决定之前还需要进行更多的针对性评估。

建议 3 应当在患者存在自主呼吸时进行正式撤机评估而不是在患者仍然接受机械通气支持时进行评估。最初的短暂自发呼吸可用来评估在 SBT 持续进行自主呼吸的能力。在进行 SBT 时，评估患者能够耐受的标准是呼吸的模式，充足的气体交换，血流动力学稳定性和主观的舒适。耐受 SBTs 持续 30～120 min 提示应考虑永久撤机。

理由和证据(A 级) 按照表格 33-3 中所列的能否成功脱离呼吸支持的标准进行临床判定非常不准确，有必要进行更有针对性的撤机评估。这些评估可以在进行自主呼吸支持或机械通气时进行。该方法不仅应用于停机或撤机(如，作为预测功能)而且用于洞察撤机失败的机制。McMaster AHCPR 报告发现 66 种有文献支持的有作用的预测指标。其中有些(如，持续机械通气的副作用，外科手术时长或难度)来自一般的临床观察，但大多数来源于评估患者的呼吸系统的研究。McMaster AHCPR 小组在多项研究中找出 8 个成功预测撤机参数具有始终显著的 LR。其中的一些参数来源于正在进行呼吸支持的患者；另一些来源于对短暂的自主呼吸进行评估。这些参数的阈值和 LR 范围的报道列在表 33-4。

表 33-4 当患者接受呼吸支持或短暂的自主呼吸时进行测量，多项研究结果证明预测撤机努力的 LR 具有统计学意义

参 数	研究(n)	阈 值	阳性 LR 范围
呼吸机测量值			
V_E	20	10～15 L/min	0.81～2.37
NIF	10	−30～−20 cmH_2O	0.23～2.45

(续 表)

参 数	研究(*n*)	阈 值	阳性 LR 范围
P_{Imax}	16	−15～−30 cmH_2O	0.98～3.01
$P_{0.1}/P_{Imax}$	4	0.30	2.14～25.3
CROP 评分	2	13	1.05～19.74
短暂的自主呼吸时测量值			
RR	24	30～38 次/min	1.00～3.89
V_T	18	325～408 ml(4～6 ml/kg)	0.71～3.83
RR/V_T 比值	20	60～105/L	0.84～4.67

注:LR=似然比;V_E=每分通气量;*有一项研究的似然比(LR)是 35.79;NIF=负力吸气(最大吸气压);P_{Imax}=最大吸气压;$P_{0.1}$=呼吸驱动即吸气努力后 0.1 s 时口腔阻塞压;CROP=指数包括肺动态顺应性、呼吸频率、氧合和压力;RR=呼吸频率;V_T=潮气量;RR/V_T=浅速指数,即呼吸频率/潮气量。

必须指出的是,尽管这些参数在统计学上具有显著性意义,但是它们的似然比普遍低。这一现象表明在患者身上单独使用这些参数的适用性比较低。

评估是在当患者接受通气支持或处于自主呼吸的特殊阶段(根据表 33-3 和表 33-4)时进行,所以这种评估有中断的可能。但是,这样的评估处于一种严格监测中,从而能提供更多有用的信息来指导临床决策。事实上,基于自主呼吸试验的有效性和安全性原则,试验常在一定的监护下进行,表 33-4 所提及的预测试验结果的评估往往没有必要。

理论上,自主呼吸试验应该是最好的,因为它是最直接来评估患者无通气支持时的状态。事实上,支持的证据也非常强大。正如表 33-5 中所看到的,多项研究发现患者耐受自主呼吸试验在 30～120 min 之间的长度,至少有 77%的患者能成功撤机。

表 33-5　在选定的患者耐受 SBT 的频率和 SBT 后永久撤机的频率

研究	接受 SBT 患者	耐受 SBT 患者 *n*(%)	撤机患者	接受再通气患者 *n*(%)
Esteban 等	546	416(76)	372	58(16)
Ely 等	113	88(78)	65	5(4)
Dojat 等	38	22(58)	22	5(23)
Esteban 等	246	192(78)	192	36(19)
Esteban 等	270*	237(89)	237	32(14)
Esteban 等	256	216(84)	216	29(13)

注:SBT=自主呼吸试验;*30 min SBT;+120 min SBT。

表 33-5 研究中 12%～42%的患者自主呼吸试验失败了,但是这些患者未能成功撤机,所以用自主呼吸试验失败来预测呼吸机依赖性(即阴性预测值)是不可靠的。事实上仍有些患者因为医源性因素造成自主呼吸试验失败,如气管插管的不适或持续气道正压通气的活瓣不敏感或不应答,而非真正的呼吸机依赖。因此,对于自主呼吸试验失败而耐受长期不用呼吸机的患者的数目目前仍不清楚。虽然这个数目可能很小,但是也不可能会是零,所以当患者在自主呼吸试验中反复失败时,医源性因素需要考虑。

由于耐受自主呼吸实验的标准是多个参数的综合指标,所以单一参数在定义耐受标准上的可操作性不强。这些综合性指标常常包括一些生理学参数及临床判断,并结合这些难以量化的因素,如"焦虑"、"不适"及"临床表现"等。这些标准已应用于如表 33-6 中的几个大型试验中。

表33-6 几个大型试验所使用的自主呼吸试验(SBT)耐受的标准

提示耐受的客观测量结果

a. 气体交换的接受程度：血氧饱和度(SpO_2)>85%~90%，氧分压(PaO_2)>50~60 mmHg，pH≥7.32，动脉血二氧化碳分压($PaCO_2$)增高≤10 mmHg

b. 血流动力学的稳定：心率(HR)<120~140 次/min，且心率的改变≤20%；90 mmHg<收缩压<180~200 mmHg，且血压的改变≤20%，未用升压药

c. 呼吸模式稳定：呼吸频率(RR)<30~35 次/min，且呼吸频率改变≤50%

提示不耐受的主观临床评估

a. 精神状态改变：比如嗜睡、昏迷、激动、焦虑等

b. 患者出现不适或不适加重

c. 多汗

d. 提示呼吸频率增快：使用辅助呼吸肌，胸腹反常活动

关于自主呼吸试验的一个潜在的担忧是其安全问题。虽然不必要的延长自主呼吸试验会引起肌肉疲劳，血流动力学不稳定，患者不适，或气体交换恶化，但是目前没有数据表明如果及时中断自主呼吸试验会带来任何不良反应。事实上，在一项有 1 000 名患者的队列研究中发现，他们将自主呼吸试验及监护作为治疗方案的一部分，只有一例不良事件被认为有可能与自主呼吸试验有关。

有证据表明呼吸肌超负荷这一不良反应，常常发生在自主呼吸试验的早期。因此，在自主呼吸试验的早期需密切监测，才能决定是否要继续，这就是所谓自主呼吸试验的筛选阶段。此后，患者持续至少 30 min 的试验，而不是 120 min，以确保最大的灵敏性和安全性。另外还发现不管自主呼吸试验是否在较低水平的 CPAP(如 5 cmH_2O)，较低水平的压力支持(如 5~7 cmH_2O)，或者只是简单的 T 管方法上进行，对于结果影响很小。但是，CPAP 仍被认为可以有效触发患者的呼吸，并形成有效的自主正压呼吸。

建议 4 人工气道的成功撤除应基于气道开放性及患者保护气道能力的评估。

理由和证据(C 级) 拔管失败的原因有别于引起撤机失败的原因。如上呼吸道梗阻，无法保护呼吸道及清除分泌物等。拔管后引起上呼吸道梗阻的风险随机械通气的时间延长而增加，因女性、外伤、重复插管或插管创伤而增高。当气管插管内球囊瘪陷时，可监测到机械通气时的气体渗漏可用来评估上呼吸道通畅情况(气囊漏气试验)。一项医疗研究中，对拔管 24 h 内采用辅助控制通气的患者测定气体渗漏情况(6 次连贯呼吸产生 3 次数据后的均值)，当渗漏量<100 ml 时拔管后出现喘鸣的风险大大提高。尽管没有更多的数据可以证实气囊漏气试验对预测拔管后喘鸣的有效性，但是很多此类患者可用类固醇和(或)肾上腺素[可能还需要无创通气和(或)氦氧混合气体]来缓解喘鸣症状，没有再次插管的必要。类固醇和(或)肾上腺素亦可用于渗漏值较低、24 h 内需要拔管的患者。必须注明的是，较低的渗漏值亦可能是由于分泌物在导管结痂引起导管变窄，而不一定是上呼吸道变窄。尽管如此，再插管设备(包括气管切开设备)需时刻准备在旁，以免渗漏值较低的患者需要再次插管。

气道保护的能力及有效的咳嗽促使分泌物排出的能力对于拔管的成功非常重要，当然这一方面的数据很少。有报道，一组脑损伤引起昏迷的患者经评估有能力保护气道而

成功撤机。不过，这些经验很难推广到每个ICU患者，而且很多人认为患者的一些能力与护理团队息息相关，因此这些因素在撤机前需要考虑。气道评估常常包括咳嗽质量和吸痰、气道分泌物多少、吸痰的频率(比如，每2 h 1次或以上)。Coplin等设计了一份“呼吸道护理评分”细则，包括半定量评估咳嗽、呕吐、吸痰频率、痰量、痰液黏稠度等，可预测拔管后的结果。咳嗽峰流速＞160 L/min，可预测成功拔除经喉气管插管及在神经肌肉或脊髓损伤患者中拔除气管套管。

三、自主呼吸试验失败后患者的管理

当患者自主呼吸试验失败后，就出现两个重要问题。第一个问题，是什么原因导致试验的失败，这些因素是否可逆？第二个问题，以后的机械通气如何管理？特别是，自主呼吸试验是否需要再次尝试？如果需要，那么何时再试？在多次试验中间应采用何种模式的通气支持，应该继续高水平的支持还是采取一种循序渐进的降低支持水平的模式？

评估机械通气支持策略的问题尤其重要。这是因为试验常比较两个或更多的呼吸机管理方法，不仅比较呼吸机模式，还包括如何使用这些模式。理想情况下，试验设计应该是在各个被评估的策略中管理理念和减少支持都是类似的。不幸的是，现实往往不是这样，研究者选择的策略常常伴有一些经验性的方法以利于减少呼吸支持。

建议5 呼吸衰竭患者接受机械通气后，进行自主呼吸试验，对于失败的自主呼吸试验需寻找原因。一旦可逆转的原因被纠正，或者患者符合表33-3中所提出的标准，则以后的每24 h都要接受自主呼吸试验。

理由和证据(A级) 虽然自主呼吸试验的失败常反映了持续的呼吸系统功能异常，但是这更提示了其他可能的原因或者其他复杂因素(请见“呼吸机依赖病理生理学”部分)。具体问题包括疼痛控制的充分性，适当的镇静，不稳定状态，支气管扩张剂的需要，心肌缺血的控制，以及其他疾病的出现，这些疾病或很容易被处理，或在决定进一步尝试时需慎重考虑。

假设医疗管理是合理的，而自主呼吸试验失败的患者仍然满足表33-3所提出的标准，下面的两个问题涉及随后的自主呼吸试验的采用：第一，自主呼吸试验需要再次尝试吗？或采用另外的方法来撤机？第二，如果要再次进行自主呼吸试验，那么何时进行呢？

这里有些数据可用来回答第一个问题。一个大样本的随机试验，分别采用自主呼吸试验和另外两种撤机方案(不含自主呼吸试验)，得出了令人瞩目的结论，采用自主呼吸试验与后两种方案比较，缩短了撤机时间。而且，另外两项研究表明呼吸机撤机中日常护理中，每日行自主呼吸试验，撤机易取得成功。在此患者群体中常规进行自主呼吸试验是适当的。

有证据支持在患者24 h后再次尝试自主呼吸试验。首先，除了患者麻醉的苏醒，肌肉松弛、镇静剂和呼吸系统异常很少能在短短几个小时后恢复，因此一日内反复地进行自主呼吸试验对患者并没有帮助。支持这一理论的数据是来自Jubran和Tobin的一项研究，自主呼吸试验的失败常常是由于持续的呼吸系统功能的异常，这种异常不能快速逆转。其次，有数据表明，自主呼吸试验失败后可能导致一定程度的呼吸肌疲劳。如果真是这样，根据对一些健康者研究的数据表明，恢复需要的时间少则几个小时，多达24 h。第三，

由 Esteban 等进行的一项专门针对此的研究，提供了强有力的证据表明 1 日 2 次的自主呼吸试验并没有优于 1 次，而且前者会引起不必要的临床资源的浪费。

建议 6 呼吸衰竭患者进行机械通气后对未通过自主呼吸试验的患者，需采取一种稳定的非疲劳性的舒服的方式进行通气支持。

理由和证据(B 级) 有很多通气模式能提供充分的通气支持，而对于一些在自主呼吸试验中失败的患者可采取部分通气支持(表 33-7)。但关键问题就是，在自主呼吸试验的间隙，持续降低支持水平的通气方式是否更优于稳定不变的通气模式。对于使用持续减少支持的争议在于：①如果通气负荷主要靠患者的呼吸肌，那可能会出现肌肉的反应。②低水平支持比高水平支持更容易过渡到拔管或自主呼吸试验。但是，支持这些说法的数据不多。在自主呼吸试验间歇期间，维持一个稳定水平的通气支持能降低呼吸肌由于突然降低呼吸支持后超负荷工作引起的风险。而且由于它占用的时间较少，所以节省了大量的医疗资源。Esteban 的研究中也曾部分提及这个内容，它比较每日自主呼吸试验(在自主呼吸试验失败的患者中采用稳定的呼吸支持)和另外两种采用持续降低压力支持的患者(比如，渐渐降低压力支持或间歇强制通气 IMV)，发现每日自主呼吸试验伴随有稳定的通气支持能最大限度地缩短撤机时间。但是研究中没有提及渐渐降低压力支持伴随每日自主呼吸试验能否带来好处。

表 33-7 部分通气支持模式

模 式	患者的呼吸调节
SIMV	呼吸机提供的频率(比如，机器给的呼吸越少，所需患者的自主呼吸越多)
PSV	在自主呼吸的条件下，每次吸气都提供一定程度的压力支持
SIMV+PSV	综合以上两者共同调节
VS	在 PSV 基础上保证最小潮气量(根据临床潮气量的选择 PSV 水平自动调节)
VAPS(PA)	在 PSV 基础上保证最小潮气量(如果需要将在吸气末提供更多流量以保证临床潮气量需要)
MMV	可保证每分通气量的 SIMV(根据临床每分通气量的设定自动调节呼吸机频率)
APRV	压力在吸气和呼气时不同(比如，压力差别越小，需要越多自主呼吸)

注：SIMV=同步间歇指令通气；PSV=压力支持通气；VS=容量支持通气；VAPS(PA)=容量保证压力支持；MMV=指令分钟通气；APRV=压力释放通气。

由加拿大麦克马斯特大学卫生保健政策和研究所(McMaster AHCPR)组织的三项随机试验，采用逐步减少的策略模式，并没有采用常规的自主呼吸试验。Brochard 等的研究与之前 Esteban 的研究设计很相似，它包括一个压力支持组和一个间歇强制通气(IMV)组。第三组按设计逐步增加自主呼吸时间，只提供短时的呼吸支持，而且没有特别的撤机前的测试(比如，日常的自主呼吸试验)。结果表明逐渐延长自主呼吸时间的策略劣于其他策略，和 Esteban 的试验一样，压力支持策略比 IMV 策略更好。另外两项随机研究同样是由 McMaster AHCPR 报道，这两项研究比 Esteban 和 Brochard 的研究要小很多，并且都指出压力支持比 IMV 更容易患者恢复。因为在这些研究中并没有证据表明在自主呼吸试验间歇，逐步减少支持的策略优于稳定压力支持，所以在自主呼吸试验失败后 24 h 临床关注的焦点应该是，保持充分的呼吸肌休息，尽可能让患者舒服(因此镇静是必要的)，避免并发症，而不是积极的通气支持的减少。

呼吸机模式和设定会影响这些目标，辅助通气模式（和机械控制模式相反）常常在此种情况下用得更多，因为它们允许患者锻炼呼吸肌的活动。

尽管缺少好的临床资料，但这些特征有利于避免肌肉废用性萎缩，并且可以减少该类患者镇定剂的需要。辅助模式下，在内源性 PEEP 引起的一个触发阈值存在情况下，敏感呼吸机触发系统提供了 PEEP，气流形态与患者的需要相匹配，以及合适的呼吸机切换以避免气体陷闭，这些对于保证患者的舒适以及额外呼吸做功最小都很重要。

近年来，在几种呼吸机支持模式（容量支持、适应性支持通气、最小每分通气量以及在理论基础下的调整压力支持的系统）下，人们尝试通过呼吸机一个或多个测量参数的反馈来实现自动撤机。最小每分通气量的设置在每分通气量的 75％或者要达到一定的二氧化碳水平，基于理论的系统用来调整压力支持，这些都被证明在所选择的人群中可以安全地自动降低呼吸机支持。然而，上述方法中没有一个与常用的 SBT 法相比较。而且，一些反馈数据的前提（容量支持设置一个理想的容量或者根据呼吸系统力学为 ASV 设置一个理想的通气模式）是有缺陷的，尤其是对于重症患者。事实上，有潜在缺陷的反馈系统会延长撤机时间。显然，还需要进一步的工作来检验这些自动反馈方法在呼吸机撤机过程中的作用。

近年，人们对无创正压通气（NPPV）越来越感兴趣，虽然 NPPV 最初是用来避免插管，后来作为有创呼吸支持的撤机技术。关于慢性呼吸系统疾病患者的两个前瞻性随机对照试验的资料显示，应用 NPPV 的患者有创机械通气时间、入住 ICU 时间、死亡率和拔管后医源性肺炎发生率均减少。NPPV 的患者选择以及广泛应用的可行性仍需要进一步的研究。

建议 7 为了术后患者早期拔管的镇痛或镇定策略和通气措施。

理由和证据（A 级） 术后患者的撤机有其特殊性。在这些患者中，呼吸系统驱动的减弱和疼痛是呼吸机依赖的主要原因。最佳的镇静、疼痛处理和通气策略可缩短机械通气的时间。

McMaster AHCPR 报道，5 个针对心脏术后患者的随机对照试验显示低水平镇痛/镇静可以较早的撤机。总的结果显示平均时间是 7 h，其他术后患者中也有类似发现。

对于自主呼吸不佳的患者，A/C、IMV 和 MMV 模式保证了适当的呼吸频率和每分通气量。由于这些患者在几小时之内就可以恢复，因此需经常评估和降低呼吸机参数，迅速降低呼吸支持参数有利于更早撤机。理论上讲，刚手术的患者可能适合简单的自动反馈模式，它提供了后备支持方式（比如 MMV、ASV）。然而，到目前为止，表明这些自动方式有改善预后或者减低花费的资料并不多。

建议 8 撤机方案的设计有利于 ICU 及其他医疗专业人员规范化执行撤机过程。包括最优化镇静方案的实施。

理由和证据（A 级） 很显然，非 ICU 其他医疗专业人员（HCPs）（如呼吸治疗师和护士）能够执行撤机方案，这些方案能改善临床预后和减少花费。在最近几年里，针对 1 042 个患者的 3 个随机对照试验显示，与对照组采用标准护理的患者相比，采用 HCP 方案的机械通气患者的预后有所改善。特别是，Ely 等人发表了 HCPs 的两步法程序的结果，在满足筛选标准的患者每日进行筛选，筛选后行 SBT，可耐受 SBT 者撤机。虽然纳入此研究的 151 个患者与对照组的 149 个患者相比其病情更重，但是它们撤机时间早了 1.5 日

(撤机过程减少 2 日),呼吸机相关并发症减少 50%,每个患者在 ICU 平均花费减少 5 000 美元以上。Kollef 等人进行的一个稍大规模试验中,纳入的患者病情更加多样,他们采用 3 个不同的 HCP 方案,证明平均机械通气时间可减少 30 h。Marelich 等人的研究表明,采用 HCP 方案能够使得机械通气支持时间减少将近 50%。

在不同的 ICU 和医疗机构里采用不同的撤机程序均可使患者受益,说明标准化的撤机程序比其他任何特殊的机械通气方式更能够改善预后。的确,患者机械通气过程中其他相关方案比如镇痛和镇静方案也同时实施的话,机械通气时间能够进一步缩短。例如,在一个随机对照实验中,321 个接受机械通气患者接受护士实施的镇静方案,使用该方案机械通气时间缩短 50%、入住 ICU 时间和住院时间分别缩短了 2 日和 3 日。最近,Kress 等人报道了一个 128 名患者的随机对照实验的结果:每日进行自主苏醒试验可使患者机械通气时间减少 2 日、入住 ICU 时间减少 3 日。

这些资料并没推荐哪一种撤机方案,不同的医疗机构最好选择特定的方案。在设计方案时需要考虑到本章中的其他建议,还要考虑到特殊患者人群。举个例子,内科严重肺损伤患者可能会得益于一种处理策略(建议 2~5),而已从麻醉恢复的外科患者可能得益于另外一种策略(建议 7)。考虑到新的通气模式 NPPV 益处和 HCPs 的作用,我们必需致力于发展 HCP 方案的模式。

当每个机构应将撤机方案应用于自己的实践中,方案应该容易实施。

第一,方案不能用来取代临床判断,而是用来作为补充。方案意味着指南,能够作为常规来执行,除非临床医生判断方案应该调整。任何一个方案调整之处应该认真处理,可能用来指导未来方案的修改。

第二,方案不是一成不变的,而是在不断的调整中,应该随着新的资料和(或)临床实践而调整。关于此机械通气方案对于一些特殊患者人群(比如神经外科患者和创伤患者)、在特定医疗机构(比如开放、封闭的单位和教学、社区医院)以及使用计算机辅助撤机的作用应该做更多的研究。

第三,医疗机构为实施方案必须提供必要的资源。例如,有效的实施方案需要足够的人员,资料显示人员减少至一定程度可能会影响临床预后。的确,在间断通气的特定情况下,护士或患者比例下降则机械通气时间延长。

四、气管切开在呼吸机依赖患者的作用

气管切开常用于病重的、依赖机械通气的患者,以提供长期的呼吸通道。与长时间气管插管相比,气管切开常见好处包括改善患者舒适度、更有效地吸痰、降低气道阻力、患者活动更方便、增加患者口头表达的机会、改善经口进食的能力以及提供更安全的气道。值得一提的是,这些好处可以减少机械通气的并发症(呼吸机相关性肺炎)、加速撤机和呼吸机依赖患者从 ICU 转移。然而,气管切开过程中的风险和花费是应该考虑的。

气管切开对机械通气时间长短和总的 ICU 治疗结果的影响已经在几个不同的研究中评估过,但研究设计均有缺陷。虽然有少数前瞻性的研究,但绝大多数的研究是回顾性的。一个严重的缺陷是许多研究设计患者入组是医生的治疗组,而不是随机入组。即使是按照随机法设计的研究也经常采用半随机法(如每隔一个患者,每隔一日,医院登记的数目,单双日)。研究比较了气管切开和非气管切开以及早期气管切开和晚期气管切开的

那些患者。在不同研究中，早期及晚期气管切开的定义不同，有的研究定义早期是在开始后的 2 日，而有些研究则定义为开始后的 10 日。

不同的研究者的研究中患者人群变化很大，一些研究中包括常见的外科和内科患者，其他一些研究包括特定的人群(例如创伤患者或头部受伤的患者)。绝大多数研究在资料收集和分析方面存在设计缺陷，最主要的就是缺少“盲法”，没有一个研究采用明确的系统的撤机方案以控制医生因气管切开导致的撤机方式的变化，因此，“盲法”的缺少是重大缺陷。最后，有些研究结果是患者转出 ICU，这又要受到当地的一些资源的制约，如非 ICU 呼吸机设备。

关于气管切开和长期气管插管对患者预后影响的比较，资料极少，过去关于气管切开时机选择的建议是基于专家共识。

建议 9 当患者很明显地需要长时间的呼吸机支持时，在呼吸机支持的初期即需要考虑气管切开。当患者可能因气管切开而受益时应进行气管切开。在气管切开早期可能得到特殊益处的患者如下：那些需要高水平镇定以耐受气管插管的患者；呼吸力学处于临界水平的患者(常表现为呼吸困难)，气管切开后气道阻力下降会减少呼吸肌过度负荷的危险；通过经口进食、说话交流和增加活动性可以改善心理的患者；增加活动性可以改善物理治疗效果的患者。

理由和证据(B 级) 气管切开存在一些危险性，对于依赖呼吸机患者一般来讲是安全的。气管切开相关问题包括与气管切开术相关的操作前后的并发症、长期气道损伤和花费。

在 20 世纪 80 年代早期报道表明，在气管切开围手术期存在高风险和长期的气道并发症，比如气道狭窄。然而最近越来越多的研究表明，进行标准的气管切围手术期的风险并不高而且并发症是可以接受的。关于长期的风险，长期的研究分析表明，气管切开后气道狭窄的风险并不明显高于长时间经喉插管后的声门下狭窄。此外，非随机研究通常报道的气管切开患者的长期气道损伤是有偏倚的，因为气管切开是在长期的经喉插管后才进行的，使得气道更易遭受损伤。最后，气管切开如果是在 ICU 内操作，而不是在手术室标准外科操作或经皮扩张术，花费是可以较降低的。即使气管切开是在手术室操作的，但是如果一个呼吸机依赖患者在气管切开替代后能够不需要 ICU 设备，这样节省的费用也可以抵消其在手术室操作的费用。因为没有严密的关于成本-效果的分析，气管切开在费用上的实际好处并不明确。

鉴于以上研究，我们有理由认为：与危重患者其他常用的操作相比，气管切开的潜在风险在临床上是可以接受的。

气管切开的最重要的益处可能是有利于撤机。支持证据除了来自对“非终点”(例如舒适度和活动度，降低的气道阻力，和呼吸及相关性肺炎低发生率)的观察，还有 ICU 最终预后如机械通气时间、ICU 入住时间和死亡率的研究。下面分别叙述。

改善患者舒适度：没有一个关于呼吸机依赖患者(用有效测量手段)的前瞻性研究结果能证实：与长期经气管插管的患者相比，气管切开增加大多数患者舒适感及活动度。的确，据我们所知，只有一个研究尝试去证明此结果，研究报道：受采访的 ICU 护理人员认为在气管切开后机械通气患者比较舒适。尽管资料不多，但一般临床共识认为：接受长期机械通气的患者气管切开后较之经鼻或经口气管插管面部更舒适。而且，通过气管切开有助于口头表达、经口营养和增加活动度，这些有利于镇痛/镇静剂的撤除。持续镇静与机械通气的延长有关，但是气管切开对镇静剂使用的作用没有做过专门研究。

降低气道阻力：虽然气管切开套管的小曲率半径增加了湍流和气道阻力，但实验室和临床研究发现：与标准气管内插管相比，由于气管切开套管较短总气道阻力下降（并且因此降低了患者的呼吸肌负担）。虽然分泌物的产生在气管切开套管和气管插管中均可致使阻力增加，但气管切开套管中更容易的抽痰和可移动的内套管可以降低此影响。现有的资料表明一些患者在气管切开术后气道阻力和呼吸肌负荷有所减低，但是这种呼吸力学的改善对撤机的帮助尚不清楚。可以想象，气管切开术可能对肺力学指标处于临界水平的患者有利，因为对于呼吸频率高者气道阻力的减低在临床上更为重要。

气管切开术对呼吸机相关性肺炎的影响：为了避免呼吸机相关性肺炎从而有利于成功撤机，建议的治疗策略是早期气管切开或者一直使用气管插管。仅有少量资料认为，气管切开时机影响呼吸机相关肺炎的发生率。三项前瞻性研究分别随机选取了早期和晚期行气管切开术的患者，对其肺炎的相关危险度进行了比较评价。这些研究调查了289名患者并发现肺炎的相对危险度（早期与晚期气管切开组）仅有0.88（95%置信区间为0.70～1.10）。这些研究存在重要的缺陷，因此关于气管切开插管对肺炎风险的影响尚不能得出确切的结论。现在尚无资料显示早期气管切开可降低或增加呼吸机相关性肺炎风险。

最终预后的研究结果：气管切开对机械通气时间的影响：大量ICU调查研究（内部环境，机械通气天数，ICU住院时间，死亡率）结果报道，在表33-8中可见摘要。其中部分研究在系统综述中得到评价。该综述的作者们认为支持适时地气管切开可缩短危重患者机械通气时间这一论点的证据是不充分的。且该综述还指出目前能获得的有关此问题研究的多重瑕疵。我们临床上似乎有这么个印象，即适时地气管切开可缩短某些呼吸机依赖的患者的撤机，但并非所有患者。然而，现有的有关该问题的研究瑕疵较多，不足以支持上述印象。

表33-8　气管切开对机械通气的影响

研究	病人类型（n）	设计	结果
Lesnik等	外伤/101	随机对照研究，早期（6日）与晚期（21日）气管切开比较	早期切开通气时间更短
Blot等	中性白细胞减少症/53	回顾性研究，早期（2日）与晚期（>7日）气管切开或没有切开比较	早期切开住院时间更长
Koh等	神经外科手术/49	回顾性研究，第9日与撤机失败者气管切开比较	选择性切开住院时间缩短
Dunham and LaMonica等	外伤/74	前瞻性研究，早期（4日）与晚期（14日）气管切开或没有切开比较	没有影响
El Nagger等	一般的急性呼吸衰竭/52	前瞻性研究，3日与延迟（>10日）气管切开比较	延迟切开者更易于撤机
Rodriguez等	外伤/106	随机对照研究，早期（≤7日）与晚期（>7日）气管切开比较	早期切开住院时间更短，但没有考虑到在纳入晚期切开组之前已经撤机的患者
Sugerman等	外伤/126	随机对照研究，早期（3～5日）与晚期（10～21日）气管切开比较	没有影响

因为医护人员能够辨别是否已气管切开，因此进行“盲法”研究是困难的，将来的研究应该针对因气管切开而可能引起的撤机方法的改变，都采取明确的不同的撤机方案。研究也可以通过一些方法得到改进，包括使用更严格的病例纳入与剔除标准，对中断实验的患者给予更好的解释，使用常规随机法及多中心的实验来得到足够的样本量以确定基础条件的相互作用，以及采用多变量分析方法。成本-效果分析也可以帮助确定气管切开在撤机中的应用价值。

五、长期护理机构的作用

进行充分的内外科治疗并积极尝试撤机仍然呼吸机依赖的患者，正在给危重病工作者带来越来越大的挑战。在两项研究显示在内科 ICU 中，20%的患者符合卫生保健资金管理部定义的长期机械通气(PMV)即达 21 日。对于那些十几年前无法救治而现在可以存活下来但是遗留有呼吸功能障碍的患者，现代治疗技术无疑扮演了重要的角色。早在 20 世纪 80 年代，这些患者只能持续留在 ICU 且采用紧急医疗护理处理。无论在患者家中还是疗养所，持续的通气支持是唯一的选择。考虑到经济压力和积极的 ICU 治疗理念，对于恢复较为缓慢的患者长期入住 ICU 可能并非最佳选择。这导致了撤机医疗的产生(既是独立的设施又是医院的一部分)，这较好地满足了这些患者的需要且在经济上更为划算。目前有大量越来越多的文献显示以往认为是“不可能撤机”的患者，在这些机构可以成功撤机。

建议 10　因呼吸衰竭而需持续机械通气的患者，只有在尝试撤机 3 个月仍然失败后才考虑永久性的呼吸机依赖，除非其患有明确的不可逆疾病(如高位脊髓损伤或进行性肌萎缩性侧索硬化症)。

理论和论据(B 级)　确定一个需要 PMV 的患者是否有希望撤机或者必须终生依赖机械通气，是一个重要的临床问题。前一种情况的患者显然需要尝试撤机，然而后一种情况的患者如果尝试撤机只能使其呼吸衰竭反复恶化，针对后一种情况的患者，临床上重点是为其制定一个终生呼吸支持计划。

来自于长期机械通气患者护理中心的大量资料给出了对于此问题的见解。在巴洛区域机械通气撤机中心，急性心肺功能衰竭后长期呼吸机依赖的患者仍坚持尝试撤机直到 3 个月(或 6 个月)。其他一些基于内科和外科术后患者的研究也有类似的结果报道。这些研究中患者在 ICU 机械通气支持平均用时 36 日，在出 ICU 之后撤机用时 31 日，这些为我们尝试撤机所需的合理时间提供了参考。因此资料的重要性在于告诉我们：绝大多数因急性呼吸衰竭接受机械通气的患者在几个月的尝试撤机失败后，才能确认为永久呼吸机依赖。

建议 11　从事病危病的医务人员应当熟悉他们所在社区和医院专门为需要长期机械通气患者服务的机构。熟悉的内容应包括已经出版的有关这些机构同行评议的资料。在 ICU 尝试撤机失败的患者，若病情稳定允许转移，应转移至已证明能成功且安全地完成撤机的机构。

理论和论据(C 级)　关于 PMV 在出 ICU 之后的撤机的研究已超过 30 项。大部分研究是观察性的，反映出在这样处于不同环境接受着不同治疗的不均质的人群中进行随机对照试验存在许多固有的逻辑性的困难。表 33 - 9 概述了研究中超过 100 例 PMV 且已确定呼吸机依赖(机械通气超过 21 日)的患者的结果报告。大多数研究中显示 PMV 患者出 ICU,转移至专门机构可以安全有效地撤机。表 33-9 中纳入的 3 062 例患者中有 1 588(52%)例成功地撤机证明了其有效性。这类“慢性危重病”人群 69%(非常合理的)的总体存活出院率表明了其安全性。据表 33-9 的数据资料此类机构被分为两个基本类型:①大部分但非全部的机构被批准为长期急性病治疗医院,卫生保健资金管理部规定此类机构患者平均住院天数大于 25 日。此类机构常是拥有自己的 ICU 的独立医院,表 33-9 称之为“区域撤机中心”,为它们所在区域的多家医院提供服务。②二级单位或非侵袭性呼吸监护病房,没有特定的住院时间要求。这些机构设在其所属医院内部并主要服务于该医院。这两类机构均有紧急治疗的医护人员,但并非 ICU 工作人员,它们在许多方面都是不同的,包括入院出院标准,治疗能力,是否提供专业/亚专业咨询服务,以及规程制度,所有这些都会对治疗结果起到显著的影响。这两类机构的一个共同特点是医务人员和昂贵的监护设备较少,所以与 ICU 相比降低了患者的费用。

表 33-9 观察性研究的比较*

变量	Indihar	Latriano 等	Petrak 等	Clark and Theiss 等	Bagley and Cooney	Scheinhorn 等	Carson 等	Dasgupta 等	Gracey 等
单位类型	NRCU	NRCU	RWC	RWC	RWC	RWC	RWC	NRCU	NRCU
患者数量	171	224	388	113	278	1 123	133	212	420
年龄	—	67	72‡	65	67	69	71	68	67§
性别(女性%)	54	47	53	56	53	57	52	55	52§
导致呼吸机依赖的诊断	COPD	内科>外科	内科>外科	内科=外科	内科>外科	内科>外科	内科>外科	内科=外科	内科>外科
ICU 上机时间	55	23	42	—	—	44	25	25‡	37§
ICU 撤机时间	39	43	—	—	43	39	—	13‡	10
撤机(%)‖	34	51	51	47	38	56	38	60	60
存活出院(%)	60	50	66	61	53	71	50	82	94
中断通气 12 月生存率(%)	—	—	—	—	—	38	23	—	53¶

注:*每一个研究都有超过 100 个因长期通气需要撤机的病人(入 ICU 前通气时间超过 21 日);NRCU-非侵入性呼吸治疗单位;RWC-地区撤机中心;†平均值;‡中位数;§数据来源于前面报道过的同一组患者;‖作者数据重新计算,“%撤机代表”呼吸机依赖患者的撤机数量;¶数据来源于出院后 4 日。

建议 12 PMV 患者的撤机策略应该是逐渐降低呼吸支持强度,应逐渐延长自主呼吸时间。

理论和论据(C 级) 尽管纳入病例与硬件设施均有所不同,表 33-9 与表 33-10 列出的 PMV 撤机策略的有效信息仍具有大量的相似之处。因为患者已形成了自己不可能在 24 h 内回转的固定认知,最初难以每日进行自主呼吸试验,这时可以逐渐降低呼吸支持的强度,采用部分支持的常用模式(表 33-7),通常在接近于半支持情况下,患者开始上述的自主呼吸试验,逐渐延长自主呼吸时间。因为大部分患者进行了气管切开,所以使用气管垫圈来代替 ICU 常见的 T 管以供氧和湿化。在这些操作中,很重要一点是仍然要保护患者。对此类患者而言,心理支持和避免不必要的呼吸肌负担都是很重要的。长期护理机构可能是实施一些程序的特别合适的地方，如较早的描述“自发呼吸训练失败患者的管理”。训练有素的非医生（如注册护士、注册呼吸治疗师）大多在这些机构服务，他们一直与患者接触，最了解患者情况并能酌情调整呼吸机参数。有趣的是，在经过 2 年的实践，由呼吸治疗师操作完成的撤机程序，在一个主要收治内科患者的区域撤机中心所用的撤机时间由程序使用前的 29 日降至程序使用后的小于 17 日。

表33-10 离开 ICU 后的撤机策略

研究	从完全通气支持到减半支持的策略	增加自主呼吸试验的策略
Gracey 等*	IMV/PSV	TTO
Scheinhorn 等	IMV/PSV	VTM
Bagley and Cooney	—	VTM/T-piece
Petrak 等*	AC or PSV	VTM
Clark and Theiss	PSV	VTM/T-piece
Latriano 等	IMV/PSV	VTM/T-piece

注：ICU＝重症监护病房；SBT＝自主呼吸试验；*数据来源于个人交流；IMV＝间隙强制通气；PSV＝压力支持通气；TTO＝经气管给氧；VTM＝气管罩通气（气管领）；AC＝辅助控制通气。

（陈　俊　陈冬梅　胡晓晨　编译）

参考文献

[1] AARC-ARCF Consensus Conference. Consensus statement on mechanical ventilators. Respir Care (in press).

[2] Accidental breathing circuit disconnections in the critical care setting. HHS publication No. FDA 90-4233. From: FDA, HFZ-240, Rockville MD 20857.

[3] Allan WC, Volpe JJ. Periventricular-intraventricular hemorrhage [J]. Pediatr Clin North Am, 1986,36(1): 47-63.

[4] American Academy of Pediatrics, Task Force on Transcutaneous Oxygen Monitors. Report of consensus meeting, Dec 5～6, 1986 [J]. Pediatrics, 1989,83(1):122-126.

[5] American Association for Respiratory Care. Clinical practice guideline: endotracheal suctioning of mechanically ventilated adults and children with artificial airways [J]. Respir Care, 1993,38(5):500-504.

[6] American Association for Respiratory Care. Clinical practice guideline: humidification during mechanical ventilation [J]. Respir Care, 1992,37(8):887-890.

[7] American Association for Respiratory Care. Clinical practice guideline: oxygen therapy in the acute care hospital [J]. Respir Care, 1991,36(12):1410-1413.

[8] American Association for Respiratory Care. Clinical practice guideline: patient-ventilator system checks [J]. Respir Care, 1992,37(8):882-886.

[9] American Association for Respiratory Care. Clinical practice guideline: ventilator circuit changes [J]. Respir Care, 1994,39(8):797-802.

[10] American Society for Testing and Materials. Standard specification for ventilators intended for medical use in critical care. ASTM F-29.03.01. Philadelphia: Am Soc Testing & Materials.
[11] Avery GB, Glass P. Retinopathy of prematurity: what causes it? [J]. Clin Perinatol, 1988,15(4):917-928.
[12] Avery ME, Tooley WH, Keller JB, et al. Is chronic lung disease in low birth weight infants preventable? A survey of eight centers [J]. Pediatrics, 1987,79(1):26-30.
[13] Baker PO, Baker JP, Koen PA. Endotracheal suctioning techniques in hypoxemic patients [J]. Respir Care, 1983,28:1563-1568.
[14] Baker PO, Baker JP, Koen PA. Endotracheal suctioning techniques in hypoxemic patients. Respir Care, 1983,28:1563-1568.
[15] Bancalari E, Flynn J, Goldberg TN, et al. Influence of transcutaneous oxygen monitoring on the incidence of retinopathy of prematurity. Pediatrics, 1987,79:663-669.
[16] Bancalari E, Gerhardt T. Bronchopulmonary dysplasia [J]. Pediatr Clin North Am, 1986,33(1):1-23.
[17] Barnes TA, McGarry WP. Evaluation of ten disposable manual resuscitators [J]. Respir Care, 1990,35: 960-968.
[18] Beatty B, Roberts J. End-tidal CO_2 measurements in intubated neonates weighing less than 2000 grams (abstract) [J]. Respir Care, 1992,37(11):1341.
[19] Benjamin PK, Thompson JE, Arnold JH. ETT pressure necrosis in a pediatric cardiac intensive care unit (CICU) (abstract) [J]. Respir Care, 1992,37(11):1331.
[20] Benjamin PK, Thompson JE, O'Rourke PP. Complications of mechanical ventilation in a children's hospital multidisciplinary intensive care unit [J]. Respir Care, 1990,35(9):873-878.
[21] Benson MS, Pierson DJ. Ventilator washout volume: a consideration in endotracheal suction preoxygenation. Respir Care, 1979,24:832-835.
[22] Berkenbosch JW, Tobias JD. Transcutaneous carbon dioxide monitoring during high-frequency oscillatory ventilation in infants and children [J]. Crit Care Med, 2002,30(5):1024-1027.
[23] Berman IR, Stahl WM. Prevention of hypoxic complications during endotracheal suction. Surgery, 1968,63: 586-587.
[24] Boba A, Cincotti JJ, Peazza TE, et al. The effects of apnea, endotracheal suction, and oxygen insufflation, alone and in combination, upon arterial oxygen saturation in anesthetized patients [J]. J Lab Clin Med, 1959, 53: 680-685.
[25] Bolyard EA, Tablan OC, Williams WW, et al. Guideline for infection control in healthcare personnel, 1998. Hospital Infection Control Practices Advisory Committee [J]. Infect Control Hosp Epidemiol, 1998,19(6): 407-463.
[26] Boros SJ, Bing DR, Mammel MC, et al. Using conventional infant ventilators at unconventional rates [J]. Pediatrics, 1984,74:487-492.
[27] Boros SJ, Campbell K. A comparison of the effects of high frequency-low tidal volume and low frequency-high tidal volume mechanical ventilation [J]. J Pediatr, 1980,97(1):108-112.
[28] Boros SJ, Matalon SV, Ewald R, et al. The effect of independent variations in inspiratory-expiratory ratio and end expiratory pressure during mechanical ventilation in hyaline membrane disease: the significance of mean airway pressure [J]. J Pediatr, 1977,91(5):794-798.
[29] Bostick J, Wendelgass ST. Normal saline instillation as part of the suctioning procedure: effects on PaO_2 and amount of secretions [J]. Heart Lung, 1987,16:532-537.
[30] Boutros AR. Arterial blood oxygenation during and after endotracheal suctioning in the apneic patient [J]. Anesthesiology, 1970,32:114-118.
[31] Boyce JM, White RL, Spruill EY, et al. Cost-effective application of the centers for disease control guideline for prevention of nosocomial pneumonia [J]. Am J Infect Control, 1985,13(5):228-232.

[32] Branson RD, Campbell RS. Sighs: wasted breath or breath of fresh air? [J]. Respir Care, 1992, 37: 462 - 468.

[33] Brouillette RT, Waxman DH. Evaluation of the newborn's blood gas status [J]. National Academy of Clinical Biochemistry. Clin Chem, 1997,43(1):215 - 221.

[34] Brown SE, Stansbury DW, Merrill EJ, et al. Prevention of suctioning-related arterial oxygen desaturation: comparison of off-ventilator and on-ventilator suctioning. Chest, 1983,83:621 - 627.

[35] Brown SE, Stansbury DW, Merrill EJ, et al. Prevention of suctioning-related arterial oxygen desaturation: comparison of off-ventilator and on-ventilator suctioning [J]. Chest, 1983,83:621 - 627.

[36] Brown WR, Deming D. Ventilator circuit flow does affect lung mechanics of ventilated infants (abstract) [J]. Respir Care, 1990,35(11):1101.

[37] Caldwell EJ, Powell RD Jr, Mullooly JP. Interstitial emphysema: a study of physiologic factors involved in experimental induction of the lesion [J]. Am Rev Respir Dis, 1970,102:516 - 525.

[38] Campbell RS, Branson RD. How ventilators provide temporary O_2 enrichment: what happens when you press the 100% suction button? [J]. Respir Care, 1992,37:933.

[39] Carlo, WA, Martin RJ. Principles of neonatal assisted ventilation [J]. Pediatr Clin North Am, 1986,33(1): 221 - 237.

[40] Carlo WA, Pacifico L, Chatburn RL, et al. Efficacy of computer-assisted management of respiratory failure in neonates [J]. Pediatrics, 1986,78(1):139 - 143.

[41] Carr DJ, Rich M, Murkowski K, et al. A comparative evaluation of three neonatal ventilators [J]. Crit Care Med 1986,14(3):234 - 236.

[42] Cassady G. Transcutaneous monitoring in the newborn infant [J]. J Pediatr, 1983,103(6):837 - 848.

[43] Catanzaro A. Nosocomial tuberculosis [J]. Am Rev Respir Dis, 1982,125(5):559 - 562.

[44] Center for Devices and Radiological Health. A summary of the device user facitlity reporting requirements of the Safe Medical Devices Act of 1990 (public law 101 - 629). Rockville MD: Center for Devices and Radiological Health, 1990.

[45] Centers for Disease Control. Update: universal precautions for prevention of transmission of human immunodeficiency virus, hepatitis B virus, and other bloodborne pathogens in health care settings [J]. MMWR, 1988,37:377 - 399,387 - 388.

[46] Chatburn RL, Carlo WA, Lough MD. Clinical algorithm for pressure-limited ventilation of neonates with respiratory distress syndrome [J]. Respir Care, 1983,28(12):1579 - 1586.

[47] Chatburn RL. Principles and practice of neonatal and pediatric mechanical ventilation [J]. Respir Care, 1991, 36(6):569 - 593.

[48] Chatburn RL. Similarities and differences in the management of acute lung injury in neonates (IRDS) and in adults (ARDS) [J]. Respir Care, 1988,33(7):539 - 553.

[49] Chernick V. Lung rupture in the newborn infant [J]. Respir Care, 1986,31(7):628 - 633.

[50] Ciszek TA, Modanlou HD, Owings D, et al. Mean airway pressure-significance during mechanical ventilation in neonates [J]. J Pediatr, 1981,99(1):121 - 126.

[51] Cooke RWI. Factors associated with chronic lung disease in preterm infants [J]. Arch Dis Child, 1991,66(7, Spec No):776 - 779.

[52] Craig KC, Benson MS, Pierson DJ. Prevention of arterial oxygen desaturation during closed-airway endotracheal suction: effect of ventilator mode [J]. Respir Care, 1984,29:1013 - 1018.

[53] Craig KC, Benson MS, Pierson DJ. Prevention of arterial oxygen desaturation during closed-airway endotracheal tube suctioning: effect of ventilator mode. Respir Care, 1984,29:1013 - 1018.

[54] Craven DE, Steger KA. Pathogenesis and prevention of nosocomial pneumonia in the mechanically ventilated patient. Respir Care, 1989,34:85 - 97.

[55] DeCampo T, Civetta JM. The effect of short term discontinuation of high-level PEEP in patients with acute respiratory failure. Crit Care Med, 1979,7:47 - 49.

[56] de Geeter B, Messer J, Benoit M, et al. Right-toleft ductal shunt and transcutaneous PO_2 [J]. Birth Defects, 1979,15(4):387 - 392.

[57] deLemos RA, Kirby RR. Early development: intermittent mandatory ventilation in neonatal respiratory support [J]. Int Anesthesiol Clin, 1980,18(2):39 - 51.

[58] Demers RR. Complications of endotracheal suctioning procedures [J]. Respir Care, 1982,27:453 - 457.

[59] Douglas ME, Downs JB. Cardiopulmonary effects of intermittent mandatory ventilation [J]. Int Anesthesiol Clin, 1980,18(2):97 - 121.

[60] Eller R, Kennedy K, Weber P, et al. The impact of 96 - hour ventilator circuit changes on rates of ventilator-associated pneumonia and costs [J]. Respir Care, 1993,38(11):1262.

[61] Eubanks DH, Bone RC. Comprehensive respiratory care-a learning system [M]. St Louis: CV Mosby, 1985: 517.

[62] Fanconi S, Tschupp A, Molinari L. Long-term transcutaneous monitoring of oxygen tension and carbon dioxide at 42 degrees C in critically ill neonates: improved performance of the $PtcCO_2$ monitor with topical metabolic inhibition [J]. Eur J Pediatr, 1996,155(12):1043 - 1046.

[63] Farstad T, Bratild D. Effects of endotracheal tube size and ventilator settings on the mechanics of a test system during intermittent flow ventilation [J]. Pediatr Pulmonol, 1991,11:15 - 21.

[64] Fell T, Cheney FW. Prevention of hypoxia during endotracheal suction. Ann Surg, 1971,174:24 - 28.

[65] Fenner A, Muller R, Busse HG, et al. Transcutaneous determination of arterial oxygen tension [J]. Pediatrics, 1975,55(2):224 - 231.

[66] Field D, Milner AD, Hopkin IE. High and conventional rates of positive pressure ventilation [J]. Arch Dis Child, 1984,59:1151 - 1154.

[67] Field D, Milner AD, Hopkin IE. Manipulation of ventilator settings to prevent active expiration against positive pressure inflation [J]. Arch Dis Child, 1985,60:1036 - 1040.

[68] Fisher DM, Frewen T, Swedlow DB. Increase in intracranial pressure during suctioning: infant stimulation vs rise in $PaCO_2$ [J]. Anesthesiology, 1982,57:416 - 417.

[69] Fisher JB, Mammel MC, Coleman JM, et al. Identifying lung overdistention during mechanical ventilation by using volume-pressure loops [J]. Pediatr Pulmonol, 1988,5:10 - 14.

[70] Flynn JT, Bancalari E, Bawol R, et al. Retinopathy of prematurity: a randomized, prospective trial of transcutaneous oxygen monitoring. Opthalmology, 1987,94:630 - 638.

[71] Flynn JT, Bancalari E, Snyder ES, et al. A cohort study of transcutaneous oxygen tension and the incidence and severity of retinopathy of prematurity. N Engl J Med, 1992,326:1050 - 1054.

[72] Goldberg RN, Bancalari E. Bronchopulmonary dysplasia: clinical presentation and the role of mechanical ventilation [J]. Respir Care, 1986,31(7):591 - 596.

[73] Goldberg RN, Bancalari E. Therapeutic approaches to the infant with bronchopulmonary dysplasia [J]. Respir Care, 1991,36(6):613 - 621.

[74] Goldstein B, Catlin EA, Vetere JM, et al. The role of in-line manometers in minimizing peak and mean airway pressure during the hand-regulated ventilation of newborn infants [J]. Respir Care, 1989,34(1):23 - 27.

[75] Gray JE, MacIntyre NR, Kronenberger WG. The effects of bolus normal-saline instillation in conjunction with endotracheal suctioning [J]. Respir Care, 1990,35:785 - 790.

[76] Greenough A, Dixon AK, Roberton NRC. Pulmonary interstitial emphysema [J]. Arch Dis Child, 1984,59: 1046 - 1051.

[77] Greenough A, Greenall F, Gamsu H. Synchronous respiration: which ventilator rate is best? [J]. Acta

Paediatr Scand, 1987, 76: 713 - 718.
[78] Greenough A, Greenall F. Performance of respirators at fast rates commonly used in neonatal intensive care units [J]. Pediatr Pulmonol, 1987, 3: 357 - 361.
[79] Greenough A, Pool J, Greenall F, et al. Comparison of different rates of artificial ventilation in preterm neonates with respiratory distress syndrome [J]. Acta Paediatr Scand, 1987, 76: 706 - 712.
[80] Greenough A, Roberton NRC. Neonatal ventilation [J]. Early Hum Dev, 1986, 13: 127 - 136.
[81] Greenough A. The premature infant's respiratory response to mechanical ventilation [J]. Early Hum Dev, 1988, 17: 1 - 5.
[82] Guidelines for preventing the transmission of Mycobacterium tuberculosis in health-care facilities, 1994. Centers for Disease Control and Prevention [J]. MMWR Recomm Rep, 1994, 43(RR - 13): 1 - 132.
[83] Harrison VC, de V Heese H, Klein M. The significance of grunting in hyaline membrane disease [J]. Pediatrics, 1968, 41(3): 549 - 559.
[84] Hayes B. Ventilation and ventilators-an update [J]. J Med Eng Technol, 1988, 12(5): 197 - 218.
[85] Hay Jr WW, Brockway JM, Eyzaguirre M. Neonatal pulse oximetry: accuracy and reliability [J]. Pediatrics, 1989, 83(5): 717 - 722.
[86] Heicher DA, Kasting DS, Harrod JR. Prospective clinical comparison of two methods for mechanical ventilation of neonates: rapid rate and short inspiratory time versus slow rate and long inspiratory time [J]. J Pediatr, 1981, 98(6): 957 - 961.
[87] Herman S, Reynolds EOR. Methods for improving oxygenation in infants mechanically ventilated for severe hyaline membrane disease [J]. Arch Dis Child 1973, 48: 612 - 617.
[88] Hess D, Lind L. Nomograms for the application of the Bourns model BP200 as a volume-constant ventilator [J]. Respir Care, 1980, 25(2): 248 - 250.
[89] Hess D, Spahr C. An evaluation of volumes delivered by selected adult disposable resuscitators: the effects of hand size, number of hands used, and use of disposable medical gloves [J]. Respir Care, 1990, 35: 800-805.
[90] Hillman DR. Physiological aspects of intermittent positive pressure ventilation [J]. Anaesth Intensive Care, 1986, 14(3): 226 - 235.
[91] Hird M, Greenough A. Inflation time in mechanical ventilation of preterm neonates [J]. Eur J Pediatr, 1991, 150(6): 440 - 443.
[92] Hollinger IB. Postoperative management: ventilation [J]. Int Anesthesiol Clin, 1980, 18(1): 205 - 216.
[93] Holmgren D, Redfors S, Solymar L. Transcutaneous-PO_2 monitoring for detection of exercise-induced rightto-left shunts in children with congenital heart defects: acase report [J]. Acta Paediatr, 2001, 90(7): 816 - 818.
[94] Huch R, Huch A, Albani M, et al. Transcutaneous PO_2 monitoring in routine management of infants and children with cardiorespiratory problems [J]. Pediatric, 1976, 57(5): 681 - 690.
[95] Huch R, Lübbers W, Huch A. Reliability of transcutaneous monitoring of arterial PO_2 in newborn infants [J]. Arch Dis Child, 1974, 49(3): 213 - 218.
[96] Joint Commission for Accreditation of Health Care Organizations. Standard RP. 4 and RP. 5. In: Accreditation manual for hospitals. Euless TX: JCAHO, 1991: 237 - 238.
[97] Kacmarek RM, English P, Vallende N, et al. Extended use of heated neonatal/pediatric ventilator circuits (abstract) [J]. Respir Care, 1991, 36(11): 1287.
[98] Kallstrom TJ, Salyer J. The incidence of accidental extubations in a neonatal intensive care unit (abstract) [J]. Respir Care, 1989, 34(11): 1006.
[99] Kanter RK, Blatt SD, Zimmerman JJ. Initial mechanical ventilator settings for pediatric patients: clinical judgment in selection of tidal volume [J]. Am J Emerg Med, 1987, 5: 113 - 117.

[100] Kattwinkel J, Nearman HS, Fanaroff AA, et al. Apnea of prematurity: comparative therapeutic effects of cutaneous stimulation and nasal continuous positive airway pressure [J]. J Pediatr, 1975,86(4):588-592.
[101] Kelly RE, Yao FF, Artusio JS Jr. Prevention of suction-induced hypoxemia by simultaneous oxygen insufflation [J]. Crit Care Med, 1987,15:874-875.
[102] Kelly RE, Yao FSF, Artusio JF Jr. Prevention of suction-induced hypoxemia by simultaneous oxygen insufflation. Crit Care Med, 1987,15:874-875.
[103] Kergin FG, Bean DM, Paul W. Anoxia during intrathoracic operations [J]. J Thorac Surg, 1948,17:709-711.
[104] Kesten S, Chapman KR, Rebuck AS. Response characteristics of a dual transcutaneous oxygen/carbon dioxide monitoring system [J]. Chest, 1991,99(5):1211-1215.
[105] Keuskamp DHG. Ventilation of premature and newborn infants [J]. Int Anesthesiol Clin, 1974,12(4):281-300.
[106] Kirby RR, Downs JB, Civetta JM, et al. High level positive end expiratory pressure (PEEP) in acute respiratory insufficiency. Chest, 1975,67:156-163.
[107] Kirby R, Robison E, Schulz J, et al. Continuous-flow ventilation as an alternative to assisted or controlled ventilation of infants [J]. Anesth Analg, 1972,51(6):871-875.
[108] Langrehr EA, Washburn SC, Guthrie MP. Oxygen insufflation during endotracheal suctioning [J]. Heart Lung, 1981,10:1028-1036.
[109] Lawrence JC. Breathing system gas pressure monitoring and venting, ventilator monitors and alarms [J]. Anaesth Intensive Care, 1988,16(1):38-40.
[110] Lübbers DW. Theoretical basis of the transcutaneousblood gas measurements [J]. Crit Care Med, 1981,9(10):721-733.
[111] Lewis RM. Automatic increases in mean airway pressure during mechanical ventilation [J]. Respir Care, 1982,27(6):675-681.
[112] Lewis RM. Factors affecting lung volume changes during newborn mechanical ventilation: a bench study [J]. Respir Care, 1992,37(10):1153-1160.
[113] Löfgren O, Jacobson J. The influence of different electrodetemperatures on the recorded transcutaneous PO_2 level[J]. Pediatrics, 1979,64(6):892-897.
[114] Loochtan AM, Loochtan RM. Damage to neonatal oral structures: effects of laryngoscopy and intubation [J]. Respir Care, 1989,34(10):879-888.
[115] Lucey JF. Clinical uses of transcutaneous oxygen monitoring [J]. Adv Pediatr, 1981,28:27-56.
[116] MacDonald KD, Wang PB. Comparison of four systems for measuring neonatal tidal volumes (abstract) [J]. Respir Care, 1989,34(11):1006.
[117] MacDonnell KF. Physiologic consequences of mechanical ventilation [J]. Compr Ther, 1977,3(12):49-58.
[118] Manginello FP, Grasssi AE, Schechner S, et al. Evaluation of methods of assisted ventilation in hyaline membrane disease [J]. Arch Dis Child, 1978,53:878-881.
[119] Marini JJ, Crooke PS III, Truwit JD. Determinants and limits of pressure-preset ventilation: a mathematical model of pressure control [J]. J Appl Physiol, 1989,67(3):1081-1092.
[120] Marsden D, Chiu MC, Paky F, et al. Transcutaneous oxygen and carbon dioxide monitoring in intensive care [J]. Arch Dis Child, 1985,60(12):1158-1161.
[121] Martin RJ, Robertson SS, Hopple MM. Relationship between transcutaneous and arterial oxygen tension in sick neonates during mild hyperoxemia [J]. Crit Care Med, 1982,10(10):670-672.
[122] Martin RJ. Transcutaneous monitoring: instrumentation and clinical applications [J]. Respir Care, 1990,35(6):577-583.
[123] McCann EM, Goldman SL, Brady JP. Pulmonary function in the sick newborn infant [J]. Pediatr Res,

1987,21(4):313-325.
[124] McLellan PA, Goldstein RS, Ramcharan V, et al. Transcutaneous carbon dioxide monitoring [J]. Am Rev Respir Dis, 1981,124(2):199-201.
[125] Merritt K, Hitchins VM, Brown SA. Safety and cleaning of medical materials and devices [J]. J Biomed Mater Res, 2000,53(2):131-136.
[126] Meyer HBP, Griffin BE, Sedaghatian MR, et al. Ventilatory support of the newborn infant with respiratory distress syndrome and respiratory failure [J]. Int Anesthesiol Clin, 1974,12(4):81-110.
[127] Mike V, Krauss AN, Ross GS. Doctors and the health industry: a case study of transcutaneous oxygen monitoring in the neonatal intensive care [J]. Soc Sci Med, 1996,42(9):1247-1258.
[128] Mok J, Pintar M, Benson L, et al. Evaluation of noninvasive measurements of oxygenation in stable infants [J]. Crit Care Med, 1986,14(11):960-963.
[129] Monaco F, Nickerson BG, McQuitty JC. Continuous transcutaneous oxygen and carbon dioxide monitoring in the pediatric ICU [J]. Crit Care Med, 1982,10(11):765-766.
[130] Moylan FM, Walker AM, Kramer SS, et al. The relationship of bronchopulmonary dysplasia to the occurrence of alveolar rupture during positive pressure ventilation [J]. Crit Care Med, 1978,6(3):140-142.
[131] Muramatsu K, Yukitake K, Oda T. Variability of respiratory system compliance in mechanically ventilated infants [J]. Pediatr Pulmonol, 1992,12:140-145.
[132] Narang A, Shenoi A. Physiological principles of mechanical ventilation of the newborn [J]. Indian J Pediatr, 1992,59:21-27.
[133] Nilsson R, Grossmann G, Robertson B. Pathogenesis of neonatal lung lesions induced by artificial ventilation: evidence against the role of barotrauma [J]. Respiration, 1980,40:218-225.
[134] O'Connor TA, Grueber R. Transcutaneous measurement of carbon dioxide tension during long-distance transport of neonates receiving mechanical ventilation [J]. J Perionatal, 1998,18(3):189-192.
[135] Oxford Region Controlled Trial of Artificial Ventilation (OCTAVE) Study Group. Multicentre randomised controlled trial of high against low frequency positive pressure ventilation [J]. Arch Dis Child, 1991,66(7, Spec No):770-775.
[136] Peabody JL, Gregory GA, Willis MM, et al. Transcutaneous oxygen tension in sick infants [J]. Am Rev Respir Dis, 1978,118(1):83-87.
[137] Peabody JL. Mechanical ventilation of the newborn: good news - bad news [J]. Crit Care Med, 1981,9(10):710-713.
[138] Pearlman SA, Maisels MJ. Preductal and postductal transcutaneous oxygen tension measurements in premature newborns with hyaline membrane disease [J]. Pediatrics, 1989,83(1):98-100.
[139] Perlman JM, Volpe JJ. Suctioning in the preterm: effects on cerebral blood flow velocity, intracranial pressure, and arterial blood pressure [J]. Pediatrics, 1983,72:329-334.
[140] Pesenti A, Marcolin R, Prato P, et al. Mean airway pressure vs positive end-expiratory pressure during mechanical ventilation [J]. Crit Care Med, 1985,13(1):34-37.
[141] Phelps DL. Retinopathy of prematurity (editorial) [J]. N Engl J Med, 1992,326:1078-1080.
[142] Pierson DJ. Alveolar rupture during mechanical ventilation: role of PEEP, peak airway pressure, and distending volume [J]. Respir Care, 1988,33(6):472-484.
[143] Pierson DJ. What constitutes an order for mechanical ventilation, and who should give it? Respir Care (in press).
[144] Plenat F, Vert P, Didier F, et al. Pulmonary interstitial emphysema [J]. Clin Perinatol, 1978,5(2):351-375.
[145] Plevak DJ, Ward JJ. Airway management. In: Burton GG, Hodgkin JE, Ward JJ, eds. Respiratory care-a guide to clinical practice [M]. 3rd ed. Philadelphia: JB Lippincott, 1991:501.

[146] Pohlandt F, Saule H, Schroder H, et al. Decreased incidence of extra-alveolar air leakage or death prior to air leakage in high versus low rate positive pressure ventilation: results of a randomised seven-centre trial in preterm infants [J]. Eur J Pediatrics, 1992,151:904 - 909.
[147] Pollack MM, Fields AI, Holbrook PR. Pneumothorax and pneumomediastinum during pediatric mechanical ventilation [J]. Crit Care Med, 1979,7(12):536 - 539.
[148] Primhak RA. Factors associated with pulmonary air leak in premature infants receiving mechanical ventilation [J]. J Pediatr, 1983,102:764 - 768.
[149] Ramsden CA, Reynolds EOR. Ventilator settings for newborn infants [J]. Arch Dis Child, 1987,62:529 - 538.
[150] Rauch DA, Ewig J, Benoit PE, et al. Exploring intermittent transcutaneous CO_2 monitoring [J]. Crit Care Med, 1999,27(11):2358 - 2360.
[151] Redding GJ, Fan L, Cotton EK, et al. Partial obstruction of endotracheal tubes in children: incidence, etiology, significance [J]. Crit Care Med, 1979,7(5):227 - 231.
[152] Reisner SH, Amir J, Shohat M, et al. Retinopathy of prematurity: incidence and treatment [J]. Arch Dis Child, 1985,60:698 - 701.
[153] Reynolds EOR. Effect of alterations in mechanical ventilator settings on pulmonary gas exchange in hyaline membrane disease [J]. Arch Dis Child, 1971,46:152 - 159.
[154] Reynolds EOR. Indications for mechanical ventilation in infants with hyaline membrane disease [J]. Pediatrics, 1970,46(2):193 - 202.
[155] Reynolds EOR. Pressure waveform and ventilator settings for mechanical ventilation in severe hyaline membrane disease [J]. Int Anesthesiol Clin, 1974,12(4):259 - 280.
[156] Reynolds EOR, Taghizadeh A. Improved prognosis of infants mechanically ventilated for hyaline membrane disease [J]. Arch Dis Child, 1974,49:505 - 515.
[157] Rheuban K. The infant with congenital heart disease: guidelines for care in the first year of life [J]. Clin Perinatol, 1984,11(1):199 - 212.
[158] Riedel F. Long term effects of artificial ventilation in neonates [J]. Acta Paediatr Scand, 1987,76:24 - 29.
[159] Riegel B, Forshee T. A review and critique of the literature on preoxygenation for endotracheal suctioning [J]. Heart & Lung, 1985,14:507 - 518.
[160] Rindfleisch SH, Tyler ML. Duration of suctioning: an important variable (point of view) [J]. Respir Care, 1983,28:457 - 459.
[161] Roberts JD Jr, Shaul PW. Advances in the treatment of persistent pulmonary hypertension of the newborn [J]. Pediatr Clin North Am, 1993,40(5):983 - 1004.
[162] Roland EH. Neuromuscular disorders in the newborn [J]. Clin Perinat, 1989,16(2):519 - 547.
[163] Rosen M, Hillard EK. The effects of negative pressure during tracheal suction [J]. Anesth Analg, 1962, 41:50 - 57.
[164] Rudy EB, Turner BS, Baun M, et al. Endotracheal suctioning in adults with head injury [J]. Heart Lung, 1991,20:667 - 674.
[165] Sackner MA, Landa JF, Greeneltch N, et al. Pathogenesis and prevention of tracheobronchial damage with suction procedures [J]. Chest, 1973,64:284 - 290.
[166] Saga R, Mochizuki H, Tokuyama K, et al. Relationship between bronchial hyperresponsiveness and development of asthma in wheezy infants [J]. Chest,2001,119(3):685 - 690.
[167] Schachter EN, Lehnert BE, Specht W. Pressure-time relationships of pressure-limited neonatal ventilators [J]. Crit Care Med, 1983,11(3):177 - 181.
[168] Schena J, Monaghan EJ, Kaufman A, et al. Delivered tidal volume during infant mechanical ventilation (abstract) [J]. Respir Care, 1983,28(10):1363.

[169] Scott LR, Benson MS, Pierson DJ. Effect of inspiratory flowrate and circuit compressible volume on auto-PEEP during mechanical ventilation [J]. Respir Care, 1986,31(11):1075-1079.
[170] Sedin G. CPAP and mechanical ventilation [J]. Int J Technol Assess Health Care, 1991,7(Supp 1):31-40.
[171] Severinghaus JW. Transcutaneous blood gas analysis [J]. Respir Care, 1982,27(2):152-159.
[172] Shim C, Fine N, Fernandez R, et al. Cardiac arrhythmias resulting from tracheal suctioning [M]. Ann Intern Med, 1969,71:1149-1153.
[173] Shumacker HB, Hampton LJ. Sudden death occurring immediately after operation in patients with cardiac disease, with particular reference to the role of aspiration through the endotracheal tube and extubation [J]. J Thorac Surg, 1950,18:48-56.
[174] Simbruner G. Inadvertent positive end-expiratory pressure in mechanically ventilated newborn infants: detection and effect on lung mechanics and gas exchange [J]. J Pediatr, 1986,108:589-595.
[175] Sivan Y, Deakers TW, Newth CJL. Functional residual capacity in ventilated infants and children [J]. Pediatr Res, 1990,28(5):451-454.
[176] Smith JD. Application of mechanical ventilation in acute respiratory failure [J]. Respir Care, 1983,28(5): 579-585.
[177] Smith PC, Daily WJR, Fletcher G, et al. Mechanical ventilation of newborn infants: the effect of rate and pressure on arterial oxygenation of infants with respiratory distress syndrome [J]. Pediatr Res, 1969,3: 244-254.
[178] Smith RM, Benson MS, Schoene RB. The efficacy of oxygen insufflation in preventing arterial oxygen desaturation during endotracheal suctioning of mechanically ventilated patients [J]. Respir Care, 1987,32: 865-869.
[179] Sottile FD, Marrie TJ, Prough DS, et al. Nosocomial pulmonary infection: possible etiologic significance of bacterial adhesion to endotracheal tubes [J]. Crit Care Med, 1986,14(4):265-270.
[180] Spahr RC, Klein AM, Brown DR, et al. Hyaline membrane disease: a controlled study of inspiratory to expiratory ratio on its management by ventilator [J]. Am J Dis Child, 1980,134(4):373-376.
[181] Stark AR, Frantz ID. Respiratory distress syndrome [J]. Pediatr Clin North Am, 1986,33(3):533-544.
[182] Stern L. Therapy of the respiratory distress syndrome [J]. Pediatr Clin North Am, 1972,19(1):221-240.
[183] Stewart AR, Finer NN, Peters KL. Effects of alterations of inspiratory and expiratory pressures and inspiratory/expiratory ratios on mean airway pressure, blood gases, and intracranial pressure [J]. Pediarics, 1981,67(4):474-481.
[184] Stocks J, Godfrey S. The role of artificial ventilation, oxygen, and CPAP in the pathogenesis of lung damage in neonates: assessment by serial measurements of lung function [J]. Pediatrics, 1976,57(3):352-362.
[185] Stone KS, Vorst EC, Lanham B, et al. Effects of lung hyperinflation on mean arterial pressure and postsuctioning hypoxemia [J]. Heart Lung, 1989,18:377-385.
[186] Storm W. Transient bacteremia following endotracheal suctioning in ventilated newborns [J]. Pediatrics, 1980,65: 487-490.
[187] Sullivan L, Strong K, Trahey J, et al. Relative humidity delivered by a neonatal heated wire circuit (abstract) [J]. Respir Care, 1993,38(11):1249.
[188] Taghizadeh A, Reynolds EOR. Pathogenesis of bronchopulmonary dysplasia following hyaline membrane disease [J]. Am J Pathol, 1976,82(2):241-264.
[189] Tarnow-Mordi WO, Narang A, Wilkinson AR. Lack of association between barotrauma and air leak in hyaline membrane disease [J]. Arch Dis Child, 1985,60:555-559.
[190] Tarnow-Mordi W, Wilkinson A. Mechanical ventilation of the newborn (letter) [J]. Br Med J, 1986,292: 575.

[191] Tateishi K, Yamanouchi I. Noninvasive transcutaneous oxygen pressure diagnosis of reversed ductal shunts in cyanotic heart disease [J]. Pediatrics, 1980,66(1):22-25.
[192] Thibeault DW, Lachman RS, Laul VR, et al. Pulmonary interstitial emphysema, pneumomediastinum, and pneumothorax [J]. Am J Dis Child, 1973,126:611-614.
[193] Tiffin NH, Keim MR, Frewen TC. The effects of variations in flow through an insufflating catheter and endotracheal-tube and suction-catheter size on test-lung pressures [J]. Respir Care, 1990,35:889-897.
[194] Tobias JD, Meyer DJ. Noninvasive monitoring of carbon dioxide during respiratory failure in toddlers and infants: end-tidal versus transcutaneous carbon dioxide [J]. Anesth Analg, 1997,85(1):55-58.
[195] Tobias JD, Wilson MR Jr, Meyer DJ. Transcutaneous monitoring of carbon dioxide tension after cardiothoracic surgery in infants and children [J]. Anesth Analg, 1999,88(3):531-534.
[196] Truog WE. Complications of mechanical ventilation and airway control in the neonate [J]. Respir Care, 1986,31(6):498-505.
[197] Urban BJ, Weitzner SW. Avoidance of hypoxemia during endotracheal suction. Anesthesiology, 1969,31:473-475.
[198] Versmold HT, Linderkamp O, Holzmann M, et al. Transcutaneous monitoring of PO_2 in newborn infants: where are the limits? Influence of blood pressure, blood volume, blood flow, viscosity, and acid base state [J]. Birth Defects, 1979,15(4):285-294.
[199] Wahr JA, Tremper KK. Noninvasive oxygen monitoring techniques [J]. Crit Care Clin, 1995,11(1):199-217.
[200] Walsh JM, Vanderwarf C, Hoscheit D, et al. Unsuspected hemodynamic alterations during endotracheal suctioning [J]. Chest, 1989,95:162-165.
[201] Watkins AMC, Weindling AM. Monitoring of end tidal CO_2 in neonatal intensive care [J]. Arch Dis Child, 1987,62:837-859.
[202] Wilson JM, Lund DP, Lillehei CW, et al. Delayed repair and preoperative ECMO does not improve survival in high-risk congenital diaphragmatic hernia [J]. J Pediatr Surg, 1992,27(3):368-375.
[203] Wiswell TE, Bent RC. Meconium staining and the meconium aspiration syndrome [J]. Pediatr Clin North Am, 1993,40(5):955-981.
[204] Wung J-T, James LS, Kilchevsky E, et al. Management of infants with severe respiratory failure and persistence of the fetal circulation, without hyperventilation [J]. Pediatrics, 1985,76(4):488-494.
[205] Wung J-T, Koons AH, Driscoll JM Jr, et al. Changing incidence of bronchopulmonary dysplasia [J]. J Pediatr, 1979,95(5, Part 2):845-847.
[206] Yahav J, Mindorff C, Levison H. The validity of the transcutaneous oxygen tension method in children with cardio respiratory problems [J]. Am Rev Respir Dis, 1981,124(5):586-587.
[207] Yip WC, Tay JS, Wong HB, et al. Reliability of transcutaneous oxygen monitoring of critically ill children in a general pediatric unit [J]. Clin Pediatr Phila, 1983,22(6):431-435.

附录 机械通气常用缩略语英汉对照

缩写	英文名词	中文名词
A/C	assist-control ventilation	辅助-控制通气
ABG(s)	arterial blood gas(es)	动脉血气
$a-etPCO_2$	arterial-to-end tidal partial pressure of carbon dioxide	动脉血与呼气末二氧化碳分压差
ALV	adaptive lung ventilation	适应性肺通气
ANP	atrial natriuretic peptide	心房利钠肽
AOP	apnea of prematurity	早产儿窒息
APRV	airway pressure release ventilation	气道压力释放通气
ASB	assisted spontaneous breathing	辅助自主呼吸
ASPDS	aspiration of dead space	死腔内气体吸出
ASV	adaptive support ventilation	适应性支持通气
ATM	atmospheric pressure	大气压
AV	assisted ventilation	辅助通气
AVP	arginine vasopressin	精氨酸加压素
BE	base excess	剩余碱
BiPAP	bi-level positive airway pressure	双水平气道内正压
BIPAP	biphasic positive airway pressure	双相正压通气
BPD	bronchopulmonary dysplasia	支气管肺发育不良
CaO_2	arterial content of oxygen	动脉血氧含量
$C(a-v)O_2$	arterial-to-mixed venous oxygen content difference	动脉和混合静脉氧含量差
C_D	dynamic characteristic or dynamic compliance	动力特性或动态顺应性
CDH	congenital diaphragmatic hernia	先天性膈疝
CHF	congestive heart failure	充血性心力衰竭
CI	cardiac index	心排指数
C_L	lung compliance	肺顺应性
Cydn	dynamic compliance	动态顺应性
CLV	close loop ventilation	闭环通气
CMV	continuous mandatory ventilation	持续指令通气
COHb	carboxyhemoglobin	碳氧血红蛋白
COPD	chronic obstructive pulmonary disease	慢性阻塞性肺疾病
CPAP	continuous positive airway pressure	持续气道内正压
CPPV	continuous positive pressure ventilation	持续正压通气
CPR	cardiopulmonary resuscitation	心肺复苏
C_S	static compliance	静态顺应性

C_T	tubing compliance	管道顺应性
CvO_2	mixed venous oxygen content	混合静脉氧含量
CVP	central venous pressure	中心静脉压
CV	control ventilation	控制通气
DIC	disseminated intravascular coagulation	弥散性血管内凝血
DLV	defferential lung ventilation	分侧肺通气
DO_2	oxygen delivery	氧输送
DPPC	dipalmitoyl phosphatidylcholine	二棕榈酰磷脂酰胆碱
$ECCO_2R$	extracorporeal carbon dioxide removal	体外二氧化碳清除
ECLS	extracorporeal life support	体外生命支持
ECMO	extracorporeal membrane oxygenation	体外膜肺
EDV	end-diastolic volume	舒张末容量
EEP	end-expiratory pressure	呼气末压力
EIPPV	end-inspiratroy positive pressure	吸气末正压
EPAP	(end)expiratory positive airway pressure	呼气末气道正压
ET	endotracheal intubation	气管内插管
FEV_1	forced expiratory volume in 1 second	第1秒用力呼气量
$FiCO_2$	fraction of inspired carbon dioxide	吸入二氧化碳浓度
FiO_2	fraction of inspired oxygen	吸入氧浓度
FVS	full ventilatory support	完全呼吸机支持
HCH	hygroscopic condenser humidifier	水凝结式湿化器
HFJV	high-frequency jet ventilation	高频喷射通气
HFOV	high-frequency oscillation ventilation	高频震荡通气
HFPPV	high-frequency positive-pressure ventilation	高频正压通气
HFV	high-frequency ventilation	高频通气
HME	heat moisture exchanger	热湿交换器
IAV	intermittent assisted ventilation	间歇辅助通气
IBW	ideal body weight	理想体重
ICP	intracranial pressure	颅内压
I∶E	inspiratory-to-expiratory ratio	吸呼气时间比
IMPRV	intermittent mandatory pressure release ventilation	间歇指令压力释放通气
IMV	intermittent mandatory ventilation	间歇指令通气
iNO	inhaled nitric oxide	吸入一氧化氮
IPMV	invasive positive mechanical ventilation	有创正压通气
IPNPV	intermittent positive negative pressure ventilation	间歇正负压通气
IPPB	intermittent positive pressure breathing	间歇正压通气
IPPV	intermittent positive pressure ventilation	间歇正压通气
IR	infrared	红外线的
IRDS	infant respiratory distress syndrome	婴儿呼吸窘迫综合征
IRV	inverse ratio ventilation	反比通气
IVH	intravetricular hemorrhage	脑室内出血
IVC	inferior vena cava	下腔静脉
IVOX	intravascular oxygenator	血管内氧合器
LAP	left atrial pressure	左房压力
LBW	low birth weight	低出生体重
LV	liquid ventilation	液体通气
LVEDP	left ventricular end-diastolic pressure	左室舒张末压
LVEDV	left ventricular end-diastolic volume	左室舒张末容量

MABP	mean arterial blood pressure	平均动脉压
MAlVP	mean alveolar pressure	平均肺泡压
MAP	mean arterial blood pressure	平均动脉压
MAS	meconium aspiration syndrome	胎粪吸入综合征
MIF	maximal inspiratory force	最大吸气力
MIP	maximal inspiratory pressure	最大吸气压力
MLT	minimum leak technique	最小漏气技术
MMV	mandatory minute ventilation	指令分钟通气
MOV	minimum occluding volume	最小阻断容积
MV	manual ventilation	手控通气
NEEP	negative end-expiratory pressure	呼气末负压
NPPV	non-invasive positive pressure ventilation	无创正压通气
NPV	negative pressure ventilation	负压通气
nHFOV	nasal high-frequency oscillation ventilation	经鼻高频震荡通气
nSIMV	nasal synchronizcd intermittent mandatory ventilation	经鼻同步间歇指令通气
OHDC	oxyhemoglobin dissociation curve	氧离曲线
Palv	alveolar pressure	肺泡压
PaO_2	partial pressure of oxygen in arteries	动脉血氧分压
PaO_2/FiO_2	ratio of arterial PO_2 to FiO_2	动脉氧分压与吸入氧浓度比值
PAGE	perfluorocarbon associated gas exchange	全氟化碳气体交换
PAWP	pulmonary arterial wedge pressure	肺动脉楔压
PAV	proportional assist ventilation	成比例辅助通气
PB	barometric pressure	大气压
PCEF	peak cough expiratory pressure	咳嗽呼气峰压
PCO_2	partial pressure of carbon dioxide	二氧化碳分压
PCV	pressure control ventilation	压力控制通气
PCWP	pulmonary capillary wedge pressure	肺毛细血管楔压
PDA	patent ductus arteriosus	动脉导管未闭
PEA	pulseless electrical activity	无脉电活动
PEEP	positive end-expiratory pressure	呼气末正压
PEFR	peak expiratory flow rate	呼气流速峰
P_{es}	esophageal pressure	食管压
$P_{ET}CO_2$	partial pressure of end-tidal carbon dioxide	呼气末二氧化碳分压
P_{GA}	gastric pressure	胃内压
PHY	permissive hypercapnia	允许性高碳酸血症
PIE	pulmonary interstitial edema	间质性肺水肿
PIF	pulmonary interstitial fibrosis	间质性肺纤维化
P_{Imax}	maximum inspiratory pressure	最大吸气压力
$P_{intrapleural}$	intrapleural pressure	胸膜内压
P_IO_2	partial pressure of inspired oxygen	吸入气氧分压
PIP	peek inspiratory pressure	吸气峰压
P_L	transpulmonary pressure	跨肺压
PLV	partial liquid ventilation	部分液体通气
PO_2	partial pressure of oxygen	氧分压
PPHN	persistent pulmonary hypertension in the newborn	新生儿持续性肺动脉高压
PPV	positive pressure ventilation	正压通气
PRVC	pressure regulated volume control	压力调节容量控制
PS	pressure support	压力支持

PSV	pressure support ventilation	压力支持通气
PNPB	positive negative pressure breathing	正、负压呼吸
PRV	pressure release ventilation	压力释放通气
PSV	pressure support ventilation	压力支持通气
PRVCV	pressure regulated volume control ventilation	压力调节容量控制通气
$PtcCO_2$	transcutaneous PCO_2	经皮二氧化碳分压
$PtcO_2$	transcutaneous PO_2	经皮氧分压
P_{TM}	transmural pressure	跨膜压
PV	pressure ventilation	压力通气
PVR	pulmonary vascular resistance	肺血管阻力
RAP	right atrial pressure	右房压
Raw	airway resistance	气道阻力
RDS	respiratory distress syndrome	呼吸窘迫综合征
R_E	expiratory resistance	呼气阻力
REE	resting energy expenditure	静息时能量消耗
R_I	inspiratory resistance	吸气阻力
RQ	respiratory quotient	呼吸商
RT	respiratory therapist	呼吸治疗师
SIMV	synchronized intermittent mandatory ventilation	同步间歇指令通气
SVC	systemic vascular resistance	全身血管阻力
TCPL	time-cycled, pressure-limited ventilation	时间切换,压力限制通气
TCT	total cycle time	呼吸周期时间
T_E	expiratory time	呼气时间
TGI	tracheal gas insufflation	气管内吹气
T_I	inspiratory time	吸气时间
TLV	total liquid ventilation	完全液体通气
VALI	ventilation-associated lung injury	呼吸机相关性肺损伤
VAPS	volume-assured pressure support	容量保证压力支持
VC	vital capacity	肺活量
VCIRV	volume controlled inverse ratio ventilation	容量控制反比通气
VEDV	ventricular end-diastolic volume	心室舒张末期容量
VILI	ventilation-induced lung injury	呼吸机所致肺损伤
VLBW	very low birth weight	极低出生体重
VSV	volume support ventilation	容量支持通气
V_T	tidal volume	潮气量
VV	volume ventilation	容量通气
WOB	work of breathing	呼吸功
WOBi	imposed work of breathing	附加呼吸功或附加功
ZEEP	zero end-expiratory pressure	呼气终末零压